D. Tafrali, S. Barus, L. Dax, A. Schöllkopf

**MedAT Lernskript für den BMS (Band 1)**

AF834159

Für Nero

Deniz Tafrali, Sinan Barus, Lena Dax, Alexander Schöllkopf

# MedAT Lernskript für den BMS (Band 1)

Biologie, Chemie, Physik, Mathematik

**1. Auflage**

**Basierend auf** Tafrali, Windisch, Barus, Dax: MedAT 2024/25 – Band 1: Das Lernskript für den BMS für Human- und Zahnmedizin, 4.A.

ELSEVIER

Elsevier GmbH, Bernhard-Wicki-Str. 5, 80636 München, Deutschland
Wir freuen uns über Ihr Feedback und Ihre Anregungen an kundendienst@elsevier.com

ISBN 978-3-437-41259-2 eISBN 978-3-437-05733-5



Aus Gründen der Barrierefreiheit sind die Bilder in elektronischen Ausgaben dieses Buches mit Alt-Text-Beschreibungen (Alternativ-Text) versehen, die von Elsevier bereitgestellt werden. Mehr Informationen erhalten Sie unter https://www.elsevier.com/about/accessibility.

Bücher und Zeitschriften, die von Elsevier veröffentlicht werden, entsprechen den geltenden Produktsicherheitsanforderungen. Für etwaige Bedenken oder Fragen zur Produktsicherheit wenden Sie sich bitte an unseren autorisierten Vertreter, Elsevier B.V., productsafety@elsevier.com.

Elsevier nimmt eine neutrale Position in Bezug auf territoriale Meinungsverschiedenheiten oder Zuständigkeitsansprüche in seinen veröffentlichten Inhalten ein, einschließlich Landkarten und institutionellen Zugehörigkeiten.

1. Auflage 2026


**Wichtiger Hinweis:** Die medizinischen Wissenschaften unterliegen einem sehr schnellen Wissenszuwachs. Der stetige Wandel von Methoden, Wirkstoffen und Erkenntnissen ist allen an diesem Werk Beteiligten bewusst. Sowohl der Verlag als auch die Autorinnen und Autoren und alle, die an der Entstehung dieses Werkes beteiligt waren, haben große Sorgfalt darauf verwandt, dass die Angaben zu Methoden, Anweisungen, Produkten, Anwendungen oder Konzepten dem aktuellen Wissensstand zum Zeitpunkt der Fertigstellung des Werkes entsprechen.
Der Verlag kann jedoch keine Gewähr für Angaben zu Dosierung und Applikationsformen übernehmen. Es sollte stets eine unabhängige und sorgfältige Überprüfung von Diagnosen und Arzneimitteldosierungen sowie möglicher Kontraindikationen erfolgen. Jede Dosierung oder Applikation liegt in der Verantwortung der Anwenderin oder des Anwenders. Die Elsevier GmbH, die Autorinnen und Autoren und alle, die an der Entstehung des Werkes mitgewirkt haben, können keinerlei Haftung in Bezug auf jegliche Verletzung und/oder Schäden an Personen oder Eigentum, im Rahmen von Produkthaftung, Fahrlässigkeit oder anderweitig übernehmen.
Dieses Buch enthält Links zu externen Webseiten Dritter, auf deren Inhalte wir keinen Einfluss haben. Deshalb können wir für diese fremden Inhalte auch keine Gewähr übernehmen. Für die Inhalte der verlinkten Seiten ist stets der jeweilige Anbieter oder Betreiber der Seiten verantwortlich. Eine Überprüfung der Inhalte der von uns verlinkten externen Seiten ohne tatsächliche und konkrete Anhaltspunkte für einen Rechtsverstoß leisten wir nicht. Falls uns aber entsprechende Hinweise bekannt werden, werden wir unverzüglich eine Überprüfung, soweit möglich, einleiten und die dabei erzielten Ergebnisse bei Neuauflagen berücksichtigen.

**Für die Vollständigkeit und Auswahl der aufgeführten Medikamente übernimmt der Verlag keine Gewähr.**
Geschützte Warennamen (Warenzeichen) werden in der Regel besonders kenntlich gemacht (®). Aus dem Fehlen eines solchen Hinweises kann jedoch nicht automatisch geschlossen werden, dass es sich um einen freien Warennamen handelt.

**Bibliografische Information der Deutschen Nationalbibliothek**
Die Deutsche Nationalbibliothek verzeichnet diese Publikation in der Deutschen Nationalbibliografie; detaillierte bibliografische Daten sind im Internet über https://www.dnb.de abrufbar.

26 27 28 29 5 4 3 2



In ihren Veröffentlichungen verfolgt die Elsevier GmbH das Ziel, genderneutrale Formulierungen für Personengruppen zu verwenden. Um jedoch den Textfluss nicht zu stören sowie die gestalterische Freiheit nicht einzuschränken, wurden bisweilen Kompromisse eingegangen. Selbstverständlich sind **immer alle Geschlechter** gemeint.

Planung: Veronika Rojacher; Projektmanagement: Elisabeth Märtz, Martina Gärtner, Andreas Rumpf
Redaktion, Bildredaktion und Herstellung: Hildegard Graf, Germering
Bildrechteklärung: Katja Sieger-Schauer
Satz: Thomson Digital, Noida/Indien
Druck und Bindung: Printer Trento s.p.a., Italy
Umschlaggestaltung: SpieszDesign, Neu-Ulm; Titelfotografie: © JFL Photography – stock.adobe.com

Aktuelle Informationen finden Sie im Internet unter **www.elsevier.de**

# Vorwort

Liebe Leserinnen und Leser,
sieben Jahre nach Erscheinen des ersten *Lernskripts für den BMS* haben wir uns dazu entschieden, unser Angebot für den MedAT auszubauen. Dieses Buch ist Teil von insgesamt vier Bänden, die euch eine umfassende, kongruente und hocheffektive Vorbereitung für den MedAT bieten sollen.
Der Inhalt der Bände gestaltet sich wie folgt:

- **Band 1:** Das umfassendste Buch für den Lernstoff des BMS-Testteils des MedAT.
- **Band 2:** Tiefergehende Inhalte und hocheffiziente Bearbeitungsstrategien für die KFF, SEK und TV sowie MF (MedAT-Z)*.
- **Band 3:** 1000 Übungsaufgaben für den BMS-Teil sowie 60 altfragentypische Übungen und 40 extrem schwere Aufgaben.
- **Band 4:** Vollständige Testsimulationen und Lehrtexte mit allen Informationen zum MedAT, Best Practices in der Vorbereitung, Informationen zu Bewerbern etc. Auch hier gibt es spezielle Testsimulationen für den MedAT-Z.*

Dieses Kompendium wird durch einen Lernplan gebündelt, den wir aus 13 Jahren Erfahrung mit dem MedAT erarbeitet haben. Ihr findet ihn sowohl gedruckt in den Büchern als auch als Poster, wenn ihr das Kompendium gekauft habt.

## Wie funktioniert die Vorbereitung mit unserem Kompendium?

Die inhaltliche Vorbereitung auf den MedAT beginnt im April mit dem Durchlesen des Informationsteils aus Band 4 am ersten Tag, damit ihr alle notwendigen Informationen für eure Vorbereitung erhaltet. Am nächsten Tag folgt eine Testsimulation aus demselben Band, wie im Lernplan eingetragen, damit ihr einen Startpunkt für euren Gesamtwert habt. Anschließend arbeitet ihr täglich die Informationen aus Band 2 durch und beginnt dann mit den Themen des BMS aus Band 1.
Bis Anfang/Mitte Mai konzentriert ihr euch ganztags auf den wichtigsten Lernteil des MedAT, den Biologie-Teil des BMS. Kurz bevor ihr mit Chemie beginnt, solltet ihr morgens BMS lernen und nachmittags entsprechend dem Ablauf des MedAT Übungen zu KFF, SEK und TV (bzw. MF bei MedAT-Z) machen. Ende Mai absolviert ihr dann eine zweite Testsimulation mit Band 4, um euren Lernfortschritt zu überprüfen. Bis Anfang/Mitte Juni solltet ihr alle Themen des MedAT durchgearbeitet haben. Danach bearbeitet ihr morgens nur noch BMS-Aufgaben mit Band 4, bis ihr Ende Juni die letzte Testsimulation absolviert. Dadurch habt ihr drei Testwerte und könnt euren Lernfortschritt über drei Monate klug beurteilen. In der letzten Woche solltet ihr dann, sofern noch nötig, an euren Schwächen arbeiten.
Eine weitere Neuerung unserer Bände ist, dass wir Lösungen, Antwortbögen und Erklärungen als PDF zum Download bereitstellen werden. Wir glauben, dass es für euch einfacher ist, eure Lösungs- oder Antwortbögen auszudrucken und sie neben euren Übungs- und Testheften zu haben, statt im Buch immer nach hinten blättern zu müssen. Die Lösungen und Erklärungen für die Bände 3 und 4 bieten wir deshalb als PDFs an, damit ihr euch beim hochkonzentrierten Bearbeiten der Übungen und Testsimulationen weder an der Dicke des Buches stört noch aus Versehen die Erklärungen lest, wenn ihr das Buch durchblättert.

## Natürlich sind die Bände auf dem neuesten Stand

Das *Lernskript für den BMS* enthält natürlich wieder die neuesten Altfragen aus dem Jahr 2025. Die Inhalte sind dieses Mal sogar komplett aktualisiert, teilweise neu geschrieben und selbstverständlich auf dem aktuellsten Stand. Auch die Statistiken wurden aktualisiert. Darüber hinaus haben wir die neuen Figuren bei *Figuren zusammensetzen* eingefügt und die Anzahl der Fragen des MedAT-Z angepasst. Auf Wunsch vieler Lernender haben wir dieses Mal sogar einen Index am Ende des Buches eingefügt (und vieles mehr).

## Ein Wort an die, die möglicherweise zweifeln

Seit 2018 nutzen junge Medizininteressierte unsere Texte zur Vorbereitung auf den MedAT und das Medizinstudium. Inzwischen gibt es die ersten Jahrgänge, die mit unseren Texten gelernt haben und ihr Studium sowie ihre Approbation abgeschlossen haben. Meine Chancen, Medizin zu studieren, waren 2013 sehr gering, und niemand in meinem Umfeld glaubte, dass ich einen Studienplatz für dieses stark umkämpfte Studium bekommen würde. Trotzdem habe ich es mit starkem Willen und Disziplin geschafft, den ersten MedAT zu bestehen, Medizin zu studieren und während des Studiums mein erstes Buch zu schreiben sowie ein Unternehmen zu gründen. Wie habe ich das alles hinbekommen? Weil ich an mich geglaubt habe. Auch wenn es manchen von euch möglicherweise desillusioniert erscheinen mag: Versucht, daran zu glauben, dass ihr es schaffen könnt – ihr würdet euch wundern, was dabei herauskommen kann.

*Deniz Tafrali*
im Herbst 2025

* Wichtig: Auch für Zahnmediziner haben wir alle Testinhalte in diesem Gesamtpaket – Teile daraus sind jedoch an entsprechenden Stellen online per QR-Code verfügbar.

# Danksagung

Zunächst möchte ich mich bei allen Mitarbeitern von Elsevier bedanken, die die Erstellung dieser Bände ermöglicht haben. Vielen Dank an Frau Gärtner für Ihre Unterstützung und die Koordinierung aller vier Bände. Vielen Dank an Herrn Rumpf für das Umformatieren und Anpassen meiner seit 2014 gesammelten Übungsaufgaben zum BMS – ohne Sie wäre dieser Band nicht entstanden. Vielen Dank auch an Frau Graf, die mittlerweile seit sieben Jahren unsere Redakteurin ist und meiner Meinung nach mittlerweile mit Leichtigkeit den MedAT bestehen würde sowie wahrscheinlich (vielleicht ungewollt?) auch eine Expertin in Sachen Zulassung zum Medizinstudium geworden ist. Ein sehr großes Dankeschön gilt natürlich wie bei jedem unserer gemeinsamen Projekte Frau Veronika Rojacher. Sie war das Gehirn hinter diesem Großprojekt. Ich finde die Zusammenarbeit mit Ihnen sehr angenehm, effizient und ertragreich und danke Ihnen herzlich für sieben Jahre tolle Zusammenarbeit.

Ich möchte an dieser Stelle ganz herzlich meinen Eltern danken für ihre Unterstützung und ihre Liebe über all die Jahre. Meinen Schwestern für ihre tollen Persönlichkeiten, mit denen sie mich täglich stolz machen. Darüber hinaus gilt mein Dank meinem lieben Freund Sinan Barus, der neben seiner Co-Autorenschaft in unseren Büchern ein elementar wichtiger Bestandteil meines Lebens und meiner persönlichen Entwicklung war und dessen Freundschaft ich seit mittlerweile 17 Jahren sehr schätze. Ein großer Dank gilt auch Alexander Schöllkopf, ebenfalls Co-Autor und früher Mitarbeiter bei get-to-med, jetzt sehr geschätzter Medizinerkollege. Ein großes Dankeschön geht auch an Lena Dax, meiner fleißigsten Mitarbeiterin ebenfalls bei get-to-med, die im ersten Semester ihres Medizinstudiums begonnen hat, bei uns zu arbeiten, und nun neben der Co-Autorenschaft beim Lernskript auch ihr Medizinstudium beendet hat und Ärztin ist. Ich danke auch meinem lieben Freund Sebastian Schatz, den ich seit unserer gemeinsamen Zeit beim VfR Aalen stets aufgrund seines Mutes, seiner Unbeugsamkeit und seinem Durchhaltevermögen bewundere, und das mittlerweile seit fast 20 Jahren. Mein größter Dank jedoch gilt meiner wunderschönen Frau Aylin, die meinem Leben im Alleingang Freude, Schönheit und Liebe gegeben hat.

*Deniz Tafrali*
im Herbst 2025

# Autoren und Autorin

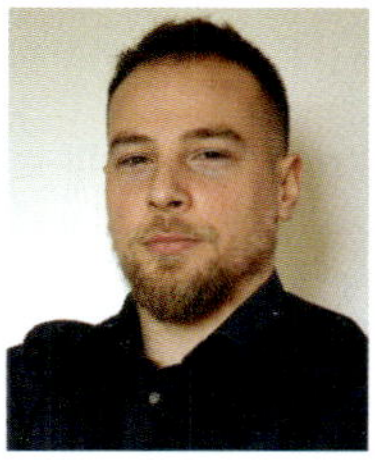

**Deniz Tafrali**
studierte bis 2019 Humanmedizin an der Medizinischen Universität Graz. Er ist seit 2017 erfolgreicher Autor zahlreicher Werke bei der Elsevier GmbH und arbeitet derzeit als Assistenzarzt in der Neurologie im Kantonsspital St. Gallen.

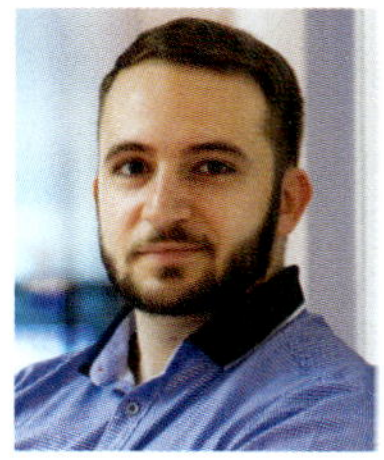

**Sinan Barus**
Sinan Barus studierte bis 2022 Humanmedizin an der Eberhard-Karls-Universität in Tübingen und ist seit einigen Jahren Lehrbuchautor für Elsevier. Zurzeit ist er als Assistenzarzt an der Klinik für Diagnostische und Interventionelle Radiologie am Universitätsklinikum Freiburg tätig.

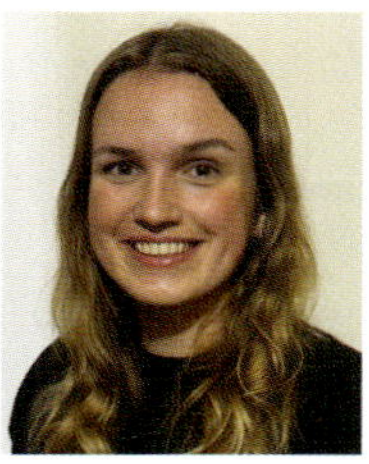

**Lena Dax**
studiert seit 2019 an der Medizinischen Universität Innsbruck und absolviert derzeit die letzten Monate ihres Medizinstudiums. Während des Studiums begann sie, bei get-to-med mitzuarbeiten, und leitete unter anderem mehrere BMS-Webinare, um angehende Medizinstudierende auf den MedAT vorzubereiten.

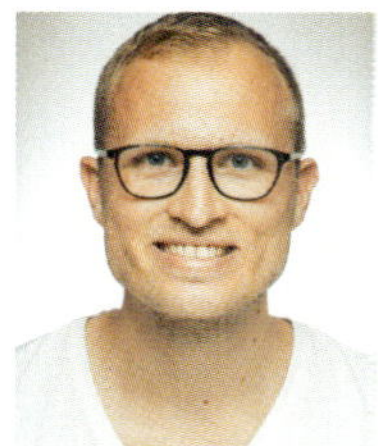

**Alexander Schöllkopf**
begann sein Medizinstudium an der Medizinischen Universität Wien und wechselte später an die LMU München. Seine Promotion absolvierte er im Bereich der Immunologie und forscht an der Entwicklung von Immunzellen aus Stammzellen.

# 3-Monats-Lernplan

So verlierst du nicht den Überblick. Um den Lernstoff für 3 Monate Lernen zu strukturieren, kannst du dir hier einen Lernplan herunterladen und ausdrucken.

https://www.elsevier.com/books-and-journals/book-companion/9783437412592

# Videokurs zum MedAT

Deniz Tafrali hat neben seinen Büchern auch einen übersichtlichen Videokurs zu den Themen des MedAT (Allgemeines, BMS, TV, KFF und SEK) sowie Aufnahmen seiner beliebten MedAT- und BMS-Webinare auf Youtube bereitgestellt. Der QR-Code bzw. der Link daneben führen euch direkt hin. *Aber Achtung: Dieser Link wird regelmäßig aktualisiert. Suche daher auf youtube.com nach „Mission MedAT", um zu den aktuellsten Inhalten zu kommen.

https://www.youtube.com/@mission.medat2025

* Link zu externer Seite

# Unser Service

## Immer auf aktuellem Stand

Die offiziellen Stichwörter werden vor dem MedAT im Frühling hin und wieder ergänzt oder es kommt zu Streichungen.
Bleib auf dem Laufenden und erfahre hier, was sich getan hat. Der Autor Dr. Deniz Tafrali wird neue Themen vorstellen und erklären. Zeitnah zur Veröffentlichung stellen wir hier seine Ausführungen für dich bereit:

https://www.elsevier.com/books-and-journals/book-companion/9783437412592

## Tutorials

Viktoria aus Österreich, Humanmedizinstudentin im ersten Jahr, teilt in Videotutorials ihre Erfahrungen und spricht über Lernpläne, -material und ihre Vorbereitungsphase sowie über MedAT-Anmeldung, Testtag und Studien beginn. Sie gibt sehr persönliche Einblicke in die stressige Lernphase, verrät, wie sie gut durch diese anstrengende Zeit kam, und motiviert alle künftigen Teilnehmer und Teilnehmerinnen. Wir hoffen auch dich!
Hinter der Kamera ist Sebastian, ebenfalls Student der Humanmedizin in Wien. Er erzählt euch seine MedAT-Erfahrungen in einem persönlichen Bericht im nächsten Abschnitt.

https://www.elsevier.com/books-and-journals/book-companion/9783437412592

## Erfahrungsberichte – und wie geht es dir gerade?

An manchen Tagen kommt es dir so vor, als ob du dem Druck kaum noch standhalten kannst? Damit bist du nicht allein, was auch die hohen Anmeldezahlen jährlich beweisen. Angst und Selbstzweifel begleiten viele MedAT-Teilnehmerinnen und -Teilnehmer in dieser Phase, wo nur eines zählt: den langersehnten Traum vom Medizinstudium zu erreichen.
Wir haben einige interessante Erfahrungsberichte gesammelt. Hier erfährst du, wie es anderen in deiner Situation ergangen ist. Dein Traum vom Studienplatz soll Wirklichkeit werden und hier liest du, wie das funktionieren kann!

**Unentbehrlich: 10 Tipps zum MedAT vom Autor Deniz Tafrali**

https://www.elsevier.com/de-de/connect/10-tipps-und-tricks-des-autors-von-medat

**Sebastian hat die stressige Lernphase gemeistert und am MedAT mit Erfolg teilgenommen. Hier liest du wie:**

https://www.elsevier.com/de-de/connect/erfahrungsbericht-zum-medat-2022-und-die-stressige-lernphase-davor

**Viktoria erzählt, wie ihr Testtag in Wien ablief:**

https://www.elsevier.com/de-de/connect/vor-dem-medizinstudium/meine-medat-erfahrung

**„How to survive MedAT" – Lisa berichtet, wie sie den MedAT „überlebt" hat:**

https://www.elsevier.com/de-de/connect/vor-dem-medizinstudium/how-to-survive-medat

**Weitere informative und motivierende Blogbeiträge von MedAT-Teilnehmerinnen und -Teilnehmern findest du fortlaufend hier:**

https://www.elsevier.com/de-de/promotions/alles-rund-um-den-medizinertest



Wir wünschen allen viel Erfolg bei der Teilnahme am MedAT!
München, im Herbst 2025
*Euer Elsevier-Team*

# Benutzerhinweise

Über die QR-Codes, die bei einigen Kapiteln stehen, kommt ihr zu themenspezifischen Videos, die wir euch an der jeweiligen Stelle kostenfrei zu Verfügung stellen.
Oder ihr nutzt den QR-Code hier:

https://www.elsevier.com/books-and-journals/book-companion/9783437412592

Weil wir euch den Fokus auf besonders wichtige Themen aufzeigen, komplizierte Themen verständlich erklären und darüber hinaus beim Lernen auch unterhalten möchten, haben wir über das gesamte Lernskript verteilt verschiedene Lernkästen eingesetzt.

**MedAT-Stichwort**
In der Randspalte aller Kapitel findet ihr die Stichwörter aus der MedAT-Stichwortliste.

**DEFINITIONEN** Um einen Text über einen Sachverhalt ganzheitlich verstehen zu können, muss man wissen, was die Begriffe bedeuten, die dieser Text beinhaltet. Dieser Kasten liefert euch an geeigneten Stellen Definitionen zu Begriffen, die selten oder kompliziert sind.

**MEDAT-GEHEIMTIPP** In diesem Kasten haben wir für euch wichtige Themenschwerpunkte und Altfragen aus den BMS-Prüfungen der letzten Jahre zusammengestellt.

**VERSTÄNDNIS⁺** Hier werden komplizierte Themen anhand grundlegender Prinzipien der Naturwissenschaften in einfacher Sprache erklärt, um nachfolgend wichtiges Schlüsselwissen erschließen zu können.

**AUS DEM MEDIZINSTUDIUM** Diesen Kasten arbeitet ihr durch, wenn ihr mehr wissen wollt; Detailwissen, das über den BMS hinausgeht und zu tieferem Verständnis verhilft.

**EPISCHE ESELSBRÜCKE** Unsere epischen Eselsbrücken sollen euch durch Merksprüche, Reime, Verbildlichungen und vielem mehr schwer einprägsame Fakten unterhaltsam darbieten, damit ihr sie euch einfacher merken könnt.

Mit diesem Kasten werden wichtige Formeln, Sätze, Axiome o.ä. hervorgehoben.

## Fehler gefunden?

An unsere Inhalte haben wir sehr hohe Ansprüche. Trotz aller Sorgfalt kann es jedoch passieren, dass sich ein Fehler einschleicht oder fachlich-inhaltliche Aktualisierungen notwendig geworden sind.

Sobald ein relevanter Fehler entdeckt wird, stellen wir eine Korrektur zur Verfügung. Mit diesem QR-Code gelingt der schnelle Zugriff.

https://else4.de/9783437412592

Wir sind dankbar für jeden Hinweis, der uns hilft, dieses Werk zu verbessern. Bitte richten Sie Ihre Anregungen, Lob und Kritik an folgende E-Mail-Adresse: kundendienst@elsevier.com

# Abbildungsnachweis

Der Verweis auf die jeweilige Abbildungsquelle befindet sich bei allen Abbildungen im Werk am Ende des Legendentextes in eckigen Klammern.
Die Sonderzeichen verstehen sich wie folgt:
[…]/[…] = nach Vorlage von
[…/…] = Kollaboration zwischen Autor und Zeichner
[…~…] = modifiziert von Autor bzw. Zeichner
[…-…] = Werk kombiniert mit Zeichner

| | |
|---|---|
| **E347-09** | Moore KL et al. The Developing Human, 9. Aufl., Elsevier/Saunders, 2011 |
| **E371** | Patton K, Thibodeau G. Anatomy & Physiology, 7. Aufl., Mosby/Elsevier, 2009 |
| **E402** | Drake et al. Gray's Anatomy for Students. Churchill Livingstone/Elsevier, 2005 |
| **E431** | Pane A, Simcock P. Practical Ophthalmology, 1. Aufl., Elsevier/Churchill Livingstone, 2005 |
| **E458** | Kelley, Petersen. Sectional Anatomy for Imaging Professionals, 2. Aufl., Elsevier, 2007 |
| **E581** | Moore K, Persaud T. The developing human: clinically oriented embryology, 7. Aufl., Saunders/Elsevier, 2003 |
| **E645** | Telser A, Young JK, Baldwin K. Elsevier's Integrated Histology, 1. Aufl., Mosby/Elsevier, 2007 |
| **E838** | Sharma R, Mitchell B. Embryology, 1. Aufl., Elsevier/Churchill Livingstone, 2005 |
| **E1443** | Makishima A. Introductory Astrochemistry: From Inorganic to Life-Related Materials. Elsevier, 2024 |
| **E1444** | Oschman J. Energy medicine. Edinburgh: Churchill Livingstone, 2000 |
| **E1445** | Maciocia G. The channels of acupuncture. Edinburgh: Churchill Livingstone, 2006 |
| **E1446** | Heerema-McKenney A, Popek EJ, De Paepe ME. Diagnostic Pathology: Placenta, 2. Aufl., Elsevier, 2018 |
| **F362-002** | Zhang Y et al. Urine Derived Cells are a Potential Source for Urological Tissue Reconstruction. J Urol. 2008;180(5):2226-2233. doi:10.1016/j.juro.2008.07.023 |
| **G157** | Goering R et al. Mims' Medical Microbiology, 4. Aufl., Elsevier/Mosby, 2008 |
| **G170** | Schartl M, Gessler M, von Eckhardstein A. Biochemie und Molekularbiologie des Menschen 1. Aufl. Elsevier/Urban & Fischer, 2009; Abdruck mit freundlicher Genehmigung des Deutschen Ärzte-Verlages. |
| **G394** | Schoenwolf G et al. Larsen's Human Embryology, 4. Aufl., Elsevier/Churchill Livingstone, 2008 |
| **G461-001** | Myers TW. Anatomy Trains. Myofascial Meridians for Manual & Movement Therapists, 4. Aufl., Elsevier, 2021 |
| **G628-003** | Gleason CA et al. Avery's Diseases of the Newborn, 11. Aufl., Elsevier, 2023 |
| **G1246** | Ennaji MM. Oncogenic Viruses Volume 2, Medical Applications of Viral Oncology Research, 1. Aufl., Elsevier, 2022 |
| **G1251** | Boffetta P. Encyclopedia of Cancer, 3. Aufl., Elsevier, 2018 |
| **G1252** | Vikram R et al. Particulates Matter: Impact, Measurement, and Remediation of Airborne Pollutants, 1. Aufl., Elsevier, 2020 |
| **G1427** | Vaz M, Kurpad A, Raj T. Guyton and Hall Textbook of Medical Physiology, 4. Aufl. (Südasien), Elsevier Inc., 2024 |
| **H602-001** | Reprinted with permission from Nayarisseri A, Yadav M, Bhatia M et al. Impact of next-generation whole-exome sequencing in molecular diagnostics, Drug Invention Today 5:327–334, 2013 |
| **J751-132** | iStock.com/Rujirat |
| **J751-133** | iStock.com/Grafissimo |
| **J751-134** | iStock.com/ZU_09 |
| **J787** | Colourbox.com |
| **L106** | Henriette Rintelen, Velbert |
| **L107** | Michael Budowick, Atlanta, USA |
| **L126** | Dr. med. Katja Dalkowski, Buckenhof |
| **L127** | Jörg Mair, Illustration, München |
| **L138** | Martha Kosthorst, Borken |
| **L141** | Stefan Elsberger, Planegg |
| **L143** | Heike Hübner, Berlin |
| **L157** | Susanne Adler, Lübeck |
| **L190** | Gerda Raichle |
| **L231** | Stefan Dangl, München |
| **L238** | Sonja Klebe, Löhne |
| **L253** | Dr. Wolfgang Zettlmeier, Barbing |
| **L271** | Matthias Korff, München |
| **L275** | Martin Hoffmann, Neu-Ulm |
| **L299** | Antonio Galante, München |
| **L307** | Charlotte Spitz, München |
| **M103** | Prof. Dr. Boris Bätge, Lübeck |
| **M325** | M. Gühne, Münster |
| **M375** | Prof. Dr. med. Dr. rer. nat. Ulrich Welsch, München |
| **M959** | Prof. Dr. med. Uwe Zettl, Klinik für Neurologie, Universität Rostock |
| **M960** | Dr. med. Brit Fitzner, Universität Rostock |
| **O567** | Dr. med. Ingrid Wancura-Kampik, Bayreuth |
| **O568** | Prof. Dr. med. G. Wennemuth/ I. Lang |
| **P414** | Dr. Sabine Höppner, München |
| **P605** | Deniz Tafrali, Graz |
| **P668** | Ralf Faßbender |
| **R177** | Kugler P. Zelle Organ Mensch, 1. Aufl., Elsevier GmbH/Urban & Fischer Verlag, 2006 |
| **R252** | Welsch U. Sobotta: Atlas Histologie, 7. Aufl., Urban & Fischer, 2005 |
| **R398** | Höfler, Kreipe, Moch. Lehrbuch Pathologie, 6. Aufl., 2019 |
| **R481** | Kasper H, Burghardt W. Ernährungsmedizin und Diätetik, 13. Aufl., Elsevier, 2020 |
| **R513** | Angstwurm M, Kia T. mediscript StaR 3 das Staatsexamens-Repetitorium zur Immunologie und Pneumologie, Elsevier GmbH/Urban & Fischer, 2013 |
| **S700** | Sobotta-Archiv aus Paulsen/Waschke. Sobotta Atlas der Anatomie. 25. Aufl., 2022 © Elsevier GmbH |
| **[S702-L126]/[B500-T1189/L316]/[G1082]** | K. Dalkowski aus Waschke/Böckers/Paulsen. Sobotta Anatomie: Das Lehrbuch. 2. A. 2019, mod von E. Asan/R. Vogtmann aus Benninghoff/Drenckhahn. Anatomie. 16. A. 2004 © Elsevier GmbH nach Vorlage von Hagens 1990 |
| **T077** | Prof. Dr. Bruno Imthurn, Klinikdirektor, Klinik für Reproduktions-Endokrinologie, Universitätsspital Zürich (CH) |
| **T192** | Dr. med. Kay Goerke, Schwetzingen |
| **T332-01** | Dr. Volker Brinkmann, MPI für Infektionsbiologie, Berlin |
| **T451** | Prof. Dr. med. Stephan Miller, Tübingen |
| **T484** | PD Dr. Andreas Kreft, Pathologie Mainz |
| **T873** | Prof. Dr. Martin Trepel |
| **T1077** | Universitätsklinikum Düsseldorf |
| **V492** | abavo GmbH, Buchloe |
| **W801** | Hardt, Herkner, Menz. Safari zum Urmenschen, Kleine Senckenberg Reihe 51, 2009 © senckenberg gesellschaft für naturforschung, www.Schweizerbart.de/9783510613953 |
| **X141** | Dr. med. Wolfgang Frank, Gauting |
| **X221-052** | Krebs in Deutschland für 2019/2020. 14. Ausgabe. Robert Koch-Institut (Hrsg.) und die Gesellschaft der epidemiologischen Krebsregister in Deutschland e.V. (Hrsg.). Berlin, 2023 |
| **X243** | Heinz Günter Beer, Oberasbach |

# Inhaltsverzeichnis

# I Biologie

*„Science is the poetry of reality."*

Richard Dawkins

## Fokus-Themen Biologie

Beim altfragenorientierten Lernen solltest du den Fokus auf den Körper des Menschen legen, da hierzu jährlich rund 45 % der Fragen gestellt werden. Außerdem werden oft Fragen zur menschlichen Zelle, zu den Grundlagen der Frühentwicklung des Menschen und zur Genetik gestellt.

Stichwortliste Biologie, gestaffelt nach den häufigsten Prüfungsthemen

| Stichwort | Prozentsatz |
|---|---|
| Der menschliche Körper – Anatomie und Physiologie | 45 % |
| Die menschliche Zelle | 13 % |
| Grundlagen der Frühentwicklung des Menschen | 12 % |
| Genetik | 11 % |
| Molekulare Genetik | 8 % |
| Evolution | 4 % |
| Immunbiologie | 3 % |

Die häufigsten Altfragen in der Biologie

| Thema | Häufigkeit |
|---|---|
| • Aufzählung der lymphatischen Organe | 9 × geprüft |
| • Vererbungsmodus der Blutgruppen | 8 × geprüft |
| • Physiologie des weiblichen Zyklus, insbesondere Ovulation<br>• Nabelschnur<br>• Bezeichnungen der Keimblätter<br>• Entwicklungsstadien der befruchteten Eizelle an verschiedenen Zeitpunkten<br>• Grundaussagen Darwins | 6 × geprüft |
| • Gleichgewichtsorgan<br>• Filterfunktion der Niere (Ort der Blut-bzw. Primärharnfiltration)<br>• Crossing-over<br>• Proteine im Sinne der Proteinbiosynthese<br>• Miller-Urey-Experiment<br>• X-chromosomal-rezessiver Erbgang<br>• Genauer Mechanismus der Translation und Transkription<br>• Fakten zu Mitose und Meiose<br>• Gendrift | 5 × geprüft |
| • Aufzählung von Organellen mit zwei Membranen<br>• Pförtner<br>• Physiologischer RR<br>• Mündungen der Vena cava superior et inferior<br>• Kreuzungsschema dihybrid dominant-rezessiver Erbgänge<br>• Zeitlicher Ablauf der Mitose<br>• Aufbau und Molekularbiologie der DNA<br>• Folgestrukturen der Keimblätter (Urdarm)<br>• Endozytose<br>• Lokalisation des Herz- und Atemzentrums<br>• Kreuzungsschema dihybrid dominant-rezessiver Erbgänge<br>• Chargaff-Regel | 4 × geprüft |

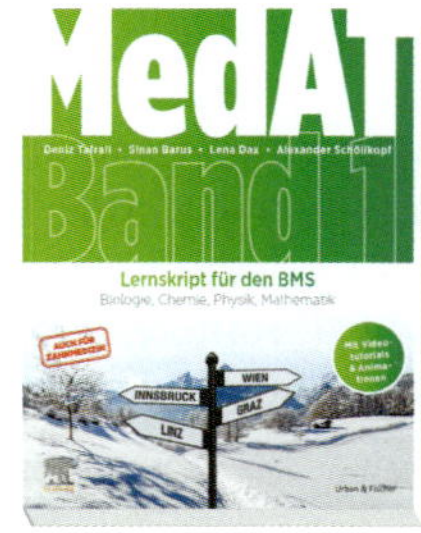


Zahlreiche Übungen zur Biologie findest du in Band 3 „MedAT 1000 BMS-Übungen“

Notizen

KAPITEL

# 1 Zellbiologie

Deniz Tafrali

**DEFINITIONEN** Die **„Zelle“** ist eine kleine, dreidimensionale Struktur, die auch Grundbaustein der Lebewesen genannt wird. Sie ist lebendig und mit einer wässrigen Flüssigkeit voll (bio-)chemischer Stoffe befüllt, die von einer dynamisch-beweglichen Hülle umgeben wird.

**MedAT-Stichwort**
Die menschliche Zelle

Die kleinste Einheit des Lebens.
So werden Zellen heutzutage von verschiedenen Lehrbüchern beschrieben. Und das nicht zu Unrecht: Alle uns bekannten Lebensformen bestehen im Grunde aus ihnen. Begonnen bei den kleinsten einzelligen Blaualgen bis hin zu vielzelligen Tieren wie dem Blauwal. Man darf sich von dem Begriff „Einheit“ jedoch nicht irritieren lassen: Zellen sind nämlich besonders in ihrer Form und Funktion alles andere als einheitlich (➤ Abb. 1.1). Die Körperzellen von hochentwickelten Organismen wie dem Menschen sind sogar, bis auf wenige Ausnahmen, **höchst spezialisiert.**

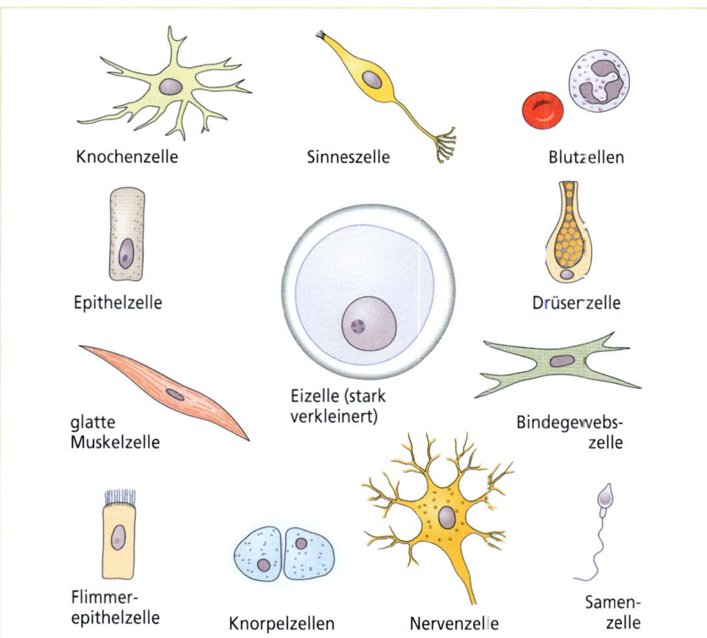


**Abb. 1.1** Beispiele für die Differenzierung menschlicher Zellen [L190]

## 1.1 Allgemeine Charakteristika und Zelltypen

Und doch haben alle Zellen bestimmte, **elementare Grundbausteine,** die (fast) allen gleich sind: die **Zellorganellen.** Um das Thema Zelle ganzheitlich zu verstehen, werden wir uns zunächst allgemein mit dem Aufbau und der Funktion der Zelle befassen, um danach die Zellorganellen in den nachfolgenden Kapiteln genauer zu untersuchen.
Zunächst einmal jedoch eine (sehr) grobe Unterteilung der Zellen in zwei Sparten: Es gibt die **Prokaryoten** (auch: Prokaryonten, Prokaryozyten oder Prozyten) und die **Eukaryoten** (auch: Eukaryonten, Eukaryozyten oder Euzyten) (➤ Abb. 1.2).

**MedAT-Stichwort**
Allgemeine Charakteristika
Zelltypen

Notizen



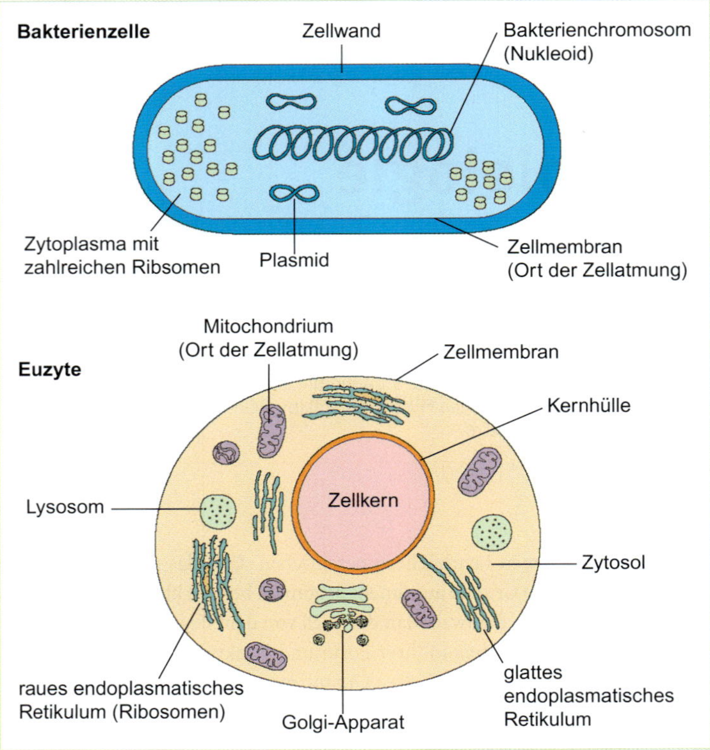


**Abb. 1.2** Bakterienzelle und eukaryotische Zelle im Vergleich [G157]

**AUS DEM MEDIZINSTUDIUM** **Prokaryoten** besitzen **keinen Zellkern** und sind im Allgemeinen einfacher aufgebaut als Eukaryoten. Die wichtigsten Vertreter der Prokaryoten sind die **Bakterien.**
**Eukaryoten** besitzen einen **Zellkern.** Zu den Eukaryoten zählen unter anderem die mehrzelligen Organismen (wie **Tiere und Pflanzen**) sowie die **Pilze.**

**VERSTÄNDNIS+** Um die Bedeutung unbekannter Begriffe zu erschließen, ist es oft empfehlenswert, sich grundlegende Wortbestandteile einzuprägen.
**„Pro-"** bedeutet in der Regel **„vor".** Die Begriffe **„kary"** und **„zyto"** weisen auf den **Kern** bzw. die **Zelle** hin.
Die Präfixe **„intra-", „inter-"** und **„extra-"** leiten sich aus dem Lateinischen ab und bedeuten **„innerhalb", „zwischen"** bzw. **„außerhalb",** was ihre Verwendung in Begriffen wie **intrazellulär** (innerhalb der Zelle), **interzellulär** (zwischen den Zellen) und **extrazellulär** (außerhalb der Zellen) leicht verständlich macht.

**MedAT-GEHEIMTIPP** Da seit dem MedAT 2015 das Thema Prokaryoten aus der Stichwortliste gestrichen und seitdem auch keine einzige Frage mehr zu diesem Thema im BMS gestellt wurde, konzentrieren wir uns in diesem Buch lediglich auf die eukaryotische Zelle.
2013 geprüft: Bild einer Zelle mit zu benennenden Zellorganellen.
Außerdem: Was ist die kleinste teilungsfähige Einheit des Lebens? Antwort: Die Zelle.

Was macht nun eine eukaryotische Zelle aus (➤ Abb. 1.3)?
Sie stellt einen durch eine **Zellmembran** begrenzten dreidimensionalen Raum dar, in welchem **Stoffwechsel** betrieben wird. Dieser Raum ist nicht etwa leer, sondern mit einer wässrigen Lösung befüllt, die man **Zytosol** nennt. Das mag zwar so klingen, als wären Zellen mikroskopisch kleine Wasserballons, jedoch ist dem nicht so. Ihre Struktur und Stabilität bekommen sie von einem Stützgerüst namens **Zytoskelett,** welches aus mehreren dicht ineinandergreifenden Proteinnetzen mit verschiedenen Grundbausteinen besteht, die teilweise fest, teilweise locker mit den Zellorganellen und der Zellmembran verwachsen sind. Ausläufer des Zytoskeletts, die über die Zellmembran **Kinozilien, Geißeln** oder **Mikrovilli** bilden, vergrößern einerseits die Zelloberfläche, andererseits befähigen sie die Zelle dazu, verschiedene Bewegungen durchführen zu können. Der Raum zwischen eukaryotischen Zellen nennt sich **Interzellularraum** und besteht aus **Interzellularsubstanz (extrazellulärer Matrix),** die als Stützgerüst für Gewebe fungiert.

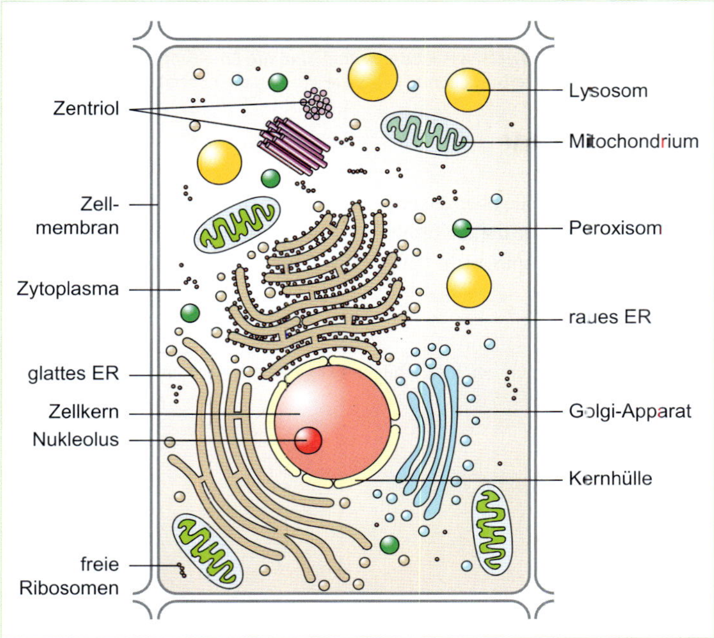


**Abb. 1.3** Die Eukaryotenzelle (in zweidimensionaler Darstellung) [L253]

Sie selbst ist von einer wässrigen Lösung, der **Interzellularflüssigkeit,** umspült, die unter anderem der Zellkommunikation und -ernährung dient. Eukaryotische Zellen besitzen außerdem einen **Zellkern,** welcher den Großteil der Erbinformation des Organismus, auch DNA genannt, beinhaltet. Der Rest der DNA ist in den sogenannten **Mitochondrien** zu finden, welche als „Kraftwerke der Zelle" die notwendige Energie für den Stoffwechsel liefern. Eng gekoppelt mit der Produktion von Stoffen und dem Organisieren der produzierten Stoffe sind das **endoplasmatische Retikulum** und der **Golgi-Apparat.** Da die produzierten Stoffe aber auch irgendwann wieder abgebaut werden müssen, verfügt die Zelle über eine „Müllabfuhr": die **Lysosomen, Proteasomen** und **Peroxisomen.**

Die Zelle ist also die Summe ihrer oben beschriebenen Bestandteile. Die allgemeinen **Funktionen** der Zellen ergeben sich wiederum aus dem Zusammenspiel der spezifischen Funktionen der einzelnen Zellorganellen. Die elementarsten Funktionen, die die Zelle gleichzeitig auch „lebendig" machen (➤ Abb. 1.4), nennen wir die **Grundeigenschaften des Lebens** (➤ Kap. 7.3).

Die wichtigste Fähigkeit der Zelle ist es, sich im Rahmen des **Zellzyklus** durch die Zellteilung zu **reproduzieren.** Des Weiteren ist sie fähig, **Stoffwechsel** zu betreiben und dadurch Energie und Proteine nicht nur für sich selbst, sondern auch für andere Zellen bereitzustellen. Eine weitere elementare Fähigkeit von Zellen ist es, **Reize** wahrnehmen zu können und diese gegebenenfalls auch weiterzuverarbeiten. Das augenscheinlichste Charakteristikum ist es, sich **bewegen** zu können. Außerdem sind Zellen **strukturiert,** können sich **entwickeln** und **wachsen** und auch durch **Nekrose** oder **Apoptose** untergehen.

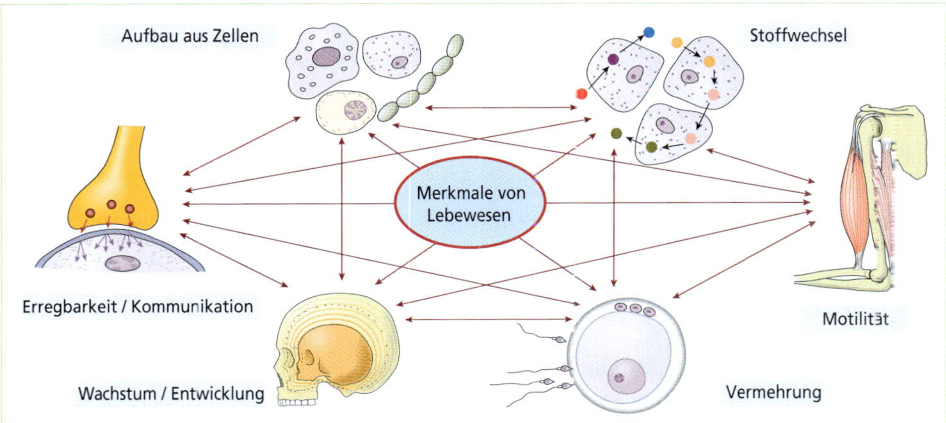


**Abb. 1.4** Die Kennzeichen des Lebens [L190]

Notizen



**DEFINITIONEN** Der Begriff **Stoffwechsel** (oder auch Metabolismus) beschreibt die Gesamtheit der chemischen Vorgänge in der Zelle. Der Zweck des Stoffwechsels ist der Aufbau und die Erhaltung der Zellsubstanz sowie die Bereitstellung von Energie für energieverbrauchende Prozesse wie z. B. die Kontraktion von Muskelzellen.

Zu berücksichtigen ist aber, dass nicht jede Zelle über die oben beschriebenen Eigenschaften verfügt. Es ist alles eine Frage der Spezialisierung und der daraus resultierenden Konstellation der Zellorganellen. Eine stabile Knochenzelle muss sich zum Beispiel nicht bewegen, wohingegen Fresszellen des Immunsystems das sehr wohl müssen.

**VERSTÄNDNIS⁺** Auf die verschiedenen Zelltypen des menschlichen Organismus wird im Kapitel Gewebelehre (➤ Kap. 3.2.1) näher eingegangen.

## 1.2 Zellmembran

**MedAT-Stichwort**
Zellmembranen

**MedAT-GEHEIMTIPP** Gern gefragt wird bei diesem Thema nach der Exo- und Endozytose, dem groben Aufbau der Zellmembran sowie der Hydrophilie oder -phobie der Zellmembran. Zuletzt zur Endozytose sogar 2025.

Die Zellmembran (Plasmamembran) ist eine sehr dünne (5 nm) Membran, die grundsätzlich aus **Lipiden** und **Proteinen** besteht.

**DEFINITIONEN** Ein **Lipid** (von altgr. *lípos* für *„Fett"*) ist ein biologisches Molekül, das durch seine geringe Löslichkeit in Wasser (hydrophob) und gute Löslichkeit in unpolaren (lipophilen) Lösungsmitteln gekennzeichnet ist.
**Proteine** (Eiweiße) sind aus unterschiedlichen Aminosäuren bestehende biologische Makromoleküle, deren Zusammensetzung von den Genen der DNA bestimmt wird.
**Aminosäuren** sind kleine, stick-, kohlen- und sauerstoffhaltige, biologische Moleküle, aus denen **Proteine** bestehen (➤ Kap. 23.2.1).
Die **DNA** (Deoxyribonucleic Acid, deutsch: DNS, Desoxyribonukleinsäure) ist das Trägermolekül der genetischen Information, die in Form einer doppelsträngigen Helix organisiert ist und den Bauplan für den gesamten Organismus enthält.
Mehr zu diesen Themen in ➤ Kap. 6.2 und ➤ Kap. 23.

Sie stellt nicht nur die **äußere Begrenzung der Zelle** dar, sondern erfüllt auch innerhalb der Zelle eine wichtige Rolle in der **Kompartimentierung.**

**VERSTÄNDNIS⁺** Durch Membranen werden in der Zelle abgeschlossene Räume, sogenannte **Kompartimente,** geschaffen, die dafür sorgen, dass sich Stoffe für chemische Reaktionen in **räumlicher Nähe zueinander anhäufen können.** Beispiele für solche kompartimentierte Organellen sind das **endoplasmatische Retikulum,** die **Peroxisomen** und **Lysosomen.** Auch **Mitochondrien** und der **Zellkern** sowie der **Golgi-Apparat** sind membranumschlossene Organellen.

Neben der Kompartimentierung spielt die Zellmembran eine wichtige Rolle bei der Erschaffung von **Konzentrationsgradienten,** die zu verschiedenen Zwecken genutzt werden können, wie zum Beispiel zur **Energiegewinnung in den Mitochondrien** oder für die **Weiterleitung von Informationen** im Rahmen von Aktionspotenzialen (➤ Kap. 4.7.3).
Da alle Membranen in der Zelle nach einem ähnlichen Prinzip aufgebaut sind, spricht man oft auch von **biologischen Einheitsmembranen** (➤ Abb. 1.5).
Der elementare Baustein der biologischen Einheitsmembran ist das **Phospholipid.** Es besteht zum einen aus einem **hydrophilen (wasserlöslichen) Kopfteil** und zum anderen aus einem **hydrophoben (fettlöslichen) Schwanzteil** und ist somit **amphiphil.** Dabei besteht der Kopfteil aus einer polaren Phosphatgruppe, während der Schwanzteil aus zwei unpolaren Kohlenwasserstoffketten besteht (➤ Abb. 1.6).

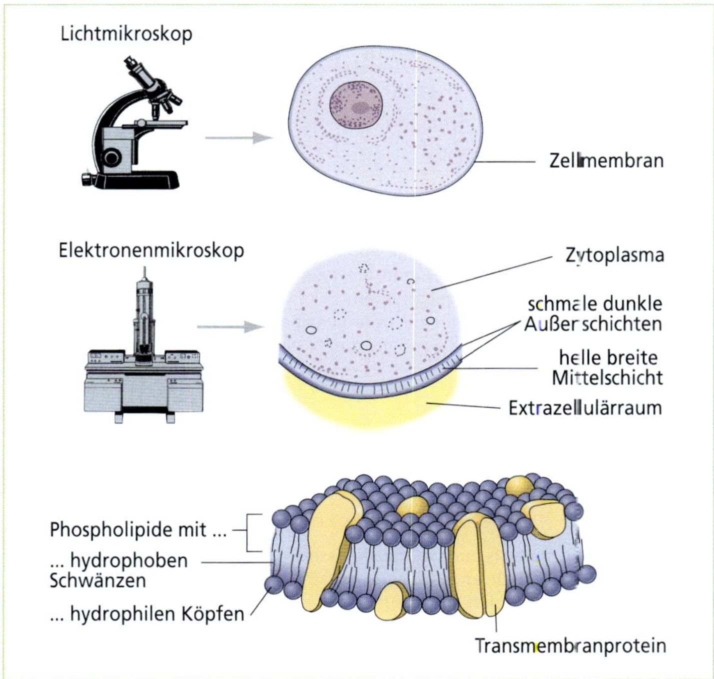


**Abb. 1.5** Die Zellmembran unter verschiedenen Vergrößerungen. Die mit dem Lichtmikroskop nur als dünne Linie zu sehende Zellmembran erscheint unter dem Elektronenmikroskop dreischichtig. [L190]

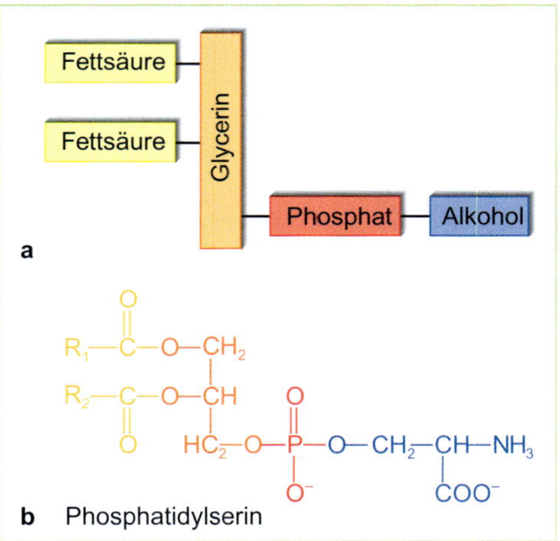


**Abb. 1.6** Phospholipid. (a) Schema, hier wird der Kopfteil (die Phosphatgruppe) durch Glycerin mit zwei unpolaren Kohlenwasserstoffketten, hier Fettsäuren, verbunden, (b) Beispiel Phosphatidylserin [L253]

**DEFINITIONEN** Wenn man einem chemischen oder biologischen Stoff die Bezeichnung **lipophil** (altgr. *lípos* für *„Fett"* und *phílos* für *„liebend"*) zurechnet, bedeutet das, dass dieser Stoff sich gerne zu Fetten (Lipiden) und fettigen Substanzen gesellt und mit ihnen eine Bindung eingeht. Synonym dafür wird auch **hydrophob** (altgr. *hydor* für *„Wasser"* und *phobos* für *„Furcht"*) verwendet. Man kann diese Stoffe auch **apolar** nennen.
Im Gegensatz heißen Substanzen, die mit Wasser gerne eine Bindung eingehen, mit Fetten bzw. Lipiden aber nicht, **lipophob,** hydrophil oder **polar** (➤ Tab. 1.1).
Um den Hintergrund dieser Aufteilung zu verstehen, muss man sich mit der Atomphysik beschäftigen (➤ Kap. 14.7 oder ➤ Kap. 32).
Außerdem gibt es Stoffe, die sich sowohl zu Fetten als auch zu Wasser hingezogen fühlen. Diese Stoffe nennt man **amphiphil** (altgr. *amphi* für *„auf beiden Seiten"*). Dabei ist ein Teil des Stoffes lipophil, der andere lipophob. Das Paradebeispiel dafür findet sich in unserer Zellmembran – das **Phospholipid.**

**Tab. 1.1** Elektrochemische Eigenschaften von Stoffen

| Fett gut, Wasser böse | Wasser gut, Fett böse |
|---|---|
| lipophil | lipophob |
| hydrophob | hydrophil |
| apolar | polar |

**AUS DEM MEDIZINSTUDIUM** Wenn man versucht, eine fettige Pfanne nur mithilfe von Wasser sauber zu bekommen, bleibt sie so gut wie immer schmutzig. Nimmt man hingegen Spülmittel zur Hand, kann man auch eingebrannte Essensreste meist ohne Probleme wegschrubben.
Warum? Weil das Spülmittel eine amphiphile Substanz namens **Detergens** beinhaltet, kann es das zum Spülen benutzte Wasser mit dem Fett der Pfanne binden und es somit von ihr entfernen. Et voilà, die Pfanne ist sauber.

### 1.2.1 Struktur der Zellmembran

**VERSTÄNDNIS⁺** Da sowohl im **Extrazellularraum** als auch **intrazellulär** und damit im Zytoplasma respektive Zytosol die **polaren Wassermoleküle** mit Abstand die am häufigsten vorkommenden Stoffe sind, müssen wir die räumliche Ausrichtung der Phospholipide in Beziehung zu ihnen betrachten.

Zum besseren Verständnis der Struktur der Zellmembran bietet es sich an, verschiedene Anordnungen von Phospholipiden zu besprechen.
An **Phasengrenzen,** wie beispielsweise an einer **Wasseroberfläche,** ordnen sich **Phospholipide** regelmäßig an. Dabei richten sich die **hydrophilen Köpfe** in Richtung der wässrigen Phase aus, während die **hydrophoben Schwänze** aus der Wasseroberfläche herausragen (➤ Abb. 1.7).

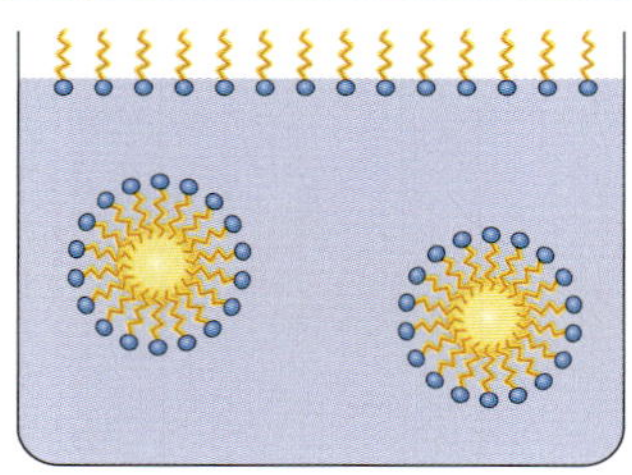


**Abb. 1.7** Verhalten von Fettsäuren in Wasser, das Fetttropfen enthält. Die Fettsäuremoleküle richten ihre hydrophoben Enden (Kohlenwasserstoffketten) zum Fetttropfen hin. Die hydrophilen Köpfchen (COOH-Gruppen) grenzen an Wassermoleküle an (Mizellenbildung). An der Wasseroberfläche weisen die hydrophoben Enden vom Wasser weg. [L190]

**In** einer wässrigen Lösung hingegen können Phospholipide spezielle Strukturen wie **Mizellen** und **Vesikel** bilden, die je nach Umgebung hydrophobe oder hydrophile Räume schaffen. Mizellen bestehen aus einer einfachen **Phospholipidschicht** (**Monolayer**) und bilden eine kugelförmige Struktur, in der die hydrophoben Schwänze der Phospholipide nach innen und die hydrophilen Köpfe nach außen zeigen. Dieser Umstand liegt der fundamentalen Tatsache zugrunde, dass in Bezug auf Polarität sich Gleiches zu Gleichem gesellt und somit die polaren Köpfe der Phospholipide sich mit den außen liegenden Wassermolekülen verbinden, während sich die Schwanzteile der Phospholipide zueinander anordnen. So entsteht im Inneren der Mizellen ein **lipophiler Raum,** der es ermöglicht, **fettlösliche Substanzen** in Wasser zu transportieren. Mizellen bilden sich bevorzugt aus Phospholipiden mit **einem** hydrophoben Schwanz, da diese eine kegelförmige Molekülform haben, die eine Krümmung begünstigt (➤ Abb. 1.8a).
**Vesikel** hingegen benötigen Phospholipide mit **zwei** hydrophoben Schwänzen, die eine flache oder leicht gekrümmte **Phospholipid-Doppelschicht** (**Bilayer**) begünstigen. Um die **freien Ränder** der Doppelschicht energetisch zu stabilisieren, faltet sich die Struktur zu einem geschlossenen, kugelförmigen Gebilde mit einem **hydrophilen Innenraum** (➤ Abb. 1.8b).
Analog zum Aufbau der Vesikel besteht auch die Zellmembran aus einer **Phospholipiddoppelschicht** (➤ Abb. 1.8c). Da der hydrophobe Teil der Phospholipide sich im Inneren der Zellmembran befindet, können nur **kleine, apolare Moleküle** die Membran frei passieren. Man sagt, die Zellmembran ist **halbdurchlässig (semipermeabel).**

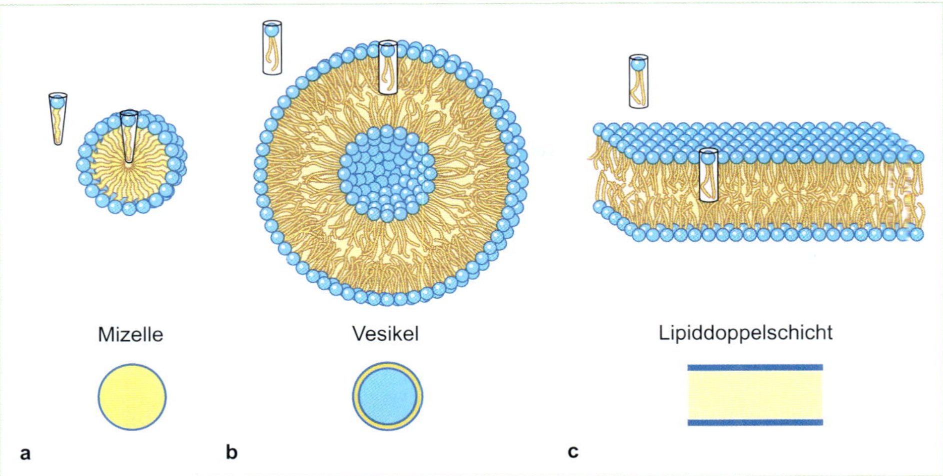


**Abb. 1.8** Lipidaggregate in Wasser. (a) Mizelle, (b) Vesikel, (c) Lipiddoppelschicht [L253]

**VERSTÄNDNIS+** Neben den Phospholipiden gibt es noch einen weiteren, sehr wichtigen Teil der Zellmembran: die Membranproteine (➤ Abb. 1.9). Diese werden wir in ➤ Kap. 1.2.2 kennenlernen.

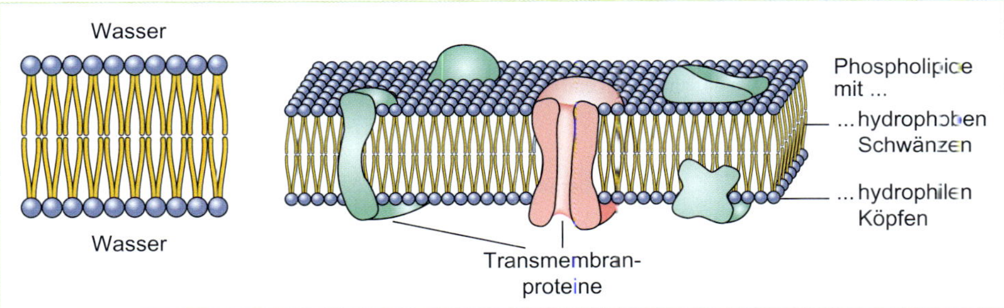


**Abb. 1.9** Phospholipiddoppelschicht mit und ohne Membranproteine [L253]

Die hydrophoben Schwanzteile wirken aufeinander mit der sogenannten **hydrophoben Wechselwirkung.** Da diese chemische Kraft nicht besonders stark ist, bewegen sich die Phospholipide der Zellmembran recht häufig. Diese Beweglichkeit der Zellmembran bezeichnet man auch als **Fluidität.**

**AUS DEM MEDIZINSTUDIUM** Die Bewegung kann bei den Phospholipiden in unterschiedlicher Form auftreten:

1. zum einen als sogenannte **laterale Diffusion**
2. und zum anderen als transversale Diffusion (auch als **Flip-Flop** bezeichnet)

Bei der lateralen Diffusion verschieben sich die Phospholipide innerhalb derselben Schicht, also „seitlich" in der Doppelschicht. Diese laterale Beweglichkeit trägt zur Fluidität der Membran bei und ermöglicht eine flexible Anpassung der Zellmembran an unterschiedliche Bedingungen.
Zusätzlich gibt es die sogenannte **„Flip-Flop"-Bewegung** oder auch transversale Diffusion, bei der Phospholipide von einer Seite der Doppelschicht zur anderen wechseln. Dieser Wechsel ist energetisch ungünstig und tritt daher selten auf, da die hydrophoben Fettsäureketten der Phospholipide die hydrophile Umgebung der gegenüberliegenden Membranseite überwinden müssen.

Der wichtigste Stoff, der diese Fluidität beeinflusst, ist das **Cholesterin** (➤ Kap. 23.3.5). Es ist zwischen den Phospholipiden in der Doppelschicht eingelagert und stabilisiert die Membran, indem es bei hohen Temperaturen die Beweglichkeit der Phospholipide begrenzt. Bei niedrigen Temperaturen verhindert Cholesterin, dass die Membran zu starr wird, indem es sich zwischen die Phospholipide legt und ihre Anordnung lockert, wodurch die Flexibilität der Membran erhalten bleibt.

Notizen



Die Oberfläche der Zellmembran ist mit Zuckermolekülen, sogenannten **Glykolipiden** und **Glykoproteinen,** versehen, die man auch **Glykokalyx** nennt (von altgr. *glykys* für *„süss, Zucker"*; ➤ Abb. 1.10). Diese *Zuckerschicht,* die sich immer auf der Außenseite der Membran befindet, unterscheidet sich von Organismus zu Organismus und sogar zwischen den Zellen desselben Organismus. Sie dient der **Zell-Zell-Interaktion** und spielt damit eine Schlüsselrolle im Immunsystem, da sie Immunzellen hilft, körpereigene von fremden Zellen zu unterscheiden.

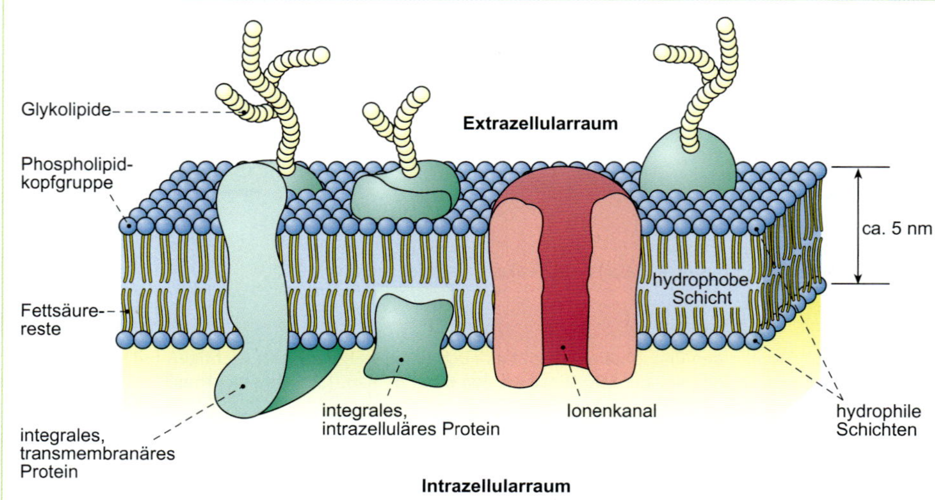


**Abb. 1.10** Zellmembran mit Membranproteinen und Glykokalyx [L106]

**MedAT-GEHEIMTIPP** Die Glykokalyx wurde bereits dreimal (zuletzt 2024) beim MedAT geprüft.

**EPISCHE ESELSBRÜCKEN** Lipide und Proteine, sonst war da nix? Vergiss nicht die **Glykokalyx.**
Oder:
Mutter Natur gab jeder Zelle eine **Zuckerglasur.**

### 1.2.2 Membranproteine

**DEFINITIONEN** Ein **Ion** ist ein elektrisch geladenes Atom oder Molekül, das durch den Verlust (Kation) oder Gewinn (Anion) von Elektronen entsteht.

Die Membranproteine der Zellmembran lassen sich in **integrale** und **periphere Proteine** unterteilen (➤ Abb. 1.10). **Integrale Membranproteine** befinden sich **in** der Zellmembran und durchziehen oft die gesamte Lipiddoppelschicht und fungieren als Kanäle oder Transporter, die bestimmten Molekülen, wie Ionen und Glukose, das Durchqueren der Membran ermöglichen. Diejenigen integralen Membranproteine, die die gesamte Breite der Zellmembran durchqueren, nennt man auch **Transmembranproteine.** Ein Beispiel sind **Aquaporine,** die als Kanäle für den Wasserdurchtritt dienen.
**Periphere Membranproteine** liegen hingegen nur **auf** der inneren oder äußeren Seite der Zellmembran und übernehmen Funktionen als Rezeptoren mit Enzymaktivität oder als Verankerungspunkte für das Zytoskelett.

## 1.3 Stofftransport

**MedAT-Stichwort**
Stofftransport

Der Stofftransport an der Zellmembran kann auf zwei unterschiedliche Arten ablaufen: zum einen als **passiver Transport** und zum anderen als **aktiver Transport** (➤ Abb. 1.11, ➤ Tab. 1.2).

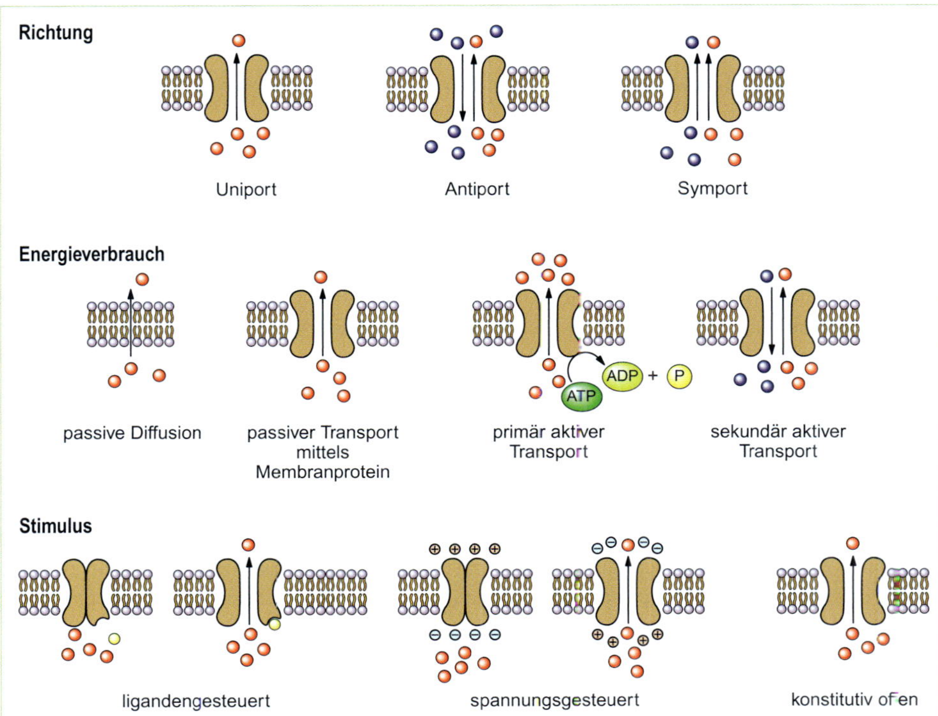


**Abb. 1.11** Einteilung der Transportvorgänge und Membranproteine nach verschiedenen Kriterien [L253]

**Tab. 1.2** Transportmechanismen von Stoffen nach Größe und Polarität

| Mechanismus | Stoffe |
|---|---|
| Passiver Transport | klein, unpolar (Diffusion)<br>klein, polar (Kanalproteine) |
| Aktiver Transport | (klein bis) mittelgroß, eher polar |
| Endo- oder Exozytose | groß, polar oder unpolar |

**DEFINITIONEN** Als **Diffusion** bezeichnet man die aufgrund der Bewegungsenergie von Atomen und Molekülen entstehende gleichmäßige Verteilung dieser in einem abgeschlossenen Raum (System) (➤ Abb. 1.12).
Ihr könnt euch das so vorstellen: Ihr kocht einen Topf voll Wasser in eurer Küche mit verschlossener Tür zum Nebenzimmer. Zunächst ist zwar im Kochtopf eine **sehr hohe Konzentration** an Wasserteilchen vorzufinden. Schon bald aber wird sich das Wasser in Form von Dampf langsam aber sicher in der gesamten Küche ausbreiten und somit eine gleichmäßige Konzentration über den gesamten abgeschlossenen Raum (die Küche) anstreben. Die zugeführte Energie in Form von Wärme verursacht dabei unregelmäßige, ruckartige Bewegungen jedes Wasserteilchens, die ursächlich für die Verteilung sind und die wir **Brown'sche Molekularbewegung** nennen.
**Osmose** ist ein spezieller Fall der Diffusion, bei dem ein Lösungsmittel **durch eine semipermeable (halbdurchlässige) Membran** von einer Region mit einer niedrigen Konzentration an gelösten Teilchen (z. B. Ionen) zu einer Region mit einer höheren Konzentration an gelösten Teilchen fließt, um das Konzentrationsgefälle auszugleichen. In menschlichen Zellen ist das Lösungsmittel zumeist Wasser und die Zellmembran ist halbdurchlässig (➤ Abb. 1.12).
Wieso bewegt sich das Wasser?
Die treibende Kraft hinter der Osmose ist das **osmotische Gefälle,** das durch einen Unterschied in der Konzentration gelöster Teilchen auf beiden Seiten der Membran entsteht. Diese Teilchen können die Membran nicht passieren, weshalb Wasser die Bewegung übernimmt, um den Unterschied im **osmotischen Druck** zwischen den beiden Seiten auszugleichen.

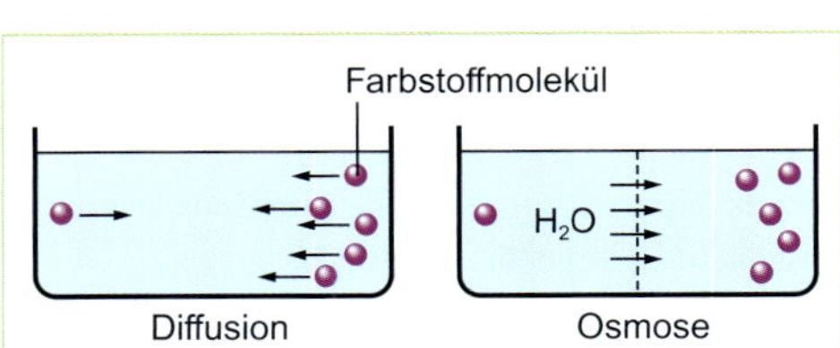


**Abb. 1.12** Veranschaulichung von Diffusion und Osmose [L253]

Notizen



**MedAT-GEHEIMTIPP** 2023 geprüft: Unterschied von primär aktivem Transport zu anderen Transportvorgängen? ATP-Verbrauch.
Außerdem 2023 gefragt: Wie werden Ionen passiv durch die Zellmembran befördert? Durch erleichterte Diffusion mittels Kanälen.

### 1.3.1 Passiver Transport

Beim passiven Transport bewegen sich Substanzen durch die Zellmembran, **ohne** dass **Energie** in Form von ATP verbraucht wird. Der zugrundeliegende Mechanismus ist dabei die **Diffusion.**
**Kleine hydrophobe (lipophile) Stoffe** wie Sauerstoff und Kohlendioxid können die lipophile Phospholipid-Doppelschicht durch Diffusion relativ leicht passieren. Der Motor dieser Bewegung ist das Konzentrationsgefälle zwischen den beiden Seiten der Membran.

**VERSTÄNDNIS+** Wie können Sauerstoff und Kohlenstoffdioxid lipophil sein? Das hat etwas mit der Verteilung der Elektronen in den jeweiligen Molekülen zu tun. Wer das genau verstehen möchte, kann sich gerne ➤ Kap. 14.7 durchlesen.

**Hydrophile (lipophobe) Stoffe** hingegen benötigen spezielle **Proteine,** um die Zellmembran zu überwinden, da sie die **lipophile Doppelschicht** der Membran nicht direkt durchdringen können. Eine wichtige Rolle spielen hierbei transmembranäre Transportproteine (**Kanalproteine**), die **Poren** in der Membran bilden und Stoffe entlang ihres **Konzentrationsgradienten** diffundieren lassen. Beispiele für solche Kanalproteine sind **konstitutiv offene Kanäle,** die unabhängig von äußeren Stimuli dauerhaft offen sind, sowie **Aquaporine,** die den Transport von **Wasser** erleichtern, oder **Ionenkanäle,** die für den Durchlass von Natrium- und Kaliumionen verantwortlich sind (➤ Kap. 4.7.3).

**MedAT-GEHEIMTIPP** Der Transport mit **Carrier-Proteinen** wurde zuletzt 2024 geprüft.

**VERSTÄNDNIS+** Einige dieser Kanäle öffnen oder schließen sich nur unter bestimmten Bedingungen. So gibt es **ligandengesteuerte Kanäle,** die sich öffnen, wenn ein spezifisches Molekül, der sogenannte **Ligand,** an sie bindet. **Spannungsgesteuerte Kanäle** hingegen reagieren auf Veränderungen des **Membranpotenzials** und öffnen oder schließen sich dementsprechend.
Neben den Kanalproteinen spielen auch **Carrierproteine** eine wichtige Rolle. Sie binden spezifische **Moleküle** auf einer Seite der Membran, verändern daraufhin ihre räumliche Anordnung **(Konformation)** und transportieren das Molekül auf die andere Seite.
Je nach Art des Transports unterscheidet man dabei zwischen verschiedenen Mechanismen: Beim **Uniport** wird ein einzelnes Molekül in eine Richtung transportiert, während beim **Symport** zwei Moleküle gleichzeitig in dieselbe Richtung bewegt werden. Beim **Antiport** hingegen werden zwei Moleküle gleichzeitig in entgegengesetzte Richtungen transportiert.

### 1.3.2 Aktiver Transport

**DEFINITIONEN** **ATP** (kurz für Adenosintriphosphat) ist ein kleines Molekül, das den Energielieferanten schlechthin für Zellen darstellt. Fehlen ATP und seine energiereichen Phosphatgruppen (➤ Abb. 1.13), können so gut wie keine energieverbrauchenden Reaktionen in der Zelle ablaufen. Somit gilt ATP auch als limitierender Faktor für die unterschiedlichsten Zellprozesse.

Beim aktiven Transport werden Substanzen entgegen ihren Konzentrationsgradienten durch die Membran befördert, was **Energie in Form von ATP** erfordert.
Beim **primär aktiven Transport** wird ATP direkt genutzt, um unter Energieverbrauch Moleküle oder Ionen entgegen ihren Konzentrationsgradienten durch die Zellmembran zu transportieren. Ein klassisches Beispiel hierfür ist die **Natrium-Kalium-ATPase** (➤ Kap. 4.7.3, ➤ Abb. 4.108**).**
Im Gegensatz dazu nutzt der **sekundär aktive Transport** das Konzentrationsgefälle eines Ions, das zuvor durch primär aktiven Transport aufgebaut wurde, um ein anderes Molekül zu bewegen.

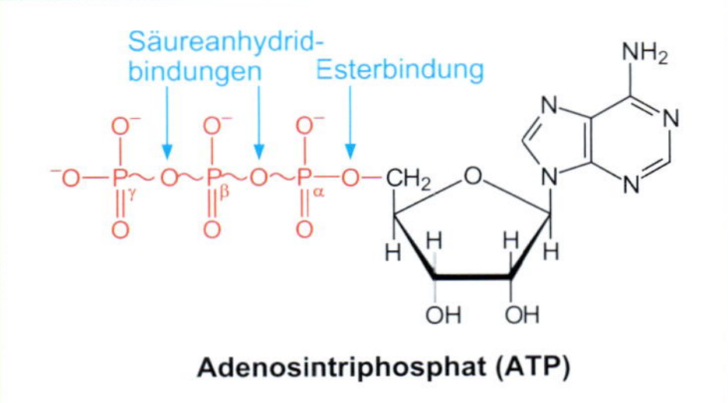


**Abb. 1.13** ATP mit seinen drei energiereichen Phosphatgruppen [L253]

**AUS DEM MEDIZINSTUDIUM** Ein Beispiel hierfür ist der **Natrium-Glukose-Symporter** im Dünndarm. Dabei findet sich im Grundzustand mehr Glukose in der Zelle als außerhalb und durch die Natrium-Kalium-ATPase mehr Natrium außerhalb der Zelle als innerhalb.
Der Natrium-Glukose-Symporter nutzt dieses Konzentrationsgefälle, um gemeinsam mit Natrium **Glukose** gegen sein eigenes Konzentrationsgefälle in die Zelle zu transportieren. Auf diese Weise wird die **Energie des bestehenden Natrium-Gradienten** indirekt für den Transport von Glukose verwendet.

## 1.3.3 Exo- und Endozytose

Größere Moleküle oder Partikel, die nicht durch die Membran diffundieren oder per Membranprotein die Zellmembran passieren können, werden über **Vesikel** transportiert. Dieser Prozess wird als **Zytose** bezeichnet. Je nach Bewegungsrichtung oder Inhalt des Vesikels, stellt man dem Wort -zytose ein anderes Präfix voran (> Tab. 1.3).

Die **Endozytose** ist ein zellulärer Prozess, bei dem Substanzen aus der Umgebung der Zelle durch Einstülpen der Zellmembran und Bildung von **Vesikeln** in die Zelle aufgenommen werden (> Abb. 1.14).

**Tab. 1.3** Griechische Präfixe zu verschiedenen Zytosen

| Präfix | Bedeutung |
|---|---|
| Endo- | innen |
| Exo- | außen |
| Phago- | fressen |
| Pino- | trinken |

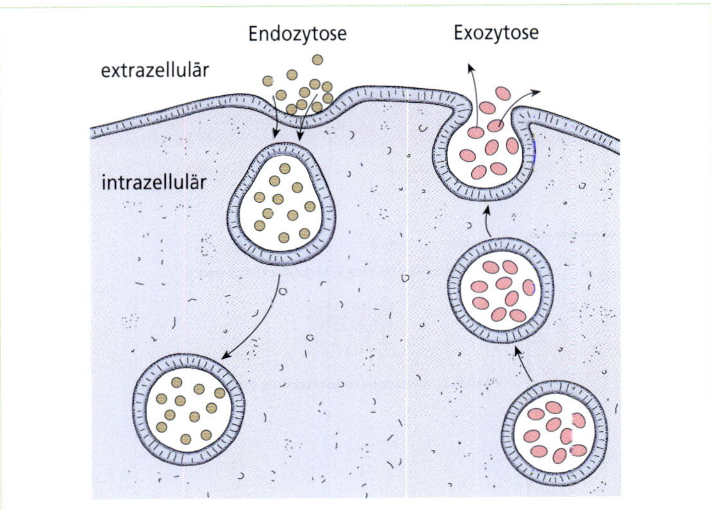


**Abb. 1.14** Endo- und Exozytose. Mit Endo- und Exozytose ist ein ständiger Umbau der Zellmembran verbunden. [L190]

**AUS DEM MEDIZINSTUDIUM** Eine weitere Form der Endozytose ist die **Pinozytose,** bei der die Zelle **Flüssigkeiten** und darin gelöste Moleküle aufnimmt. Dabei legt sich die Zellmembran um die aufzunehmenden Substanzen herum und schnürt kleine Vesikel ab, die ins Zellinnere transportiert werden.
Darüber hinaus gibt es noch eine Form der Endozytose: die **Phagozytose.** Dabei werden größere Partikel wie **Bakterien** oder **Zelltrümmer** aufgenommen. Spezialisierte Zellen wie **Makrophagen** umschließen die Partikel mit ihrer Membran und bilden ein sogenanntes **Phagosom.** Dieses fusioniert anschließend mit **Lysosomen,** deren Enzyme den aufgenommenen Inhalt abbauen und verdauen.

**MedAT-GEHEIMTIPP** 2025 wurde zum ersten Mal die Pinozytose geprüft.

Bei der **Exozytose** werden Substanzen aus der Zelle ausgeschleust, indem Vesikel mit der Zellmembran fusionieren und ihren Inhalt nach außen freigeben (➤ Abb. 1.14).
Damit Moleküle via Exozytose abgegeben werden können, müssen sie zuerst im Golgi-Apparat in Vesikel verpackt werden (➤ Kap. 1.2.1, ➤ Kap. 1.8). Diese Vesikel wandern zur Zellmembran, wo sie fusionieren und ihren Inhalt freisetzen. Gleichzeitig wird die Zellmembran durch die Vesikelmembran **erweitert.**

## 1.4 Extrazellularraum

Der **Extrazellularraum** bezeichnet den Raum **außerhalb der Zellen,** der sich innerhalb eines Organismus (➤ Kap. 1, ➤ Kap. 7.3, ➤ Kap. 8.2) befindet. Er besteht aus drei Teilen (➤ Abb. 1.15):

1. dem Intravasalraum
2. dem Extravasalraum, wiederum bestehend aus
   a) **Interzellularraum**
   b) Transzellularraum

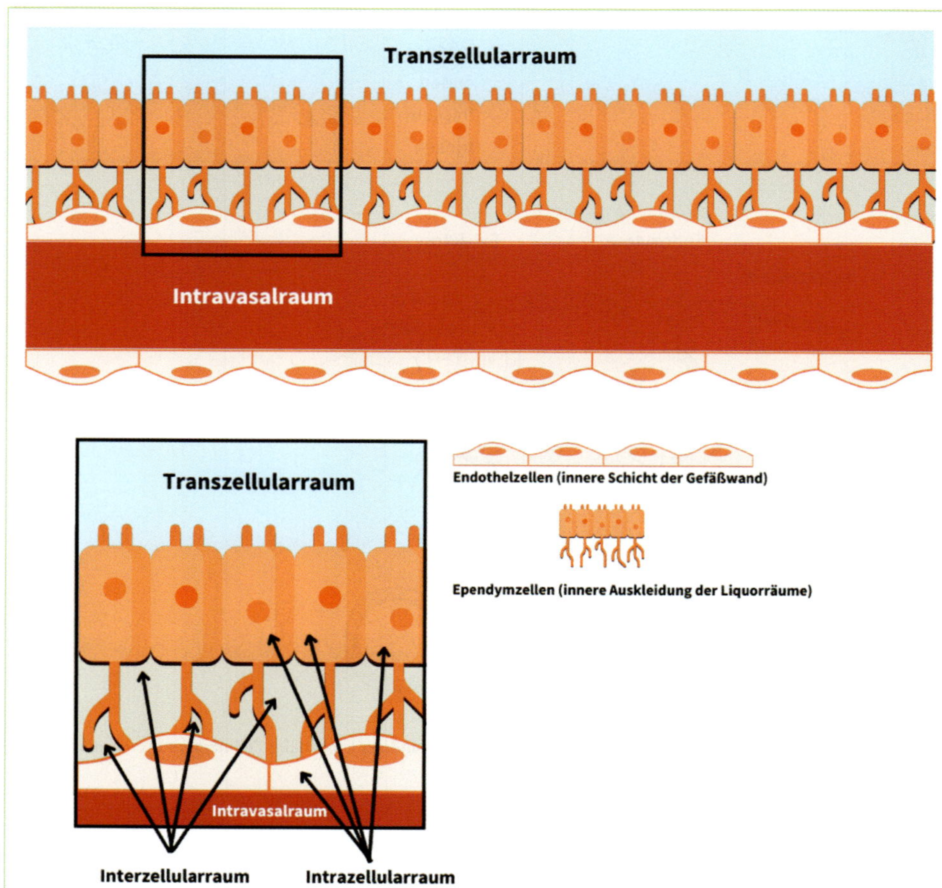


**Abb. 1.15** Aufbau und Systematik des Extrazellularraums *(erstellt mit CanvaPro)* [P605]

**AUS DEM MEDIZINSTUDIUM** **Intravasal-** sowie **Transzellularraum** sind in der makroskopischen Anatomie (➤ Kap. 4) relevant und werden an dieser Stelle nur der Vollständigkeit halber aufgeführt. Sie sind kein Prüfungsstoff des MedAT.
Der **Intravasalraum** bezeichnet den Teil des Extrazellularraums, der sich **innerhalb des Blutkreislaufs,** also in **Blut- und Lymphgefäßen** sowie in den **Herzhöhlen** (➤ Kap. 4.3.1) befindet. Im Gegensatz dazu umfasst der **Extravasalraum** alle Bereiche des Extrazellularraums **außerhalb der Gefäße.** Dieser lässt sich weiter in den **Transzellularraum** und den **Interzellularraum** unterteilen.
Der **Transzellularraum** umfasst flüssigkeitsgefüllte und mit Epithel (➤ Kap. 3.3.1) ausgekleidete Körperhöhlen wie die Hirnventrikel, gefüllt mit Hirnwasser (➤ Kap. 4.7.1), die vordere und hintere Augenkammer, gefüllt mit Kammerwasser (➤ Kap. 4.8.1), oder die Synovialflüssigkeit der Gelenke (➤ Kap. 4.6.1) und weitere Hohlorgane.

## Interzellularraum

**VERSTÄNDNIS+** Für das Verständnis der Zellbiologie (und der mikroskopischen Anatomie; ➤ Kap. 3) ist vor allem der **Interzellularraum** von Interesse. Wir haben nämlich nun die Biologie der Zellmembran abgehandelt und müssen jetzt für ein besseres Verständnis des gesamten menschlichen Körpers lernen, wie es außerhalb (und später natürlich auch innerhalb) der Zelle aussieht.

Der Interzellularraum beschreibt den **Raum zwischen den Zellen** (➤ Abb. 1.16). Dieser Raum ist nicht leer, sondern mit zwei Stoffen gefüllt:

1. der **Interzellularsubstanz** bzw. **extrazellulären Matrix (EZM)**
2. der **Interzellularflüssigkeit** bzw. interstitiellen Flüssigkeit

Die **Interzellularsubstanz** bzw. **extrazelluläre Matrix** ist ein dreidimensionales Netzwerk aus Makromolekülen, bei dem es sich nicht etwa um eine unstrukturierte Ansammlung von Stoffen handelt, sondern um ein höchst kompliziertes Gebilde aus verschiedenen **fadenförmigen Molekülen (Fasern),** die in der

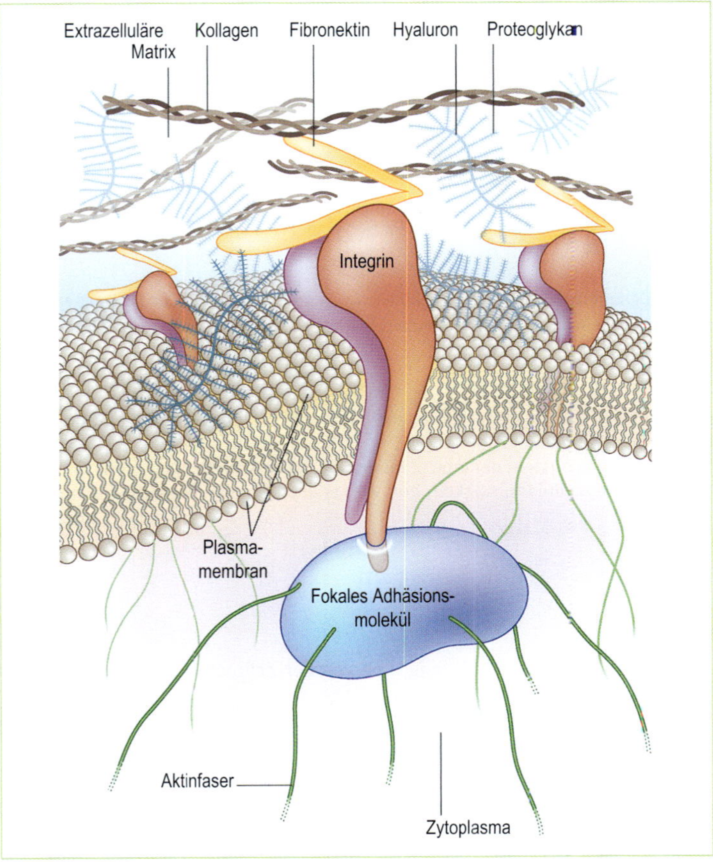


**Abb. 1.16** Unmittelbare äußere Umgebung der Zellmembran mit diversen Fasern der extrazellulären Matrix und der Interzellularflüssigkeit [G461-001]

Notizen

Interzellularflüssigkeit schwimmen. Es gibt drei verschiedene Arten dieser Fasern, wobei sich die Zusammensetzung der EZM je nach Gewebeart unterscheidet:

- kollagene Fasern
- retikuläre Fasern
- elastische Fasern

Das Verhältnis der verschiedenen Fasern im Gewebe bestimmt dabei den Grad an Beweglichkeit (Elastizität) und Festigkeit (Stabilität) des Gewebes. Darüber hinaus sind bestimmte Zelltypen anhand sogenannter **Hemidesmosomen,** ein Zell-Matrix-Kontakt, mit der EZM verankert (➤ Kap. 1.13.2).

Die **Interzellularflüssigkeit** umfließt die EZM sowie die äußeren Teile der Zellmembranen und dient als Medium für den Austausch von Nährstoffen, Sauerstoff und Stoffwechselprodukten zwischen den Zellen per **aktivem** oder **passivem Stofftransport** (➤ Abb. 1.17). Darüber hinaus ist sie von größter Wichtigkeit für die Aufrechterhaltung des Flüssigkeits- und Elektrolythaushalts (➤ Kap. 4.4.1). Die Bestandteile der Interzellularflüssigkeit sind im Durchschnitt wie folgt, wobei sich die Zusammensetzung auch hier je nach Gewebe unterscheidet:

- Wasser (ca. 99 %)
- Elektrolyte (ca. 0,9 %)
- Glykosaminoglykane (< 0,1 %)
- Proteoglykane (< 0,1 %)
- Adhäsionsproteine (< 0,1 %)

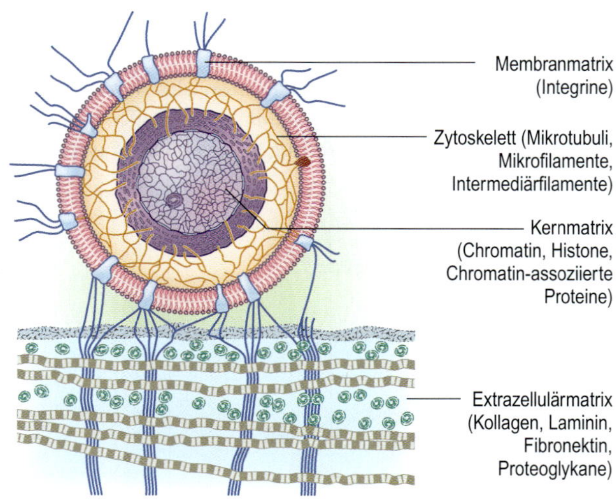


**Abb. 1.17** Übersichtsdarstellung der Zusammenarbeit zwischen zellinternen Zytoskelettelementen und der extrazellulären Matrix mit Interzellularflüssigkeit; Laminin ist ein Adhäsionsprotein *(nach Oschman 2000)* [E1444]

**VERSTÄNDNIS⁺** Im Epithelgewebe (➤ Kap. 3.3.1) ist der Interzellularraum oft lediglich ein Spalt und wird dementsprechend auch **Interzellularspalt** genannt.
Im Bindegewebe (➤ Kap. 3.3.2) hingegen besteht der Interzellularraum aus verschiedenen Fasern wie Kollagen, Elastin und Retikulin sowie der Interzellularflüssigkeit. Dort wird er auch **Grundsubstanz** genannt.

## 1.5 Protoplasma

**MedAT-Stichwort**
Zytoplasma

Das **Protoplasma** bildet den lebenden Inhalt einer Zelle und ist von der Zellmembran umschlossen. Es stellt die Gesamtheit **aller zellulären Bestandteile** dar, die für die Zellfunktionen verantwortlich sind.
Es lässt sich in zwei Teile gliedern: das **Nukleoplasma** (Karyoplasma) im Zellkern und das **Zytoplasma** außerhalb des Zellkerns.

### 1.5.1 Nukleoplasma

Das **Nukleoplasma,** auch **Karyoplasma** genannt, ist eine gelartige, viskose (dickflüssige) Flüssigkeit innerhalb des Zellkerns. Es ist von der **Kernhülle,** einer Doppelmembran, umgeben und enthält die **genetische Information** in Form von DNA, die mit Proteinen zu **Chromatin** verpackt ist. Neben Chromatin enthält es auch RNA-Moleküle, Nukleotide und eine Vielzahl von Enzymen (mehr zu diesen Begriffen in ➢ Kap. 6.3.3, ➢ Kap. 18.2.4 und ➢ Kap. 23.4).

### 1.5.2 Zytoplasma

Das **Zytoplasma** stellt die Gesamtheit des lebenden Zellinhalts dar, der von der Zellmembran umschlossen wird und umfasst

- das **Zytosol,**
- das **Zytoskelett,**
- sowie bei Eukaryoten die **Zellorganellen.**

Das **Zytosol** ist eine wässrige Lösung, die die Organellen umgibt und eine Vielzahl an Molekülen, Proteinen, Enzymen und Ionen enthält (➢ Tab. 1.4). Das **Zytoskelett** ist das Stützgerüst der Zelle, bestehend aus verschiedenen Netzwerken an Proteinfilamenten. Was die **Zellorganellen** sind, haben wir in der Einleitung dieses Kapitels bereits abgehandelt (➢ Kap. 1.1).

Das **Zytoplasma** ist nicht nur Füllmaterial, sondern der zentrale Ort für zahlreiche **chemische Reaktionen,** die für das Überleben und die Funktion der Zelle unerlässlich sind. Zudem fungiert das Zytoplasma als Ort der **Proteinsynthese** an freien Ribosomen.

Es spielt auch eine wichtige Rolle als Speicherort: Überschüssige Glukose wird hier in Form von **Glykogen** gespeichert und steht bei Energiebedarf der Zelle schnell zur Verfügung – insbesondere in **Leber-** und in **Skelettmuskelzellen.**

**Tab. 1.4** Zusammensetzung des Zytosols

| Inhalt | Prozent |
|---|---|
| Wasser | 80–85 % |
| Proteine | 10–15 % |
| Lipide | 2–4 % |
| andere organische Moleküle | bis zu 2 % |
| Mineralsalze | bis zu 2 % |
| Polysaccharide | bis zu 1,5 % |
| DNA, RNA | 1 % |

**MedAT-GEHEIMTIPP** Schon dreimal geprüft: In welchen Zellen wird Glykogen gespeichert? Antwort: In Leber- und Skelettmuskelzellen.

Darüber hinaus beherbergt das Zytoplasma sogenannte Einschlüsse wie **Lipidtröpfchen** und **Pigmentablagerungen** (z. B. Melanin), die im Zytoplasma gespeichert werden.

## 1.6 Zellkern

Aufgrund der immensen Wichtigkeit für die Zelle beginnen wir bei den Organellen mit dem **Zellkern.** Der Zellkern, auch Nukleus genannt, ist die Bibliothek der eukaryotischen Zelle und beherbergt neben dem **Karyoplasma** den Großteil der genetischen Information in Form von **DNA.**

Die DNA wiederum liegt in Form von **Chromosomen** vor, die mit Proteinen wie den **Histonen** (➢ Kap. 5.4.1) assoziiert sind. Chromosomen und zugehörige Proteine in Kombination nennt man **Chromatin.**

**AUS DEM MEDIZINSTUDIUM** Es gibt zwei Formen von Chromatin: **Euchromatin** und **Heterochromatin.** Wenn man sich das Chromatin als langen Faden vorstellt, liegt **Heterochromatin** im Zellkern so vor wie das Smartphone-Ladekabel in der Hosentasche: unordentlich, in sich verflochten und dicht beieinander. Möchte man die DNA aber ablesen, zum Beispiel im Rahmen der Proteinbiosynthese, muss man den Chromatinfaden entwirren – diesen Bereich nennen wir **Euchromatin.**

Der Zellkern wird von der **Kernhülle,** einer **Doppelmembran,** begrenzt, die nach außen mit dem endoplasmatischen Retikulum verbunden ist. An die innere Membran schließt nach innen die sogenannte **Kernlamina** an, die dem Zellkern Stabilität und Form gibt sowie als Verankerungspunkt für Chromatin agiert (➢ Abb. 1.18).

Notizen

**MedAT-Stichwort**
Zellkern

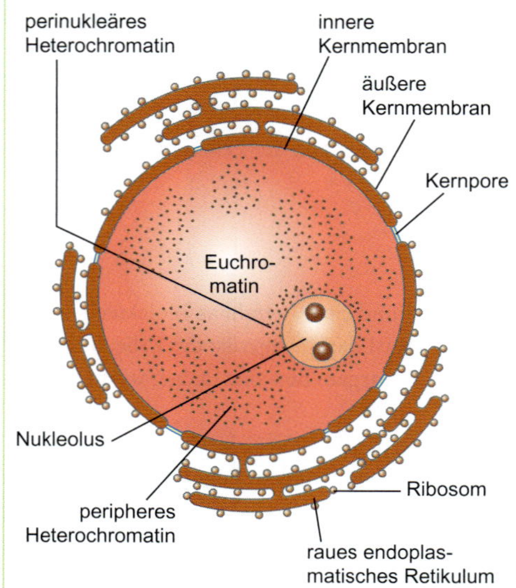


**Abb. 1.18** Zellkern und endoplasmatisches Retikulum [L253]

**VERSTÄNDNIS+** Wichtig: Eine einzelne Zellmembran besteht aus einer Phospholipid**doppel**schicht (➤ Kap. 1.2.1), die **Kernhülle** besteht aus **zwei Zellmembranen,** also zwei Phospholipiddoppelschichten – lasst euch von dem **„doppel"** bitte nicht verwirren.

**AUS DEM MEDIZINSTUDIUM** Warum hat der Zellkern eine Doppelmembran?
Im Gegensatz zum Mitochondrium, bei dem man die Doppelmembran mit der Endosymbiontentheorie erklären kann, gibt es darauf **keine eindeutige Antwort.** Mögliche Erklärungen sind:

- **Einstülpungen der Plasmamembran** um das Erbmaterial in einem Prokaryoten und spätere Einwanderung in das Zytoplasma
- **Endosymbiose eines Archaeons** mit seinem Erbmaterial (analog zu Mitochondrien) in einem eubakteriellen Wirt
- **autogener Ursprung** eines neuen Membransystems, einschließlich der Kernhülle, in einem Wirt archaealen Ursprungs nach der Aufnahme von Mitochondrien

Darüber hinaus enthält die Kernhülle zahlreiche **Kernporen,** welche den kontrollierten Austausch von Molekülen zwischen dem Kerninneren und dem Zytoplasma ermöglichen.
Im Zellkern findet die **Verdopplung der DNA (Replikation)** sowie das **Umschreiben der DNA (Transkription)** statt, bei der DNA in **mRNA** verwandelt wird. Die mRNA verlässt den Zellkern durch die Kernporen und wird im Zytoplasma unter Zuhilfenahme der Ribosomen des rauen endoplasmatischen Retikulums in **Proteine** übersetzt.

**DEFINITIONEN** **RNA** (Ribonucleic Acid, deutsch: RNS, Ribonukleinsäure) ist ein biologisches Molekül, das aus Ribonukleotiden besteht. Es übernimmt zentrale Funktionen wie die Übertragung genetischer Informationen (mRNA) und die Steuerung der Proteinbiosynthese (tRNA, rRNA). Mehr dazu in ➤ Kap. 6.3.

**MedAT-GEHEIMTIPP** Bereits zweimal geprüft: Welche Zellen haben keinen Zellkern?
Antwort: **Erythrozyten** (rote Blutkörperchen) und **Thrombozyten** (Blutplättchen)

## Nukleolus

Der Nukleolus (Kernkörperchen) ist eine bereits lichtmikroskopisch erkennbare Struktur innerhalb des Zellkerns und für die Synthese von ribosomaler RNA (**rRNA**) verantwortlich. Er setzt sich aus speziellen Abschnitten von fünf Chromosomen (13, 14, 15, 21 und 22) zusammen, die man **Nucleolus Organizer Regions (NOR)** nennt.

**AUS DEM MEDIZINSTUDIUM** Man nennt diese Chromosomen auch **akrozentrische Chromosomen.**

Die **Größe und Anzahl** der Nukleoli in einer Zelle können **variieren** und stehen oft im Zusammenhang mit der Aktivität der Proteinbiosynthese. Zellen mit hoher Stoffwechselrate, wie zum Beispiel Muskelzellen, besitzen oft größere oder mehrere Nukleoli.

## 1.7 Endoplasmatisches Retikulum und Ribosomen

**EPISCHE ESELSBRÜCKEN** Bei Glätte machen Ribosomen blau, im ER stattdessen rau.

### 1.7.1 Endoplasmatisches Retikulum

**MedAT-Stichwort**
Endoplasmatisches Retikulum

Das **endoplasmatische Retikulum (ER)** ist ein Netzwerk aus Membranen, das sich mit Kanälen und Zisternen durch das Zytoplasma eukaryotischer Zellen erstreckt. Man unterscheidet zwischen zwei Formen des ER (➤ Abb. 1.19):

- **Raues endoplasmatisches Retikulum**
- **Glattes endoplasmatisches Retikulum**

Neben den spezifischen Funktionen der beiden Formen des ERs, die wir in den zwei folgenden Abschnitten abhandeln werden, gibt es noch eine grundlegende Funktion, die beide Formen gemeinsam haben: Durch die Schaffung von Räumen, sogenannten **Kompartimenten** (➤ Kap. 1.2), ermöglicht das ER die Anreicherung von biochemischen Substanzen, die aufgrund ihrer räumlichen Nähe zueinander mit höherer Wahrscheinlichkeit reagieren, wodurch in der Zelle **Stoffwechsel** betrieben werden kann.

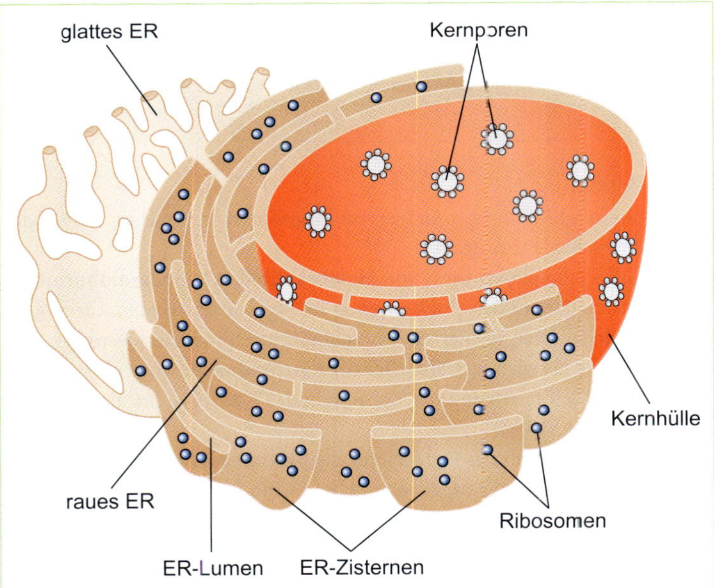


**Abb. 1.19** Endoplasmatisches Retikulum [L231]

#### Raues endoplasmatisches Retikulum

Das raue endoplasmatische Retikulum (rER) ist im Gegenteil zum glatten endoplasmatischen Retikulum an seiner zytoplasmatischen Oberfläche mit zahlreichen **Ribosomen** besetzt, was ihm sein charakteristisches raues Aussehen verleiht. Das rER ist der Hauptort der **Proteinbiosynthese** (➤ Abb. 1.20).
Nach der Synthese der Proteine finden im rER **posttranslationale Modifikationen** statt.

**DEFINITIONEN** Eine **posttranslationale Modifikation** ist eine chemische Veränderung eines Proteins, die nach dessen Synthese (lat. *post* für *„nach"* der Translation) an Ribosomen stattfindet, um dessen Funktion, Stabilität oder Zielort zu beeinflussen.

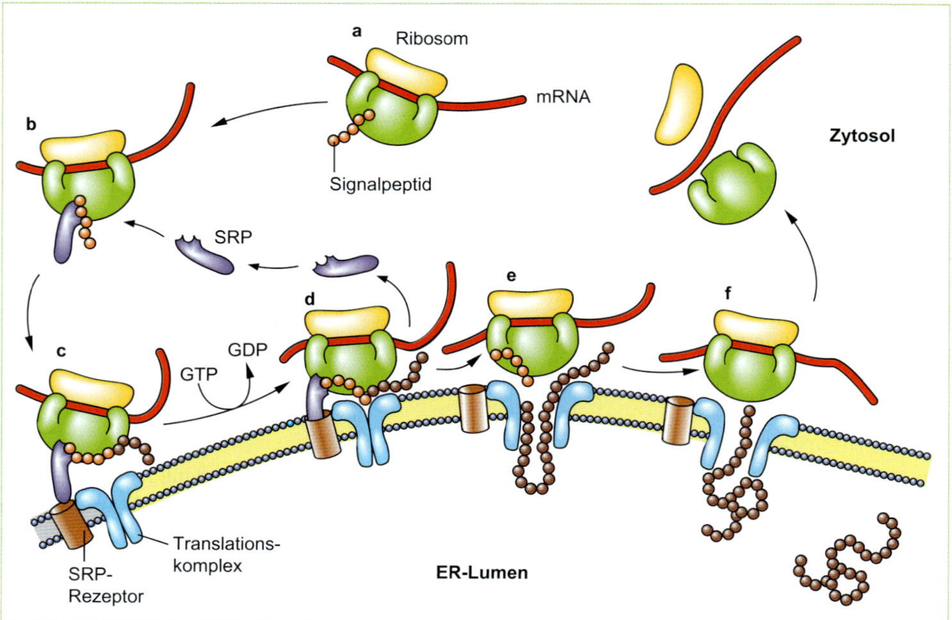


**Abb. 1.20** Proteinsynthese am rER; SRP = Signal Recognition Particle, GDP (GTP) = Guanosin-di/-triphosphat [L253]

**AUS DEM MEDIZINSTUDIUM** Posttranslationale Modifikationen sind unter anderem **Glykosylierung, Hydroxylierung** und die Bildung von **Disulfidbrücken:**
- Mit der **Glykosylierung** fügt das rER Zuckerketten an Proteine an, die sie stabilisieren und ihren Bestimmungsort markieren.
- Per **Hydroxylierung** hängt das rER Hydroxylgruppen an Proteine an, wodurch die Festigkeit und Löslichkeit dieser verbessert wird.
- **Disulfidbrücken** verbinden Schwefelatome zweier Cystein-Aminosäuren im Protein und stabilisieren die dreidimensionale Struktur.

## Glattes endoplasmatisches Retikulum

Das glatte endoplasmatische Retikulum (gER) hingegen ist **frei von Ribosomen** und erscheint daher glatt unter dem Mikroskop. Es hat viele verschiedene Aufgaben:

Zwei sehr wichtige Funktionen des gER sind die **Synthese von Membranlipiden** und **Steroidhormonen** wie Testosteron und Östrogen. Deshalb kommt das gER besonders in Organen wie Hoden, Eierstöcken oder Nebennierenrinden in großen Mengen vor, da hier viele Steroidhormone produziert werden.

Zusätzlich dient das gER in Muskelzellen als wichtiger **Speicher für Kalziumionen,** wo es als sarkoplasmatisches Retikulum bezeichnet wird. Die Freisetzung von Kalzium in das Zytosol ist für die Auslösung der Muskelkontraktion essenziell (➤ Kap. 3.3.3).

Das gER ist außerdem in der Leberzelle ein zentrales Organell für die **Biotransformation.** Hier wandelt es fettliebende (lipophile) Substanzen, wie manche Medikamente und Gifte, in wasserliebende (hydrophilere) Formen um, sodass sie über die Niere oder Galle (und schließlich den Darm) ausgeschieden werden können.

Darüber hinaus spielt das gER eine wichtige Rolle im **Kohlenhydratstoffwechsel.**

**AUS DEM MEDIZINSTUDIUM** Und zwar Folgende: Die im gER vorkommende Glucose-6-Phosphatase spaltet Phosphatgruppen von Glucose-6-phosphat ab, wodurch **freie Glukose** entsteht, die dann ins Blut abgegeben werden kann und als Energiequelle für den Organismus dient.

Des Weiteren werden Substanzen in Form von **Vesikeln** verpackt und zum Golgi-Apparat transportiert, wo sie modifiziert, sortiert und an ihren Bestimmungsort weitergeleitet werden (➤ Kap. 1.8).

**MedAT-GEHEIMTIPP** Bisher dreimal geprüft (zuletzt 2022): Was sind die Aufgaben des ER?

Notizen

### 1.7.2 Ribosomen

Ribosomen sind Makromoleküle, bestehend aus **Proteinen** und **ribosomaler RNA** (rRNA) und sind für die **Übersetzung von mRNA in Proteine (Translation)** verantwortlich.
Jedes eukaryotische Ribosom besteht aus einer **kleinen und großen Untereinheit,** die sich zusammenlagern, wenn ein Protein translatiert werden soll – ansonsten *ruhen* beide dissoziiert (getrennt) im Zytoplasma.

MedAT-Stichwort
Ribosomen

**DEFINITIONEN** Als **Peptid** bezeichnet man Aminosäureketten, die aus 100 oder weniger Aminosäuren bestehen – alles darüber nennt man Protein. Eine Peptidbindung verbindet Aminosäuren zu Peptiden und Proteinen, wobei Wasser ($H_2O$) abgespalten wird.

Die **kleine Untereinheit** (40S) liest die mRNA und sorgt dafür, dass das Ribosom die richtige Stelle auf dieser findet. Die **große Untereinheit** (60S) ermöglicht die Bildung einer Peptidbindung zwischen Aminosäuren, wodurch das entstehende Protein aus ebendiesen Aminosäuren zusammengesetzt wird.
Zusammen bilden die Untereinheiten das **80S-Ribosom** in eukaryotischen Zellen. In Bakterien, Mitochondrien und Chloroplasten findet man hingegen kleinere 70S-Ribosomen, die aus einer 30S- und einer 50S-Untereinheit bestehen.
Ribosomen können entweder **frei im Zytoplasma** vorliegen oder an das **raue endoplasmatische Retikulum (rER)** gebunden sein. **Freie Ribosomen** synthetisieren Proteine, die im Zytoplasma verbleiben, während **Ribosomen des rER** Proteine herstellen, die für den Export aus der Zelle bestimmt sind, in die Zellmembran eingebaut oder in Lysosomen transportiert werden (➤ Abb. 1.20).

**AUS DEM MEDIZINSTUDIUM** Das **„S" in 80S** steht für **Svedberg,** eine Maßeinheit, die die **Sedimentationskonstante** angibt. Diese Konstante beschreibt, wie schnell Partikel (in diesem Fall Ribosomen) bei Zentrifugation in einer Lösung sedimentieren, also sich am Boden absetzen. Die Einheit Svedberg (S) gibt nicht direkt die Größe des Partikels an, sondern hängt von seiner Form und Dichte ab.
Beim Ribosom setzt sich die Sedimentationskonstante aus den beiden Untereinheiten zusammen, jedoch auf eine nicht-lineare Weise. Bei eukaryotischen Ribosomen beträgt die kleine Untereinheit 40S und die große Untereinheit 60S. Zusammen ergibt das aber nicht 100S, sondern 80S.

**EPISCHE ESELSBRÜCKEN** Um euch die Zusammensetzung der Ribosomen aus den Untereinheiten zu merken, denkt gerne in **20er-Schritten:**
- Eukaryoten: 40S, 60S, 80S
- Prokaryoten: 30S, 50S, 70S

**MedAT-GEHEIMTIPP** 2024 wurde nach der Definition des Polysoms gefragt.

**DEFINITIONEN** **Polysomen,** auch Polyribosomen genannt, sind Ansammlungen von mehreren Ribosomen, die simultan an derselben mRNA-Strangsequenz entlang gleiten und diese in ein Polypeptid (➤ Kap. 23.2.3) übersetzen. Da mehrere Ribosomen parallel dieselbe mRNA ablesen, ermöglichen Polysomen eine effiziente und zugleich mehrfache Proteinsynthese aus einem einzigen mRNA-Molekül.

## 1.8 Golgi-Apparat

MedAT-Stichwort
Golgi-Apparat

Der **Golgi-Apparat** ist das Post- und Verpackungszentrum der Zelle. Er spielt eine entscheidende Rolle im **Transport** und in der **posttranslationalen Modifikation** von Proteinen, die zuvor am rauen endoplasmatischen Retikulum (rER) produziert wurden. Außerdem ist der Golgi-Apparat maßgeblich an der **Herstellung von Lysosomen** beteiligt (➤ Abb. 1.21).
Strukturell besteht der Golgi-Apparat aus flachen, membranumschlossenen Hohlräumen, den sogenannten **Zisternen,** die sich zu Stapeln organisieren. Diese Stapel nennt man **Dictyosomen.** Eine Seite des Golgi-Apparats ist dem ER zugewandt und wird als **cis-Golgi-Netzwerk** bezeichnet. Hier empfängt er die frisch produzierten Proteine vom ER, die entweder unmodifiziert oder bereits durch das ER teilweise

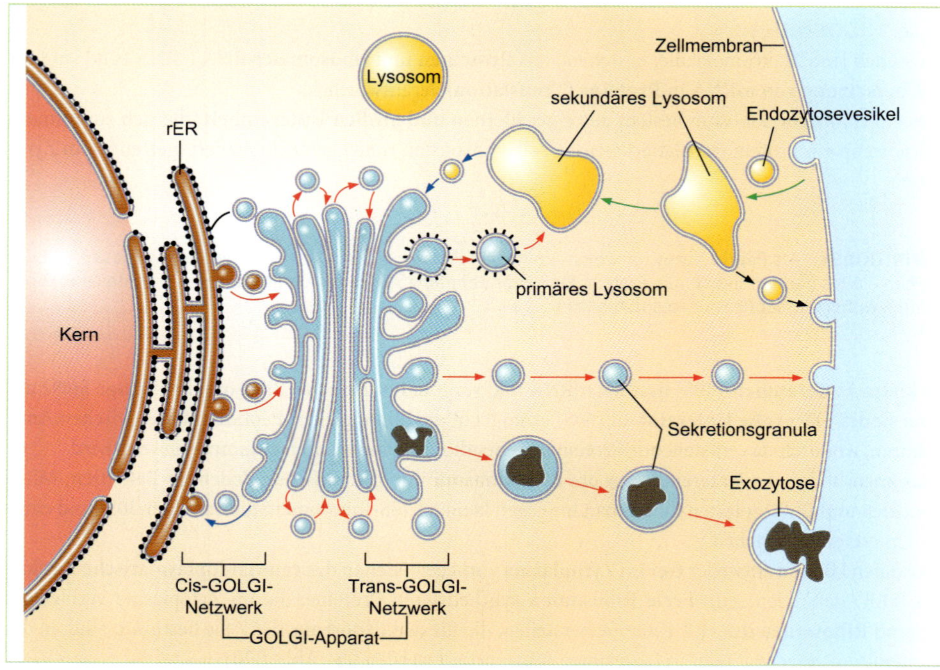


**Abb. 1.21** Golgi-Apparat [L253]

modifiziert sein können. Die gegenüberliegende Seite nennt man **trans-Golgi-Netzwerk;** hier werden die verarbeiteten Proteine in Vesikel abgeschnürt und zu ihrem endgültigen Bestimmungsort transportiert. Im Golgi-Apparat finden zahlreiche **posttranslationale Modifikationen** von Proteinen statt, die für deren Funktion, Stabilität und gezielten Transport entscheidend sind. Ein zentraler Prozess ist die **Glykosylierung,** bei der Zuckerreste an Proteine angehängt werden, um deren Stabilität zu erhöhen und ihre Erkennung durch andere Moleküle zu erleichtern. Eine weitere wichtige Aufgabe ist die **Markierung** von Proteinen, die in die **Lysosomen** transportiert werden sollen.

**MedAT-GEHEIMTIPP** Es wurde bereits in früheren Prüfungen gefragt, was eine der Aufgaben des Golgi-Apparats ist. Die richtige Antwort lautete: **Die Herstellung von Lysosomen.**
Und was sind die Produkte des Golgi-Apparates (2024 geprüft)? Auch die **Lysosomen.**

Darüber hinaus können im Golgi-Apparat **Peptidketten** von Proteinen abgespalten werden, um das Protein in seine aktive Form zu überführen. Weiters beeinflusst die Zelle die Funktion und Bindungseigenschaften von Proteinen durch die sogenannte **Sulfatierung,** also das Anhängen von Sulfatgruppen (**$SO_4^{2-}$**). Schließlich werden im Golgi-Apparat auch Phosphatgruppen (**$PO_4^{3-}$**) an Proteine angehängt – man nennt das auch **Phosphorylierung.** Durch Phosphorylierung reguliert die Zelle die Aktivität und Signalübertragung der modifizierten Proteine.

## 1.9 Mitochondrium

**MedAT-Stichwort**
Mitochondrien

**DEFINITIONEN** **Enzyme** sind große Proteine, die den Ablauf einer chemischen Reaktion beschleunigen bzw. katalysieren. Viele zelluläre Reaktionen können erst dann ablaufen, wenn sie durch ein Enzym katalysiert werden.

**EPISCHE ESELSBRÜCKEN** **Tipp:** Wird in den Biowissenschaften ein Begriff mit der Endung **-ase** verwendet, handelt es sich immer um ein **Enzym** (Hydrolase, Aldehyddehydrogenase, Alpha-Amylase).

Mitochondrien sind die **Kraftwerke der Zelle** und verantwortlich für die Produktion von **Adenosintriphosphat (ATP),** dem universellen Energielieferanten für Zellen (➤ Abb. 1.13).

Da ATP nicht in größeren Mengen gespeichert werden kann, sind Mitochondrien in nahezu allen eukaryotischen Zellen vorhanden, um kontinuierlich Energie bereitzustellen. **Zellen mit hohem Energiebedarf,** wie (Herz-)Muskel- oder Nervenzellen, enthalten daher besonders viele Mitochondrien, was ihren hohen ATP-Verbrauch widerspiegelt.

**VERSTÄNDNIS⁺** Reife **Erythrozyten** (rote Blutkörperchen) besitzen **keine Mitochondrien.** Sie sind spezialisiert auf den Sauerstofftransport und haben alle Organellen wie Zellkern, Ribosomen und Mitochondrien verloren. Dadurch können sie mehr Hämoglobin transportieren und haben einen geringeren Eigenverbrauch von Sauerstoff.

Mitochondrien besitzen eine Doppelmembran, die einen Raum umschließt, den man **mitochondriale Matrix** oder **Matrixraum** nennt (➢ Abb. 1.22). Die Matrix enthält Enzyme, mitochondriale DNA (mtDNA), Ribosomen und tRNAs (➢ Kap. 6.3.7). Die mtDNA wird rein mütterlicherseits **(maternal)** vererbt, da Spermien-Mitochondrien bei der Befruchtung nicht in die Eizelle gelangen oder dort eliminiert werden (➢ Kap. 2.2.1). Bei den mitochondrialen Ribosomen handelt es sich um **70S-Ribosomen,** was ein Indiz für die Herkunft der Mitochondrien als ursprünglich phagozytierte Prokaryoten im Rahmen der frühen Evolution ist (➢ Kap. 7.2.3). Darüber hinaus können sich Mitochondrien unabhängig vom Zellzyklus (➢ Kap. 5.6.1) durch Teilung vermehren (asexuell).

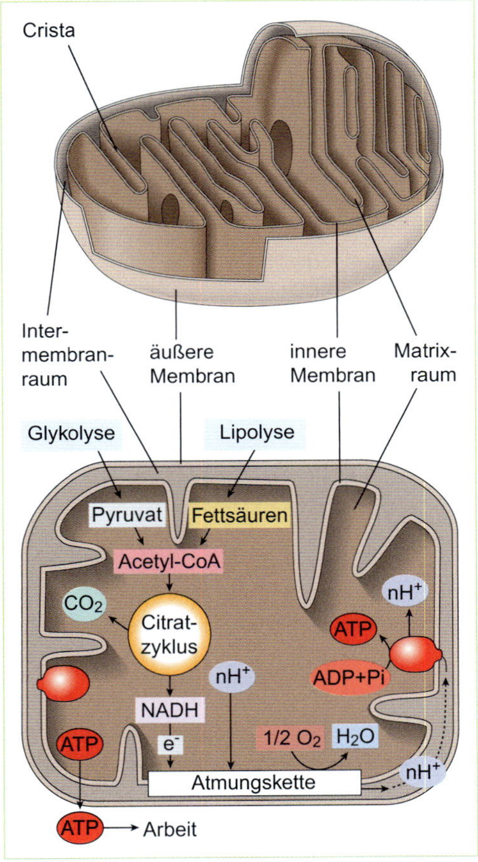


**Abb. 1.22** Struktur des Mitochondriums [L190]

**MedAT-GEHEIMTIPP** 2025 wurde leider auch mal nach der Glykolyse gefragt. Mit der Glykolyse wird kurz gesagt in der Zelle aus Glucose ATP gewonnen.

Die Doppelmembran des Mitochondriums besteht aus äußerer und innerer Membran. Zwischen den beiden Membranen befindet sich der **Intermembranraum.** Die **äußere Membran** ist glatt, enthält im Gegensatz zur inneren Membran Cholesterin, beherbergt tunnelförmige Membranproteine (Porine) und ist daher für kleine Moleküle und Ionen relativ leicht passierbar. Die **innere Membran** ist reich an **Cardiolipin,** einem Phospholipid (➢ Kap. 1.2.1), das sonst kaum in Zellen vorkommt, und enthält **wenig bis**

**kein Cholesterin.** Sie ist darüber hinaus stark gefaltet und definiert je nach Faltungsmuster unterschiedliche Typen von Mitochondrien:

- Die innere Membran von **Mitochondrien vom Cristae-Typ** ist charakterisiert durch flächige, blattförmige Einstülpungen. Dieser Typ findet sich in Mitochondrien von stoffwechselaktiven Geweben wie Herzmuskelzellen.
- **Mitochondrien vom Tubulus-Typ** haben eine röhrenförmige innere Membran. Sie sind typisch für Zellen, die Steroidhormone produzieren, wie in den Nebennieren und Gonaden (Hoden oder Eierstöcke).
- **Mitochondrien vom Sacculus-Typ** haben eine sackartige innere Membran und kommen selten vor, hauptsächlich in der **Zona glomerulosa** der Nebennierenrinde (➤ Kap. 4.11.2).

**AUS DEM MEDIZINSTUDIUM** Ein paar wichtige Eigenschaften und Funktionen der Mitochondrien sind für den MedAT nicht von besonders großem Belang, später im Medizinstudium aber sehr wohl:

- Entgegen der Vorstellung von Mitochondrien als statische, bohnenförmige Organellen sind sie in Wirklichkeit **dynamische, röhrenförmige Netzwerke,** die sich kontinuierlich durch Fusion und Teilung verändern und große Bereiche der Zelle durchziehen können.
- In der **mitochondrialen Matrix** wird Acetyl-CoA im **Citratzyklus** zu $CO_2$ abgebaut und NADH sowie $FADH_2$ entstehen. Die **β-Oxidation** findet ebenfalls in der Matrix statt und liefert zusätzliches Acetyl-CoA für den Citratzyklus. In der **inneren Membran** übertragen die Coenzyme ihre Elektronen über die **Atmungskette,** wodurch Protonen in den Intermembranraum gepumpt werden. Der entstehende **Protonengradient** treibt die ATP-Synthase in der inneren Membran an, ATP zu bilden.
- Zusätzlich spielen Mitochondrien eine wichtige Rolle bei der **Apoptose (programmierter Zelltod),** indem sie **Cytochrom c** aus dem Intermembranraum freisetzen, was eine Signalkaskade zur kontrollierten Zerstörung der Zelle auslöst.
- Sie regulieren außerdem den **Calciumspiegel** in der Matrix, was für zahlreiche zelluläre Signalwege von Bedeutung ist.
- Die besondere Zusammensetzung der inneren Membran macht diese weniger durchlässig für Ionen und Moleküle, weshalb spezielle Transporter und Shuttles notwendig sind, um Substanzen in das Mitochondrium zu transportieren. Dadurch ist es sehr schwierig (und teuer!), bei **mitochondrialen Erkrankungen** Therapien anzubieten, da die Wirkstoffe nur sehr schwer an den Wirkort gelangen.

**MedAT-GEHEIMTIPP** Altfragenalarm! **ATP wird hauptsächlich vom Mitochondrium hergestellt.**
2022 wurde zu den Mitochondrien gefragt, wie hoch der **Cholesteringehalt der inneren Membran** ist. Die korrekte Antwort lautete: Sie hat einen sehr niedrigen bis keinen Cholesteringehalt.
2024 wurde erneut nach den **Aufgaben** des Mitochondriums gefragt!
Eine (zuletzt 2025) gern gestellte Frage zur Zelle ist: Welche Organellen haben eine **Doppelmembran?** Erinnert euch: Neben den Mitochondrien hat auch noch der Zellkern eine doppelte Membran!

## 1.10 Lysosomen, Proteasomen und Peroxisomen

### 1.10.1 Lysosomen

**MedAT-Stichwort**
Lysososmen, Endosomen, Peroxisomen

**MedAT-GEHEIMTIPP** Die Frage nach dem **Ort des Abbaus der Makromoleküle** war bereits zweimal eine Aufgabe im BMS. Antwort: Lysosomen.

Lysosomen sind die **Müllabfuhr der Zelle** und enthalten eine Vielzahl von Verdauungsenzymen, die man **Hydrolasen** nennt. Besonders bedeutend unter den Hydrolasen ist die **saure Phosphatase,** ein Enzym, das Phosphatgruppen von Molekülen abspaltet.

Sie können eine breite Palette an **Makromolekülen abbauen** wie Proteine, Lipide, Nukleinsäuren und Kohlenhydrate. Die Lysosomen entstehen aus dem **Golgi-Apparat** und sind von einer **Membran** umgeben, die das saure Milieu im Inneren vom neutralen pH-Wert des Zytoplasmas trennt. Die Protonenpumpen ($H^+$-ATPasen) in der Membran der Lysosomen nutzen ATP, um Protonen in das Lysosom zu transportieren, was den pH-Wert auf etwa 4,5 bis 5 senkt und die Aktivität der Hydrolasen optimiert (➤ Abb. 1.23).

**VERSTÄNDNIS⁺** Was für einen Sinn hat es, dass die lysosomalen Enzyme, also Hydrolasen, ihr pH-Optimum im Sauren haben?
Sollten die Enzyme der Lysosomen es aus irgendwelchen Gründen einmal aus dem Lysosom ins Zytoplasma schaffen, können sie dort aufgrund des höheren pHs nicht richtig arbeiten und keinen großen Schaden anrichten. Das saure pH-Optimum sichert also die Zelle vor dem Selbstverdau, den man auch **Autolyse** nennt.

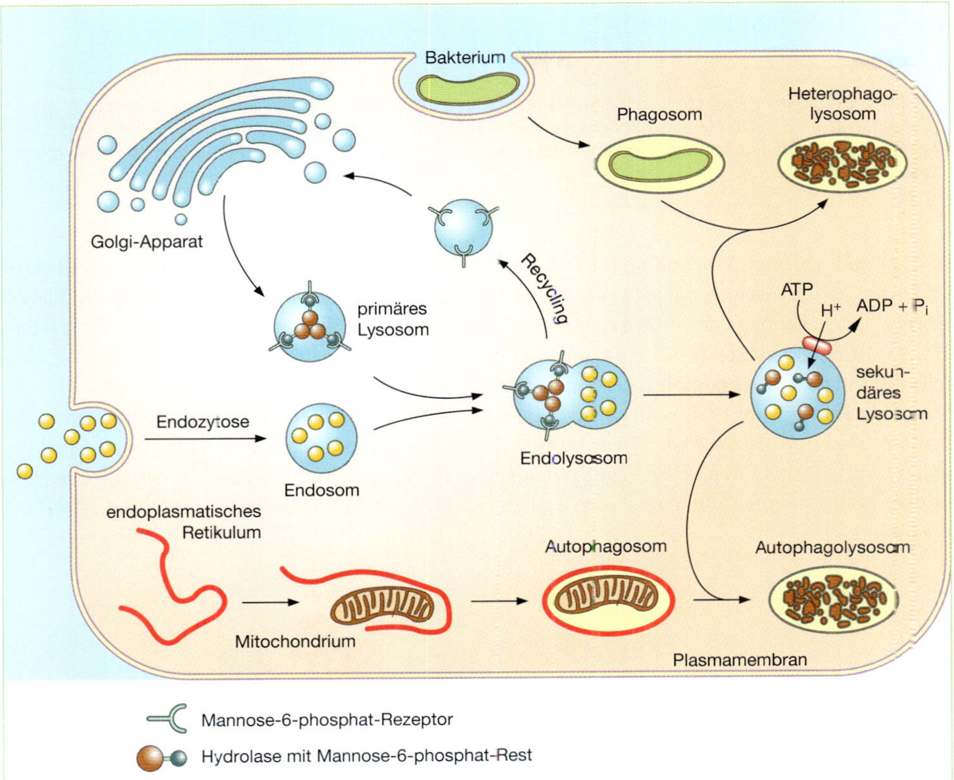


**Abb. 1.23** Lysosomen [L253]

Lysosomen können je nach Reifegrad und Funktion in verschiedene Typen unterteilt werden. **Primäre Lysosomen** entstehen als frische Vesikel, die sich vom Golgi-Apparat abschnüren. Sie enthalten die Verdauungsenzyme, jedoch noch kein Material zum Abbau. Wenn ein primäres Lysosom mit einem Vesikel fusioniert, das abzubauendes Material enthält, entsteht ein **sekundäres Lysosom.** Sekundäre Lysosomen sind aktiv am Abbauprozess beteiligt und lassen sich weiter unterteilen in:

- **Autolysosomen,** die **zelleigene Stoffe** abbauen.
- **Heterolysosomen,** die **zellfremdes Material** verdauen, beispielsweise Bakterien oder andere phagozytierte Partikel.

**AUS DEM MEDIZINSTUDIUM** Nach Abschluss des Abbauprozesses können unverdauliche Reste in den Lysosomen verbleiben. Diese Lysosomen nennt man **tertiäre Lysosomen** oder **Residualkörper.** Solche Residualkörper sammeln sich insbesondere in langlebigen Zellen wie Neuronen oder Herzmuskelzellen und enthalten häufig Lipidablagerungen, die als **Lipofuscin-Granula** bezeichnet werden. Dieses sogenannte **Alterspigment** ist charakteristisch für das natürliche Altern von Geweben.

In bestimmten Zellen können Lysosomen auch durch **Exozytose** (➤ Kap. 1.3.3) mit der Zellmembran verschmelzen und Enzyme in den Interzellulärraum freisetzen. Das ist beispielsweise wichtig in den **Osteoklasten,** die lysosomale Enzyme nutzen, um die Knochenmatrix abzubauen (➤ Kap. 4.6.3), oder in **Spermien,** die Enzyme in ihrem Akrosom freisetzen (➤ Kap. 2.2.1), um die Zona pellucida der Eizelle zu durchdringen.

**AUS DEM MEDIZINSTUDIUM** Mit dem Tod eines Organismus setzt ein Prozess ein, der als **Selbstverdauung der Zelle (Autolyse)** bezeichnet wird. Dieser Vorgang wird durch einen Mangel an Energie ausgelöst.
Ein möglicher Mechanismus, der zu diesem Prozess führt, ist das Einströmen von Kalziumionen beim Versagen der Kalzium-ATPase, wodurch das Protein **Calpain** aktiviert wird. Dieses Protein bedingt eine Steigerung der Durchlässigkeit (Permeabilität) der Lysosomen in der Zelle (**lysosomal membrane permeabilization**). In der Konsequenz erfolgt ein massiver Zustrom von Hydrolasen in das Zytoplasma sowie das Absinken des pH-Werts ebenda, wodurch Zellen in den ersten Stunden nach dem Tod verdaut werden.

**MedAT-Stichwort**
Proteasomen



## 1.10.2 Proteasomen

**MedAT-GEHEIMTIPP** Proteasom und Peroxisomen waren beide in MedAT 2017 als Antwortmöglichkeit einer Biologie-Frage zum Thema „Vorhandensein einer Zellmembran bei bestimmten Organellen" gegeben. Lösung: Das **Proteasom** ist **nicht** von einer Membran umgeben, wohingegen das **Peroxisom** über **eine Membran** verfügt.

In einer Zelle fallen oft Proteine an, die nicht mehr gebraucht werden. Die Zelle könnte die anfallenden Proteine mittels Exozytose und nach dem Motto „aus der Zelle aus dem Sinn" hinweg befördern. Viel effizienter ist es allerdings, die Proteine zu **recyceln.** Genau dafür gibt es im Zytoplasma das **Proteasom.** Das Proteasom ist **nicht** wie das Lysosom **von einer Membran** umgeben. Es ist stattdessen ein großer, tonnenförmiger **Proteinkomplex,** der andere Proteine auseinanderschneidet.
Damit ein Protein zum Proteasom gelangt, muss es zunächst mit einer Substanz markiert werden, die deutlich macht, wo es hingehört. Diese Substanz heißt **Ubiquitin.** Innerhalb des Proteasoms wird das ubiquitinierte Protein in kleinere Peptidketten gespalten, die wiederum bis zu ihren einzelnen Aminosäuren abgebaut werden können. Aus den Aminosäuren können dann neue Proteine synthetisiert werden (➤ Abb. 1.24).

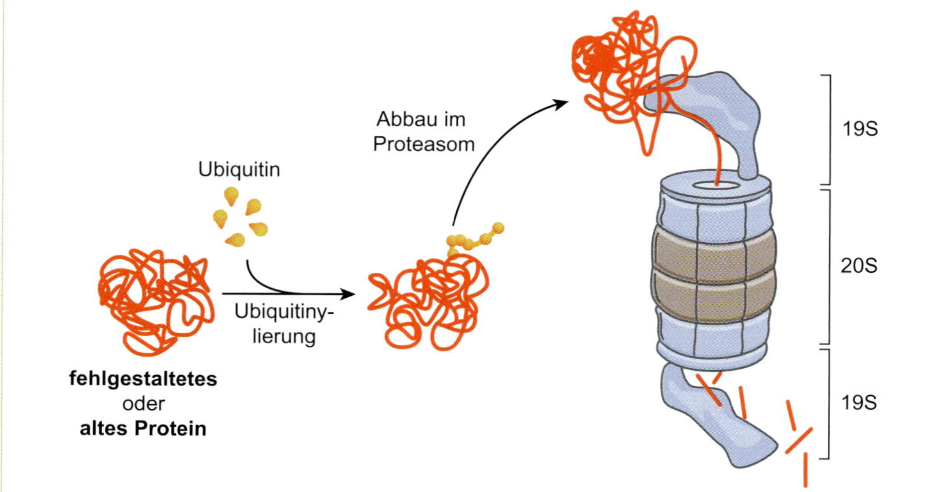


**Abb. 1.24** Proteinabbau durch das Proteasom [L231]

**VERSTÄNDNIS+** Wer kann erraten, woher die Marker-Substanz Ubiquitin ihren Namen hat, wenn ubiquitär, aus dem Lateinischen übersetzt, „überall" bedeutet? Richtig! Weil es in jeder einzelnen eukaryotischen Zelle zu finden ist!

## 1.10.3 Peroxisomen

**DEFINITIONEN** Ein **freies Radikal** ist ein Atom oder Molekül mit mindestens einem **ungepaarten Elektron,** wodurch es hochreaktiv ist und leicht chemische Reaktionen eingehen kann (➤ Kap. 17). Freie Radikale entstehen als **Nebenprodukte bei Stoffwechselprozessen** und können Zellstrukturen wie Lipide, Proteine und DNA schädigen.
**Oxidativer Stress** entsteht, wenn die Produktion freier Radikale in der Zelle das antioxidative Abwehrsystem übersteigt und dadurch Zellstrukturen wie Lipide, Proteine und DNA geschädigt werden.

Peroxisomen, auch *Microbodies* genannt, sind kleine membranumhüllte Organellen, die für den Abbau von **freien Radikalen** und einer großen Bandbreite von **Stoffwechselmetaboliten** verantwortlich sind. Diese Funktion erfüllen sie mithilfe ihrer peroxisomalen Enzyme, die man auch **Oxidasen** nennt, die an freien Ribosomen im Zytoplasma synthetisiert werden.

Eines dieser Enzyme, die **Peroxidase,** zerlegt Wasserstoffperoxid in Wasser und Sauerstoff gemäß der Reaktion:

$$2H_2O_2 \rightarrow 2H_2O + O_2$$

Eine sehr effektiv arbeitende Sonderform der Peroxidasen ist die **Katalase.**

**AUS DEM MEDIZINSTUDIUM** Die **Katalase** ist wohl eines der faszinierendsten Enzyme überhaupt. Sie kann in einer Sekunde bis zu 40 Millionen $H_2O_2$-Moleküle zu Wasser und Sauerstoff umsetzen.

Peroxisomen können sich durch Wachstum und anschließende **Teilung** vermehren. Zusätzlich können sie durch **Abschnürung von Vorläufervesikeln** aus dem endoplasmatischen Retikulum entstehen. Diese Flexibilität in der Bildung ermöglicht es der Zelle, die Anzahl der Peroxisomen an den aktuellen Bedarf anzupassen.
Neben der Funktion der Peroxisomen als Organell für die Reduzierung von oxidativem Stress hat es noch weitere Aufgaben:

- Peroxisomen sind für den Abbau sehr **langkettiger Fettsäuren** mit mehr als 22 Kohlenstoffatomen verantwortlich.
- Außerdem sind Peroxisomen auch an der **Synthese von Plasmalogenen (Etherlipiden)** beteiligt. Sie sind wichtige Bestandteile der Myelinscheiden in Nervenzellen und der Membranen von Herzmuskelzellen.
- Darüber hinaus enthalten Peroxisomen Enzyme für den **Abbau von Purinen** (Bestandteile von Nukleinsäuren) und einigen **Aminosäuren.**
- In Leberzellen können Peroxisomen zudem zur **Entgiftung von Ethanol** (Trinkalkohol) beitragen.

## 1.11 Zytoskelett

**DEFINITIONEN** Das **Zytoskelett** ist ein Netzwerk aus Proteinfilamenten in Zellen, das für ihre Form, Stabilität, Bewegung und den Transport von Organellen verantwortlich ist. Es besteht aus Aktinfilamenten, Mikrotubuli und Intermediärfilamenten, die alle aus **Proteinen** aufgebaut sind.

**MedAT-Stichwort**
Zytoskelett

Das Zytoskelett ist eine Ansammlung an Fasern und Röhren, die der Zelle nicht nur **Struktur und Stabilität** verleihen, sondern auch **Bewegungen** sowohl von Strukturen innerhalb der Zelle als auch der gesamten Zelle ermöglichen. Außerdem spielt das Zytoskelett eine elementar wichtige Rolle bei der **Zellteilung.**

**VERSTÄNDNIS⁺** Der Name **Zytoskelett** als Analogie zum knöchernen Skelett ist eigentlich sehr unpassend, da das Zytoskelett offensichtlich auch „muskelartige" Tätigkeiten der Zelle übernimmt.

Wir unterscheiden drei wichtige Bestandteile des Zytoskeletts, auf die wir im Detail eingehen werden (➤ Abb. 1.25):

1. Mikrotubuli
2. Intermediärfilamente
3. Aktinfilamente

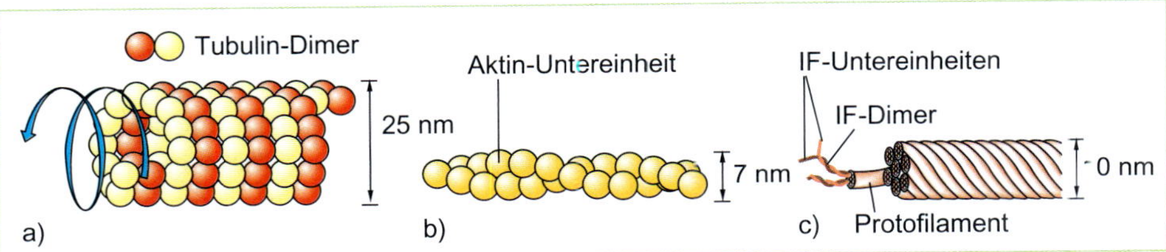


**Abb. 1.25** Zytoskelett-Elemente. (a) Mikrotubuli, (b) Aktinfilamente, (c) Intermediärfilamente [L253]

Notizen



**VERSTÄNDNIS⁺** Kontraintuitiv: Mikrotubuli haben den größten Durchmesser!

Die Durchmesser der Zytoskelett-Elemente könnt ihr der ➤ Tab. 1.5 entnehmen.

**Tab. 1.5** Durchmesser der Zytoskelettbestandteile

| Präfix | Bedeutung |
|---|---|
| Mikrotubuli | ca. 25 nm |
| Intermediärfilamente | ca. 10 nm |
| Aktinfilamente | ca. 5 nm |

## 1.11.1 Mikrotubuli

**MedAT-GEHEIMTIPP** 2022, 2023 und 2024 wurde die Funktion von Mikrotubuli abgefragt.

Mikrotubuli sind röhrenförmige Strukturen, die aus globulären (kugelförmigen) Proteinen, den **Tubulinen,** aufgebaut sind.

**AUS DEM MEDIZINSTUDIUM** Es gibt zwei Typen von Tubulin: **α-Tubulin** und **β-Tubulin.** Diese verbinden sich zu **Heterodimeren** (α-β), die wie eine Perlenkette (α-β-α-β-α-β-α-β-α-β) hintereinander angeordnet sind (➤ Abb. 1.25a). Mehrere Heterodimere bilden ein **Protofilament.** Dreizehn Protofilamente ordnen sich spiralig an und bilden so die hohle Röhre eines einzelnen Mikrotubulus.

Mikrotubuli übernehmen grob gesagt zwei Hauptaufgaben in der Zelle. Einerseits **stabilisieren sie die Position** von membranumgebenen Zellorganellen innerhalb der Zelle, indem sie diese verankern und verbinden. Andererseits dienen sie als **„Schienensystem"** für den intrazellulären Transport von Vesikeln oder Organellen.
Die Zelle kann außerdem die Mikrotubuli verlängern oder verkürzen, was bedeutet, dass das Wachstum bzw. der Abbau der Mikrotubuli **reversibel** ist.

**AUS DEM MEDIZINSTUDIUM** Motorproteine wie **Kinesin** und **Dynein** bewegen sich entlang der Mikrotubuli und transportieren dabei Substanzen durch die Zelle.
Dabei nutzen sie das oben erwähnte Schienensystem der Mikrotubuli, welches eine **Polarität** aufweist. Durch die Aneinanderreihung der Heterodimere entstehen ein Plus- und ein Minuspol. Das Ende mit **β-Tubulin** wird als **Pluspol** bezeichnet, das Ende mit **α-Tubulin** als **Minuspol.**
Die „Züge" auf diesem Schienensystem sind Motorproteine: **Kinesin** transportiert Substanzen in Richtung Pluspol, **Dynein** hingegen in Richtung Minuspol.

## 1.11.2 Zentriolen

**MedAT-Stichwort**
Zentriolen

Will sich eine Zelle teilen, muss sie ihre Chromosomen auf entgegengesetzte **Zellpole** befördern. Dadurch wird gewährleistet, dass beide Tochterzellen dieselbe Erbinformation erhalten. Für diesen Vorgang, der im Genetik-Kapitel des Buches (➤ Kap. 5.6) genauer bearbeitet wird, hat die Zelle spezielle Organe: die **Zentriolen.**
Zentriolen (lat. *centrum* für *„Mittelpunkt"*) sind zylindrische, röhrenförmige Zellstrukturen, die aus **Mikrotubuli** zusammengesetzt sind. Eine Zentriole besteht aus neun **Mikrotubulus-Tripletts,** die in einem ringförmigen Muster angeordnet sind (9 × 3-Struktur, ➤ Abb. 1.26c). Jedes Triplett besteht aus einem vollständigen Mikrotubulus (A-Tubulus mit 13 Protofilamenten) und zwei unvollständigen Mikrotubuli (B- und C-Tubuli mit je 10 Protofilamenten). Diese Struktur verleiht dem Zentriol seine Stabilität. Zentriolen treten meist paarweise auf, wobei die beiden Zentriolen eines Paars rechtwinklig zueinander angeordnet sind. Zusammen mit **perizentriolärem Material** (**PCM**) bilden sie das sogenannte **Zentrosom,** das als **mikrotubuli-organisierendes Zentrum** (**MTOC**) dient.
Zentriolen und insbesondere das Zentrosom sind entscheidend für die Organisation des **Spindelapparats,** der während der **Mitose** und **Meiose** die Chromosomen trennt und somit die korrekte Verteilung

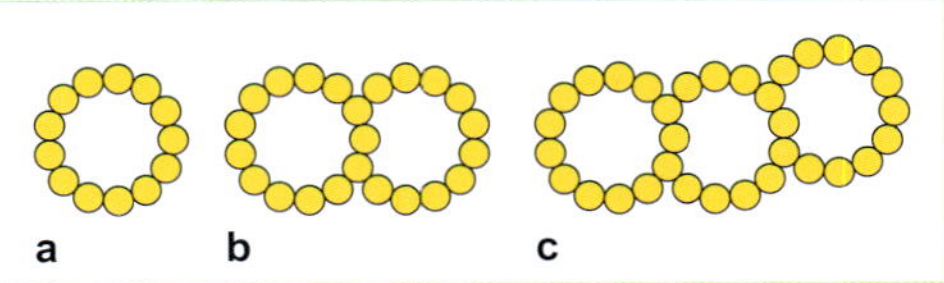


**Abb. 1.26** (a) Mikrotubulus-Singulette (13 Protofilamente), (b) Duplette (13 + 10 Protofilamente), (c) Triplette (13 + 10 + 10 Protofilamente) [L253]

des genetischen Materials sicherstellt. Darüber hinaus dienen Zentriolen als Ausgangspunkt für das Wachstum der Mikrotubuli, die als Schienen für den intrazellulären Transport von Molekülen und Organellen fungieren. Eine weitere zentrale Funktion der **Zentriolen** ist ihre Rolle als **Basalkörper,** auch **Kinetosom** genannt. In dieser Funktion initiieren sie die Bildung von Kinozilien und Geißeln, die maßgeblich zur Bewegung von Zellen sowie dem Transport von Flüssigkeiten an Zelloberflächen beitragen.

**MedAT-GEHEIMTIPP** Merkt euch: Die Zentriolen werden beim **Spindelapparat** benötigt und sie bestehen aus **Mikrotubuli.**

## 1.11.3 Intermediärfilamente

**DEFINITIONEN** **Polypeptide** sind Moleküle, die aus langen Ketten von Aminosäuren bestehen, die durch Peptidbindungen (Bindungen zwischen Proteinen) verbunden sind.

Intermediärfilamente bestehen im Gegensatz zu den **Mikrotubuli** aus langen **Polypeptidketten.**

**AUS DEM MEDIZINSTUDIUM** Eine einzelne lange Polypeptidkette wird als **Monomer** bezeichnet. Zwei Monomere lagern sich parallel aneinander und bilden ein **Dimer.** Zwei dieser Dimere wiederum ordnen sich antiparallel an und formen ein **Tetramer.** Mehrere Tetramere verbinden sich seitlich zu einem **Protofilament** und acht Protofilamente winden sich schließlich zu einem stabilen **Intermediärfilament** zusammen.

Die Hauptfunktion der **Intermediärfilamente** liegt in der Verleihung mechanischer **Stabilität** an die Zelle. Sie ummanteln den **Zellkern** und schützen ihn vor äußeren Einwirkungen. Gleichzeitig durchziehen sie das gesamte **Zytoplasma** und sind an **Desmosomen** (➤ Kap. 1.13.2) in der **Zellmembran** verankert, wodurch sie der Zelle **Zugfestigkeit** verleihen und sie vor mechanischen Belastungen schützen.

**AUS DEM MEDIZINSTUDIUM** Je nach Zelltyp kommen unterschiedliche Typen von **Intermediärfilamenten** vor. In **Epithelzellen** sind es beispielsweise **Keratine,** in **Bindegewebszellen Vimentin,** in **Muskelzellen Desmin** und in **Nervenzellen Neurofilamente.** Diese Vielfalt erlaubt es den Zellen, ihre spezifischen mechanischen Anforderungen zu erfüllen und ihre strukturelle Integrität aufrechtzuerhalten.

## 1.11.4 Aktinfilamente

**MedAT-GEHEIMTIPP** Falls euch irgendwann der Begriff „Mikrofilament" unterkommt: Das ist lediglich ein Synonym für die **Aktinfilamente** und darf nicht mit der Mikrotubuli verwechselt werden. Im MedAT 2014, 2017 und 2024 wurde nämlich die allgemeine Frage gestellt, was denn der Hauptbestandteil von Mikro**filamenten** sei!

Als Aktinfilamente bezeichnet man die fadenförmigen und kleinsten Bestandteile des Zytoskeletts (➤ Abb. 1.27). Der Grundbaustein der Aktinfilamente ist das **G-Aktin (g für globulär)** – ein kugelförmiges (globuläres) Protein, wie bei den Mikrotubuli, das sich mit weiteren G-Aktinen zu einer kleinen Faser, der Fibrille, zusammenlagern kann.

Notizen



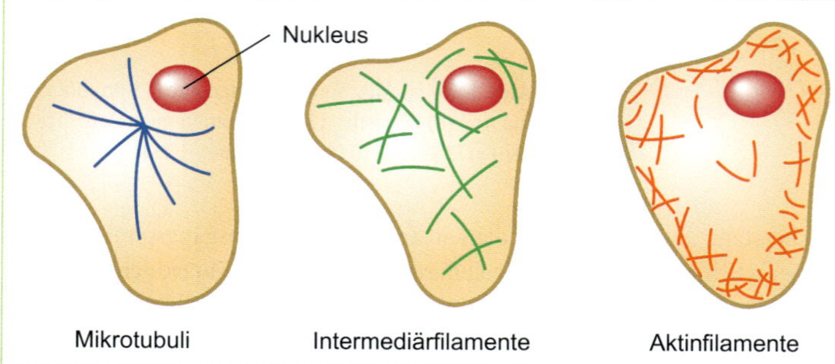


**Abb. 1.27** Verteilung der Mikrotubuli, Intermediär- und Aktinfilamente [L253]

**AUS DEM MEDIZINSTUDIUM** Die **Polymerisation** dieser Moleküle zu filamentösem Aktin (**F-Aktin**) erfolgt unter Verbrauch von Energie in Form von **ATP.** Die Bildung eines **Aktinfilaments** erfolgt durch die helikale Windung zweier F-Aktin-Stränge umeinander, wobei die resultierende Struktur eine Ähnlichkeit mit der einer **DNA-Doppelhelix** aufweist.

Aktinfilamente zeichnen sich durch eine hohe **Dynamik** aus, sodass sie schnell auf- und abgebaut werden können. Im Grunde genommen sind sie maßgeblich für die **Beweglichkeit der Zelle** verantwortlich und haben dadurch viele verschiedene Funktionen:

1. Sie sind für die **Endozytose** verantwortlich, da sie die Aufnahme von extrazellulären Partikeln ermöglichen.
2. Sie sind entscheidend für die **Muskelkontraktion,** bei der sie mit dem **Myosin** in den Muskelzellen interagieren und so die Kontraktion der Muskelfasern bewirken.
3. Sie tragen zur Stabilisierung der Zellform und zur Unterstützung der Zellstruktur bei.
4. Darüber hinaus sind sie an der Bildung von **Zellfortsätzen** beteiligt, indem sie die Mikrovilli stabilisieren, die die Zelloberfläche vergrößern und damit die Resorptionsfähigkeit der Zelle erhöhen.
5. Im Rahmen der Zellteilung bilden Aktinfilamente den kontraktilen Ring, der die Teilung des Zellplasmas während der **Zytokinese** (➤ Kap. 5.6.3) ermöglicht.
6. Zu guter Letzt können sich eukaryotische Zellen mithilfe der Aktinfilamente **aktiv fortbewegen.**

**AUS DEM MEDIZINSTUDIUM** Ein Beispiel für die Endozytose mithilfe der Aktinfilamente ist die Aufnahme eines Bakteriums durch eine Fresszelle (Makrophage). Dabei kommt es zu einer Polymerisation der Aktinfilamente in Richtung des Bakteriums, wodurch Ausstülpungen der Zellmembran, sogenannte **Pseudopodien,** entstehen. Diese umschließen das Bakterium und ermöglichen seine Aufnahme in die Zelle.

## 1.12 Kinozilien, Geißeln, Mikrovilli

**MedAT-Stichwort**
Kinozilien, Geißeln, Mikrovilli

Die Zellmembran kann verschiedene Ausstülpungen oder Fortsätze bilden, die der Zelle zusätzliche Funktionen verleihen. Dazu gehören **Kinozilien, Geißeln** und **Mikrovilli.** Diese Strukturen sind aus Elementen des Zytoskeletts aufgebaut und wichtig für die Bewegung, den Stofftransport und die Oberflächenvergrößerung von Zellen.

### 1.12.1 Kinozilien

**Kinozilien** (auch Zilien genannt; altgr. *kínēsis* für *„Bewegung"*) sind haarähnliche, bewegliche Zellfortsätze, die aus **Mikrotubuli** aufgebaut sind und aktiv schlagende Bewegungen ausführen können.
Sie besitzen einen charakteristischen Aufbau, der als **9 × 2 + 2-Struktur** bezeichnet wird. Das bedeutet, dass Kinozilien aus neun äußeren Doppelröhren aus Mikrotubuli (**Mikrotubuli-Dupletten**) bestehen, die ringförmig um zwei zentrale **einzelne** Mikrotubuli angeordnet sind (➤ Abb. 1.28). Jede Mikrotubulus-Duplette setzt sich aus einem vollständigen **A-Tubulus** mit 13 Protofilamenten und einem unvollständigen **B-Tubulus** mit 10 Protofilamenten zusammen (➤ Abb. 1.27).

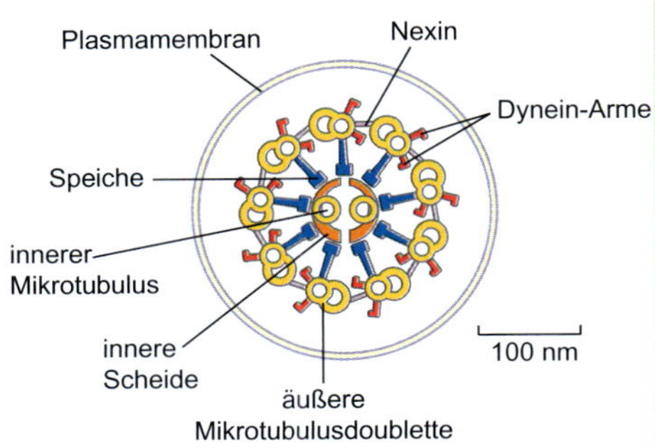


**Abb. 1.28** Querschnitt einer 9 × 2 + 2-Zilie (Kinozilie) [L253]

**AUS DEM MEDIZINSTUDIUM** Die **Dynein-Arme,** die an den Mikrotubulus-Dupletten befestigt sind, dienen als **Motorproteine** und treiben die Bewegung der Kinozilien an, indem sie die Mikrotubuli unter Energieverbrauch von **ATP** gegeneinander verschieben.
Damit die Dynein-induzierte Verschiebung nicht in ein unkontrolliertes Gleiten der Mikrotubuli führt, sind die Dupletten durch **Nexin-Verbindungen** miteinander verbunden. Diese verhindern das vollständige Gleiten und wandeln die Dynein-induzierte Verschiebung in eine koordinierte **Biegung** um. Zusätzlich stabilisieren die **(Radial-)Speichen** die äußeren Mikrotubulus-Dupletten, indem sie sie mit den zentralen Mikrotubuli verbinden, wodurch die gesamte Struktur funktionell koordiniert wird.

Kinozilien sind aktiv beweglich und erzeugen durch koordinierte **Schlagbewegungen** einen **Flüssigkeitsstrom** an der Zelloberfläche, der den Transport von Substanzen ermöglicht. In den **Atemwegen** bewegen die Kinozilien den Schleim, der eingeschlossene Partikel enthält, in Richtung **Rachen,** wo er abgehustet oder verschluckt werden kann. Im **Eileiter** unterstützen sie den Transport der **Eizelle** in Richtung **Gebärmutter** und spielen so eine wichtige Rolle bei der Fortpflanzung.

### 1.12.2 Geißeln

**Geißeln** (auch **Flagellen** genannt) sind lange, peitschenartige Zellfortsätze, die der **Fortbewegung** der Zelle dienen.
Der Aufbau der Geißel ist identisch mit dem der Kinozilien; sie besitzt ebenfalls die **9 × 2 + 2-Struktur** aus Mikrotubuli. Allerdings sind Geißeln deutlich **länger** als Kinozilien und kommen in menschlichen Zellen nur im Spermium vor.

**MedAT-GEHEIMTIPP** Wurde auch schon gefragt (zuletzt 2024): Welche Struktur haben Geißeln? Die **9 × 2 + 2**-Struktur.

### 1.12.3 Mikrovilli

Mikrovilli sind fingerförmige Ausstülpungen der Zellmembran, die die **Oberfläche der Zelle vergrößern** (➤ Abb. 1.29). Liegen viele Mikrovilli dicht beieinander, spricht man von einem **Bürstensaum.**
Sie sind etwa **0,08 µm dick** und **1–4 µm lang** und enthalten in ihrem Zentrum ein Bündel von **Aktinfilamenten.** Diese Filamente sind in einem dichten **Aktinnetzwerk** verankert, das den Mikrovilli **Halt** und **Stabilität** verleiht.
**Mikrovilli** spielen eine zentrale Rolle bei der **Resorption** und finden sich beispielsweise im **Dünndarm** oder im **Plexus choroideus** im Gehirn.

**MedAT-GEHEIMTIPP** 2021 wurde danach gefragt, aus was der **Bürstensaum** besteht – die Antwort lautet: **Mikrovilli.**

Notizen

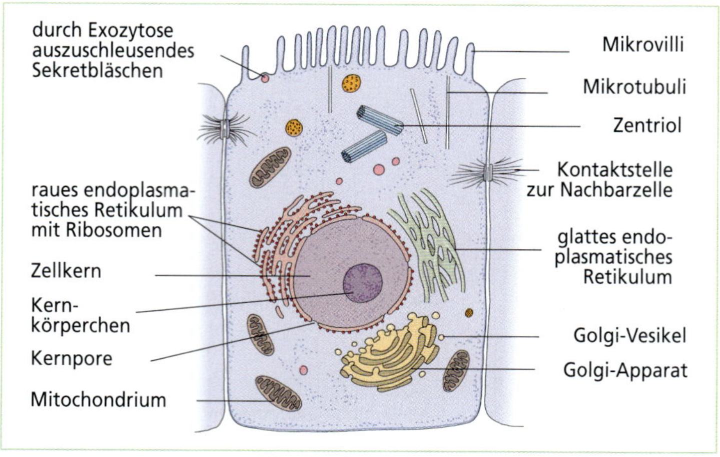


**Abb. 1.29** Schnitt durch eine Zelle. Am oberen Ende (apikaler Pol) sieht man die Anordnung der Mikrovilli. [L190]

## 1.13 Zellkontakte

**MedAT-Stichwort**
Zellkontakte

Zellkontakte sind spezialisierte Verbindungen zwischen Zellen und/oder der extrazellulären Matrix, die der mechanischen Stabilität von Geweben dienen, den Stoffaustausch kontrollieren und die Kommunikation zwischen Zellen erlauben (➤ Abb. 1.30). Man unterscheidet drei Haupttypen von Zellkontakten:

1. **Verschlusskontakte**
2. **Haftkontakte**
3. **Kommunikationskontakte**

Weiters kann man die Zellkontakte in Zell-Zell- und Zell-Matrix-Kontakte unterteilen, was wir bei der Einführung jedes Zellkontaktes machen werden (➤ Tab. 1.6).

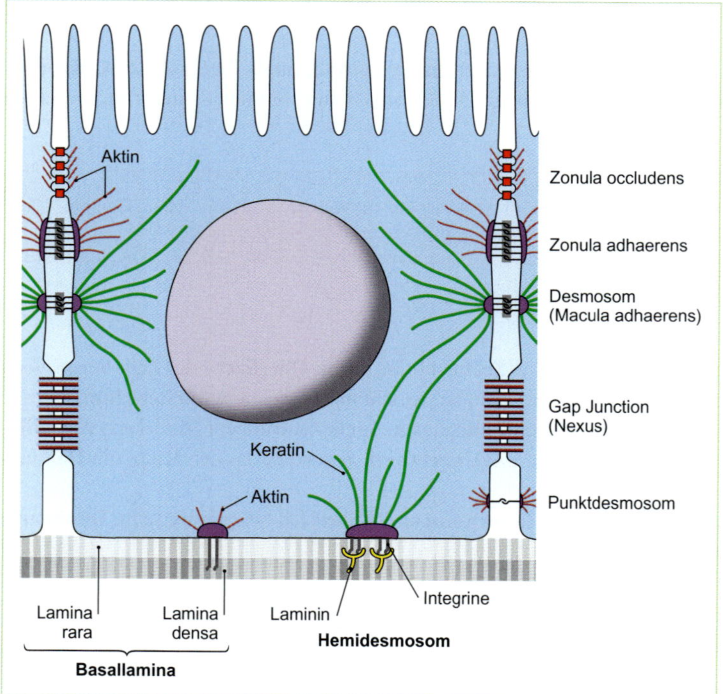


**Abb. 1.30** Mögliche Zellkontakte und daran beteiligte Zelladhäsionsmoleküle. Zonula occludens = Tight Junction. [M375, L141]

**VERSTÄNDNIS+** Die Funktion und/oder Form der Zellkontakte lassen sich leicht aus ihren lateinischen Namen ableiten: **Zonula occludens** von *occludere* (lat. für *„verschließen"*), **Zonula adhaerens** von *adhaerere* (lat. für *„anhaften"*) und **Desmosom** von *desmos* (griech. für *„Band, Verbindung"*) und *soma* (griech. für *„Körper"*), was zusammen „Verbindungskörper" ergibt.

Notizen

**Tab. 1.6** Zellkontakte und ihre Funktionen

| Zell-Zell-Kontakt | Funktion |
|---|---|
| Zonula occludens bzw. Tight Junction (Verschlusskontakt) | Parazellulärer Verschluss, Zellpolarität (apikal – basolateral) |
| Zonula adhaerens (Haftkontakt) | Mechanische Stabilität |
| Desmosom | Mechanische Stabilität (Druckknopf) |
| Gap Junction | Elektrische, metabolische und (bio-)chemische Kopplung von Zellen |
| **Zell-Matrix-Kontakt** | **Funktion** |
| Hemidesmosomen | Anhaften von Zellen an die extrazelluläre Matrix |

## 1.13.1 Verschlusskontakte

**DEFINITIONEN** **Apikal** (lat. *apex* für *„Spitze"*) bezeichnet die der freien Oberfläche eines Organs, Gewebes oder einer Zelle zugewandte Seite.
**Basolateral** (lat. *basis* für *„Grund, Fundament"* und *latus* für *„Seite"*) bezeichnet die dem Grundgewebe (z. B. der Basalmembran) und benachbarten Zellen zugewandte Seite einer Zelle.

Verschlusskontakte (Zell-Zell-Kontakte), auch als **Tight Junctions** oder **Zonula occludens** bekannt, bilden eine Barriere zwischen Zellen und geben ihnen eine apikale und basolaterale Seite in der Zellausrichtung. Dadurch erhalten Zellen mit Tight Junctions eine **Polarität.** Funktionell verhindern Verschlusskontakte den unkontrollierten Durchtritt von Ionen und Molekülen zwischen den Zellen und sind häufig in hoher Anzahl in Geweben vorzufinden, die dicht verschlossen sind, um zum Beispiel Körperflüssigkeiten nicht austreten zu lassen.
Ein klassisches Beispiel für Verschlusskontakte ist das **Darmepithel,** wo sie das Eindringen von Bakterien und Toxinen verhindern. Ein weiteres Beispiel ist die **Blut-Hirn-Schranke,** in der sie den Stoffaustausch zwischen Blut und Gehirn regulieren.

**MedAT-GEHEIMTIPP** 2022 wurde abgefragt, welche Gewebe viele Tight Junctions haben. Ein Beispiel für die richtige Antwort wäre z. B. die **Harnblase.**

## 1.13.2 Haftkontakte

Haftkontakte dienen der mechanischen Verbindung von Zellen und/oder ihrer Verankerung in der extrazellulären Matrix. Sie sind entscheidend für die Gewebestabilität und lassen sich weiter unterteilen in

1. **Adherens Junctions**
2. **Desmosomen**
3. **Hemidesmosomen**

### Adherens Junctions

**Adherens Junctions** (Zell-Zell-Kontakte), auch **Zonula adhaerens,** verbinden **Aktinfilamente** benachbarter Zellen und gewährleisten so mechanische Stabilität. Diese Kontakte umgeben die Zelle wie ein Gürtel und sind an der Signalübertragung beteiligt, welche die Zellproliferation und -differenzierung reguliert.

### Desmosomen

**Desmosomen** (Zell-Zell-Kontakte), auch Macula adhaerens, sind punktförmige Haftkontakte, die **Intermediärfilamente** benachbarter Zellen verbinden. Sie sorgen für eine hohe mechanische Belastbarkeit, besonders in Geweben, die starker mechanischer Beanspruchung ausgesetzt sind, wie die Haut oder der Herzmuskel, und beeinflussen auch die Zellform und -bewegung.

### Hemidesmosomen

**Hemidesmosomen** (Zell-Matrix-Kontakte) verbinden Zellen mit der Basallamina und verankern sie so in der extrazellulären Matrix. Dadurch ermöglichen sie mithilfe der **Intermediärfilamente** das Zusammenspiel zwischen verschiedenen Zellarten und der EZM zu einem Gewebe.

### 1.13.3 Kommunikationskontakte

**Kommunikationskontakte** (Zell-Zell-Kontakte), auch **Gap Junctions** genannt, sind Kanäle, die den direkten Austausch von Ionen und kleinen Molekülen zwischen benachbarten Zellen ermöglichen.
Diese Kontakte ermöglichen die elektrische Kopplung und metabolische Kooperation zwischen Zellen, was für die koordinierte Funktion von Geweben entscheidend ist. Sie spielen eine wichtige Rolle in **Herzmuskelzellen,** wo sie die koordinierte Kontraktion durch schnelle Signalübertragung ermöglichen. Darüber hinaus sind sie an der Regulierung von **Zellwachstum** und **-differenzierung** z. B. im Rahmen der embryologischen Entwicklung beteiligt.

**MedAT-GEHEIMTIPP** 2023 und 2025 wurde geprüft, durch welchen Zellkontakt Zellen im direkten Kontakt miteinander stehen. Antwort: **Gap Junctions.**

## 1.14 Zelltod

**MedAT-Stichwort**
Zelltod

Es gibt zwei für den MedAT relevante Arten des Zelltods (➤ Abb. 1.31):

1. **Apoptose**
2. **Nekrose**

**Apoptose** ist eine programmierte Form des Zelltods, die als Reaktion auf eine Reihe von Signalen wie DNA-Schäden, zellulären Stress oder Signale anderer Zellen auftritt. Während der Apoptose durchläuft die Zelle eine Reihe von kontrollierten biochemischen Veränderungen, die schließlich zu ihrer Zerstörung

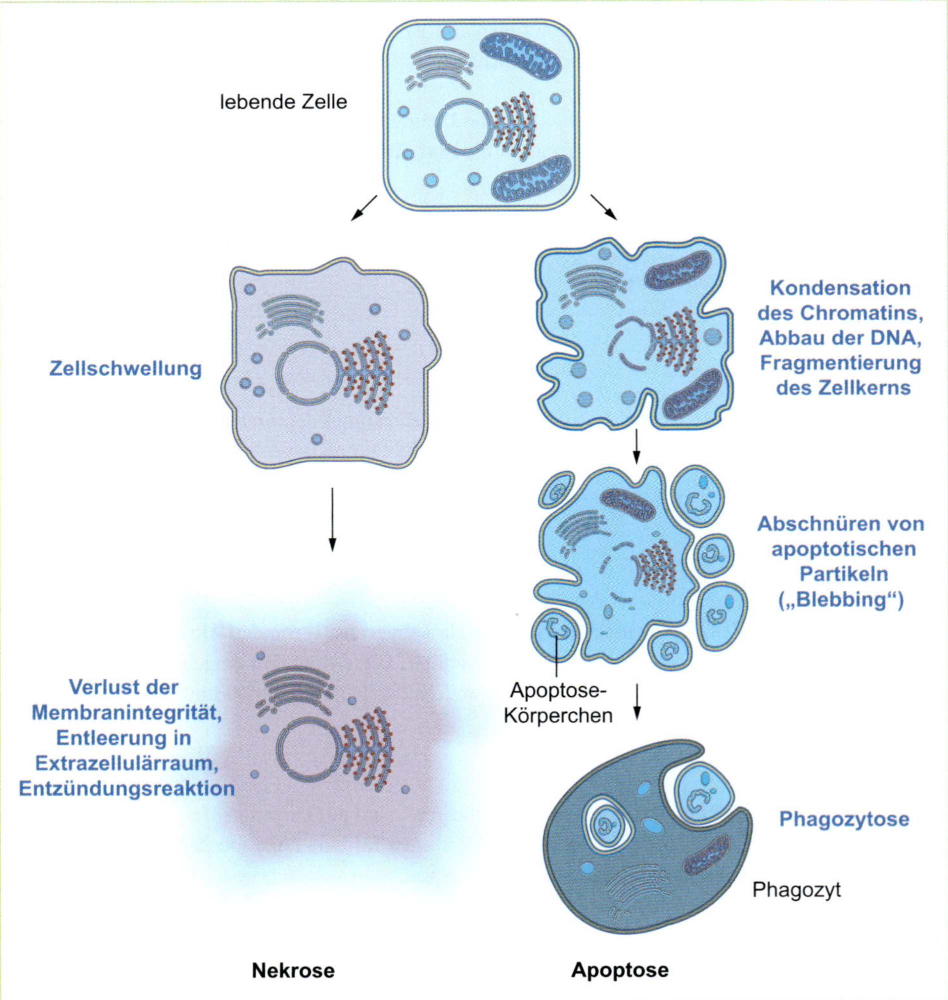


**Abb. 1.31** Apoptose und Nekrose [L138]

führen. Dieser Prozess ist wichtig für die Entwicklung und Erhaltung von Geweben und Organen sowie für die Regulierung des Immunsystems.

**Nekrose** hingegen ist eine unkontrollierte Form des Zelltods, die infolge von Verletzungen, Infektionen oder anderen externen Faktoren auftritt. Bei der Nekrose schwillt die Zelle an und platzt, wobei ihr Inhalt in das umliegende Gewebe freigesetzt wird. Dies kann eine Entzündungsreaktion auslösen, die wiederum zu Gewebeschäden und weiterem Zelltod in der Umgebung führen kann.

**VERSTÄNDNIS+** Ein sehr wichtiger Unterschied zwischen diesen beiden Arten des Zelltods wird in so gut wie allen älteren, aber auch in neuen Lehrbüchern und wissenschaftlichen Artikeln falsch dargestellt. Während die Apoptose **eine Zelle** betrifft, gehen Zellen durch Nekrose **nur im Verbund mit mehreren Zellen unter.** Die Nekrose ist also immer eine Gewebenekrose, wobei man natürlich die Auswirkungen der Gewebenekrose auf eine einzelne Zelle betrachten kann. Die Apoptose hingegen ist ein gesteuerter beziehungsweise regulierter Prozess, der immer in einer Zelle abläuft.

KAPITEL

# 2 Embryologie

Deniz Tafrali

## 2.1 Einführung

MedAT-Stichwort
Grundlagen der Frühentwicklung des Menschen

Bisher haben wir die Zelle als kleinste Einheit des menschlichen Organismus kennengelernt. Dabei haben wir festgestellt, dass der Körper des Menschen aus verschiedenartigen Zellen besteht, die jedoch mehr oder weniger aus den gleichen Grundbausteinen aufgebaut sind.
Um ein Grundverständnis für den menschlichen Körper zu schaffen, muss man sich jetzt vor Augen führen, dass der Mensch bezüglich seiner Geometrie in großen Teilen symmetrisch aufgebaut ist (➤ Abb. 2.1). Wir haben links und rechts je einen Arm und ein Bein. Zwei Augen, zwei Ohren, zwei Nasenlöcher, zwei Hirnhälften, zwei Lungenflügel usw. Mit dem Mund und dem Anus haben wir sowohl oben als auch unten eine Öffnung, die jeweils ein Ende eines durchgängigen Schlauches, des Magen-Darm-Traktes, darstellt.

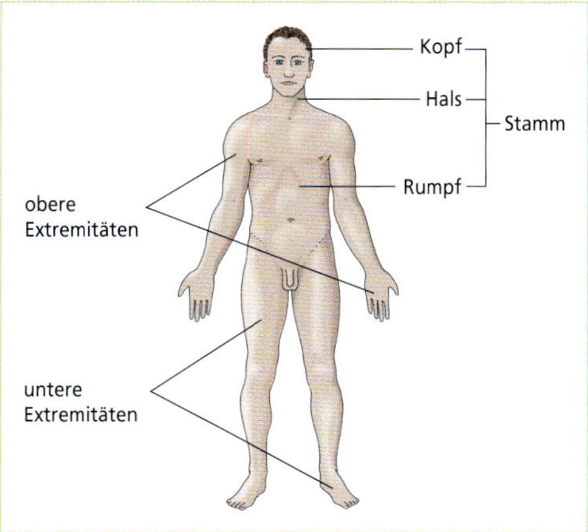


**Abb. 2.1** Die verschiedenen Körperabschnitte [L190]

Es scheint also auf den ersten Blick, man könne einen Menschen an einer vertikalen Achse von vorne nach hinten zweiteilen, die eine Seite wegdenken und in derselben Art und Weise einen Spiegel einsetzen, sodass man keinen Unterschied mehr erkennt. Man sagt: Wir sind bilateralsymmetrische Tiere. Das macht mathematisch Sinn, da wir ja aus einer kugelförmigen Zelle, der **Zygote,** entstehen und die Zygote sich wiederum durch mathematisch beschreibbare Prozesse wie die Furchung und die Zellteilung weiterentwickelt.

**VERSTÄNDNIS⁺** Wenn ihr damit Probleme habt, euch diesen Zusammenhang abstrakt vorzustellen, dann sucht doch bitte im Internet nach **„Der vitruvianische Mensch".** Das ist eine der berühmtesten Zeichnungen von Leonardo da Vinci, die sicherlich schon jedem einmal irgendwo untergekommen ist.

In der Realität sind jedoch nicht alle Organe **paarig** (doppelt) angelegt. Manche sind **unpaarig** (einmalig) vorhanden (z. B. die Leber). Spätestens jetzt wird der Mathematiker in uns unruhig und stellt die unausweichliche Frage: Wie kann das sein? Außerdem: Woher kommen eigentlich all die Zellen, von denen wir eingangs gesprochen haben und wie formen sie sich zu den spezialisierten Zellen und Geweben, die wir alltäglich an unserem eigenen Körper beobachten können?
Die Antworten auf diese Fragen liefert uns das Fachgebiet der **Embryologie.**

## 2.2 Befruchtung bis Einnistung

**MedAT-Stichwort**
Befruchtung bis Einnistung

**DEFINITIONEN** Die **Befruchtung** (Fertilisation) ist ein Begriff zur Beschreibung der Verschmelzung von männlicher und weiblicher Keimzelle, also von Spermium und Eizelle. Die daraus entstehende Zelle nennen wir **Zygote.**
Als **Ejakulat** (Synonym: Sperma) bezeichnet man die Gesamtheit der Inhaltsstoffe des Ergusses beim männlichen Orgasmus. Die **Samenzellen (Spermien)** sind also nur **ein Teil des Spermas.**

Mit dem Ejakulat des Mannes befindet sich das Sperma mit seinen **mehreren hundert Millionen Spermien** in der Vagina der Frau.
Diese Samenzellen können sich im sauren pH-Bereich der Vagina nur aufhalten, weil das Ejakulat des Mannes ein leicht alkalisches Milieu mitbringt. Obwohl sie hier eine gewisse Zeit überleben, verweilen die Spermien nicht lange in der Vagina, sondern ziehen weiter.
Die zu befruchtende **Eizelle (Oozyte)** bewegt sich im Rahmen des sogenannten Eisprungs (➤ Abb. 2.2, ➤ Kap. 4.11.7) von den Eierstöcken (Ovarien) über den Eileiter (Tuba uterina) zur Gebärmutterschleimhaut (Endometrium). Das Ziel der Spermien ist es, die Eizelle irgendwo auf diesem Weg anzutreffen. Sie bewegen sich deshalb durch das Schlagen ihres Schwanzes, genauer genommen: ihrer Geißel. Wohin sie sich begeben müssen, wissen sie aufgrund von biochemischen Lockstoffen und Temperaturunterschieden der weiblichen Organe.

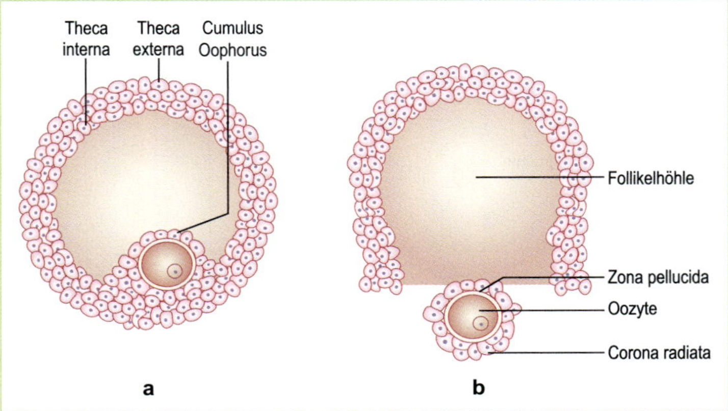


**Abb. 2.2** Tertiärfollikel und Eisprung [L231]

**MedAT-GEHEIMTIPP** 2024 wurde nach dem exakten Weg der Eizelle von Eierstock bis Eileiter gefragt.
Nach der **Ovulation (Eisprung)** wird die reife Eizelle (sekundäre Oozyte) aus dem Graaf-Follikel im Eierstock freigesetzt. Der Follikel befindet sich in der **Rinde** des Ovars, dem Bereich, in dem die Eizellen heranreifen. Sobald der Follikel platzt, gelangt die Eizelle in den **freien Bauchraum.**
Die fransenartigen **Fimbrien** am trichterförmigen Ende des Eileiters bewegen sich aktiv, um die Eizelle aufzufangen. Anschließend wird sie durch die rhythmischen Bewegungen der Flimmerhärchen (Kinozilien) und peristaltische Kontraktionen der **Eileiterwand** in Richtung **Gebärmutter** transportiert.
Der Weg der Eizelle führt durch die **Ampulle,** wo eine mögliche Befruchtung durch ein Spermium stattfindet. Danach passiert sie den **Isthmus,** einen engeren Abschnitt des Eileiters, bevor sie schließlich die Pars uterina erreicht, die in die Gebärmutter mündet. Mehr zum Verständnis ➤ Kap. 4.12.2.

**AUS DEM MEDIZINSTUDIUM** Außerdem spielt auch die positive Rheotaxis, also das Bewegen entgegen der Strömungsrichtung von Flüssigkeiten wie z. B. des Gebärmutterhalsschleims, eine wichtige Rolle.

Des Weiteren werden sie durch wellenförmige Bewegungen bzw. Kontraktionen der lokalen weiblichen Geschlechtsteile zur Eizelle hingetrieben.

**AUS DEM MEDIZINSTUDIUM** Vagina, Uterus und Tubae versuchen durch besagte Kontraktionen, die dem Ausdrücken von Zahnpasta aus seiner Tube gleicht, die Spermien zur Eizelle zu befördern. Man nennt diesen Vorgang **Peristaltik.** Beim weiblichen Orgasmus ist die Peristaltik für kurze Zeit besonders stark ausgeprägt. Der evolutionäre Sinn hinter dieser Begebenheit ist der, dass sich beim weiblichen Höhepunkt verhältnismäßig oft Spermien in der Vagina befinden, sodass die Wahrscheinlichkeit einer Befruchtung der Eizelle erhöht wird.

Der gewöhnliche **Ort der Befruchtung ist der Beginn (Ampulla) des Eileiters (Tuba uterina).** Dabei ist es dem Zufall überlassen, ob die Eizelle sich aus dem rechten oder dem linken Eierstock auf den Weg zum Endometrium macht (➢ Abb. 2.3).
Nach dem Eisprung braucht die Eizelle lediglich **72 Stunden,** um bis zum Endometrium zu wandern, wo sie, wenn sie bis dahin nicht befruchtet wurde, mit der Menstruationsblutung abgestoßen wird. Die Eizelle steht also nur für drei Tage zum Befruchten zur Verfügung.
Also kann die Befruchtung nur an so wenigen Tagen des weiblichen Zyklus stattfinden?

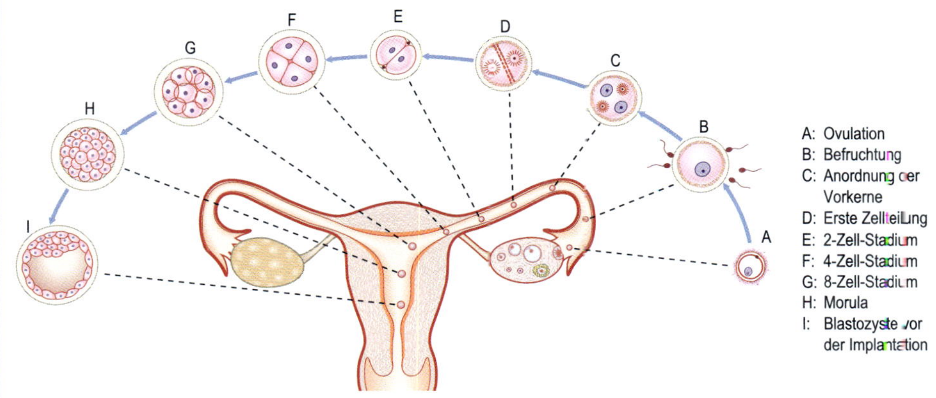


**Abb. 2.3** Die Entwicklungsstadien von der Ovulation bis zur Implantation der Blastozyste [E838]

Nein! Die Spermien sind im Genitaltrakt der Frau nämlich ebenfalls bis zu **72 Stunden** überlebensfähig. Das bedeutet auch, dass die maximale Zeit, bei der eine Befruchtung nach dem Geschlechtsverkehr stattfinden kann, **ca. 6 Tage** beträgt, da sich ja Spermien und Eizelle **im selben Zeitraum treffen** müssen. Daraus kann man schließen, dass, wenn man schwanger werden will, es um einiges vielversprechender ist, eine kurze Zeit vor der Ovulation (dem Eisprung) Geschlechtsverkehr zu haben, da man damit die Wahrscheinlichkeit erhöht, dass bei der Ankunft der Samenzellen im Eileiter die Eizelle auch vorzufinden ist.

## 2.2.1 Befruchtung

Ist das erste Spermium an der Eizelle angelangt, verschmilzt es mit der Eizelle zur Zygote (➢ Abb. 2.4). Wir haben bereits gelernt, dass man dieses Geschehen **Befruchtung bzw. Fertilisation** nennt. Man kann es aber noch in weitere Teilschritte untergliedern:

1. Kapazitation
2. Anlocken
3. Akrosomenreaktion
4. Membranverschmelzung
5. Kortikale Reaktion

Die **Kapazitation** ist ein Vorgang, der vor dem ersten Kontakt zwischen Eizelle und Spermium stattfinden muss, damit das Spermium in die Oozyte eindringen kann.

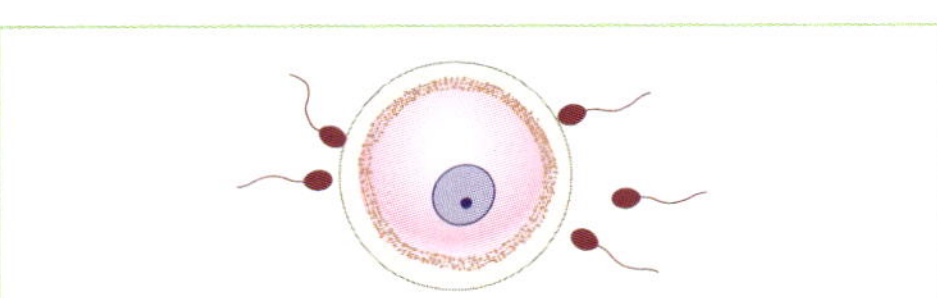

**Abb. 2.4** Spermien, die versuchen, die Eizelle zu befruchten [E838]

**AUS DEM MEDIZINSTUDIUM** Mehrere Stunden nach dem Antreffen der Spermien in der Vagina werden sowohl Sterole (wie z. B. Cholesterin) und Glykoproteine aus der Membran am Kopf des Spermiums als auch verschiedene Glykoproteine aus dem Ejakulat des Mannes entfernt. Dadurch werden andere **Proteine** an derselben Kopfmembran der Samenzelle **aktiviert.** Diese Ereignisse führen einerseits zu einem erhöhten $Ca^{2+}$-Einstrom in das Spermium, welches zu einer weitaus höheren Beweglichkeit seiner Geißel und somit zu einer **besseren Motilität** führt, und ermöglichen ihm andererseits, durch die Aktivierung der besagten Proteine überhaupt erst in die Eizelle eindringen zu können.

Ist die Samenzelle „kapazitiert" und befindet sich in unmittelbarer Nähe der Eizelle, wird sie durch einen Temperaturunterschied von ca. 2 °C zwischen Eizelle und Eileiter und dem Hormon Progesteron, welches vor dem Eisprung vom Cumulus oophorus (➤ Abb. 2.2a) sezerniert wurde, sehr präzise **zur Eizelle angelockt.** Hier steckt sie den Kopf in die äußerste Hülle (oder erste Schicht) der Oozyte hinein, wodurch die **Akrosomreaktion** (➤ Abb. 2.5) beginnt.

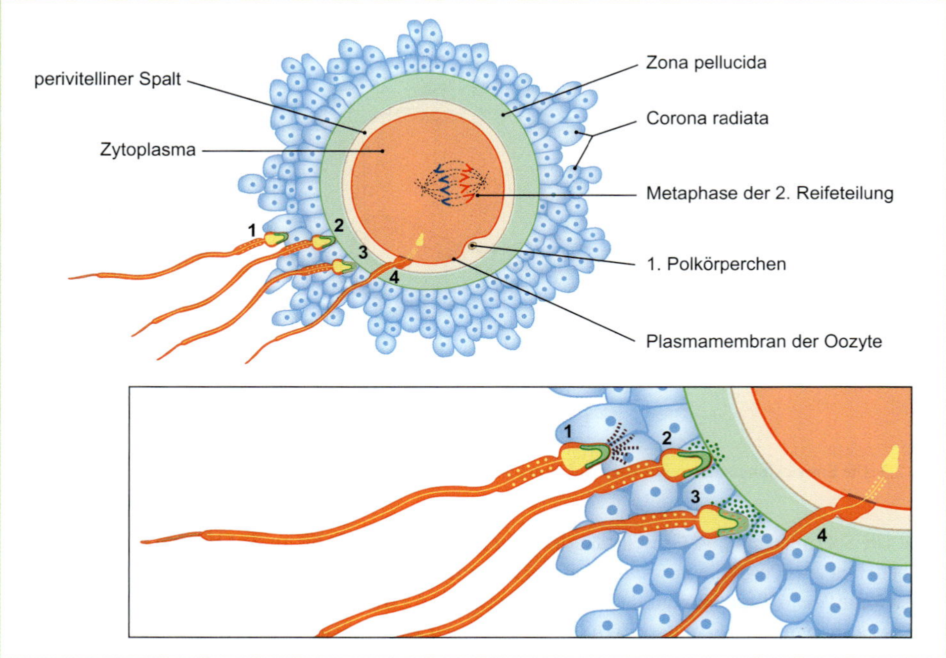


**Abb. 2.5** Akrosomreaktion und Fusion der Keimzellen. Die Spermien drängen sich mit sezernierten Enzymen durch die Corona radiata (1) und legen sich mit ihrem Kopf an die Zona pellucida (2). Durch die Akrosomreaktion werden die Proteasen des Akrosoms freigesetzt und durchbohren die Zona pellucida (3), sodass das Spermium zur Oozyte vordringen kann. Durch Fusion der Zellmembranen beider Keimzellen gelangen der Kern, aber auch Teile von Mittelstück und Schwanz des Spermiums in das Zytoplasma der Oozyte (4). [L126]

**AUS DEM MEDIZINSTUDIUM** Ist das Spermium an der Eizelle angelangt, muss es zunächst die äußere, gallertige Zellschichthülle mit reichlich Extrazellulärmatrix (EZM) namens **Corona radiata** durchdringen (➤ Abb. 2.5, Nr. 1). Dafür wird vom Spermium **Hyaluronidase,** mit hoher Sicherheit aus dem Akrosom, exozytiert (➤ Kap. 1.8.5). Man nimmt an, dass das Enzym Hyaluronidase einige der vielen Hyaluronan-Polymere aus der EZM, die die Granulosazellen der Corona radiata als Gallertschicht zusammenhalten, durchtrennt und der Samenzelle dadurch das Eindringen in die Oozyte erleichtert.
Eine Funktion der Corona radiata, aber auch der noch zu erwähnenden Zona pellucida, ist das Verhindern der Einnistung der Eizelle in den Eileiter (= Eileiterschwangerschaft). Deshalb ergibt es Sinn, dass ab dem Zeitpunkt des Eintritts der Eizelle in den Eileiter die Corona radiata, auch ohne die Enzyme des Spermiums, **kontinuierlich abgebaut** wird, damit sie sich am Ende (am Endometrium), falls sie befruchtet wurde, einnisten kann.

Das Spermium ist nun an der zweiten Schicht der Eizelle angelangt, der Zona pellucida (➤ Abb. 2.5, Nr. 2). Hier wird die Zona von der Samenzelle lysiert, um den Raum zur **Zellmembran der Oozyte** freizumachen (➤ Abb. 2.5, Nr. 3).

**AUS DEM MEDIZINSTUDIUM** Dieser Teil der Akrosomreaktion wird durch die Bindung der vorher besprochenen aktivierten Proteine des Spermiums mit einem Protein der Zona pellucida, genannt ZP3, initiiert. Diese **primäre** oder **initiale Bindung** hat zur Folge, dass die zur Kopfspitze des Spermiums gelegene, vordere Membran des Akrosoms mit der Kopfmembran der Samenzelle verschmilzt, wodurch sein Inhalt exozytiert wird (➢ Abb. 2.5, Nr. 2 und 3). Die Enzyme des Akrosoms, insbesondere das **Akrosin,** eine Serin**protease,** lysieren jetzt die nahegelegene, **proteinreiche** Zona pellucida. Diesen zweiten Vorgang nennt man **sekundäre Bindung.** Jetzt liegt der Kopf des Spermiums zwischen Zona pellucida und der Zellmembran der Oozyte (➢ Abb. 2.5, Nr. 4). Diesen Zwischenraum nennen wir **perivitelliner Spalt.**

Was machen nun **zwei Membranen,** wenn sie in unmittelbarer Nähe sind? Sie **verschmelzen** miteinander! Genau das passiert auch mit der Eizell- und Spermienmembran, wodurch die intrazellulären Bestandteile des Spermiums mitsamt seinem Zellkern, in das Zytoplasma der Eizelle wandern (➢ Abb. 2.5, Nr. 4). Da der Zellkern des Spermiums in exozytierter Form keine Zellmembran mehr aufweist, verleiht ihm die Eizelle eine neue. Jetzt sind beide Keimzellen dazu bereit, ihren durch die Meiose (➢ Kap. 5 6.3) haploid gewordenen Chromosomensatz zu verdoppeln. Dadurch entsteht aus dem männlichen und weiblichen Vorkern die **diploide Zygote** (➢ Abb. 2.6).

**VERSTÄNDNIS+** Wichtig: Die im Mittelstück des Spermiums befindlichen, DNA-haltigen Mitochondrien des Spermiums werden dadurch auch in die Eizelle eingeschleust. Jedoch markiert sie das Ubiquitin der Eizelle, wodurch sie anschließend vom Proteasom (➢ Kap. 1.10.2) **ausnahmslos abgebaut** werden. Die dadurch entstandene **befruchtete Eizelle** enthält nur noch **mitochondriale DNA der Mutter** (➢ Kap. 5.5).

**MedAT-GEHEIMTIPP** Oft gefragt: Sobald die Befruchtung vollzogen ist, wurde das Geschlecht des Kindes determiniert. Die Spermien tragen nämlich aufgrund ihres Entstehungsvorgangs (➢ Kap. 4.11.5) entweder das Geschlechtschromosom (Gonosom) X oder Y in ihrem Vorkern, die Eizelle der Mutter hingegen stets das Gonosom X. Hat das eingedrungene Spermium das Y-Chromosom mitbekommen, ist das aus der Zygote entstehende Lebewesen männlich (XY), im umgekehrten Fall ist es weiblich (XX).

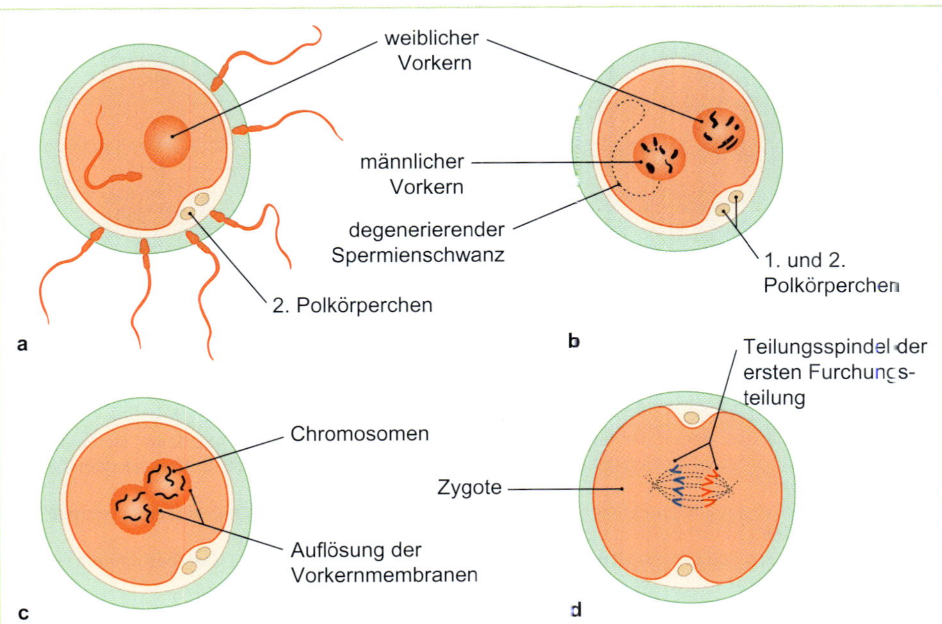


**Abb. 2.6** Bildung der Zygote. (a) Nachdem ein Spermium in die Eizelle eingedrungen ist, wird durch die Zonareaktion das Eindringen weiterer Spermien verhindert und die 2. Reifeteilung der Oozyte abgeschlossen. (b) Schwanz und Mitochondrien des Spermiums degenerieren, der Kern vergrößert sich zum männlichen Vorkern. (c) Männlicher und weiblicher Vorkern nähern sich an und fusionieren unter Auflösung ihrer Kernmembranen zur Zygote. (d) Die Chromosomen beider Vorkerne ordnen sich unmittelbar zur Teilungsspindel an und die Zygote leitet die erste Furchungsteilung ein. [E347-09, L126]

**AUS DEM MEDIZINSTUDIUM** Wie aber wird verhindert, dass nicht auch andere Spermien in die Eizelle eindringen?
Durch die Membranfusion strömen $Ca^{2+}$-Ionen an der Eizellmembran in die Eizelle. Das hat, wie fast immer beim Einstrom von Kalzium-Ionen in eine Zelle, zur Folge, dass Vesikel exozytiert werden. Diese Vesikel (oder **Rindengranula**) befinden sich direkt unter der Oozytenmembran und beinhalten Peroxidasen, Proteasen und Glykosaminoglykane. Ihr Inhalt wird in den perivitellinen Spalt ausgeschüttet, woraus folgt, dass die Aktivität der ausgeschütteten Stoffe, vom Punkt des Eintritts des ersten und einzigen Spermiums in die Eizelle ausgehend, die Zona pellucida dergestalt umbauen, dass sie für alle anderen Samenzellen **gänzlich undurchdringbar** wird **(Zona-Reaktion).** Den gesamten Vorgang nennen wir **kortikale Reaktion** (lat. *cortex* für *„Rinde"*).

**DEFINITIONEN** An diesem Punkt ist es hilfreich zu erwähnen, dass von der Befruchtung an eine **neue Zeitrechnung** in der Embryologie vorherrscht. Wir nennen die darauffolgende Zeitspanne als Tage bzw. Wochen **post conceptionem (p. c.).** Solange nicht anders beschrieben, gilt im Lernskript stets die Zeitrechnung p. c. *Conceptio* steht im Lateinischen für *„Empfängnis"*.

Nachdem die Befruchtung durch das Entstehen der diploiden Zygote abgeschlossen ist, entwickelt diese sich bei ihrer kinozilienunterstützten **Wanderung durch die Tuba uterina** bis zu ihrer **Einnistung (auch Implantation oder Nidation)** an der Gebärmutterschleimhaut (Endometrium) der Uterushöhle (Cavum uteri) über verschiedene Zwischenstadien zur **späten Blastozyste** (➤ Abb. 2.7). Die Zeit zwischen Befruchtung und Nidation bezeichnet man als **Präimplantationsperiode.**

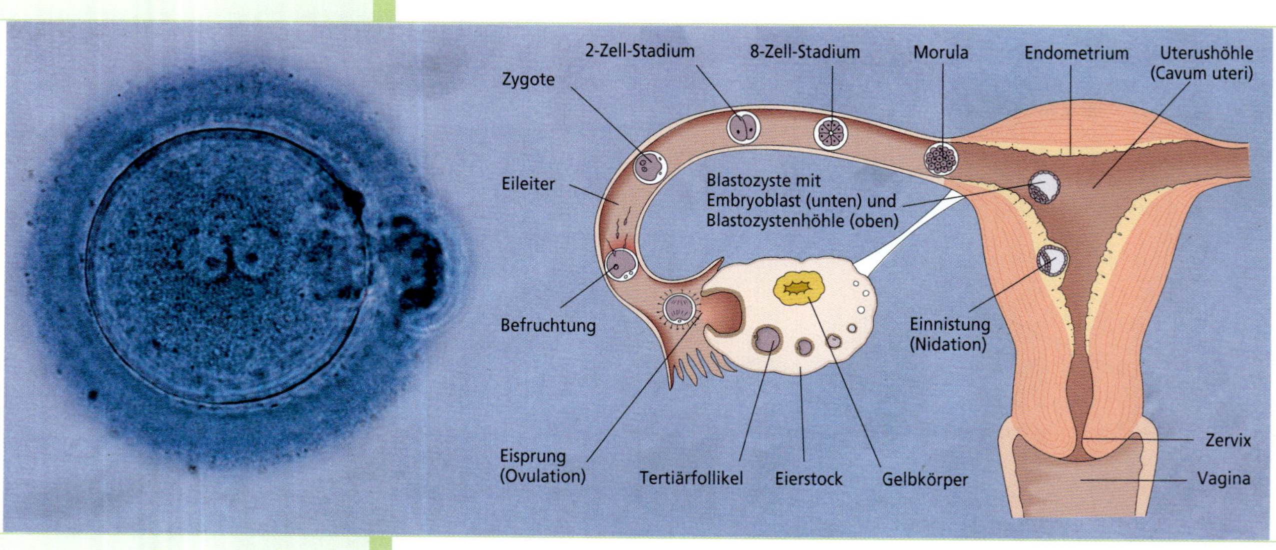


**Abb. 2.7** Entwicklung des Keimes von der Zygote über das Zweizellenstadium bis zur Blastozyste [T077, L190]

## 2.2.2 Präimplantationsperiode

**DEFINITIONEN** Mit dem Begriff der **Totipotenz** werden Stammzellen bezeichnet, aus denen sich ein kompletter Organismus mit embryonalen (Embryo) und extraembryonalen Geweben (z. B. Dottersack oder Plazenta) entwickeln kann.
Ein gesamter Embryo mit allen drei Keimscheiben (inklusive seiner Keimbahn) kann wiederum von **pluripotenten Stammzellen** gebildet werden, nicht jedoch das extraembryonale Gewebe.
**Multipotente** Stammzellen können sich lediglich zu verschiedenen Zelltypen eines Gewebes differenzieren.

Die Zygote teilt sich während des ersten Tages nach der Befruchtung auf eine für eine Zelle ungewöhnliche Art und Weise. Anstatt sich zu zwei Zygoten zu entwickeln, entstehen in den ersten Stunden ihrer Existenz zwei neue Zellen, die gemeinsam **dieselbe Größe und dasselbe Volumen** wie die Zygote haben. Man sagt zu diesem Vorgang **Furchung** statt Teilung (➤ Abb. 2.8). Die durch die Furchung neu entstandenen Zellen nennt man **Blastomeren.** Von diesem 2-Zell-Stadium ausgehend entwickelt sich dieser kleine Zellhaufen über das 4-Zell- und 8-Zell-Stadium zur 16-zelligen Morula (lat. für *„Maulbeere"*). Die gesamte Entwicklung zeigt euch auch ganz übersichtlich ➤ Tab. 2.1.

Notizen

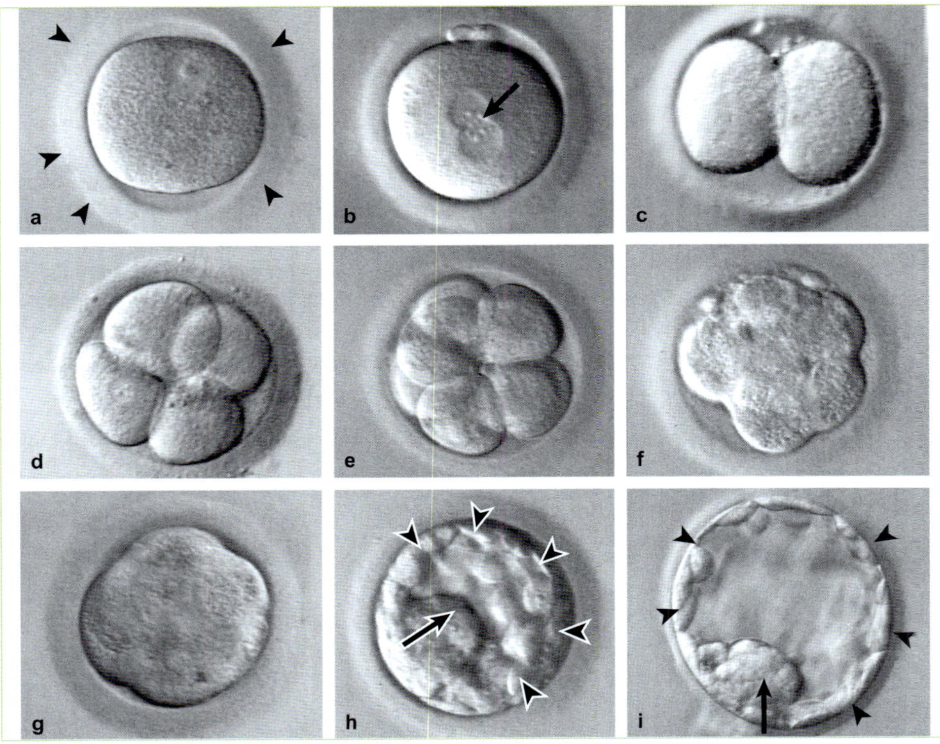


**Abb. 2.8** Furchung, Kompaktion und Blastozyste. Abbildungen menschlicher Embryonen in vitro. (a) Oozyte kurz vor der Befruchtung; Pfeilspitzen = Zona pellucida. (b) Zygote mit fusioniertem männlichem und weiblichem Vorkern (= Pfeil). (c) Erste Furchungsteilung zum 2-Zell-Stadium. (d) 4-Zell-Stadium. (e) 8-Zell-Stadium: Die Blastomeren sind noch rundlich. (f) Morula-Stadium zu Beginn der Kompaktion: Die Zellen legen sich kompakt aneinander und bilden eine epithelartige äußere Zellschicht. (g) Morula nach der Kompaktion. (h) Junge Blastozyste noch innerhalb der Zona pellucida, mit Blastozöl zwischen äußerer Trophoblasthülle und innerem Embryoblasten. (i) Blastozyste nach Verlassen der Zona pellucida; Pfeilspitzen = Trophoblast, Pfeil = Embryoblast. [G394]

**Tab. 2.1** Zeittafel der Blastogenese

| Tag (p.c.) | Entwicklungsstadium | Zellanzahl | Potenz* | Ereignis | Ort |
|---|---|---|---|---|---|
| 1–3 | Zygote | 1 | totipotent | Furchung | Tuba uterina |
| | 2-Zell-Stadium | 2 | | Furchungen | |
| | 4-Zell-Stadium | 4 | | | |
| | 8-Zell-Stadium | 8 | | Furchungen, Herstellen eigener mRNA (Proteinbiosynthese) | |
| 3 | Morula | 16 | pluripotent | Ausbildung von Zellkontakten | |
| 4 | Morula zu früher Blastozyste | 16 zu 32 | | Polare Orientierung der Blastomeren zu frühem Embryoblast und Trophoblast | Tuba uterina zu Cavum uteri |
| 5 | Frühe Blastozyste | 32 | | Verlust der Zona pellucida | Cavum uteri |
| 5/6 | Späte Blastozyste | › 32 | | Implantation mit dem Embryoblastenpol am Endometrium | |
| 6–7 | Späte Blastozyste | | | Beginn der Differenzierung des Embryo- und Trophoblasten | |

* Die Potenz, (zeitlich) nach der polaren Orientierung der Blastomeren, bezieht sich auf die Zellen des Embryoblasten.

**VERSTÄNDNIS⁺** Das 8-Zell-Stadium ist ein entscheidendes Ereignis. Nach diesem Entwicklungsstadium entwickeln sich die Blastomeren **von totipotenten zu pluripotenten Stammzellen.** Außerdem beginnen sie nach dem 8-Zell-Stadium auch mit der **Proteinbiosynthese aus eigener Kraft,** wo doch bis dahin lediglich die maternale mRNA für die Proteinproduktion zur Verfügung stand.

**MedAT-GEHEIMTIPP** Welche Zellen totipotent oder pluripotent sind, ist eine gern gestellte Frage beim MedAT! Außerdem 2023 geprüft: Wie heißen die Zellen, die sich furchen? Blastomere.
2024 gab es erneut eine Frage zur **Furchungsteilung.**

Die Morula ist insbesondere als **Vorstufe der Blastozyste** wichtig. Die äußere Schicht ihrer Blastomerzellen bilden Zellkontakte wie Tight Junctions, Zonula adhaerens und Desmosomen (➢ Kap. 1.13), wodurch sie auch ohne die zu dieser Zeit noch vorhandene Zona pellucida von der äußeren Umgebung zu einer inneren Zellmasse abgegrenzt wird. Jetzt beginnen sich die Blastomeren auch polar anzuordnen und sich zu zwei verschiedenen Geweben zu differenzieren: dem **Embryoblast** und dem **Trophoblast** (➢ Abb. 2.9b).
Im Rahmen dieser Entwicklung wird die Morula durch das Entstehen eines flüssigkeitsgefüllten Hohlraums in ihr (die Blastozystenhöhle) zur frühen **Blastozyste.**

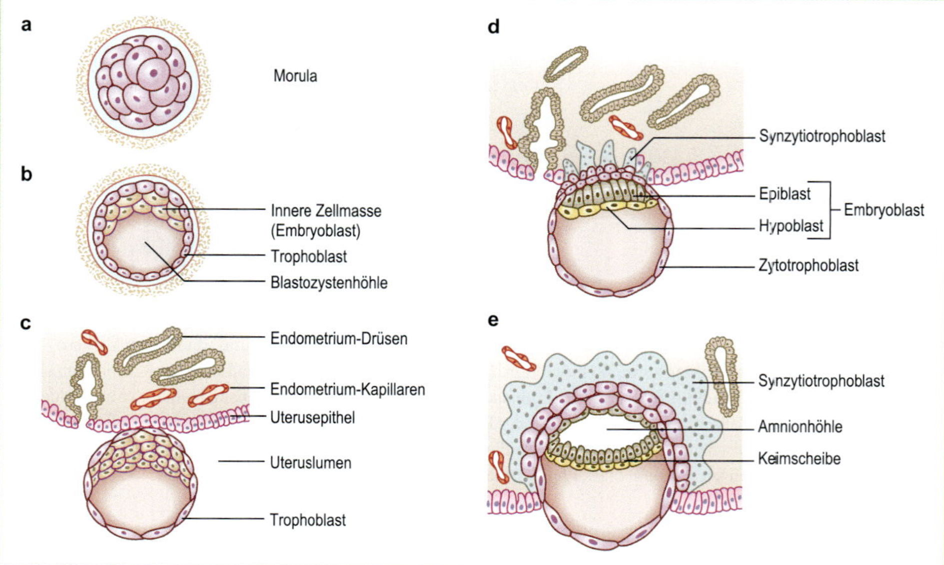


**Abb. 2.9** Implantation der Blastozyste und Differenzierung des Trophoblasten [E838]

**VERSTÄNDNIS⁺** Gleich merken: In der Medizin bezeichnet man alle (meist von Epithel ausgekleideten) Hohlräume als **Zysten.** Sie können entweder leer oder mit Flüssigkeit (manchmal auch Parasiten) gefüllt sein.

Die frühe Blastozyste entledigt sich der Zona pellucida und ist schon bald dazu bereit, sich am Endometrium der Gebärmutterhöhle einzunisten. Der Embryoblast indessen hat sich in der nun entstandenen Trophoblastenhülle an einem zufälligen Pol, dem **Embryonalpol,** angeordnet. Parallel dazu wandert die frühe Blastozyste mithilfe der Kinozilien des Eileiters von der Tube in das Cavum uteri und sucht dort als **späte Blastozyste** einen guten Ort für die Einnistung. Wenn sie den richtigen Ort gefunden hat, der sich am häufigsten an der oberen, hinteren Wand des Cavum uteri befindet, nistet sie sich dort, mit dem Embryonalpol voraus, ein. Damit startet die **Implantation.**

**MedAT-GEHEIMTIPP** Der genaue Zeitpunkt der Implantation ist in der Fachliteratur unterschiedlich festgelegt. Für uns aber zählt: Im VMC der MedUni Graz ist in einer Aufgabe die korrekte Zeitangabe für die Implantation mit dem 5.–6. Tag nach der Befruchtung angegeben. Schlicht und einfach, weil das die Lehrmeinung ist.
Daher gilt: Wird im MedAT danach gefragt, findet die Implantation am 5./6. Tag nach der Befruchtung (p. c.) statt! Für unsere Karriere als exzellente Mediziner merken wir uns aber, dass die Implantation theoretisch vom 5. bis zum 7. Tag stattfinden kann, da die Informationsquellen unterschiedlich sind.
Eine sehr gemeine Frage wurde im MedAT 2015 gestellt. Hier fragten die Testersteller nämlich nicht nach den Tagen nach der Befruchtung, sondern behaupteten als Antwortmöglichkeit, die Implantation fände am 20. Zyklustag statt. Da der Eisprung am 14. Tag des Menstruationszyklus, die Befruchtung direkt nach dem Eisprung und die Implantation 5–6 Tage nach der Befruchtung stattfindet (14 + 6 = 20), ist diese Antwortmöglichkeit auch korrekt!

**MedAT-GEHEIMTIPP** Wichtig: Wenn ihr gefragt werdet, in welchem Stadium sich der kugelförmige Zellhaufen nach 100 Stunden, also ca. 4 Tagen (p. c.) befindet, kreuzt ihr am besten Morula an. Das wurde nämlich im VMC der MedUni Graz früher so geprüft.

### 2.2.3 Einnistung

Bei Beginn der Einnistung (Implantation) dringen die Trophoblastzellen am Embryonalpol zwischen die obersten Zellen der Gebärmutterschleimhaut ein (➤ Abb. 2.10). Diese Invasion wird durch das Ausschütten von proteolytischen Enzymen aus den Trophoblastzellen, die Strukturelemente des Bindegewebes und der Extrazellulärmatrix des Endometriums zersetzen, gewährleistet.

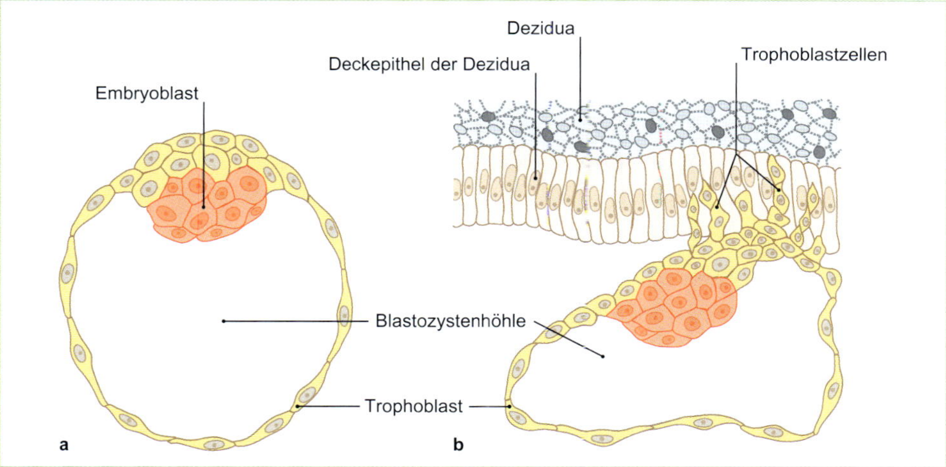


**Abb. 2.10** Blastozyste und beginnende Implantation. (a) Freie Blastozyste. (b) Die Blastozyste heftet sich mit ihrem embryonalen Pol an die Uterusschleimhaut an; der Trophoblast beginnt, in das mütterliche Gewebe einzudringen. [L126]

**AUS DEM MEDIZINSTUDIUM** Weil sich die Blastozyste im Rahmen der Nidation regelrecht in die Gebärmutterschleimhaut einbohrt, eröffnet sie oft auch kleine Blutgefäße. Dadurch entsteht eine **Implantationsblutung,** die durch die zeitliche Überschneidung mit der Menstruation auch als normale Regelblutung missinterpretiert werden kann.

Die zum Implantationsareal gelegenen Trophoblastzellen verschmelzen miteinander und bilden ein Synzytium, es entsteht der sogenannte **Synzytiotrophoblast.** Die vom Embryonalpol entfernt gelegenen Trophoblastzellen nennt man hingegen **Zytotrophoblastzellen.** Parallel dazu zergliedert sich der **Embryoblast** selbst zu zwei verschiedenen Teilen. Der zum Synzytiotrophoblasten gelegene Teil ist der **Epiblast** (altgr. *epi-* für *„darauf, darüber“*). Hypo- hingegen ist eine Prädisposition für das deutsche Wort *„darunter“*, weshalb es auch Sinn ergibt, dass der zur Blastozystenhöhle gerichtete Teil des Embryoblasten **Hypoblast** genannt wird. Der Embryoblast ist somit zur **zweiblättrigen Keimscheibe** (➤ Abb. 2.11, ➤ Abb. 2.12b) geworden.

Im Gegensatz zu vielen anderen Tierarten wächst beim Menschen die Blastozyste vollständig in das Endometrium der Mutter ein und wird anschließend von neuem Epithelgewebe bedeckt. Dieser ganze Vorgang dauert **bis zum Ende der zweiten Woche (p. c.)** nach der Befruchtung an.

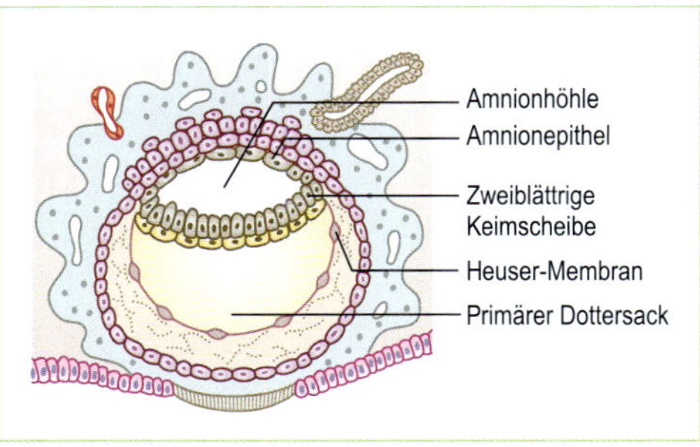


**Abb. 2.11** Amnionhöhle und primärer Dottersack [E838]

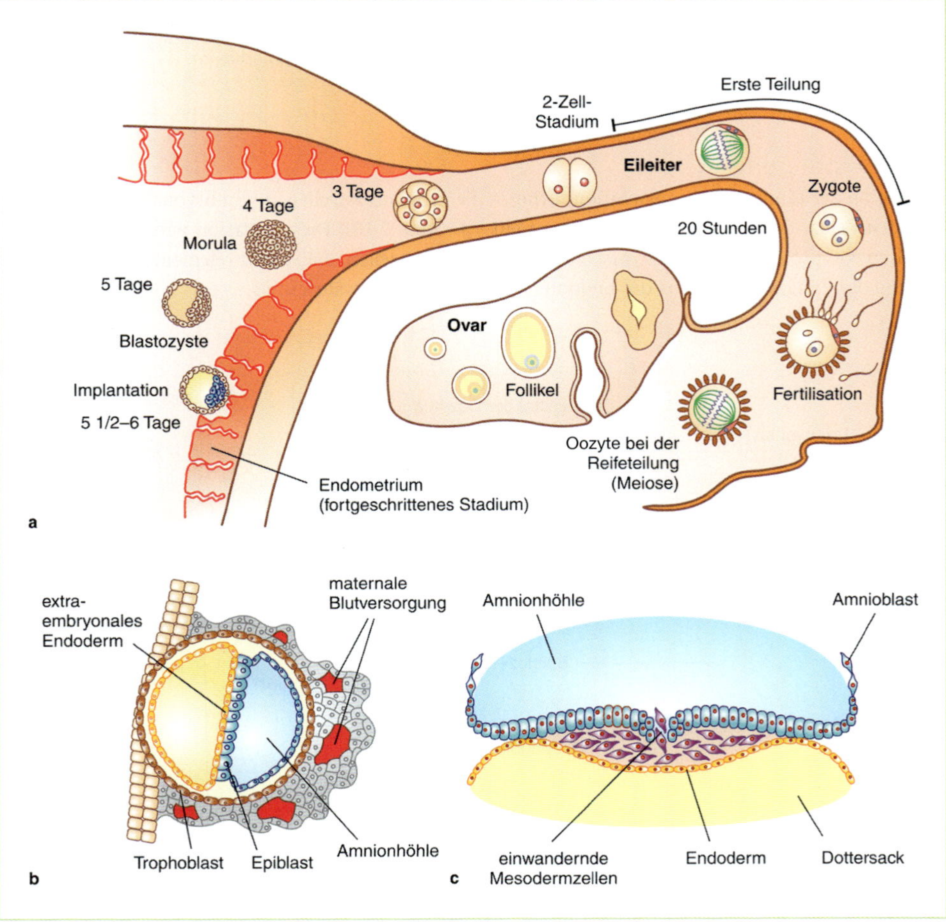


**Abb. 2.12** (a) Befruchtung, (a und b) Implantation, (c) die Anfänge der Entwicklung der Keimblätter [L190]

## 2.3 Entwicklung der Keimblätter

**MedAT-Stichwort**
Keimblätter

**DEFINITIONEN** **Keimblätter** sind die ersten Differenzierungen des Embryoblasten in verschiedene Zellschichten, aus denen sich anschließend unterschiedliche Strukturen, Gewebe und Organe entwickeln.

Die Entwicklung der Keimblätter des Embryos ist ein Thema, das eurer räumlichen Vorstellungskraft unglaublich viel abverlangt. Die gute Nachricht: Wenn ihr dieses Kapitel konzentriert durcharbeitet, solltet ihr bei der Beantwortung der Fragen im BMS keine allzu großen Probleme haben.
Für die Übersicht betrachtet bitte zunächst ➤ Abb. 2.13.

**MedAT-GEHEIMTIPP** Bisher wurde sechsmal zu diesem Thema die Frage nach der Bezeichnung für das äußere Keimblatt gestellt. Schon viermal wurde danach gefragt, welche Organe bzw. Organstrukturen aus welchen Keimblättern entstehen – 2023 beispielsweise, was unter anderem aus dem Mesoderm entsteht. Richtige Antwort: Nierenkörperchen (gemein!). 2025 wurde zum einen geprüft, aus welchem Keimblatt das Epithelgewebe des Urdarms entsteht (aus dem Entoderm). Zum anderen wurde gefragt, aus welchem Keimblatt sich Bindegewebe entwickelt (aus dem Mesoderm).

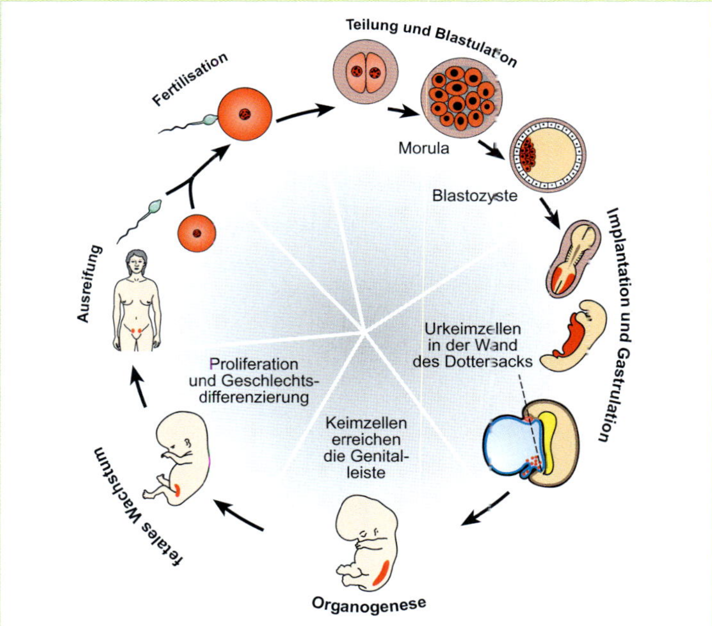


**Abb. 2.13** Kurze Zusammenfassung der embryonalen Entwicklung. Mit der Verschmelzung der Pronuklei (Vorkerne) von Oozyte und Spermium endet die Fertilisation und mittels mehrerer Zellteilungen entwickelt sich erst die Morula und später die Blastozyste (Blastulation). Nach der Implantation bilden sich die Keimblätter aus (Gastrulation). [L190]

### 2.3.1 Embryogenese

**MedAT-GEHEIMTIPP** 2023 geprüft: Was entsteht bei der Gastrulation? Ektoderm, Mesoderm und Entoderm.

Mit Beginn der Implantation entsteht die **zweiblättrige Keimscheibe** aus Epiblast und Hypoblast (➢ Abb. 2.14a). Der Hypoblast proliferiert sich und kleidet durch Zellwanderung entlang der inneren Seite der Blastozystenhöhle dieselbige aus, wodurch diese zum **primären Dottersack** (➢ Abb. 2.14b) wird. Der Dottersack ist also ein in der Blastozystenhöhle befindlicher und aus hypoblastären Zellen ausgekleideter Hohlraum. Zwischenzeitlich entstehen zwischen den zum Embryonalpol gelegenen Trophoblastzellen und dem Epiblasten, später **Ektoderm** genannt, kleine Höhlen und Rillen, die im weiteren Verlauf der Embryogenese die **Amnionhöhle** bilden. Auch hier findet ihr die gesamte Entwicklung in einer übersichtlichen Tabelle (➢ Tab. 2.3).

In der zur Amnionhöhle gelegenen Oberfläche des Epiblasten (später Ektoderms) bildet sich jetzt allmählich, ziemlich in der Mitte, eine kleine Wölbung namens **Primitivknoten** (➢ Abb. 2.15 und ➢ Abb. 2.16) aus. Von ihm ausgehend befindet sich nach kaudal, zum unteren Ende des Embryos hin gelegen, der **Primitivstreifen,** welcher bis zum inneren Rand der Amnionhöhle reicht. Durch den Primitivstreifen hat der Embryo nun eine vertikale Körperachse von unten nach oben bzw. kaudal nach kranial. Wir nennen sie **kraniokaudale Achse.** Ausgehend vom Primitivstreifen entsteht die **Primitivgrube** und später auch die Primitiv**rinne** (➢ Abb. 2.16).

Entlang dieses länglichen Gebildes lockern manche Epiblast- bzw. Ektodermzellen ihre Zellkontakte und verlieren ihre Basalmembran, damit sie durch die Primitivrinne hindurch in die Tiefe zwischen Epi- und Hypoblast wandern können. Hier bilden sie das dritte und mittlere Keimblatt, den **Mesoblast,** später auch das **Mesoderm** (➢ Abb. 2.15 und ➢ Abb. 2.16b) genannt. Dieser Vorgang wird als **Gastrulation** bezeichnet. Das Mesoderm wächst im Laufe der Embryogenese von der Mittellinie nach bilateral, also rechts und links, aus.

**EPISCHE ESELSBRÜCKEN** Ein super Merkspruch, um sich den Zeitpunkt der Entwicklung des zweiten und dritten Keimblattes im Gedächtnis zu behalten, lautet:
**Zweite Woche – zweites Keimblatt, dritte Woche – drittes Keimblatt.**

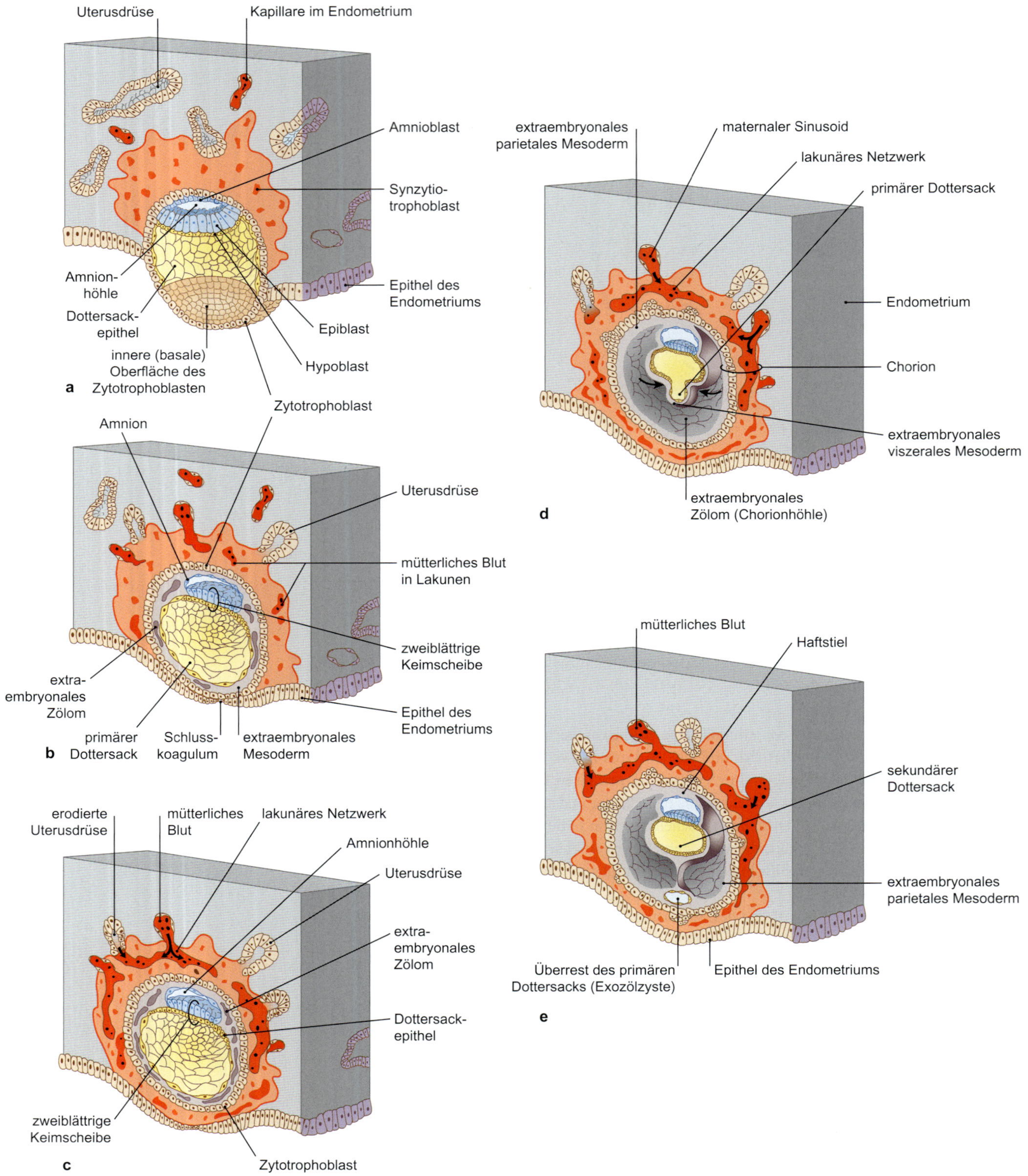


Exakt vom Primitivknoten nach kranial-hypoblastär hin wachsen Zellen des Epiblasten in das Mesoderm ein und bilden den **Chordafortsatz,** der sich im weiteren Verlauf zur **Chorda dorsalis** entwickelt. Dazu wandern Epiblastzellen zur sogenannten **Prächordalplatte,** die sich kranial am Hypoblasten befindet, wo dieser noch mit dem Mesoderm kommuniziert. Die Chorda dorsalis ist damit eine kraniokaudale Struktur für ein primitives embryonales **Achsenskelett.** Darüber hinaus induziert die Chorda dorsalis sehr viele

Notizen

**Abb. 2.14** Zweiblättrige Keimscheibe und vollständige Implantation. (a) Im Embryoblasten haben sich Epiblast, Hypoblast und Amnioblast getrennt. Zwischen Epiblast und Amnioblast entsteht die Amnionhöhle. Im Trophoblasten fließen die an das Endometrium angrenzenden Zellen zu einer vielkernigen Riesenzelle, dem Synzytiotrophoblasten, zusammen. (b) Das aus dem Hypoblasten hervorgehende Dottersackepithel (Syn.: extraembryonales Entoderm) hat die Blastozystenhöhle vollständig umwachsen, sie wird jetzt als primärer Dottersack bezeichnet. Zwischen Zytotrophoblast und primärem Dottersack wächst das extraembryonale Mesoderm ein. Der Synzytiotrophoblast arrodiert erste endometriale Gefäße, deren Blut sich in die Trophoblastlakunen ergießt. (c) Die Hohlräume im extraembryonalen Mesoderm fließen zunehmend zum extraembryonalen Zölom zusammen. Die Trophoblastlakunen konfluieren zu einem zusammenhängenden Netzwerk, durch das das Blut der Mutter fließt. (d) Das extraembryonale Zölom fließt zu einem zusammenhängenden Hohlraum (Chorionhöhle) zusammen, der den Dottersack vom Trophoblasten trennt. Das extraembryonale Mesoderm wird dadurch in ein viszerales und ein parietales Blatt gespalten. Der primäre Dottersack wird zunehmend eingeschnürt. (e) Die Chorionhöhle umschließt den ganzen Keim, der nur noch über den Haftstiel Kontakt zum Trophoblasten hat. Der proximale Teil des abgeschnürten primären Dottersacks bildet den sekundären Dottersack, der distale Teil wird zur rudimentären Exozölzyste. [E347-09, L126]

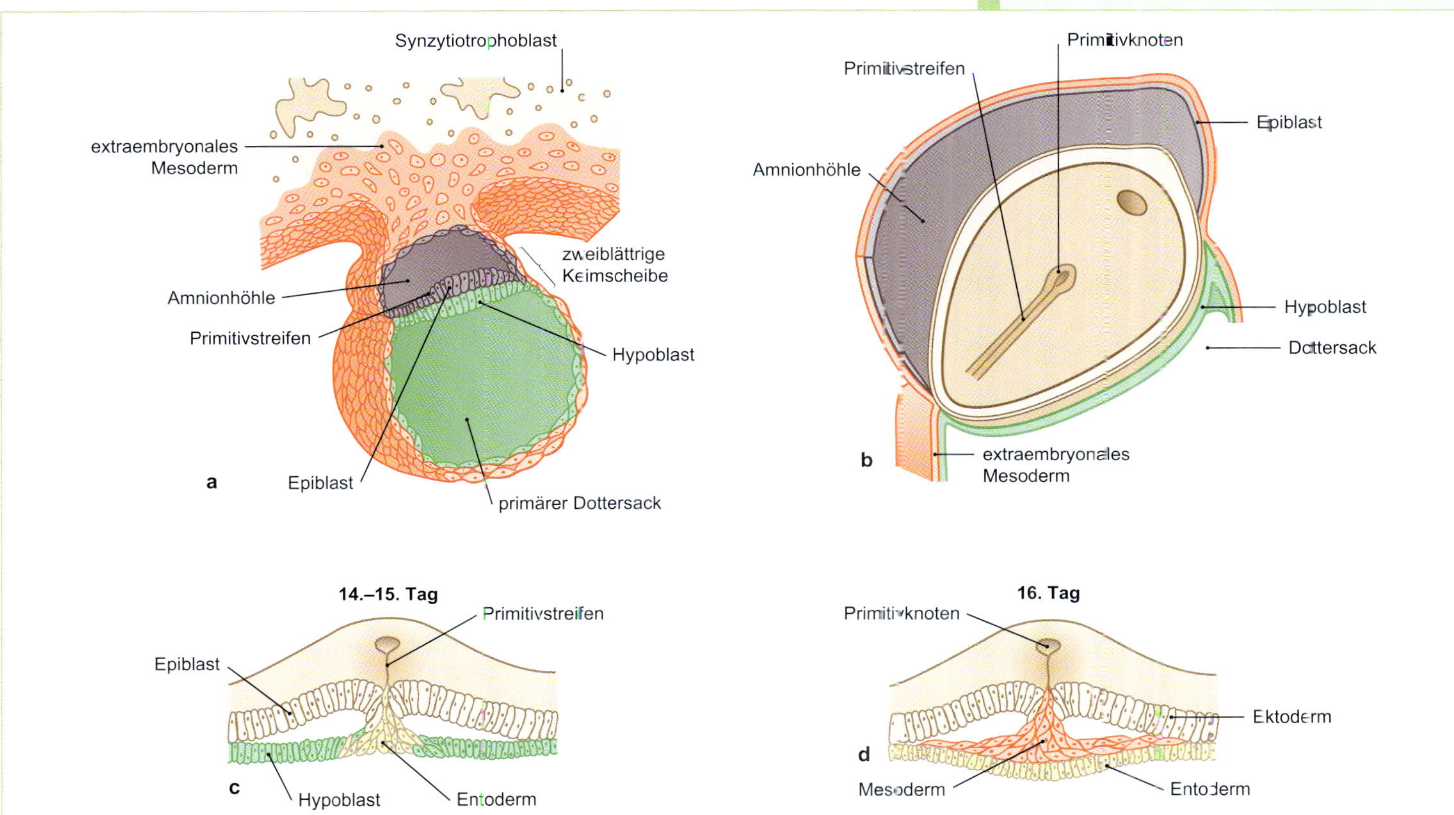


**Abb. 2.15** Gastrulation. (a) Zu Beginn der Gastrulation bildet sich im Epiblasten der Primitivstreifen. (b) Durch die Primitivrinne, die sich entlang des Primitivstreifens einsenkt, wandern Zellen des Epiblasten in die Tiefe und breiten sich nach allen Seiten unterhalb des Epiblasten aus. (c) Die ersten durch die Primitivrinne wandernden Zellen verdrängen den Hypoblasten nach lateral und bilden das epitheliale Entoderm. (d) Die nachfolgenden Zellen bleiben mesenchymal und bilden zwischen dem verbleibenden Epiblasten, der jetzt als Ektoderm bezeichnet wird, und dem Entoderm das mittlere Keimblatt (Mesoderm). [L126]

wichtige Gewebeveränderungen wie zum Beispiel die Umformung des oberflächigen Ektoderms (Oberflächenektoderm) zur **Neuralplatte,** aus der im Endeffekt das gesamte Nervensystem entsteht (➤ Abb. 2.17).

**MedAT-GEHEIMTIPP** Es wurde auch schon einmal eine Frage zum Neuralrohr gestellt!

Das passiert im kranialen (oberen) Drittel des Ektoderms, über die sich die Neuralplatte erstreckt (➤ Abb. 2.17). Entlang der Chorda dorsalis formt sich das Ektoderm, vom Primitivknoten nach kranial hin, zu einer **Neuralrinne,** die links und rechts, also jeweils lateral, zwei Wülste ausbildet. Diese **Neuralwülste (auch -leisten)** entwickeln sich dergestalt, dass sie von beiden Seiten her entlang der Neuralrinne zusammenwachsen und schließlich, diese umgreifend, das **Neuralrohr** bilden (➤ Abb. 2.18e).

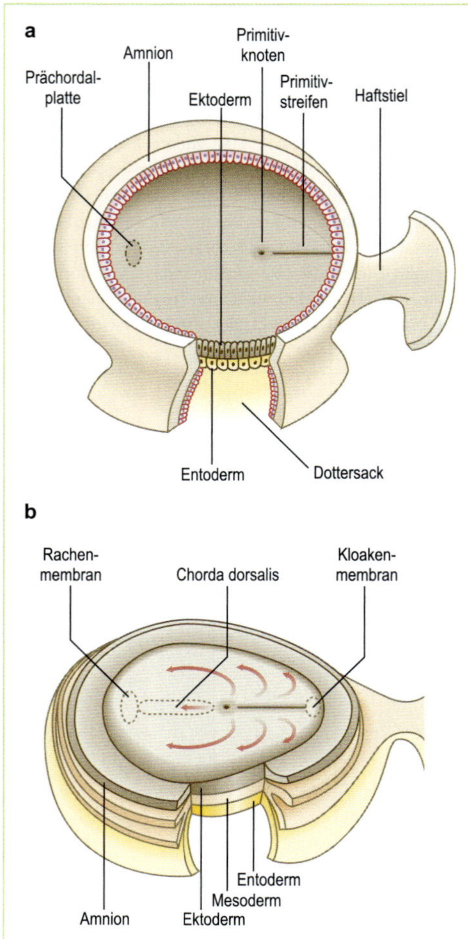


**Abb. 2.16** Bildung der Primitivrinne (a) und Einwanderung der Mesodermzellen (b) [E838]

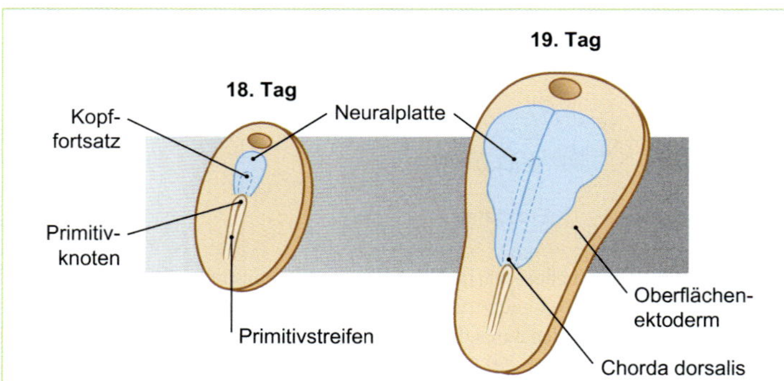


**Abb. 2.17** Bildung der Neuralplatte. Unter dem Einfluss des durch den Primitivknoten einwandernden Kopffortsatzes bzw. Chordamesoderms bildet sich im Ektoderm die verdickte Neuralplatte aus Neuroektoderm. Im Bereich des Gehirns ist die Neuralplatte breit, im Bereich des Rückenmarks schmal. [L126]

Aus der unmittelbaren Umgebung des Primitivknotens wachsen epiblastäre Zellen dergestalt durch das Mesoderm zum Hypoblasten ein, dass sie diesen, den Hypoblasten, allmählich zu allen Seiten hin verdrängen. Man nennt das durch diesen Vorgang neu entstandene innere Keimblatt **Entoderm.** Dadurch entsteht auch der sekundäre (definitive) Dottersack. Zwischen ihm und dem Zytotrophoblasten entwickelt sich im Laufe der Zeit die **Chorionhöhle.**

Für das Verständnis der weiteren Entwicklung des Entoderms ist wichtig zu wissen, dass die gesamte Keimscheibe zunächst eine kreisrunde Form hat. Im Laufe der Entstehung ihrer kraniokaudalen Achse wird sie zusehends zu einem ovalen Gebilde, das sich schon bald wie die Sohle eines Schuhs im kaudalen Drittel verengt. Ab diesem Zeitpunkt ist unser dreidimensionales Vorstellungsvermögen gefragt: Die Keimscheibe vollführt nun gleichzeitig sowohl eine **kraniokaudale Krümmung** (➤ Abb. 2.19b) als auch eine **bilaterale Faltung** (➤ Abb. 2.19c).

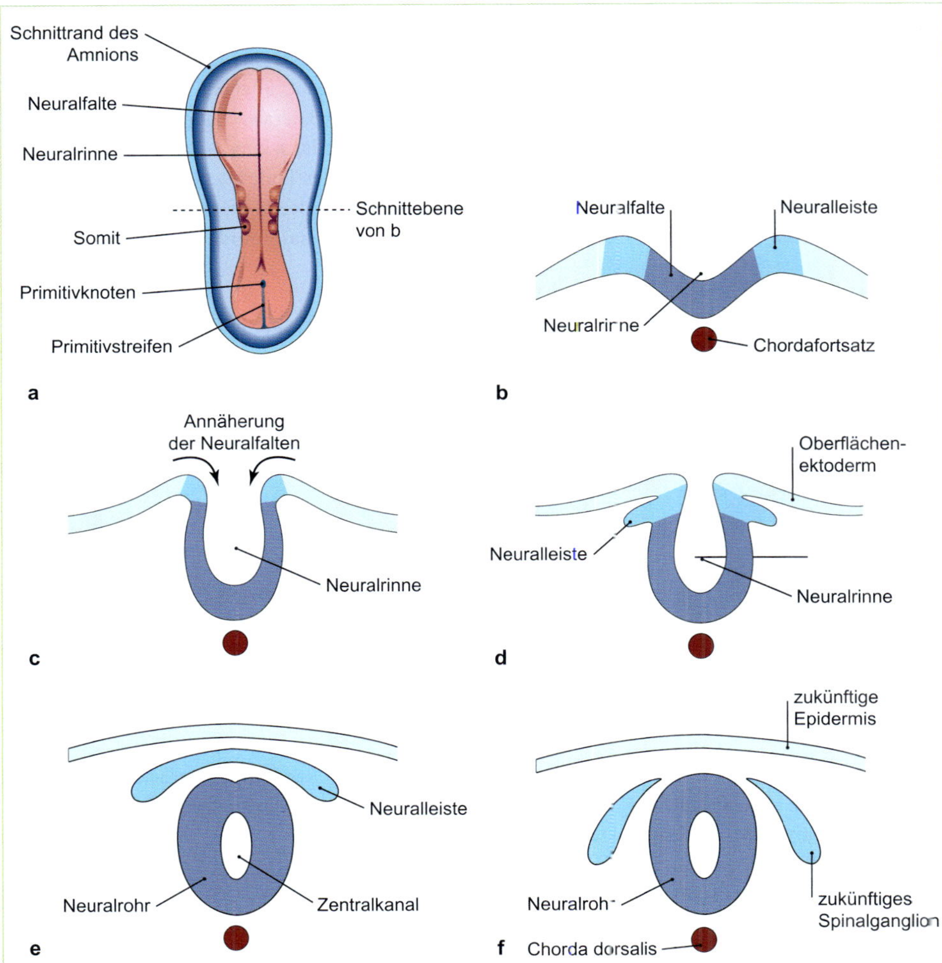


**Abb. 2.18** Bildung von Neuralrinne, Neuralfalten, Neuralrohr und Neuralleisten – Schema. (a) Aufsicht nach Entfernung der Amnionhöhle. (b–f) Dargestellt sind Transversalschnitte durch Embryonen in aufeinanderfolgenden Entwicklungsstadien. [E347-09]

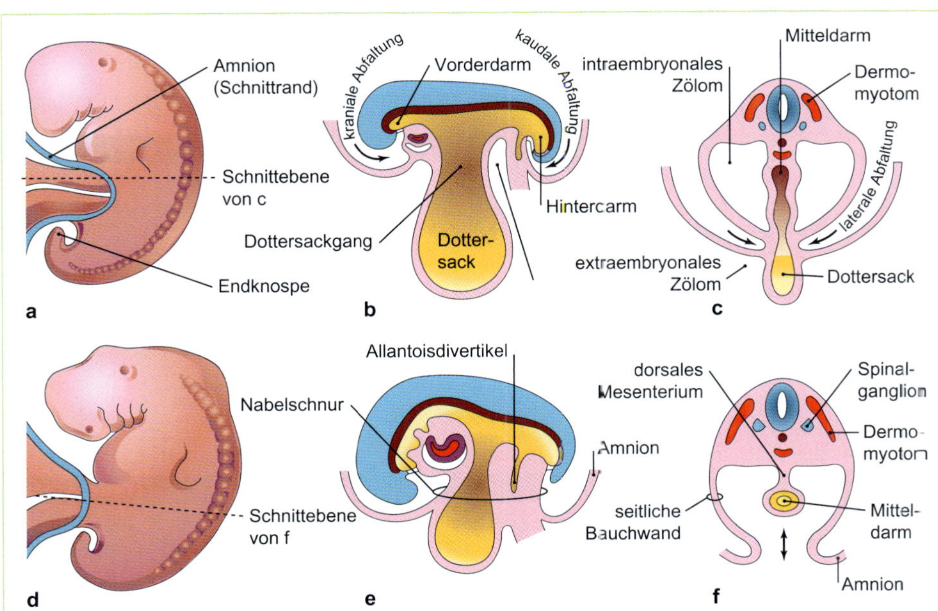


**Abb. 2.19** Abfaltung des Embryos in der 4. Woche. Sichtbar wird die kraniokaudale Krümmung (b, e) und die laterale Abfaltung (c, f). [E347-09]

Das bedeutet, sie „beugt ihr Haupt" und „senkt ihren Schwanz", wodurch sie eine Art umgekehrtes „C" bildet. Den Anstoß dafür gibt das schnelle Wachstum des Neuralrohrs. Durch die Krümmung der Keimscheibe wird verhindert, dass das Neuralrohr dem Organismus regelrecht „über den Kopf hinaus" wächst. Zudem faltet sich die Keimscheibe zu den Seiten hin, bis ihre beiden lateralen Enden sich vorne treffen, um die **vordere Bauchwand** zu formen. Dabei schnürt sie einen Teil des sekundären Dottersacks ab. Der eingeschlossene Bereich wird später zum **Darm** und sein zum kranialen Ende hin gelegener Eingang zum **Mund.** Der am kaudalen Ende liegende Ausgang wird zum **Anus.** Das den kompletten Darm auskleidende Keimblatt ist durch die räumliche Anordnung dann logischerweise das **Entoderm** (➤ Abb. 2.20).

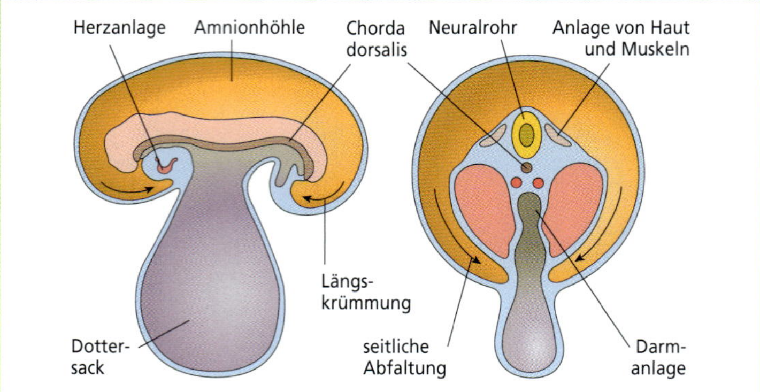


**Abb. 2.20** Embryo am 28. Entwicklungstag (4.–5. SSW p. c.). Das Neuralrohr ist schon geschlossen, Herzanlage, Lungenknospen und Darmanlage sind vorhanden. [L190]

Die weitere Entwicklung der Keimblätter zu beschreiben, würde den Rahmen des Lernskripts sprengen, da schon die oben angeführten Schritte viel zu umfangreich und schwer zu begreifen sind. Deshalb fassen wir hier noch einmal das Wichtigste kurz zusammen:

1. Das äußere Keimblatt ist das **Ektoderm.**
2. Das mittlere bezeichnen wir als **Mesoderm.**
3. Das innere Keimblatt heißt **Entoderm.**

**EPISCHE ESELSBRÜCKEN** Wenn ihr euch das nicht merken könnt, versucht es mit einem Apfel. Die Schale des Apfels ist das **Ektoderm,** das Fruchtfleisch das **Mesoderm** und das kernige Innere das **Entoderm.**

Zu welchen Strukturen sich die drei Keimblätter genau entwickeln, haben wir euch in ➤ Tab. 2.2 zusammengefasst, den zeitlichen Ablauf seht ihr in ➤ Tab. 2.3.

**Tab. 2.2** Entwicklungen der Keimblätter

| Entoderm | Mesoderm | Ektoderm |
|---|---|---|
| • Epithel des Magen-Darm-Trakts<br>• Epithel des Atmungssystems<br>• Mandeln (Tonsillen)<br>• Schilddrüse, Nebenschilddrüse, Thymus, Leber und Pankreas<br>• Epithel der Harnblase und Harnröhre<br>• Epithel der Paukenhöhle und der Ohrtrompete | • Nebennierenrinde<br>• Urogenitaltrakt<br>• Bindegewebe, Knorpel und Knochen<br>• Muskulatur<br>• Blut und Lymphe<br>• Herz | • Nebennierenmark<br>• Haut mit Haaren und Nägeln<br>• Nervensystem<br>• Sinnesorgane<br>• Talg-, Schweiß- und Duftdrüsen sowie Milchdrüsen<br>• Hirnanhangdrüse (Hypophyse)<br>• Zahnschmelz |

**Tab. 2.3** Zeittafel der Embryogenese

| Tag (p.c) | Woche (p. c.) | Größe* | Ereignis | Periode |
|---|---|---|---|---|
| 7–8 | 2. Woche | 0,1–0,2 | Entstehung der zweiblättrigen Keimscheibe<br>Aufteilung des Trophoblasten in Synzytiotrophoblast und Zytotrophoblast<br>Ausbildung der Amnionhöhle und des primären Dottersacks | Zelluläre Phase |
| 9 | | | Bildung von Lakunen durch den Trophoblasten | |
| 11–13 | | | Bildung der Prächordalplatte<br>Entwicklung des sekundären (definitiven) Dottersacks | |

**Tab. 2.3** Zeittafel der Embryogenese *(Forts.)*

| Tag (p.c) | Woche (p. c.) | Größe* | Ereignis | Periode |
|---|---|---|---|---|
| 17 | 3. Woche | 0,2 | Bildung von Primitivknoten, -streifen und -rinne | Embryonale Phase |
| 19 | | 0,4 | Formung des dritten Keimblatts (→ Gastrulation)<br>Entstehung des Chordafortsatzes und der Neuralplatte | |
| 23 | 4. Woche | ca. 1 | Entwicklung der Neuralrinne | |
| 28 | | ca. 3 | Bildung des Neuralrohrs<br>Laterale Abfaltung<br>Kraniokaudale Krümmung | |

* Hier wird die Einheit Millimeter (mm) verwendet.

## 2.4 Embryonal- und Fetalentwicklung in ihren Grundzügen

**MedAT-GEHEIMTIPP** Zum ersten Mal wurde 2021 eine allgemeine Aufgabe zur Fetogenese gestellt. Es ging dabei um die Frage, was während der Fetogenese passiert. Richtige Antwort: Es differenzieren sich die Gewebe.

**MedAT-Stichwort**
Entwicklung des Embryos
Entwicklung des Fetus

Dieses Kapitel der Biologie-Stichwortliste ist überaus speziell. Die Embryonal- sowie Fetalentwicklung des Menschen ist kein Thema, das man einfach mal kurz in der großen Pause durchpaukt. Ganz im Gegenteil: Die Fetologie ist sogar überaus anspruchsvoll und verlangt intensive Lernarbeit, Abstraktions- und dreidimensionales Vorstellungsvermögen.
Deshalb werden wir für unsere Zwecke nur die Grundzüge durcharbeiten und exakt das lernen, was für ein grobes Verständnis vonnöten ist und, noch wichtiger, beim MedAT unbedingt gewusst werden muss.

Man untergliedert die Entwicklung des Menschen prinzipiell in drei Stadien: **Blastogenese, Embryogenese** und **Fetogenese.**

**VERSTÄNDNIS+** Synonym verwendet werden für die obigen Begriffe **zelluläre, embryonale** und **fetale Phase.** Den entstehenden Organismus nennt man analog dazu **Keim, Embryo** und **Fetus.**

Die zeitliche Einteilung ist wie folgt:

- Die **zelluläre Phase** (Blastogenese) dauert, beginnend mit der **Befruchtung, bis zum 16. Tag** (3. Woche) post conceptionem (p. c.) an.
- Darauf folgt vom **17. bis zum 60. Tag (p. c.),** also ca. von der **4. bis zur 8. Woche,** die **Embryonalphase.**
- Das letzte Stadium, die **fetale Phase,** erstreckt sich vom **60. Tag p. c.,** also ab Ende der **8. Woche, bis** zur **Geburt** des Kindes (➤ Abb. 2.21).

Die zelluläre und embryonale Phase haben wir in den vorhergehenden Abschnitten schon exzessiv durchgearbeitet. Übrig bleibt also die Fetogenese. Da man mit diesem Thema ganze Buchreihen füllen kann, beschränken wir uns, wie versprochen, auf das Wesentliche. Für diesen Zweck nutzen wir eine dritte und letzte Zeittafel, in der wir die wichtigsten Marksteine der Fetogenese übersichtlich darstellen (➤ Tab. 2.4).

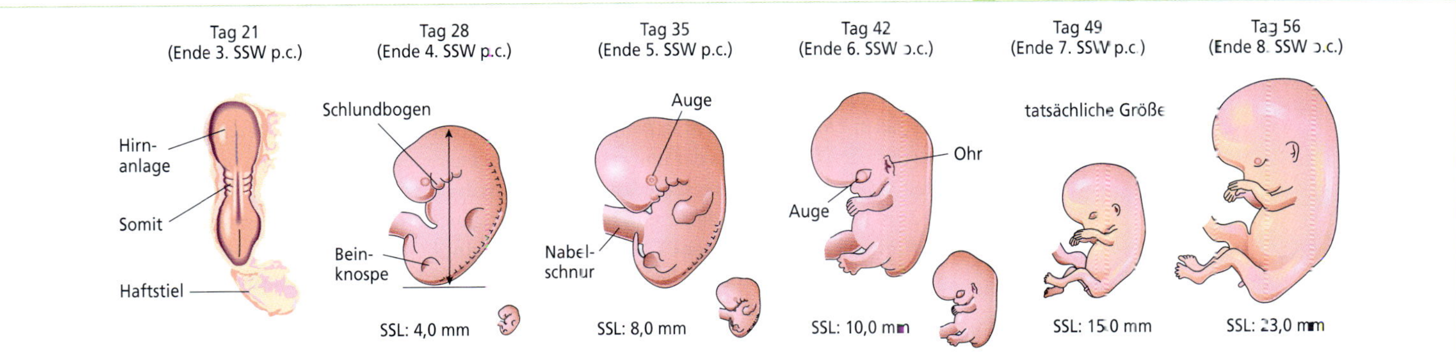


**Abb. 2.21** Übersicht über die Embryonalentwicklung. Nach nur acht Wochen hat der Embryo eindeutig menschliche Züge. Noch komplizierter sind die von außen nicht sichtbaren Vorgänge – innerhalb weniger Wochen werden alle wichtigen Organsysteme angelegt. SSL = Scheitel-Steiß-Länge. [E581]

Notizen

**Tab. 2.4** Zeittafel zur Fetogenese

| SSW | Monat | Länge | Merkmale |
|---|---|---|---|
| 6 | 2 | 8 | Erster Herzschlag des Embryos im Ultraschall erkennbar.<br>Der Aortenbogen entwickelt sich zwischen der 5. und 7. SSW. |
| 8 | | 15 | Finger- und Zehenstrahlen bilden sich aus.<br>Von der 4. bis zu dieser SSW ist der Embryo überaus anfällig für schädliche Substanzen. |
| 10 | 3 | 30 | Der Magen-Darm-Trakt befindet sich jetzt zur Gänze im Bauch des Fetus, wo er vorher herniert (teilweise außerhalb) war.<br>Der Zahnschmelz bildet sich. |
| 12 | | 50 | Geschlecht des Fetus ist morphologisch, also auch per Ultraschall erkennbar. |
| 14 | 4 | 71 | Der Kopf ist jetzt gestreckt. |
| 18 | 5 | 120 | Erste Bewegungen des Kindes werden von der Mutter wahrgenommen. |
| 20 | | 250 | Erste Behaarung am Kopf und Körper entsteht. |
| 23 | 6 | 300 | Theoretisch lebensfähiger Fetus. |
| 24 | | 310 | Surfactant wird erstmals gebildet. |
| 28 | 7 | 370 | Augen sind geöffnet. |
| 30 | 8 | 400 | Hoden wandern von der Bauchhöhle in den Hodensack. |
| 36 | 9 | 470 | Extremitäten gebeugt, kann gut zugreifen. |
| 38 | 9,5 | 490 | Geburt. |

* Gemessen wird auch hier in Millimetern (mm). Die angegebenen Zahlen sind durchschnittliche Größenwerte für eine grobe Orientierung. Bis zur 14. Woche handelt es sich um die Scheitel-Steiß-Länge, ab der 14. Woche misst man die Scheitel-Fersen-Länge.

**DEFINITIONEN** **SSW** steht für **S**chwanger**s**chafts**w**oche und beginnt in unserem Fall mit der Empfängnis bzw. Befruchtung der Eizelle (post conceptionem).
Mit **SSL** kürzt man den Begriff **S**cheitel-**S**teiß-**L**änge ab, das gängige Maß für die Feststellung der Größe des Fetus während der Fetalphase. Die Scheitel-Fersen-Länge ist das gängige Mass der Grösse des Fetus nach der 14. SSW.

**MedAT-GEHEIMTIPP** 2014 wurde nach der **Größe des Embryos/Fetus** in der **8. SSW** gefragt (1,5 cm bzw. 15 mm). 2024 wurde nach der **Entwicklung des Aortenbogens** gefragt – sehr gemein!
Er entwickelt sich zwischen der **5. und 7. Embryonalwoche** aus dem 4. paarigen Kiemenbogenarterienbogen (Aortenbogenarterie).

## 2.5 Plazenta und Eihäute

### 2.5.1 Plazenta

**MedAT-Stichwort**
Plazenta und Eihaut

**DEFINITIONEN** Die **Plazenta** (auch „Mutterkuchen" bzw. „Nachgeburt") ist ein im Rahmen der Embryonalentwicklung in der Gebärmutter auftretendes Organ, welches grundsätzlich dem **Gasaustausch** zwischen der Mutter und dem Fetus sowie der **Ernährung** desselbigen dient.

Die Plazenta ist ein **tellerförmiges,** oft auch oval geformtes Organ (➤ Abb. 2.22). Ihr Durchmesser beträgt bei der Geburt rund **20 cm** mit einer Dicke von ca. **2 cm.** Sie wiegt durchschnittlich **500 g** und besteht aus vielen Zottenbäumen. Man nennt sie auch Plazentazotten oder Zottenbäume. Sie stellen die Funktionseinheiten der Plazenta dar und verschaffen ihr eine Resorptionsfläche von bis zu **15 m$^2$**.
Man unterscheidet **fünf verschiedene Funktionen** der Plazenta.

- Zum Ersten ist sie für die Produktion von wichtigen Schwangerschaftshormonen essenziell. Diese Hormone sind das **humane Choriongonadotropin (hCG), Progesteron, Östrogen, das humane Plazentalaktogen** und schließlich auch das **humane Chorionthyreotropin.**
- Zum Zweiten findet die gesamte **Gefäßversorgung** des Embryos bzw. Fetus über die Plazenta statt, also auch die Versorgung mit Nährstoffen und Sauerstoff ($O_2$) bzw. auch der Abtransport von $CO_2$ und Abfallstoffen des Fetus.
- Des Weiteren werden dem Fetus über die Plazenta **IgG-Antikörper** transfundiert, sodass ihm nach der Geburt trotz seines noch nicht ausgebildeten Immunsystems ein sogenannter **„Nestschutz"** gegen Krankheitserreger zur Verfügung steht.

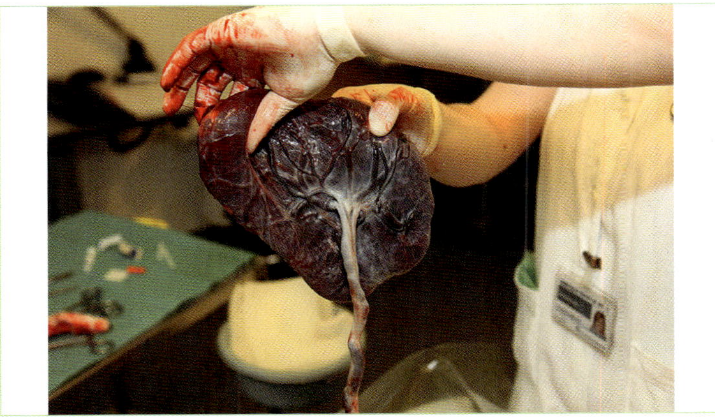

**Abb. 2.22** Plazenta nach der Geburt. Die Plazenta wird von der Seite der Mutter und von der Seite des Kindes her (hier im Bild) auf Vollständigkeit geprüft. [J787]

- Außerdem fungiert die Plazenta auch als **Barriere für Krankheitserreger** und spielt eine wichtige Rolle bei der **Entgiftung** von Schadstoffen, wie z. B. **Medikamenten.**
- Obwohl es offensichtlich zu sein scheint, ist zu guter Letzt noch zu erwähnen, dass die Plazenta den Fetus von der Mutter trennt und ihm dadurch **biologische Individualität** verleiht.

**MedAT-GEHEIMTIPP** 2016 gab es eine Antwortmöglichkeit zu einer Frage über die Plazenta, die da lautet: Der Fetus und die Mutter hätten jeweils einen eigenen Kreislauf. Diese Antwortmöglichkeit ist falsch, da der sogenannte **fetale Kreislauf,** der kein expliziter Lernstoff des MedAT ist und den wir hier bewusst nicht abhandeln, sehr eng mit dem Kreislauf der Mutter gekoppelt ist.
Außerdem gab es Fragen zur **Östrogen- und Progesteronbildung der Plazenta** sowie die Frage danach, mit welcher Struktur denn die Nabelschnur den Embryo verbindet (Plazenta!).
2022 wurde nach dem **Größenverhältnis zwischen Fetus und Plazenta** gefragt. Außerdem wurde schon geprüft: Medikamente und Plazenta, Orte der Östrogen- und Progesteronbildung, Plazentazotten und Plazentaschranke.
2023 und 2025 wurde gefragt, was die **Plazentaschranke** trennt: mütterliches und fetales Blut. Außerdem geprüft: Welche Substanz wird bei handelsüblichen Schwangerschaftstests gemessen? Humanes Choriongonadotropin bzw. β-hCG.
2024 wurde zum einen nach der **Blutversorgung der Plazenta** gefragt und zum anderen, woraus sie **entsteht** (aus dem Trophoblasten).

**AUS DEM MEDIZINSTUDIUM** Um das Kapitel Plazenta grob zu verstehen, müssen wir die **Plazentation,** also die Entwicklung der Nachgeburt, eigentlich nicht durcharbeiten. Im Besonderen müssen wir sie auch nicht durcharbeiten, weil dieses Thema mit **sehr hoher Wahrscheinlichkeit nicht geprüft** wird. Jedoch wollen wir die plazentare Entwicklung den Interessierten unter euch trotzdem nicht vorenthalten:
Nach der Implantation, also am 7.–8. Tag p. c., dringt der Synzytiotrophoblast der Blastozyste in die sogenannte Decidua, eine tiefere Schicht des Endometriums, der Gebärmutter ein. Dies ist das **prälakunäre Stadium.** (Für das weitere Verständnis ist zu bemerken, dass der Zytotrophoblast zu diesem Zeitpunkt den Ort des Trophoblasten eingenommen hat und somit den Embryoblast und die Blastozystenhöhle kugelförmig umgibt, wobei der Synzytiotrophoblast der Blastozyste kappenförmig am Embryonalpol aufsitzt.) (➤ Abb. 2.23)
Als **lakunäres Stadium** bezeichnet man die Phase der Plazentation ca. am 8.–9. Tag p. c., wenn in dem jetzt schon in die Decidua eingewachsenen Synzytiotrophoblasten erste Hohlräume entstehen. Diese Hohlräume fließen als **Lakunen** zusammen, nachdem der Synzytiotrophoblast die Spiralarterien der Gebärmutterschleimhaut „angezapft" hat. Die Lakunen bilden dadurch auch den intervillösen Raum (Zwischenzottenraum). Indessen hat sich zwischen dem Embryoblasten und dem Zytotrophoblasten das erste **extraembryonale Mesenchym** ausgebildet. Dieses stellt jetzt die obere Grenze der entstehenden Plazenta dar. Der unter ihr befindliche, also zur Decidua liegende Zytotrophoblast beginnt ca. am 12. Tag p. c. decidualwärts in den Synzytiotrophoblasten einzuwandern. Sind seine Zellen bis zur Decidua durchgewandert, nennt man diese fingerförmigen Ausläufer **Primärzotten.** Darauffolgend wächst das extraembryonale Mesenchym in derselben Manier in die Decidua ein. Ist dieser Vorgang ca. am 15. Tag p. c. abgeschlossen, spricht man von **Sekundärzotten.** Am 19. Tag p. c. entstehen in der Plazenta erstmals eigenständige Blutgefäße. Dadurch werden die Sekundärzotten zu den **Tertiärzotten.** Die gesamte Zottenentwicklung fasst man als **villöses Stadium** zusammen.
Parallel dazu bilden, mit dem Wachstum der Plazenta, das extraembryonale Mesenchym und der Trophoblast gemeinsam das die Keimscheibe und den Dottersack umgebende **Chorion.** Aus ihm entwickelt sich im Laufe der Zeit die **Chorionhöhle.** In der Chorionhöhle ist der Embryo mithilfe einer strangartigen Verdichtung von Mesenchymzellen befestigt, den wir **Haftstiel** nennen (➤ Abb. 2.24).
Der Embryo ernährt sich nun durch den Blutaustausch mit der Mutter und nicht mehr durch die pinozytische Aufnahme von Nährstoffen aus der Umgebung mittels der Lakunen der Plazenta. Dadurch kann er eine größere Menge an Sauerstoff und Nährstoffen zugeführt bekommen, wodurch er auch schneller wächst. Beeinflusst von dieser Veränderung, beginnt sich die schon am 8. Tag p. c. gebildete **Amnionhöhle** rapide zu erweitern. Sie wird später zur **Fruchtblase** und enthält das Fruchtwasser. Es ist wichtig zu wissen, dass das Fruchtwasser nichts anderes ist, als der **Urin des Embryos bzw.** später des **Feten.** Es macht also Sinn, dass

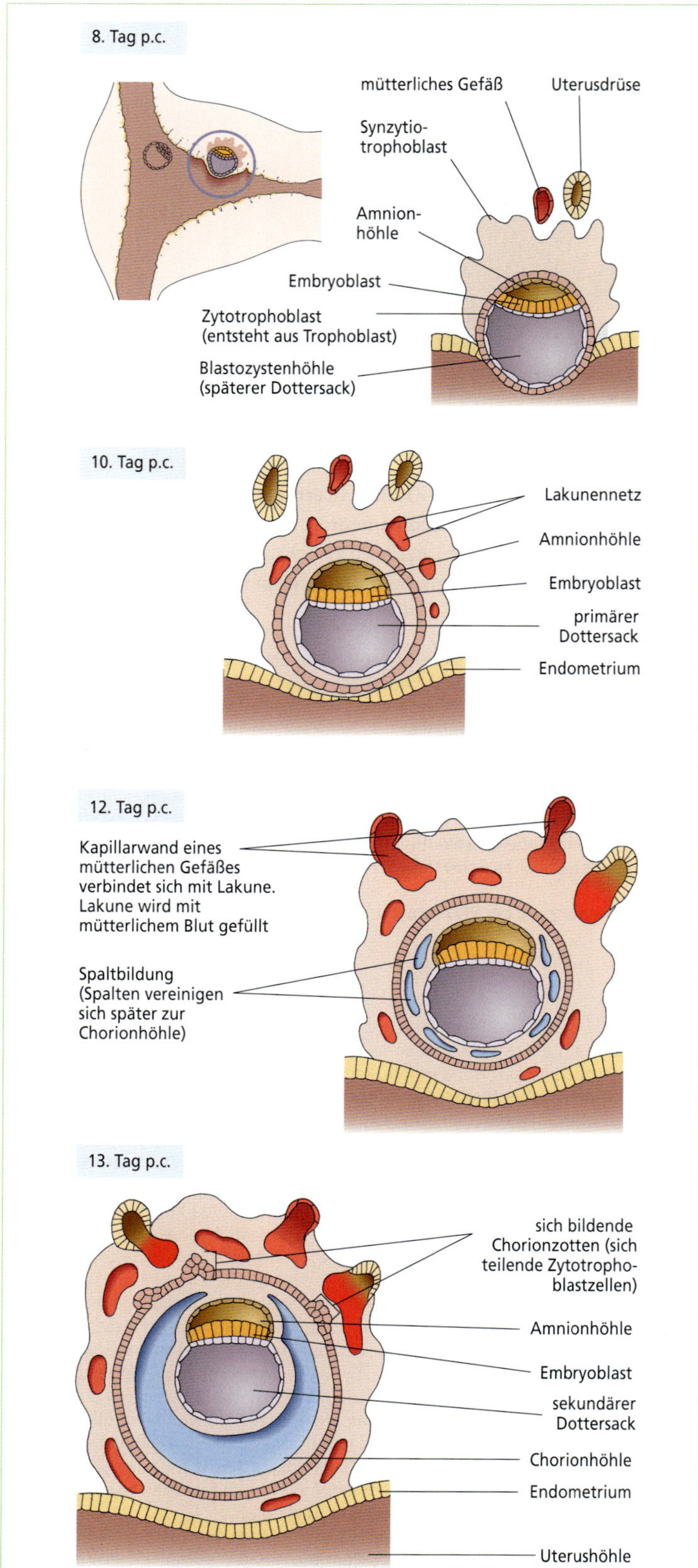


**Abb. 2.23** Entwicklung der Plazenta [L190]

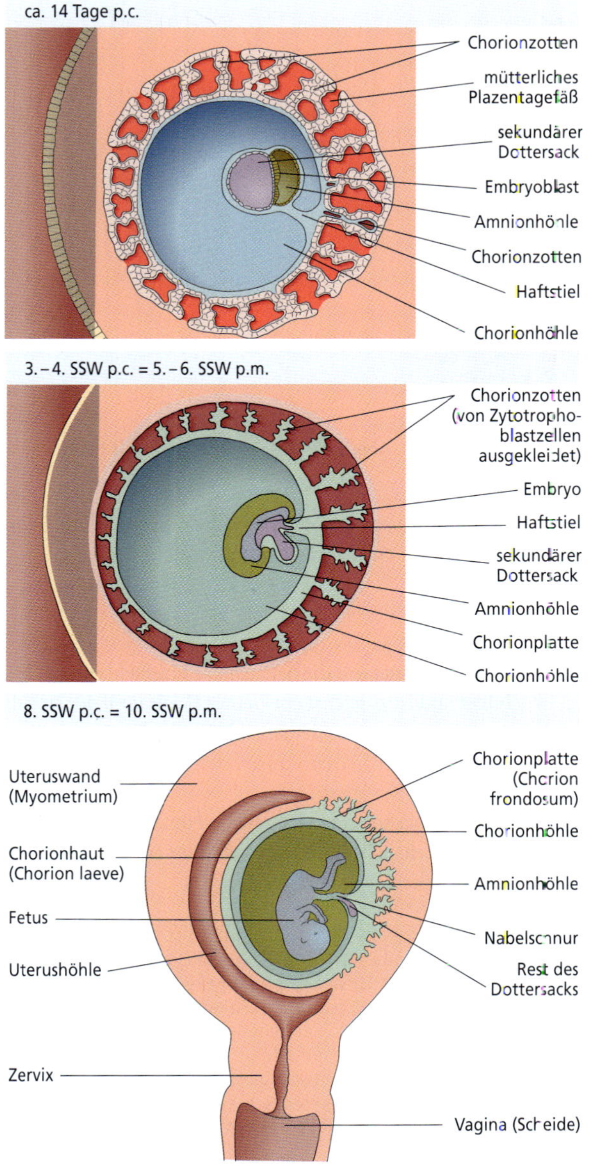


**Abb. 2.24** Entwicklung des Embryos bzw. Fetus und der Plazenta [L190]

sich mit der größeren Menge an zugeführtem Blutvolumen auch die Harnausscheidung des Embryos steigert. Die höhere Harnausscheidung hat zur Folge, dass die **Amnionhöhle stark an Volumen zunimmt** und, unter Berücksichtigung der kraniokaudalen Krümmung, beginnt, die **Keimscheibe und den Dottersack rundherum zu umfassen.** Dabei verdrängt sie, unter Mitnahme des Haftstiels, die Chorionhöhle, bis diese zu einer **Chorionplatte** zwischen Amnionhöhle und Gebärmutter bzw. Plazenta wird. Ihre beiden Enden vereinigen sich jedoch nicht, sondern sparen einen kleinen Bereich aus, der später lediglich mit der Plazenta kommuniziert. Diesen Bereich nennen wir **Nabelschnur.** Die Plazenta ist anschließend nur an der Seite vorzufinden, an der die Nabelschnur vom Embryo zur Gebärmutter läuft.

## 2.5.2 Eihäute

Die Eihäute (oder Fruchthüllen) bestehen aus zwei dünnen, durchsichtigen und sackartigen Membranen, welche den sich entwickelnden Fetus während der Schwangerschaft umgeben und schützen:

- **Amnion:** Die innere Eihaut heißt Amnion, sie bildet die Amnionhöhle (➢ Abb. 2.23, ➢ Abb. 2.24, ➢ Abb. 2.25). An ihrer Oberfläche zur Amnionhöhle hin befindet sich ein einschichtiges kubisches Epithel, das Amnionepithel.
- **Chorion:** Die äußere Eihaut ist das Chorion, welches die Chorionhöhle bildet.

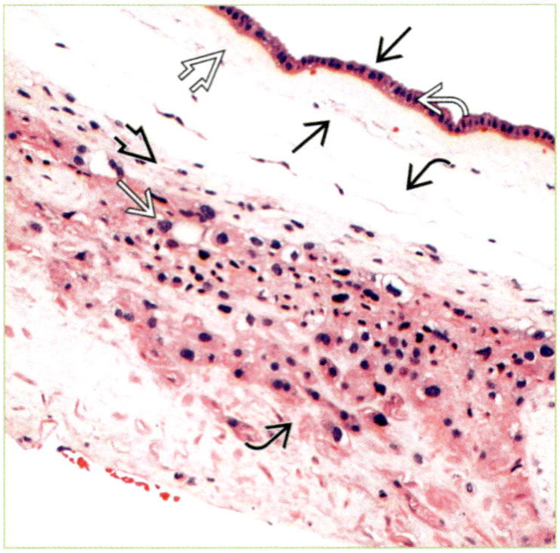

**Abb. 2.25** Histologie der Eihäute [E1446]

- **Decidua:** Die Decidua ist keine Eihaut im eigentlichen Sinne, sondern die umgewandelte Gebärmutterschleimhaut, die die Gebärmutter während der Schwangerschaft auskleidet.

Zusammen bilden die Eihäute die **Fruchtblase.**

### 2.5.3 Fruchtblase

Die Fruchtblase beginnt sich kurz nach der Befruchtung um die befruchtete Eizelle herum zu bilden. Sie wird von den Eihäuten (➢ Kap. 2.5.2) gebildet und ist zunächst ein kleiner Hohlraum, der sich durch die Produktion von Fruchtwasser allmählich ausdehnt und zur schützenden Hülle des Fetus wird. Das Fruchtwasser, das vom Fetus hauptsächlich über die Nieren als Urin produziert wird, wird während der gesamten Schwangerschaft ständig erneuert.

Die Fruchtblase erfüllt gemeinsam mit dem Fruchtwasser eine wesentliche Funktion für die Entwicklung und den Schutz des Fetus. Sie wirkt wie ein Flüssigkeitspolster, das den Fetus vor äußeren Erschütterungen schützt und eine konstante, lebensnotwendige Temperatur aufrechterhält.

**AUS DEM MEDIZINSTUDIUM** Die **Potter-Sequenz** ist eine seltene angeborene Erkrankung, die durch einen Mangel an Fruchtwasser (Oligohydramnion) während der Schwangerschaft gekennzeichnet ist. Dieser Mangel an Fruchtwasser ist auf eine eingeschränkte Nierenfunktion oder das Fehlen von Nieren beim sich entwickelnden Fetus zurückzuführen. Infolgedessen kann der Fetus nicht genügend Urin produzieren, um einen ausreichenden Flüssigkeitsspiegel in der Fruchtblase aufrechtzuerhalten.

Die verminderte Fruchtwassermenge führt zu einer Reihe von Entwicklungsanomalien, einschließlich unterentwickelten Lungen, Gesichtsdeformationen und Missbildungen der Extremitäten. Diese Missbildungen entstehen durch die Kompression des Fetus in der Gebärmutter, da nicht genügend Flüssigkeit vorhanden ist.

## 2.6 Nabelschnur

Die Nabelschnur ist eine flexible, schlauchartige Struktur, die den sich entwickelnden Fetus während der Schwangerschaft mit der Plazenta verbindet.

Die Nabelschnur enthält drei Blutgefäße, die in **gallertartigem Bindegewebe,** der sogenannten **Wharton-Sulze** eingebettet sind (➢ Abb. 2.26):

- zwei Arterien und
- eine Vene.

**MedAT-GEHEIMTIPP** 2024 wurde tatsächlich auch nach der **Wharton-Sulze** bzw. dem **gallertartigen Gewebe** aus der Nabelschnur, in das die Nabelgefäße eingebettet sind, gefragt.

Die Arterien transportieren **sauerstoffarmes Blut** und Abfallprodukte vom Fetus zur Plazenta, wo sie vom Körper der Mutter ausgeschieden werden. Die Vene transportiert **sauerstoffhaltiges Blut** und Nährstoffe von der Mutter zum Fetus und versorgt ihn mit den für sein Wachstum und seine Entwicklung notwendigen Nährstoffen.

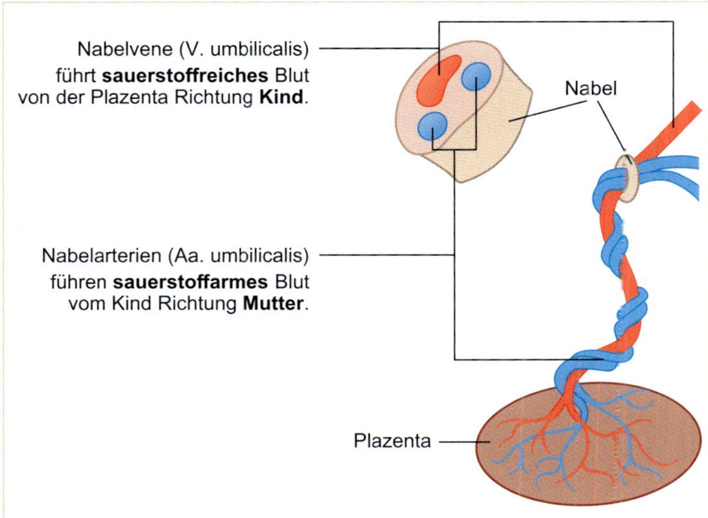


**Abb. 2.26** Funktionelle Anatomie der Nabelschnur [L231]

Die Nabelschnur ist während der gesamten Schwangerschaft für die kontinuierliche Versorgung des sich entwickelnden Fetus mit Sauerstoff und Nährstoffen verantwortlich. Sie beginnt sich kurz nach der Befruchtung zu bilden und wächst und entwickelt sich während der gesamten Schwangerschaft weiter. Bei der Geburt ist sie normalerweise zwischen 55 und 60 Zentimeter lang.

Notizen

# KAPITEL 3 Gewebelehre

Deniz Tafrali

## 3.1 Einführung

MedAT-Stichwort
Gewebe

Wir haben nun den grundlegenden Aufbau der Zelle kennengelernt und die kleinste lebende Einheit aller Organismen unter die Lupe genommen. Zudem ist das Verständnis für unsere körperliche Entwicklung gefestigt, und wir können nachvollziehen, dass der Mensch über verschiedene Zelltypen und Gewebe verfügt.
Nun stellen wir uns die Frage: Wie genau sehen diese Zelltypen und Gewebe bezogen auf den gesamten Körper mikroskopisch aus?
Entstanden aus einer einzigen Zelle, der Zygote, bestehen erwachsene Menschen insgesamt aus **Billionen** von Zellen, welche ständiger Erneuerung unterzogen sind. Und damit nicht genug:
Darüber hinaus verfügt der Mensch über **Hunderte verschiedener Zelltypen,** die sich in Form, Größe, Struktur und Funktion stark voneinander unterscheiden. Auch die Lebensdauer dieser Zellen ist sehr unterschiedlich. Die Zellen, die den Magen-Darm-Trakt von innen auskleiden, leben maximal zwei Tage, während Knochenzellen oder B-Lymphozyten (spezielle Immunzellen) gut 25 bis 30 Jahre alt werden können. Aber es geht noch besser: Die meisten Nervenzellen existieren sogar ein Leben lang!
Für alle anderen Zellen, die einem gewöhnlichen Alterungsprozess unterliegen, gibt es am Ende ihres **natürlichen Lebens** den sogenannten Zelltod (➤ Kap. 1.14) bzw. die **Apoptose.** Gehen Zellen durch äußere Einflüsse zugrunde, nennt man diesen Vorgang **Nekrose.**

**VERSTÄNDNIS⁺** Wie hoch die morphologische und funktionelle Variabilität ist, zeigt uns ein Beispiel:
Die Nervenzelle (**Neuron**) ist lang und dünn aufgebaut und leitet elektrische Signale über ihr Axon entweder zu Muskelzellen oder anderen Neuronen weiter. Einige Nervenfasern sind von einer Isolierschicht, der Myelinscheide, umgeben, um die elektrische Weiterleitung der Nervenimpulse mit hoher Geschwindigkeit zu ermöglichen.
Die kugelförmige Knorpelzelle (**Chondrozyt**) kommuniziert dagegen überhaupt nicht mit ihren Nachbarzellen. Ihre Hauptaufgabe ist die Produktion der extrazellulären Matrix des Knorpelgewebes. Dazu besitzt sie zahlreiche Dictyosomen und viel raues endoplasmatisches Retikulum (rER) in ihrem Zytoplasma.

**VERSTÄNDNIS⁺** Um den menschlichen Körper in seiner Gesamtheit zu verstehen, ist eine **systematische** Auseinandersetzung mit der mikroskopischen Anatomie sinnvoll.
Seit Mitte des 19. Jahrhunderts gilt die erstmals von Albert V. Koelliker vorgeschlagene Einteilung des menschlichen Körpers in vier Gewebearten (Epithel-, Muskel-, Nerven- sowie Binde- und Stützgewebe; ➤ Kap. 3.3). Dementsprechend werden in der histologischen Lehre der mikroskopischen Anatomie diese Gewebearten in der Regel systematisch behandelt.
Seit 2023 enthält die BMS-Stichwortliste jedoch auch die Punkte **Zelltypen und Strukturen.** Diese Begriffe werden im Medizinstudium klassischerweise nicht als separate Lehrinhalte behandelt. Vielmehr kommen verschiedene Zelltypen und Strukturen in jeder der vier Gewebearten in unterschiedlicher Form und Anzahl vor. Im Bewusstsein dieser Tatsache haben wir in den jeweiligen Abschnitten zu den Gewebearten auch die verschiedenen Zelltypen und Strukturen in angemessener Ausführlichkeit und Form beschrieben.
Der Vollständigkeit halber haben wir dem Thema Gewebe jedoch die beiden folgenden kleineren Kapitel über Zelltypen und Strukturen vorangestellt.

Notizen



## 3.2 Grundlegender Aufbau des Körpers: Zelltypen, Strukturen und Gewebe

**MedAT-Stichwort**
Zelltypen und Strukturen

### 3.2.1 Zelltypen

Der menschliche Körper besteht aus vielen verschiedenen Zelltypen, die jeweils eine eigene Struktur und Funktion haben. Einige der häufigsten Zelltypen im menschlichen Körper sind:

- **Epithelzellen:** Zellen, die die Oberflächen des Körpers auskleiden, z. B. die Haut oder den Verdauungstrakt. Sie bilden eine schützende Barriere und tragen dazu bei, den Stoffaustausch zwischen dem Körper und der äußeren Umgebung zu regulieren.
- **Muskelzellen:** Aus diesen Zellen bestehen die Muskeln des Körpers, die für die Bewegung verantwortlich sind.
- **Nervenzellen:** Zellen, die das Nervensystem bilden, einschließlich des Gehirns, des Rückenmarks und der peripheren Nerven. Sie sind für die Übertragung von Signalen zwischen verschiedenen Teilen des Körpers zuständig.
- **Blutzellen:** Zellen, aus denen das Blut besteht, einschließlich der roten und weißen Blutkörperchen sowie der Blutplättchen. Sie sind für den Transport von Sauerstoff und Nährstoffen durch den Körper verantwortlich, bekämpfen Infektionen und stoppen Blutungen durch die Bildung von Blutgerinnseln.
- **Bindegewebszellen:** Zellen, aus denen das Bindegewebe des Körpers besteht, im weiteren Sinne auch Knochen und Knorpel. Sie geben dem Körper Halt und Struktur und helfen dabei, verschiedene Körperteile miteinander zu verbinden.

### 3.2.2 Strukturen

**DEFINITIONEN** Als **Struktur** bezeichnet man die Anordnung der Teile eines Ganzen zueinander im Sinne eines inneren, gegliederten Aufbaus.

Eine anatomische Struktur ist ein bestimmter Bestandteil eines Organismus, der eine spezifische Funktion im Körper hat (**funktionelle Einheit**). Sie kann Organe, Gewebe, Zellen und andere biologische Merkmale umfassen, die **hierarchisch organisiert** sind, um komplexe physiologische Prozesse auszuführen.
Im menschlichen Körper ist zum Beispiel das Herz eine Struktur, die das Blut durch das Kreislaufsystem pumpt, während die Leber eine Struktur ist, die das Blut entgiftet. Die Knochen wiederum sind Strukturen, die dem Körper Halt und Schutz bieten.
Das Verständnis der Struktur von Geweben ist wichtig, um die Funktionsweise des Körpers zu verstehen (**Struktur-Funktions-Beziehung**).
Einige der wichtigsten Strukturen im menschlichen Körper sind:

- **Organe:** Spezialisierte Strukturen, die bestimmte Funktionen im Körper erfüllen, wie z. B. Herz, Leber und Lunge.
- **Blutgefäße:** Röhrenförmiges, verzweigtes Netzwerk, das Blut durch den Körper transportiert, bestehend aus Arterien, Venen und Kapillaren.
- **Lymphatisches System:** Ebenfalls ein röhrenförmiges, verzweigtes Netzwerk, welches die Lymphe im Körper transportiert und dem Blutsystem zuführt.
- **Nerven:** Strukturen, die Signale durch den Körper leiten und für die Koordination und Steuerung der Körperfunktionen verantwortlich sind.

**MedAT-Stichwort**
Grundtypen

### 3.2.3 Gewebe

Wenn sich viele gleichartige oder ähnlich differenzierte Zellen zusammenschließen und zusammenarbeiten, entsteht eine funktionelle Einheit, die als **Gewebe** bezeichnet wird.

**DEFINITIONEN** Das **Gewebe** ist eine Anhäufung von Zellen und ihrer extrazellulären Matrix, die in ihrem Aufbau und ihrer Funktion Gemeinsamkeiten aufweisen.

Alle Zellen eines Gewebes werden durch **Interzellulärkontakte** sowie einer **extrazellulären Matrix** zusammengehalten. Die individuelle Kooperation und das Zusammenspiel der höchst spezialisierten Gewebesorten ist die Grundlage für das **Organ,** der nächsten morphologischen Hierachieebene. Ihre hierarchische Organisation wird in ➤ Tab. 3.1 gezeigt.

Notizen

**Tab. 3.1** Hierarchie der Organisation im Organismus

| |
|---|
| Zelle → Gewebe → Organ → Organsystem → Organismus |

Aufgrund der Komplexität unseres Körpers haben sich die Zellverbände auf **unterschiedliche Aufgabenbereiche spezialisiert.**
Diese lassen sich grob in **vier verschiedene Typen** des Grundgewebes unterscheiden (➢ Abb. 3.1, ➢ Abb. 3.2):

- **Epithelgewebe**
- **Binde- und Stützgewebe**
- **Muskelgewebe**
- **Nervengewebe**

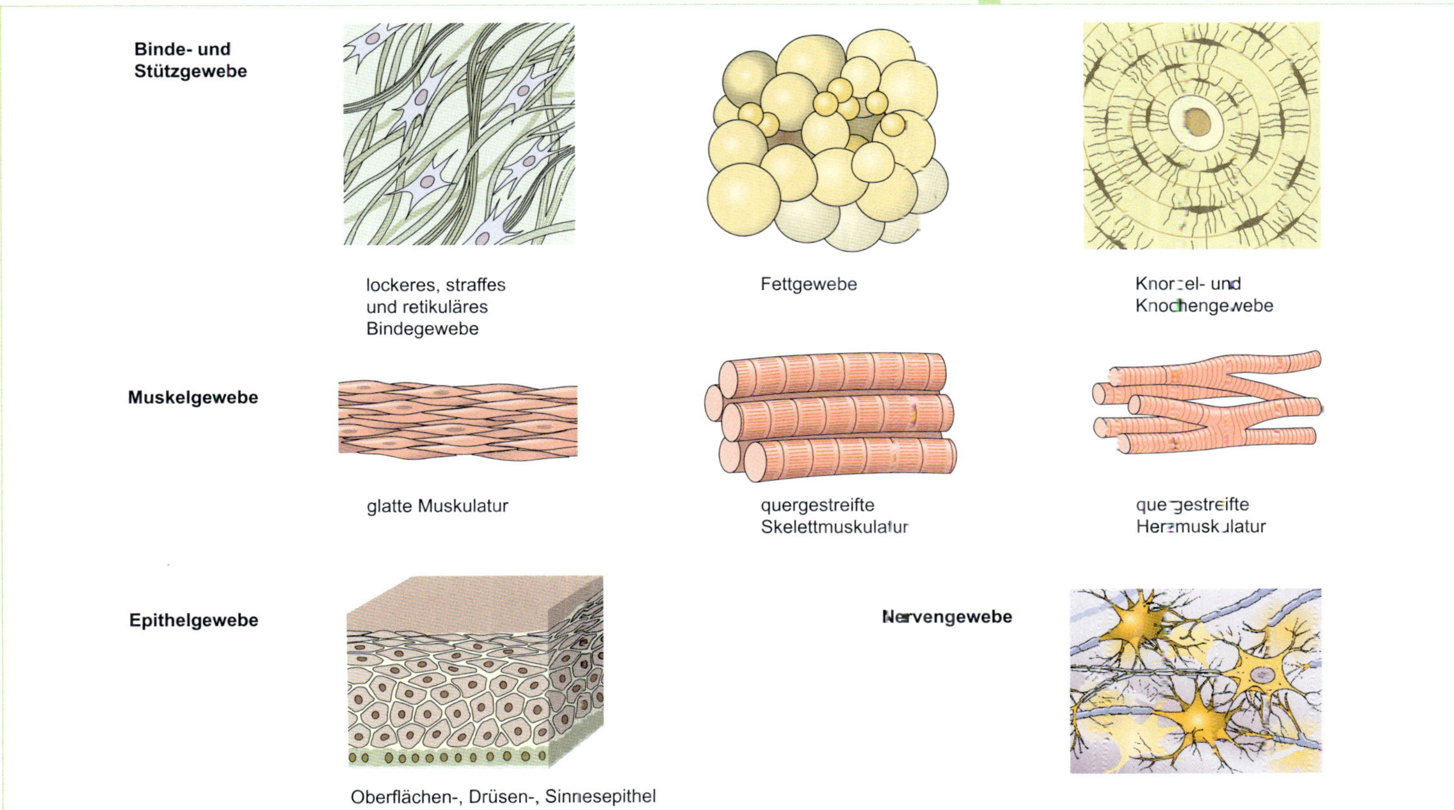


**Abb. 3.1** Übersicht über die vier Gewebearten des menschlichen Körpers [L190]

**DEFINITIONEN** Der Vollständigkeit halber definieren wir an dieser Stelle noch die Begriffe **Parenchym** und **Stroma.**
Das **Parenchym** ist das spezifische Funktionsgewebe eines Organs, das die Hauptfunktionen des Organs erfüllt. Es unterscheidet sich vom **Stroma,** das eine strukturelle und unterstützende Funktion im Organ hat.

**MedAT-GEHEIMTIPP** Merkwürdigerweise wurde zum Thema Gewebe bisher oft nach dem roten Muskelfarbstoff Myoglobin und dem Ort des Vorkommens von einschichtigem Plattenepithel gefragt (2017), was schon sehr, sehr speziell ist! Für alle, die es wissen wollen: Lungenbläschen war damals die richtige Antwort. Im Jahr 2023 wurde dieselbe Frage sogar zweimal im selben MedAT gestellt (allerdings in unterschiedlicher Form). Außerdem wurde 2023 gefragt, ob die Fettkapsel der Niere zum Binde- und Stützgewebe gehört. Ja!
Und für die echten Streber: Einschichtiges Plattenepithel findet sich auch im sogenannten Mesothel (Lungenfell, Herzbeutel und Bauchfell, der Hornhaut des Auges, aber auch den Hirnhäuten, die man eher Meningothel nennt). Außerdem kommt es im häutigen Labyrinth des Innenohrs vor.

**Epithelgewebe**

**Einschichtig**
Platt

Isoprismatisch (kubisch) (würfelförmig)

Hochprismatisch (zylindrisch)

**Mehrschichtig**
Unverhornt (Schleimhäute)

Verhornt (Haut)

**Mehrreihig**
Alle Zellen haben Kontakt mit der Basallamina, aber nicht alle erreichen die Oberfläche (Respirationstrakt)

**Übergangsepithel (Urothel)**
Die Literaturangaben weichen voneinander ab, ob es sich um mehrschichtiges, mehrreihiges Epithel oder eine Mischform handelt

**Binde- und Stützgewebe**

**Lockeres Bindegewebe**
Unterschiede: z.B. unter dem Hautepithel deutlich mehr Kollagen Typ I als unter dem Verdauungstraktepithel

**Straffes Bindegewebe**
Geflechtartig (Organkapseln)
Parallelfaserig (Sehnen u. Bänder)

**Retikuläres Bindegewebe**
Kollagen Typ III in lymphatischen Organen, aber nur mittels Versilberung sichtbar zu machen (Milz, Thymus, Lymphknoten, Tonsillen)

**Fettgewebe**
Weißes und braunes Fettgewebe

**Spinozelluläres Bindegewebe**
Reich an Fibroblasten, nur im Ovar und Endometrium des Uterus zu finden

**Gallertiges Bindegewebe**
In der Nabelschnur

**Elastisches Bindegewebe**
Lunge, Arterien, Knorpel

**Stützgewebe: Knorpel**
Hyaliner Knorpel (Gelenkknorpel und Respirationstrakt)
Elastischer Knorpel (Ohr und Kehlkopf)
Faserknorpel (auch in Gelenken und Bandscheiben)

**Stützgewebe: Knochen**
Primäre Ossifikation: Entstehung des Geflechtknochens
Sekundäre Ossifikation: Geflechtknochen wird zu Lamellenknochen
Primäre Ossifikation: immer
Sekundäre Ossifikation: mit nur wenigen Ausnahmen
Desmale Osteogenese: aus Mesenchym
Chondrale Osteogenese: aus hyalinem Knorpel, gilt für die Mehrheit der Knochen

**Muskelgewebe**

**Glatte Muskulatur**
Unwillkürliche Muskulatur (Eingeweide)
Zentraler Zellkern
Keine Querstreifung

**Skelettmuskulatur**
Willkürliche Muskulatur
Viele randständige Zellkerne
Deutliche Querstreifung

**Herzmuskulatur**
Autonomes Reizleitungssystem
Zentraler Zellkern
Deutliche Querstreifung
Glanzstreifen

**Nervengewebe**

**Peripheres Nervensystem (PNS)**
Neurone
Schwann-Zelle bildet Myelinscheide,
Mantelzellen

**Zentrales Nervensystem (ZNS)**
Unterschiedliche Neuronenarten,
Oligodendrozyten bilden Myelinscheide,
Astrozyten, Mikroglia,
Ependymzellen

**Vegetatives Nervensystem (VNS)**
Neurone
Schwann-Zelle bildet Myelinscheide,
Mantelzellen
(Plexus submukosus)
(Plexus myentericus)

**Gewebe ohne Zellverband (Blutzellen und Gefäße)**

**Blutzellen**
Erythrozyten: rote Blutkörperchen (Sauerstofftransport)
Leukozyten: weiße Blutkörperchen (Immunabwehr)
Thrombozyten: Blutplättchen (Gerinnung)

**Blutgefäße**
Arterie – Arteriole – Kapillare – postkapilläre Venole – Venole – Vene

**Lymphgefäße**
Transportieren Lymphe und Fett aus der Nahrung, aber kein Blut

**Abb. 3.2** Gewebetypen des menschlichen Körpers [P668, L126]

## 3.3 Die vier Gewebearten

### 3.3.1 Epithelgewebe

**MedAT-Stichwort**
Aufbau
Funktion

**DEFINITIONEN** Als **Epithel** (altgr. *epi* für *„auf"* und *thēlē* für *„Brustwarze"*) bezeichnet man ein Gewebe, das aus dicht aneinanderliegenden Zellen besteht und die äußeren und inneren Oberflächen des Körpers sowie Hohlorgane auskleidet und vielfältige Schutz-, Absorptions- und Sekretionsfunktionen übernimmt.

Epithelgewebe besteht aus eng aneinander liegenden Zellen und ist an allen **inneren und äußeren Körperoberflächen** zu finden. Diese **grenzbildende Funktion** des Epithels wird durch feste Zellverbindungen wie Tight Junctions, Adhäsionskontakte und Gap Junctions (➤ Kap. 1.13.1) gewährleistet. Es kann sich aus allen **drei Keimblättern** entwickeln (➤ Kap. 2.3). Die Epithelzellen sitzen auf einer **Basalmembran** (**Kollagen Typ IV;** ➤ Kap. 3.3.2), die das Epithelgewebe vom darunter liegenden Bindegewebe trennt und ihm strukturellen Halt gibt. Ein bemerkenswertes Merkmal des Epithelgewebes ist, dass es **keine Blut- oder Lymphgefäße** enthält. Die Versorgung der Epithelzellen mit Nährstoffen und Sauerstoff erfolgt durch Diffusion aus dem darunter liegenden Bindegewebe (➤ Kap. 3.3.2).

**AUS DEM MEDIZINSTUDIUM** Das Epithel wird in den meisten Fällen von einer **Basalmembran** begrenzt – eine Ausnahme sind die Rachenmandeln bzw. Tonsillen.
Darüber hinaus ist die Basalmembran eine wichtige Grenze bei der Entstehung von Krebs. Durchbrechen entartete Zellen die Basalmembran, können sie über Blut- und Lymphgefäße an andere Orte im Körper gelangen und sich dort als **Metastasen** ausbreiten (➤ Kap. 5.10).

Ein weiteres charakteristisches Merkmal von Epithelgeweben ist ihre **Polarität.** Epithelzellen besitzen eine apikale Oberfläche (lat. apex *apex* für *„Spitze"*), die der äußeren Umgebung oder dem Lumen eines Hohlorgans zugewandt ist, und eine basale Oberfläche, die der Basalmembran zugewandt ist. Diese Polarität ermöglicht es den Zellen, spezifische Funktionen in verschiedenen Bereichen der Zellmembran auszuführen.

Außerdem besitzen Epithelzellen eine **hohe Regenerationsfähigkeit,** die für die Aufrechterhaltung ihrer Funktion und den Ersatz geschädigter oder abgestorbener Zellen von entscheidender Bedeutung ist.

Man unterteilt Epithelgewebe nach Funktion und Aufgaben in drei größere Kategorien:

- **Oberflächen- oder Deckepithel**
- **Drüsenepithel**
- **Sinnesepithelien**

## Oberflächen- und Deckepithel

Oberflächen- und Deckepithelien sind die häufigsten Formen von Epithelgeweben und bedecken sowohl die äußeren als auch die inneren Oberflächen des Körpers. Diese Epithelien schützen den Körper vor mechanischer Beschädigung, dem Eindringen von Mikroorganismen und dem Verlust von Wasser und anderen Körperflüssigkeiten. Sie finden sich auch in inneren Organen wie Magen und Darm, wo sie eine wichtige Rolle bei der Resorption und Sekretion spielen. Charakteristisch für diese Epithelien sind die zahlreichen **Oberflächendifferenzierungen** (Mikrovilli, Kinozilien etc.), die wir bereits in ➢ Kap. 1.12 kennengelernt haben.

Epithelgewebe (hier nicht nur reduziert auf Oberflächen- und Deckepithelien) können weiter nach verschiedenen Kriterien eingeteilt werden (➢ Abb. 3.3):

### Zahl der Zellschichten

- **Einschichtig:** Besteht aus einer einzigen Zellschicht.
  *Beispiele:*
  - einschichtiges Plattenepithel (z. B. in den Alveolen der Lunge; im Mesothel der serösen Häute wie Lungenfell, Bauchfell und Herzbeutel)
  - einschichtiges isoprismatisches Epithel (z. B. in den Nierentubuli; Amnionepithel ➢ Kap. 2.5.2)
  - einschichtiges hochprismatisches Epithel (z. B. im Darm)
- **Mehrschichtig:** Besteht aus mehreren Zellschichten.
  *Beispiele:*
  - mehrschichtiges unverhorntes Plattenepithel (z. B. in der Mundhöhle)
  - mehrschichtiges verhorntes Plattenepithel (z. B. die Epidermis der Haut)
- **Mehrreihig:** Besteht aus einer Zellschicht, bei der alle Zellen auf der Basalmembran sitzen, aber nicht alle Zellen die apikale Oberfläche erreichen.
  *Beispiele:*
  - respiratorisches Epithel mit Flimmerzellen (z. B. in der Luftröhre und den Bronchien)
  - mehrreihiges Epithel im Samenleiter (Ductus deferens)
  - mehrreihiges Epithel im Nebenhodengang (Ductus epididymidis)
- **Übergangsepithel (Urothel):** Findet sich in den Harnwegen und ist anpassungsfähig für Dehnung.
  *Beispiele:*
  - Nierenbecken, Harnleiter und Harnblase

### Form der Zelle

- **Platt:** Flache, breite Zellen, die oft eine Schutzfunktion haben.
  *Beispiele:*
  - einschichtiges Plattenepithel (z. B. in den Lungenbläschen)
  - mehrschichtiges verhorntes Plattenepithel (z. B. Epidermis der Haut)
- **(Iso-)Prismatisch (kubisch):** Würfelförmige Zellen, die oft an Sekretion und Absorption beteiligt sind.
  *Beispiele:*
  - einschichtiges isoprismatisches Epithel (z. B. in den Nierentubuli)
  - mehrschichtiges isoprismatisches Epithel (z. B. in Schweißdrüsenausführungsgängen)
- **Hochprismatisch (zylindrisch):** Säulenförmige Zellen, die häufig auf Sekretion und Absorption spezialisiert sind.
  *Beispiele:*
  - einschichtiges hochprismatisches Epithel (z. B. im Darm)
  - mehrreihiges hochprismatisches Epithel (z. B. in den oberen Atemwegen, ➢ Abb. 3.4)

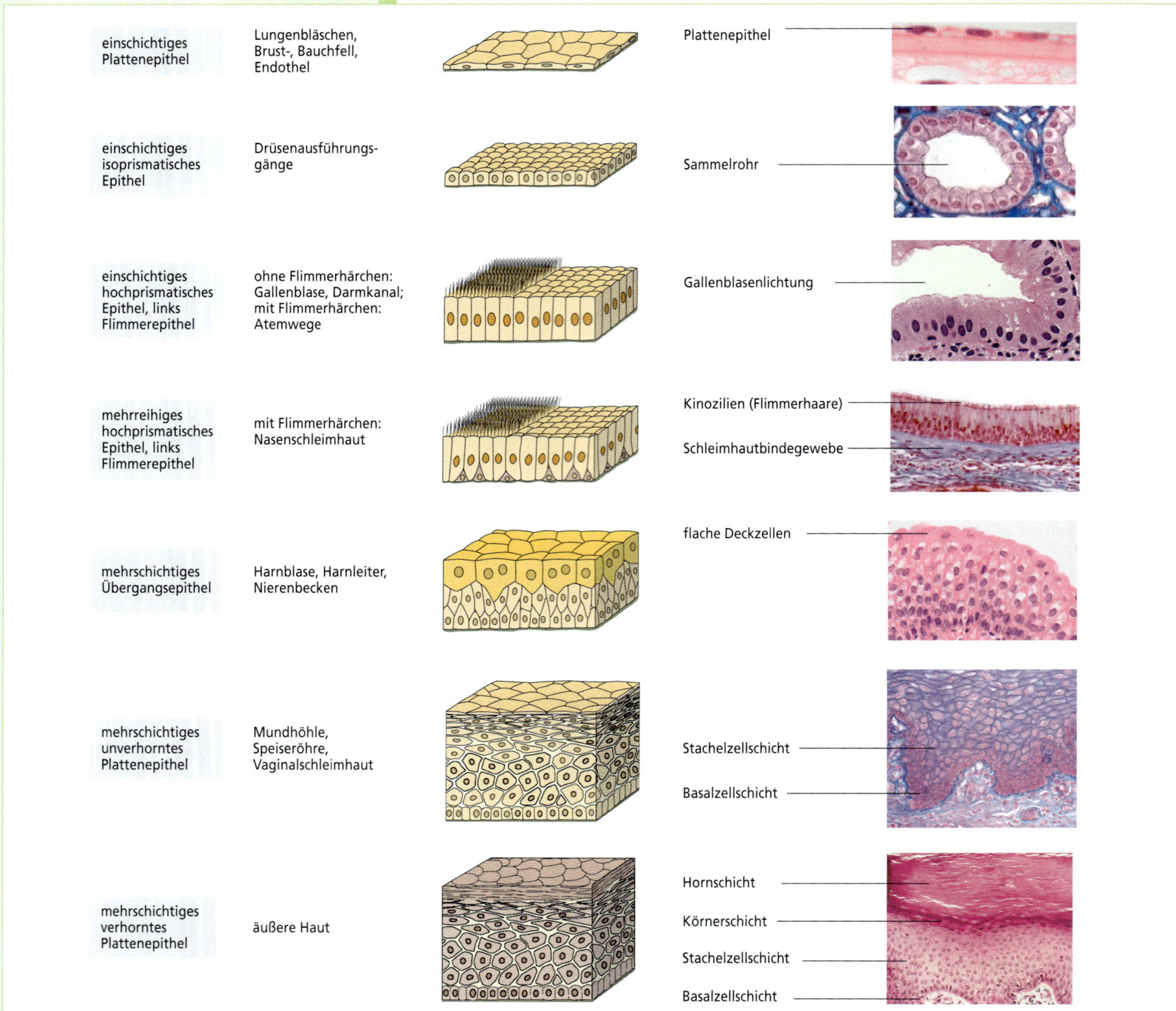


**Abb. 3.3** Verschiedene Epithelien [M375, O567]

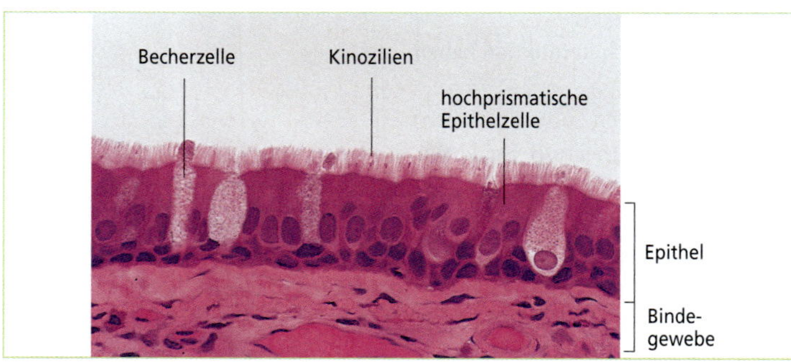


**Abb. 3.4** Mehrreihiges hochprismatisches Flimmerepithel in den Atemwegen [M375, O568]

## Keratinisierungsgrad

- **Verhornt:** Mit einer Schicht aus Keratin, die zusätzlichen Schutz bietet.
  *Beispiel:*

- mehrschichtiges verhorntes Plattenepithel (z. B. die Epidermis der Haut)

- **Unverhornt:** Ohne Keratinschicht, oft in feuchten Bereichen des Körpers.
  *Beispiel:*
  - mehrschichtiges unverhorntes Plattenepithel (z. B. in der Mundhöhle)

Um verschiedene Arten von Epithel zu beschreiben, kombiniert man die Zahl der Zellschichten und die Form der Zelle und es ergeben sich die Bezeichnungen für Oberflächenepithelien aus ➤ Abb. 3.3. Der Keratinisierungsgrad kommt lediglich bei Plattenepithel zur Verwendung.

## Drüsenepithel

Egal ob Schweiß-, Speichel- oder Hirnanhangdrüse – jeder hat schon einmal etwas über Drüsen gehört. Aber was sind Drüsen genau und wie sehen sie aus? Diesen Fragen gehen wir in diesem kleinen Abschnitt nach.

Alle verschiedenen Formen von Drüsen sind mit Oberflächen- oder Deckepithel vergesellschaftet und werden sogar selbst **Drüsenepithelien** genannt. Sie sind auf die Sekretion von Substanzen (Schleim, Schweiß, Talg, aber auch Hormone, Insulin etc.) spezialisiert und bilden die **funktionellen Einheiten der Drüsen.**

> **VERSTÄNDNIS⁺** **Drüsen** bestehen aus Drüsenepithelzellen, einem Lumen, Ausführungsgängen, Stroma (Bindegewebe, Blutgefäße, Nerven, Lymphgefäße), einem Kapillarnetzwerk, Myoepithelzellen, einer Basalmembran und Sekretgranula.
> **Drüsenepithelzellen** sind spezialisierte Zellen, die Substanzen produzieren und absondern.
> Das **Lumen** ist der zentrale Hohlraum, in den die Drüsenzellen ihr Sekret abgeben.
> **Ausführungsgänge** sind Kanäle, die das Sekret von den Drüsenzellen an die Oberfläche oder in die Blutbahn transportieren.
> **Stroma** ist das Bindegewebe, das die Drüse umgibt und ihr strukturelle und ernährungsphysiologische Unterstützung bietet.
> Das **Kapillarnetz** ist ein dichtes Netz kleiner Blutgefäße, das die Drüsenzellen direkt mit Blut versorgt.
> **Myoepithelzellen** sind kontraktile Zellen, die das Sekret aus den Drüsen herauspressen.
> Die **Basalmembran** ist eine Stützschicht, auf der die Drüsenepithelzellen verankert sind.
> **Sekretgranula** sind Vesikel, die das zu sezernierende Material enthalten und es durch Exozytose freisetzen.

### Haupttypen von Drüsenepithel

- **Exokrine Drüsen:** Diese Drüsen geben ihr Sekret **über Ausführungsgänge** an die Haut- oder Schleimhautoberfläche ab. Beispiele sind Schweißdrüsen, Speicheldrüsen und die Bauchspeicheldrüse. Die Sekretionsarten der exokrinen Drüsen werden weiter unterteilt in
  - **Ekkrine (merokrine) Sekretion:** Die Sekretion erfolgt durch Exozytose ohne Verlust von Zellmaterial (z. B. Schweißdrüsen).
  - **Apokrine Sekretion:** Sekret wird zusammen mit Teilen des Zellplasmas abgegeben (z. B. Duftdrüsen).
  - **Holokrine Sekretion:** Die ganze Zelle wird mit dem Sekret abgegeben und stirbt ab (z. B. Talgdrüsen).
- **Endokrine Drüsen:** Diese Drüsen geben ihre Sekrete, meist Hormone, direkt ins Blut ab. Beispiele sind die Schilddrüse, die Nebennieren und die Hirnanhangdrüse. Endokrine Drüsen haben **keinen Ausführungsgang** und ihre Sekrete spielen eine entscheidende Rolle bei der Regulation von Stoffwechselvorgängen und der Aufrechterhaltung der Homöostase.

Weitere Unterscheidungsmerkmale von Drüsen sind die Form, das Gangsystem (➤ Abb. 3.5) und die Art der Sekretion:

### Formen von Drüsen

- **Schlauchförmig (tubulös):** Röhrenartige Struktur.
- **Beerenförmig (azinös):** Sehen aus wie kleine Beeren.
- **Bläschenförmig (alveolär):** Sehen aus wie Bläschen.
- **Mischformen:** Kombinieren mehrere Merkmale.

### Gangsystem

- **Einfach:** Ein einzelner, unverzweigter Ausführungsgang.
- **Verzweigt:** Mehrere Ausführungsgänge, die in einem gemeinsamen Kanal münden.
- **Zusammengesetzt:** Komplexes Netzwerk von verzweigten Ausführungsgängen.

### Art der Sekretion

- **Seröse Drüsen:** Produzieren wässrige Sekrete.
- **Muköse Drüsen:** Produzieren hauptsächlich schleimige Sekrete.

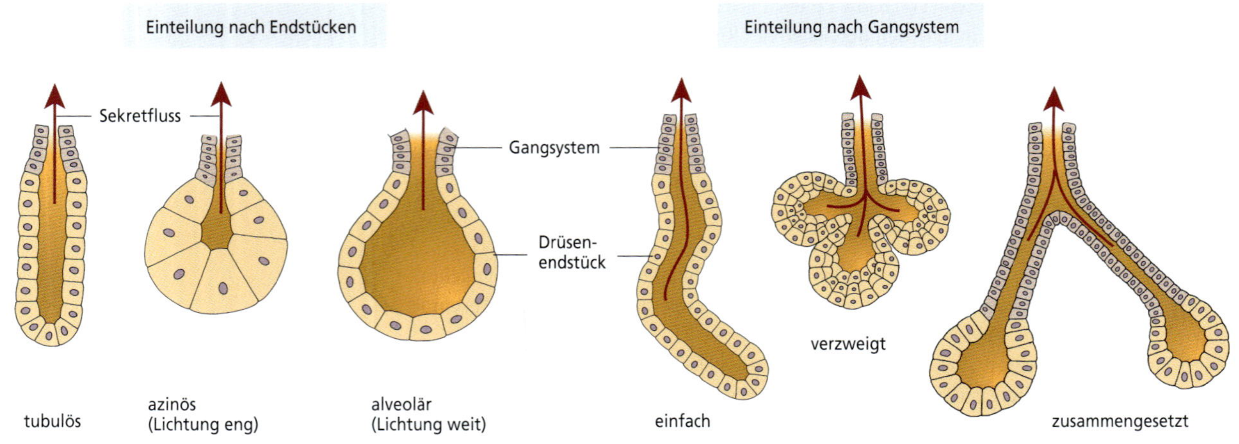


**Abb. 3.5** Verschiedene exokrine Drüsen. *Links:* Einteilung nach dem Aussehen der Endstücke in tubulöse, azinöse und alveoläre Drüsen. *Rechts:* Einteilung nach dem Bau des Gangsystems in einfache, verzweigte und zusammengesetzte Drüsen. [L190]

### Sinnesepithel

Sinnesepithelien haben vielfältige und komplexe Funktionen, die bei den jeweiligen Sinnesorganen behandelt werden (➤ Kap. 4.6).

## 3.3.2 Binde- und Stützgewebe

**MedAT-GEHEIMTIPP** Zu diesem Thema wird gerne geprüft: Die Zellen des Binde- und Stützgewebes; 2022 kam zum Beispiel die Frage nach beweglichen Zellen im Bindegewebe. 2023 und 2025 wurde gefragt, welche Zellen dem Knochenabbau dienen. Die richtige Antwort lautet: Osteoklasten.

**DEFINITIONEN** Als **Binde- und Stützgewebe** bezeichnet man Gewebe, das aus Zellen und einer dazwischenliegenden Interzellularsubstanz bzw. Extrazellulärmatrix besteht. Es übernimmt vielfältige Funktionen wie die Stützung von Organen, den Zusammenhalt von Gewebestrukturen sowie die Speicherung von Energie und Flüssigkeiten und Immunabwehr.

Das wohl augenscheinlichste Merkmal von Binde- und Stützgewebe ist, dass sich hier im Gegensatz zum Epithelgewebe flächenmäßig wenige Zellen und viel Raum zwischen den Zellen befindet. Dieser sogenannte **„interstitielle Raum“** ist mit **extrazellulärer Matrix** und **Interzellularflüssigkeit** (➤ Kap. 1.4) gefüllt, welche einen hohen Anteil an Fibrillen, Fasern, Adhäsionsproteinen sowie weiteren Stoffen in gelöster Form aufweisen.
Binde- und Stützgewebe wird im Gegensatz zum Epithelgewebe über **Blut- und Lymphgefäße versorgt** und ist **stark durchblutet,** was für den Transport von Nährstoffen, Abfallprodukten und Immunzellen von entscheidender Bedeutung ist.
Alle Arten von Binde- und Stützgewebe entwickeln sich aus dem Mesenchym, welches auch als embryonales Bindegewebe bezeichnet wird, das wiederum selbst aus dem **Mesoderm** entsteht.
Darüber hinaus gilt es zu erwähnen, dass zwei Arten von Zellen im Binde- und Stützgewebe physiologischerweise vorkommen:

- **Spezifische, ortständige oder fixe Zellen** (z. B. im Bindegewebe Fibroblasten, im Knochen Osteozyten, Osteoblasten oder Osteoklasten, im Knorpel Chondrozyten, im Fett Adipozyten) produzieren die Interzellularsubstanz bzw. extrazelluläre Matrix.
- **Freie Zellen** sind aus dem Blut eingewanderte, mobile Zellen, die an Immun- und unspezifischen Abwehr- sowie Entzündungsvorgängen beteiligt sind.

Die Aufgaben des Binde- und Stützgewebes sind mannigfaltig. Wir werden sie bei den verschiedenen Arten von Binde- und Stützgewebe durchgehen.
Wenn wir über Binde- und Stützgewebe sprechen, dann müssen wir der Einfachheit halber Bindegewebe und Stützgewebe separat betrachten. Zum **Bindegewebe** gehören alle Unterarten des Bindegewebes, wie sie in ➤ Tab. 3.2 aufgeführt sind, inklusive **Fettgewebe.**

Notizen

**Tab. 3.2** Systematik des Bindegewebes im engeren Sinn

| Bindegewebe | | | | | | | | |
|---|---|---|---|---|---|---|---|---|
| Allgemein | | | | | Spezifisch | | | |
| Kollagenes Bindegewebe | | | Elastisches Bindegewebe | Fettgewebe | Mesenchym | Gallertartiges Bindegewebe (Wharton-Sulze) | Retikuläres Bindegewebe | Spinozelluläres Bindegewebe |
| locker | straff | | | | | | | |
| | geflechtartig | parallelfaserig | | | | | | |

Beim **Stützgewebe** handelt es sich zum einen um das **Knorpelgewebe** und zum anderen um das **Knochengewebe.**
Diese Unterarten von Binde- und Stützgewebe werden wir nun im Folgenden durchgehen.

## Bindegewebe

**Bindegewebe** stellt ein Gewebe dar, welches Zellen, Organe sowie weitere Gewebestrukturen miteinander verbindet und Raum für den Nährstoffaustausch sowie die Immunabwehr bietet.
Der **Aufbau des Bindegewebes** basiert auf zwei wesentlichen Komponenten: den **Zellen** und der **extrazellulären Matrix (EZM).**
Die Zellen des Bindegewebes lassen sich in **zwei Hauptgruppen** unterteilen: die Fibroblasten und die Immunzellen.

- **Fibroblasten** stellen die Hauptzellen des Bindegewebes dar und sind für die Produktion der Bestandteile der extrazellulären Matrix (EZM) zuständig. Insbesondere die (sehr wichtigen) **Kollagenfasern** werden mithilfe des Cofaktors Vitamin C bzw. Ascorbinsäure (➤ Kap. 23.5.8) von ihnen produziert.
- **Immunzellen:**
  - **Makrophagen:** Sind Teil des angeborenen Immunsystems (➤ Kap. 4.9) und unterstützen die Bekämpfung von Infektionen.
  - **Mastzellen:** Gehören ebenfalls zu den Immunzellen und spielen insbesondere bei allergischen Entzündungsreaktionen eine bedeutende Rolle.
  - **Plasmazellen:** Produzieren Antikörper und tragen zur spezifischen Immunabwehr (➤ Kap. 4.9) bei.
  - **Granulozyten:** Verschiedene Arten von Granulozyten wandern in das Bindegewebe ein, um im Rahmen von akuten Entzündungen gegen Antigene zu reagieren.
  - **Lymphozyten:** Wandern für chronische (länger andauernde) Entzündungen in das Bindegewebe ein.

Die extrazelluläre Matrix des Bindegewebes lässt sich ebenfalls in zwei Teile kategorisieren: die **Fasern** (kollagene, elastische und retikuläre Fasern) und die **Grundsubstanz.**
Die unterschiedlichen **Fasertypen** sind folgende:

- **Kollagenfasern** verleihen dem Gewebe Zugfestigkeit und sind von entscheidender Bedeutung für dessen mechanische Stabilität. Außerdem bilden sie die Basallamina, eine wichtige Struktur für die Abgrenzung von Epithelgewebe und bei der Krebsentstehung (➤ Kap. 5.10).
- **Elastische Fasern:** Diese Fasern sind für die Dehnbarkeit und Flexibilität des Gewebes von entscheidender Bedeutung und kommen insbesondere in Arterien vor, aber auch in der Haut, der Lunge, im elastischen Knorpel des Ohrs und des Kehldeckels sowie in verschiedenen Bändern und Sehnen.
- **Retikuläre Fasern** bilden ein feines Netz und unterstützen die Struktur von Organen wie Lymphknoten oder Milz.

**VERSTÄNDNIS+** Es gibt 19 verschiedene Arten von Kollagen, die je nach Lokalisation im Körper in unterschiedlicher Menge vorkommen. Die wichtigsten Lokalisationen für angehende Medizinstudierende sind die der Kollagentypen I–V:

- **Kollagen I:** Haut, Sehnen, Knochen, Dentin, Faserknorpel, Kornea
- **Kollagen II:** Alle drei Arten von Knorpel, Glaskörper (im Auge)
- **Kollagen III:** Haut, Skelettmuskulatur, Blutgefäße
- **Kollagen IV:** Basallamina (wichtig!)
- **Kollagen V:** Fetale Gewebe, Plazenta, interstitielles Bindegewebe, Kornea

Die **Grundsubstanz** setzt sich im Wesentlichen aus Wasser, Proteinen und Zuckermolekülen (Glykosaminoglykane und Proteoglykane) zusammen. Sie gewährleistet den Austausch von Nährstoffen und Abfallstoffen zwischen den Zellen und dem Blut.

**DEFINITIONEN** **Proteoglykane** sind große Moleküle, die aus einem Proteinrückgrat (➤ Kap. 23.2) bestehen, an das zahlreiche Glykosaminoglykane (GAGs) gebunden sind, und tragen zur Elastizität und Druckfestigkeit von Geweben bei.
**Glykosaminoglykane (GAGs)** sind lange, unverzweigte Polysaccharidketten (➤ Kap. 23.1.3), die Wasser binden und dadurch die Schmierung und Pufferung von Geweben (z. B. Knorpel) unterstützen.

Es gibt verschiedene Typen von Bindegewebe, die sich in ihrer Zusammensetzung und Funktion unterscheiden. Auf jede einzelne Art von Bindegewebe näher einzugehen, wäre für dieses Lernskript jedoch nicht zielführend (ausgenommen das Fettgewebe), da zu diesem Thema eher allgemeine Fragen geprüft werden.

**MedAT-GEHEIMTIPP** 2024 wurde tatsächlich auch nach der **Wharton-Sulze** bzw. dem **gallertartigen Gewebe** aus der Nabelschnur, in das die Nabelgefäße eingebettet sind, gefragt.

Die Funktionen des Bindegewebes beschränken sich nicht nur auf die Verbindung von Strukturen, sondern umfassen auch wichtige Aufgaben im Stoffwechsel, der Immunabwehr und der Wundheilung. Hier sind die Hauptfunktionen zusammengefasst:

- **Verbindung von Geweben und Organen:** Bindegewebe verbindet verschiedene Körperteile miteinander, wie Haut, Muskeln und Organe, und sorgt dafür, dass sie an ihrem Platz bleiben.
- **Nährstoff- und Sauerstofftransport:** Es übernimmt Transportfunktionen, indem es den Austausch von Nährstoffen, Sauerstoff und Abfallstoffen zwischen Blutgefäßen und Zellen ermöglicht. Diese Funktion spielt eine zentrale Rolle im Stoffwechsel, da das Bindegewebe als Medium zwischen den Blutgefäßen und den umliegenden Geweben und Zellen fungiert.
- **Speicherung von Wasser:** Bindegewebe speichert Wasser in seiner extrazellulären Matrix und spielt damit eine wichtige Rolle bei der Regulierung des Flüssigkeitshaushaltes im Körper.
- **Immunabwehr:** Im Bindegewebe befinden sich Abwehrzellen, die Krankheitserreger erkennen und bekämpfen. Diese Funktion ist essenziell für die Immunüberwachung (➤ Kap. 4.9) und den Schutz vor Infektionen.
- **Wundheilung und Regeneration:** Nach Verletzungen fördert das Bindegewebe die Wundheilung durch die Bildung von Narbengewebe. Es ist an der Regeneration des Gewebes beteiligt, indem es die Heilungsprozesse z. B. über die Bildung von Granulationsgewebe steuert.
- **Stoffwechselfunktion:** Bindegewebe trägt auch zur Regulierung des Stoffwechsels bei, indem es Hormone und andere Signalmoleküle produziert.

**AUS DEM MEDIZINSTUDIUM** **Dehnungsstreifen,** auch Striae genannt, können aus verschiedenen Gründen entstehen, z. B. durch Schwangerschaft, Gewichtszunahme oder schnelles Wachstum. Sie entstehen, wenn die Haut schnell gedehnt wird und die Elastizität der Haut überschritten wird.

**AUS DEM MEDIZINSTUDIUM** Das Bindegewebe ist ursächlich für die allseits bekannten, unliebsamen **Wassereinlagerungen,** die dadurch entstehen, dass das über längere Zeit in die Beine abgesackte Blut sein Blutplasma aufgrund des Diffusionsgradienten zwischen Lumen des Blutgefäßes und der extrazellulären Matrix als Wasser in ebendiese extrazelluläre Matrix austreten lässt. Insbesondere bei Herz- oder Nierenerkrankungen kann es zu abnormen Wassereinlagerungen, also Ödemen kommen, wenn z. B. eine sogenannte Niereninsuffizienz dazu führt, dass nicht genug Wasser aus dem Blut als Urin ausgeschieden wird.
Nichtsdestotrotz kann die Beziehung unseres Bindegewebes zum Wasserhaushalt auch positive Effekte haben. Wisst ihr zum Beispiel, wieso man auch geraume Zeit nach dem **Krafttraining** noch **„aufgepumpt“** anmutet?
Durch die Beanspruchung von Muskeln wird diesen ein verhältnismäßig großes Blutvolumen zugeführt, da hier viel Stoffwechsel betrieben werden muss und dazu die Glukose aus dem Blut benötigt wird. Nach Ende der Muskeltätigkeit muss dieses Blut aber wieder von Venen abtransportiert werden, die jedoch langsamer arbeiten als Arterien, da in ihnen geringerer Druck herrscht. Aufgrund der zeitlichen Differenz der Blutzu- und -abfuhr **staut sich die Flüssigkeit im Gewebe** und tritt in den Extrazellularraum aus, was in der Medizin als **peripheres Ödem** und im Fitnessstudio als „Maschine“ bezeichnet wird. Letzteres nicht wirklich.

## Fettgewebe

Das Fettgewebe stellt eine spezielle Form des Bindegewebes dar und dient in erster Linie als **Energiespeicher, Isolator** und **Schutzpolster für Organe.**

Es besteht aus **Adipozyten** (auch **Lipozyten** genannt), die auf die Speicherung von Fetten (➤ Kap. 23.3) in Form von Triglyceriden (➤ Kap. 23.3.2) spezialisiert sind und wirkt somit als wichtiger **Energiespeicher.** Neben ihrer Speicherfunktion **produzieren** Adipozyten auch **Hormone,** die den Stoffwechsel und den Energiehaushalt des Körpers beeinflussen.
Das Fettgewebe lässt sich in zwei Haupttypen unterteilen:

- Das **weiße Fettgewebe** besteht hauptsächlich aus großen Adipozyten, die Fett speichern. Dieses Fettgewebe wird wiederum in **zwei Unterformen** unterteilt:
  - Das **Speicherfett** sammelt sich vor allem in der Subkutis (Unterhaut) und der Bauchgegend an. Es dient als langfristiger Energiespeicher, auf den der Körper in Zeiten eines Kaloriendefizits zurückgreift. Fettgewebe ist besonders energieeffizient, da Fett mehr als doppelt so viel Energie wie Kohlenhydrate oder Proteine liefert.
  - Das **Baufett** kommt u. a. in den Fußsohlen und am Gesäß vor. Es hat eine mechanische Schutzfunktion und unterstützt Organe, indem es sie polstert und stabilisiert.
- Das **braune Fettgewebe** besteht aus kleineren Adipozyten, die zahlreiche Mitochondrien enthalten, was ihm seine braune Farbe verleiht. Dieses Fettgewebe ist besonders bei Neugeborenen ausgeprägt und spielt eine wichtige Rolle bei der **Wärmeproduktion (Thermogenese).** Die Mitochondrien in den braunen Adipozyten nutzen die gespeicherten Lipide (Fette) zur Erzeugung von Wärme, was dem Körper hilft, seine Temperatur zu regulieren.

> **AUS DEM MEDIZINSTUDIUM** **Cellulite** entsteht, wenn Fettzellen in der Unterhaut auf das darüber liegende Bindegewebe drücken, die Bindegewebsfasern zur Seite schieben und nach oben drängen. Dadurch werden kleine Dellen sichtbar. Wegen ihres Aussehens wird Cellulite auch Orangenhaut genannt.

### Knorpelgewebe

Das Knorpelgewebe gehört zum Stützgewebe. Es besteht in erster Linie aus **Knorpelzellen (Chondrozyten),** die in kleinen Hohlräumen, sogenannten **Lakunen,** eingebettet sind. Die Chondrozyten sind jedoch nicht isoliert organisiert, sondern in kleinen Gruppen angeordnet, die als **Chondrone** bezeichnet werden. Diese Chondrone stellen die Funktionseinheit des Knorpelgewebes dar. Sie bestehen aus mehreren Chondrozyten, die in einer gemeinsamen Matrix eingeschlossen sind und von einem perizellulären (peri-zellulär = neben den Zellen) Bereich, dem sogenannten **Territorium** bzw. Knorpelhof, umgeben werden.
Zusätzlich zu den Chondronen ist eine reichhaltige **extrazelluläre Matrix** vorhanden, die aus **Kollagenfasern** (häufig Typ II) und **Proteoglykanen** besteht. Diese Komponenten sind entscheidend für die **Elastizität** und **Druckfestigkeit** des Knorpelgewebes. Anders als viele andere Gewebearten, insbesondere Bindegewebsarten, ist das Knorpelgewebe **gefäßfrei,** was bedeutet, dass es keine Blutgefäße, Nerven oder Lymphbahnen enthält. Die Versorgung der Chondrozyten erfolgt daher durch **Diffusion** über die umgebende Knorpelmatrix bzw. in Gelenken über die sie umfließende **Gelenkflüssigkeit (Synovia)** (➤ Kap. 4.12.3).

> **AUS DEM MEDIZINSTUDIUM** **Chondrone und Chondrome** dürft ihr nicht verwechseln. Letztere sind nämlich gutartige Knorpeltumoren! Aber das spielt für den MedAT nun wirklich keine Rolle.

Es gibt drei Haupttypen von Knorpelgewebe, die sich in ihrer Zusammensetzung und Funktion unterscheiden (➤ Abb. 3.6):

1. **Hyaliner Knorpel:**
   - **Aufbau:** Hyaliner Knorpel besteht aus einer homogenen Matrix mit vielen Kollagenfasern. Er ist am weitesten verbreitet und hat eine glasig-bläuliche Farbe.
   - **Vorkommen:** Dieser Knorpeltyp findet sich in den Gelenkflächen (Gelenkknorpel), den Rippenknorpeln, der Nase, der Luftröhre und den Bronchien.
   - **Funktion:** Der hyaline Knorpel dient als stoßdämpfende Schutzschicht in den Gelenken und sorgt für eine glatte Oberfläche, die die Reibung bei Bewegungen verringert.
2. **Elastischer Knorpel:**
   - **Aufbau:** Elastischer Knorpel enthält neben Kollagenfasern auch elastische Fasern, was ihm eine erhöhte Flexibilität verleiht.
   - **Vorkommen:** Dieser Knorpeltyp kommt in Strukturen vor, die sowohl Stabilität als auch Flexibilität benötigen, wie der Ohrmuschel, dem Kehldeckel (Epiglottis) und dem äußeren Gehörgang.
   - **Funktion:** Elastischer Knorpel sorgt für die Aufrechterhaltung der Form von Strukturen, die häufig bewegt werden, wie das Ohr und der Kehlkopf.

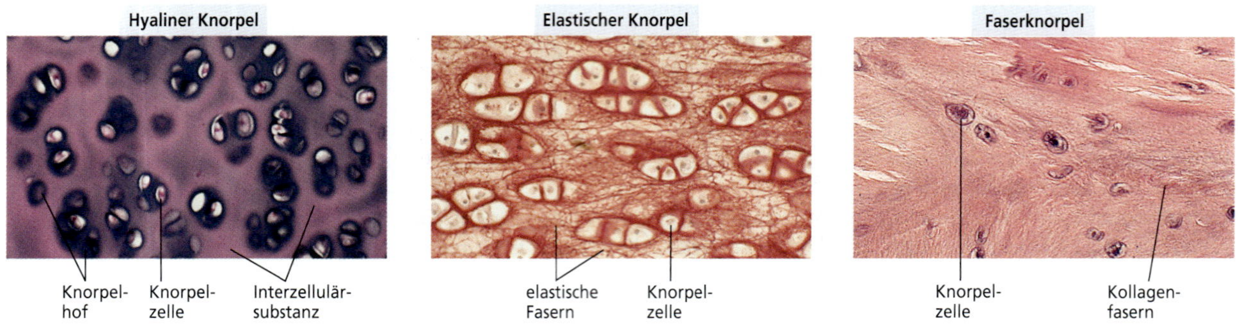


**Abb. 3.6** Übersicht über die drei Knorpelarten [M375]

3. **Faserknorpel:**
   - **Aufbau:** Faserknorpel ist besonders reich an dicht gepackten Kollagenfasern, was ihm eine hohe Zugfestigkeit und Stabilität verleiht. Er ist weniger elastisch als die anderen Knorpeltypen.
   - **Vorkommen:** Er findet sich in Bereichen mit hoher mechanischer Belastung, wie in den Bandscheiben, der Schambeinfuge (Symphyse) und den Menisken der Kniegelenke.
   - **Funktion:** Faserknorpel absorbiert Druck- und Zugkräfte und schützt somit die Gelenke und die Wirbelsäule vor Überlastung.

## Knochengewebe

Dass das **Knochengewebe** ebenfalls zum Stützgewebe gerechnet wird, ist sicherlich nicht verwunderlich. Es kann in seiner makroskopischen Struktur entweder kompakt (Kompakta) oder schwammartig (Spongiosa) konfiguriert sein (➤ Kap. 4.12.1) und besteht aus zwei Hauptbestandteilen:

- Die extrazelluläre **Matrix** enthält kollagene Fasern (hauptsächlich Kollagen Typ I) und Mineralien wie Kalzium und Phosphat, sowie Hydroxid-Ionen, die in Form von **Hydroxylapatit-Kristallen** vorliegen. Diese Mineralien verleihen dem Knochen seine Festigkeit und Härte.
- Bei den **Knochenzellen** handelt es sich um **Osteoblasten, Osteozyten** und **Osteoklasten:**
  - **Osteoblasten** sind jene Zellen, welche die Bildung einer neuen Knochenmatrix gewährleisten. Sie synthetisieren Kollagen, das den Grundbaustein der extrazellulären Matrix des Knochens darstellt, und regulieren die Mineralisierung, indem sie Kalzium- und Phosphationen in die Matrix einlagern. Osteoblasten sind zudem in der Lage, sich zu **Osteozyten** zu differenzieren.
  - **Osteozyten** repräsentieren die reifen Knochenzellen, die in der Knochenmatrix eingebettet bleiben und durch ein Netzwerk von langen Zellfortsätzen mit ihren Nachbarzellen über sogenannte **Gap Junctions** kommunizieren. Die Etablierung der Kommunikationswege ermöglicht den Osteozyten die Überwachung des Knochenstoffwechsels sowie die Reaktion auf mechanische Belastungen oder Schäden.
  - Demgegenüber sind die **Osteoklasten** große, mehrkernige Zellen, die für den Abbau von Knochengewebe zuständig sind. Dazu setzen sie Enzyme und Säuren frei, welche wiederum Kalzium und Phosphat aus der EZM des Knochens freisetzen. Während Parathormon die Osteoklastenaktivität steigert, wird sie durch Östrogen gehemmt.

Das Zusammenspiel von Osteoblasten und Osteoklasten sorgt für das Gleichgewicht zwischen **Knochenaufbau und -abbau** und passt den Knochen an mechanische Belastungen an.

**AUS DEM MEDIZINSTUDIUM** Ein wichtiges Krankheitsbild, das jeder Mediziner kennen sollte, ist das der **Osteoporose.** Weil nach der Menopause (➤ Kap. 4.12) die Menge an Östrogen im Körper abnimmt, wird die Osteoklastenaktivität nicht mehr in ausreichendem Maße gehemmt und ältere Frauen haben häufig poröse, leicht brüchige Knochen – ergo Osteoporose. Das ist gar nicht so ungefährlich, da sie sich statistisch sehr häufig den Oberschenkelhalsknochen brechen und dann operiert werden müssen. Die Operation und der Aufenthalt im Klinikum können wiederum ursächlich für lebensbedrohliche OP-Komplikationen oder eine schwere *hospital aqcuired pneumonia,* also Lungenentzündung, sein.
Um Osteoporose vorzubeugen, überlegt der schlaue MedATler jetzt, der Patientin Öströgen in Tablettenform zu verabreichen – das wäre jedoch nicht *lege artis.* Prämenopausale Östrogenkonzentrationen über die Menopause hinaus bergen nämlich ein erhöhtes Risiko für z. B. Brustkrebs – also ein *circulus vitiosus.* Die einzige Lösung des Problems ist: ein gesunder Lebensstil und viel Sport, auch im Alter!

Das Knochengewebe hat noch viele weitere Funktionen:

- Wie bereits erwähnt, ist die Stützfunktion der Knochen von grundlegender Bedeutung für die Struktur und Form des menschlichen Körpers. Knochen bilden das Skelett, welches als Gerüst dient und an dem die Muskeln befestigt sind (daher der Begriff Skelettmuskel, ➤ Kap. 4.5).
- Eine der wichtigsten Aufgaben des Knochens ist die **Bildung der Blutzellen** (**Hämatopoese**) im Knochenmark, welches sich in den Hohlräumen des spongiösen Knochens (➤ Kap. 4.5) befindet. Dies umfasst die Bildung von Erythrozyten, Leukozyten und Thrombozyten.
- Knochen dienen außerdem dem **Schutz** lebenswichtiger Organe vor mechanischen Verletzungen (z. B. Schädelknochen, welcher das Gehirn schützt; Brustkorb, der Herz und Lungen schützt).
- Ferner fungieren Knochen als **Speicher für Mineralien** und spielen eine zentrale Rolle im **Kalziumstoffwechsel.** Bei Bedarf werden diese freigesetzt, um den Mineralstoffhaushalt des Körpers zu regulieren und den Kalziumspiegel im Blut stabil zu halten, was für zahlreiche physiologische Prozesse von entscheidender Bedeutung ist.

Mehr zur Physiologie sowie zu den Arten und Formen von Knochen lernt ihr in ➤ Kap. 4.12.1.

### 3.3.3 Muskelgewebe

**MedAT-GEHEIMTIPP** Gerne geprüft wird hierzu: Myosin und Physiologie sowie der mikroskopische Aufbau der Skelettmuskelfaser.
Vor ein paar Jahren wurde nach dem Farbstoff gefragt, der dem Muskel die rote Farbe verleiht. Wer von euch kennt ihn? Richtig! Es ist der Muskelfarbstoff Myoglobin (Merkhilfe: myo- von griech. *mys* für *„Muskel"*)
Achtung: Manche denken jetzt vielleicht an den roten Blutfarbstoff Hämoglobin, der in den Erythrozyten Sauerstoff transportiert. Nicht verwechseln!
2025 wurde geprüft, welche Merkmale Skelettmuskelzellen vom Typ I auszeichnen – die richtige Antwort war der hohe Myoglobingehalt.

Höhere Lebewesen wie der Mensch brauchen neben den Knochen auch noch Muskeln, um sich zu bewegen. Diese Muskeln müssen mit dem Nervensystem (➤ Kap. 4.6) angesteuert werden, um ihre Hauptfunktion auszuführen. Diese Hauptfunktion des Muskelgewebes ist die Fähigkeit zur **Kontraktion** (Verkürzung). Das Muskelgewebe besteht aus spezialisierten Zellen, den **Muskelzellen** (auch **Myozyten** oder Muskelfasern genannt), die neben der oben erwähnten Kontraktion auch zur **Relaxation** fähig sind. Sie enthalten den roten Muskelfarbstoff **Myoglobin,** der wie Hämoglobin Sauerstoff binden kann, jedoch stärker. Durch diesen Umstand entziehen Muskeln dem Blut Sauerstoff, den sie dann für die Muskelkontraktion verwenden. Muskelgewebe entsteht aus dem **Mesoderm** und hat drei Haupttypen (➤ Abb. 3.7, ➤ Tab. 3.3):

- **Skelettmuskelgewebe**
- **Herzmuskelgewebe**
- **Glatte Muskulatur**

**Tab. 3.3** Systematik der Muskulatur

| | Streifung | Steuerung | nervale Versorgung |
|---|---|---|---|
| Skelettmuskulatur | quer | willkürlich | somatisches Nervensystem |
| Herzmuskulatur | quer | unwillkürlich | eigenes Erregungssystem (Sinusknoten) und vegetatives Nervensystem |
| Glatte Muskulatur (Eingeweidemuskulatur) | keine | unwillkürlich | vegetatives Nervensystem |

**DEFINITIONEN** Ein **Filament** ist eine lange, dünne Proteinstruktur, die in Zellen vorkommt und je nach Typ zur Stabilität, Bewegung oder Kontraktion beiträgt (z. B. Aktin- oder Myosinfilament in Muskeln).
**Myofilamente** sind die dünnen (Aktin) und dicken (Myosin) Proteinstrukturen, die in Muskelzellen die Grundlage für die Muskelkontraktion bilden.
Ein **Sarkomer** ist die kleinste funktionelle Einheit der Myofibrillen, die aus Aktin- und Myosinfilamenten besteht und die Grundlage für die Muskelkontraktion darstellt.
**Myofibrillen** sind lange, fadenförmige Strukturen in den Muskelzellen, die aus zahlreichen hintereinandergeschalteten Sarkomeren bestehen und für die Kontraktionsfähigkeit des Muskels verantwortlich sind.
Eine **Muskelfaser** ist eine lange, vielkernige Muskelzelle, die aus zahlreichen Myofibrillen besteht und für die Kontraktion des Skelettmuskels verantwortlich ist.
Ein **funktionelles Synzytium** ist ein Zellverband, bei dem einzelne Zellen durch Gap Junctions miteinander verbunden sind und so synchron arbeiten, dass sie wie eine Einheit funktionieren.

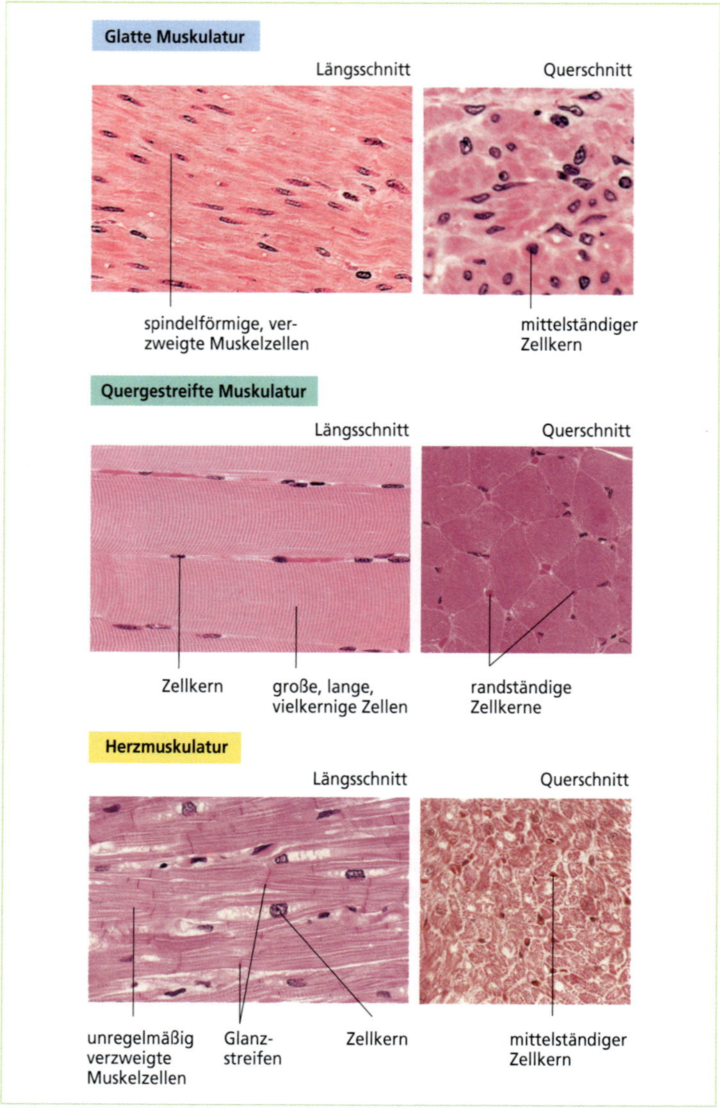


**Abb. 3.7** Längs- und Querschnitt durch einen glatten Muskel, einen quergestreiften Muskel (Skelettmuskel) und den Herzmuskel [M375]

## Skelettmuskelgewebe

**Skelettmuskelgewebe (histologisch quergestreift)** ist willkürlich steuerbar und an den Knochen befestigt, wodurch es Bewegungen des Körpers ermöglicht (➤ Abb. 3.8). Die Zellen der Skelettmuskulatur sind lange, zylindrische und mehrkernige Fasern, sogenannte **funktionelle Synzytien,** die eine **quer gestreifte Struktur** aufweisen, die durch die regelmäßige Anordnung von Aktin- und Myosinfilamenten entsteht. Muskelfasern bestehen aus Myofibrillen, die in **Sarkomere** unterteilt sind – die funktionellen Einheiten der Muskelkontraktion (siehe weiter unten im Abschnitt „Glatte Muskulatur").

Wichtig ist an dieser Stelle zu erwähnen, dass bestimmte Zellbestandteile von Myozyten andere Bezeichnungen haben:

- Zellplasma = Sarkoplasma
- Zellmembran = Sarkolemm
- Endoplasmatisches Retikulum = Sarkoplasmatisches Retikulum

**AUS DEM MEDIZINSTUDIUM** Auch hier gilt: **Sarkomer und Sarkom** dürft ihr nicht verwechseln. Letztere sind nämlich bösartige Tumoren des Binde- und Stützgewebes! Aber auch das spielt für den MedAT nicht wirklich eine Rolle.

Notizen

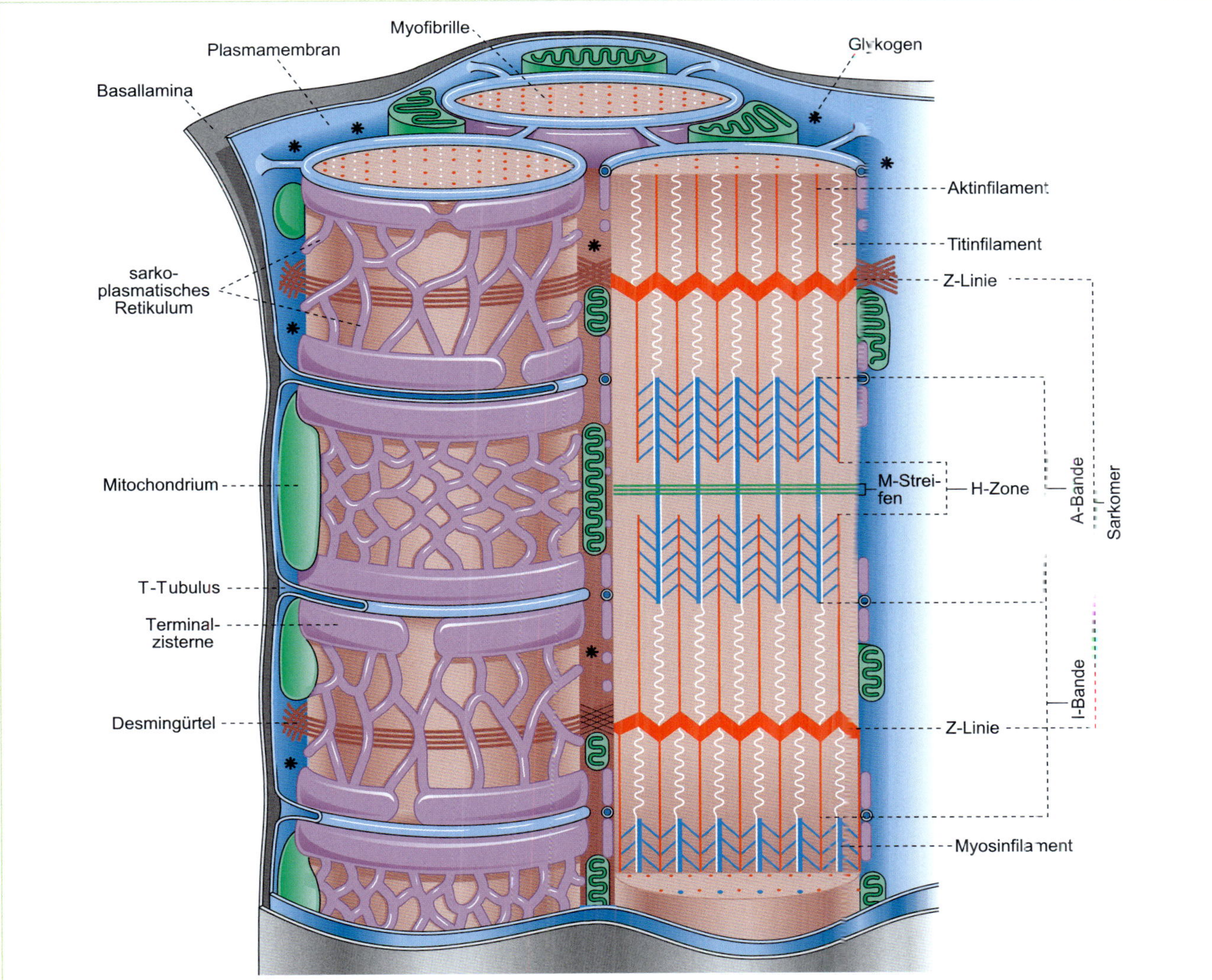


**Abb. 3.8** Kontraktiler Apparat und Membranstrukturen der Skelettmuskelfaser (Schema) mit Außenansicht einer Myofibrille (links) und einer längs geschnittenen Myofibrille (rechts). Der Abschnitt zwischen 2 Z-Linien heißt Sarkomer. Die Myosinfilamente treten über die Myosinköpfe mit den Aktinfilamenten in Kontakt. Die sehr dünnen Titinfilamente (Connectinfilamente) reichen von dem M-Streifen bis zur Z-Linie. In der A-Bande sind sie mit den Myosinfilamenten verbunden, in der I-Bande ist das Titin dehnbar und verhält sich wie eine elastische Feder. [R252, L141]

Es gibt zwei Arten von Skelettmuskelfasern:

- Typ I (Slow-Twitch): kontrahieren langsam, nutzen vorwiegend aerobe Energiegewinnung, enthalten viele Mitochondrien und Myoglobin und sind daher besonders ausdauernd
- Typ II (Fast-Twitch): kontrahieren schnell, gewinnen Energie überwiegend anaerob, besitzen weniger Mitochondrien und erzeugen kurzfristig hohe Kraft, ermüden aber rasch.

### Herzmuskelgewebe

**Herzmuskelgewebe (histologisch quergestreift)** kommt ausschließlich im Herzen vor. Es ist wie die Skelettmuskulatur quer gestreift, jedoch unwillkürlich – das heißt, es unterliegt nicht der bewussten Steuerung. Herzmuskelzellen (**Kardiomyozyten**) sind durch spezielle **Glanzstreifen** (Interkalarstreifen) miteinander verbunden, die die Übertragung von elektrischen Impulsen und die Synchronisation der Herzkontraktionen ermöglichen, weshalb sie für die rhythmischen **Kontraktionen des Herzens** verantwortlich sind, die das Blut durch den Körper pumpen. Diese Kontraktionen erfolgen kontinuierlich und unwillkürlich, gesteuert durch spezialisierte Herzmuskelzellen im **Sinusknoten**. Herzmuskelzellen sind verzweigt und weisen einen zentralen Zellkern auf. Sie kontrahieren auf die gleiche Art und Weise wie die Skelettmuskulatur, jedoch ist das Herzmuskelgewebe durch die Glanzstreifen hochgradig synchronisiert.

### Glatte Muskulatur

**Glatte Muskulatur (histologisch nicht-quergestreift)** findet sich in den Wänden von Hohlorganen wie Blutgefäßen, Verdauungsorganen, der Blase und den Atemwegen. Diese Muskeln sind unwillkürlich und arbeiten ohne bewusste Kontrolle. Die Muskelzellen sind spindelförmig, kleiner als die der Skelettmuskulatur, sie haben nur einen Zellkern, sind also keine funktionellen Synzytien und haben keine Querstreifung, was ihnen ein glattes Aussehen verleiht. Glatte Muskulatur ist für die **langsamen, unwillkürlichen Bewegungen** der Organe verantwortlich, wie die **Peristaltik** im Verdauungstrakt oder im Urogenitaltrakt oder die Verengung und Erweiterung der Blutgefäße. Sie spielt eine wesentliche Rolle bei der Regulation des **Blutdrucks** und der **Durchblutung.** Die Kontraktionen der glatten Muskelzellen werden durch Signale aus dem **autonomen Nervensystem** (➤ Kap. 4.6) und verschiedenen Hormonen (wie z. B. Oxytocin; ➤ Kap. 4.8.4) ausgelöst.

**MedAT-GEHEIMTIPP** 2025 wurde eine allgemeine einfache Frage zur glatten Muskulatur gestellt.

**DEFINITIONEN** Die **Peristaltik** ist eine lokal synchronisierte wellenförmige Bewegung von schlauchförmigen Organen zum Zwecke des Weitertransports von Substanzen (z. B. Spermien im Eileiter, Nahrungsbrei im Verdauungstrakt oder Urin im Harnleiter).

**VERSTÄNDNIS+** Die Funktionen des Muskelgewebes umfassen weitere Aufgaben. Zum Beispiel wirkt eine höhere Muskelmasse **protektiv** gegenüber der Zuckerkrankheit (Diabetes) sowie vor verschiedenen Arten von Demenzen. Des Weiteren ist das Muskelgewebe für die Produktion von Wärme durch **Muskelzittern** von essenzieller Bedeutung.

**AUS DEM MEDIZINSTUDIUM** Habt ihr bemerkt, dass Männer bereits bei weniger niedrigeren Temperaturen Schüttelfrost bekommen als Frauen? Könnt ihr euch vorstellen, warum das so ist?
Genau – im Schnitt haben **Frauen mehr Fettgewebe als Männer.** Dies führt dazu, dass der Temperaturunterschied von Männern stärker wahrgenommen wird, da sie über weniger isolierendes Fett verfügen. Zudem weisen **Männer** im Durchschnitt eine **höhere Muskelmasse** auf als Frauen. Dadurch produzieren sie mehr Wärme durch ihre Muskeln, als Kälte durch Fett isoliert wird.

**MedAT-GEHEIMTIPP** Da es beim MedAT 2024 geprüft worden ist, stellen wir an diesem Punkt noch den physiologischen Vorgang der **Muskelkontraktion** vor.

#### Muskelfasern und Muskelkontraktion

**Muskelfasern** bestehen aus vielen Myofibrillen, die in Sarkomere unterteilt sind, den funktionellen Einheiten der Kontraktion. Sarkomere enthalten zwei Haupttypen von Filamenten, Aktin- und Myosinfilamente (➤ Abb. 3.9):

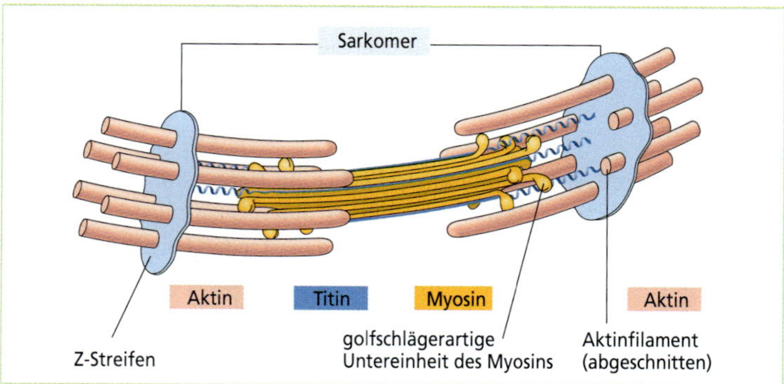


**Abb. 3.9** Sarkomer und Myofilamente. Bei der Muskelkontraktion verkürzt sich das Sarkomer durch Ineinandergleiten der Aktin- und Myosinfilamente. [L190]

- **Aktinfilamente:** Diese dünnen Filamente bestehen aus dem Protein Aktin und sind an den Z-Scheiben befestigt, wobei das Protein **Tropomyosin** in den Rillen der Aktinfilamente liegt und in Ruhe die Bindungsstellen für Myosin blockiert.
- **Myosinfilamente:** Dicke Filamente aus Myosin, die über Köpfe, welche im Ausgangszustand **ATP gebunden** haben, mit Aktin binden und die Kontraktion unter Abspaltung von ATP zu ADP ermöglichen.
- **Troponin:** Der Troponin-Komplex bindet an Tropomyosin und Aktin und reguliert die Kontraktion, indem es nach einer Kalziumbindung Tropomyosin von den Bindungsstellen für Myosin wegbewegt.

Die Z-Scheiben (Z-Streifen) markieren die **Grenzen des Sarkomers,** während die M-Linie die Myofilamente verankert (➤ Abb. 3.9). Die Überlappung von Aktin und Myosin wird als A-Bande bezeichnet.

Und so läuft eine Muskelkontraktion ab (➤ Abb. 3.10, ➤ Abb. 3.11):

1. Im Ruhestand ist eine Bindung von Myosin an Aktin nicht möglich, da sie durch **Tropomyosin und Troponin** verhindert wird.
2. Nerven und Muskeln sind anhand der **elektromechanischen Kopplung** miteinander verbunden. Wird eine Muskelzelle durch eine Nervenzelle gereizt, so strömt Kalzium aus dem sarkoplasmatischen Retikulum in das Sarkolemm und bindet an Troponin.

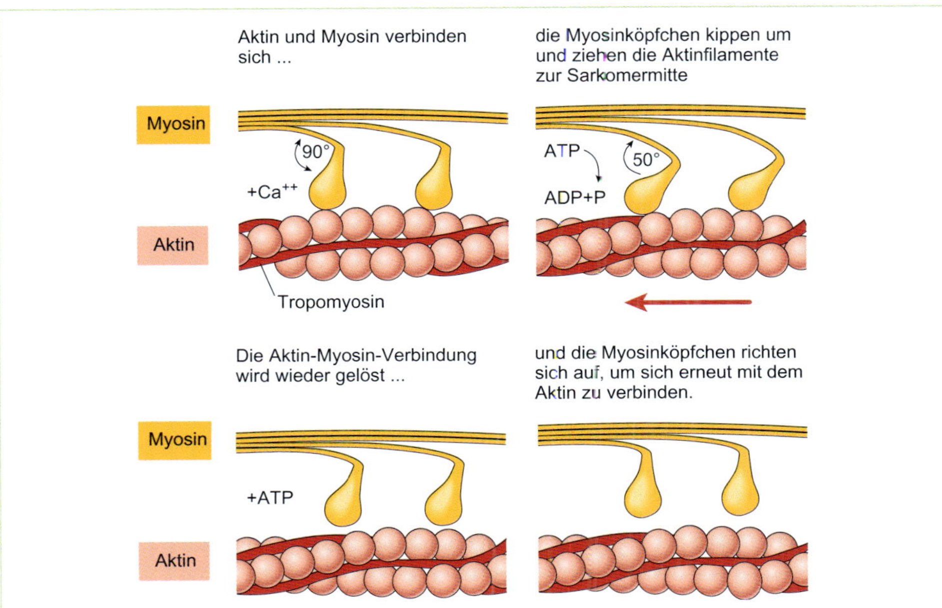


**Abb. 3.10** Gleitfilamenttheorie der Muskelkontraktion und -erschlaffung [L190]

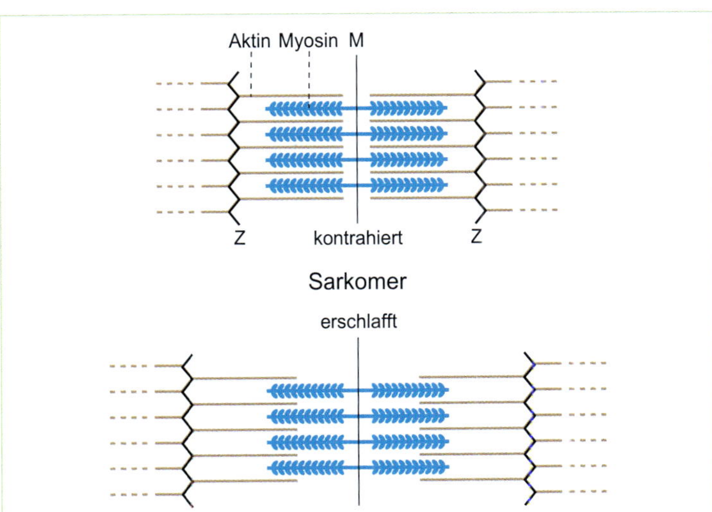


**Abb. 3.11** Gleitfilament-Mechanismus – Muskelkontraktion. (a) Vor Übertragung eines Aktionspotenzials gibt es keine Querbrückenverbindung zwischen Aktin und Myosin. (b) Sobald die aktiven Stellen freiliegen und Myosinköpfe an Aktin binden, erfolgt ein „Ruderschlag" (power stroke). Mit einer synchronisierten Bewegung der Myosinköpfe ziehen sich die Sarkomerenden zusammen, der Muskel kontrahiert. (c) ATP liefert die nötige Energie, damit sich die Myosinköpfe lösen (loslassen) und für den nächsten „Ruderschlag" positionieren können. [L141]

3. Die Bindung von Kalzium an Troponin bewirkt, dass die **Bindungsstellen** von Tropomyosin auf Aktin **freigegeben** werden.
4. Jetzt erfolgt unter ATP-Abspaltung eine **Bindung des Myosins an Aktin,** wodurch die Bildung von **Querbrücken** initiiert wird.
5. Infolgedessen kommt es zu einer Verschiebung (einem Gleiten) von Aktin, was eine **Verkürzung** des Sarkomers zur Folge hat.
6. Die Freisetzung des Myosins von Aktin und die Rückführung des Myosinkopfes erfolgt durch die erneute **Bindung von umliegenden ATP** an Myosin.
7. Dieser Prozess **wiederholt** sich, solange Kalzium und ATP vorhanden sind.

### 3.3.4 Nervengewebe

Elektrische Impulse, chemische Kommunikation und extreme Komplexität. Das alles sind Begriffe, mit denen wir das Nervensystem (➤ Kap. 4.6) beschreiben können. Doch in diesem Unterkapitel wollen wir nicht das gesamte Nervensystem behandeln, sondern die Einordnung seiner Bestandteile (Nervengewebe) im gesamten Gewebe.

Metaphorisch gesprochen, verhalten sich unsere Gewebetypen wie ein großes Orchester. Jeder Einzelne kann seine Aufgabe noch so gut erfüllen, doch ohne eine adäquate Koordination der Musiker wird das Zusammenspiel niemals eine Symphonie hervorbringen. Der Dirigent unserer Gewebe ist das Nervensystem. Es gewährleistet die Steuerung und Kommunikation der Gewebe.

Damit kommen wir zu der elektrisch erregbaren Nervenzelle. Das Nervengewebe ist das Bauelement des Nervensystems (➤ Kap. 4.6.12), entsteht aus dem **Ektoderm** (mit Ausnahme von Mikroglia) und besteht aus zwei Komponenten:

- **Nervenzellen (Neuronen)**
- **Gliazellen (Stützzellen)**

#### Nervenzellen

Die Hauptaufgabe der Neurone ist vorwiegend die **Aufnahme und Weiterleitung von Reizen,** welche durch ihren spezifischen Aufbau erleichtert wird. Jedoch fehlen diesen Zellen grundlegende Eigenschaften wie eine eigenständige Ernährung oder die Teilungsfähigkeit nach der Geburt (den meisten zumindest).

**AUS DEM MEDIZINSTUDIUM** Warum schreiben wir *den meisten?* Weil es wenige Hirnstrukturen gibt, in der *Neurogenese* betrieben wird, in der also Nervenzellen sich teilen und neu entstehen. Diese Strukturen sind der sogenannte **Hippocampus** (➤ Kap. 4.6.11), in dem Erinnerungen aus dem Kurzzeit- in das Langzeitgedächtnis überführt werden, sowie die **periventrikulären Anteile des Plexus choroideus.**

Das menschliche Gehirn umfasst ca. 100 Milliarden **Neurone.** Sie alle sind über spezifische Zellkontakte, die **Synapsen,** miteinander verbunden. Auf diese Weise bilden sich differenzierte Neuronenketten oder -kreise, die aber alle einen einheitlichen Zellbauplan besitzen.

Die Nervenzelle besteht grob aus drei Abschnitten (➤ Abb. 3.12):

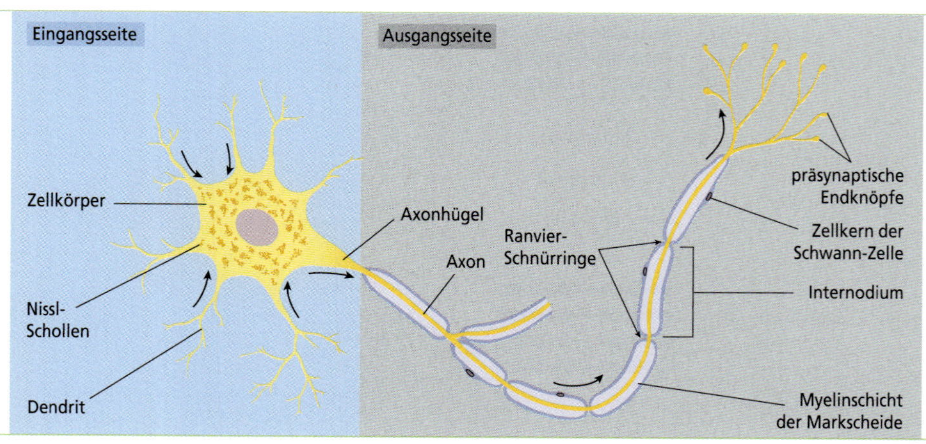


**Abb. 3.12** Aufbau eines Neurons. Die linke, hellblau unterlegte Bildhälfte stellt die „Eingangsseite" des Neurons dar, wo Informationen aufgenommen werden. Die rechte, grau hinterlegte Bildhälfte ist die „Ausgangsseite", die Informationen fortleitet – zu anderen Nerven-, Drüsen- oder Muskelzellen. Die Pfeile geben die Richtung der Erregungsleitung von den Dendriten über den Zellkörper zum Axon an. [L190]

- **Dendriten**
- **Zellleib** (Soma oder Perikaryon)
- **Axon** (Neurit)

Das Soma des Neurons hat ein paar Unterschiede zu anderen Zellen. Seine endoplasmatischen Retikula mit Ribosomen werden **Nissl-Schollen** genannt. Außerdem besitzt er einen **Axonhügel,** an dem das sogenannte Aktionspotenzial (➤ Kap. 4.6.3) gebildet wird, in dem aber keine Nissl-Schollen vorzufinden sind. Es gibt verschiedene morphologische Formen von Nervenzellen, die wir hier der Vollständigkeit halber vorstellen möchten (➤ Abb. 3.13):

- **Unipolare Neuronen:** Besitzen einen einzigen Fortsatz, der sowohl dendritische als auch axonale Funktionen übernimmt. Beim Menschen selten, häufiger bei Wirbellosen.
- **Bipolare Neuronen:** Verfügen über zwei Fortsätze – einen Dendriten und ein Axon.
- **Pseudounipolare Neuronen:** Haben einen Fortsatz, der sich in zwei Äste teilt, um Signale von der Peripherie zum Rückenmark oder Gehirn zu leiten.
- **Multipolare Neuronen:** Die häufigste Form im menschlichen Nervensystem mit einem Axon und mehreren Dendriten, wodurch sie Signale von vielen anderen Neuronen empfangen können.

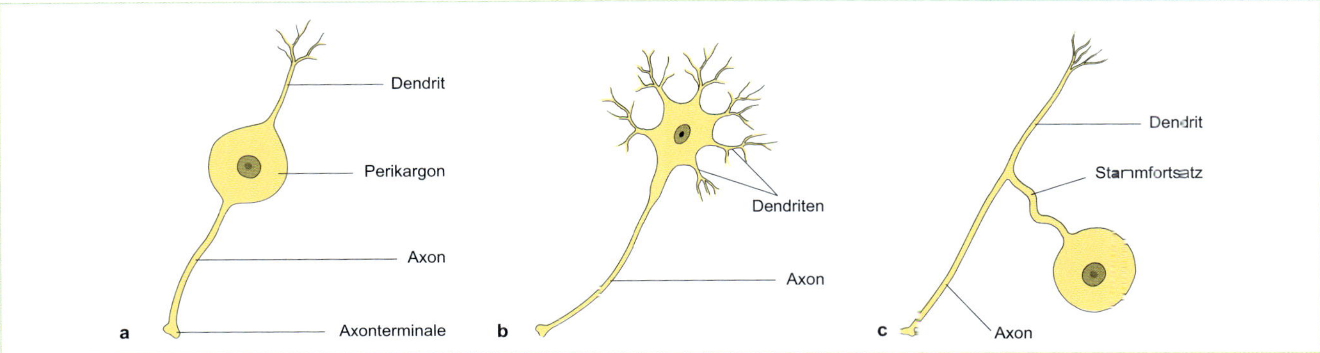


**Abb. 3.13** Arten von Nervenzellen (Morphologie): (a) unipolar/pseudounipolar, (b) multipolar, (c) bipolar. [L190]

Auf das Thema der Reizweiterleitung wird im ➤ Kap. 4.6.4 näher eingegangen, jedoch streifen wir hier ein paar der Themengebiete (➤ Abb. 3.14).

Ein Nervenimpuls wird mithilfe spezifischer **Neurotransmitter** (chemische Botenstoffe) von der Synapse über zahlreiche baumartige Fortsätze (Dendriten) empfangen. Der Reiz läuft über diese Verästelungen zum Perikaryon, also dem Zellkörper, von welchem er durch einen langgezogenen Ausläufer, dem Axon, weitergeleitet wird. Für sehr schnelle Nervenzellen ist die **myelinisierte Markscheide** mit ihren Unterbrechungen, den **„Ranvierschen Schnürringen"**, charakteristisch. Das Myelin besteht aus Proteinen sowie Lipiden und verhält sich wie eine Isolierung um das Axon. Das entstandene Aktionspotenzial kann so von Schnürring zu Schnürring „hüpfen" und so schneller zu nachfolgenden Neuronen oder direkt über die motorische Endplatte zu einer Muskelfaser gelangen.

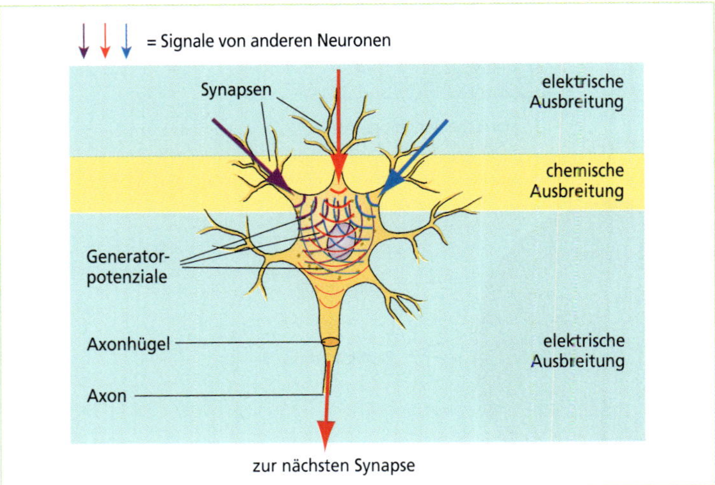


**Abb. 3.14** Erregungsweiterleitung. Die am Axon elektrisch fortgeleitete Erregung wird an der Synapse chemisch übertragen. An der Membran des nachgeschalteten Neurons werden die eingegangenen Informationen zunächst als Generator- und dann als Aktionspotenzial wieder elektrisch weitergeleitet. [L190]

## Gliazellen

Die Gesamtheit aller Gliazellen bezeichnet man als **Neuroglia.** Sie kommen im zentralen Nervensystem zehnmal häufiger vor als Nervenzellen und sind für unsere Neuronen unentbehrlich, da sie nicht nur eine **Ernährungs- und Stützfunktion** haben, sondern auch **elektrisch isolieren** und **Angriffe von Erregern abwehren.** Sie können sich zeitlebens teilen und ersetzen zugrunde gegangene Nervenzellen mit einer **Glianarbe.**
Im peripheren Nervensystem werden die Gliazellen, welche für die Myelinscheide der Axone verantwortlich sind, **Schwann-Zellen** genannt, im zentralen Nervensystem dagegen **Oligodendrozyten**. Das Axon mitsamt seiner Hülle aus Gliazellen nennen wir **Nervenfaser,** infolgedessen ist ein Bündel von Axonen (Faszikeln) in seiner Gesamtheit mit Blut- und Lymphgefäßen ein **Nerv** (➤ Abb. 3.15, ➤ Abb. 3.16).

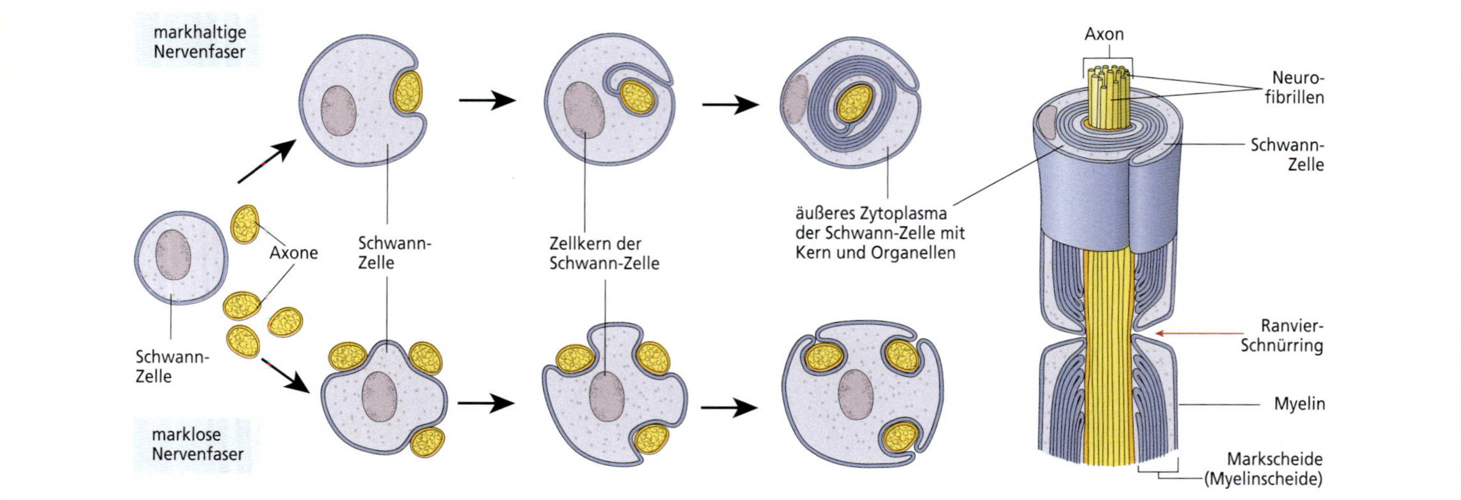


**Abb. 3.15** *Links:* Entwicklung einer marklosen und einer markhaltigen Nervenfaser. Bei markhaltigen Nervenfasern legt sich die Schwann-Zelle an das Axon an, umwickelt es und bildet durch mehrere Lagen ihrer Zellmembran die Myelinschicht. Bei marklosen Nervenfasern hingegen werden mehrere Axone von einer Schwann-Zelle umflossen, eine Myelinscheide bildet sich nicht. *Rechts:* Längsschnitt durch eine markhaltige Nervenfaser. [L190]

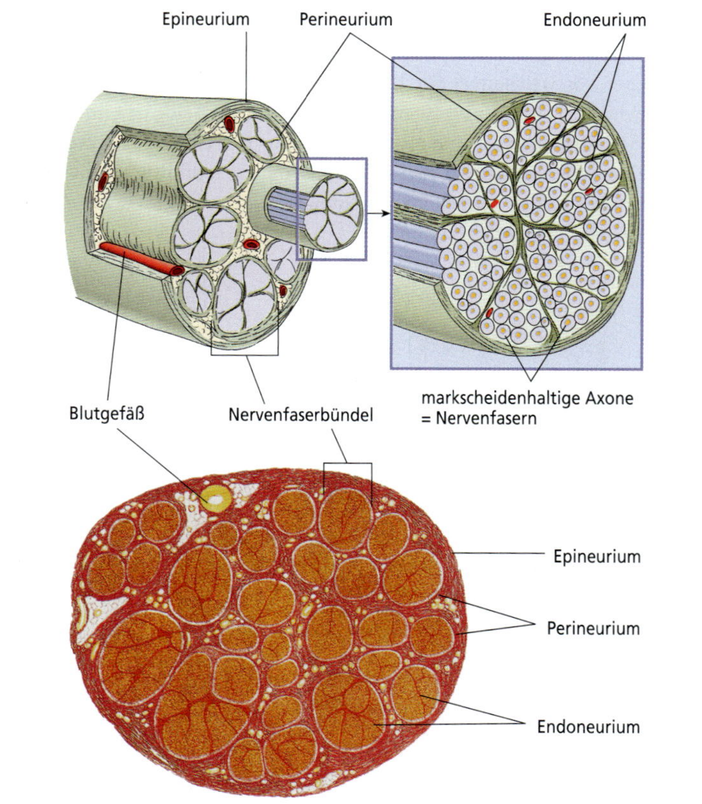


**Abb. 3.16** Aufbau eines größeren Nervs und seiner Hüllstrukturen. *Oben:* Schemazeichnung. *Unten:* Lichtmikroskopisches Bild (die fetthaltigen Markscheiden erscheinen hier gelb). [M375, L190]

**AUS DEM MEDIZINSTUDIUM** Obwohl Neurone postnatal nicht zu weiterer Vermehrung fähig sind, wurden bei adulten Menschen dennoch **neurale Stammzellen** gefunden. In vitro differenzieren sich diese zwar zu jungen Neuronen, dennoch wurden nur bei Tierversuchen erfolgreiche Ergebnisse erzielt. Die Forschung hofft hier auf einen neuen Therapieansatz für neurodegenerative Erkrankungen, doch steckt dies leider noch in den „Kinderschuhen". Infolgedessen heißt es in der praktischen Medizin immer noch, dass einmal zugrunde gegangene Nervenzellen nicht einfach durch neue ersetzt werden können.

**Gliazellen** sind in unserem Organismus in unterschiedlicher Form und Größe zahlreich vertreten:

Peripheres Nervensystem (PNS)

- **Schwann-Zellen:**
  **Funktion:** Schwann-Zellen sind für die **Myelinbildung** im **PNS** verantwortlich. Myelin ist eine fetthaltige Schicht, die die Axone der Nervenzellen umgibt und die Weiterleitung von elektrischen Impulsen beschleunigt. Jede Schwann-Zelle umhüllt ein einziges Axonsegment, was zur schnellen und effizienten Signalübertragung beiträgt.
- **Mantelzellen (Satellitenzellen):**
  **Funktion:** Mantelzellen umhüllen die Zellkörper von **Ganglienzellen** (Nervenzellen des PNS) und unterstützen diese durch Schutz und Nährstoffversorgung. Sie tragen zur Regulierung der Mikroumgebung der Nervenzellen bei und sind an der Reparatur von Nervengewebe beteiligt.

Zentrales Nervensystem (ZNS) (> Abb. 3.17)

- **Oligodendrozyten:**
  **Funktion:** Oligodendrozyten bilden im **ZNS** das **Myelin,** ähnlich wie die Schwann-Zellen im PNS. Im Gegensatz zu den Schwann-Zellen kann jedoch ein einzelner Oligodendrozyt mehrere Axone gleichzeitig umhüllen, was zur effizienten Isolierung und Beschleunigung der elektrischen Signalweiterleitung führt.
- **Astrozyten:**
  **Funktion:** Astrozyten übernehmen eine **Stützfunktion** im ZNS und sind an vielen weiteren Prozessen beteiligt, wie der **Blut-Hirn-Schranke,** der Versorgung von Neuronen mit Nährstoffen und der Regulation des Ionenmilieus. Sie spielen auch eine Rolle in der Narbenbildung nach Verletzungen des Gehirns oder Rückenmarks.

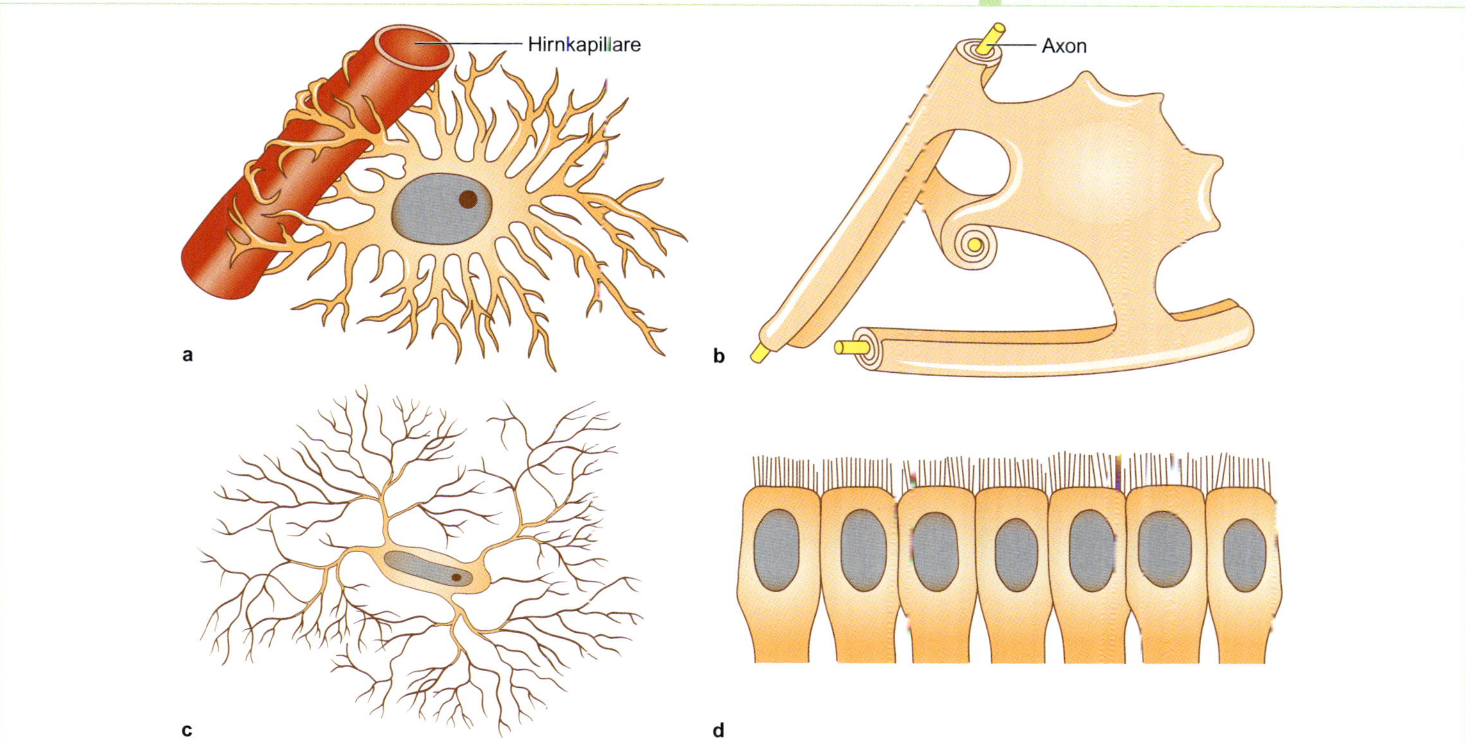


**Abb. 3.17** Gliazellen des Zentralnervensystems. (a) Astrozyt (hier: protoplasmatischer Astrozyt; umgreift mit seinen Fortsätzen eine Hirnkapillare), (b) Oligodendrozyt (bildet mit seinen Fortsätzen Markscheiden um Axone), (c) Mikroglia (spezielle Form von Makrophagen), (d) Ependymzellen [T873, L126]

- **Ependymzellen:**
  **Funktion:** Ependymzellen gehören ebenfalls zu den Glia und kleiden die **inneren Liquorräume** (Ventrikel) des Gehirns und den Zentralkanal des Rückenmarks aus. Sie sind beteiligt an der Zirkulation und Produktion von **Liquor cerebrospinalis,** der das Gehirn und das Rückenmark schützt und nährt.
- **Mikrogliazellen:**
  **Funktion:** Mikrogliazellen sind die **Makrophagen** des ZNS. Sie sind die wichtigsten Immunzellen des Gehirns und spielen eine zentrale Rolle bei der **Immunabwehr** und dem Abbau von Zelltrümmern. Mikrogliazellen überwachen die Umgebung des Gehirns auf Entzündungen und Infektionen und reagieren schnell auf Verletzungen und Antigene. Sie stammen im Gegensatz zum restlichen ZNS aus dem **Mesoderm.**
- **Zellen des Plexus choroideus:**
  **Funktion:** Diese spezialisierten Zellen sind für die **Liquorproduktion** verantwortlich. Der Liquor, auch Gehirn-Rückenmarks-Flüssigkeit genannt, wird im Plexus choroideus produziert und dient als Schutz- und Nährflüssigkeit, die das Gehirn vor mechanischen Schäden schützt und Abfallstoffe abtransportiert.

KAPITEL

# 4 Makro- und mikroskopische Anatomie und Physiologie des menschlichen Körpers

Deniz Tafrali, Sinan Barus, Lena Dax,
Alexander Schöllkopf

## 4.1 Einführung

*Deniz Tafrali*

Für ein grundlegendes Verständnis bietet es sich an, den Körper hierarchisch von seinen größten bis zu seinen kleineren Teilen abzuarbeiten.
Wir können einen Menschen zunächst in **Stamm** und **Extremitäten** einteilen. Der Stamm besteht aus **Kopf, Hals und Rumpf,** die Extremitäten aus **oberer und unterer Extremität** (➤ Abb. 4.1).
Wenn man den Kopf und den Hals außen vorlässt, kann man mit dem Rumpf weitermachen. Dieser besteht aus **Thorax (Brust), Abdomen (Bauch)** und **Pelvis (Becken).** Der Thorax wird vom Abdomen **durch das Zwerchfell getrennt** und enthält als größere Organe das **Herz** und die **Lungen.** Das Abdomen beinhaltet den Großteil des **Verdauungstraktes** sowie die **Nieren.** Im weiblichen Becken befindet sich die **Gebärmutter,** im männlichen und weiblichen Becken **Teile des Harnleiters** und der **Enddarm.**
Durch die oberflächliche Betrachtung des anatomischen Baus des menschlichen Körpers haben wir nun einen **makroskopischen Überblick** gewonnen, den wir im Laufe der nächsten Kapitel vertiefen wollen, um uns anschließend jeweils mit der mikroskopischen Anatomie und schlussendlich der Physiologie zu beschäftigen.

**MedAT-Stichwort**
Der menschliche Körper
Grundlagen der mikroskopischen und makroskopischen Anatomie und Physiologie

**MedAT-Stichwort**
Organ- und Struktursysteme

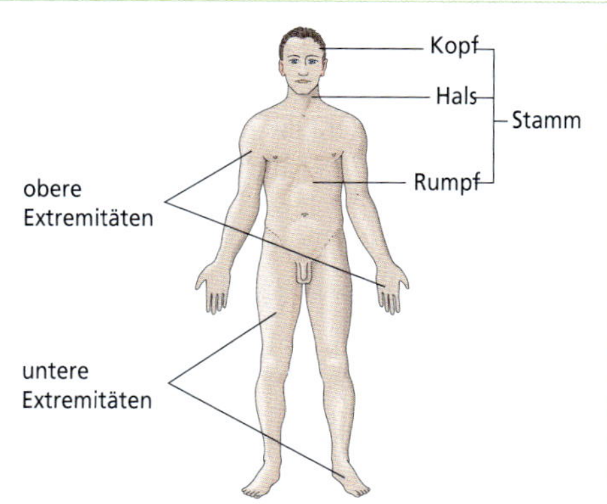


**Abb. 4.1** Die verschiedenen Körperabschnitte [L190]

**VIDEO: Anatomie und Organisation des Körpers**

https://www.elsevier.com/books-and-journals/book-companion/9783437412592

**VERSTÄNDNIS⁺** Eine wichtige Sache vorab. In der Medizin betrachtet man Präparate immer so, als würde man sie von vorne anschauen, beschreibt sie aber, als würde man sich in sie hineinversetzen – also seitenverkehrt.
Das bedeutet, dass ihr das anatomische Schaubild, den Kadaver oder die Zeichnung immer so betrachtet, dass er euch gegenübersteht. Euer „Links" im Bild ist also „Rechts".
Ein konkretes Beispiel zeigen wir euch anhand ➤ Abb. 4.1. Wir sehen **von unserem Betrachtungspunkt** aus, dass der Begriff „obere Extremitäten" in dieser Abbildung **links der Person** steht. Wenn man aber medizinisch über das Bild spricht, sagt man, dass **„obere Extremitäten" rechts der Person** steht, da man sich in seine Lage versetzt bzw. alles vom Blickpunkt des Objekts und nicht des Betrachters beschreibt.

**Notizen**

**MedAT-Stichwort**
Verdauungssystem
Anteile: Mund, Speiseröhre, Magen-Darm-Kanal
Anhangsdrüsen: Leber, Gallenblase, Bauchspeicheldrüse

**VIDEO: Das Verdauungssystem**

https://www.elsevier.com/books-and-journals/book-companion/9783437412592

## 4.2 Gastrointestinaltrakt

*Sinan Barus, Deniz Tafrali*

Beginnen wir mit dem Verdauungstrakt.

**VERSTÄNDNIS+** „Gaster" ist der lateinische Begriff für „Magen", während „Intestinum" für „Darm" steht. Daraus ergibt sich: Gastrointestinaltrakt = Magen-Darm-Trakt = Verdauungstrakt.

In diesem Unterkapitel werden wir den gesamten Verdauungstrakt Schritt für Schritt durchgehen – vom oberen Eingang (**Mundhöhle**) bis zum unteren Ausgang (**Anus**) – und dabei der Reihenfolge der Nahrungsverarbeitung folgen. Es ist wichtig zu verstehen, dass der Verdauungstrakt im Grunde ein langer, durchgehender Schlauch ist, der vom Mund bis zum Anus verläuft. Für das allgemeine Verständnis lässt sich außerdem sagen, dass der Innenraum des Gastrointestinaltraktes funktionell betrachtet außerhalb des Körpers liegt.

**VERSTÄNDNIS+** Eigentlich verrückt, wenn man darüber nachdenkt: Jeden Tag nehmen wir Nahrung zu uns, ohne genau zu wissen, woher sie stammt, was sie alles enthält und ob möglicherweise schädliche Bestandteile dabei sind. Dennoch ist diese lebensnotwendige Tätigkeit ein zentraler Bestandteil unseres Alltags. Die Tatsache, dass sich hinter einem so gewöhnlichen Vorgang so viele spannende und komplexe Prozesse verbergen, sollte uns beim Durcharbeiten der nächsten Unterkapitel als Motivation dienen.

Zunächst ein paar allgemeine Infos zum Gastrointestinaltrakt: Die Verdauungsorgane oberhalb des Zwerchfells umfassen die Mundhöhle mit ihren **Speicheldrüsen,** den **Gaumen,** den **Rachen** mit seinen lymphatischen Organen (wie dem Waldeyer'schen Rachenring, umgangssprachlich auch Mandeln genannt) sowie die **Speiseröhre.**

Unterhalb des Zwerchfells befinden sich der **Magen,** der **Dünndarm** und der **Dickdarm.** Weitere wichtige Organe sind die **Leber,** die **Bauchspeicheldrüse** und die **Gallenblase.** Der gesamte Verdauungstrakt ist mit einer Ring- und Längsmuskelschicht ausgestattet, die durch wellenförmige Kontraktionen (Peristaltik) den Nahrungsbrei in Richtung Anus transportiert.

Da es schwer vorstellbar ist, wie sich ein 9 m langer Verdauungsschlauch im Bauchraum organisiert, machen wir ein Gedankenexperiment: Stellt euch den Bauchraum zunächst als leeren Raum vor, der von einer hauchdünnen Schicht spezieller Haut ausgekleidet ist. Diese Haut besteht aus zwei Schichten: einem **Mesothel** (spezialisiertes Epithel) und einem Bindegewebsblatt. Diese Struktur nennt man **Peritoneum.**

Unser vereinfachtes Bild des Bauchraums ist jedoch noch unvollständig – der Verdauungstrakt muss sich durch den Raum ziehen. Um dies zu vereinfachen, stellen wir uns das Verdauungsrohr senkrecht von oben nach unten verlaufend vor. Allerdings „schwebt" der Darm nicht frei im Bauchraum, sondern ist an der Bauchwand befestigt.

**Wie funktioniert diese Befestigung?**

Das gesamte Verdauungsrohr und alle Bauchorgane sind ebenfalls von einer Doppelschicht aus Mesothel und Bindegewebe umgeben – dem **Peritoneum.**

**MedAT-GEHEIMTIPP** Welche anatomische Struktur trennt die Brust- von der Bauchhöhle? Antwort: Das Zwerchfell.

**AUS DEM MEDIZINSTUDIUM** Das Peritoneum, das die Innenseite des Bauchraums auskleidet, wird als **Peritoneum parietale** bezeichnet. Die Schicht, die die Bauchorgane (einschließlich des Darmschlauchs) von außen umhüllt, nennt man **Peritoneum viscerale.**

Der Darm ist durch das bisher beschriebene Peritoneum zwar **umhüllt,** aber noch nicht an der Bauchwand befestigt. Die Verbindung zur Bauchwand entsteht dadurch, dass sich das Peritoneum der Bauchwand mit dem Peritoneum des Darmschlauchs verbindet. Diese Verbindung, die ebenfalls aus den beiden zuvor genannten Blättern besteht, wird als **Mesenterium** bezeichnet.

**DEFINITIONEN** **Serosa** ist die äußere Schicht von Organen in der Bauchhöhle, bestehend aus einem Mesothel und dünner Bindegewebsschicht, die eine glatte, gleitfähige Oberfläche bildet.
**Adventitia** ist eine äußere Bindegewebsschicht, die Organe mit ihrer Umgebung verbindet und hauptsächlich in Regionen außerhalb der Bauchhöhle vorkommt.

In der Realität ist der Bauchraum jedoch wesentlich komplexer organisiert, als es unser Gedankenexperiment suggeriert. Eine realistischere Anordnung im Bauchraum ist in ➤ Abb. 4.2 und ➤ Abb. 4.3 dargestellt.

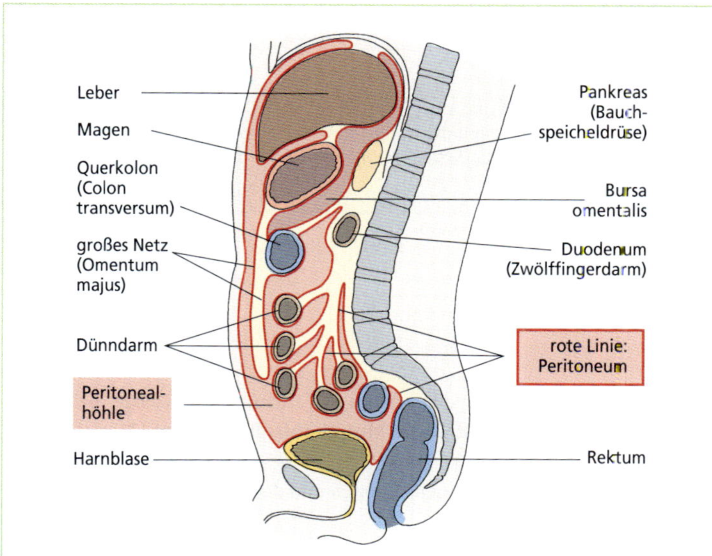


**Abb. 4.2** Peritoneum an Bauchwand und auf den Organen sowie Mesenterien, die beide verbinden [L190]

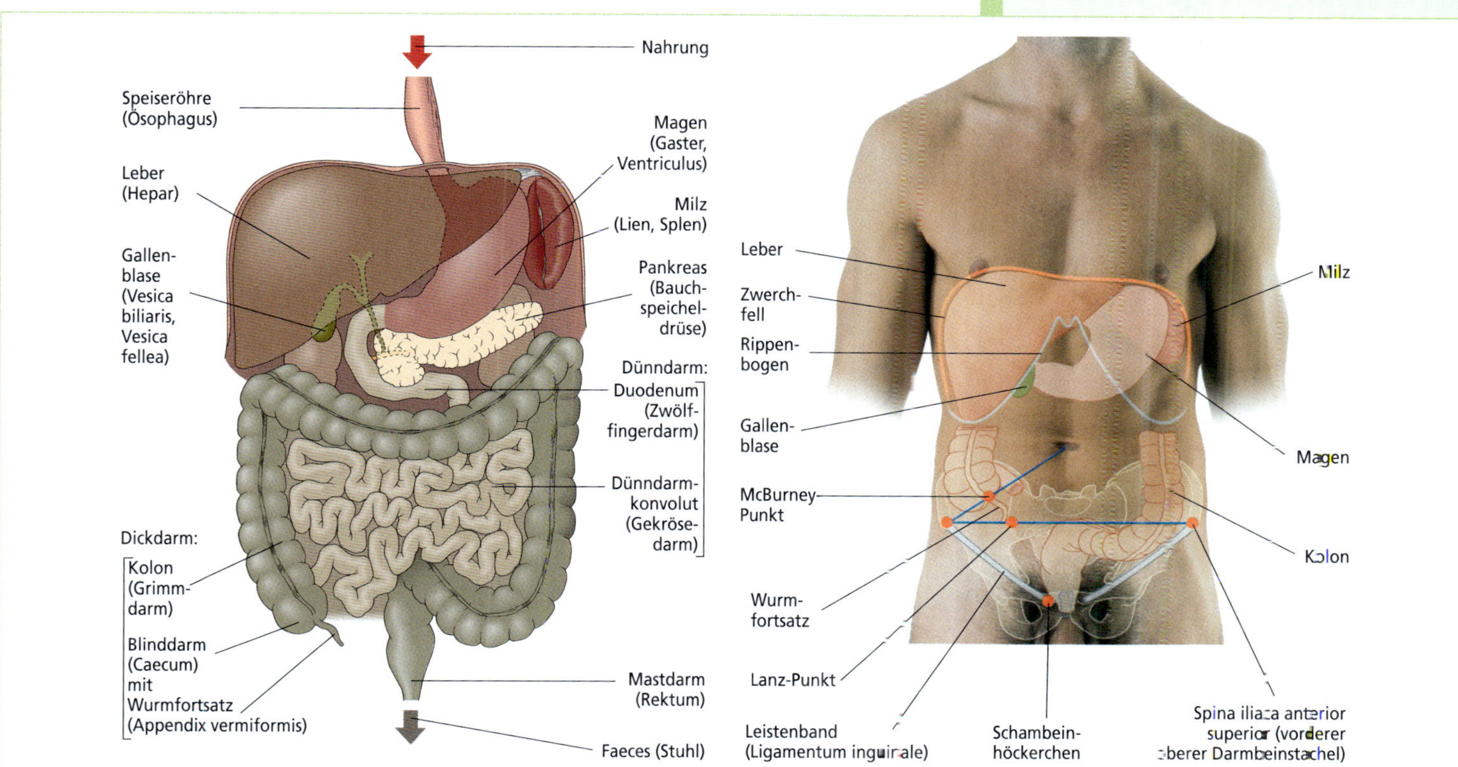


**Abb. 4.3** *Links:* Übersicht über die Verdauungsorgane (vereinfachte Darstellung). *Rechts:* Projektion von Leber, Magen, Milz und Teilen des Dickdarms auf die vordere Bauchwand [E402, L190]

Nicht alle Bauchorgane sind so flexibel organisiert, wie es in ➢ Abb. 4.3 erscheinen mag – einige haben feste Positionen im Bauchraum:

- Die Leber befindet sich immer im rechten Oberbauch.
- Die Milz sowie der Magen liegen im linken Oberbauch.
- Der Zwölffingerdarm, der dem Magen nachgeschaltet ist, befindet sich im rechten Oberbauch.
- Der Blinddarm (Appendix) ist stets im rechten Unterbauch zu finden.
- Die Bauchspeicheldrüse (Pankreas) liegt immer hinter dem Magen, leicht nach unten versetzt.

**MedAT-GEHEIMTIPP** Schon einmal gefragt: Wo befindet sich der Blinddarm **gewöhnlich?** Im rechten Unterbauch!
Ebenfalls beliebt: Eigenschaften der glatten Muskulatur des Darms.

**AUS DEM MEDIZINSTUDIUM** Beim **Situs inversus** sind die Lokalisationen der inneren Organe spiegelbildlich angeordnet: Die Leber befindet sich auf der linken Seite, der Magen auf der rechten Seite und die Herzspitze zeigt nach rechts.

## 4.2.1 Makroskopische Anatomie

*Sinan Barus*

### Mundhöhle

Die Mundhöhle ist ein beidseitig offener Raum, der wichtige Verdauungswerkzeuge beherbergt (➢ Abb. 4.4). Sie wird in den **Mundhöhlenvorhof** und den **Mundhöhlenhauptraum** (Mundhöhle im engeren Sinne) unterteilt.

Der Mundhöhlenvorhof befindet sich zwischen den Wangen, Lippen und den Zähnen. Der Mundhöhlenhauptraum ist durch folgende Strukturen begrenzt:

- Oben: Harter und weicher Gaumen
- Unten: Unterseite der Zunge und die Mundbodenmuskulatur (Muskelplatte zwischen den Unterkieferästen)
- Seitlich: Zahnreihen von Ober- und Unterkiefer
- Hinten: Übergang zum Rachen
- Vorne: Schneide- und Eckzähne (von hinten betrachtet)

**MedAT-GEHEIMTIPP** Bereits zweimal gefragt (zuletzt 2024): Wann bildet sich der Zahnschmelz beim Embryo? Um die 10. SSW.

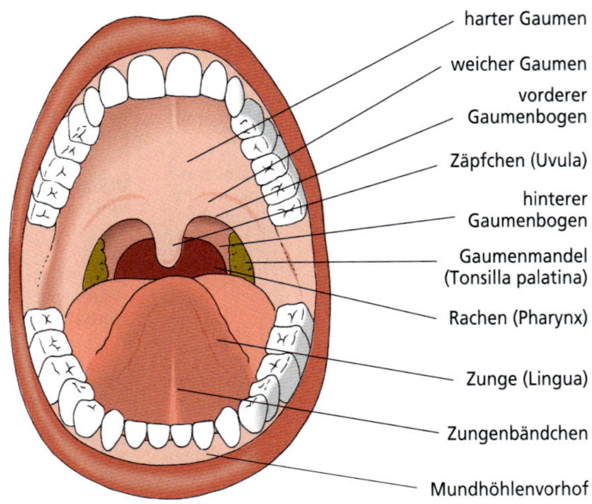


**Abb. 4.4** Blick in die Mundhöhle [L190]

Notizen

## Zunge

Die **Zunge** (Lingua) ist ein mit Schleimhaut überzogener Muskelkörper und erfüllt mehrere wichtige Funktionen:

- Unterstützt die Kau- und Saugbewegungen
- Leitet das Schlucken ein
- Dient dem Geschmacks- und Tastempfinden
- Hat eine wichtige Rolle bei der Lautbildung während des Sprechens

Der hintere Teil der Zunge, die **Zungenwurzel** (Zungengrund), ist fest mit dem Mundboden verwachsen, während der Zungenkörper und die Zungenspitze **frei beweglich** sind. Auf der Zungenunterseite befindet sich das **Zungenbändchen,** das die Zunge am Mundboden fixiert.

## Gaumen

Der Gaumen bildet das **Dach der Mundhöhle** und gleichzeitig den Boden der Nasenhöhle. Seine Funktionen umfassen:

- Trennung der Mund- und Nasenhöhle
- Widerlager der Zunge beim Sprechen
- Verschluss des kranialen Rachenraums beim Schlucken
- Ermöglicht korrektes Sprechen (ohne den Gaumenschluss lassen sich Buchstaben wie i, k und ch nicht aussprechen)

Man unterscheidet den vorderen, **harten Gaumen** vom hinteren, **weichen Gaumen.**

Der harte Gaumen besteht aus den **Gaumenfortsätzen** des Oberkieferknochens und den dahinterliegenden **Gaumenbeinen** (➤ Abb. 4.5). Direkt dahinter schließt sich der weiche Gaumen an, der als Sehnen-Muskel-Platte sowohl am Knochen des harten Gaumens als auch an der Schädelbasis befestigt ist. Da der weiche Gaumen im Bogen bis zum Zungengrund verläuft, wird er auch Gaumensegel genannt. Im Zentrum dieses Gaumensegels liegt das **Zäpfchen** (Uvula).

An den seitlichen Rändern des weichen Gaumens (Palatum molle) befinden sich zwei Schleimhautfalten, die zur Zungenwurzel und zur seitlichen Rachenwand führen. Diese Falten werden als **vorderer Gaumenbogen** und **hinterer Gaumenbogen** bezeichnet. Zwischen diesen beiden Bögen befinden sich rechts und links die **Gaumenmandeln.**

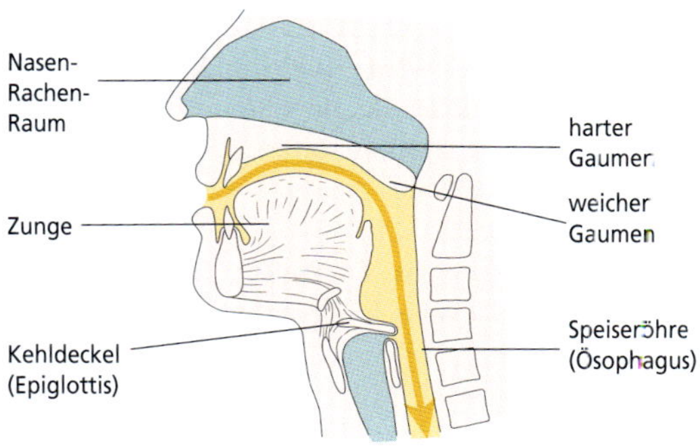


**Abb. 4.5** Harter Gaumen und weicher Gaumen [L190]

## Rachen

Der **Rachen** (Pharynx) ist ein Schleimhaut-Muskel-Schlauch, der oben an der Schädelbasis befestigt ist und unten in die Speiseröhre übergeht. Der Rachen lässt sich in drei Abschnitte unterteilen:

- Nasopharynx (**Nasenrachen**)
- Oropharynx (**Mundrachen**)
- Laryngopharynx (**Kehlkopfrachen**)

Der **Rachen** (Pharynx) verbindet sowohl die **Mundhöhle** mit der **Speiseröhre** als auch die **Nase** mit der **Trachea** (Luftröhre) (➤ Abb. 4.6). Im Oropharynx kreuzen sich der Atemweg und der Speiseweg. In diesem Abschnitt finden zeitlich genau abgestimmte Bewegungen statt, die vor allem mit dem Schluckvorgang zusammenhängen. Ihr Ziel ist es, die Luftröhre vor dem Eindringen von Fremdkörpern zu schützen und einen sicheren Übergang der Nahrung in die Speiseröhre zu gewährleisten.

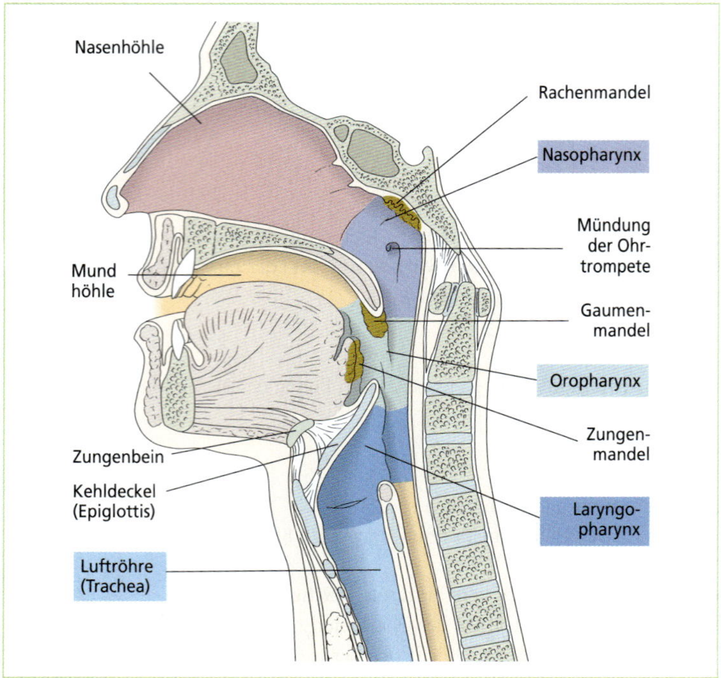


**Abb. 4.6** Der Anfang des Verdauungstrakts im Verlauf, beginnend bei der Mundhöhle über den Oropharynx und Laryngopharynx zur Speiseröhre (nicht gekennzeichnet) [L190]

## Speiseröhre

Die **Speiseröhre** (Ösophagus) ist ein **etwa 25 cm langer, elastischer Muskelschlauch** beim Erwachsenen, der den Nahrungsbrei vom Rachen in den Magen befördert und somit die Verbindung zwischen diesen beiden Strukturen herstellt.

Die Speiseröhre beginnt hinter dem Kehldeckel und verläuft hinter dem Ringknorpel des Kehlkopfs in Höhe des sechsten Halswirbels weiter nach unten. Von dort aus passiert sie die Luftröhre und tritt schließlich durch das Zwerchfell hindurch. Im Bauchraum geht sie dann nahtlos in den Magen über.

Die Speiseröhre passt sich sehr flexibel an den transportierten Nahrungsbrei an. Des Weiteren gibt es drei Bereiche, die als die **drei physiologischen Engstellen** der Speiseröhre bezeichnet werden (➤ Abb. 4.7):

- **Ringknorpelenge:** In Höhe des Ringknorpels des Kehlkopfs
- **Aortenenge:** Dort, wo die Aorta die Speiseröhre kreuzt
- **Zwerchfellenge:** Beim Durchtritt der Speiseröhre durch das Zwerchfell

Diese Engstellen sind anatomisch bedingt und können klinisch relevant werden, z. B. bei Verschlucken oder bei der Passage von Speiseröhreninstrumenten.

## Magen

Der Magen ist anatomisch in drei Hauptteile unterteilt (➤ Abb. 4.8):

1. Fundus
2. Korpus
3. Antrum

Der Mageneingang wird **Kardia** genannt. Außerdem unterscheidet man zwischen der **kleinen Kurvatur** (an der konkaven, rechten Seite des Magens) und der **großen Kurvatur** (an der konvexen, linken Seite). Der Magenausgang Richtung **Duodenum** (Zwölffingerdarm) wird als **Pylorus** oder Pförtner bezeichnet.

**AUS DEM MEDIZINSTUDIUM** Die beinahe senkrecht verlaufenden Falten an der kleinen Kurvatur werden auch Waldeyer'sche Magenstraße genannt.

**MedAT-GEHEIMTIPP** Die älteren MedAT-Fragen zum Verdauungstrakt konzentrieren sich meist auf die Verdauungsorgane ab dem Magen. Eine bereits zweimal gestellte Frage bezog sich auf die **Lokalisation des Pförtners** (Pylorus). Die möglichen Antwortoptionen waren: Mageneingang, Anfang oder Ende des Dickdarms, Leber oder Magenausgang.
Die korrekte Antwort lautet: **Magenausgang.**

Notizen

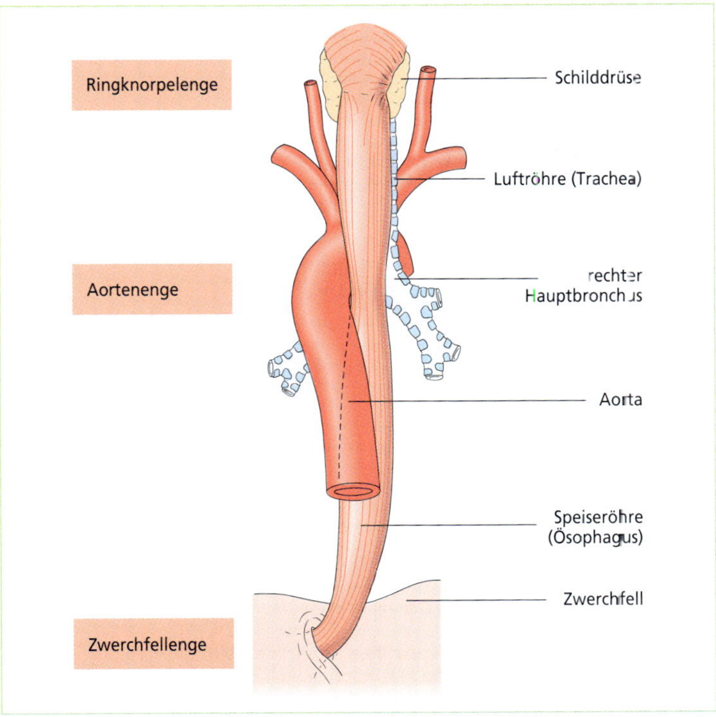


**Abb. 4.7** Verlauf der Speiseröhre und ihre drei natürlichen Engstellen (Ansicht von hinten) [L190]

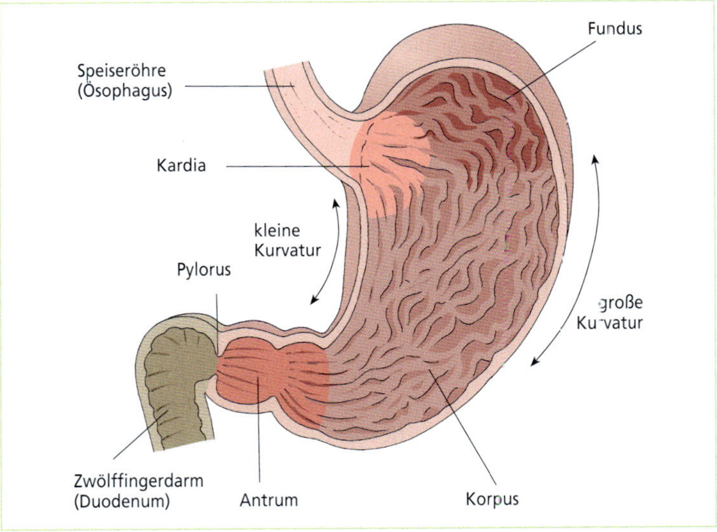


**Abb. 4.8** Magen im Längsschnitt mit Kardia, Fundus, Korpus, Antrum und Pylorus sowie großer und kleiner Krümmung (Kurvatur) des Magens [L190]

## Dünndarm

Der Dünndarm besteht aus dem **Duodenum,** dem **Jejunum** und dem **Ileum** (➤ Abb. 4.9).

Das **Duodenum** (Zwölffingerdarm) hat eine C-förmige Form und eine Länge von etwa 25 cm. An einer wichtigen Stelle, der **Papilla duodeni major,** münden sowohl der Ausführungsgang der **Bauchspeicheldrüse** (Ductus pancreaticus) als auch der **Gallenblasengang** (Ductus cysticus) in den Dünndarm und geben dort Verdauungsenzyme sowie Galle zur weiteren Nahrungsverarbeitung ab.

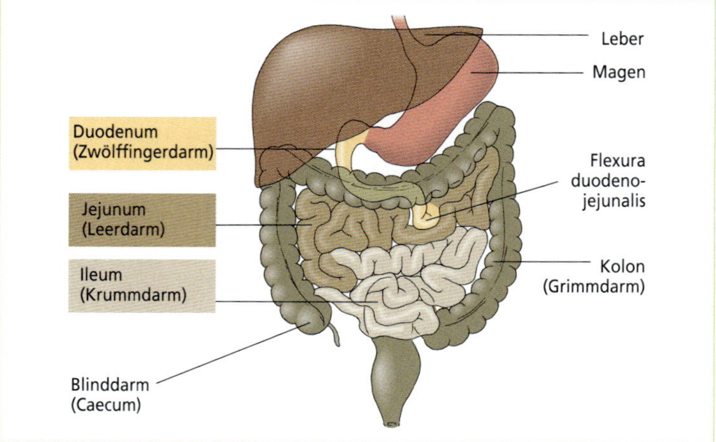


**Abb. 4.9** Die verschiedenen Dünndarmabschnitte [L190]

**AUS DEM MEDIZINSTUDIUM** Ein kurzer Exkurs zur **Embryologie** der Bauchorgane: Es ist kein Zufall, dass die Sekrete der Leber und des Pankreas durch einen gemeinsamen Ausführungsgang an einem gemeinsamen Ort ins Duodenum münden. Beide Organe entwickeln sich nämlich aus der gleichen Stelle des langgezogenen **Entoderms,** die später zum Duodenum wird.
Dieser Bereich des Duodenums wird als **hepatopankreatischer Ring** bezeichnet. Dabei handelt es sich um einen kleinen Abschnitt des Duodenums, der, wenn man ihn aus diesem länglichen Schlauch ausschneiden würde, wie ein Hohlzylinder (Ring) aussieht. Aus diesem Abschnitt entwickeln sich sowohl die Leber als auch das Pankreas, was die enge funktionelle Verbindung dieser beiden Organe erklärt.

Nach dem Duodenum schließt sich an der **Flexura duodenojejunalis** das Jejunum an. Ohne eine scharfe Abgrenzung geht das Jejunum in das Ileum über, das schließlich im rechten Unterbauch am Blinddarm (Caecum) endet. Zusammen erreichen Jejunum und Ileum eine Länge von etwa **4 Metern.**

**MedAT-GEHEIMTIPP** Gerne geprüft: Die Funktion des Dünndarms im Allgemeinen bzw. die Funktion der Mikrovilli im Speziellen.

## Leber

Die Leber hat neben dem **rechten** und **linken Leberlappen** auch zwei kleinere Lappen:

- **Schwanzlappen** (Lobus caudatus)
- **Quadratischer Lappen** (Lobus quadratus)

Sie ist mit dem **Sichelband** (Lig. falciforme) an der Unterseite des Zwerchfells aufgehängt, das den rechten und linken Leberlappen voneinander trennt. An der Innenseite der Leber, zwischen dem Schwanz- und dem quadratischen Lappen, befindet sich die **Leberpforte.** Hier treten die **Leberarterie** (A. hepatica) und die **Pfortader** (V. portae) in die Leber ein, während die **großen Gallengänge** aus ihr austreten (➤ Abb. 4.10).

## Bauchspeicheldrüse

Die Bauchspeicheldrüse (**Pankreas)** liegt ziemlich versteckt hinter dem Magen im Oberbauch (➤ Abb. 4.11). Sie ist bis zu 20 cm lang, 3 cm dick und wiegt nur etwa 100 g. Die Bauchspeicheldrüse besteht aus **drei Hauptteilen** (➤ Abb. 4.12):

1. **Pankreaskopf:** Er liegt am C-förmigen Abschnitt des Duodenums und ist der breiteste Teil des Pankreas.
2. **Pankreaskörper:** Dieser schließt sich an den Kopf an und verläuft quer zur Wirbelsäule.
3. **Pankreasschwanz:** Er endet im Milzhilum.

Die **exokrinen Anteile** des Pankreas sezernieren das **Pankreassekret,** das für die Verdauung von zentraler Bedeutung ist.

## Gallenblase

Die **Gallenblase** (Vesica biliaris) ist ein birnenförmiges Organ, das unter der Leber liegt, wenn man diese von vorne betrachtet. Sie ist durch eine bindegewebige Kapsel mit der Leber verbunden.

Notizen

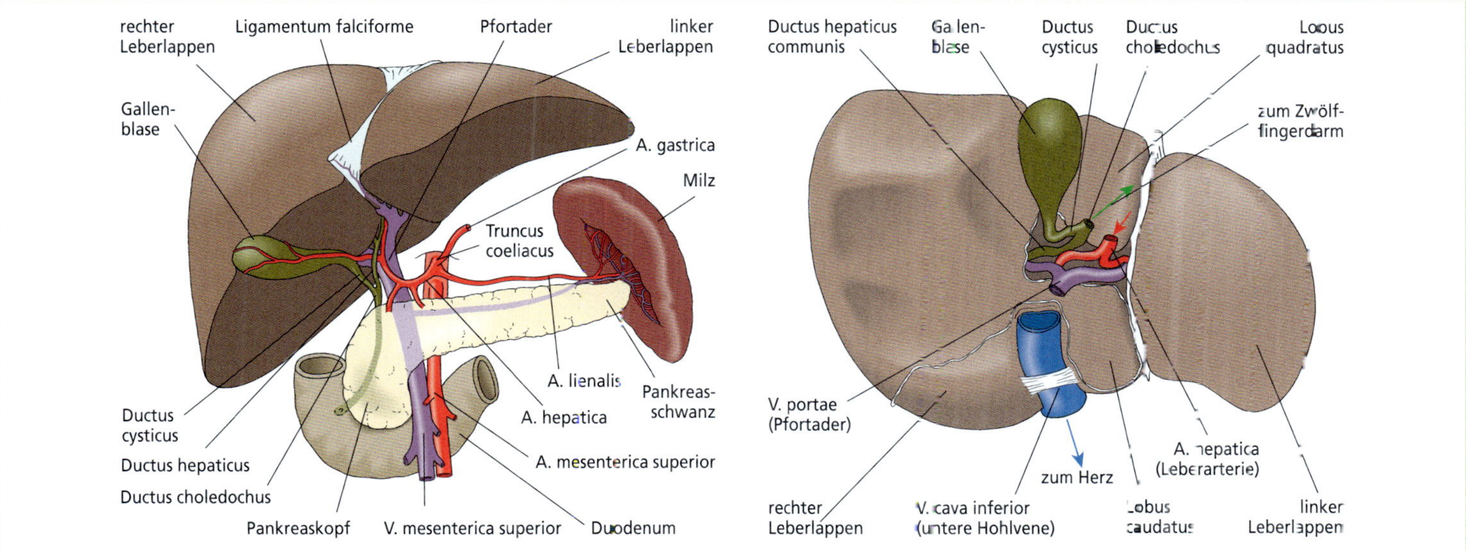


**Abb. 4.10** *Links:* Leber (mit Zwölffingerdarm, Pankreas und Milz) in der Ansicht von vorne. *Rechts:* Eingeweidefläche (Unterseite) der Leber. [L190]

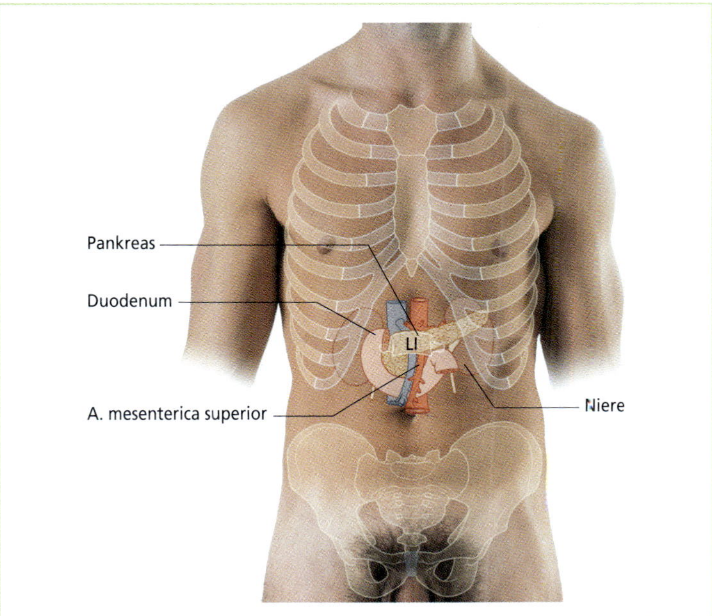


**Abb. 4.11** Projektion von Duodenum und Pankreas auf die vordere Bauchwand (LI = Höhe des ersten Lendenwirbelkörpers) [E402]

Die Hauptaufgabe der Gallenblase besteht darin, als **Speicherort (Reservoir)** für die in der Leber gebildeten **Gallenstoffe** zu dienen, die bei Bedarf freigesetzt werden, um die Fettverdauung im Dünndarm zu unterstützen. Sie kann deshalb auch problemlos operativ entfernt werden.

## Dickdarm, Rektum und Anus

Das **terminale Ileum** mündet im rechten Unterbauch in den **Blinddarm** (Caecum), dem Abschnitt des **Dickdarms,** der am weitesten oral liegt. Die Verbindung zwischen Ileum und Caecum erfolgt über die **Ileozäkalklappe,** die als Einlassventil dient und den Rückfluss des Darminhalts in den Dünndarm verhindert.

**VERSTÄNDNIS⁺** Verdauungsorgane, die im Vergleich zu anderen weiter oben im Verdauungstrakt liegen, bezeichnet man als **oral** gelegen. Diejenigen, die näher am Anus liegen, werden als **aboral** bezeichnet.

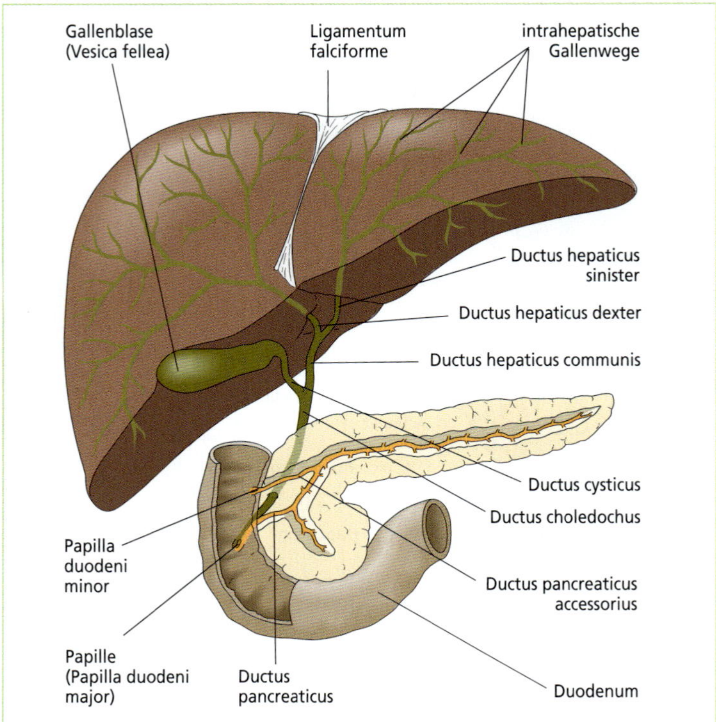


**Abb. 4.12** Verlauf von Gallenwegen und Pankreasgang. Meist mündet der Gallengang zusammen mit dem Ausführungsgang der Bauchspeicheldrüse in den Zwölffingerdarm. Manchmal existiert ein zweiter Ausführungsgang (Ductus pancreaticus accessorius) mit eigenem Abfluss ins Duodenum. [L190]

Der Dickdarm ist im Gegensatz zum Dünndarm an fixen Punkten im Abdomen lokalisiert, was sich auch in der Namensgebung seiner Abschnitte widerspiegelt. Von oral nach aboral verläuft der Dickdarm in folgender Reihenfolge:

1. **Blinddarm** (Caecum) mit **Wurmfortsatz** (Appendix vermiformis)
2. **Aufsteigender Dickdarm** (Colon ascendens)
3. **Rechte Dickdarmbiegung** (Flexura coli dextra)
4. **Querverlaufender Dickdarm** (Colon transversum)
5. **Linke Dickdarmbiegung** (Flexura coli sinistra)
6. **Absteigender Dickdarm** (Colon descendens)
7. **S-förmiger Dickdarm** (Colon sigmoideum)
8. **Mastdarm** (Rektum)
9. **After** (Anus)

**VERSTÄNDNIS+** Ein weit verbreiteter Irrglaube ist, dass die sogenannte Blinddarmentzündung eine Infektion des Caecums (Blinddarm) bezeichnet. Tatsächlich handelt es sich dabei jedoch um eine Entzündung des Wurmfortsatzes (Appendix vermiformis), weshalb die korrekte medizinische Bezeichnung **Appendizitis** lautet.

Das **Rektum** ist der letzte gerade Abschnitt des Verdauungstrakts und verfügt über eine **Ampulla recti,** die sich bei Füllung mit Kot dehnen kann und so das Signal zur Entleerung gibt. Wie der restliche Verdauungsschlauch besitzt auch das Rektum eine Ring- und Längsmuskulaturschicht, die für die **Peristaltik** und den Transport des Inhalts verantwortlich ist (> Abb. 4.13).

Der Anus bildet das Ende des Verdauungstrakts und wird durch **zwei ringförmige Schließmuskeln** kontrolliert: den **inneren** Afterschließmuskel (M. sphincter ani internus) und den **äußeren** Afterschließmuskel (M. sphincter ani externus). Der **innere** Schließmuskel besteht aus glatter Muskulatur und wird **unwillkürlich** vom vegetativen Nervensystem gesteuert, während der **äußere** Schließmuskel aus quergestreifter Muskulatur besteht und **willentlich** kontrolliert werden kann.

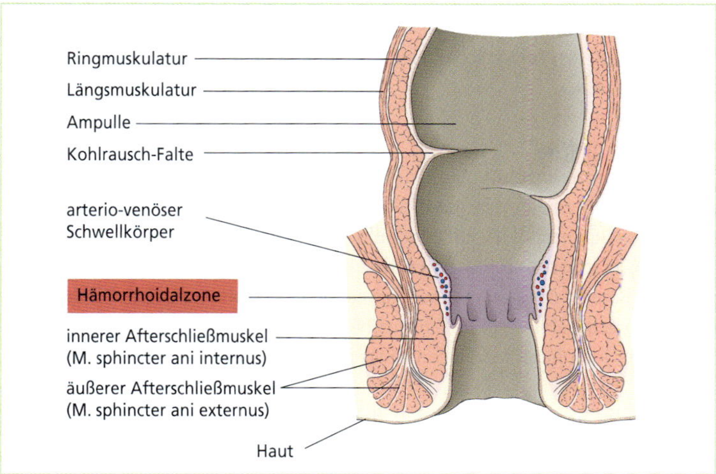


**Abb. 4.13** Das Rektum im Längsschnitt mit Schließmuskeln. Zwischen Ampulle und After liegt die Hämorrhoidalzone. Dort findet sich unter der Schleimhaut ein arteriovenöser Schwellkörper. [L190]

## 4.2.2 Mikroskopische Anatomie

*Deniz Tafrali*

### Mundhöhle

Die **Mundhöhle** ist mit einer Schleimhaut ausgekleidet, deren Oberfläche aus einem **mehrschichtigen, unverhornten Plattenepithel** besteht. In diese Schleimhaut sind zahlreiche kleine **Speicheldrüsen** eingelassen, die Speichel absondern. An den Zahnfortsätzen des Ober- und Unterkiefers ist die Mundschleimhaut fest mit der Knochenhaut verwachsen und wird dort als **Zahnfleisch** (Gingiva) bezeichnet.
Obwohl die **Mundhöhle** innen von einer Schleimhaut ausgekleidet ist, die größtenteils aus **mehrschichtigem, unverhorntem Plattenepithel** besteht, kann sie an Orten, an denen die mechanische Belastung besonders hoch ist, z. B. am harten Gaumen oder dem Zahnfleisch (Gingiva), **leicht verhornt** sein.

### Zunge

Die Zunge selbst besteht im Inneren hauptsächlich aus **quergestreifter Muskulatur,** die in verschiedenen Richtungen verläuft. Diese Anordnung verleiht der Zunge ihre enorme Beweglichkeit, die sowohl beim Sprechen als auch beim Kauen von Bedeutung ist.
Die Oberfläche der Zunge wird von Papillen unterschiedlichster Form geprägt (➢ Abb. 4.14): Fadenförmige (**Papillae filiformes**) können leicht verhornt sein und dienen vorrangig der mechanischen Zerkleinerung, während die umwallten (**Papillae circumvallatae**) und pilzförmigen (**Papillae fungiformes**)

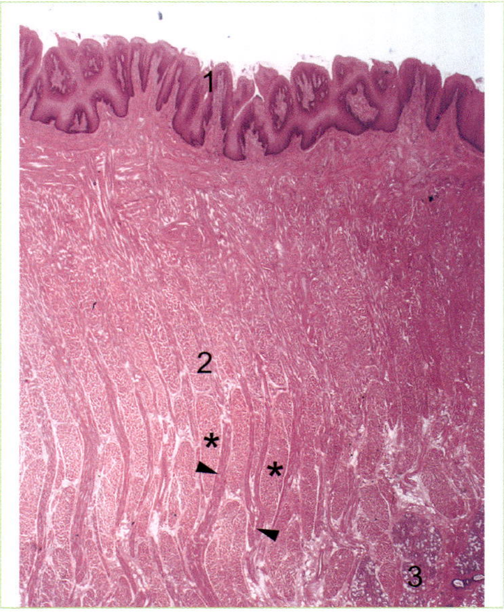


**Abb. 4.14** Zungenspitze im Längsschnitt. 1: Papillae filiformes des Zungenrückens; 2: Bündel der quergestreiften Zungenmuskulatur, quer (*) und längs (►) getroffen; 3: gemischte Drüse in der Zungenspitze. [M375]

Papillen für die Geschmackswahrnehmung entscheidend sind. In diesen Regionen finden sich zahlreiche Geschmacksknospen, in denen Sinneszellen für verschiedene Geschmacksqualitäten sitzen.
Mehr zur Zunge findet ihr in ➢ Kap. 4.8.3.

## Gaumen

Der Gaumen lässt sich in einen **vorderen, harten** und einen **hinteren, weichen** Teil unterscheiden. Der harte Gaumen besteht aus **Knochen** (Oberkieferfortsätze und Gaumenbein) und ist mit einer meist leicht keratinisierten Schleimhaut überzogen. Direkt anschließend bildet der **weiche Gaumen** (Gaumensegel) eine Muskelsehnenplatte, die von **unverhorntem Plattenepithel** bedeckt ist.
Hier geht das oralseitige Epithel im Bereich des Nasenrachens allmählich in **respiratorisches Epithel** über. An den seitlichen Rändern des Gaumensegels liegen die Gaumenbögen, zwischen denen die **Gaumenmandeln** (Tonsillae palatinae) als Teil des lymphatischen Rachenrings angesiedelt sind (➢ Abb. 4.15).

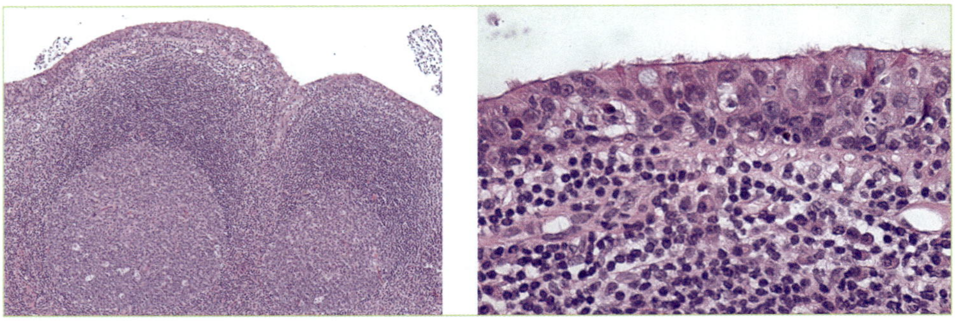

**Abb. 4.15** Rachenmandel mit sekundärem Lymphfollikel mit heller und dunkler Zone und darüber liegendem respiratorischem Epithel mit Einwanderung von Lymphozyten. [T484]

## Rachen

Der Rachen (Pharynx) selbst ist ein **Muskelschlauch,** dessen Innenauskleidung je nach Abschnitt variiert: Im **Nasopharynx** überwiegt das **mehrreihige Flimmerepithel,** während im **Oro- und Laryngopharynx** aufgrund der stärkeren mechanischen Beanspruchung **mehrschichtiges, unverhorntes Plattenepithel** vorherrscht. An verschiedenen Stellen bildet das lymphatische Gewebe der Mandeln (z. B. Rachenmandel, Zungenmandel) einen wichtigen Abwehrmechanismus gegenüber eindringenden Krankheitserregern.

## Speiseröhre

Mikroskopisch zeigt die Speiseröhre einen mehrschichtigen Wandaufbau. Die innerste Schicht besteht aus einer Schleimhaut (Mukosa) mit **mehrschichtigem, unverhorntem Plattenepithel,** das vor mechanischen Reizen schützt (➢ Abb. 4.16). Darunter liegt eine lockere Submukosa mit **mukösen Drüsen,** die das Epithel befeuchten und so den Nahrungstransport erleichtern.

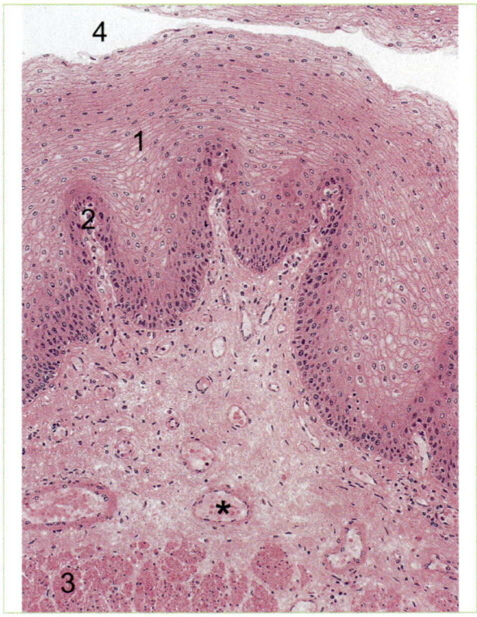


**Abb. 4.16** Mukosa des Ösophagus. Das mehrschichtige Plattenepithel (1) ist unverhornt und sitzt Bindegewebspapillen (2) der Lamina propria auf. * Vene in Lamina propria. Man beachte den Reichtum an Blutgefäßen. Die Lamina muscularis mucosae (3) ist relativ dick und komplex gebaut, die Ausrichtung ihrer glatten Muskelzellen ist uneinheitlich. (4) Lumen. [R252]

Die **Muskelschicht** setzt sich aus einer inneren Ring- und einer äußeren Längsmuskelschicht zusammen wobei der obere Abschnitt der Speiseröhre noch quergestreifte Skelettmuskulatur enthält, die weiter unten in glatte Muskulatur übergeht.
Abschließend wird die Speiseröhre entweder von einer **Bindegewebsschicht** oder – im Bauchraum – von einer **Serosa** umhüllt.

## Magen

Der Feinbau des Magens ist für die Physiologie (➤ Kap. 4.2.3) von großer Bedeutung. Er lässt sich in drei Wandschichten unterteilen:

- **Tunica mucosa** (Schleimhaut): Die innerste Schicht des Magens, die die Oberfläche auskleidet und wichtige Drüsenzellen enthält.
- **Tunica muscularis** (Muskelschicht): Besteht aus glatter Muskulatur und sorgt durch Peristaltik für das Durchmischen und Weiterbefördern des Nahrungsbreis.
- **Tunica serosa** (Peritonealüberzug): Die äußere Schicht, die den Magen umhüllt und ihn im Bauchraum gleitfähig macht.

Die Magenschleimhaut besteht aus einem **einschichtigen hochprismatischen Oberflächenepithel,** das in tiefe Falten gelegt ist. Diese Faltung dient dazu, die Oberfläche des Magens zu vergrößern und somit Platz für mehr Drüsenzellen zu schaffen (➤ Abb. 4.17).
Das Magenepithel enthält **drei verschiedene Zelltypen:**

1. **Belegzellen** (Parietalzellen): Produzieren **Salzsäure** (HCl) und den **Intrinsic Factor,** der für die Aufnahme von Vitamin $B_{12}$ wichtig ist.

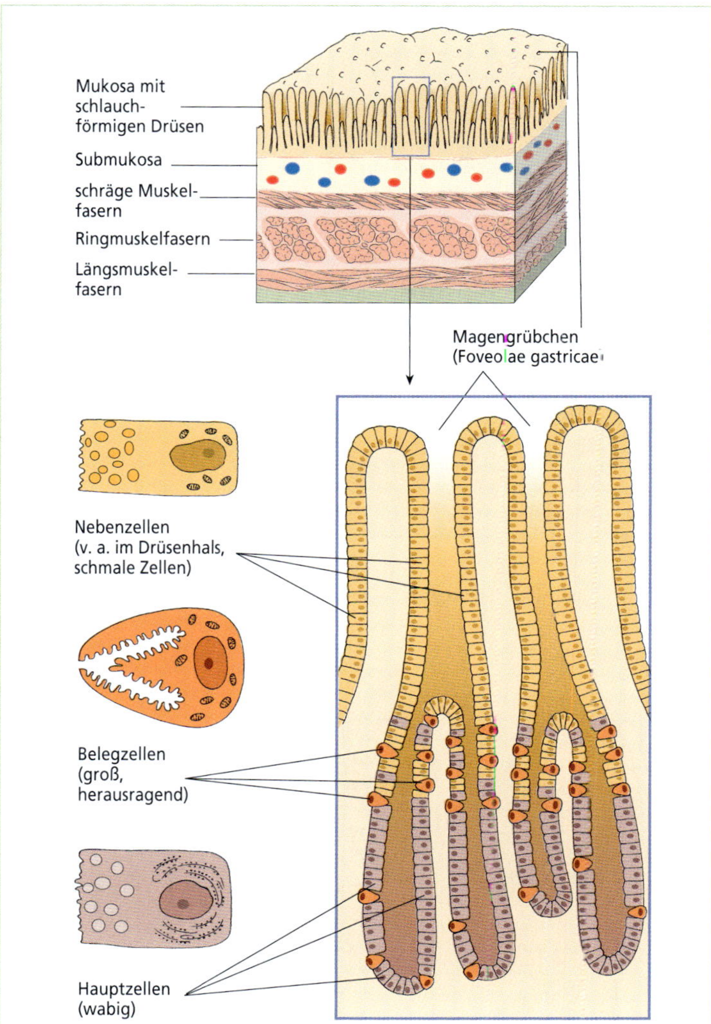


**Abb. 4.17** Der Aufbau der Magenschleimhaut. Die schlauchförmigen Drüsen bestehen aus Haupt-, Beleg- und Nebenzellen. [L190]

2. **Hauptzellen:** Bilden das Verdauungsenzym Pepsinogen, das im Magen zu aktivem **Pepsin** umgewandelt wird.
3. **Nebenzellen:** Produzieren **schleimhaltiges Sekret,** das die Magenschleimhaut vor der aggressiven Salzsäure schützt.

Der Magen besteht aus verschiedenartig verlaufenden **Muskelfasern,** die ihm eine Vielzahl von Bewegungen ermöglichen. Dadurch kann der Magen den Speisebrei gründlich durchmischen und in seinen Verdauungssäften hin und her schwingen.

Diese Muskeln haben jedoch noch eine weitere Funktion, die euch sicherlich bekannt ist: Bei **leerem Magen** kontrahieren sie sich rhythmisch, was das typische Magengrummeln auslöst und als Hungeranzeige dient.

**MedAT-GEHEIMTIPP** 2025 geprüft: Wie nennt man die Ausstülpungen der Darmschleimhaut zur Oberflächenvergrösserung? Richtig: Zotten.

## Dünndarm

Der Dünndarm besitzt mikroskopisch den für den Verdauungstrakt typischen Vier-Schichten-Aufbau aus **Mukosa, Submukosa, Muskularis** und **Serosa** (bzw. Adventitia). Charakteristisch sind die **Kerckring-Falten** (➤ Abb. 4.18) sowie die zahlreichen Zotten und Krypten, die die Resorptionsfläche erheblich vergrößern (➤ Abb. 4.19, ➤ Abb. 4.20).

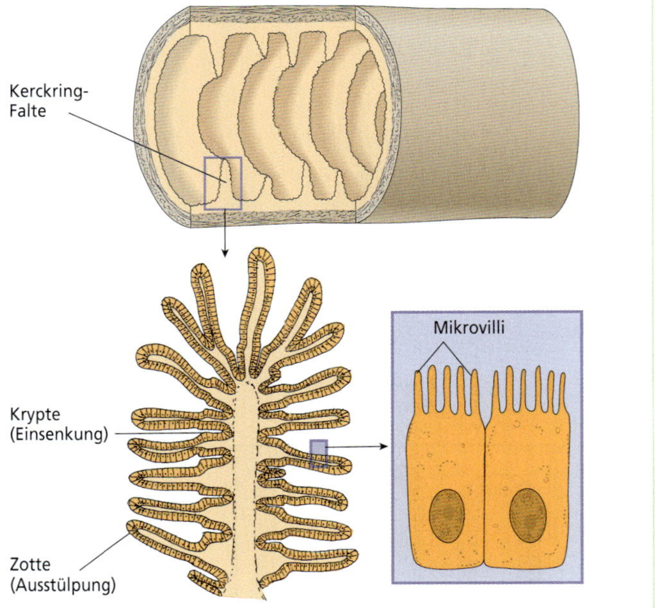


**Abb. 4.18** Kerckring-Falten, Zotten, Krypten und Mikrovilli vergrößern die Resorptionsfläche des Dünndarms. [L190]

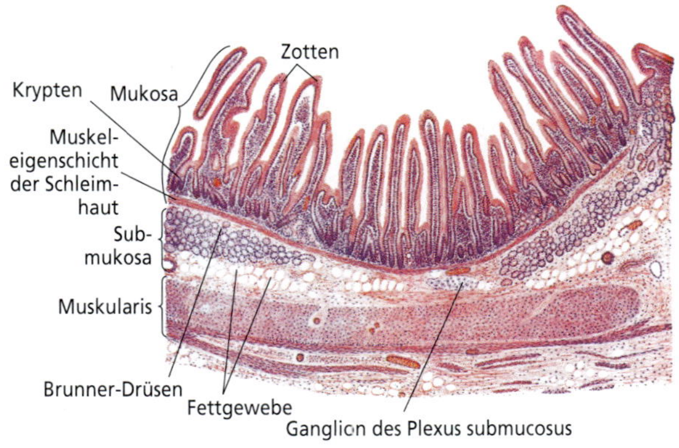


**Abb. 4.19** Dünndarmschleimhaut, lichtmikroskopisches Bild [M375]

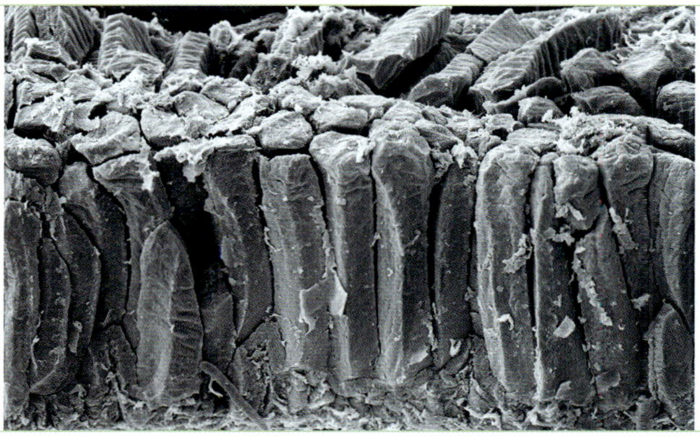

**Abb. 4.20** Dünndarmzotten im rasterelektronenmikroskopischen Bild. Auf einem Quadratzentimeter stehen etwa 3.000 Zotten! [X243]

**MedAT-GEHEIMTIPP** Ebenfalls 2025 geprüft: Welche Strukturen haben die Epithelzellen des Dünndarms zur Oberflächenvergrößerung? Richtig: Mikrovilli.

Das **einschichtige Zylinderepithel** der Mukosa besitzt an der Oberfläche einen **Bürstensaum** (Mikrovilli), der die Aufnahme von Nährstoffen weiter maximiert. Innerhalb des Epithels finden sich neben den resorbierenden Enterozyten auch **Becherzellen** zur **Schleimproduktion** und **Paneth-Zellen** (im Kryptengrund) mit antibakteriellen Funktionen.
Spezifisch für das **Duodenum** sind die **Brunner-Drüsen** in der Submukosa, die ein alkalisches Sekret abgeben und damit den sauren Mageninhalt neutralisieren. Im Ileum hingegen finden sich die **Peyer-Plaques** (Ansammlungen lymphatischen Gewebes) zur Immunabwehr. Das Jejunum ist histologisch durch besonders ausgeprägte **Kerckring-Falten** und Zotten gekennzeichnet, während die Grenzen zwischen den Dünndarmabschnitten fließend sind.

**MedAT-GEHEIMTIPP** Wir arbeiten hier die Histologie des Dünndarms deshalb so gründlich durch, weil bereits zweimal im MedAT danach gefragt wurde, welche Dünndarmstruktur zur Oberflächenvergrößerung beiträgt und mit dem bloßen Auge sichtbar ist – die Antwort lautet natürlich: die **Kerckring-Falten** (Querfalten)!

## Leber

Mikroskopisch betrachtet setzt sich die Leber aus **polygonalen Leberläppchen** zusammen, die in ihrem Zentrum jeweils eine **Zentralvene** aufweisen (➤ Abb. 4.21). Die umgebenden **Hepatozyten** sind in Strängen angeordnet, zwischen denen sich weitlumige Blutkapillaren, die **Lebersinusoide,** ausbreiten. Diese Sinusoide stehen sowohl mit den Ästen der Pfortader als auch der Leberarterie in Verbindung und führen das Blut zum **Läppchenzentrum.**
An den Rändern jedes Leberläppchens befindet sich die sogenannte **Glisson-Trias:**

1. ein Ast der Leberarterie
2. ein Ast der Pfortader
3. ein kleiner Gallengang.

In den Sinusoiden liegen auch **Kupffer-Sternzellen,** die Fremdstoffe abbauen und an immunologischen Prozessen beteiligt sind. Außerdem findet sich zwischen den Hepatozyten und den Sinusoiden der **Disse-Raum,** ein schmaler Spaltraum, in dem der **Stoffaustausch zwischen Blut und Leberzellen** stattfindet. Über feine **Gallenkanälchen,** die ebenfalls zwischen den Hepatozyten verlaufen, wird die von der Leber gebildete **Gallenflüssigkeit** schließlich zu den Gallengängen geleitet.

## Bauchspeicheldrüse

**MedAT-GEHEIMTIPP** 2025 wurde gefragt, in welchem Organ Glukagon hergestellt wird. Antwort: In der Bauchspeicheldrüse.

Mikroskopisch betrachtet bestehen die Zellen, die das **Bauchspeicheldrüsensekret** bilden, aus kleinen serösen Drüsenläppchen, die den Hauptanteil der Pankreasmasse ausmachen (➤ Abb. 4.22). Die Ausführungsgänge dieser Drüsen münden in den **Ductus pancreaticus.** Dieser mündet gemeinsam mit dem **Ductus cysticus** an der **Papilla duodeni major** (Papilla Vateri) ins Duodenum.

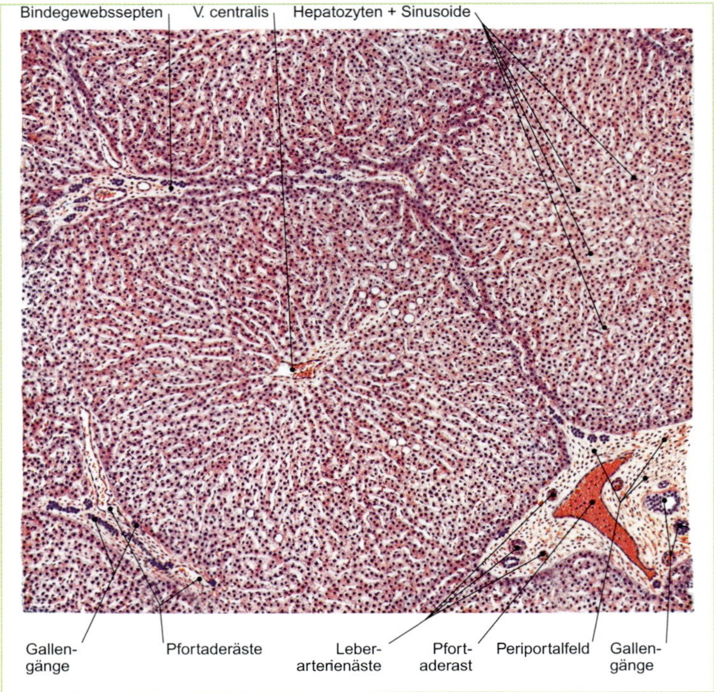


**Abb. 4.21** Leber des Menschen [R252]

Zusätzlich gibt es manchmal einen akzessorischen Pankreasgang (**Ductus pancreaticus accessorius**), der an der Papilla duodeni minor endet.

Die Bauchspeicheldrüse hat neben ihrem exokrinen Anteil auch einen endokrinen Anteil. Das **endokrine Pankreas** ist unter dem Begriff der **Langerhans-Inseln** bekannt und produziert Hormone wie Insulin und Glukagon, die eine zentrale Rolle im **Blutzuckerstoffwechsel** spielen.

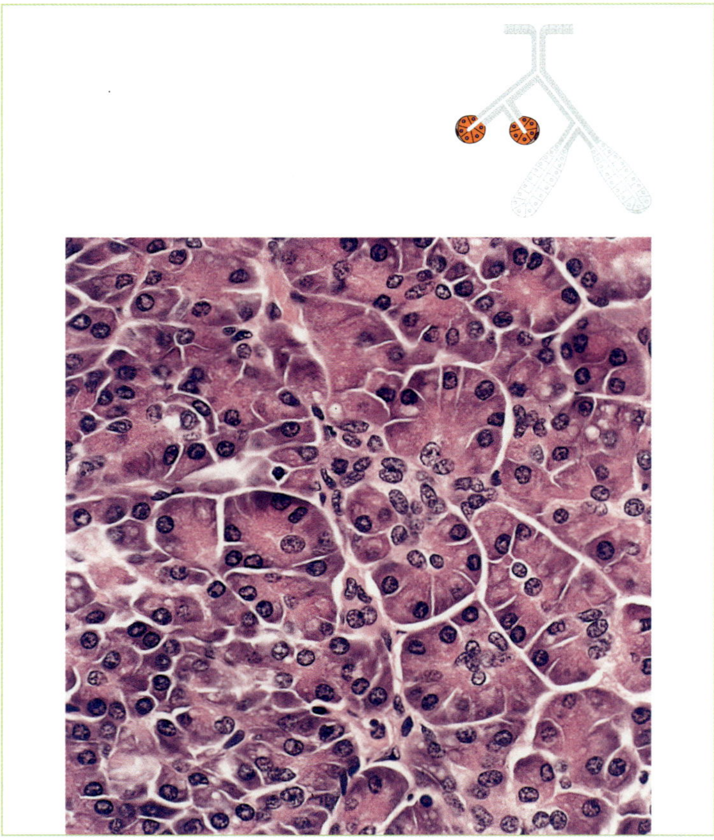

**Abb. 4.22** Bauchspeicheldrüse (Pankreas) [M325, L107]

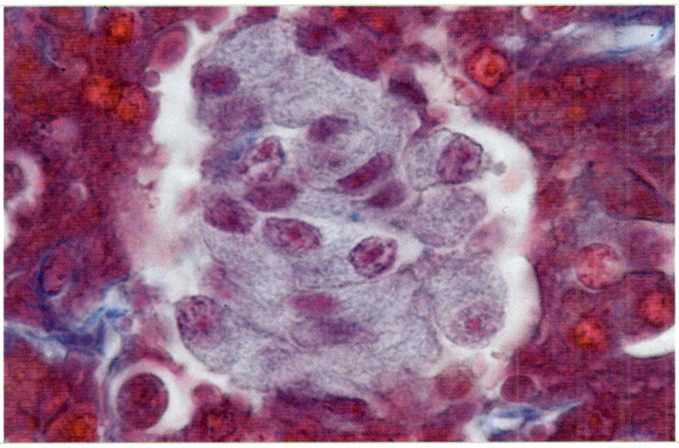

**Abb. 4.23** Einzelne Langerhans-Insel im Pankreas, umgeben von dunkler gefärbten exokrinen Drüsenteilen [X243]

**VERSTÄNDNIS+** Verwechslungsgefahr: In der Epidermis gibt es **Langerhans-Zellen,** nicht -Inseln!

Die Langerhans-Inseln durchziehen das gesamte Pankreas in Form von Inselstraßen und umfassen fünf verschiedene Zelltypen, von denen jeder ein eigenes Hormon produziert (➢ Abb. 4.23):

- **α-Zellen:** Produzieren **Glukagon,** das den Blutzuckerspiegel erhöht.
- **β-Zellen:** Produzieren **Insulin,** das den Blutzucker senkt, indem es die Aufnahme von Glukose in die Zellen fördert.
- **δ-Zellen** (Delta-Zellen): Sezernieren **Somatostatin,** das die Hormonfreisetzung anderer Zellen hemmt und Verdauungsprozesse reguliert.
- **ε-Zellen** (Epsilon-Zellen): Produzieren **Ghrelin,** ein Hormon, das den Hunger anregt.
- **PP-Zellen:** Sezernieren das **pankreatische Polypeptid,** das die exokrine Pankreassekretion reguliert und die Darmbewegung beeinflusst.

## Gallenblase

Mikroskopisch ist die Gallenblase von einer **Schleimhaut** ausgekleidet, die aus **einschichtigem Zylinderepithel** mit feinen Mikrovilli besteht (➢ Abb. 4.24). Darunter liegt eine schmale Lamina propria ohne

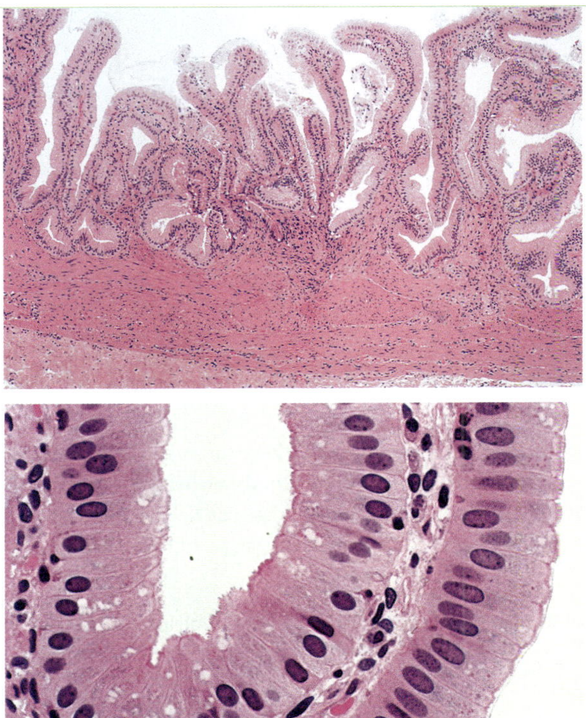

**Abb. 4.24** Schleimhaut der Gallenblase mit vergrößertem Epithelausschnitt: einschichtiges hohes Zylinderepithel, keine Drüsen, unregelmäßiger Muskelfaserverlauf, unregelmäßige Schleimhautfalten [M375]

ausgeprägte Submukosa. Die Muskelschicht ist relativ dünn und besteht aus glatter Muskulatur, deren Fasern netzartig angeordnet sind.
Außen wird die Gallenblase je nach Lage von einer Serosa (an freien Flächen) oder von einer Bindegewebsschicht (Adventitia) überzogen, die mit der Leberkapsel verwachsen sein kann. Auffällig sind häufig kleine Schleimhauteinstülpungen (**Rokitansky-Aschoff-Krypten**), die als charakteristisches Merkmal im histologischen Bild erscheinen können.

### Dickdarm, Rektum und Anus

Mikroskopisch ist der Dickdarm durch eine relativ **glatte Schleimhaut** gekennzeichnet, die im Vergleich zum Dünndarm **keine Zotten,** sondern nur **tiefe Krypten** (Lieberkühn-Krypten) aufweist (➤ Abb. 4.25). Diese Krypten sind von einem **einschichtigen Zylinderepithel** mit zahlreichen **Becherzellen** ausgekleidet, die Schleim zur Erleichterung des Kottransports absondern. Unter dem Epithel liegt eine Lamina propria mit lockerer Bindegewebsstruktur, die gelegentlich von lymphatischen Zellansammlungen durchsetzt ist. An die Schleimhaut grenzt eine Submukosa an, die größere Blut- und Lymphgefäße sowie ein Nervengeflecht enthält.
Die **Muskelschicht** besteht aus einem inneren Ringmuskel und einem äußeren Längsmuskel. Im Colon sind diese äußeren Muskelfasern zu drei Strängen (Taeniae coli) zusammengefasst, was die typischen Ausbuchtungen des Dickdarms hervorruft.
Im **Rektum** bleibt die Muskelschichtung bestehen, doch ändern sich Kryptenstruktur und Epithelzusammensetzung leicht, vor allem in den unteren Bereichen.
Der Übergang zum **Analkanal** ist durch einen Epithelwechsel gekennzeichnet:
Das einschichtige Zylinderepithel geht allmählich in ein **mehrschichtig unverhorntes Plattenepithel** über, das im äußeren Analbereich schließlich **verhornen** kann.

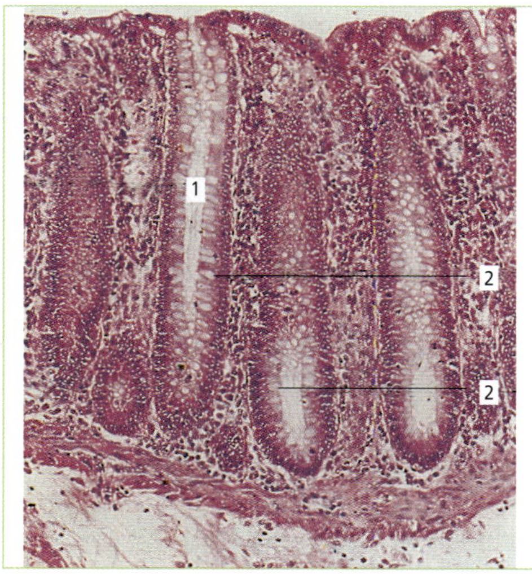


**Abb. 4.25** Dickdarmschleimhaut im lichtmikroskopischen Bild. Es sind nur noch Krypten (1) vorhanden, Zotten fehlen. Die hellen, ovalen Zellen sind Schleim produzierende Becherzellen (2). [X141]

## 4.2.3 Physiologie

*Sinan Barus*

### Mundhöhle, Zunge, Gaumen und Rachen

Im Mund wird die Nahrung zunächst von den Zähnen mechanisch zerkleinert. Der von den **Speicheldrüsen** (Gll. parotis, submandibularis und sublingualis) produzierte **Mundspeichel** spielt dabei eine wichtige Rolle (➤ Abb. 4.26). Die darin enthaltenen Muzine sorgen dafür, dass der Nahrungsbrei eine gleitfähige Konsistenz erhält, sodass er problemlos durch die Speiseröhre in den Magen transportiert werden kann.

**VERSTÄNDNIS⁺ Was sind nochmal Muzine?** Muzine sind stark glykosylierte Proteine, das heißt, sie sind mit Zuckermolekülen verknüpft. Diese Zuckerstrukturen binden große Mengen Wasser und verleihen dem Nahrungsbrei dadurch seine gleitfähige Konsistenz, die den Transport durch den Verdauungstrakt erleichtert.

Neben der mechanischen Zerkleinerung des Nahrungsbreis durch die Zähne und die Zunge beginnt im Mund auch bereits die Verdauung der Kohlenhydrate. Im Speichel enthaltene **α-Amylasen,** auch Ptyalin

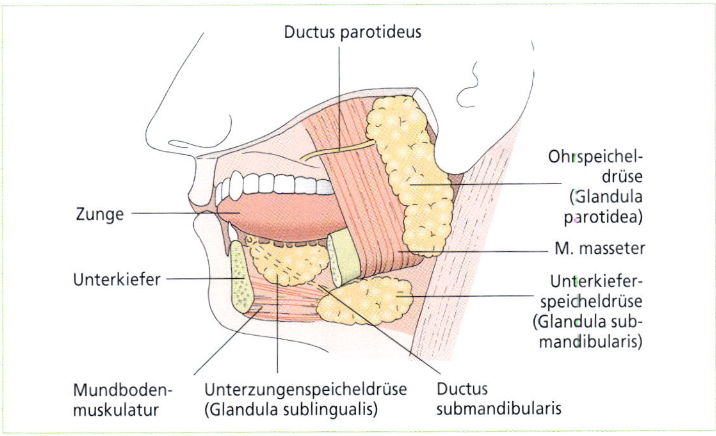


**Abb. 4.26** Die großen Speicheldrüsen und ihre Ausführungsgänge [L190]

genannt, **spalten** komplexe Polysaccharide wie Stärke und Glykogen in kleinere Bestandteile. Dabei können bereits erste Glucosemoleküle entstehen, die man sogar schmecken kann: Wenn man Brot längere Zeit im Mund behält und kaut, entwickelt es einen **süßen Geschmack.**

Sobald die Nahrung durch den Speichel ausreichend **angefeuchtet** und durch die Zähne fein zerkleinert wurde, formt die Zunge einen schluckfähigen Bissen und schiebt diesen nach hinten in den Rachen. Im Rachen, am Gaumen und am Zungengrund aktivieren Rezeptoren den Schluckreflex. Dabei laufen folgende Bewegungen ab:

1. Das Gaumensegel **hebt sich,** und die Rachenmuskulatur kontrahiert, wodurch der Nasopharynx abgedichtet wird.
2. Gleichzeitig **kontrahiert** die Mundbodenmuskulatur, wodurch sich der an ihr befestigte Kehlkopf nach oben bewegt.
3. Der Kehldeckel legt sich passiv quer über den Kehlkopfeingang und **verschließt** diesen, um zu verhindern, dass Nahrung in die Trachea gelangt.
4. Der obere Ösophagussphinkter **relaxiert,** während sich die Rachenmuskulatur wellenförmig zusammenzieht, sodass der Bissen in die Speiseröhre befördert wird.

Während des Schluckvorgangs wird auch **die Atmung vorübergehend gehemmt,** um ein Verschlucken zu verhindern (➤ Abb. 4.27).

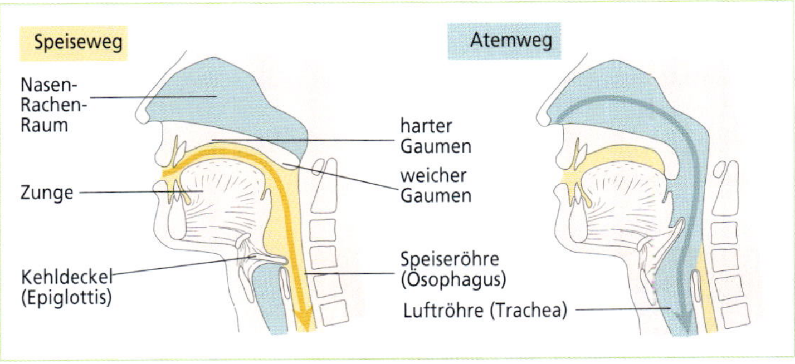


**Abb. 4.27** Kreuzung von Atem- und Speiseweg im Rachen. Beim Schlucken wird der Nasen-Rachen-Raum durch Anheben des Gaumensegels und Anspannung der Rachenwand abgedichtet. Durch eine Aufwärtsbewegung des Kehlkopfs legt sich der Kehldeckel automatisch über den Kehlkopfeingang und verschließt ihn so. Dieser Schutzmechanismus ist lebenswichtig. Ist er gestört, können Flüssigkeit und Nahrung in die Luftwege gelangen und dort zu ernsten Komplikationen führen. [L190]

## Speiseröhre

Die Speiseröhre ist sowohl am oberen als auch am unteren Ende im Ruhezustand verschlossen – daher spricht man vom **oberen** und **unteren Ösophagussphinkter.**

Sobald der Schluckvorgang eingeleitet wurde, erschlafft der obere Ösophagussphinkter, sodass der Nahrungsbrei vom Rachen in die Speiseröhre gelangen kann. Von dort wird er in Richtung Magen weiterbefördert, indem sich die längs und quer verlaufenden Muskelfasern der Speiseröhre abwechselnd zusammenziehen. Diese rhythmischen Muskelkontraktionen erzeugen eine wellenförmige Bewegung – die sogenannte **Peristaltik** (➤ Abb. 4.28).

Notizen



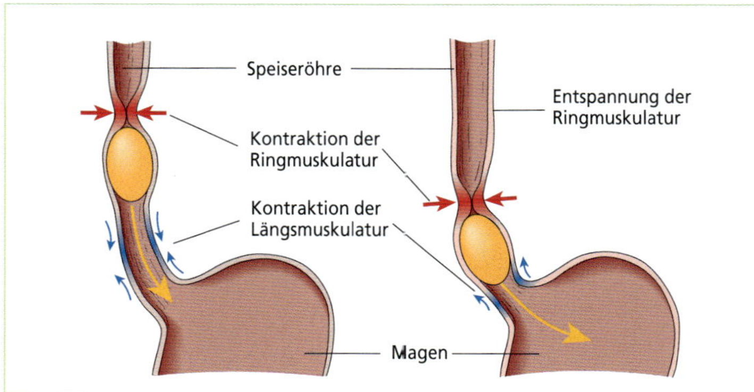


**Abb. 4.28** Die Peristaltik der Speiseröhre [L190]

**MedAT-GEHEIMTIPP** 2024 wurde erstmals nach der **Peristaltik** gefragt.

Die Peristaltik schiebt den Nahrungsbrei weiter nach unten, bis er den unteren Ösophagussphinkter erreicht. Durch den Druck des Nahrungsbreis öffnet sich dieser **Schließmuskel** und gewährt den Eintritt in den Magen.

## Magen

Im Magen angekommen, wird der Nahrungsbrei mit Magensaft vermischt und durch die Peristaltik der Wandmuskulatur gründlich durchmischt. Ein wichtiger Bestandteil des Magensafts ist die **Magensäure** (HCl), die von den Belegzellen (Parietalzellen) produziert wird.
Wenn man an die Verdauung im Magen denkt, ist die Magensäure oft das Erste, das einem in den Sinn kommt. Die darin enthaltenen Protonen senken den pH-Wert des Mageninhalts auf etwa 1, wodurch ein saures Milieu geschaffen wird, das für die Denaturierung von Proteinen und den Schutz vor Krankheitserregern entscheidend ist.

**EPISCHE ESELSBRÜCKE** **P**arietalzellen **P**roduzieren **P**rotonen – die Beleg- bzw. Parietalzellen sind für die Salzsäureproduktion verantwortlich.

Die Magensäureproduktion hat mehrere wichtige Funktionen:

- Der niedrige pH-Wert wirkt für die meisten Bakterien tödlich und schützt somit vor Infektionen. Eine Ausnahme bildet jedoch der Gastritis-Erreger **Helicobacter pylori,** der in der sauren Umgebung des Magens überleben kann (➤ Abb. 4.29).
- Die Magensäure **denaturiert** die Proteine der Nahrung, wodurch ihre Struktur aufgebrochen wird und sie leichter durch Enzyme weiterverarbeitet werden können.

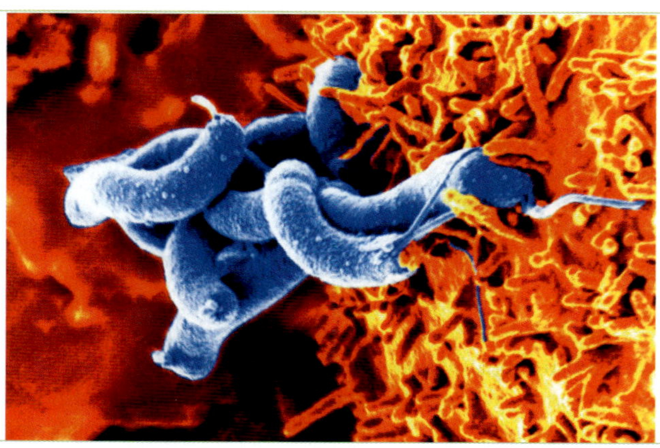

**Abb. 4.29** Helicobacter pylori. Das saure Milieu des Magens tötet die meisten, aber nicht alle Krankheitserreger ab. Das Bakterium Helicobacter pylori (blau) hat sich geradezu auf das Leben auf der Magenschleimhaut (orange) spezialisiert. [T332-01]

- Sie **aktiviert** das Enzym Pepsin aus seiner inaktiven Vorstufe Pepsinogen, wodurch die Proteinverdauung eingeleitet wird.

**MedAT-GEHEIMTIPP** Wo wird Salzsäure produziert? Antwort: Im Magen.

**Was macht Pepsin?**
Pepsin ist ein Enzym, das Peptide (Proteine) spaltet, und zwar mittig in der Aminosäurenkette. Aufgrund dieser Eigenschaft wird es als Endopeptidase bezeichnet, im Gegensatz zu Exopeptidasen, die Aminosäuren am Ende der Peptidkette abspalten.
**Woher stammt Pepsin?**
Pepsin wird von den Hauptzellen der Magenschleimhaut gebildet. Diese produzieren zunächst die inaktive Vorstufe Pepsinogen, das erst durch die Magensäure (HCl) in seine aktive Form Pepsin umgewandelt wird.

**MedAT-GEHEIMTIPP** Wo wird das Pepsinogen produziert? Von den Hauptzellen der Magenschleimhaut!

**VERSTÄNDNIS⁺** **Warum wird Pepsin erst als Pepsinogen sezerniert und dann aktiviert?** Das Pepsin wird – wie viele andere Verdauungsenzyme im GI-Trakt – in einer inaktiven Vorstufe (**Zymogen**) freigesetzt, in diesem Fall als Pepsinogen. Diese sogenannte Zymogenaktivierung ist eine beliebte Methode zur kontrollierten Enzymfreisetzung. Der Grund dafür ist einfach:
Enzyme wie Pepsin sind darauf spezialisiert, Proteine **wahllos** zu spalten, und könnten dabei auch die körpereigenen Zellen schädigen. Durch die Sekretion in inaktiver Form stellt der Körper sicher, dass das Enzym erst am richtigen Ort (im Magen) aktiv wird und keine Gefahr für die anatomischen Strukturen der Magenschleimhaut darstellt. Sobald Pepsinogen durch die Magensäure (HCl) in Pepsin umgewandelt wird, kann es seine Arbeit aufnehmen, ohne Schäden im Gewebe zu verursachen.

Die Zellen der Magenschleimhaut müssen sich nicht nur vor den Verdauungsenzymen, sondern auch vor der aggressiven Magensäure schützen. Dafür sorgen die Nebenzellen, die eine **Muzinschicht** produzieren. Diese Schicht bildet eine Barriere zwischen der Säure und der Magenschleimhaut (Mucosa) und schützt die Zellen vor Schäden und Selbstverdauung.

**AUS DEM MEDIZINSTUDIUM** Die **Regulation** der Magensäuresekretion wird im Medizinstudium ausführlich behandelt, aber hier ein kurzer Überblick über die wichtigsten Punkte:
**Stimuliert** wird die HCl-Sekretion durch:
- Acetylcholin
- Histamin
- Gastrin, dessen Freisetzung wiederum durch das Gastrin Releasing Peptide (GRP) angeregt wird

**Gehemmt** wird die HCl-Sekretion durch:
- VIP (vasoaktives intestinales Peptid)
- Cholecystokinin (CCK)
- Sekretin

Die Salzsäuresekretion kann gezielt durch die Gabe von **Protonenpumpenhemmern** (PPI) eingeschränkt werden, die die Protonenpumpe der Belegzellen blockieren und dadurch die Magensäureproduktion effekt reduzieren.

Im Magen werden hauptsächlich Kohlenhydrate verdaut, die Fettverdauung hat noch gar nicht begonnen.

**VERSTÄNDNIS⁺** Übrigens: Die Belegzellen des Magens produzieren neben Salzsäure auch den **Intrinsic Factor,** ein Glykoprotein, das im Magen mit Vitamin $B_{12}$ (Cobalamin) Komplexe bildet. In dieser gebundenen Form kann das Vitamin erst im terminalen Ileum effektiv aufgenommen werden.
Bei einer **(Autoimmun-)Gastritis** kann es jedoch zum Untergang der Belegzellen kommen, was zu einem Mangel an Intrinsic Factor führt. Dadurch wird die Vitamin-$B_{12}$-Aufnahme stark reduziert, was eine Unterversorgung des Körpers mit diesem essenziellen Vitamin zur Folge hat. Die Konsequenz ist eine perniziöse Anämie, eine spezielle Form der Blutarmut.

Nachdem die oben genannten Verdauungsprozesse im Magen abgeschlossen sind, wird der Nahrungsbrei durch peristaltische Bewegungen des Magens innerhalb weniger Stunden in den Dünndarm weitergeleitet.

## Dünndarm

Sobald der Nahrungsbrei ins Duodenum gelangt, wird das Hormon **Sekretin** freigesetzt. Dieses hemmt die Magensäureproduktion, indem es die HCl-Sekretion **drosselt.** Außerdem münden im Duodenum die Ausführungsgänge der Bauchspeicheldrüse (Pankreas) und der Gallenblase, wodurch wichtige Verdauungsenzyme und Galle in den Dünndarm abgegeben werden. Der Feinbau des Dünndarms, insbesondere des Duodenums, ist entscheidend für die **Resorption** der Nährstoffe.

Bereits im Anfangsabschnitt des Zwölffingerdarms erscheinen die Darmzotten, die mikroskopisch klein und mit bloßem Auge nicht sichtbar sind (➤ Abb. 4.20). Sie sorgen für eine starke Oberflächenvergrößerung im Dünndarm und sind maßgeblich für den Übertritt der Nahrungsbestandteile ins Blut. Kleine Moleküle wie **Glukose** können durch die Epithelzellwand der Darmzellen in die darunterliegenden Blutgefäße aufgenommen werden. Wohin die Nährstoffe aus diesem Blutkreislauf gelangen, erfahrt ihr noch im weiteren Verlauf.

Deutlich größer (ca. 1 cm) sind die **Kerckring-Falten** (Plicae circulares), die etwa 2–5 cm hinter dem Pylorus beginnen und mit bloßem Auge sichtbar sind. Diese Falten tragen ebenfalls zur Oberflächenvergrößerung bei und optimieren die Resorption (➤ Abb. 4.18).

Die **Brunner-Drüsen,** die nur im Duodenum vorkommen, produzieren Schleim, der eine Schutzschicht für die empfindliche Schleimhaut des Zwölffingerdarms bildet.

Weitere physiologische Besonderheiten der Dünndarmmukosa sind zwar interessant, aber für den MedAT nicht prüfungsrelevant und werden im Studium vertieft behandelt.

## Leber

Die Leber übernimmt zahlreiche lebenswichtige Aufgaben, darunter: **Produktion essenzieller Proteine** (wie z. B. der Gerinnungsfaktoren), **Produktion von Gallesäften,** die für die Fettverdauung notwendig sind sowie **Abbau und Ausscheidung von Stoffwechselprodukten, Medikamenten und Giftstoffen** (➤ Abb. 4.30).

Eine für dieses Kapitel besonders wichtige Funktion ist die Verwertung der Nahrungsbestandteile:

- Speicherung von Kohlenhydraten in Form von Glykogen
- Aufnahme und Speicherung von Vitaminen, die für viele Stoffwechselprozesse benötigt werden.

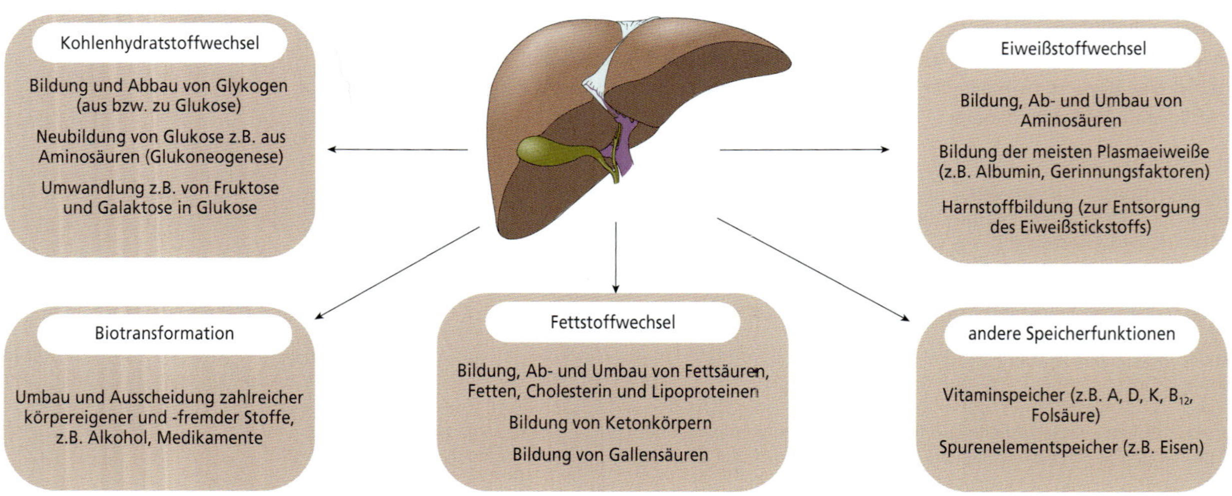


**Abb. 4.30** Übersicht über die Stoffwechselaufgaben der Leber [L190]

**MedAT-GEHEIMTIPP** Es wurde schon öfter gefragt, wo Glykogen gespeichert wird. Antwort: In den Leberzellen.

Damit die Nährstoffe aus der Nahrung alle Körperzellen erreichen können, müssen sie zunächst ins Blut gelangen – ein Problem, das wir bereits angesprochen haben. Aber was passiert mit den Nährstoffen, die über das venöse Blut des Magen-Darm-Trakts aufgenommen werden?

Die Nährstoffe werden in verschiedenen Venen gesammelt und zur **Vena portae** (Pfortader) zusammengeführt, einer großen, zentralen Vene des Körpers (➤ Abb. 4.31). Diese transportiert das venöse, nährstoffreiche Blut in die Leber. Dort wird es durch die Leberzellen geleitet, die eine Vielzahl an biochemischen Prozessen durchführen können. Sie machen giftige Stoffe (z. B. Ethanol) unschädlich und sind gleichzeitig in der Lage, Nahrungsbestandteile zu speichern, umzubauen oder weiterzuverwerten.

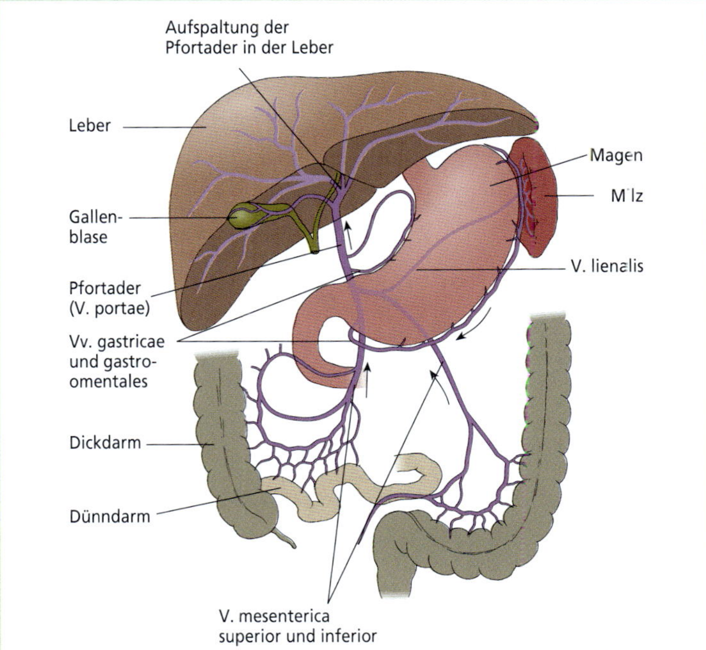


**Abb. 4.31** Das Pfortadersystem. Die Pfortader nimmt das venöse Blut aus dem Magen, der Milz, dem Pankreas, dem Dünndarm und dem größten Anteil des Dickdarms auf und leitet es zur Leber. Nur das Blut aus dem mittleren und unteren Mastdarm gelangt in das Hohlvenensystem. [L190]

Nach Abschluss der Stoffwechselprozesse fließt das „gereinigte" Blut über die **Lebervenen** zur **unteren Hohlvene** (V. cava inferior), die es in den rechten Vorhof des Herzens leitet. Von dort wird das nährstoffreiche Blut durch den gesamten Körperkreislauf gepumpt und an alle Gewebe verteilt.
Bevor diese wichtigen Nahrungsbestandteile jedoch ins Blut gelangen, finden im Darmlumen noch zahlreiche Umwandlungsprozesse statt. Diese Prozesse sind entscheidend, um bestimmte Nahrungsstoffe in eine verwertbare oder ausscheidbare Form zu überführen. Logischerweise erfolgen diese Umwandlungen hauptsächlich vor der Aufnahme ins Blut.

**MedAT-GEHEIMTIPP** Häufig gestellte Fragen im MedAT beziehen sich darauf, welche Stoffe die Nahrungsbestandteile bilden. Merkt euch: Die Hauptenergielieferanten der Nahrung sind Proteine, Kohlenhydrate und Fette. Dabei sind Fette besonders energiereich, da sie pro Gramm mehr Energie liefern als die anderen Nährstoffe. Beide Fakten wurden bereits je einmal geprüft.

## Bauchspeicheldrüse

Das Pankreassekret enthält verschiedene Bestandteile, die für die Verdauung von größter Bedeutung sind:

- **Bicarbonat** ($HCO_3^-$): Bicarbonat neutralisiert die Magensäure und hebt den pH-Wert im Duodenum an. Dadurch wird das saure Milieu des Magens beseitigt, sodass die dort aktiven Enzyme ihre Tätigkeit einstellen. Gleichzeitig schafft das Bicarbonat die idealen Bedingungen für die Enzyme des Dünndarms.
- **Endopeptidasen** (Trypsinogen und Chymotrypsinogen): Diese Vorstufen der proteinspaltenden Enzyme werden im Dünndarm in ihre aktiven Formen (Trypsin und Chymotrypsin) überführt (➤ Abb. 4.32). Im Gegensatz zur Aktivierung von Pepsinogen im Magen erfolgt diese Aktivierung nicht durch Magensäure, sondern durch ein spezifisches Enzym: Die **Enteropeptidase.** Dieses Enzym spaltet gezielt Teile der Vorstufen ab (limitierte Proteolyse), um die aktive Form der Enzyme zu erzeugen.

**VERSTÄNDNIS⁺** **Limitierte Proteolyse** bezeichnet den kontrollierten Abbau eines spezifischen Peptidfragments, wodurch ein **inaktives Enzym** (Zymogen) in seine aktive Form überführt wird. Bei diesem Prozess wird ein bestimmtes Fragment der Enzymvorstufe abgespalten, wodurch die aktive Struktur des Enzyms freigelegt wird – ähnlich wie ein An-Schalter.
Im Gegensatz zur **unspezifischen Proteolyse** während der Verdauung von Proteinen, bei der viele verschiedene Bindungen gespalten werden, erfolgt bei der limitierten Proteolyse die Abspaltung nur an einer exakt festgelegten Stelle im Peptid. Ein Beispiel dafür ist die Aktivierung von Pepsinogen zu Pepsin oder von Trypsinogen zu Trypsin im Verdauungstrakt.

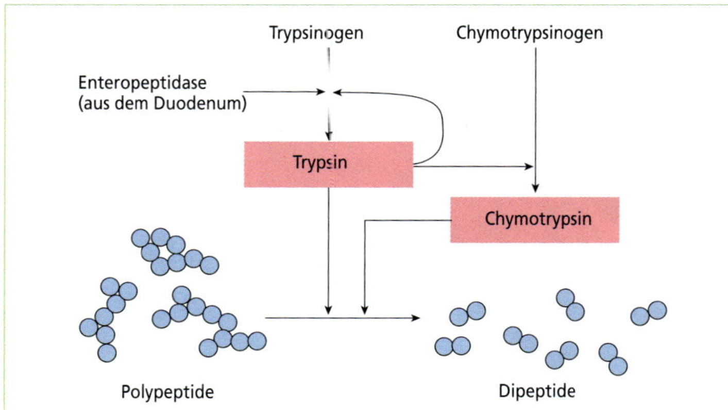


**Abb. 4.32** Eiweißspaltung durch Enzyme des Pankreas [L190]

**Enzyme und Funktionen** des Pankreas:

- Neben den Endopeptidasen werden auch **Exopeptidasen,** wie die Carboxypeptidasen, sezerniert. Diese Enzyme werden ebenfalls in inaktiver Vorstufe freigesetzt und spalten Aminosäuren vom Ende der Peptidkette ab.
- Die **Pankreaslipase** ist für die Fettverdauung verantwortlich und spaltet Triacylglycerine (TAGs) in kleinere Bestandteile wie Glycerin und Fettsäuren.
- Die **Pankreasamylase** setzt die Spaltung der Kohlenhydrate fort und zerlegt sie in Monosaccharide. Dieses Enzym wird auch als Laborparameter zur Diagnose einer akuten Pankreatitis verwendet.

Weitere wichtige Pankreasenzyme sind:

- **Ribonukleasen:** Spalten Nukleotide sowie RNA- und DNA-Stränge
- **Elastase:** Spaltet elastische Fasern
- **Cholesterinesterase:** Zerlegt Cholesterinester

**Pankreasinsuffizienz:**

Eine verringerte Syntheseleistung des Pankreas (z. B. infolge einer chronischen Pankreatitis) führt zu Problemen bei der Fettverdauung. Da die Fette im Nahrungsbrei verbleiben, werden sie in Form von Fettstühlen (Steatorrhö) ausgeschieden.

**Regulation** der Pankreassekretion:

- **Stimulierung:**
  - Die Abnahme des pH-Werts im Duodenum und die Freisetzung von Sekretin (als Signal, dass der Nahrungsbrei angekommen ist) fördern die Sekretion des Pankreas, insbesondere die Abgabe von Bicarbonat, das den sauren Nahrungsbrei neutralisiert.
  - **Cholecystokinin** (CCK) und der **Nervus vagus** (über Acetylcholin) stimulieren vor allem die Freisetzung von Pankreasenzymen und die Kontraktion der Gallenblase, sodass Verdauungssäfte abgegeben werden.
- **Hemmung:**
  - Die Pankreassekretion wird durch **Somatostatin,** pankreatisches Polypeptid und die Aktivität des Sympathikus gehemmt, um die Verdauungsprozesse zu regulieren und zu verhindern, dass unnötig Enzyme freigesetzt werden.

**VERSTÄNDNIS+** Der **Parasympathikus** ist für „Rest and Digest" zuständig, also für die Aktivierung der Verdauungsprozesse. Wenn ihr bei einer Frage den Parasympathikus als stimulierenden Einfluss auf ein Verdauungsorgan angebt, liegt ihr in der Regel immer richtig. Im Gegensatz dazu wirkt der Sympathikus hemmend auf die Verdauung.
Auch Somatostatin hat einen hemmenden Effekt auf viele Organe des Gastrointestinaltrakts und reguliert die Verdauung, indem es unter anderem die Hormon- und Enzymfreisetzung reduziert.

## Galle

**AUS DEM MEDIZINSTUDIUM** Im Gallensekret sind **keine Enzyme** enthalten!

**MedAT-GEHEIMTIPP** Gerne geprüft wird auch die Produktion und Exkretion der Galle.

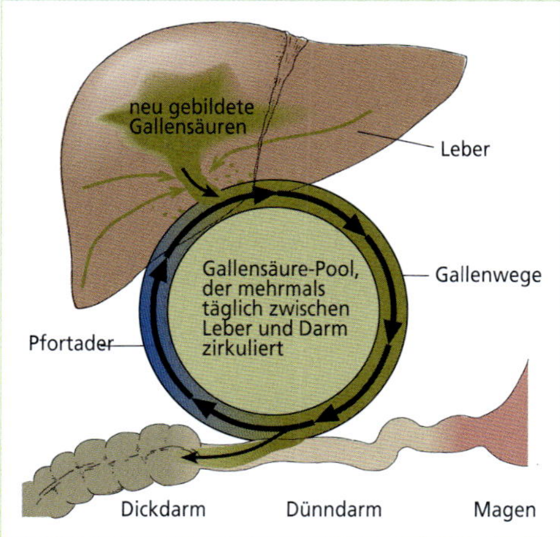


**Abb. 4.33** Enterohepatischer Kreislauf. Über 90 % der Gallensäuren, die täglich über die Gallenwege in den Darm gelangen, werden zurückgewonnen und der Leber wieder zugeführt. Nur etwa 10 % werden über den Stuhl ausgeschieden. [L190]

Die Galle wird nicht von der Gallenblase produziert, sondern von der Leber (➤ Abb. 4.33). Die Gallenblase dient lediglich als **Speicherort.** Die frisch sezernierte Galle enthält noch einen hohen Anteil Wasser, das jedoch stark rückresorbiert wird, wodurch die in der Gallenblase gespeicherte Galle (Blasengalle) stark konzentriert ist. Die Galle enthält:

- **Bilirubin:** Ein Abbauprodukt des Hämoglobins, das über die Galle ausgeschieden wird.
- **Gallensäuren:** Sie sind Abbauprodukte des Cholesterins und wurden zur besseren Wasserlöslichkeit mit Hydroxygruppen modifiziert. Zusätzlich werden sie als konjugierte Gallensäuren freigesetzt, indem sie mit Aminosäuren wie Glycin (Glycocholsäure) und Taurin (Taurocholsäure) gekoppelt werden.

**Funktionen** der Gallensäuren:

- **Fettverdauung:** Gallensäuren aktivieren die Pankreaslipase und helfen als amphiphile Substanzen beim Emulgieren der Fette im Nahrungsbrei.
- **Ausscheidung von Cholesterin:** Gallensäuren ermöglichen die Ausscheidung von Cholesterin, das der Körper nicht abbauen kann. Der Großteil der Gallensäuren wird jedoch im terminalen Ileum wieder aufgenommen und zur Leber zurücktransportiert. Dieser Kreislauf wird als **enterohepatischer Kreislauf** bezeichnet. Im Darm entstandene sekundäre Gallensäuren werden in der Leber wieder in primäre Gallensäuren umgewandelt und erneut ausgeschieden.
- Regulation der **Gallensäure- und Cholesterinsynthese:** Hohe Gallensäurekonzentrationen hemmen die Neubildung von Gallensäuren und die Cholesterinsynthese – was sinnvoll ist, da der Körper keine Überschüsse produzieren muss, wenn genug vorhanden ist.
- Lösung von **Cholesterin:** Gallensäuren sorgen dafür, dass nicht als Gallensäure umgewandeltes Cholesterin in der Galle gelöst bleibt. Ohne diese Funktion könnte Cholesterin ausfallen und zur Bildung von Gallensteinen führen. Es gibt jedoch neben den Cholesterinsteinen auch andere Arten von Gallensteinen.

**VERSTÄNDNIS+** Was bedeutet **Emulgieren** und warum ist es für die Verdauung wichtig?
Das Emulgieren beschreibt das Aufspalten von Flüssigkeiten, die sich normalerweise nicht miteinander vermischen – wie Fett und Wasser. In einer Emulsion sind die Fetttröpfchen so fein verteilt, dass sie mit bloßem Auge als eine homogene Flüssigkeit erscheinen.
Für den Nahrungsbrei ist diese Emulsion entscheidend, da sich Fette im wässrigen Medium des Verdauungstrakts normalerweise durch hydrophobe Wechselwirkungen zusammenlagern. Dies erschwert den Fettabbau, da die Lipasen, die Fette spalten, im wässrigen Medium wirken.
Die **Gallensäuren** lösen dieses Problem: Sie sind **amphiphile Verbindungen,** die sowohl eine hydrophobe als auch eine hydrophile Seite besitzen. Dadurch können sie die Grenzen zwischen Fett und Wasser durchbrechen und wie Detergenzien (➤ Kap. 1.8.1) wirken. Sie zerkleinern die Fetttröpfchen zu feinen Emulsionströpfchen und schaffen dadurch mehr Angriffsfläche für die Lipasen, was den Fettabbau erleichtert.

**VERSTÄNDNIS+** Die Bindung zwischen der Aminosäure und der Gallensäure entsteht durch eine Reaktion zwischen der Aminogruppe der Aminosäure und der Carboxygruppe der Gallensäure. Diese Art der Bindung wird als **Amidbindung** bezeichnet.

**MedAT-GEHEIMTIPP** Wurde auch schon öfter gefragt: Im Dünndarm erfolgt der Großteil der Nährstoffaufnahme.

## Dickdarm, Rektum und Anus

In Bezug auf die Nahrungsresorption bleibt im Dickdarm nicht mehr viel zu tun. Hier werden lediglich noch verbleibende **Elektrolyte, Vitamin K** sowie restliches Wasser aufgenommen (➤ Abb. 4.34, ➤ Abb. 4.35). Währenddessen wird der Nahrungsbrei zunehmend konzentrierter und härter, bis er schließlich als Stuhl ausgeschieden wird.

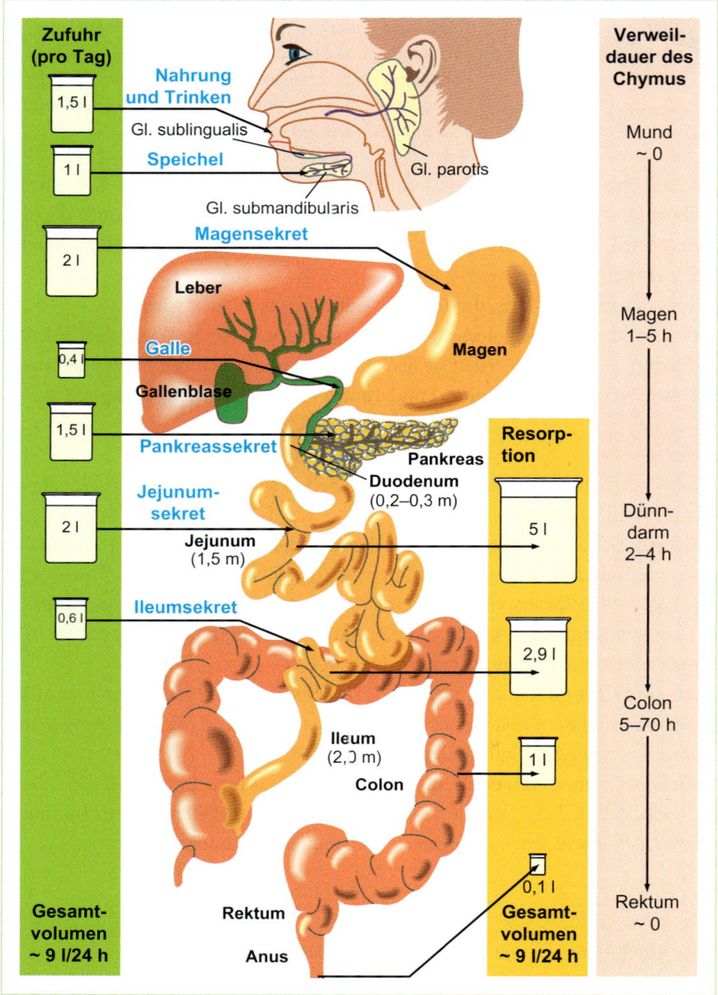


**Abb. 4.34** Flüssigkeitsaufnahme und -abgabe im Gastrointestinaltrakt [L253]

**MedAT-GEHEIMTIPP** Die Funktion des Dickdarms wurde schon mehrmals geprüft.

Die **Defäkation** (Stuhlentleerung) ist der letzte Schritt der Verdauung, den natürlich jeder kennt. Dieser Vorgang läuft **reflektorisch** ab, kann jedoch etwa ab dem 3. Lebensjahr willentlich kontrolliert werden.
Sobald die **Ampulla recti** (die erweiterte Stelle des Rektums) ausreichend mit Stuhl gefüllt ist, werden Dehnungsrezeptoren erregt. Über **afferente Nervenfasern** werden die Signale zum Defäkationszentrum im sakralen Rückenmark weitergeleitet, während gleichzeitig der Stuhldrang wahrgenommen wird. Das Rückenmark aktiviert daraufhin parasympathische Nervenfasern, die den **inneren Schließmuskel** (M. sphincter ani internus) relaxieren lassen, während die äußere Längsmuskulatur des Rektums kontrahiert. Dies führt dazu, dass der Stuhl nach außen getrieben wird.
Dieser Vorgang kann durch eine **zusätzliche Anspannung der Bauchmuskulatur** und des Zwerchfells unterstützt werden – aber auch das kennt ihr sicher.

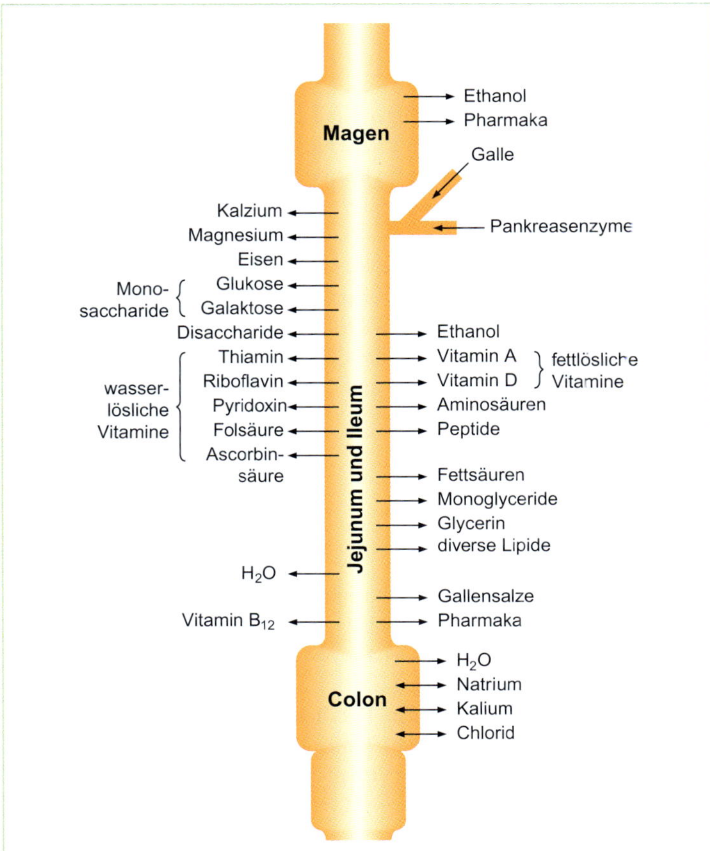


**Abb. 4.35** Resorption im Gastrointestinaltrakt [L253]

Der M. sphincter ani internus wird **unwillkürlich** gesteuert, während der äußere Afterschließmuskel (M. sphincter ani externus) **willentlich** entspannt werden kann. Diese Kontrollmöglichkeit ist essenziell für das soziale Miteinander, da sie ermöglicht, das Stuhlverhalten bis zu einem gewissen Grad selbst zu steuern.

**MedAT-Stichwort**
Herz-Kreislauf-System
Blut
Lymphatisches System
Lymphe

**VIDEO: Das kardiovaskuläre System**

https://www.elsevier.com/books-and-journals/book-companion/9783437412592

## 4.3 Herz-Kreislauf-System

*Sinan Barus, Deniz Tafrali*

Damit das Blut alle Zellen des Körpers mit Nährstoffen versorgen kann, benötigt es ein **effizientes Transportsystem,** das den gesamten Körper durchzieht und eng mit verschiedenen Organsystemen verbunden ist. Die Hauptakteure dieses Systems sind die **Kreislauforgane,** die aus folgenden Bestandteilen bestehen:

- Herz
- Gefäßsystem

Das Herz fungiert dabei als die **zentrale muskuläre Pumpe,** die das Blut in einem geschlossenen Kreislauf antreibt und dafür sorgt, dass es kontinuierlich durch den Körper zirkuliert. Das Gefäßsystem besteht aus einem Netzwerk **elastischer Röhren,** die das Blut zu den verschiedenen Geweben und Organen transportieren. Dieses Netzwerk umfasst **Arterien, Venen, Kapillaren** sowie **Lymphgefäße** und spielt eine entscheidende Rolle bei der Versorgung des Körpers mit Sauerstoff, Nährstoffen und der Entfernung von Abfallstoffen.

### 4.3.1 Makroskopische Anatomie

*Sinan Barus*

#### Herz

Das Herz liegt zur Hälfte in der linken und zur Hälfte in der rechten Brustkorbhälfte (➤ Abb. 4.36). Seine Form erinnert an einen abgerundeten Kegel, dessen Spitze die Brustwand im **5. Interkostalraum** berührt. Es ist schräg im Mediastinum (Mittelfellraum) positioniert, einem Bindegewebsraum zwischen Wirbelsäule und Brustbein, der nach unten vom Zwerchfell begrenzt wird.

Das Herz ist von einer schützenden bindegewebigen Hülle, dem **Herzbeutel** oder **Perikard,** umgeben. Im Inneren des Herzens wird die Wand vom Endokard, einer etwa 1 mm dicken Endothelschicht, ausgekleidet. Diese glatte Oberfläche sorgt für einen verringerten hydrodynamischen Widerstand und ermöglicht einen reibungslosen Blutfluss. Die arbeitsfähige Herzmuskelschicht, das Myokard, ist für die Kontraktion des Herzens verantwortlich (➤ Abb. 4.37).

**EPISCHE ESELSBRÜCKE** Eine einprägsame Merkhilfe für die Herzwand von innen nach außen:
„Emma malt Planeten."
Endokard – Myokard – Perikard

Das Herz ist durch die **Herzscheidewand** (Septum) in zwei Hälften geteilt: ein rechtes Herz, das den Lungenkreislauf versorgt, und ein linkes Herz, das für den Körperkreislauf zuständig ist. Jede Herzhälfte besteht aus insgesamt vier Hohlräumen – je einem **Vorhof** (Atrium) und einer **Kammer** (Ventrikel). Der linke Vorhof sammelt das sauerstoffreiche Blut aus der Lunge, während der rechte Vorhof das sauerstoffarme Blut aus dem Körper aufnimmt. Die beiden Kammern nehmen das Blut aus den jeweiligen Vorhöfen auf und pumpen es in die entsprechenden Kreisläufe.

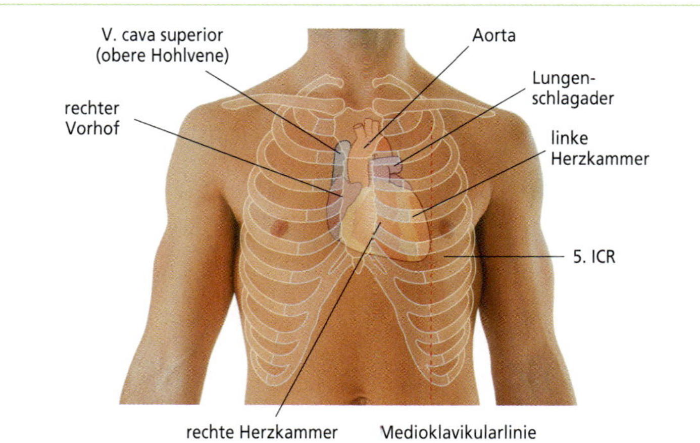


**Abb. 4.36** Die Lage des Herzens (ICR = Interkostalraum) [E402]

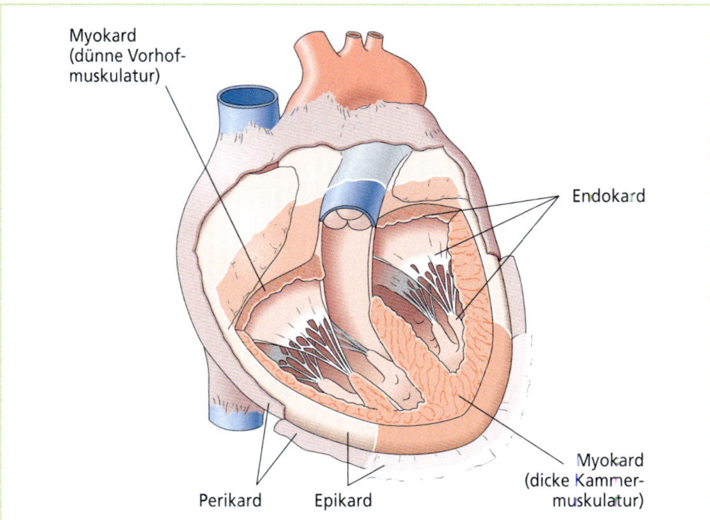


**Abb. 4.37** Längsschnitt durch das Herz. Man erkennt den dreischichtigen Aufbau der Herzwand. Das Myokard ist in der linken Kammer (im Bild rechts) am dicksten, in den Vorhöfen am schwächsten ausgebildet. [L190]

Da die linke Herzhälfte den gesamten Körper mit Blut versorgen muss, benötigt sie eine **stärkere Muskelschicht** als die rechte. Die Wandstärke der linken Kammer beträgt etwa 1,4 cm, während die rechte Kammer mit einer Dicke von ca. 0,7 cm auskommt. Der Unterschied ergibt sich aus dem **höheren Druck**, der notwendig ist, um das Blut durch den gesamten Körper zu transportieren.

Die Einteilung des Herzens umfasst folgende Hohlräume:

- Rechter Vorhof
- Rechte Kammer
- Linker Vorhof
- Linke Kammer

Zwischen diesen Hohlräumen und den großen Blutgefäßen sorgen Herzklappen dafür, dass das Blut nur in eine Richtung fließt und kein Rückstrom möglich ist. Es gibt zwei Haupttypen von Klappen (> Abb. 4.38, > Abb. 4.39, > Abb. 4.40):

- **Segelklappen** befinden sich zwischen den Vorhöfen und Kammern.
- **Taschenklappen** sitzen zwischen den Kammern und den großen abführenden Arterien.

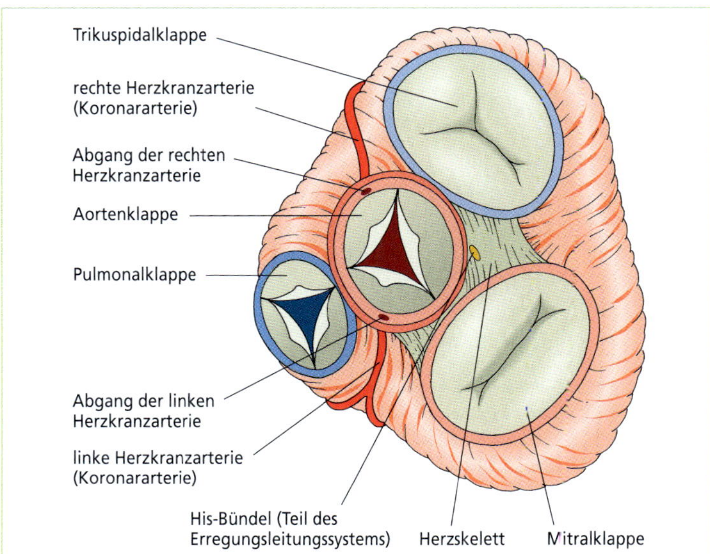


**Abb. 4.38** Blick von oben auf die Klappenebene (Vorhöfe abgetrennt). Oberhalb der Aortenklappe gehen die Koronararterien (Herzkranzgefäße) aus der Aorta ab. Das His-Bündel durchstößt die Klappenebene. [L190]

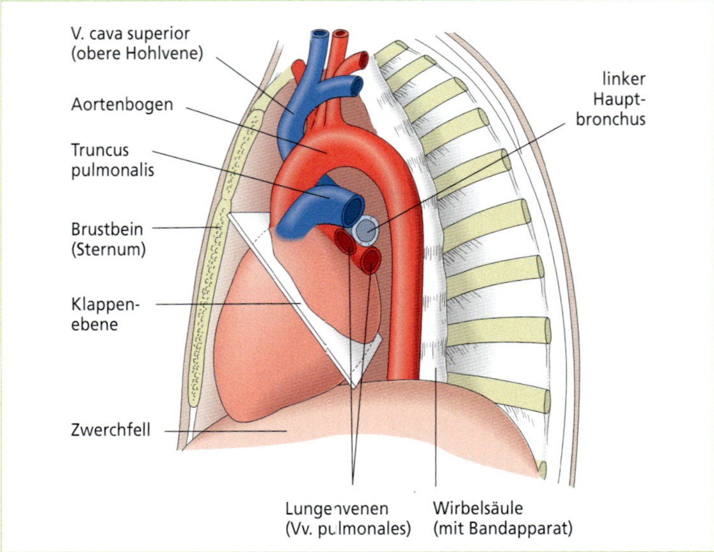


**Abb. 4.39** Lage der Klappenebene innerhalb des Herzens. Alle Herzklappen liegen in einer Ebene (hier als Glasscheibe dargestellt), zusammengehalten vom bindegewebigen Herzskelett. [L190]

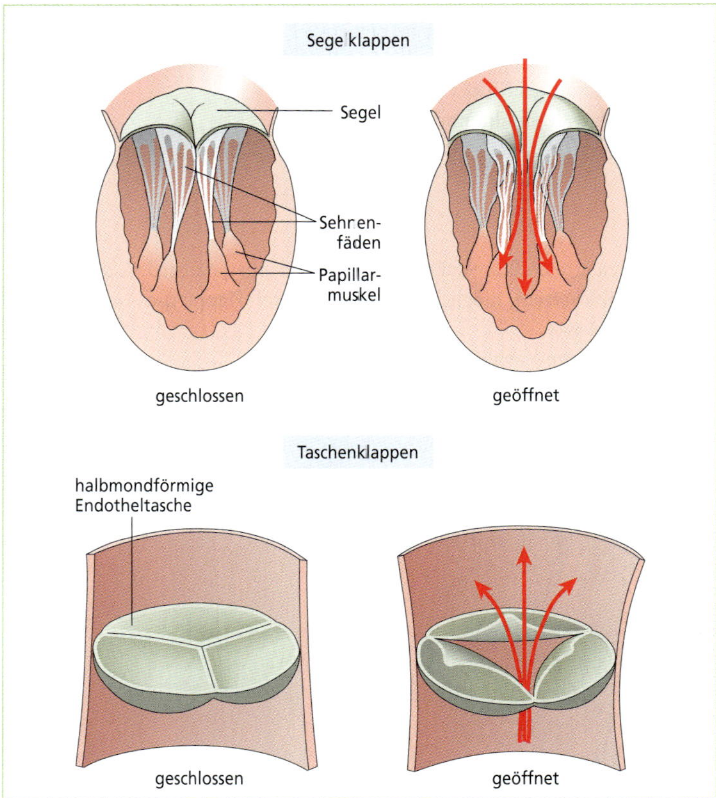


**Abb. 4.40** Segelklappen und Taschenklappen im Vergleich. Die Segelklappen schließen sich durch den Kammerdruck. Die Sehnenfäden, die an den Papillarmuskeln der Kammer ansetzen, verhindern ein Zurückschlagen der Segel in die Vorhöfe. Die Taschenklappen besitzen eine Napfform mit knopfförmigen Bindegewebsverdickungen in der Mitte. Sie schließen sich, wenn der Blutdruck in den Arterien den Kammerdruck übersteigt. [L190]

## Segelklappen

Zwischen dem rechten Vorhof und der rechten Kammer liegt die dreizipfelige Segelklappe, die auch als **Trikuspidalklappe** bezeichnet wird (lat. *tricuspis* für *„dreizackig"*).
Zwischen dem linken Vorhof und der linken Kammer befindet sich die zweizipfelige Segelklappe, die entweder **Bikuspidalklappe** (lat. *bicuspis* für *„zweizackig"*) oder **Mitralklappe** genannt wird.

### Taschenklappen

Zwischen der rechten Kammer und der Lungenarterie befindet sich die dreitaschige Taschenklappe, die als **Pulmonalklappe** bezeichnet wird. Zwischen der linken Kammer und der Aorta liegt die **Aortenklappe.**

Alle erwähnten Herzklappen funktionieren wie **Einwegventile:** Sie öffnen sich nur in eine Richtung, da sie dem hydrodynamischen Druck des Blutstroms folgen, der physiologisch nur **vorwärts** fließt. Ähnlich wie das Ventil eines Fahrradreifens, das die eingefüllte Luft am Entweichen hindert, verhindern die Klappen einen Rückstrom des Blutes. Die vier Herzklappen befinden sich nahezu auf einer gemeinsamen Ebene, die als **Ventilebene** bezeichnet wird.

Die Klappen sind am **Herzskelett** befestigt, einer bindegewebigen Platte, die das Myokard der Vorhöfe vom Myokard der Kammern trennt. Später wird deutlich, dass diese Ventilebene nicht nur für die Klappenfunktion wichtig ist, sondern auch als **elektrischer Isolator** eine zentrale Rolle bei der Reizweiterleitung im Herzen spielt.

## 4.3.2 Mikroskopische Anatomie

*Deniz Tafrali*

### Herz

Die mikroskopische Anatomie der Herzmuskulatur wurde bereits in ➤ Kap. 3.3.3 besprochen.

### Gefäße

Das Gefäßsystem lässt sich in zwei unterschiedliche Arten von Hohlgefäßen unterteilen, die sich jeweils in kleinere Verästelungen aufzweigen können. Die **Arterien** gehören zum **Hochdrucksystem,** während die **Venen** dem **Niederdrucksystem** zugeordnet werden. Beide Gefäßtypen dienen primär dem Transport des Blutes. Der eigentliche Stoffaustausch zwischen Blut und Gewebe findet jedoch in den **Kapillaren** statt.

**DEFINITIONEN** **Arterielles** Blut ist definiert als **sauerstoffreiches** (oxygeniertes) Blut, das nur wenig Kohlendioxid ($CO_2$) enthält. **Venöses** Blut hingegen ist **sauerstoffarm** (desoxygeniert) und weist einen hohen $CO_2$-Gehalt auf.
In der Regel transportieren Arterien arterielles Blut, aber diese Regel ist nicht universell. Ein gutes Beispiel sind die Lungenarterien, die sauerstoffarmes Blut enthalten. Die Bezeichnung eines Gefäßes hängt also nicht vom Sauerstoffgehalt des Blutes ab, sondern von seiner Richtung im Kreislauf: Arterien führen **vom Herzen weg,** während Venen **zum Herzen hin** verlaufen.

**EPISCHE ESELSBRÜCKE** **A**rterien – **A**diós Herz!
**V**enen – **V**amos, es geht wieder zurück!

**MedAT-GEHEIMTIPP** 2025 geprüft: Was transportieren die Lungenarterien?

Grundsätzlich besitzen sowohl Arterien als auch Venen einen ähnlichen **dreischichtigen Aufbau.** Allerdings unterscheiden sich ihre Eigenschaften je nach ihrer spezifischen Funktion und den jeweiligen Umgebungsbedingungen, in denen sie arbeiten.

### Arterien

Die Arterienwand besteht aus **drei** deutlich erkennbaren Schichten, die reich an **elastischen** Fasern sind (➤ Abb. 4.41). Zwischen diesen Schichten befindet sich häufig eine zusätzliche elastische Membran. Besonders charakteristisch für die Arterie ist die stark ausgeprägte mittlere Muskelschicht, die eine zentrale Rolle bei der Gefäßmotorik spielt.

Der Schichtaufbau der Arterie gestaltet sich wie folgt:

- Innere Schicht (**Tunica interna**): Besteht aus einschichtigem Plattenepithel und wird als Gefäßendothel bezeichnet. Sie sorgt für einen widerstandsfreien Blutfluss.
- Mittlere Schicht (**Tunica media**): Besteht aus glatter Muskulatur und elastischen Fasern. Diese Schicht ist für die Gefäßmotorik (Vasokonstriktion und Vasodilatation) verantwortlich.
- Äußere Schicht (**Adventitia oder Tunica externa**): Besteht aus Bindegewebe und elastischen Fasern. Sie dient der Verankerung in der Umgebung und enthält Nerven, die das Gefäß versorgen.

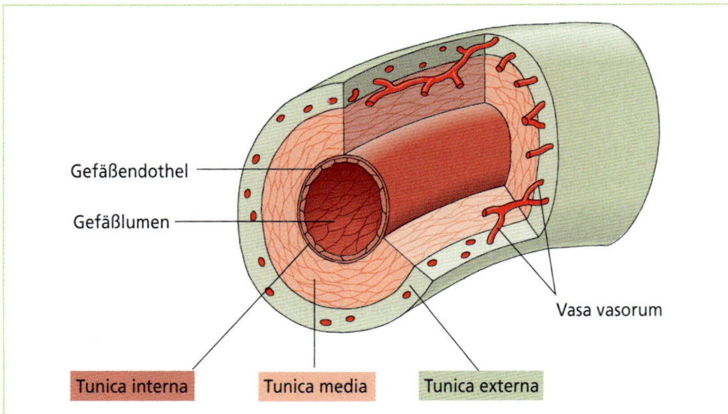


**Abb. 4.41** Schichtaufbau einer Arterie [L190]

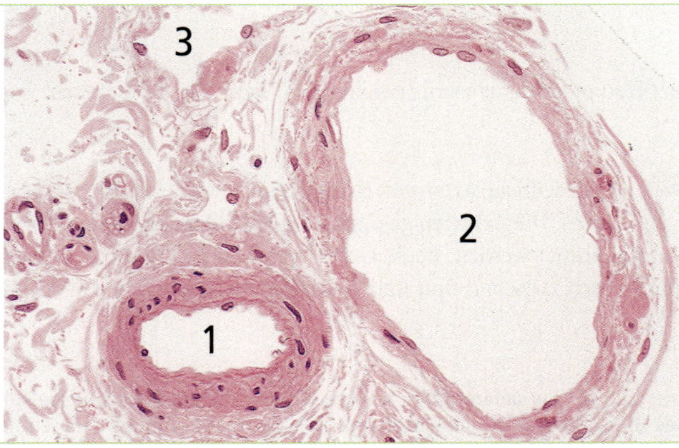


**Abb. 4.42** Arteriole und Venole im Vergleich. In der Wand der Arteriole (1) sind die Schichten glatter Muskulatur deutlich zu erkennen. Die Wand der begleitenden Venole (2) ist deutlich dünner, die Muskulatur spärlich, das Lumen erheblich weiter. Bei (3) ein kleines Lymphgefäß, dessen Wand nur aus Endothel besteht. [M375]

### Venen

Venen unterscheiden sich von Arterien durch ihr **weites Lumen, dünnere Wände** und eine weniger stark ausgeprägte Schichtung der drei Gefäßwandschichten (➤ Abb. 4.42).

## 4.3.3 Physiologie

*Sinan Barus*

Die Herzkammern pumpen das Blut synchron und in **regelmäßigen Schüben** aus. Dabei unterscheidet man zwischen zwei Hauptphasen: der **Systole,** in der sich die Kammern zusammenziehen, und der **Diastole,** in der sie sich entspannen. Schaut man sich die Vorgänge in den Herzkammern genauer an, lässt sich der Kammerzyklus in **vier Phasen unterteilen** (➤ Abb. 4.43):

### Diastole

**Entspannungsphase:** In dieser Phase **erschlafft** das Myokard (Herzmuskel), und der Druck in den Kammern sinkt. Da der Kammerdruck noch nicht niedrig genug ist, bleiben zunächst alle Herzklappen geschlossen.

**Füllungsphase:** Sobald der Kammerdruck weit genug gesunken ist, übersteigt der Vorhofdruck den Kammerdruck. Dadurch **öffnen** sich die Segelklappen, und das Blut strömt ungehindert aus den Vorhöfen in die Kammern. Die Vorhöfe unterstützen diesen Vorgang zusätzlich durch eine Kontraktion, um das Blut schneller in die Kammern zu befördern. Sobald die Segelklappen schließen, endet die Füllungsphase.

### Systole

**Anspannungsphase:** In dieser Phase ist die Kammer vollständig mit Blut gefüllt, aber alle Klappen bleiben **geschlossen.** Das Myokard der Kammer beginnt sich **zusammenzuziehen,** wodurch der Druck in der Kammer ansteigt, ohne dass sich das Volumen verändert.

Notizen

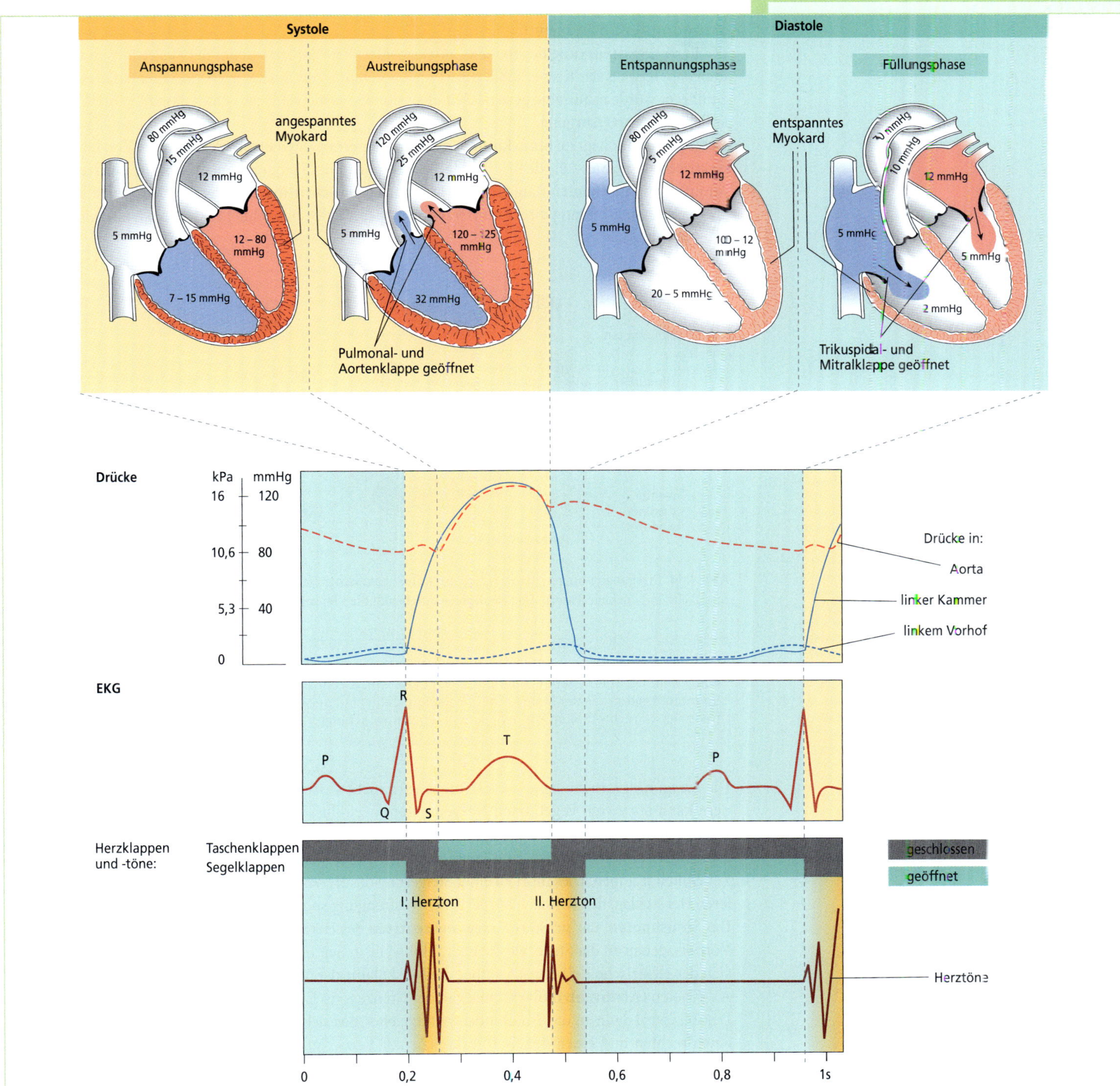


**Abb. 4.43** Die Phasen des Herzzyklus mit Drücken in Aorta, linker Kammer und linkem Vorhof (10 mmHg ≅ 1,33 kPa), entsprechender EKG-Ableitung, Herzklappenöffnung und -schließung und Herztönen [L190]

**Austreibungsphase:** Sobald der Druck in der Kammer den Druck in den großen Gefäßen übersteigt, **öffnen** sich die Taschenklappen. Das Blut wird gleichzeitig in die Aorta und den Truncus pulmonalis (**Lungenarterie**) ausgestoßen. Nach der Austreibung schließt sich der Kreislauf, und der Zyklus beginnt erneut mit der Entspannungsphase.

Damit der linke Ventrikel das Blut auswerfen kann, muss er einen **Mindestdruck** erzeugen, der als arterieller Druck bezeichnet wird. Dieser Blutdruck schwankt jedoch zwischen zwei Werten: dem **systolischen** und dem **diastolischen** Druck. Der systolische Wert entsteht während des Höhepunkts der Austreibungsphase, wenn das Blut mit maximalem Druck in die Aorta gepumpt wird. Der diastolische Blutdruck hingegen ist der niedrigste Druck, der während der Öffnung der Aortenklappe gemessen wird.

## Erregungs- und Reizweiterleitung

Die **Erregungssteuerung** des Herzens unterscheidet sich deutlich von der der Skelettmuskulatur. Würde man das Herz aus der Körperhöhle entnehmen und ihm weiterhin ausreichend Sauerstoff und Nährstoffe zuführen, würde es für eine gewisse Zeit eigenständig weiter schlagen – und das völlig **unabhängig** von äußerer Nervenversorgung.

Der Grund dafür liegt im **Sinusknoten,** dem eigenen Erregungszentrum des Herzens. Von hier gehen alle elektrischen Reize aus, die den Herzschlag steuern, mit einer Frequenz von etwa 60 bis 80 Erregungen pro Minute. Der Sinusknoten fungiert dabei als natürlicher **Schrittmacher,** der die Herzfrequenz bestimmt. Da die Erregungsbildung direkt im Herzen selbst stattfindet, bezeichnet man es auch als autonomes Organ (➤ Abb. 4.44).

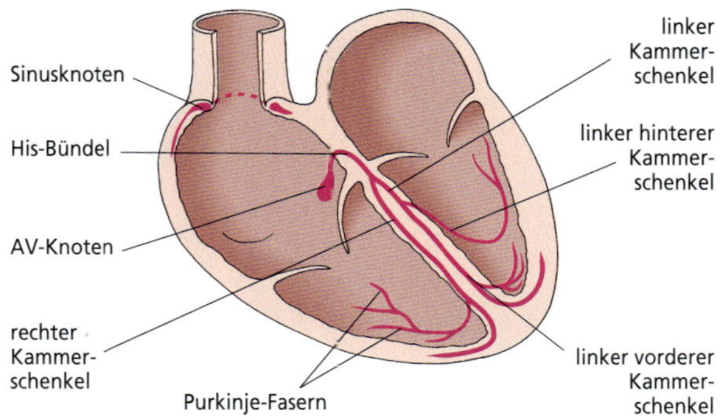


**Abb. 4.44** Erregungsleitungssystem des Herzens mit schematischer Darstellung von Sinusknoten, AV-Knoten, Kammerschenkeln und Purkinje-Fasern. Das His-Bündel durchstößt die Klappenebene. [L190]

**VERSTÄNDNIS⁺** Fällt der **Sinusknoten** aus, können auch andere Schrittmacherzentren im Herzen die Erregungsbildung übernehmen. Allerdings erzeugen diese Zentren elektrische Impulse mit einer geringeren Spontanfrequenz als der Sinusknoten. Beispiele dafür sind der **AV-Knoten** oder das **His-Bündel,** die die Herzfrequenz aufrechterhalten können, jedoch langsamer schlagen und somit die Herzleistung reduzieren.

Die Erregungsgeschwindigkeit des Herzens wird nicht ausschließlich vom Sinusknoten bestimmt, sondern kann auch vom **vegetativen Nervensystem** beeinflusst werden. Über die **efferenten Herznerven** steuern der Sympathikus und der Parasympathikus die Herzfrequenz und -leistung. Wenn der Körper z. B. schwer arbeitet oder wir eine Treppe in den 5. Stock steigen, muss das Herz mehr Blutvolumen pro Zeiteinheit pumpen. Dies führt zu einer Steigerung des Herzzeitvolumens (**HZV**) und erklärt den schnelleren Herzschlag, den wir nach körperlicher Anstrengung spüren.

Der **Sinusknoten,** das **primäre Erregungszentrum** des Herzens, befindet sich in der Wand des rechten Vorhofs, genau an der Stelle, wo die obere Hohlvene in den rechten Vorhof mündet. Von hier aus breitet sich der elektrische Reiz zunächst über die Muskulatur der **Vorhöfe** aus und erreicht anschließend den AV-Knoten (**Atrioventrikularknoten**) an der Grenze zwischen Vorhof und Kammer.

Der Reiz wird dann an das His-Bündel weitergeleitet, das sich kurz vor der Herzscheidewand teilt und in einen rechten und einen linken Tawara-Schenkel verzweigt. Diese Kammerschenkel führen den Erregungsimpuls weiter in Richtung Herzspitze. Auf diesem Weg entstehen immer feinere Verzweigungen, die als **Purkinje-Fasern** bezeichnet werden. Diese Fasern erstrecken sich über das gesamte Kammermyokard und übertragen den Reiz über ihre Endknöpfe direkt an die Herzmuskelzellen.

Die Muskelzellen sind durch **Gap Junctions** elektrisch miteinander verbunden und arbeiten nach dem „Alles-oder-Nichts-Prinzip": Sobald der Reiz einen **Schwellenwert** erreicht, kontrahiert das gesamte **Kammermyokard** synchron und sorgt so für eine kraftvolle Pumpbewegung des Herzens.

**MedAT-GEHEIMTIPP** Eine häufig gestellte Frage zur Reizweiterleitung des Herzens betrifft den Ort der Reizentstehung. Obwohl in den Antwortmöglichkeiten oft verschiedene Strukturen wie der AV-Knoten oder das His-Bündel aufgeführt werden, ist die korrekte Antwort stets der **Sinusknoten,** da von ihm die primären elektrischen Signale ausgehen, die den Herzschlag steuern.

Notizen

**VERSTÄNDNIS⁺**

**Warum braucht das Herz ein eigenes Reizweiterleitungssystem und reicht nicht einfach der Sinusknoten als punktförmige Erregungsquelle aus?**
Theoretisch könnte der Sinusknoten den Reiz direkt an alle Herzzellen weiterleiten, jedoch wäre das ineffizient und zeitaufwendig. Zudem würde keine synchronisierte Kontraktion der Kammern erreicht. Durch das spezialisierte Reizleitungssystem wird die elektrische Erregung deutlich schneller und präziser an alle Herzzellen weitergeleitet, wodurch eine effektive und koordinierte Herzkontraktion ermöglicht wird.
Ein weiterer entscheidender Punkt ist die **zeitliche Trennung** der Vorhof- und Kammerkontraktion, die durch die Ventilebene gewährleistet wird. Diese bindegewebige Schicht fungiert als elektrischer Isolator und verhindert eine gleichzeitige Erregung der Vorhöfe und Kammern. Das Reizleitungssystem besteht nicht aus Nervenzellen, sondern aus **umgewandelten Muskelzellen** (Cajal-Zellen), die durch Veränderungen ihrer Membranpermeabilität in der Lage sind, eigenständig Aktionspotenziale zu generieren. Da sie kein Ruhepotenzial besitzen, steigt ihr Membranpotenzial kontinuierlich an, bis es depolarisiert, sich repolarisiert und erneut beginnt zu steigen.
Die Schrittmacherzellen in Zentren wie dem Sinusknoten oder dem His-Bündel erzeugen diese Spontanpotenziale. Die **Depolarisation** führt zu einem Ladungsunterschied in der Umgebung der Herzmuskelzellen, was zur Erregung und Kontraktion der Myokardzellen führt. Diese Zellen sind über **Gap Junctions** (Nexus) elektrisch miteinander verbunden und agieren als eine motorische Einheit.
Ein entscheidender „Trick" des Herzens liegt darin, dass die Erregung nicht an die Bindegewebszellen der Ventilebene weitergeleitet wird, da diese aufgrund ihrer Membranstruktur nicht depolarisierbar sind. Die Erregung wird daher gezwungen, den Weg über das His-Bündel zu nehmen. Im AV-Knoten wird die Weiterleitung des Reizes jedoch bewusst verzögert, wodurch die Vorhöfe Zeit haben, sich vollständig zu kontrahieren und das Blut effizient in die Kammern zu pumpen, bevor diese sich zusammenziehen. Ohne diese Verzögerung und die Ventilebene würde der Blutfluss ineffizient ablaufen, vergleichbar mit dem langsamen und ungleichmäßigen Ausdrücken einer Zahnpastatube.
Sobald der Sinusknoten ein **Aktionspotenzial** ausgesendet hat, befindet sich der Herzmuskel für etwa 0,3 Sekunden in der **Refraktärzeit.** Während dieser Zeit ist er für weitere Reize unempfänglich, da die Muskelzellen gerade repolarisieren. Diese kurze Pause ist wichtig, da sie dem Herz ermöglicht, sich erneut mit Blut zu füllen, bevor die nächste Kontraktion erfolgt.

Man darf nicht vergessen, dass auch das Herz selbst ein Organ ist, das auf eine ausreichende Blut- und Sauerstoffversorgung angewiesen ist. Rund **4 % des Herzzeitvolumens** werden für die eigene Arbeit benötigt, was etwa **200 ml Blut pro Minute** entspricht.
Die Versorgung erfolgt über zwei kleine Gefäße, die sich direkt von der Aorta abzweigen und jeweils eine Herzhälfte umschließen. Diese beiden Gefäße, die **rechte und linke Koronararterie,** verzweigen sich weiter und bilden ein Netzwerk, das aufgrund seiner ringförmigen Anordnung an einen Kranz erinnert. Deshalb werden die Koronararterien auch als Herzkranzgefäße bezeichnet (➤ Abb. 4.45).

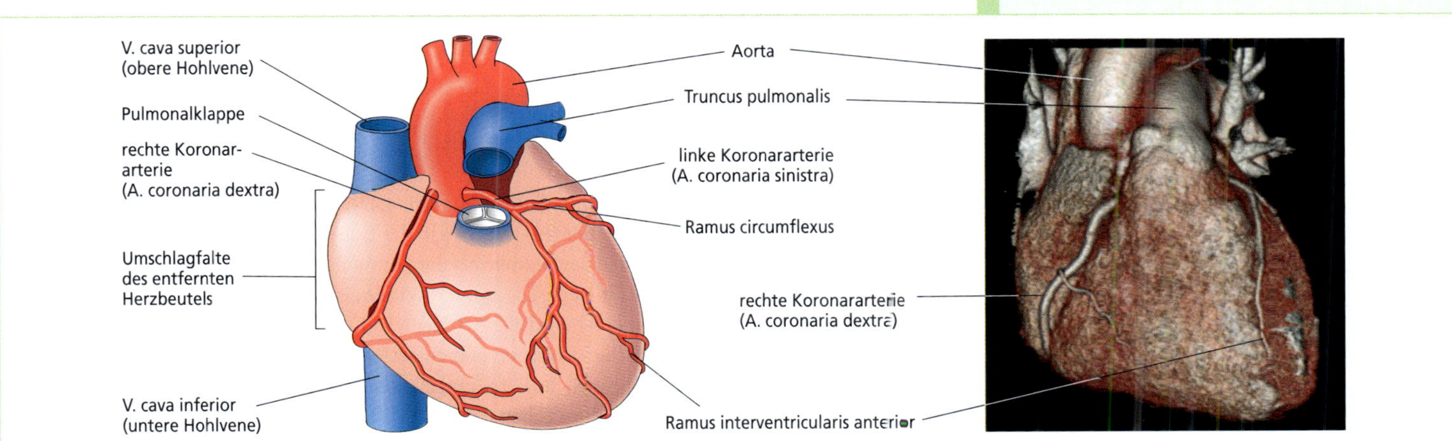


**Abb. 4.45** Verlauf der Koronararterien (rechts 3-D-Computertomografie). Die linke Koronararterie zieht hinter dem Truncus pulmonalis (Stamm der Lungenschlagadern) zur Herzvorderseite, wo sie sich in den R. interventricularis anterior und den R. circumflexus teilt. [L190]

**MedAT-GEHEIMTIPP** Beim MedAT werden gelegentlich Aufgaben mit klinischem Bezug gestellt. Ein Beispiel ist die Frage nach der Ursache eines Herzinfarkts. Wisst ihr sie schon?
Genau – ein **Herzinfarkt** entsteht durch die Verstopfung der **Herzkranzgefäße.** Wenn eines dieser Gefäße vollständig blockiert ist, wird der betroffene Herzmuskelbereich nicht mehr ausreichend mit Blut und Sauerstoff versorgt. Die Herzzellen sterben ab (**Nekrose;** ➤ Kap. 1.13) und es bildet sich über eine Zwischenform, das sogenannte Granulationsgewebe, schließlich Narbengewebe (➤ Abb. 4.46).
In weniger schweren Fällen kann es auch zu einer Verengung der Koronararterien kommen, die eine Minderdurchblutung des Herzens verursacht. Dieses Phänomen wird als **Angina pectoris** bezeichnet und ist von einem vollständigen Herzinfarkt zu unterscheiden (➤ Abb. 4.47).

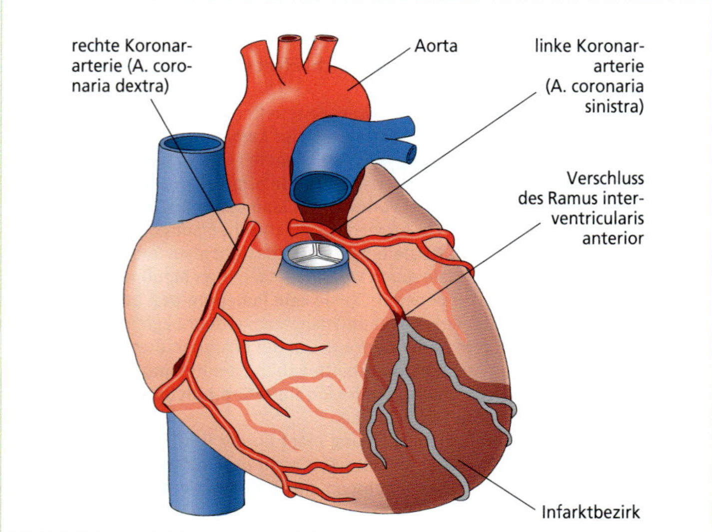


**Abb. 4.46** Frontalansicht auf das Herz mit einem Infarktareal an der Herzspitze [L190]

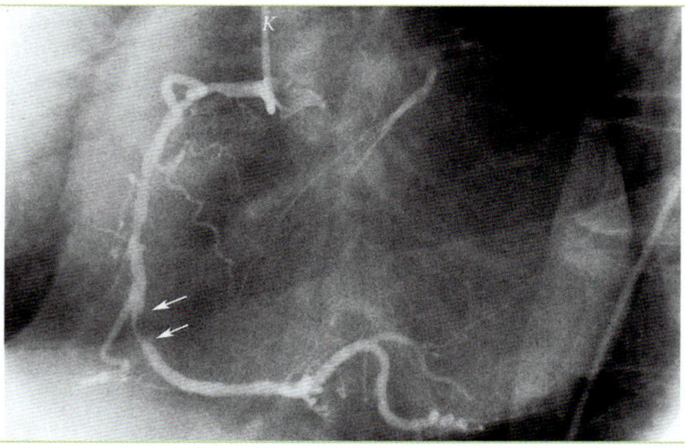


**Abb. 4.47** Röntgengefäßdarstellung der Koronargefäße eines Patienten mit koronarer Herzerkrankung. Man erkennt eine hochgradige Einengung der rechten Koronararterie (Pfeile, K = Katheter). [T451]

## Gefäße

### Arterien

Arterien sind besonders **elastisch und muskulös** (➤ Abb. 4.42) – eine notwendige Eigenschaft, da sie hohen Druckbelastungen standhalten müssen, wie etwa in der Hauptschlagader (Aorta). Die dehnbaren, herznahen Gefäße spielen eine entscheidende Rolle bei der kontinuierlichen Blutströmung.
Ein wesentlicher Mechanismus hierfür ist die sogenannte **Windkesselfunktion** (➤ Abb. 4.48). Während der Auswurfphase des Herzens (Systole) wird die Arterienwand durch das ausgestoßene Blut **gedehnt.** Diese Dehnungskraft wird als elastische Energie im Lumen der Aorta gespeichert. In der Diastole strebt die Gefäßwand dann zurück in ihre ursprüngliche Form und gibt die gespeicherte Energie wieder ab. Dadurch bleibt der Blutstrom zur Peripherie auch zwischen den Herzschlägen kontinuierlich aufrechterhalten.

**VIDEO: Kreislauf und Blut**

https://www.elsevier.com/books-and-journals/book-companion/9783437412592

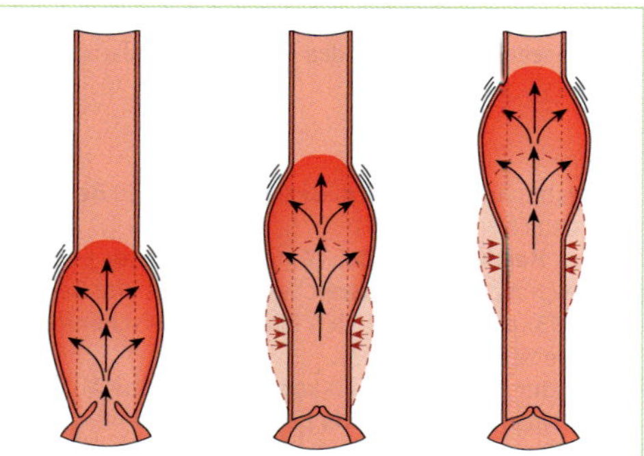

**Abb. 4.48** Die Windkesselfunktion der arteriellen Gefäße. Während der Systole wird die Arterie gedehnt und Blut gespeichert. In der Diastole zieht sich die Gefäßwand wieder zusammen und drückt das Blut vorwärts; dieses dehnt die Wand des nächsten Gefäßabschnitts. [L190]

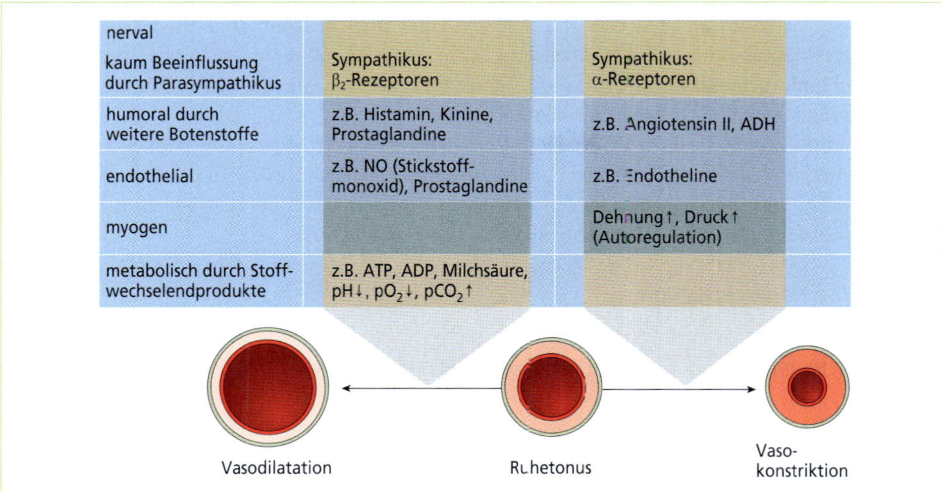


**Abb. 4.49** Die Mechanismen der lokalen Durchblutungsregulation (Vasodilatation und -konstriktion) [L190]

Durch Gefäßverengung (**Vasokonstriktion**) oder Gefäßerweiterung (**Vasodilatation**) kann die Arterie die Blutmenge regulieren, die hindurchfließt, und gleichzeitig den Blutdruck beeinflussen (➤ Abb. 4.49).

**EPISCHE ESELSBRÜCKE** Falls ihr euch den Begriff Vasokonstriktion schwer merken könnt, denkt einfach an die **Boa constrictor** – die bekannte Würgeschlange, die ihre Beute durch Zusammenschnüren überwältigt. Genau wie die Schlange bei ihrer Beute, zieht sich bei der Vasokonstriktion die Gefäßwand zusammen, um den Blutfluss zu verringern und den Druck zu erhöhen.

Sogenannte **funktionelle Endarterien** sind Arterien, die zwar kleinste Kollateralgefäße (Verbindungen zu benachbarten Gefäßen) besitzen, diese jedoch nicht ausreichen, um bei einem plötzlichen Verschluss die Blutversorgung des versorgten Gewebes sicherzustellen. Typische Beispiele sind die Herzkranzgefäße und die große Hirnschlagader. Ein Verschluss führt hier häufig zu einem Absterben des Gewebes.

**MedAT-GEHEIMTIPP** Zum ersten und bisher einzigen Mal wurden **funktionelle Endarterien** beim MedAT 2024 geprüft.

## Venen

Venen transportieren das Blut zurück zum Herzen, wobei im Venensystem ein niedrigerer Druck herrscht (➤ Abb. 4.50).

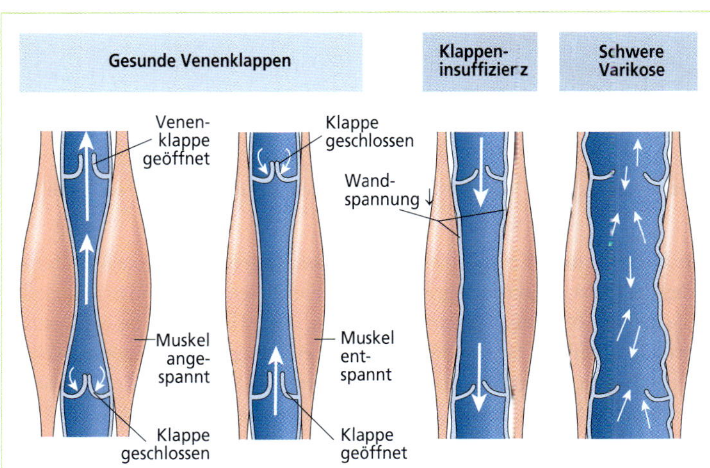


**Abb. 4.50** Funktion der Venenklappen [L190]

Ein markanter Unterschied zur Arterie ist das **Fehlen einer stark ausgeprägten Muskelschicht.** Stattdessen besitzen die meisten Venen (mit Ausnahme der herznahen Gefäße) Venenklappen. Diese Taschenklappen sind **Endothelausstülpungen,** die wie Ventile funktionieren. Sie sorgen dafür, dass das Blut nur in Richtung Herz fließt, und verhindern einen Rückstrom.
Die Skelettmuskulatur unterstützt den venösen Rückstrom durch die sogenannte Muskelpumpe. Während der Bewegung werden die Venen von außen **zusammengedrückt,** wodurch das Blut nach oben in Richtung des Herzens gepresst wird. Die Venenklappen verhindern dabei, dass das Blut zurückfließt, und sorgen dafür, dass es nur in die gewünschte Richtung transportiert wird.

## Lungen- und Körperkreislauf

**MedAT-GEHEIMTIPP** Auch der Lungenkreislauf war bereits Thema im MedAT (zuletzt 2024).

Nun haben wir den Aufbau und die Steuerung der „**Schaltstelle**" des Blutes, also des Herzens, kennengelernt. Aber woher kommt das Blut überhaupt, und wohin wird es gepumpt? Die Antwort liefert dieser Abschnitt: Beim Menschen unterscheidet man den **kleinen Lungenkreislauf** vom **großen Körperkreislauf.**
Unser gesamtes Blutvolumen von etwa **4 bis 6 Litern** (abhängig von Geschlecht und Körpergröße) zirkuliert im Herz-Kreislauf-System und wird über das Gefäßsystem transportiert (➤ Abb. 4.51). Das Hauptziel dieses Kreislaufs besteht darin, alle Körperzellen mit Nährstoffen und Sauerstoff zu versorgen. Gleichzeitig werden jedoch auch Stoffwechselendprodukte, Abfallstoffe und Kohlendioxid aufgenommen und aus dem Körper **abtransportiert.**
Das Herz ist in eine rechte und linke Hälfte unterteilt, wobei jede Kammer an ein großes Gefäß angeschlossen ist.

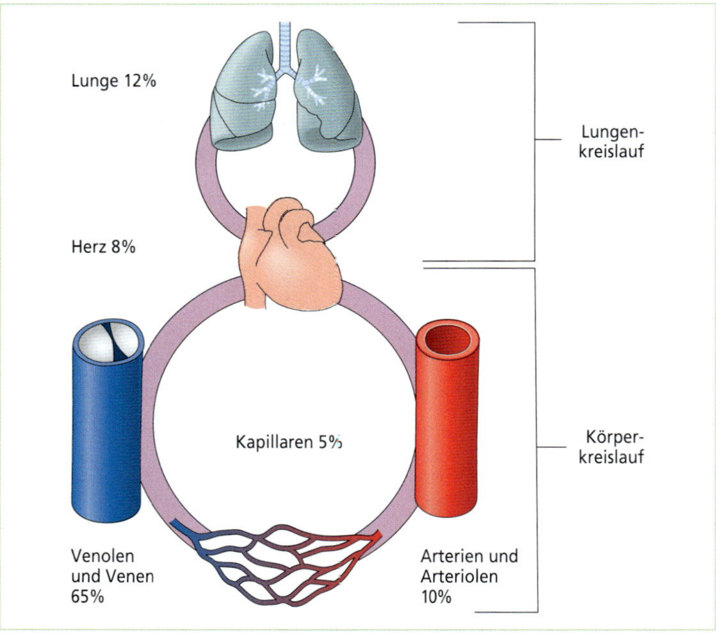


**Abb. 4.51** Verteilung des Blutvolumens im Körper. 65 % des Blutvolumens befinden sich im venösen System. [L190]

Der **Körperkreislauf:** Die **linke Herzkammer** (Ventrikel) pumpt das **sauerstoffreiche,** hellrote Blut über die Aortenklappe in die Hauptschlagader (**Aorta**). Von dort verzweigen sich die großen Arterien in immer kleinere Arteriolen, die schließlich in ein feines Netz aus Kapillaren übergehen. Diese Haargefäße besitzen extrem dünne Wände, wodurch optimale Bedingungen für den **Stoffaustausch** entstehen. Durch die durchlässigen **Kapillarwände** und mithilfe der **Diffusion** gelangen Nährstoffe und **Sauerstoff** ($O_2$) in das umliegende Gewebe, während Abfallstoffe und Kohlendioxid in die Kapillaren aufgenommen werden (➤ Abb. 4.52).
An diesem Punkt treffen die Arterien auf das **venöse System:** Das nun sauerstoffarme, dunkelrote Blut wird von den Venolen aufgenommen. Diese kleinen Gefäße vereinigen sich zu größeren Venen, bis das

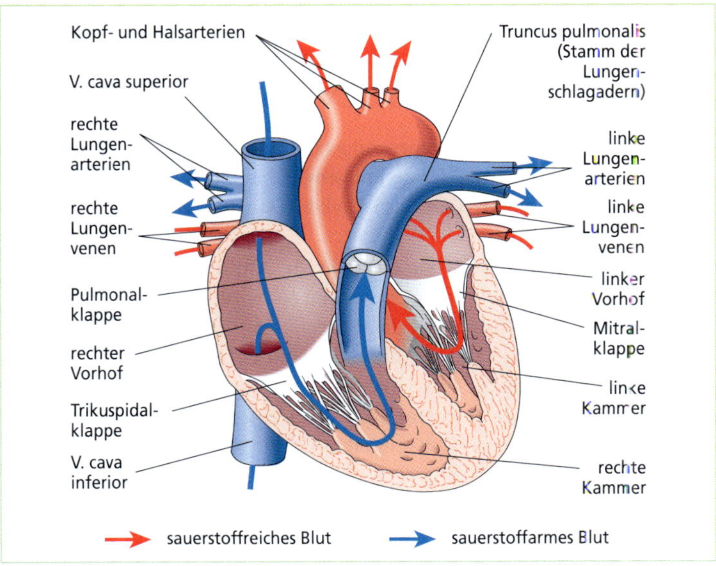


**Abb. 4.52** Längsschnitt durch das Herz. Die Pfeile geben die Strömungsrichtung des Blutes an. [L190]

Blut schließlich über die obere und untere Hohlvene in den rechten Vorhof des Herzens gelangt. Damit das verbrauchte Blut wieder mit Sauerstoff und Nährstoffen angereichert werden kann, beginnt der **Lungenkreislauf.**

Vom **rechten Vorhof** fließt das sauerstoffarme Blut durch die Trikuspidalklappe (Segelklappe) in die rechte Kammer. Dort wird es durch die **Pulmonalklappe** (Taschenklappe) in den **Lungenarterienstamm** (Truncus pulmonalis) gepumpt und über die beiden Pulmonalarterien zur Lunge transportiert (➤ Abb. 4.53).

**VERSTÄNDNIS⁺ Achtung, Verwechslungsgefahr:** Obwohl es sich bei der Lungenarterie um eine Arterie handelt, transportiert sie sauerstoffarmes bzw. „venöses" Blut. Die Bezeichnung „Arterie" bezieht sich hier nicht auf den Sauerstoffgehalt des Blutes, sondern auf die Richtung des Blutflusses – Arterien führen Blut vom Herzen weg. Lasst euch also nicht verwirren: In der Lungenarterie fließt zwar venöses Blut, es bleibt jedoch eine Arterie!

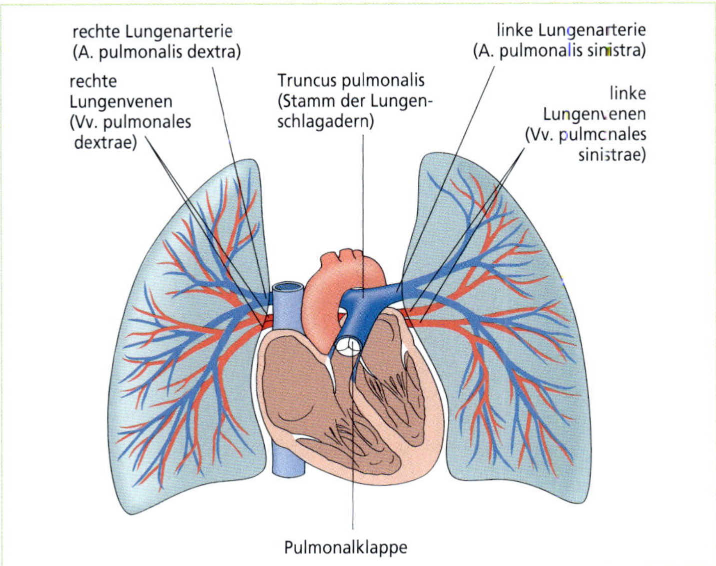


**Abb. 4.53** Verzweigung des Truncus pulmonalis (blau) in die Lungenschlagadern (Lungenarterien, Aa.pulmonales) und kleinere Arterienäste. Sie folgen im Verlauf den Bronchien und verteilen das sauerstoffarme Blut in die Lungenkapillaren. Nach Sauerstoffaufnahme fließt das Blut über die Lungenvenen (Vv. pulmonales, rot) zum linken Herzvorhof. [L190]

In der Lunge verzweigen sich die Lungenarterien in ein dichtes Netzwerk aus **Kapillaren,** in dem das Blut mit Sauerstoff ($O_2$) angereichert wird – dieser Vorgang wird auch als **Arterialisierung** bezeichnet. Gleichzeitig wird Kohlendioxid ($CO_2$) aus dem Blut entfernt und über die Atemwege **abgeatmet.** Diesen Prozess nennt man **Gasaustausch.**

Das sauerstoffreiche Blut wird anschließend von den **Venolen** aufgenommen, die sich zu größeren Gefäßen zusammenschließen und schließlich in die gemeinsame **Lungenvene** münden. Diese transportiert das Blut zum linken Vorhof, wo es in den Körperkreislauf zurückgeführt wird – und der Zyklus beginnt von vorn (> Abb. 4.54).

Eine Besonderheit im Blutkreislauf betrifft die **Bauchorgane,** da hier das venöse Blut nicht direkt zum Herzen zurückfließt. Stattdessen wird das Blut der Verdauungsorgane zunächst über die **Pfortader** zur Leber transportiert. Dieses Blut ist **reich an Nährstoffen,** die während der Verdauung aufgenommen wurden. In der Leber wird das pfortaderführende Blut mit dem sauerstoffreichen Blut der Leberarterie zusammengeführt. Nachdem es das **Kapillarnetz** der Leber durchlaufen hat und biochemischen Prozessen unterzogen wurde, fließt es über die untere Hohlvene zurück in den rechten Vorhof des Herzens.

Zur besseren Übersicht dient die folgende Gedächtnisstütze zum Blutfluss im Kreislaufsystem:

linke Kammer → Aorta → Arterien → Arteriolen → Kapillaren → Venolen → Venen → obere/untere Hohlvene → rechter Vorhof → rechte Kammer → Lungenarterie → Lungenkapillaren → Lungenvenolen → Lungenvene → linker Vorhof → linke Kammer.

**MedAT-GEHEIMTIPP** Bei Fragen zum Sauerstoffgehalt verschiedener Gefäße oder zur Anatomie der Aorta können kleine Details, wie ein einzelnes Wort, den gesamten Satz falsch machen. Solche Fallen führen oft zu Unsicherheiten und unnötigem Zeitverlust.

Um dem entgegenzuwirken, ist es hilfreich, sich den groben Verlauf des Blutkreislaufs vor Augen zu führen und dabei den nächsten logischen Schritt zu überlegen. Eselsbrücken können ebenfalls eine große Hilfe sein. Wenn die Zeit knapp wird, ist es zudem ratsam, das Ausschlussverfahren anzuwenden, um schnell die wahrscheinlichste Antwort auszuwählen.

Es wird schnell klar, wie entscheidend es ist, dass die linke und rechte Herzhälfte stets die gleiche Menge Blut auswerfen. Geschieht dies nicht, kann es zu einem **Blutstau** kommen, der das Herz über einen längeren Zeitraum belastet. Ein solches Ungleichgewicht des Blutvolumens beeinträchtigt die Pumpleistung und kann langfristig zu kardiovaskulären Problemen führen.

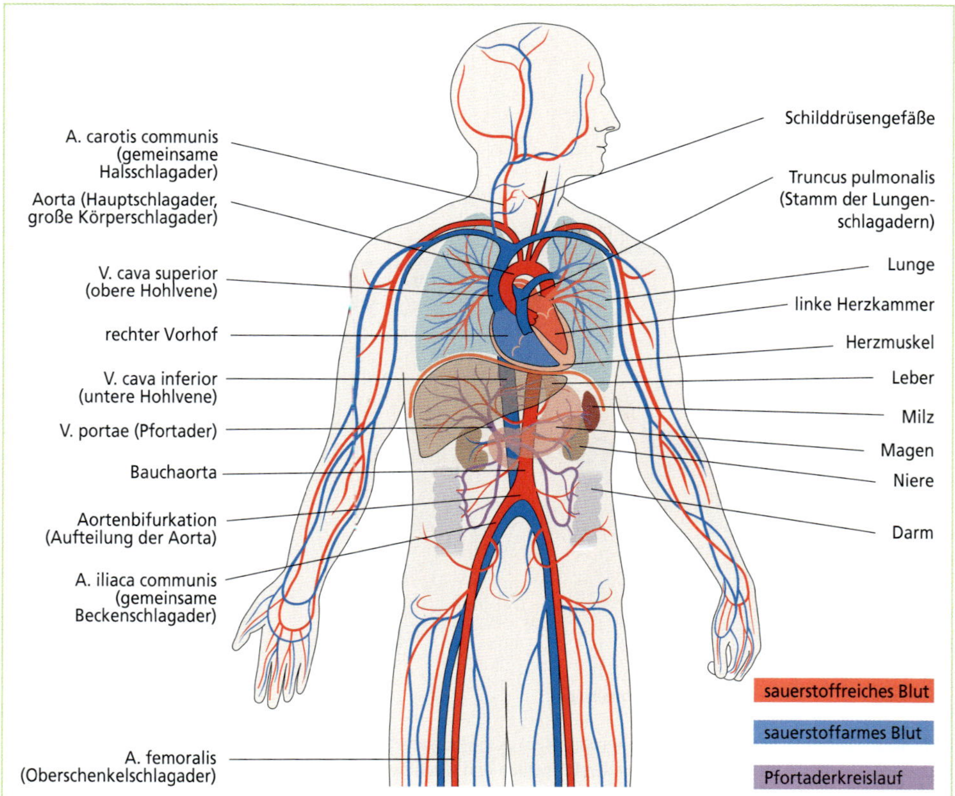


**Abb. 4.54** Lungen- und Körperkreislauf (vereinfachte Schemazeichnung) [L190]

## 4.4 Blut und Lymphe

*Sinan Barus*

### 4.4.1 Bestandteile des Blutes

Um die Funktionen des Blutes besser zu verstehen, müssen wir zunächst wissen, welche Bestandteile es enthält (➤ Abb. 4.55). Wenn einem Menschen Blut abgenommen wird, enthält das entnommene **Vollblut** alle wichtigen Komponenten, nämlich Zellen und flüssige Bestandteile wie Wasser und darin gelöste Stoffe. Durch eine Zentrifugation lassen sich die zellulären Bestandteile vom flüssigen Anteil trennen. Der flüssige Teil des Blutes wird als **Blutplasma** bezeichnet.

Aus Blutplasma lässt sich **Serum** gewinnen, indem die **Blutgerinnung** aktiviert wird. Dabei werden die Gerinnungsfaktoren, insbesondere Fibrinogen, verbraucht. Die verbleibenden flüssigen Bestandteile des Blutes, die keine Gerinnungsfaktoren mehr enthalten, werden als Serum bezeichnet.

**MedAT-GEHEIMTIPP** Bereits mehrfach im MedAT gefragt: Woraus setzt sich das Blut genau zusammen? Außerdem ein beliebtes Thema im Jahr 2022: Welche Zellen im Blut zählen nicht zu den Leukozyten? Die Antwort: Erythrozyten (Erys) und Thrombozyten (Thrombos).

**MedAT-Stichwort**
Herz-Kreislauf-System
Blut
Lymphatisches System
Lymphe

**VIDEO: Das lymphatische System**
https://www.elsevier.com/books-and-journals/book-companion/9783437412592

#### Zellen

Zunächst betrachten wir die zellulären Bestandteile des Blutes. Der Anteil dieser Zellen am Gesamtvolumen des Blutes wird als **Hämatokrit** bezeichnet und beträgt etwa 45 %.

**VERSTÄNDNIS+** Der Normbereich des Hämatokrits ist für Männer höher als für Frauen.

Die Blutzellen lassen sich in drei Gruppen unterteilen:
1. die **roten Blutkörperchen** (Erythrozyten)
2. die **weißen Blutzellen** (Leukozyten)
3. die **Blutplättchen** (Thrombozyten)

#### Erythrozyten

Die Erythrozyten sind primär für den Sauerstofftransport zuständig. Um diese Aufgabe optimal zu erfüllen, hat die Zelle alles, was nicht dafür benötigt wird, „eingespart". Daher besitzen Erythrozyten weder Mitochondrien noch einen Zellkern oder Ribosomen. Kritische Stimmen behaupten deshalb, dass sie **keine echten Zellen,** sondern lediglich mit Hämoglobin gefüllte „Säcke" seien.

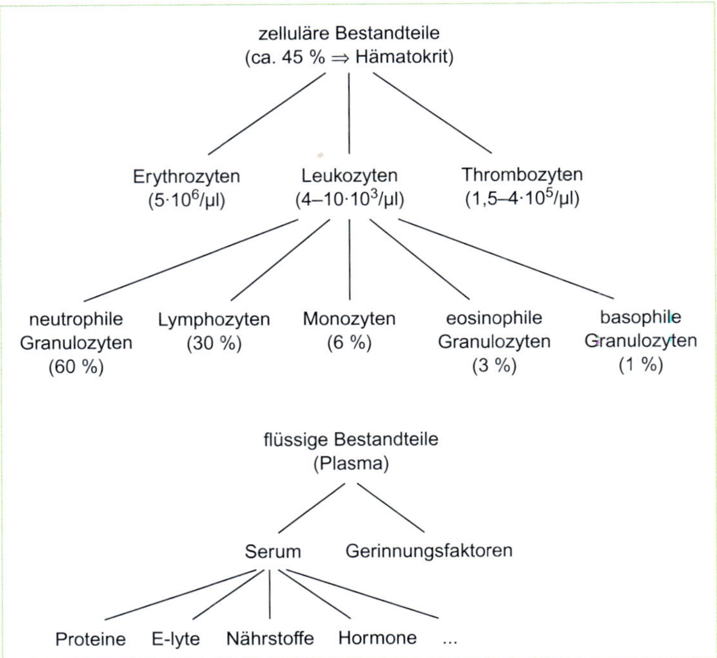


**Abb. 4.55** Blutbestandteile [L253]

Notizen



Einige wichtige Zahlen und Fakten, die ihr euch merken solltet:
- **Konzentration:** 5 Millionen pro Mikroliter Blut
- **Lebensdauer:** 120 Tage
- **Größe:** 7,5 µm Durchmesser

Am Ende ihrer Lebensdauer werden Erythrozyten von Fresszellen in der Milz, Leber oder im Knochenmark abgebaut. Dies geschieht im sogenannten **retikuloendothelialen System,** wobei die Milz den größten Teil des Abbaus übernimmt.
Erythrozyten sind keine perfekten Kugeln, sondern besitzen eine bikonkave Form – ähnlich einer in der Mitte eingedellten Scheibe (auch „**Drops**" genannt). Diese besondere Form verleiht ihnen eine hohe Verformbarkeit, sodass sie auch durch die engsten Kapillaren passen.

### Leukozyten

Die Konzentration der weißen Blutzellen (Leukozyten) liegt bei etwa **4.000 bis 10.000 pro Mikroliter** Blut. Da es verschiedene Arten von Leukozyten gibt, ist es sinnvoller, sich ihren prozentualen Anteil an der Gesamtzahl der Leukozyten einzuprägen:
- Neutrophile Granulozyten: 60 %
- Lymphozyten: 30 %
- Monozyten: 6 %
- Eosinophile Granulozyten: 3 %
- Basophile Granulozyten: 1 %

**EPISCHE ESELSBRÜCKEN** Der Merkspruch „Never Let Monkeys Eat Bananas" und die Zahlenreihe 60–30–6–3–1 helfen euch dabei, die Leukozyten in absteigender Häufigkeit zu ordnen. Wenn ihr beispielsweise herausfinden möchtet, wie viele Lymphozyten in einem Mikroliter Blut vorhanden sind, müsst ihr einfach die Gesamtzahl der Leukozyten (ca. 10.000/µl) mit dem prozentualen Anteil der Lymphozyten (30 % = 0,3) multiplizieren. Das Ergebnis beträgt 3.000/µl.

### Thrombozyten

Die Thrombozyten haben **die Blutstillung** als Hauptaufgabe. Zu diesem Zweck enthalten sie zahlreiche **Granula,** die bei Bedarf Substanzen freisetzen, welche den Gerinnungsprozess unterstützen.
Ihre Lebensdauer beträgt etwa **7 Tage** und ist damit deutlich kürzer als die der Erythrozyten. Die Blutstillung wird durch die Gerinnungskaskade weitergeführt, an der verschiedene Proteine wie Thrombin, Prothrombin, Fibrinogen und Fibrin beteiligt sind. Diese Details sind allerdings eher im Medizinstudium relevant und werden im BMS mit hoher Wahrscheinlichkeit nicht abgefragt.

## Plasma

Das Plasma transportiert alle wasserlöslichen Blutbestandteile. Dazu gehören **Elektrolyte** und **Proteine.**

### Elektrolyte

Natrium, Kalium und andere **Elektrolyte** machen zwar mengenmäßig nur einen geringen Anteil des Blutes aus, sind jedoch von großer Bedeutung. Verschiebungen im Elektrolythaushalt können, je nach betroffenem Elektrolyt und Schweregrad der Störung, schwerwiegende Folgen haben – von leichten Muskelkrämpfen bis hin zu **lebensbedrohlichen Zuständen.**

### Proteine

Die Gesamtkonzentration der Proteine im Plasma beträgt etwa **70 Gramm pro Liter** – wichtig: pro Liter Plasma, nicht pro Liter Blut! Unter den Plasmaproteinen ist Albumin besonders bedeutend, da es das häufigste ist und zahlreiche Substanzen wie Schilddrüsenhormone, Fettsäuren, Bilirubin und Elektrolyte transportiert, indem es diese bindet.
Darüber hinaus spielt **Albumin** eine zentrale Rolle bei der Aufrechterhaltung des osmotischen Drucks. **Sinkt** die Albuminkonzentration, ist die Konzentration gelöster Teilchen im Blut niedriger als im umgebenden Gewebe. Dies führt dazu, dass Wasser aus den Gefäßen austritt, was Ödeme begünstigen kann.

**AUS DEM MEDIZINSTUDIUM** Dieser Prozess lässt sich bei einer Unterversorgung mit Proteinen beobachten, wie es beim **Kwashiorkor** in Entwicklungsländern häufig vorkommt. Durch den Mangel an Aminosäuren kann der Körper nur noch wenig Albumin produzieren, wodurch die Albuminkonzentration im Blut sinkt. Dies führt zur Auswärtsfiltration von Wasser, unter anderem in die Bauchhöhle. Die Ansammlung von Flüssigkeit wird allgemein als Aszites bezeichnet, im Zusammenhang mit Kwashiorkor spricht man vom typischen **Hungerbauch.**
Der Vorläufer des Albumins beim Fetus ist das **α-Fetoprotein,** das während der Entwicklung eine ähnliche Funktion übernimmt.

Notizen

## 4.4.2 Blutbildung

Die **Blutbildung** (Hämatopoese) wird zwar im Detail meist im Medizinstudium im Rahmen der Zellbiologie behandelt, jedoch gibt es einige prüfungsrelevante Fakten, die bereits an dieser Stelle wichtig sind. Alle Blutzellen stammen aus einer **gemeinsamen Stammzelle** im Knochenmark, die sich in zwei Linien differenzieren kann: Eine lymphatische und eine myeloische Stammzelle. Aus der lymphatischen Stammzelle entwickeln sich die Lymphozyten (B- und T-Zellen), während aus der myeloischen Stammzelle alle anderen Blutzellen hervorgehen (> Abb. 4.56).

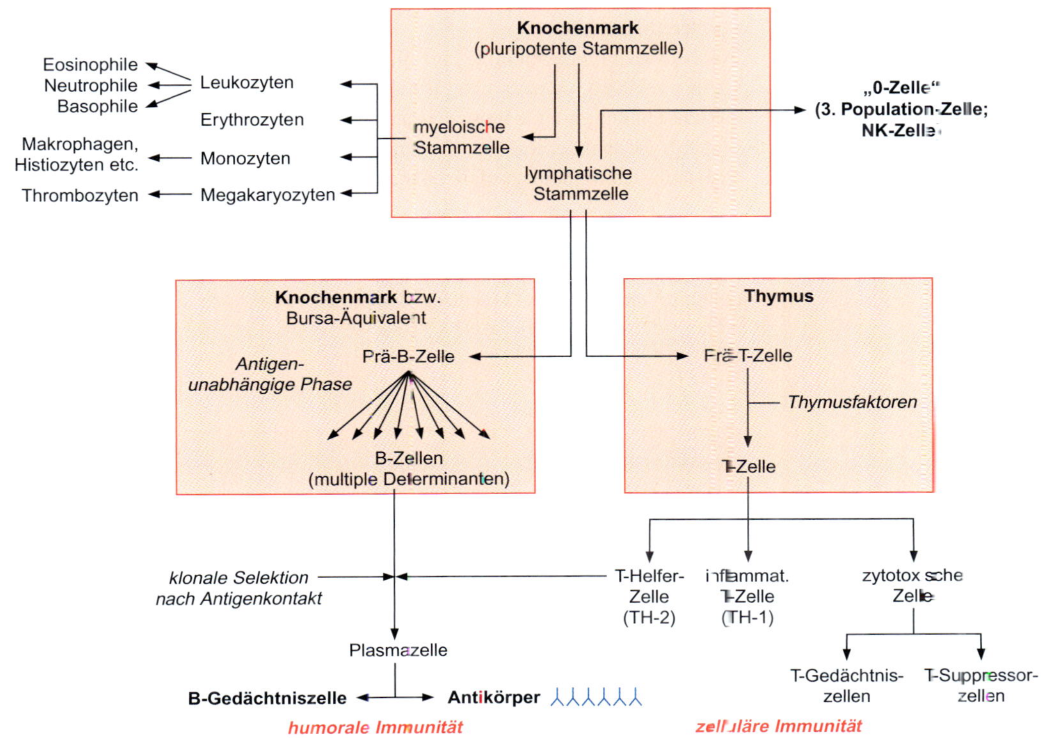


**Abb. 4.56** Hämatopoese [L253]

**AUS DEM MEDIZINSTUDIUM** Die Bildung der Erythrozyten (**Erythropoese**) wird vermehrt aktiviert, wenn der Körper einen Sauerstoffmangel feststellt. Diese Veränderung des Sauerstoffpartialdrucks wird in der Niere gemessen, einem sehr gut durchbluteten Organ. Sinkt der Sauerstoffpartialdruck, kommt es zur Anreicherung des Transkriptionsfaktors **HIF** (Hypoxia Inducible Factor) in der Zelle. Normalerweise wird HIF ständig abgebaut, doch bei Sauerstoffmangel bleibt er stabil und regt die Synthese des Glykoproteins Erythropoetin (**Epo**) an. Das ins Blut abgegebene Epo aktiviert im Knochenmark die Erythropoese, wodurch vermehrt rote Blutkörperchen gebildet werden. Epo wird therapeutisch bei bestimmten Formen der Anämie eingesetzt, ist aber vor allem als Dopingmittel im Sport bekannt.

## 4.4.3 Hämoglobin

Um zu verstehen, wie ein Erythrozyt funktioniert, muss man sein wichtigstes Protein kennen: das **Hämoglobin.** Es besteht aus vier Protein-Untereinheiten und einem Häm-Anteil – einem Komplexmolekül, das Eisen binden kann. Hämoglobin ist für den Sauerstofftransport und in geringem Maße auch für den Transport von Kohlendioxid ($CO_2$) verantwortlich.

In der Klinik wird die Hämoglobinkonzentration im Blut häufig gemessen, um zu prüfen, ob ausreichend Hämoglobin vorhanden ist, um die Zellen des Patienten mit Sauerstoff zu versorgen. Die Normbereiche können je nach Geschlecht, Alter und Labor variieren. Der **Abbau** des Hämoglobins erfolgt hauptsächlich in der Leber, Milz und im Knochenmark. Das dem Hämoglobin ähnliche **Myoglobin,** der rote Farbstoff des Muskels, besitzt ebenfalls einen Protein- und Häm-Anteil und ist für die Sauerstoffspeicherung im Muskelgewebe zuständig.

**MedAT-GEHEIMTIPP** Schon zweimal gefragt: Der rote Muskelfarbstoff heißt **Myoglobin!**

### 4.4.4 Blutstillung

Wenn das Gefäßsystem verletzt wird, muss der Blutverlust möglichst schnell minimiert werden. Die genauen Mechanismen der Blutstillung (**Hämostase**) werden im Detail erst im Studium behandelt, aber hier ein kurzer Überblick:

Bei der **Blutstillung** lassen sich mehrere Phasen unterscheiden. Nach einer Verletzung des Blutgefäßes kontrahiert das betroffene Gefäß, um den Blutfluss zu verringern. Thrombozyten (Blutplättchen) werden aktiviert und bilden einen primären Thrombus (Gerinnsel), der die Wunde **zunächst provisorisch** verschließt. Um diesen instabilen Verschluss zu festigen, wird die **Gerinnungskaskade** aktiviert. Diese sorgt mithilfe verschiedener Gerinnungsfaktoren für eine Verklebung der Thrombozyten und die Bildung eines stabileren Thrombus.

Wie bei vielen Prozessen im Körper muss auch die Blutgerinnung **gut reguliert** sein. Sie sollte schnell und effektiv ablaufen, wenn es nötig ist, aber nur in Fällen von tatsächlichen Verletzungen. Unkontrollierte Gerinnselbildung könnte sonst zu einer Verstopfung der Gefäße führen, was eine **Ischämie** (Mangeldurchblutung) im dahinterliegenden Gewebe auslösen kann. Besonders schwerwiegend sind solche Komplikationen im Gehirn (**Schlaganfall**) oder am Herz (**Myokardinfarkt**), wo sie fatale Folgen haben können.

**AUS DEM MEDIZINSTUDIUM** Das **Endothel** spielt eine zentrale Rolle in der Hämostase. Ein intaktes Gefäß ist vollständig von einer Endothelzellschicht ausgekleidet, die gerinnungshemmende Substanzen produziert, um **unerwünschte Thrombenbildung** zu verhindern. Sobald jedoch das Endothel fehlt oder beschädigt ist, erkennen die Thrombozyten dies als ein Signal: „Hier liegt eine Verletzung vor!" und beginnen mit der Aktivierung der Blutstillung.

**MedAT-GEHEIMTIPP** Bereits eine prüfungsrelevante Frage gewesen (zuletzt 2024): Wann ist die Blutgerinnung zu langsam?
Die Antwort lautet: Wenn es **zu wenige Thrombozyten** gibt. Ein Mangel an Blutplättchen beeinträchtigt die Bildung des primären Thrombus, wodurch die Wundverschlusszeit verlängert wird und das Risiko für anhaltende Blutungen steigt.

### 4.4.5 Blutdruck

Bisher haben wir uns intensiv mit dem Inhalt des Bluts beschäftigt. Jetzt widmen wir uns dem **Blutdruck.**
Wenn der Blutdruck zu hoch ist, gibt es grundsätzlich zwei Ansätze, um ihn zu senken:

- Wir **reduzieren** das Volumen im Kreislauf, indem wir die Ausscheidung von Wasser durch die Nieren steigern.
- Oder wir **vergrößern** den Durchmesser der Blutgefäße (**Vasodilatation**), sodass das gleiche Blutvolumen mehr Platz hat und der Druck sinkt.

Wenn der Blutdruck hingegen zu niedrig ist, funktioniert das Prinzip genau umgekehrt: Die Wasserretention wird gesteigert, und die Gefäße ziehen sich zusammen (**Vasokonstriktion**), um den Druck zu erhöhen. Auch der Elektrolythaushalt spielt dabei eine wichtige Rolle, jedoch wird er in diesem Abschnitt eher als „Nebeneffekt" der Blutdruckregulation betrachtet, da viele Mechanismen zur Blutdruckkontrolle auch die Elektrolytkonzentrationen im Körper beeinflussen.

**MedAT-GEHEIMTIPP** Eine gern gestellte Frage im MedAT betrifft den normalen Blutdruck eines Erwachsenen in Ruhe. Der Idealwert beträgt **120 : 80 mmHg,** wobei die Reihenfolge entscheidend ist: Der systolische Wert (der höhere) wird zuerst genannt, gefolgt vom diastolischen Wert (dem niedrigeren).
Dennoch ist der Blutdruck individuell und unterliegt natürlichen Schwankungen. Leichte Abweichungen liegen oft noch im Normalbereich. Daher solltet ihr euch nicht verunsichern lassen, wenn in einer Antwortmöglichkeit ein systolischer Wert von 115 mmHg oder ein diastolischer Wert von 75 mmHg angegeben ist. Solche Werte gelten immer noch als normal.

#### Atriales natriuretisches Peptid (ANP)

Jetzt werfen wir einen Blick auf das Atriale natriuretische Peptid (ANP; ➤ Abb. 4.57). Dieses Hormon wird von den Zellen des **Herzvorhofs** produziert und dann freigesetzt, wenn die Zellen durch ein erhöhtes Blutvolumen gedehnt werden. Man könnte sagen, dass ANP eine Art „Hilferuf" des Herzens ist, mit dem es signalisiert: „Achtung, ich stehe unter Druck!" Seine Aufgabe ist es, den Blutdruck zu senken und die Belastung des Herzens zu verringern. Dafür nutzt es zwei Hauptmechanismen:

- **Vasodilatation:** ANP sorgt für die Entspannung der Muskulatur in den Gefäßwänden, wodurch sich die Blutgefäße erweitern und der Blutdruck sinkt.

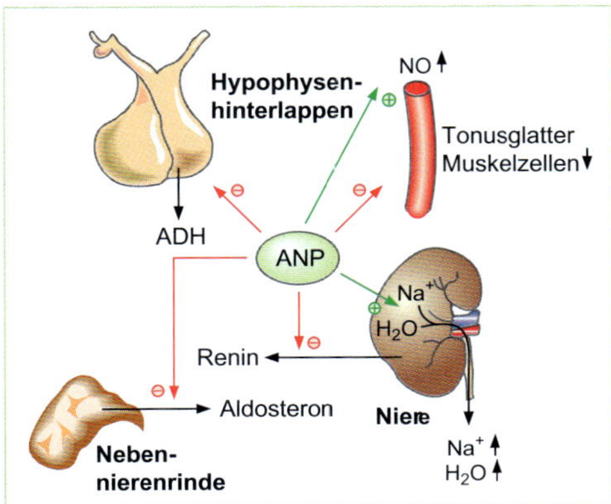


**Abb. 4.57** Wirkung von ANP [L253]

- **Erhöhte Wasserausscheidung:** In der Niere führt ANP zur Weitstellung der Gefäße, sodass mehr Wasser aus dem Blut gefiltert wird. Gleichzeitig hemmt es die Rückresorption von Natrium. Da Wasser dem Natrium zur Aufrechterhaltung des Konzentrationsgleichgewichts folgt, wird zusätzliches Wasser ausgeschieden.

Darüber hinaus hemmt ANP verschiedene Hormone, die normalerweise den Blutdruck erhöhen würden. Diese Hormone und ihre Wirkung werden wir in ➢ Kap. 4.9 genauer betrachten.

**VERSTÄNDNIS+** Der Name Atriales natriuretisches Peptid verrät bereits vieles über die Eigenschaften dieses Hormons:
- Es wird in den **Atrien** (den Vorhöfen des Herzens) gebildet.
- Es fördert die Ausscheidung von **Natrium** über den Urin.
- Es handelt sich um ein **Peptidhormon,** das aus einer Kette von Aminosäuren besteht.

## 4.4.6 Anämien

Das Element Eisen und der menschliche Eisenstoffwechsel stehen in engem Zusammenhang mit möglichen Ursachen von Anämien (Blutarmut). Wird bei einer Anämie ein mikroskopischer Blick auf die Erythrozyten geworfen, lassen sich oft bestimmte Veränderungen erkennen, die mithilfe der **Erythrozytenparameter** quantifiziert werden können:
- **MCV** (Mean Corpuscular Volume): Beschreibt das Volumen eines Erythrozyten. Der Normalwert liegt bei etwa 90 fl (Femtoliter = $10^{-15}$ Liter).
- **MCH** (Mean Corpuscular Hemoglobin): Gibt an, wie viel Hämoglobin sich in einem einzelnen Erythrozyten befindet. Der Normalwert beträgt 30 pg (Picogramm = $10^{-12}$ Gramm).
- **MCHC** (Mean Corpuscular Hemoglobin Concentration): Bezeichnet die Konzentration des Hämoglobins innerhalb eines Erythrozyten. Der Normalwert liegt bei etwa 350 g/l, ist jedoch im Vergleich zu MCV und MCH von geringerer diagnostischer Bedeutung.

**EPISCHE ESELSBRÜCKE** „Ein **V**ierteljahr hat **90** Tage, um **f**röhlich zu **l**ernen" – diese Eselsbrücke hilft euch, euch den Normalwert des Erythrozytenvolumens zu merken: Das **Vol**umen der Erythrozyten beträgt **90** Femtoliter (**fl**).

Die verschiedenen Anämieformen:
- **Eisenmangelanämie:** Ein Eisenmangel kann entweder durch eine unzureichende Aufnahme oder hohe Verluste entstehen. In diesem Fall ist die Hämoglobinbeladung der Erythrozyten unzureichend, was zu einem kleineren Zellvolumen führt. Sowohl MCH (Hämoglobingehalt) als auch MCV (Volumen) sind verringert. Zudem sinkt die Erythrozytenanzahl pro Mikroliter Blut.
- **Folsäure- und Vitamin-B12-Mangel:** Ein Mangel an Folsäure oder Cobalamin (Vitamin $B_{12}$) führt dazu, dass sich die Erythrozytenvorläufer während der Erythropoese nicht ordnungsgemäß teilen können. Dadurch werden weniger, aber größere Erythrozyten gebildet, die mit mehr Hämoglobin beladen sind. Folglich sind MCH und MCV erhöht. Diese Anämie wird als megaloblastäre Anämie bezeichnet. Liegt der Mangel an Vitamin $B_{12}$ vor, spricht man von einer perniziösen Anämie.
- **Sichelzellanämie:** Die Sichelzellanämie ist eine erblich bedingte Krankheit, deren Verbreitung teilweise auf einen Überlebensvorteil bei Malariainfektionen zurückgeführt wird. Sie entsteht durch eine Mutation, die dazu führt, dass sich die Erythrozyten bei niedrigen Sauerstoffpartialdrücken verfor-

men und eine sichelartige Form annehmen. Dies führt dazu, dass die Zellen in engen Gefäßen hängenbleiben, dort häufig phagozytiert werden und eine verkürzte Lebensdauer aufweisen.

**AUS DEM MEDIZINSTUDIUM** Die Mutation, die zur Sichelzellanämie führt, ist eine **Punktmutation** (➤ Kap. 5.8.4). Dabei wird in der β-Kette des Hämoglobins die Aminosäure **Glutamat** durch **Valin** ersetzt. Dieser kleine Austausch hat große Auswirkungen auf die Struktur und Funktion der Erythrozyten und ist verantwortlich für deren sichelartige Verformung bei niedrigen Sauerstoffpartialdrücken.

**MedAT-GEHEIMTIPP** Eine besonders knifflige Altfrage im Jahr 2017 behandelte die Ursachen eines Erythrozytenmangels – nicht zu verwechseln mit der Anämie, die als Hämoglobinmangel definiert ist. Die möglichen Antworten waren: Hämoglobinmangel, Proteinmangel, Sauerstoffmangel, Vitamin K-Mangel und Eisenmangel.

- **Hämoglobinmangel:** Hat keinen direkten Einfluss auf die Anzahl der Erythrozyten.
- **Proteinmangel:** Führt zu einem Abfall des kolloidosmotischen Drucks, wodurch Flüssigkeit aus den Gefäßen austritt und die Anzahl der Erythrozyten pro Mikroliter scheinbar steigt.
- **Sauerstoffmangel:** Stimuliert die EPO-Ausschüttung und fördert somit die Bildung neuer Erythrozyten.
- **Vitamin K-Mangel:** Beeinflusst die Blutgerinnung, jedoch nicht die Anzahl der Erythrozyten.

Richtige Antwort: **Eisenmangel** – dieser wirkt sich direkt auf die Erythropoese aus und führt zu einem Mangel an Erythrozyten, da ohne Eisen keine ausreichende Hämoglobinbildung und damit keine vollständige Entwicklung der roten Blutkörperchen möglich ist.

## 4.4.7 Lymphsystem

Das Lymphsystem besteht aus zwei Hauptbestandteilen: den **Lymphbahnen** und den **lymphatischen Organen** (➤ Abb. 4.58). Es erfüllt **drei** zentrale Aufgaben:

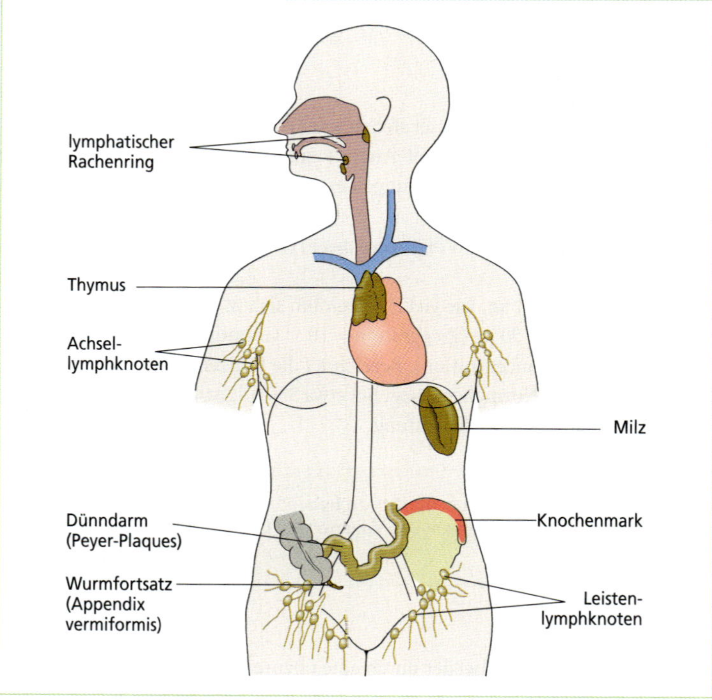


**Abb. 4.58** Die lymphatischen Organe [L190]

- **Abtransport** von Zell- und Abfallmaterial aus dem Interstitium der Organe über die Lymphe.
- Transportfunktion bei der **Immunabwehr,** indem Krankheitserreger über das Lymphsystem in die Lymphknoten geleitet und dort bekämpft werden.
- Ausschleusen bestimmter **Fette** aus dem Darm in den Blutkreislauf. Wichtig sind hierbei die Chylomikronen, welche als sogenanntes Lipoprotein Phospholipide, Triglyceride und Cholesterin aus dem Dünndarm per Lymphsystem in das Blut beziehungsweise die Leber abgeben.

**MedAT-GEHEIMTIPP** 2025 wurde nach der Definition von Chylomikronen gefragt.

Notizen

Täglich werden etwa **2 Liter Lymphe** aus den Interstitien der Gewebe gefiltert. Bevor sie über die **Venenwinkel** in den Blutkreislauf zurückgeführt wird, passiert die Lymphe die Lymphknoten, wo sie gefiltert und überprüft wird.
Die Lymphe besteht aus einer Mischung aus Wasser, Elektrolyten, Stoffwechselprodukten, Zelltrümmern und gelegentlich Krankheitserregern. Zudem enthält sie T-Lymphozyten, B-Lymphozyten und Plasmazellen, die hauptsächlich in den Lymphknoten gebildet werden.
Die **primären lymphatischen Organe** sind der **Thymus** und das **Knochenmark,** da hier die Bildung und Reifung der Immunzellen stattfindet. Die **sekundären lymphatischen Organe** umfassen die **Milz,** die **Lymphknoten** und das **mukoassoziierte lymphatische Gewebe** (MALT) der Schleimhäute. Zu diesen zählen unter anderem der Waldeyer'sche Rachenring sowie die Peyer-Plaques des Dünndarms.
Die **Milz** (Splen oder Lien) befindet sich im linken Oberbauch, direkt kaudal des Zwerchfells (> Abb. 4.59). Sie wiegt etwa 150 g und misst 7 × 12 cm. Die Milzarterie (A. lienalis) und die Milzvene (V. lienalis) verlaufen durch das Milzhilum, wo sie die Milz mit Blut versorgen und den venösen Abfluss ermöglichen.

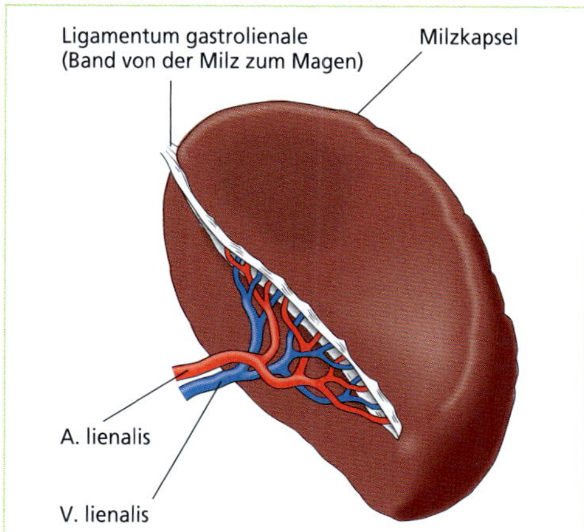


**Abb. 4.59** Anatomie der Milz [L190]

Die Milz übernimmt verschiedene wichtige Aufgaben:
- **Abbau** von überalterten Erythrozyten, Thrombozyten und Leukozyten
- **Vermehrung** von Lymphozyten und Abbau von Mikroorganismen
- **Abbau** kleiner Thromben sowie die Speicherung von Thrombozyten
- Beteiligung an der **Blutbildung** während der fetalen Entwicklung

Obwohl die Milz **nicht lebensnotwendig** ist, da ihre Funktionen teilweise von der Leber, dem Knochenmark und anderen lymphatischen Organen übernommen werden können, ist Vorsicht geboten. Besonders bei Kindern unter 6 Jahren erhöht sich nach einer Milzentfernung das Infektionsrisiko erheblich.

**MedAT-GEHEIMTIPP** Beliebte MedAT-Fragen zum lymphatischen System umfassen: Aufzählungen der lymphatischen Organe (bereits 9-mal gefragt; häufigste MedAT-Altfrage), Bestandteile des lymphatischen Systems, Abbauorte der Blutzellen (z. B. in der Milz, Leber oder im Knochenmark) und: „Was wird in der Lymphe transportiert?" (Wasser, Elektrolyte, Stoffwechselprodukte, Zelltrümmer, Krankheitserreger, Immunzellen wie T- und B-Lymphozyten).
2022 wurde zudem nach dem Einmündungsort des **Ductus thoracicus** gefragt. Die korrekte Antwort: Er mündet im linken Venenwinkel, wo die linke Vena jugularis interna und die linke Vena subclavia zusammentreffen.
2025 wurde gefragt, welches System mit dem Lymphsystem verbunden ist. Antwort: Das Blutgefässsystem.

**MedAT-Stichwort**
Atmungssystem

**VIDEO: Das Atemsystem**
https://www.elsevier.com/books-and-journals/book-companion/9783437412592

## 4.5 Atmungsorgane

*Deniz Tafrali*

Wie wir bereits in ➤ Kap. 4.3 gelernt haben, werden alle Zellen unseres Körpers mithilfe des Herz-Kreislauf-Systems mit Sauerstoff und Nährstoffen versorgt. Doch woher kommt der Sauerstoff (➤ Kap. 19.2), den unsere Zellen so dringend benötigen? Natürlich aus der Umgebung. Und wie wird der Sauerstoff in unseren Körper befördert? Durch die sogenannten Atmungsorgane. In diesem Kapitel befassen wir uns dementsprechend mit der Anatomie und Physiologie der Atmungsorgane.
Alle Zellen unseres Organismus sind auf konstante Sauerstoffzufuhr ($O_2$) angewiesen. Als Resultat des Stoffwechsels entsteht in jeder Zelle unseres Körpers überschüssiges Kohlendioxid ($CO_2$), welches über die Luftwege abgeatmet werden muss. Dieser stetige Vorgang ist auf die Funktionalität der **Atmungsorgane** angewiesen (➤ Abb. 4.60). Diese Organe bestehen einerseits aus denjenigen Anteilen, in denen die Atemluft lediglich weitergeleitet wird. Das sind die **oberen und der Großteil der unteren Atemwege,** die gemeinsam als sogenannter **anatomischer Totraum** zusammengefasst werden. Andererseits bestehen sie aus den Lungenbläschen (**Alveolen**), die den **Gasaustausch** bewerkstelligen.

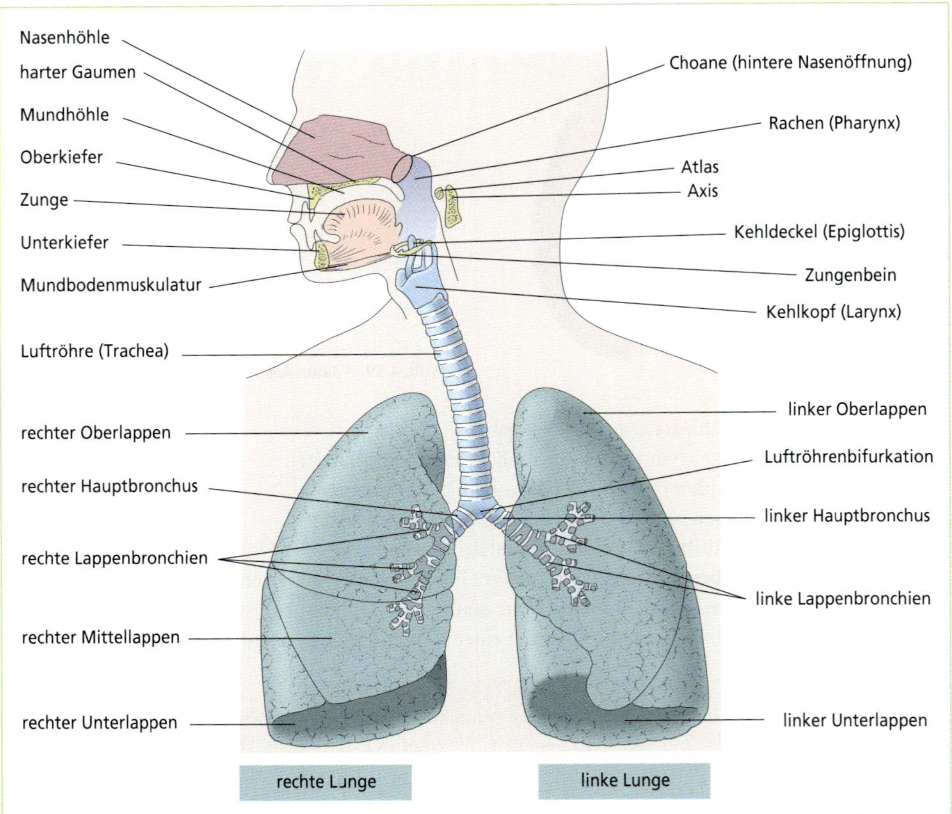


**Abb. 4.60** Das Atmungssystem in der Übersicht [L190]

**DEFINITIONEN** Atmung ist nicht gleich Atmung: Es gibt die **innere Atmung** oder auch Zellatmung, die nichts mit dem Atmungssystem zu tun hat. Vielmehr handelt es sich hierbei um alle Verbrennungs- und Energiegewinnungsprozesse des Stoffwechsels (z. B. von Mitochondrien). Diese Prozesse verbrauchen den Sauerstoff, der mithilfe der **äußeren Atmung** des Organismus durch seine Lungen und den Gasaustausch bereitgestellt wird. Die innere Atmung soll uns aber erst später im Studium während der Biochemie beschäftigen.

### 4.5.1 Makroskopische Anatomie

Die Atmungsorgane werden in **obere und untere Atemwege** aufgeteilt.

Notizen

## Obere Atemwege

Die **oberen Atemwege** bestehen aus

- Nase
- Mundhöhle
- Nasennebenhöhlen
- Rachen (Pharynx)
- Kehlkopf (Larynx)

Zur Grenze zwischen oberen und **unteren Atemwegen** gibt es allerdings unterschiedliche Definitionen: So könnt ihr Definitionen finden, die alle Teile des Atmungssystems außerhalb der Brusthöhle zu den oberen Atemwegen zählen, andere, die alles oberhalb der Stimmbänder oder aber oberhalb des Ringknorpels zu den oberen Atemwegen zählen.

Die Luft wird entweder über den Mund oder die Nase eingeatmet.

In der Nase befindet sich hinter den Nasenlöchern der Nasenvorraum. Dieser verfügt über einen Haarkranz: die Nasenhaare, die den Sinn haben, Fremdkörper abzufangen. Hinter dem **Nasenvorraum** geht es zur **Nasenhöhle** (➢ Abb. 4.61). Hier ist an der Schleimhaut der oberen Nasenmuschel und der Nasenscheidewand auch das **Riechepithel** (Regio olfactoria) lokalisiert, mithilfe dessen wir Gerüche wahrnehmen können (➢ Kap. 4.7.3). Schließlich folgen die **Choanen** (innere Nasenlöcher). Diese stellen den Eingang in den **Nasenrachenraum** (Nasopharynx) dar. Hier mündet auch die Ohrtrompete (Eustachische Röhre). Unter dem Nasenrachen befindet sich der **Mundrachen** (Oropharynx).

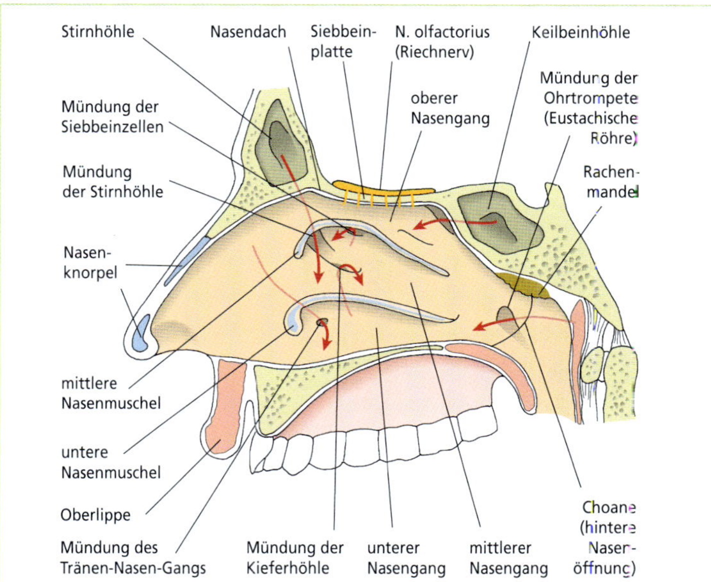


**Abb. 4.61** Schnitt durch die Nasenhöhle. In die Nasenhöhle münden die Nasennebenhöhlen und der Tränen-Nasen-Gang [L190]

**VERSTÄNDNIS⁺** Aus welcher Art von Schleimhaut besteht die Nasenschleimhaut? Richtig: aus **respiratorischem Flimmerepithel.**

**AUS DEM MEDIZINSTUDIUM** Die Mündung der Ohrtrompete ist der Grund, weshalb man bei einer Erkältung auch eine (meist sehr schmerzhafte) **Mittelohrentzündung** bekommen kann, denn Erreger können sich von der Ohrtrompete ausgehend Richtung Ohr ausbreiten und dort eine Entzündung hervorrufen.

Außerdem hat bestimmt jeder von euch schon mal bei der Landung eines Flugzeugs Schmerzen in den Ohren gehabt. Das liegt daran, dass beim Anstieg des Flugzeugs auf Reiseflughöhe der atmosphärische Druck abnimmt und konsekutiv beim Landeanflug wieder steigt. Das wiederum hat zur Folge, dass der Druck **im Mund- und Nasenrachen ebenfalls steigt.** Weil das Trommelfell auf der einen Seite das Mittelohr verschließt und die Ohrtrompete im Normalzustand ebenfalls verschlossen ist, **verbleibt im Mittelohr der atmosphärische Druck der Reiseflughöhe** (also der **geringere**). Daraus folgt, dass der höhere Druck im Rachen einen Druck auf die Ohrtrompete ausübt, was zu Schmerzen führt.

Den Druckausgleich im Mittelohr könnt ihr dann wie folgt erreichen: Ihr verschließt euren Mund und haltet beide Nasenlöcher mit Zeigefinger und Daumen zu. Dann versucht ihr kräftig durch die Nase auszuatmen – et voilà: der Schmerz ist weg!

Atmet man über den **Mund,** strömt die Luft direkt von der **Mundhöhle** über den **Gaumen** in den **Mundrachen.**

Nun beginnt der gemeinsame Atemweg von nasaler und Mundatmung im Kehlkopfrachen bzw. Hypopharynx (oder auch Laryngopharynx). Von dort gelangt die eingeatmete Luft zum **Kehlkopf** (Larynx) und tritt dann durch die **Stimmritze** (Rima glottidis) in die **Luftröhre** (Trachea) und gelangt so allmählich zu den unteren Atemwegen.

Es gilt: Die oberen Luftwege haben eine **Transportfunktion.** Außerdem fungieren sie auch als **Kontrollstation** der Atemluft, da man durch den Geruchssinn potenziell gefährliche Gase erkennen kann.

**MedAT-GEHEIMTIPP** 2022 wurde nach der Ableitung der Tränenflüssigkeit und nach der Funktion der Nasenmuscheln gefragt.

### Übergang obere zu unteren Atemwegen

**MedAT-GEHEIMTIPP** Eine 2025 geprüfte Frage war: Wo trennen sich Atem- und Speiseweg? Richtige Antwort: am Kehlkopf.

Am Rachenraum bzw. Epipharynx angekommen, **kreuzt** der Luftweg im mittleren Bereich des Rachens (Mesopharynx oder Oropharynx) den **Speiseweg** (➤ Abb. 4.62) und gelangt schlussendlich in den unteren Rachenraum (Hypopharynx). Dort befindet sich der Kehlkopf (Larynx) – das lautbildende Stimm- und Verschlussorgan.

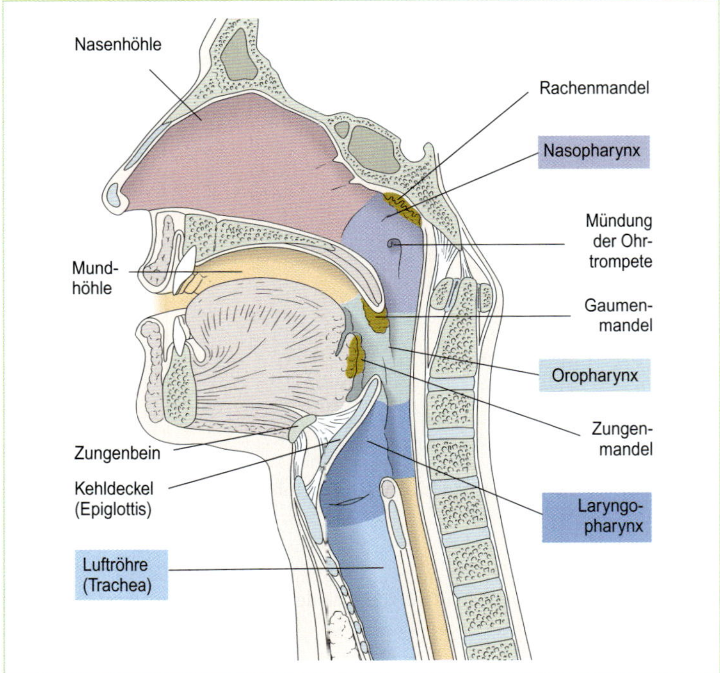


**Abb. 4.62** Kreuzung der Atemwege auf Höhe des Oropharynx [L190]

Der Larynx ist ein röhrenförmiges Knorpelgerüst, welches mithilfe des **Kehldeckels** (Epiglottis) die Luftröhre verschließt und somit den Luft- und Speiseweg trennt. Er besteht aus dem **Schildknorpel** (sein Vorsprung bildet den Adamsapfel), **Ringknorpel** und **Stellknorpel,** die alle durch zahlreiche Bänder und Muskeln miteinander verbunden sind und stabilisiert werden. Mithilfe der Stimmbandmuskulatur werden die Stimmlippen in der Stimmfalte bzw. -ritze (Rima glottidis) **während der Ausatmung** gespannt bzw. gelockert, damit sie in verschiedenen Frequenzen vibrieren (➤ Kap. 27.2.3). Das führt auf Befehl von beteiligten Hirnarealen, welche Signale per Nervenbahnen an die entsprechenden Muskeln schicken, in einem orchestralen Zusammenspiel mit Lippen- und Mundmuskulatur sowie der Zunge (und weiteren anatomischen Strukturen) ultimativ zur Laut- und Sprachbildung.

Notizen

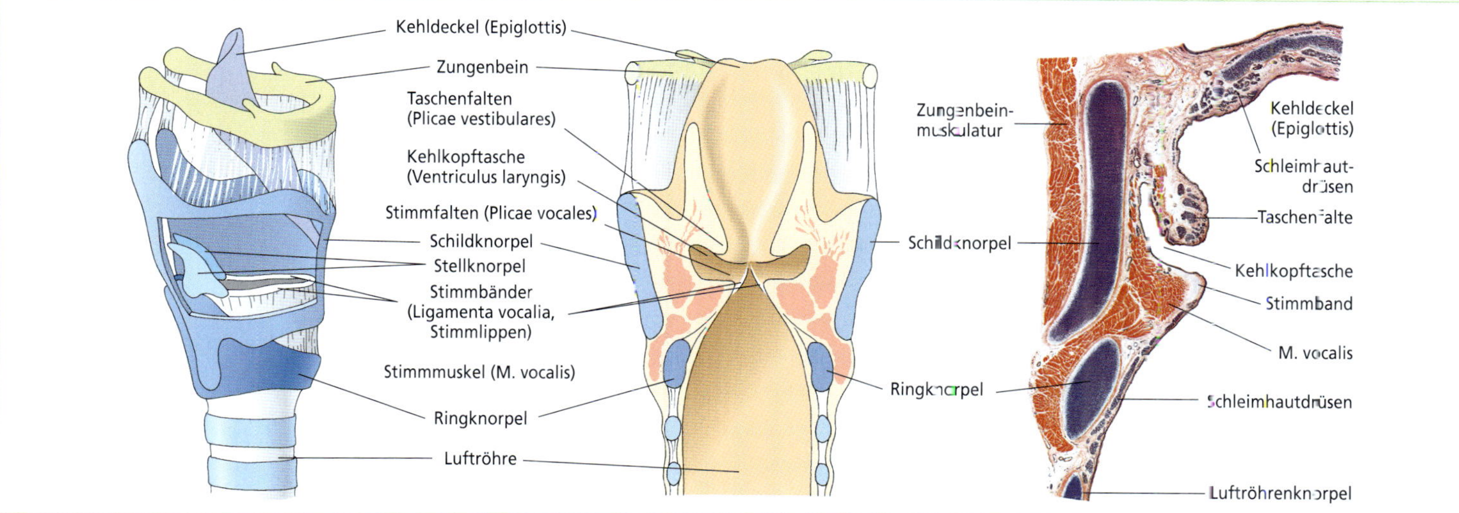


**Abb. 4.63** *Links:* Zungenbein und knorpeliges Kehlkopfgerüst (Kehldeckel in Mittelstellung). *Mitte:* Längsschnitt durch den Kehlkopf (Ansicht von hinten). *Rechts:* Längsschnitt im mikroskopischen Bild. [R252, L190]

Der Kehlkopf und insbesondere der Kehldeckel haben darüber hinaus eine zentrale Funktion beim **Schluckakt** sowie bei der **Koordination der Kreuzung von Luft- und Speiseweg** (➤ Abb. 4.63). Beim Atmungsvorgang ist für den reibungsfreien Lufteinstrom der geöffnete Eingang zur Luftröhre unverzichtbar. Demnach ist der Kehldeckel während der Ein- und Ausatmung nach **oben gestreckt.** Hingegen wird beim Schluckakt der Kehlkopfeingang durch den Kehldeckel vollständig **verschlossen,** um den Speisebrei an der Luftröhre vorbei zur Speiseröhre zu leiten. Durch den Verschluss von oberen und unteren Luftwegen kann im Brust- und Bauchraum eine Drucksteigerung erfolgen, die für das Husten wie das Niesen unabdingbar ist.

## Untere Atemwege

Nun folgen die Anteile der **unteren Atemwege,** bestehend aus **Luftröhre und Lunge mit Bronchialbaum** (➤ Abb. 4.64).

**MedAT-GEHEIMTIPP** Wurde auch schon einmal gefragt: die Anatomie der Luftröhre und der Lunge!

Unmittelbar unterhalb des Ringknorpels des Kehlkopfes setzt sich die **Luftröhre** (Trachea) fort als ein muskulöser, der Speiseröhre vorgelagerter Schlauch, der etwa 10–12 cm lang und ca. 2 cm im Durchmesser ist. Dieser Schlauch ist wiederum mit einer für die Atemwege typischen Schleimhaut ausgekleidet, die in der Lage ist, eingedrungene Fremdkörper durch Flimmern der Kinozilien nach oben zu befördern: dem **respiratorischen Flimmerepithel.** Eine besondere anatomische Eigenschaft der Luftröhre ist, dass sie durch 16–20 C-förmige **Knorpelspangen** stabilisiert wird, die durch zusätzliche Bandstrukturen verstärkt werden. Diese Anordnung gewährleistet, dass die Luftröhre trotz des Unterdrucks beim Einatmen offenbleibt und nicht kollabiert.

## Lunge

Nun ist es an der Zeit, die Lunge aus zwei verschiedenen Perspektiven zu betrachten. Zunächst folgen wir dem Weg der eingeatmeten Luft weiter durch die Lunge, von der Luftröhre bis hin zu den Lungenbläschen (Alveolen). Danach treten wir einen Schritt zurück und betrachten die Lunge von außen.
Nachdem die Luft die Luftröhre passiert hat, gelangt sie zu einer bedeutenden Verzweigung, bei der sich die Luftröhre in den **rechten** und **linken Hauptbronchus** teilt. Diese Hauptbronchien sind im Aufbau noch weitgehend mit der Luftröhre vergleichbar. Diese Verzweigung wird als **Carina** bezeichnet.

**VERSTÄNDNIS+** Im Fall einer leichten oder auch schweren Verlegung der Atemwege können Fremdkörper bei unzureichenden Schutzreflexen bis unter die Stimmritze gelangen. Da der rechte Hauptbronchus steiler und breiter ist, gelangen aspirierte Fremdkörper vorwiegend auf die rechte Lungenseite.

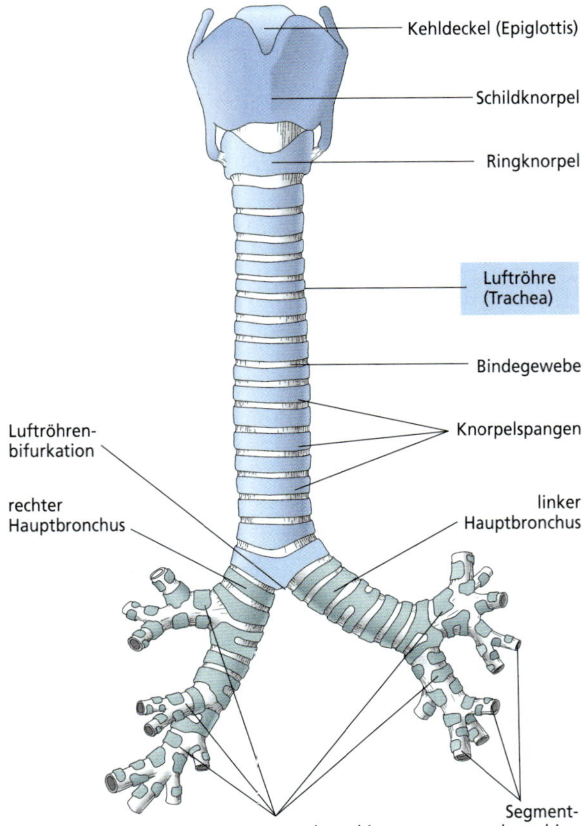


**Abb. 4.64** Kehlkopf, Luftröhre und große Bronchien (Ansicht von vorne) [L190]

**AUS DEM MEDIZINSTUDIUM** Die Carina ist der Prädilektionsort für das gefürchtete Lungenkarzinom. Der Grund dafür ist, dass der inhalierte Zigarettenrauch bei jedem Zug direkt auf die Carina trifft, was zu einer überproportional hohen Konzentration von krebserregenden Schadstoffen an dieser Stelle führt. Hinzu kommt, dass diese Stelle nicht operiert werden kann, da die Luftröhre nicht wie z. B. ein Knochen ersetzt werden kann – das Karzinom ist also inoperabel.
Deshalb unser Rat an alle Raucher: Versucht, damit aufzuhören!

Nach einigen weiteren Zentimetern verzweigt sich jeder Bronchus in **kleinere Lappenbronchien.** Da auf der linken Seite des Brustkorbs ein größerer Teil des Herzens liegt, befinden sich dort lediglich zwei Lungenlappen und dementsprechend drei Lappenbronchien, während auf der rechten Seite **drei** Lappenbronchien (und Lungenlappen) vorhanden sind. Von den Lappenbronchien ausgehend, verzweigen sich die Bronchialäste zunehmend weiter und werden dabei immer feiner. Diese Verzweigungen führen über die **Segmentbronchien** schließlich zu den **Bronchioli,** die einen Durchmesser von etwa 1 mm aufweisen. Im Gegensatz zu den größeren Bronchien verfügen die Bronchioli **nicht mehr über Knorpelspangen.** Stattdessen bestehen sie aus glatter Muskulatur und elastischen Fasern, die ihre Flexibilität sicherstellen. Die Bronchioli lassen sich, in Richtung der Alveolen betrachtet, in drei verschiedene Typen unterteilen: lobuläre, terminale und respiratorische Bronchioli (**Bronchioli lobulares, terminales und respiratorii**) (➤ Abb. 4.65).

**AUS DEM MEDIZINSTUDIUM** Bis zu den Bronchioli terminales definiert man den anatomischen Totraum, da ab den Bronchioli respiratorii der **Gasaustausch** stattfindet.

Die **Bronchioli respiratorii** gehen durch die Alveolargänge (Ductus alveolaris) zu den Alveolarsäckchen über. In deren Wänden sind die traubenförmigen **Alveolen (Lungenbläschen)** dicht aneinander gepackt und stellen mit den respiratorischen Bronchien gemeinsam den Ort des **Gasaustausches** dar (➤ Kap. 4.4.3; ➤ Abb. 4.70). Die gesamte Lunge enthält ca. **300 Millionen** Lungenbläschen.

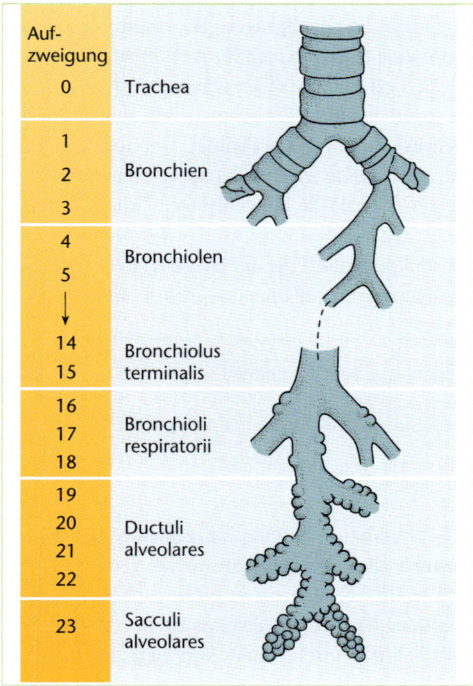


**Abb. 4.65** Dichotome Aufzweigung der Atemwege. Die Ziffern links zeigen, bei welcher Aufzweigung die Strukturen jeweils zu finden sind. Nach 10–23 Aufzweigungen sind die Alveolen erreicht. [L157]

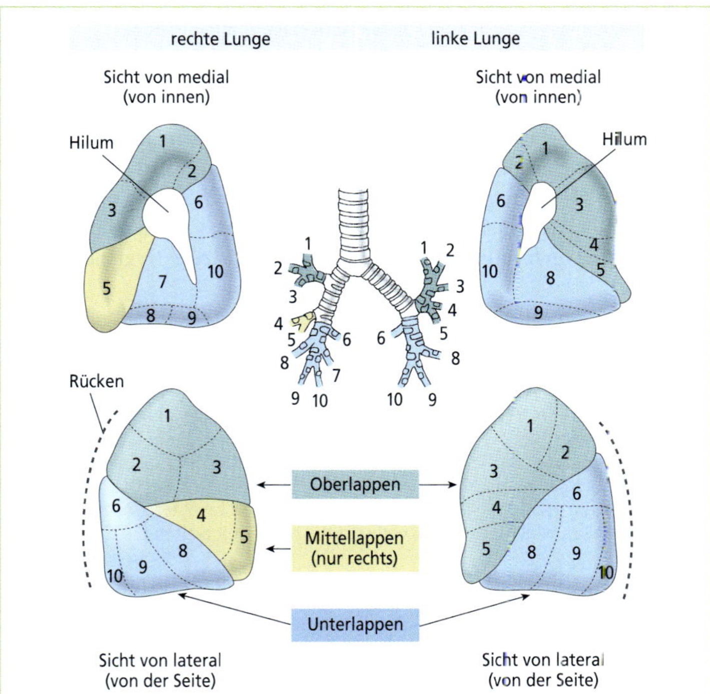


**Abb. 4.66** Unterteilung der Lunge in Lappen und Segmente. Rechts wird der Oberlappen in drei, der Mittellappen in zwei und der Unterlappen in fünf (gelegentlich sechs) Segmente unterteilt. Die linke Lunge besteht aus einem Oberlappen mit fünf und einem Unterlappen mit vier (gelegentlich fünf) Segmenten. Die gestrichelte Linie deutet den Rücken an. [L190]

**MedAT-GEHEIMTIPP** 2017 wurde im selben Test zweimal nach der Art des Epithels der Alveolen gefragt: dem **einschichtigen Plattenepithel!**

**AUS DEM MEDIZINSTUDIUM** Als Baueinheit der Lunge wird ein Acinus bezeichnet, welcher ca. 200 Alveolen beherbergt. Mehrere Acini bilden ein Lungenläppchen (Lobulus).

Betrachten wir die Lunge nun von außen. Die Lunge (Pulmo) ist ein **paarig** angelegtes Atmungsorgan, das im Brustraum (Thorax) liegt. Die gesamte Lunge umgibt eine seröse, hauchdünne Schicht, die wir als **Lungenfell** (Pleura visceralis) bezeichnen. Dieses Lungenfell wird von Gefäßen versorgt und geht bei der Lungenwurzel (Lungenhilus) in das **Rippenfell** (Pleura parietalis) über. Zwischen den beiden „Blättern" liegt ein kleiner Spalt, der mit Flüssigkeit gefüllt ist (**Pleuraspalt** bzw. **Pleurahöhle**). Die Gesamtheit der beiden Blätter wird als **Pleura** oder **Brustfell** bezeichnet. Nach außen wird die Lunge von den Rippen geschützt, während sie von unten her vom **Zwerchfell** begrenzt wird. Die Lungenspitzen (Apices) reichen bis 2 cm über die Höhe des Schlüsselbeins.
Und wie bereits oben erwähnt: Da in unserer linken Brusthälfte große Teile des Herzens sitzen, lässt sich der linke Lungenflügel **in zwei** und der rechte **in drei** Lungenlappen aufteilen (➤ Abb. 4.66).

**MedAT-GEHEIMTIPP** Altfragenalarm: Die Anzahl der Lungenlappen rechts und links solltet ihr euch unbedingt merken!

## 4.5.2 Mikroskopische Anatomie

Fast alle Anteile der oberen Atemwege sind mit einer **Schleimhaut** (Mukosa) ausgekleidet, auf der ein mehrreihig hochprismatisches **Flimmerepithel (respiratorisches Epithel)** sitzt. Genau genommen bestehen die Atemwege von der Trachea bis in die terminalen Bronchiolen aus respiratorischem Flimmerepithel. Die Dicke des Flimmerepithels nimmt jedoch entlang des Bronchialbaums zu den Alveolen hin kontinuierlich ab, sodass die Bronchioli terminales nur noch ein einschichtiges Flimmerepithel aufweisen.

Die Schleimhaut (Mukosa) der oberen Atemwege besteht aus **respiratorischem Flimmerepithel.**

In diesem Epithel liegen schleimproduzierende **Becherzellen** und muköse Drüsen eingebettet, die den Atemwegen eine gewisse Feuchtigkeit verleihen. Die zahlreichen feinen Flimmerhärchen (**Kinozilien**) besitzen eine Eigenbeweglichkeit, die es ihnen ermöglicht, Schleim oder festsitzende Partikel aufzufangen und in Richtung Rachen zu befördern. Die Synergie zwischen dem von den Becherzellen produzierten Schleim und den Richtung oral (mundwärts) schlagenden Kinozilien des respiratorischen Flimmerepithels bewirkt einen **wirksamen Schutz gegen Infektionserreger** und eine **effiziente Hygienefunktion des gesamten Respirationstraktes.**

**AUS DEM MEDIZINSTUDIUM** Für den Aufnahmetest ist Folgendes zwar von eher geringer Bedeutung, es vervollständigt jedoch unser anatomisches Wissen:
Die Nasenhöhle steht in Verbindung mit den **Nasennebenhöhlen** (➤ Abb. 4.61), die genauso mit einer Schleimhaut ausgekleidet sind und zu einem gewissen Teil zur Erwärmung der Luft beitragen. Darüber hinaus helfen sie unserer Stimme bei der Klangbildung, da sie einen Resonanzraum schaffen, und sie verringern das Gewicht des Schädelknochens, was der allgemeinen Beweglichkeit des Körpers dienlich ist. Die Nebenhöhlen sind bei unserer Geburt noch nicht ausgebildet, sondern entwickeln sich überraschenderweise erst im Kindesalter bzw. erlangen erst nach der Geschlechtsreife ihre volle Größe. Man zählt zu ihnen:
- **Stirnhöhlen** (Sinus frontales)
- **Kieferhöhlen** (Sinus maxillares)
- **Siebbeinhöhlen** (Sinus ethmoidales)
- **Keilbeinhöhlen** (Sinus sphenoidales)

Zusammengefasst kann man sagen, dass die Atemluft mit diesen Werkzeugen transportiert, angewärmt, befeuchtet, gereinigt und grob kontrolliert wird, bevor sie ihren weiteren Weg in die Lunge fortsetzt.
Wenn man sich die Wand (**einschichtiges Plattenepithel**) eines Lungenbläschens genauer ansieht, findet man neben einem dichten Netz aus Kapillaren zwei Zelltypen. Die Alveolarepithelzellen (**Pneumozyten Typ 1**) dienen dem Gasaustausch und nehmen 90 % der Fläche ein. Die großen **Pneumozyten Typ 2** bzw. Alveolarzellen sezernieren eine oberflächenaktive Substanz, die aus Phospholipiden, Proteinen und Kohlenhydraten besteht. Diese Substanz, das **Surfactant,** kleidet die gesamte innere Oberfläche des Alveolus aus und sorgt durch die **Herabsetzung der Oberflächenspannung** dafür, dass die Lungenbläschen während der Ausatmung nicht zusammenfallen.
Die Alveole ist, wie bereits zuvor erwähnt, von einem dichten **Kapillarnetz** umgeben, das Blut aus den Lungenarterien (Arteria pulmonalis) transportiert, welche aus der rechten Herzhälfte entspringen.

Die Alveolen bestehen aus Kapillaren aus **einschichtigem Plattenepithel** und **Pneumozyten Typ 1** und **2.**

Das Brustfell bestehend aus jeweils Lungen- und Rippenfell ist histologisch jeweils aus **Mesothel** (➤ Kap. 3.2.3) aufgebaut.

Die Pleurablätter bestehen aus **Mesothel.**

**AUS DEM MEDIZINSTUDIUM** Bei Frühgeborenen **vor der 24. SSW** führt die Geburt oft zu großen Atemproblemen, da die embryonale Surfactant-Bildung erst nach diesem Zeitpunkt beginnt.

### 4.5.3 Physiologie

Die Physiologie des Atmungssystems können wir grob in **Atemmechanik** und **Gasaustausch** unterteilen.

#### Atemmechanik

Ein- und Ausatmen sind physiologische Vorgänge, denen im Alltag oft wenig Beachtung geschenkt wird. Dabei sind diese Vorgänge alles andere als trivial. Es lohnt sich daher, die komplexen Mechanismen der Atmung näher zu betrachten.
Die Atmung ermöglicht den lebensnotwendigen Gasaustausch zwischen der Außenluft und dem menschlichen Körper. Dabei spielt der intrapulmonale Druck, also der Druck in den Lungenbläschen, eine zentrale Rolle: Bei der Einatmung muss dieser Druck niedriger (**Unterdruck**) und bei der Ausatmung höher (**Überdruck**) als der atmosphärische Druck sein. Diese Druckunterschiede werden durch die Fähigkeit der Lunge zur Volumenveränderung erreicht. Dabei ist zu beachten, dass die Lunge selbst nicht aktiv beweglich ist, sondern passiv den Bewegungen des Brustkorbs folgt, der sich beim Einatmen ausdehnt und beim Ausatmen zusammenzieht.

**VERSTÄNDNIS+** Will man Luft in einen Raum einsaugen, muss in diesem Raum ein geringerer Druck vorherrschen als außerhalb des Raumes. Stellt euch vor, ihr zerknüllt eine Plastikflasche und schraubt den Deckel zu. Jetzt habt ihr ein Gefäß, in dem ein negativer Druck im Vergleich zum Außendruck herrscht. Öffnet ihr den Deckel, wird Luft in die Flasche eingesogen und die Plastikflasche vergrößert ihr Volumen – jedoch nicht mehr zu ihrer perfekten Flaschenform. Das kommt daher, dass die Elastizität des Plastiks bei einem bestimmten Druck, hier den Atmosphärendruck des Raumes, in dem ihr diesen Text lest, nur diese Form zulässt. Erhöht man den Druck in der Flasche bis zu einem bestimmten Grad, z. B. wenn man mit dem Mund hinein pustet, wird die Flasche wieder ihre ursprüngliche Form annehmen.

Während des Atemvorgangs folgt die Lunge den Bewegungen des Brustkorbs und des Zwerchfells, da sie selbst keine aktive Bewegungskapazität besitzt. Diese Anpassung an die Raumveränderungen wird durch den leichten **Unterdruck** in der Pleurahöhle (**negativer Pleuradruck**) ermöglicht, der durch eine dünne Schicht **seröser (wässriger) Flüssigkeit** im Pleuraspalt entsteht. Diese Flüssigkeit wird von den Mesothelzellen beider Pleurablätter produziert und sorgt dafür, dass die Lunge den Bewegungen des Brustkorbs passiv folgen kann.
Ohne diesen Unterdruck und die **Adhäsionskräfte,** die durch die seröse Flüssigkeit zwischen den Pleurablättern erzeugt werden, würde sich die Lunge aufgrund ihrer **Eigenelastizität** zu einer kleinen, faustgroßen Masse zusammenziehen.
Um das physikalische Prinzip des Pleuraspalts besser zu verstehen, kann man sich die beiden Pleurablätter als dünne Glasplatten vorstellen, zwischen denen sich eine dünne Wasserschicht befindet. Diese Wasserschicht benetzt die Oberflächen der Platten und erzeugt Adhäsionskräfte, die dafür sorgen, dass die Platten fest aneinanderhaften, obwohl sie gegeneinander verschoben werden können. Diese feste Verbindung kann nur durch das Eindringen von Luft gelöst werden.
Genauso kann sich auch die Flüssigkeit im Pleuraspalt nicht ohne weiteres ausdehnen, wodurch der negative Pleuradruck entsteht und die Lunge in engem Kontakt mit dem Brustkorb gehalten wird. Außerdem sorgt die Pleuraflüssigkeit dafür, dass die Reibung zwischen den Pleurablättern minimiert wird, was eine reibungslose Bewegung der Lunge während der Atmung ermöglicht.

**AUS DEM MEDIZINSTUDIUM** Es kann entweder infolge einer Verletzung oder auch sporadisch (vorwiegend bei dünnen, hochgewachsenen Männern) dazu kommen, dass Luft in den Pleuraspalt gelangt. In der Folge fällt die Lunge aufgrund ihrer Eigenelastizität in sich zusammen. Dieses Phänomen bezeichnet man in der Medizin als **Pneumothorax.**
Sollte es zu einer erhöhten Flüssigkeitsabsonderung kommen oder einer anderweitigen Ansammlung von Flüssigkeit im Pleuraspalt, spricht man von einem **Pleuraerguss.** Beide Erkrankungen werden mittels einer sogenannten Pleurapunktion therapiert.

### Einatmung (Inspiration)

Das Volumen der Lunge bzw. des Brustkorbs muss sich beim **Einatmen** vergrößern. Das liegt der Tatsache zugrunde, dass der Druck in einem Raum von der Anzahl der Teilchen in diesem Raum abhängt. Wird ein geschlossener Raum bzw. sein Volumen vergrößert, ohne dass sich die Anzahl der Teilchen ändert, ist hierfür ein hoher Energieaufwand erforderlich.

**VERSTÄNDNIS⁺** Der Grund dafür sind thermodynamische Begebenheiten, die wir sowohl (in vereinfachter Form) in ➤ Kap. 12 als auch (genauer) in ➤ Kap. 29 abhandeln.

Jeder, der schon einmal versucht hat, mit geschlossenem Mund und Nasenlöchern einzuatmen, weiß, dass das in unserem Brustkorb nicht so wirklich funktioniert. Also muss irgendwoher, in diesem Fall eben aus den (offenen) Atemwegen, Nachschub an Teilchen besorgt werden. Das **Zwerchfell** (eine gewölbte Muskelplatte, die Brust- und Bauchraum voneinander trennt) kontrahiert (verkürzt) sich und **flacht nach unten hin ab bzw. senkt sich.** Die Lunge dehnt sich aus und durch den entstandenen Sog aufgrund des Unterdrucks gelangt frische Luft durch den anatomischen Totraum in die Alveolen. Findet die Einatmung vorwiegend mit dem Zwerchfell und der darauffolgenden Vorwölbung des Bauches statt, spricht man von **Zwerchfell- oder Bauchatmung.** Sobald die Atmung von den äußeren Zwischenrippenmuskeln unterstützt wird und sich der Brustkorb hebt und senkt, nennt man sie **Brust- oder Rippenatmung.** Das Einatmen ist aufgrund der Kontraktion des Zwerchfells ein **aktiver Vorgang.**

**MedAT-GEHEIMTIPP** Eine geschenkte Altfrage im Jahr 2016 war: Was trennt den Oberbauch von der Brusthöhle? Das Zwerchfell natürlich.
Gern fragen die Testersteller aber auch mal nach den physiologischen Vorgängen bei der Einatmung oder der Ausatmung.

### Ausatmung (Exspiration)

Im Gegensatz zur Einatmung, welche ein aktiver Prozess ist, erfolgt die Ausatmung (Exspiration) **passiv.** Bei der Exspiration erschlafft das Zwerchfell, da es vom intraabdominellen Druck (Druck im Bauchraum) nach oben gepresst wird. Durch die Volumenabnahme des Brustkorbs wird auch der intraalveoläre bzw. intrapulmonale Druck höher, weshalb sich die Luft in den Lungenbläschen durch den anatomischen Totraum den Weg nach außen bahnt, während die äußeren Zwischenrippenmuskeln relaxieren (entspannen). Seiner Eigenelastizität folgend verengt sich der Thorax und wird gleichzeitig gesenkt (➤ Abb. 4.67). Mit einem **Atemzug** (einmaliges Ein- und Ausatmen) werden bei einem erwachsenen Menschen in Ruhe ca. **500 ml** Luftvolumen hin- und herbewegt (**Atemzugvolumen**). Ein Erwachsener atmet etwa **12–15-mal in der Minute,** ein Kleinkind 20–30-mal und ein Neugeborenes 30–50-mal.

**MedAT-GEHEIMTIPP** Nach der Ruheatemfrequenz des erwachsenen Menschen wurde 2014 schon einmal gefragt.

Wir können das Volumen bei der Einatmung willkürlich erhöhen und so zusätzlich 2,5 Liter ein- oder 1,5 Liter ausatmen. Diese Mengen werden als **inspiratorisches bzw. exspiratorisches Reservevolumen** bezeichnet.
Die Addition dieser Volumina ergibt die maximal ventilierbare Luftmenge. Sie nennt sich **Vitalkapazität.** Die Vitalkapazität ist ein Maß für die Ausdehnungsfähigkeit der Lunge und wird durch Alter und Trainingszustand maßgeblich beeinflusst.
Wir können aber noch so stark ausatmen, wie wir wollen: Ein Restvolumen von etwa 1–2 Litern, auch **Residualvolumen** genannt, verbleibt trotzdem in der Lunge. Die resultierende **Totalkapazität** bzw. totale Lungenkapazität ergibt sich somit aus der **Summe von Vitalkapazität und Residualvolumen** (➤ Abb. 4.68 und ➤ Abb. 4.69).

Notizen

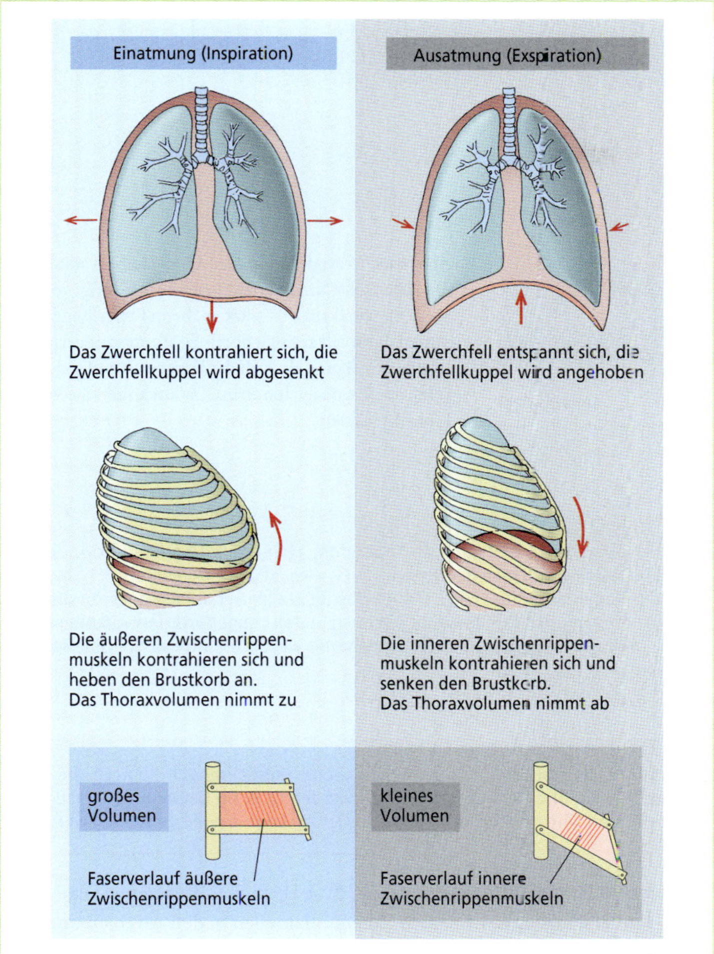


**Abb. 4.67** Mechanik der In- und Exspiration. Durch Kontraktion des Zwerchfells und Anheben des Brustkorbes vergrößert sich bei der Inspiration (Einatmung) das Brustkorbvolumen: Die Lunge wird gedehnt. Durch den Sog gelangt frische, sauerstoffreiche Luft in die Lungen. Umgekehrt wird das Brustkorbvolumen bei der Exspiration (Ausatmung) kleiner; kohlendioxidreiche, sauerstoffarme Luft wird nach außen abgegeben. [L190]

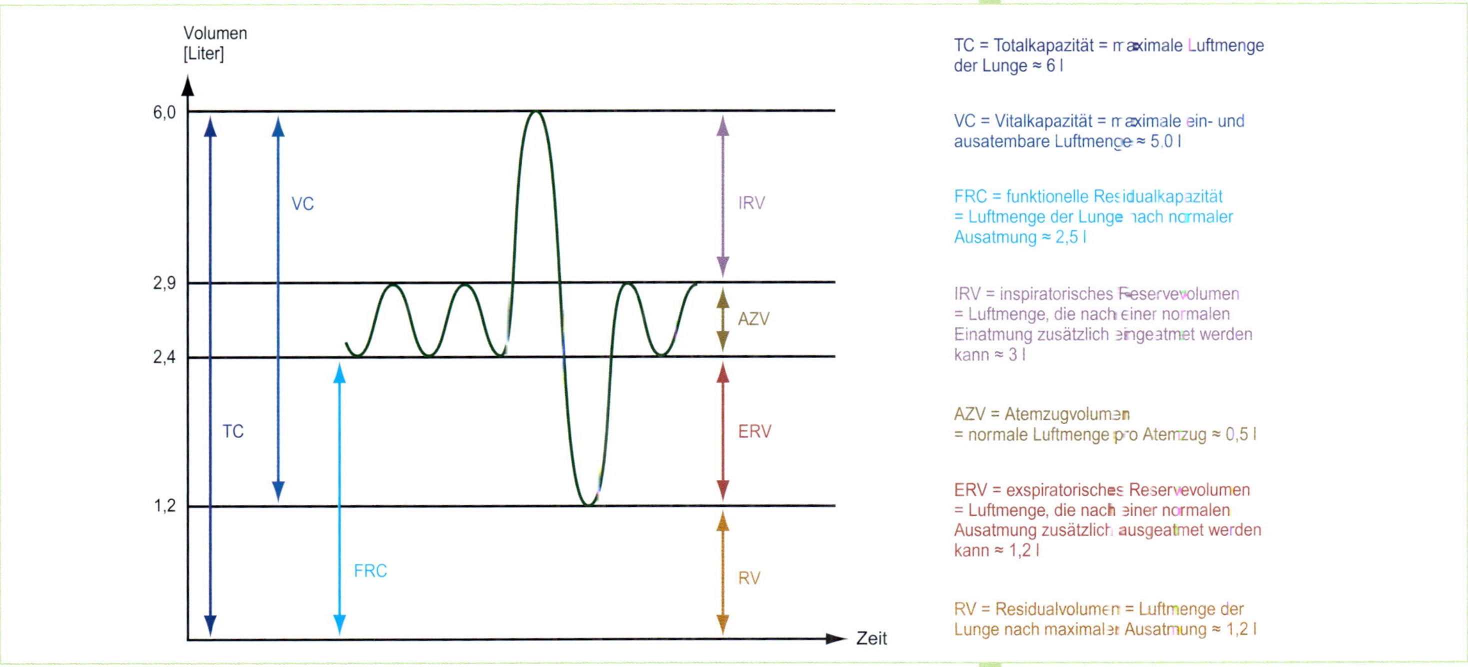


**Abb. 4.68** Lungen- und Atemvolumina bei Ruheatmung und bei vertiefter Ein- und Ausatmung. Näherungswerte für einen gesunden jüngeren Mann. Die Werte sind stark abhängig von Größe, Geschlecht (bei Frauen etwa 10–20 % niedriger) und Trainingszustand. [L190]

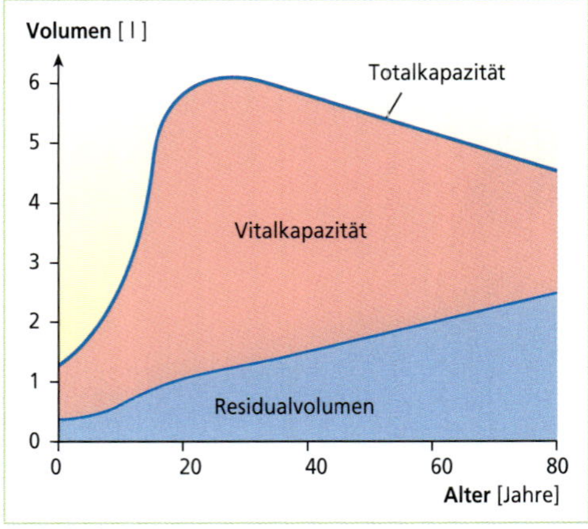


**Abb. 4.69** Veränderungen der Atemvolumina während des Lebens. Bei Kindern und Jugendlichen steigt vor allem die Vitalkapazität stark an. Beim Erwachsenen nimmt die Totalkapazität durch Elastizitätsminderung sowohl des Thorax als auch der Lungen ab und gleichzeitig das Residualvolumen zu. Dadurch sinkt die Vitalkapazität. [L190]

## Gasaustausch

**DEFINITIONEN** **Arterielles Blut** ist oxygeniert, d. h. reich an Sauerstoff, aber arm an Kohlendioxid. Umgekehrt ist **venöses Blut** reich an Kohlendioxid und gleichzeitig arm an $O_2$ – es ist nicht oxygeniert.
In den Arterien befindet sich (in der Regel) arterielles Blut. Die Art des Blutes im Gefäß ist jedoch für die Namensgebung unerheblich, da nicht oxygeniertes Blut bekanntlich auch in den Lungen**arterien** vorkommt.
Es gilt nämlich, dass Gefäße, die **vom Herz wegführen,** Arterien genannt werden, während die Gefäße, die zum **Herz hinführen,** Venen genannt werden.

**MedAT-GEHEIMTIPP** Ihr solltet den Gasaustausch und die Atemmechanik unbedingt gut durcharbeiten, da zu diesen beiden Themen oft Verständnis- und Detailfragen gestellt werden (z. B. ob bei einem Atemzug die gesamte Luftmenge in der Lunge erneuert wird oder ob Teile des $CO_2$ auch an Erythrozyten gebunden werden).

Die treibende Kraft des Gasaustauschs ist die **Diffusion** (➤ Kap. 29.4.1). In den Alveolen erfolgt dieser Prozess aufgrund der Partialdruckunterschiede zwischen den Sauerstoffanteilen in den Alveolen und dem Blut (Blut = wenig Sauerstoff, Alveole = viel Sauerstoff; Blut = viel Kohlenstoffdioxid, Alveole = wenig Kohlenstoffdioxid). Ziel des Gasaustauschs ist die Umwandlung des **nicht oxygenierten Bluts** der Lungenarterie in **oxygeniertes Blut** der Lungenvene. Folglich kann das mit Sauerstoff angereicherte Blut über den linken Vorhof in die linke Herzkammer fließen und durch die Aorta in die Körperperipherie gelangen.
Die sogenannte **Blut-Luft-Schranke** stellt das einzige „Hindernis" für die Diffusion an den Alveolen dar. Diese Schranke besteht aus dem Endothel der Kapillaren, den Pneumozyten Typ 1 und der dazwischenliegenden Basalmembran. Trotz der Blut-Luft-Schranke gleichen sich die unterschiedlichen Partialdrücke innerhalb kürzester Zeit aus (vom Ort hoher Konzentration zum Ort niedriger Konzentration). Sauerstoff diffundiert dabei aus der Alveolarluft in das Kapillarblut, während Kohlendioxid in das Alveolarlumen diffundiert und anschließend abgeatmet werden kann.
Um einen reibungslosen Gasaustausch gewährleisten zu können, müssen die Lungen nicht nur gut belüftet sein (Ventilation), sondern auch eine intakte **Lungenperfusion,** das heißt eine ausreichende Durchblutung der Kapillaren, aufweisen.

**AUS DEM MEDIZINSTUDIUM** Insgesamt erstreckt sich in unseren Lungen eine unglaublich große Gasaustauschfläche von über **100 m²**.

Betrachten wir die Folgen des Gasaustauschs genauer (➤ Abb. 4.70).
Sauerstoff diffundiert im Blut sofort in die Erythrozyten (rote Blutkörperchen) und bindet reversibel an das Eisenion des roten Blutfarbstoffs **Hämoglobin.** Dieser Proteinkomplex fungiert als **Transportform** für den Sauerstoff und ermöglicht dessen Verteilung über das Blutsystem im gesamten Körper.

**VERSTÄNDNIS⁺** Sauerstoff bindet an Eisen in den Erythrozyten, weil Eisen im Hämoglobin, dem Sauerstofftransportprotein, eine zentrale Rolle spielt. Hämoglobin enthält vier Häm-Gruppen, von denen jede ein Eisenion ($Fe^{2+}$) enthält, das in der Lage ist, reversibel Sauerstoff zu binden. Der Grund, warum Eisen für diese Funktion geeignet ist, liegt nicht nur an seiner Häufigkeit auf der Erde, sondern vor allem an seiner chemi-

Notizen

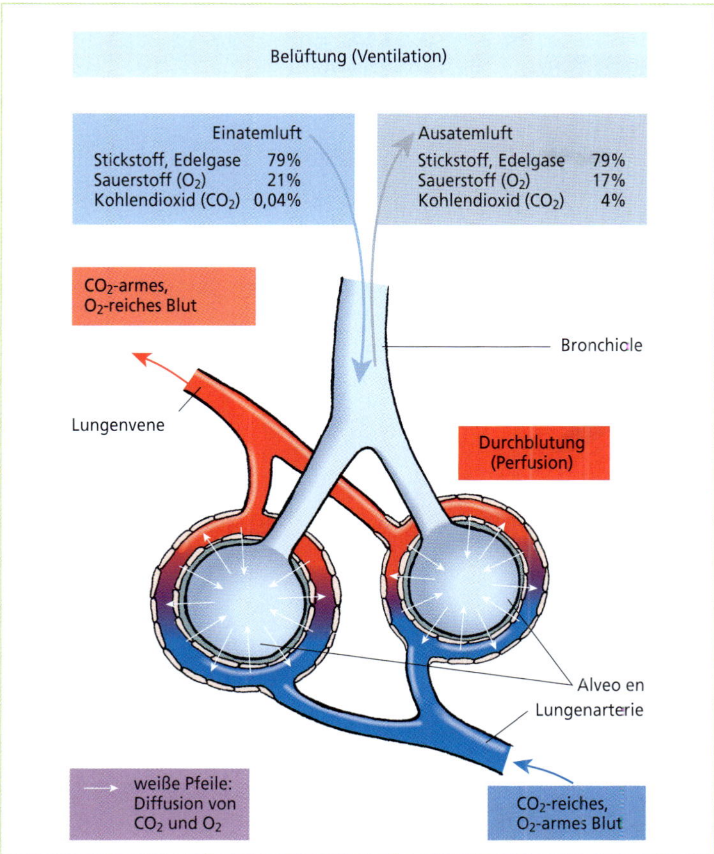


**Abb. 4.70** Gasaustausch in den Alveolen. Kohlendioxidreiches, sauerstoffarmes Kapillarblut umströmt die Alveolen. Nach dem Gasaustausch enthält der ableitende Kapillarschenkel sauerstoffreiches, kohlendioxidarmes Blut. [L190]

schen Eigenschaft, mit Sauerstoff stabile, aber reversible Verbindungen einzugehen. Eisen kann seine Oxidationsstufe (➤ Kap. 21) leicht ändern, was es ideal macht, um Sauerstoff zu binden und ihn anschließend in den Geweben wieder freizusetzen. Die Bindung von Sauerstoff an Eisen erfolgt über eine koordinative Bindung, bei der Sauerstoff als Elektronenakzeptor agiert und Eisen als Elektronendonator, was eine starke, aber reversible Verbindung ermöglicht.

**AUS DEM MEDIZINSTUDIUM** Tritt eine sogenannte **Anämie** (Blutarmut) auf, kann nur ein geringerer Prozentsatz des eingeatmeten Sauerstoffs transportiert werden, wodurch ein körperlicher Leistungsabfall beim Betroffenen wahrnehmbar wird. Weitere mögliche Symptome sind Schwäche, Blässe und Müdigkeit.

Die im Blut gebundenen Atemgase werden über das Gefäßsystem in die Peripherie des Körpers transportiert und erreichen so jede Zelle unseres Körpers (➤ Abb. 4.71). In der Peripherie besteht ein Konzentrationsunterschied zwischen dem sauerstoffarmen Gewebe und dem sauerstoffreichen Blut, sodass der Sauerstoff durch Diffusion an den Ort der geringeren Konzentration gelangt.
Diese biochemischen Vorgänge gelten auch für **Kohlendioxid** (➤ Abb. 4.71). $CO_2$ diffundiert aufgrund des Konzentrationsunterschiedes aus dem Gewebe in das venöse Blut, das in die Lunge zurückfließt und dort abgeatmet wird. Ein kleiner Teil des Kohlendioxids im Blut ist frei oder direkt an das Hämoglobin gebunden (**$HbCO_2$**). Der größte Teil des $CO_2$ wird jedoch chemisch in **Bikarbonat ($HCO_3^-$)** umgewandelt und in dieser Form an die Erythrozyten gebunden bzw. im Plasma transportiert. Allerdings werden nicht alle $CO_2$- und $HCO_3^-$-Moleküle aus dem Blut in die Lunge abgegeben, da zur Aufrechterhaltung des pH-Wertes im Blut eine bestimmte Konzentration erforderlich ist.
Außerdem werden Atemfrequenz und Atemtiefe durch empfindliche Chemorezeptoren reguliert, die die **Kohlendioxidkonzentration** im Blut bzw. das **Säure-Base-Gleichgewicht** messen. Das Atemzentrum im Hirnstamm koordiniert die Atemtätigkeit, die willentlich oder durch psychische Einflussfaktoren wie Stress gesteuert werden kann (➤ Kap. 4.6.8).

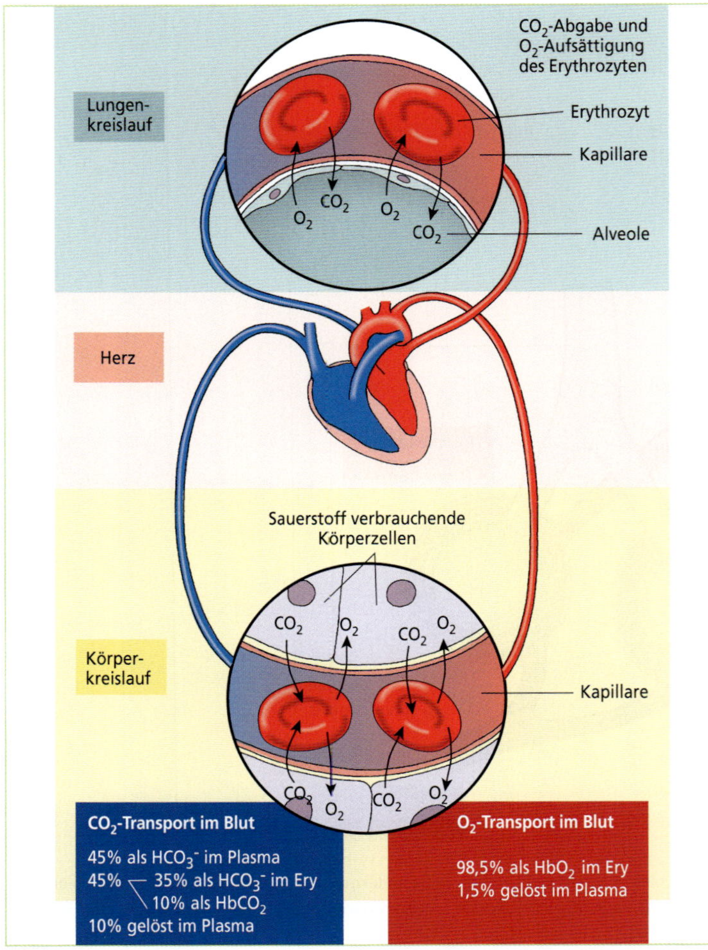


**Abb. 4.71** Sauerstoff- und Kohlendioxidtransport im Blut. 98,5 % des Sauerstoffs werden in der Lunge an Hämoglobin gebunden und so zu den Zellen transportiert. Die restlichen 1,5 % sind im Blutplasma gelöst. Das Kohlendioxid wird zu 45 % im Erythrozyten als Bikarbonat ($HCO_3^-$) bzw. als an Hämoglobin gebundenes $CO_2$ ($HbCO_2$), zu 45 % im Plasma als Bikarbonat und zu 10 % als freies $CO_2$ zur Lunge zurücktransportiert. [L190]

Notizen

# 4.6 Skelettsystem

*Lena Dax, Denis Tafrali*

**DEFINITIONEN** Der **Bewegungsapparat** ist das Organsystem des menschlichen Körpers, welches ihm **Halt** gibt und **Bewegung** ermöglicht. Man unterscheidet den **passiven Teil** mit Knochen, Knorpel und Gelenken und den **aktiven Teil,** bestehend aus den Muskeln.

**MedAT-Stichwort**
Skelettsystem mit Knochen, Knorpel, Gelenken, Muskeln und Begleitstrukturen

## 4.6.1 Makroskopische Anatomie

*Lena Dax*

### Knochen

Das Knochensystem dient als **Stütze des Körpers.** Hierbei nimmt vor allem die **Wirbelsäule** als zentrale Achse eine wichtige Rolle ein, indem sie einerseits den Schädel hält und andererseits sowohl mit der oberen Extremität, also den Armen, als auch mit der unteren Extremität, den Beinen, in Verbindung steht. Knochen können auch eine wichtige Schutzfunktion haben. So schützt beispielsweise der **Schädel** das Gehirn und die Wirbelsäule das Rückenmark. Darüber hinaus sind Knochen durch ihre mineralisierte Extrazellularmatrix ein **Kalziumreservoir,** und im **Knochenmark** einiger Knochen findet die **Bildung der Blutzellen** statt.

**VIDEO: Das muskuloskelettale System**
https://www.elsevier.com/books-and-journals/book-companion/9783437412592

#### Aufbau

Mit Ausnahme der Gelenkflächen ist der Knochen außen von der **Knochenhaut** (Periost) umgeben. Hier finden wir unter anderem Vorläuferzellen der Osteoblasten, also der knochenbildenden Zellen. Außerdem ist die Knochenhaut von vielen Nerven und Blutgefäßen durchzogen, weshalb sie im Gegensatz zum Knochen selbst sehr schmerzempfindlich ist.

Auf die Knochenhaut folgt eine Schicht namens **Kortikalis** (oder Kompakta) (> Abb. 4.72), die aus dicht gepacktem Knochengewebe besteht. Im ausgewachsenen Lamellenknochen finden wir hier ringförmig organisierte **Osteone,** in deren Zentren sich zur Versorgung des Knochens sogenannte **Havers-Kanäle** mit Nerven und Blutgefäßen befinden.

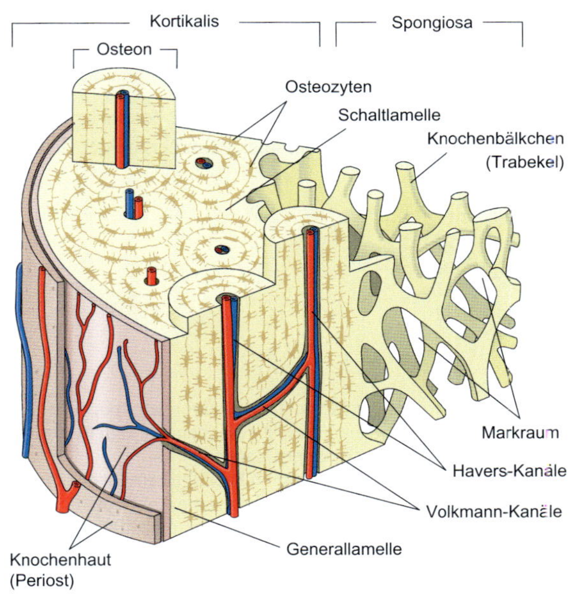


**Abb. 4.72** Knochenaufbau von innen. In der Kortikalis befinden sich konzentrische Osteone mit zentralen Havers-Kanälen, die untereinander durch horizontal verlaufende Volkmann-Kanäle verbunden sind. In den Kanälen verlaufen die Gefäße für die Versorgung der Knochenschicht. [L190]

Die innerste Schicht des Knochens heißt **Spongiosa.** Dieser Name kommt vom lateinischen Wort für Schwamm, was deren Aufbau auch ganz gut beschreibt. Hier ist das Knochengewebe nicht mehr dicht, sondern nur in Knochenbälkchen ausgebildet.

Geschützt durch die Spongiosa befindet sich im Inneren des Knochens das **Knochenmark,** in dem die Blutzellen gebildet werden.

**VERSTÄNDNIS⁺** Warum ist die Spongiosa nicht auch dicht gepackt?
Die Antwort auf diese Frage kann man in einem Wort zusammenfassen: **Leichtbauweise.** Knochensubstanz und damit Masse, die der Körper nicht unbedingt braucht, wird eingespart. Um den Knochen trotzdem stabil zu halten, richten sich die Knochenbälkchen entlang wichtiger Belastungslinien und passen sich so an die Zug- und Druckkräfte, die auf sie wirken, an.
Außerdem ist die Spongiosa im Gegensatz zur Kortikalis **nicht durchblutet,** sondern ernährt sich per Diffusion aus dem Knochenmark.

**AUS DEM MEDIZINSTUDIUM** In der embryonalen Entwicklung bildet sich zuerst **Geflechtknochen** aus. Hier sind die Fasern der Knochenmatrix noch kreuz und quer, folgen also keinem geordneten System. Ein Großteil der Knochen wird bis zur Geburt oder in der Zeit danach in **Lamellenknochen** umstrukturiert, dessen Aufbau wir bereits kennengelernt haben. Die Fasern verlaufen nun in Form von Faserbündeln, innerhalb derer alle Fasern parallel zueinander sind. Dadurch kann sich der Lamellenknochen an Belastungen anpassen und diesen standhalten.
Auch nach einem Knochenbruch bildet sich im Laufe der Heilung vorerst Geflechtknochen aus, der erst zum stabileren Lamellenknochen umgebildet werden muss. Deshalb sollte man einen gebrochenen Knochen auch einige Zeit schonen.

### Knochenarten

Vergleicht ihr einen Oberschenkelknochen mit einem Schulterblatt, kommt ihr bestimmt schnell zu dem Schluss, dass die Knochen im Körper je nach Funktion sehr verschiedene Formen haben können. Anhand dieser Formen kann man die Knochen in mehrere Gruppen einteilen:

- **Lange Knochen** (Röhrenknochen), z. B. Oberschenkelknochen, Oberarmknochen
- **Kurze Knochen,** z. B. Knochen der Handwurzel
- **Platte Knochen,** z. B. Brustbein, Schulterblatt
- **Luftgefüllte Knochen,** z. B. Knochen im Schädel mit Nasennebenhöhlen
- **Sesamknochen,** z. B. Kniescheibe
- **Unregelmäßige Knochen,** z. B. Wirbelkörper

Die **Röhrenknochen** haben den oben beschriebenen Aufbau mit einer **Markhöhle** im Inneren. Außerdem kann man sie in den länglichen Schaft und die beiden Knochenenden unterteilen. Kurze oder platte Knochen haben keine Markhöhle, das Knochenmark liegt hier in den Hohlräumen der Spongiosa.

## Knorpel

Wichtige mikroskopische Details zum Thema Knorpel habt ihr in ➤ Kap. 3.2 bereits kennengelernt. An dieser Stelle sind vor allem die drei Knorpelarten relevant, die ihr auch beim Lernen der Gelenke wiederfinden werdet.

- **Hyaliner Knorpel,** z. B. Gelenkknorpel, Rippenknorpel, Atemwege
- **Faserknorpel,** z. B. Meniskus, Diskus
- **Elastischer Knorpel,** z. B. Ohrmuschel, Bronchien

## Gelenke

**DEFINITIONEN** Ein **Gelenk** ist eine bewegliche Verbindung zwischen zwei oder mehr Knochen.
**Echte Gelenke** sind solche wie das Knie- oder Ellbogengelenk. Hier ist zwischen den Gelenkkörpern ein tatsächlicher Spalt, weshalb man von diskontinuierlichen Verbindungen spricht.
**Unechte Gelenke** sind jene Gelenke, bei denen zwischen den beteiligten Knochen kein Gelenkspalt zu finden ist. Die Gelenkkörper sind durch eine Gewebsschicht, zum Beispiel Bindegewebe, kontinuierlich miteinander verbunden, weshalb hier auch kaum bis keine Bewegung stattfinden kann. Beispiele dafür sind Bandscheiben oder Schädelknochen.

### Aufbau

An einem echten Gelenk treffen zwei oder mehr **Gelenkkörper** aufeinander, deren **Gelenkflächen** mit hyalinem Knorpel überzogen sind. Außen ist das Gelenk von einer **Gelenkkapsel** umgeben, die die **Gelenkhöhle** nach außen hin abgrenzt (➤ Abb. 4.73). Im Inneren findet sich die Gelenkhöhle mit dem **Gelenkspalt,** in dem die Gelenkkörper aufeinandertreffen und miteinander agieren können. Um bei deren Bewegungen Reibung zu vermeiden, ist die Gelenkhöhle mit **Synovialflüssigkeit,** auch Gelenkschmiere genannt, gefüllt. Sie bildet einen Gleitfilm auf den knorpeligen Flächen, wodurch sie diese einerseits ernährt und andererseits vor Abnutzungen schont.

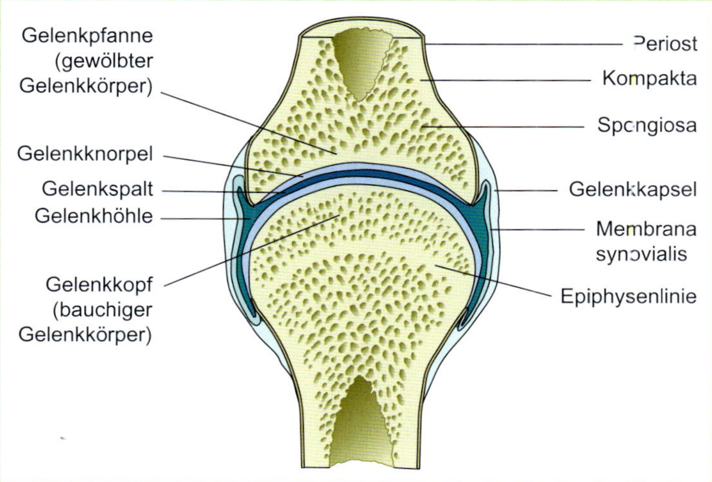


**Abb. 4.73** Aufbau eines echten Gelenks [L190]

## Bewegungsachsen

Im Körper gibt es verschiedene Gelenkarten, die unterschiedliche Bewegungen durchführen können. Um dies besser zu verstehen, ist es sehr hilfreich, sich zuerst die drei wesentlichen Körperachsen anzusehen, um die diese Bewegungen stattfinden (> Tab. 4.1).

**Tab. 4.1** Bewegungsachsen

| Achse | Beschreibung | Bewegungen um Achse |
|---|---|---|
| **Längsachse** (Longitudinalachse) | von oben nach unten oder umgekehrt | Drehung nach innen und außen (Innen- und Außenrotation) |
| **Querachse** (Transversalachse) | von linker zu rechter Körperhälfte oder umgekehrt | Beugung und Streckung (Flexion und Extension) |
| **Pfeilachse** (Sagittalachse) | von vorne nach hinten oder umgekehrt | Heranführen und Abspreizen (Adduktion und Abduktion) |

**VERSTÄNDNIS⁺** Eine **Längsachse** würde sich von oben durch den Kopf bohren und anschließend nach unten bis zu den Füßen gehen. Eine **Querachse** könnte zum Beispiel an eurer rechten Hüfte beginnen und sich von dort aus horizontal durch euren Körper bohren, bis sie an der linken Hüfte wieder herauskommt. Eine **Pfeilachse** könnte beispielsweise durch euren Bauchnabel gehen und an eurem Rücken enden. Jede dieser Achsen gibt es demnach nicht nur einmal, sondern ihr könnt sie auf beliebige Stellen eures Körpers projizieren. Die drei Achsen unterscheiden sich jedoch in ihrer Verlaufsrichtung.
Um euch die Bewegungen um die Achsen vorstellen zu können, betrachtet am besten eure eigene Schulter. Das Schultergelenk kann nämlich Bewegungen um alle drei Achsen durchführen. Stellt euch nun vor, ihr würdet einen Stab wie eine Pfeilachse durch den Gelenkkörper eures Oberarmknochens bohren, also von der Vorderseite eures Körpers zur Hinterseite. Würdet ihr den Arm nun an diesem Stab baumeln lassen, würde er nach rechts und links hin- und herschwingen, also so als würdet ihr euren Arm zur Seite abspreizen bzw. wieder zurück an den Körper heranführen. Die zwei anderen Achsen könnt ihr ebenfalls an eurer Schulter ausprobieren und dieses Experiment dann auch auf andere Gelenke übertragen. So könnt ihr euch für verschiedene Gelenke überlegen, welche Bewegungen hier durchgeführt werden können und diese anschließend in eine der Gelenkarten einordnen.

## Gelenkarten

Je nach Form der Gelenkkörper (> Abb. 4.74) unterscheiden sich die Gelenke in ihren Bewegungsmöglichkeiten um die drei Achsen. Auch wenn eine Bewegung um eine Achse möglich ist, kann diese beispielsweise durch Bänder stark eingeschränkt werden und dadurch nur in einem geringen Ausmaß möglich sein. An dieser Stelle macht es keinen Sinn, auswendig zu lernen, um wie viel Grad eine Auslenkung im Vergleich zur Neutralstellung möglich ist. Probiert das am besten einfach an euren eigenen Gelenken aus.
Die wichtigsten Gelenkarten findet ihr in > Tab. 4.2.
Nicht alle Gelenke lassen sich perfekt in eine dieser Kategorien einordnen. Das Kniegelenk wäre beispielsweise ein Drehscharniergelenk, da neben Beugung und Streckung auch eine Rotation möglich ist, allerdings nur im gebeugten Zustand.

**MedAT-GEHEIMTIPP** Im MedAT 2020 sollte man aus einer Liste an Gelenken auswählen, bei welchem es sich um ein Scharniergelenk handelt. Die richtige Antwort lautete: Fingerendgelenk.

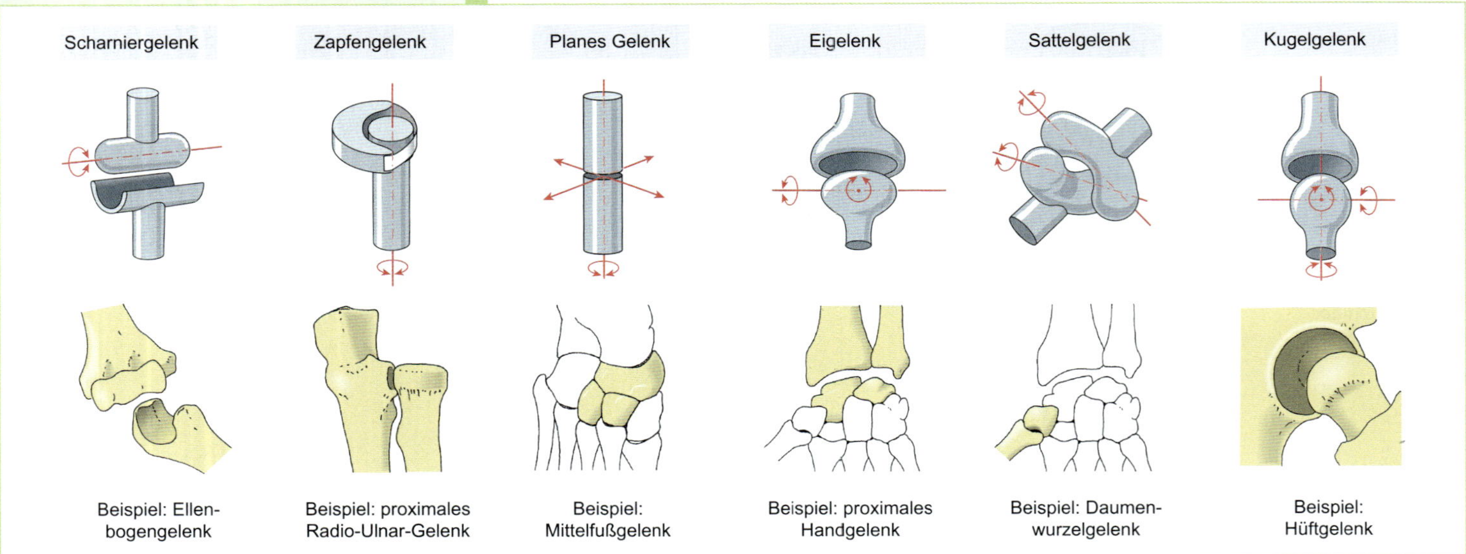


**Abb. 4.74** Gelenkarten mit Beispielen [L190]

**Tab. 4.2** Gelenkarten mit Beispielen

| Gelenkart | Gelenkkörper | Bewegungen | Beispiele |
|---|---|---|---|
| **Kugelgelenk** | Konkave Pfanne, konvexer Kopf[1] | Um Längs-, Quer- und Pfeilachse | Schulter, Hüfte[2] |
| **Scharniergelenk** | Je ein konkaver und ein konvexer Körper | Um Querachse | Fingermittelgelenke, Fingerendgelenke |
| **Sattelgelenk** | Sattelförmige Körper | Um Quer- und Pfeilachse | Daumensattelgelenk |
| **Eigelenk** | Ellipsenförmige Körper | Um Quer- und Pfeilachse | Oberes Handgelenk |
| **Drehgelenk** Rad- oder Zapfengelenk | Konvexer zylindrischer und konkaver Körper | Um Längsachse | Gelenk zwischen Elle und Speiche |
| **Planes Gelenk** | Flache Gelenkflächen | Vertikale Achse: Rotation Horizontale Achse: Translation[3] | Wirbelbogengelenk |
| **Amphiarthrose** | Straffe Kapsel, straffe Bänder | Kaum Bewegung möglich | Gelenke zwischen Handwurzelknochen |

[1] Konkav bedeutet nach innen gewölbt, konvex bedeutet nach außen gewölbt.
[2] Die Hüfte ist eigentlich ein Nussgelenk, vom Aufbau gleich wie das Kugelgelenk, jedoch mit einer größeren Pfanne, wodurch nur eine geringere Auslenkung möglich ist.
[3] Hierbei gleiten die glatten Gelenkflächen aneinander.

**AUS DEM MEDIZINSTUDIUM** Eine **Amphiarthrose** ist ein echtes Gelenk, da sie einen Gelenkspalt hat. Die beteiligten Knochen sind jedoch durch **straffe Bänder** so verbunden, dass Bewegungen nur sehr eingeschränkt möglich sind. Die Gelenkkörper haben keine einheitliche Form, die Gemeinsamkeit der Amphiarthrosen ist lediglich der stark begrenzte Bewegungsumfang.
Ein gutes Beispiel für eine Amphiarthrose ist die obere Verbindung zwischen Schien- und Wadenbein im Unterschenkel. Hier findet man ovale knorpelige Gelenkflächen, die einen Gelenkspalt bilden und von einer Gelenkkapsel umgeben sind. An der Gelenkkapsel hängen zwei straffe Bänder.
Die untere Verbindung zwischen Schien- und Wadenbein ist jedoch keine Amphiarthrose, sondern ein unechtes Gelenk, wobei die zwei Knochen durch straffe Bindegewebsfasern miteinander verbunden sind. Auch hier finden sich stabilisierende Bänder, jedoch kein Gelenkspalt.

## Besondere Einrichtungen

**DEFINITIONEN** **Besondere Einrichtungen** sind Hilfseinrichtungen an Gelenken oder Muskeln, die deren Tätigkeit unterstützen. Beispielsweise können sie die Reibung und somit die Abnutzung der Gelenke minimieren oder die Bewegung verstärken. Sie zählen zu den **Begleitstrukturen,** da sie sich in der Nähe des Gelenks bzw. des Muskels befinden. Viele Gelenke haben besondere Einrichtungen, diese müssen jedoch nicht zwangsläufig vorhanden sein.

Notizen

In einigen Gelenken findet man neben den typischen Bestandteilen auch noch besondere Einrichtungen

- **Bänder**
  Bänder können die Gelenkkapsel verstärken, Bewegungen führen oder hemmen.
- **Diskus**
  Ein Diskus ist eine Platte aus Faserknorpel und Bindegewebe, die den Gelenkspalt vollständig in zwei Teile unterteilt. Durch seine glatte Oberfläche vermindert er Reibung. Zu finden ist ein solcher im Kiefergelenk oder im Gelenk zwischen Brust- und Schlüsselbein.
- **Meniskus**
  Ein Meniskus ist eine Platte aus Faserknorpel und Bindegewebe, die den Gelenkspalt unvollständig teilt und die Reibung bei Bewegungen vermindert. Menisken findet ihr zweimal in jedem Kniegelenk.
- **Bursa**
  Bursen sind mit Synovialflüssigkeit gefüllte Gleitbeutel, die ebenfalls der Verminderung von Reibung dienen.

**MedAT-GEHEIMTIPP** 2021 wurde eine Frage zu der Form der Menisken gestellt – richtige Antwort: halbmondförmig!

**AUS DEM MEDIZINSTUDIUM** Eine Bursa wird im Deutschen als **Gleitbeutel** bezeichnet, allerdings findet sich auch oft die Bezeichnung Schleimbeutel. Dieser Begriff ist bei vielen Anatomen aber nicht besonders gern gesehen, da Bursen im gesunden Zustand mit Synovialflüssigkeit gefüllt sind. Bei einer Entzündung der Bursa kann es jedoch zu einer Bildung von Schleim kommen, weshalb erst dann von einem Schleimbeutel gesprochen werden sollte.

## Muskeln

Aus makroskopischer Sicht lässt sich ein Muskel grob in einen **Muskelbauch** und **Sehnen** unterteilen, die den Muskel mit anderen Elementen des Skelettsystems verbinden und die Bewegung auf diese übertragen. Sehnen sind straffe parallele Bindegewebsfasern und am **Ursprung** sowie am **Ansatz** eines Muskels zu finden. Es gibt allerdings auch mehrbauchige Muskeln, die zwischen den einzelnen Muskelbäuchen ebenfalls Sehnen haben. Auch mehrere Köpfe sind möglich. Man spricht dann bei zwei Köpfen von einem Bizeps, bei drei von einem Trizeps und bei vier von einem Quadrizeps. Diese Muskeln haben also mehrere Ursprünge, die in einem Muskelbauch zusammenlaufen und einen gemeinsamen Ansatz haben (➤ Abb. 4.75).

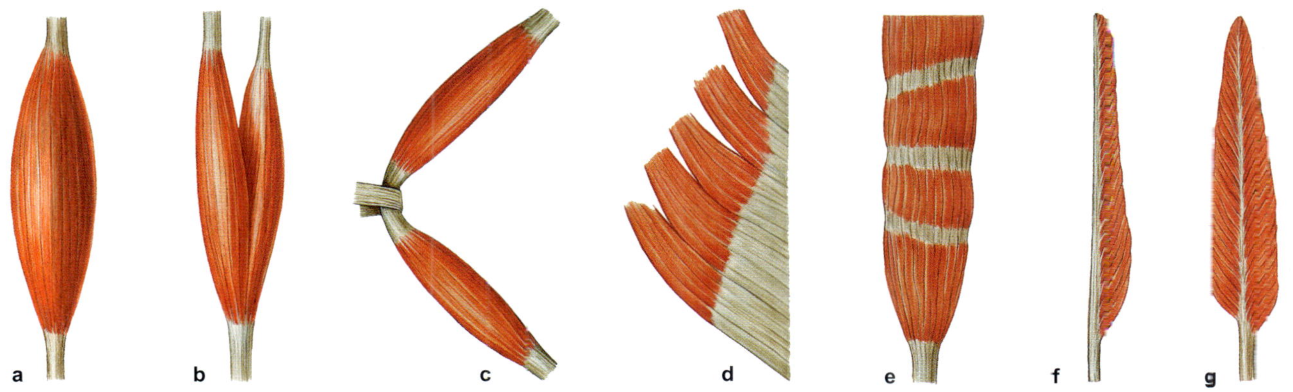


**Abb. 4.75** Muskeltypen. (a) Einköpfiger Muskel. (b) Zweiköpfiger Muskel (Bizeps). (c) Zweibauchiger Muskel. (d) Mehrköpfiger flacher Muskel. (e) Mehrbauchiger, durch Zwischensehnen unterteilter Muskel. (f, g) Gefiederte Muskeln (Muskelfasern laufen nicht parallel zur Sehne). [S700]

**AUS DEM MEDIZINSTUDIUM** Bestimmt habt ihr schon einmal vom **Bizeps** gehört, einem wichtigen Beuger im Ellbogengelenk. Allerdings gibt es im menschlichen Körper noch einen Bizeps und zwar an der Hinterseite des Oberschenkels, der unter anderem eine Beugung im Kniegelenk bewirkt. Die Bezeichnung Bizeps leitet sich aus dem Lateinischen ab. Die Vorsilbe *bi-* bedeutet „zwei", das *-ceps* leitet sich vom Wort *caput* ab, was „Kopf" heißt. Übersetzt bedeutet das Wort Bizeps also nichts anderes als zweiköpfig.
Beim **Trizeps** steht das tri- für „drei", also dreiköpfig, und **Quadrizeps** bedeutet somit vierköpfig. Einen Trizeps findet ihr ebenfalls zweimal in eurem Körper: einmal als Strecker im Ellbogengelenk an der Hinterseite eures Oberarms und einmal an eurer Wade, um euren Fuß vom Boden abzuheben. Der Quadrizeps ist auf der Vorderseite eures Oberschenkels sichtbar und streckt euer Kniegelenk.

### Besondere Einrichtungen

Auch rund um Muskeln kann es besondere Einrichtungen geben:

- **Faszien**
  Faszien sind Hüllen aus Bindegewebe rund um Muskeln oder Muskelgruppen. Sie unterstützen die Kraftübertragung bei Bewegungen und sorgen dafür, dass unser Körper durch Spannung in seiner Form gehalten wird.
- **Sehnenscheiden**
  Sehnenscheiden sind mit Synovialflüssigkeit gefüllt und sorgen somit für eine gute Gleitfähigkeit der Sehne durch beispielsweise Knochenkanäle.
- **Bursen**
  Bursen sind mit Synovialflüssigkeit gefüllte Gleitbeutel, die vor allem an Stellen, wo Muskeln nah an Knochen vorbeiziehen, ein reibungsloses Aneinandergleiten bewirken.
- **Fettkörper**
  Fettkörper verbessern ebenfalls die Gleitfähigkeit zwischen Muskeln.
- **Sesamknochen**
  Ein gutes Beispiel für einen Sesamknochen ist die Kniescheibe. Durch deren Einlagerung in die Sehne des Quadrizeps im Oberschenkel, dem einzigen Strecker im Kniegelenk, verlängert sie den Hebelarm der Sehne und vermindert somit die für die Bewegung notwendige Kraft.

## 4.6.2 Mikroskopische Anatomie

*Deniz Tafrali*

### Knochen

Knochengewebe ist ein spezialisiertes **Binde-** und **Stützgewebe** mit einer stark mineralisierten Extrazellularmatrix, in der vor allem **Kalzium-** und **Phosphationen** eingelagert sind.
Zwischen den Kollagenfasern sind die Knochenzellen eingebettet (➤ Abb. 4.76): **Osteozyten** liegen in kleinen Hohlräumen (Lakunen) und sind über feine Kanälchen (Canaliculi) miteinander verbunden. **Osteoblasten** sorgen an der Knochenoberfläche für den Aufbau neuer Knochensubstanz und geben Kollagenfasern sowie Grundsubstanz ab, die später verkalken. **Osteoklasten** hingegen sind für den Abbau von Knochensubstanz zuständig und tragen zur kontinuierlichen Erneuerung (Remodelling) des Knochens bei. Im reifen Lamellenknochen sind die Kollagenfasern in Schichten (Lamellen) angeordnet, die sich konzentrisch um die Havers-Kanäle legen und das typische Osteon bilden.

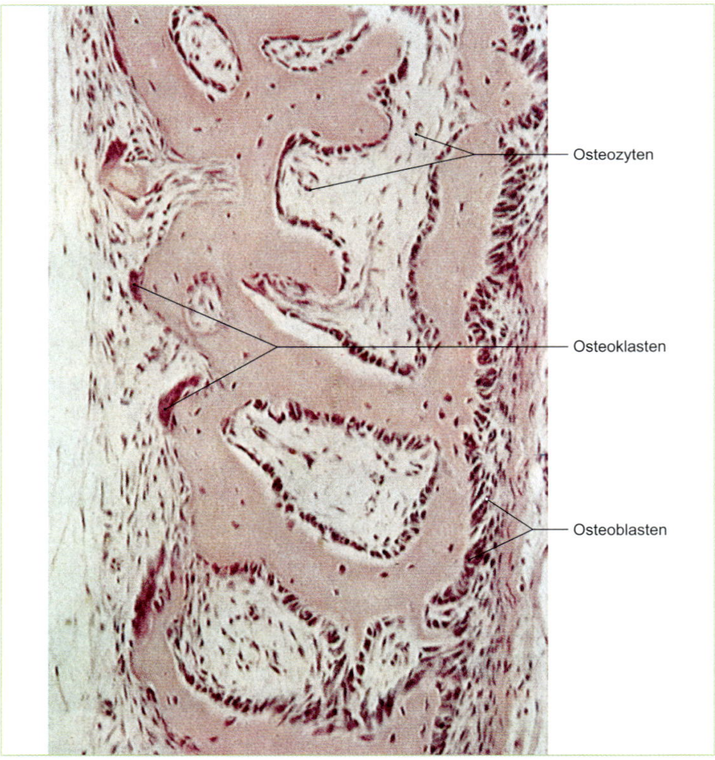


**Abb. 4.76** Knochenbälkchen [M375]

Notizen

## Knorpel

Gelenkknorpel ist eine Form des **hyalinen Knorpels,** der als glatter und druckelastischer Überzug die Gelenkflächen von Knochen bedeckt (➢ Abb. 4.77). Die Knorpelzellen (**Chondrozyten**) liegen in kleinen Höhlen (Lakunen) eingebettet und umgeben sich mit einer reichhaltigen Matrix aus Kollagenfasern (Typ II) und Proteoglykanen. Diese Struktur puffert Druckkräfte ab und ermöglicht gleichzeitig eine reibungsarme Beweglichkeit der Gelenke. Im Unterschied zu anderen Knorpelarten fehlt beim Gelenkknorpel das Perichondrium, wodurch die Nährstoffversorgung allein über die Synovialflüssigkeit im Gelenkspalt erfolgt. Daraus resultiert auch eine nur geringe Regenerationsfähigkeit bei Schädigungen, weshalb Defekte im Gelenkknorpel oft langwierig oder unvollständig ausheilen.

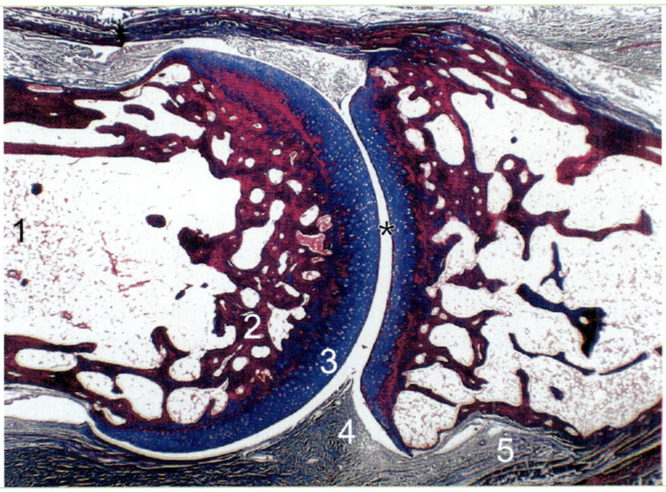


**Abb. 4.77** Kleines Fingergelenk. Typische Diarthrose mit Gelenkknorpel (3), Gelenkspalt (*) und Gelenkkapsel (5). Außerdem zu erkennen: 1 = Markhöhle in der Diaphyse, 2 = subchondraler Knochen, 4 = Synovialzotte (Masson-Trichrom-Färbung, 5-fach vergrößert) [M375]

## Sehnen und Bänder

Sowohl Sehnen als auch Bänder bestehen aus **straffem, parallelfasrigem Bindegewebe** mit hoher Zugfestigkeit (➢ Abb. 4.78). Die vorherrschenden Zellen sind **Fibroblasten** (auch Tendinozyten in Sehnen genannt), die kollagene Fasern und Grundsubstanz bilden. In Sehnen sind die Kollagenfasern fast ausschließlich in Längsrichtung angeordnet, sodass sie die Zugkraft des Muskels optimal auf den Knochen übertragen können. Bänder verbinden hingegen Knochen mit Knochen und enthalten oft etwas mehr elastische Fasern, um leichte Bewegungen zu ermöglichen und gleichzeitig Stabilität zu gewährleisten. Beide Strukturen sind nur spärlich durchblutet, was ihre Heilung nach Verletzungen verlangsamen kann.

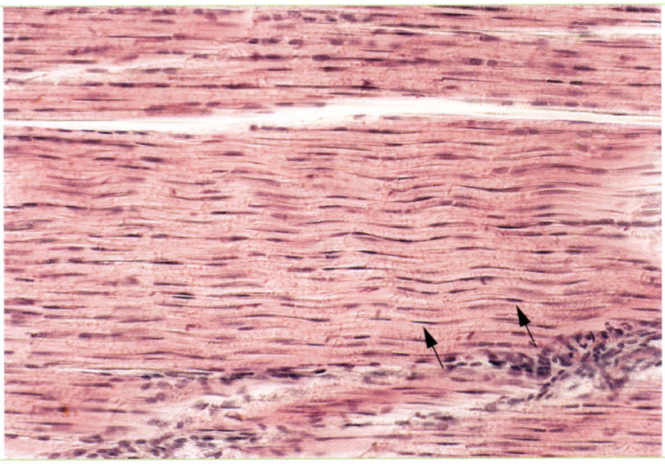

**Abb. 4.78** Straffes parallelfaseriges Bindegewebe. Von den Sehnenzellen sind nur die flachen Kerne (Pfeile) zu erkennen. Der leicht gewellte Verlauf der Fasern ist sehr charakteristisch. [M375]

## Muskeln

Die mikroskopische Anatomie des Skelettmuskels wurde bereits in ➢ Kap. 3.3.3 besprochen.

Notizen

## 4.6.3 Physiologie

*Lena Dax*

### Knochen

Auf den ersten Blick wirkt ein Knochen wie ein starres Gebilde, das keinen Bewegungsspielraum zulässt. Doch weit gefehlt! Knochen sind **lebendige Strukturen,** die ständig im Wandel sind. Der Knochenstoffwechsel beschreibt den dynamischen Prozess, durch den Knochengewebe kontinuierlich abgebaut und wieder aufgebaut wird.

Zwei Hauptakteure steuern diesen Prozess: die **Osteoblasten** und die **Osteoklasten.** Osteoblasten sind die Baumeister unserer Knochen, sie stellen neue Knochensubstanz her und erhöhen somit die Knochenmasse. Im Gegensatz dazu sind die Osteoklasten die Abrissbirnen, die beschädigte oder alte Knochensubstanz abbauen. Eine balancierte Zusammenarbeit ist für die Erhaltung der Knochengesundheit und die Anpassung an mechanische Belastungen essenziell.

**EPISCHE ESELSBRÜCKE** Osteo**b**lasten **b**auen Knochen, Osteo**kl**asten **kl**auen Knochen.

Die Osteoblasten bauen die Knochenmatrix, also die Grundsubstanz unserer Knochen auf. Anschließend folgt die **Mineralisierung** mit **Kalzium und Phosphat,** die dem Knochen die notwendige Festigkeit verleiht. Daher ist die ausreichende Verfügbarkeit von Kalzium und Phosphat ausschlaggebend für gesunde Knochen. Zu wenig Kalzium führt zu brüchigen Knochen, zu viel Kalzium ist jedoch auch gesundheitsschädigend und bewirkt Ablagerungen in anderen Organen. Deshalb muss die Aufnahme bzw. Ausscheidung über die Hormone Calcitonin, Parathormon und Vitamin D streng kontrolliert werden (➤ Abb. 4.79). Außerdem wird der Knochenstoffwechsel noch von einigen weiteren Hormonen (➤ Tab. 4.3, ➤ Tab. 4.4) beeinflusst. Manche dieser Hormone wirken **anabol,** also knochenaufbauend, andere wirken **katabol,** führen also zum Knochenabbau. Die Hormone lernt ihr im ➤ Kap. 4.9 näher kennen.

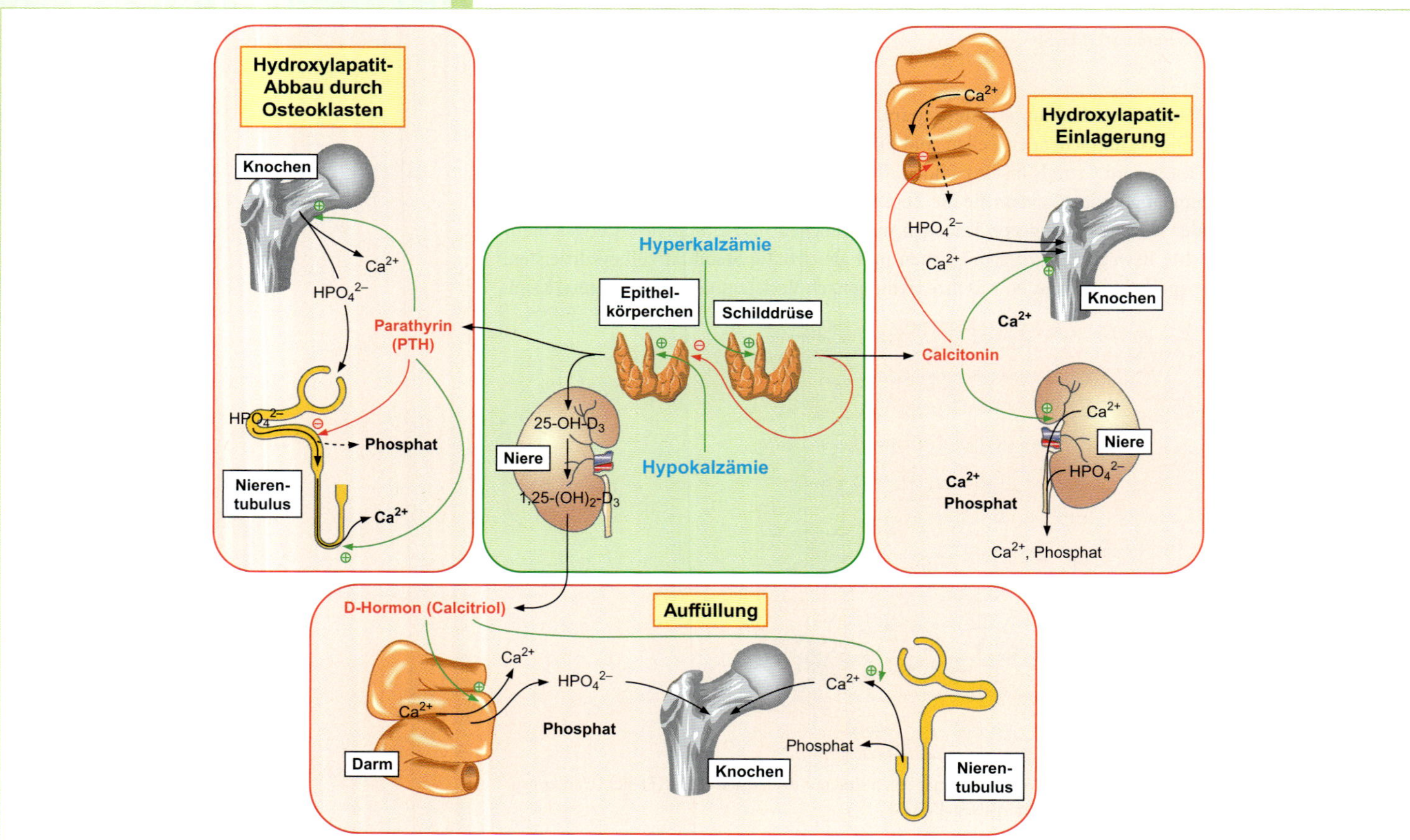


**Abb. 4.79** Regulation von Kalzium- und Phosphathaushalt durch Parathormon (PTH), Calcitonin und Calcitriol (Vitamin D) [L253]

Notizen

**MedAT-GEHEIMTIPP** 2023 wurde beim MedAT gefragt, welche Zellen dem Knochenabbau dienen. Diese Frage solltet ihr nach diesem Kapitel beantworten können – natürlich die **Osteoklasten.**

**Tab. 4.3** Anabole Hormone im Knochenstoffwechsel

| Hormon | Syntheseort | Regulation durch | Funktion |
|---|---|---|---|
| Östrogen | Eierstöcke, Nebennierenrinde | Regulation über FSH aus der Hypophyse | Fördert Osteoblasten<br>Hemmt Osteoklasten |
| Testosteron | Hoden, Nebennierenrinde | Regulation über LH aus der Hypophyse | Fördert Osteoblasten<br>Hemmt Osteoklasten |
| Calcitonin | Schilddrüse | Hohe Kalziumspiegel | Hemmt Osteoklasten<br>Senkt Kalziumspiegel |
| Vitamin D (Calcitriol) | Haut, Leber, Nieren | UV-Strahlung, Kalzium- oder Phosphatmangel | Fördert Kalziumaufnahme im Darm<br>Unterstützt Osteoblasten |
| Wachstumshormon (Somatotropin, GH) | Hypophyse | Schlaf, körperliche Aktivität, Nahrungsaufnahme | Stimuliert Osteoblasten<br>Fördert Wachstum des Knochengewebes |

**Tab. 4.4** Katabole Hormone im Knochenstoffwechsel

| Hormon | Syntheseort | Regulation durch | Funktion |
|---|---|---|---|
| Parathormon | Nebenschilddrüse | Niedrige Kalziumspiegel | Stimuliert Osteoklasten<br>Erhöht Kalziumspiegel |
| Glukokortikoide (z. B. Cortisol) | Nebennierenrinde | Stress, Entzündungen | Hemmen Osteoblasten<br>Fördern Osteoklasten |

Notizen

**MedAT-Stichwort**
Nervensystem

**VIDEO: Das Nervensystem**

https://www.elsevier.com/books-and-journals/book-companion/9783437412592

## 4.7 Nervensystem

*Deniz Tafrali*

In diesem Abschnitt befassen wir uns mit dem gesamten Nervensystem (NS). Dabei werden wir zunächst die makroskopische **Anatomie des Gehirns und des Rückenmarks** (zentrales Nervensystem; ZNS), dann die mikroskopische Anatomie behandeln. Daraufhin kommen wir auf das **vegetative Nervensystem** zu sprechen. Zu guter Letzt werden wir uns mit der **Physiologie der Nervenzelle** auseinandersetzen.
Bevor wir aber mit all dem anfangen, müssen wir noch ein paar allgemeine Sachverhalte zum Nervensystem kennenlernen:

**DEFINITIONEN** Ein paar Begriffserklärungen vorab:
**Peripher** bedeutet so viel wie „an den äußeren Bereichen des Körpers liegend".
**Soma** ist zwar lateinisch für Körper, betrifft aber in der Neurologie das muskuloskelettale System des Körpers und/oder den Zellkörper der Nervenzelle.
**Viszeral** bedeutet so viel wie „die inneren Organe betreffend".
**Vegetativ** wird in der Medizin synonym zu unwillkürlich verwendet.
**Enterisch** stammt vom griechischen Wort „énteron" für „Darm" und bezieht sich auf den Darm oder den Magen-Darm-Trakt.

**VERSTÄNDNIS+** Die Funktionen des Nervensystems sind so komplex, dass es keinen Sinn macht, **alle** in diesem Abschnitt abzuhandeln (auch weil sie für den MedAT wenig prüfungsrelevant sind). Deshalb werden wir bei den Abschnitten zur makroskopischen Anatomie des Nervensystems die **Physiologie des Nervensystems** nur in einem kleinen Ausmaß besprechen, wenn sie angebracht und für den MedAT prüfungsrelevant ist.
Die **Physiologie der Nervenzelle** hingegen werden wir nach der makroskopischen und mikroskopischen Anatomie ausführlich behandeln, weil das wiederum prüfungsrelevant ist.

### 4.7.1 Makroskopische Anatomie

Wir teilen das Nervensystem in ein **zentrales** und ein **peripheres Nervensystem ein** (➤ Abb. 4.80).

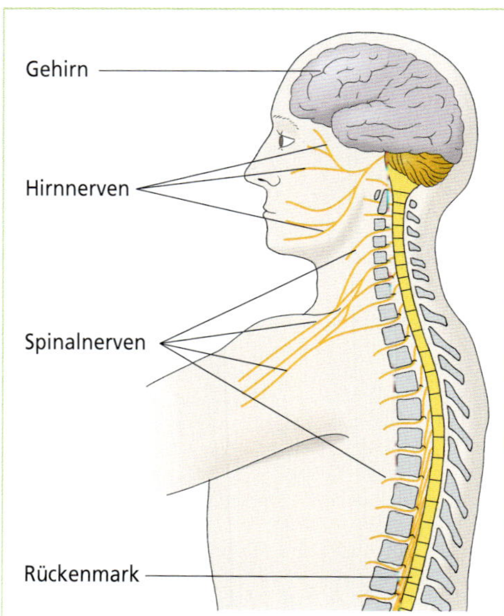


**Abb. 4.80** Zentrales und peripheres Nervensystem. Gehirn und Rückenmark gehören zum zentralen, Hirn- und Spinalnerven zum peripheren Nervensystem [L190]

Das zentrale Nervensystem besteht aus **Gehirn (Enzephalon bzw. Cerebrum)** und **Rückenmark (Myelon bzw. Medulla spinalis),** wobei man das Gehirn noch grob in drei Abschnitte unterteilen kann: **Vorderhirn, Mittelhirn** und **Rautenhirn.**
Das periphere Nervensystem besteht zum einen aus dem **somatischen (willkürlichen) Nervensystem** und zum anderen aus dem **vegetativen (unwillkürlichen) Nervensystem.** Der Übersichtlichkeit halber haben wir euch ➤ Tab. 4.5 erstellt.

**Tab. 4.5** Grobe Einteilung des Nervensystems

| Zentrales Nervensystem (ZNS) | | | | Peripheres Nervensystem (PNS) | | | |
|---|---|---|---|---|---|---|---|
| Gehirn | | | Rückenmark | Somatisches Nervensystem | Vegetatives Nervensystem | | |
| Vorderhirn | Mittelhirn | Rautenhirn | | | sympathisches Nervensystem | parasympathisches Nervensystem | enterisches Nervensystem (ENS) |

**Tab. 4.6** Neuroanatomische Untergliederung des Gehirns der Säugetiere

| Vorderhirn | | | | | | | | Mittelhirn | Rautenhirn | | |
|---|---|---|---|---|---|---|---|---|---|---|---|
| Großhirn | | | Zwischenhirn | | | | | | Hinterhirn | | Nachhirn |
| Verbindungen | Basalganglien | Lappen | Thalamus | Subthalamus | Metathalamus | Hypothalamus | Epithalamus | | Brücke | Kleinhirn | |

## Gehirn

Das Gehirn (Encephalon) gilt als das höchste Steuerungszentrum des Körpers. Hier ist der Sitz von Hunderten verschiedenen Funktionen unseres Körpers, die in diesem knapp 1,3 kg schweren Organ koordiniert werden. Wir haben bereits gelernt, dass das Gehirn aus drei Abschnitten besteht: **Vorderhirn, Mittelhirn** und **Rautenhirn.** Diese Teile werden in weitere Abschnitte untergliedert (➢ Tab. 4.6).

**MedAT-GEHEIMTIPP** 2022 wurde eine allgemeine Frage zur Anatomie des ZNS gestellt.
2023 wurde gefragt, welche Struktur beide Gehirnhälften verbindet: der Balken bzw. das Corpus callosum.

**VERSTÄNDNIS+** Damit ihr bei diesem Vokabelsalat nicht durcheinanderkommt, sammeln wir hier ein paar Synonyme der obigen Begriffe anhand von Gleichungen:

- Vorderhirn = Prosencephalon
- Mittelhirn = Mesencephalon
- Rautenhirn = Rhombencephalon
- Großhirn = Cerebrum = Endhirn
- Zwischenhirn = Diencephalon
- Hinterhirn = Metencephalon
- Nachhirn = Myelencephalon = Medulla oblongata = verlängertes Rückenmark
- Verbindungen = Commissurae
- Brücke = Pons
- Kleinhirn = Cerebellum

Schaut euch zunächst die ➢ Abb. 4.81 und ➢ Abb. 4.82 mit dem seitlichen Blick (sagittal) auf das Gehirn an.

### Großhirn und Zwischenhirn

Das **Großhirn** wird anatomisch in zwei Hemisphären unterteilt, die durch den Balken (Corpus callosum) miteinander verbunden sind. Von vorne nach hinten verläuft in der Mitte des Großhirns die **Längsfurche** (➢ Abb. 4.83).

Des Weiteren ist das Großhirn paarig in Lappen (Lobus) unterteilt (➢ Abb. 4.84):

- Stirnlappen (Lobus frontalis)
- Scheitellappen (Lobus parietalis)
- Schläfenlappen (Lobus temporalis)
- Hinterhauptlappen (Lobus occipitalis)

Diese Lappen haben **Windungen (Gyri)** und **Furchen (Sulci)** (➢ Abb. 4.84). Die Funktionen der Großhirnlappen sind mannigfaltig, weshalb wir hier nur ein paar wichtige aufzählen:

- Sprachkoordination und -steuerung (Stirn- und Schläfenlappen)
- Seh- und Hörzentrum (Schläfen- und Hinterhauptlappen)
- Steuerung der Skelettmuskulatur mittels efferenter Nerven (Stirnlappen)
- Wahrnehmen der Sinneseindrücke mittels afferenter Nerven (Scheitellappen)
- Höhere kognitive Hirnleistungen wie logisches Denken, Kreativität und Impulssteuerung (Stirnlappen)

**MedAT-GEHEIMTIPP** Windungen und Furchen wurden bereits einmal geprüft!

**VERSTÄNDNIS+** **Afferente Neuronen** leiten Signale in das Gehirn, während **efferente Neuronen** Signale vom Gehirn weg an die Peripherie bringen.

Notizen

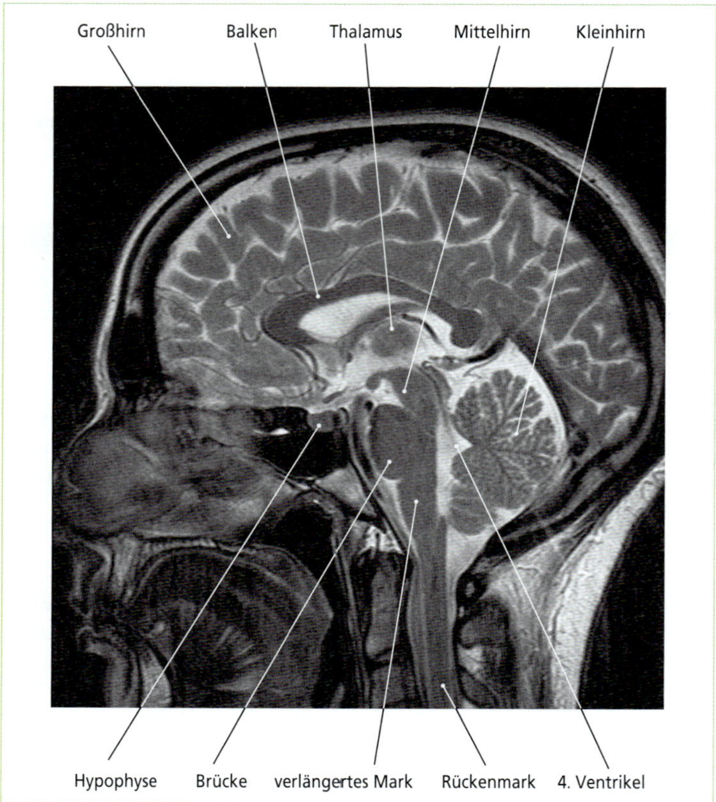


**Abb. 4.81** Sagittalschnitt durch den Kopf (Kernspintomogramm) [S700]

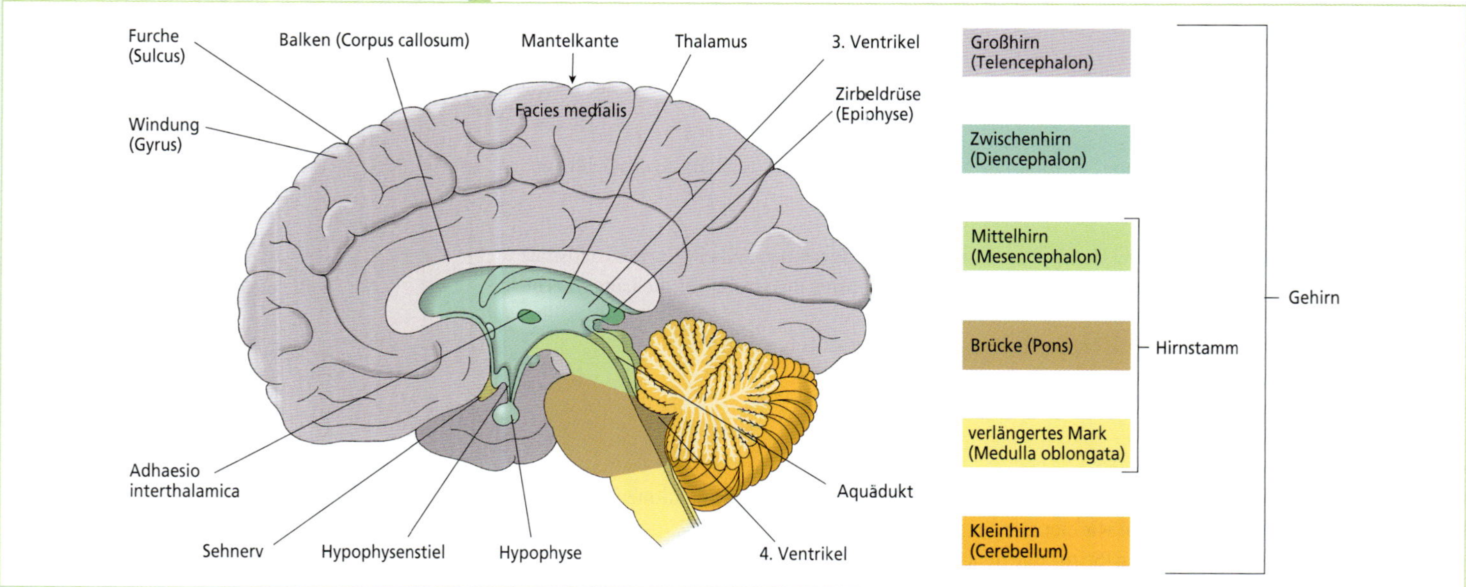


**Abb. 4.82** Sagittalschnitt durch das Gehirn [L190]

**EPISCHE ESELSBRÜCKE** **Afferent:** Ein Affe, der sich an der Achsel kratzt (Hand geht zurück zum Körper). **Efferent:** Jemandem (in seine Richtung) nachä(e)ffen.

Drei wichtige Furchen des Großhirns sind (➤ Abb. 4.84) die **Längsfurche (Fissura longitudinalis),** die **Zentralfurche (Sulcus centralis)** und die Sylvische Fissur bzw. **die seitliche Großhirnfurche (Sulcus lateralis).**

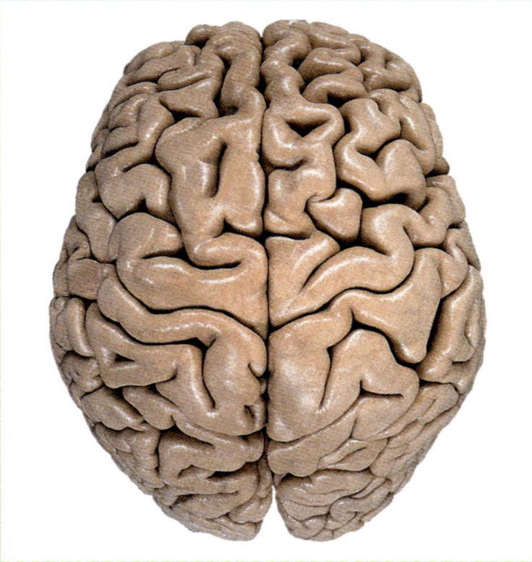

**Abb. 4.83** Großhirn (Telencephalon) von oben betrachtet. Deutlich zu sehen ist der durch Hirnwindungen und Furchen aufgefaltete Cortex cerebri (Großhirnrinde). Rechte und linke Hemisphäre sind durch eine tiefe Längsfurche getrennt. [S700, G1246]

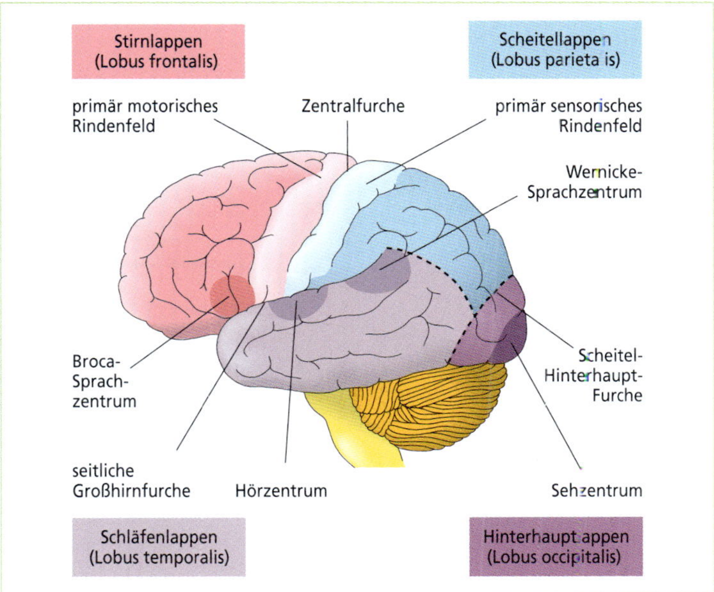


**Abb. 4.84** Hirnlappen des Großhirns in Seitenansicht [L190]

Des Weiteren wird das Großhirn durch verschiedene Verbindungen (Commissurae) vernetzt. Die vier größten Verbindungen sind:

- der Balken (Corpus callosum)
- die Hippocampuskommisur (Commissura fornicis, Psalterium, Lyra davidis)
- die vordere Kommissur (Commissura anterior)
- die hintere Kommissur (Commissura posterior)

Außerdem verfügt das Großhirn über verschiedene **Kernsysteme.** Das wichtigste Kernsystem sind die **Basalganglien** (➤ Abb. 4.85). Sie spielen eine herausragende Rolle bei der Regulierung von neurophysiologischen Prozessen wie der Bewegungskoordination, kognitiven Denkprozessen und dem emotionalen und triebhaften Empfinden. Sie bestehen aus drei bzw. fünf Teilen – je nach Betrachtungsweise:

- Schweifkern (Nucleus caudatus) – (anatomisch)
- innere Kapsel (Capsula interna) – (anatomisch)
- Linsenkern (Nucleus lentiformis) – (anatomisch)
  - Globus pallidus
  - Schalenkern (Putamen)
- schwarze Substanz (Substantia nigra) – (funktionell; im Mittelhirn)
- Nucleus subthalamicus – (funktionell; im Zwischenhirn)

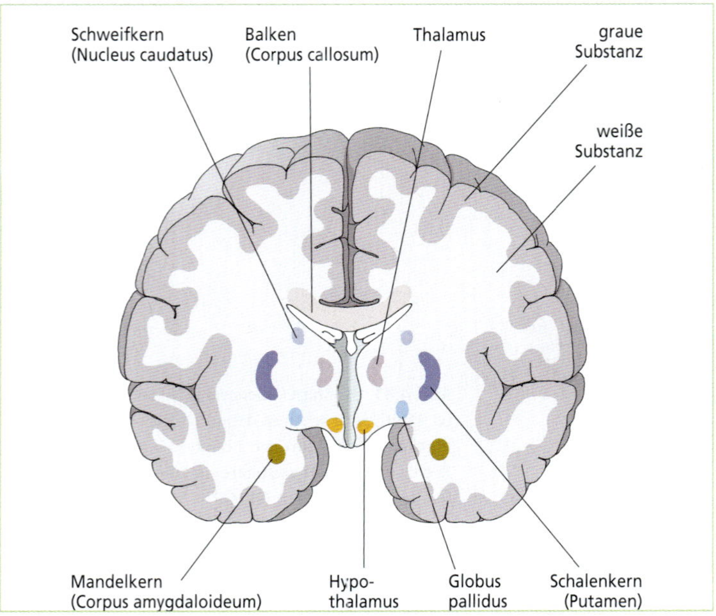


**Abb. 4.85** Basalganglien [L190]

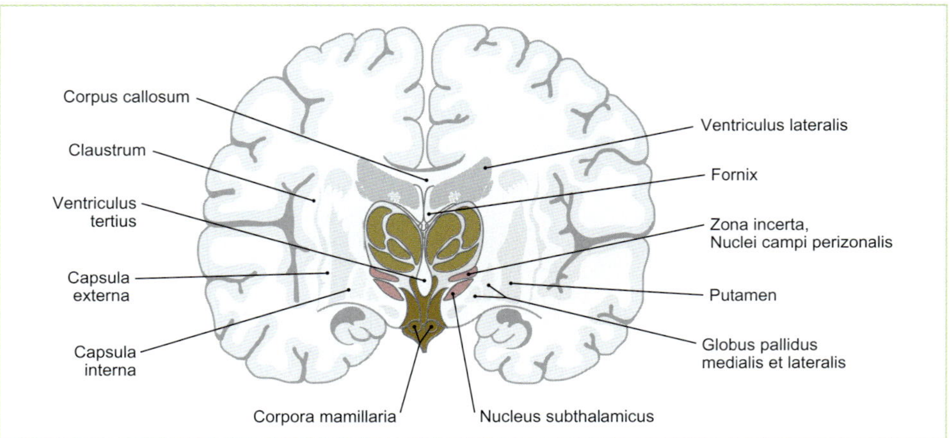


**Abb. 4.86** Zwischenhirn (Diencephalon) [S702-L126]/[B500-T1189/L316]/[G1082]

Die Anatomie des **Zwischenhirns** ist für den MedAT nicht von besonderer Bedeutung, aber zur Vollständigkeit wird dieser Gehirnteil kurz dargestellt (➤ Abb. 4.86).
Das Zwischenhirn (Diencephalon) besteht aus den *thalamischen* Organen **Thalamus, Hypothalamus, Nucleus subthalamicus, Metathalamus** und **Epithalamus,** wobei Letzteres die **Zirbeldrüse (Epiphyse)** beinhaltet. Die genannten Teile erfüllen eine Vielzahl zentraler Funktionen, wie die Verarbeitung sensorischer Informationen für **Sehen und Hören,** die Regulation des **Schlaf-Wach-Rhythmus** und des **Hormonhaushalts,** die **Sensibilitätsverarbeitung** sowie die **emotionale Empfindung.**
Der **Thalamus** wird gemeinhin als das „Tor zum Bewusstsein" bezeichnet, da eine lokalisierte Schädigung unter anderem zu einer Bewusstseinstrübung führt. Der **Hypothalamus** ist das übergeordnete Zentrum des Hormonhaushalts (➤ Kap. 4.9.1). Die **Hypophyse** besteht aus zwei Teilen: der **Adenohypophyse** und der **Neurohypophyse** und ist für die Hormonausschüttung verantwortlich. Die **Adenohypophyse** stammt ursprünglich aus dem Rachen und ist eine eigenständige endokrine Drüse, während die **Neurohypophyse** eine Ausstülpung des Hypothalamus ist. Die **Zirbeldrüse (Epiphyse)** reguliert durch Melatoninausschüttung den Schlaf-Wach-Zyklus und reagiert auf Lichtveränderungen.

**AUS DEM MEDIZINSTUDIUM** Das **limbische System** (➤ Abb. 4.87) ist ein phylogenetisch sehr alter Teil des Gehirns. Seine Funktion setzt sich aus der Steuerung verschiedener Funktionen zusammen, wie **Antrieb, Lernen, Gedächtnis, Emotionen** und außerdem die vegetative **Koordinierung des Essens,** der **Verdauung** und **Fortpflanzung.** Das limbische System setzt sich zusammen aus:

- Hippocampus
- Gyrus cinguli
- Gyrus parahippocampalis
- Amygdala (Mandelkern)
- Corpora mammilaria
- Teile des Riechhirns
- Indusium griseaum
- Teile des Thalamus

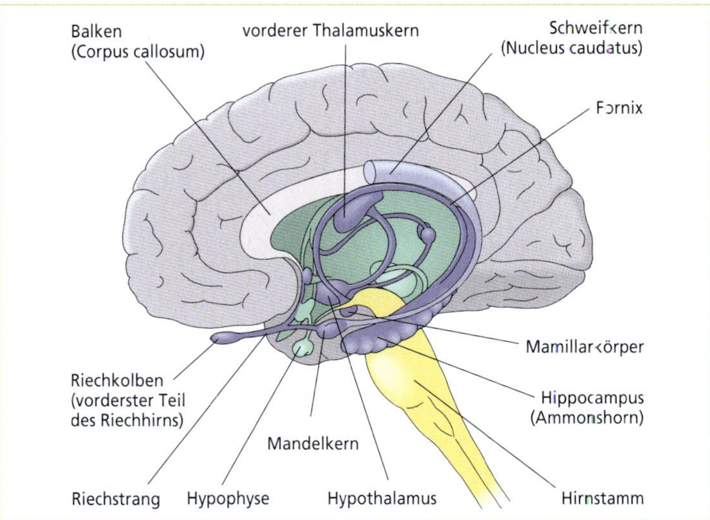


**Abb. 4.87** Das limbische System. Die zum limbischen System zählenden Strukturen (violett eingefärbt) formieren sich wie ein Saum um Balken und Hirnstamm. Sie sind miteinander vielfach verflochten. [L190]

## Hirnstamm (und Kleinhirn)

Der Hirnstamm wird aus **Mittelhirn, Brücke** und **Nachhirn (Medulla oblongata)** gebildet (➤ Abb. 4.88).

**AUS DEM MEDIZINSTUDIUM** Das Kleinhirn ist eigentlich ebenfalls Teil des Stammhirns, weil es embryologisch aus derselben Struktur hervorgeht (2. und 3. Hirnbläschen), wird historisch aber separat abgehandelt.

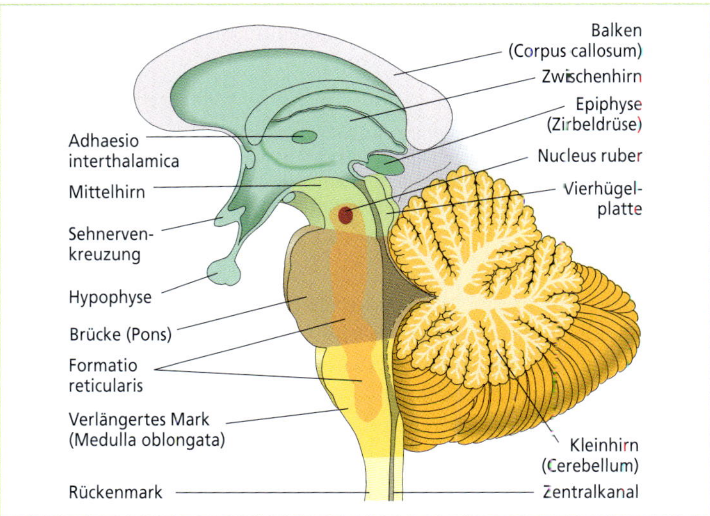


**Abb. 4.88** Hirnstamm mit Formatio reticularis [L190]

Das **Mittelhirn** ist ein zentraler Bestandteil des Gehirns und befindet sich zwischen dem **Zwischenhirn** und dem **Rautenhirn.** Es besteht hauptsächlich aus Tectum („Dach"), Tegmentum („Haube") und periaquäduktalem Grau (➢ Abb. 4.89).

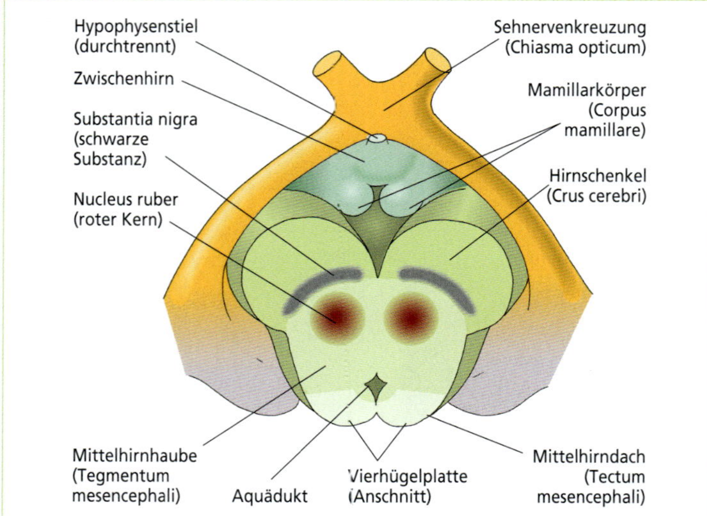


**Abb. 4.89** Querschnitt durch das Mittelhirn (Ansicht von unten) [L190]

Das **Tectum** umfasst die **Vierhügelplatte,** die für die Verarbeitung visueller und auditiver Reize verantwortlich ist. Das **Tegmentum** beherbergt zentrale Kerngebiete wie den **Nucleus ruber** und die **Substantia nigra.** Der Nucleus ruber unterstützt die Feinmotorik und Koordination von Bewegungen, während die melaninhaltige Substantia nigra **Dopamin** produziert, welches wiederum Bewegungsabläufe und Motivation reguliert.

**AUS DEM MEDIZINSTUDIUM** Ein Dopaminmangel in dieser Region ist mit der **Parkinson-Krankheit** vergesellschaftet.

**DEFINITIONEN** Das **Aquädukt** ist ein schmaler Kanal im Mittelhirn, der den 3. und 4. Ventrikel des Gehirns miteinander verbindet. Dieser Kanal dient als Passage für die Gehirn-Rückenmarksflüssigkeit (**Liquor cerebrospinalis**), die kontinuierlich durch die Ventrikel und um das Gehirn sowie Rückenmark zirkuliert.

Das **periaquäduktale Grau** umgibt den Aquädukt und ist an der **Schmerzmodulation** beteiligt. Darüber hinaus beherbergt das Mittelhirn diverse Hirnnervenkerne und es verlaufen hier wichtige **Nervenbahnen,** darunter die **Pyramidenbahnen,** die motorische Signale vom Großhirn an das Rückenmark übertragen.

**DEFINITIONEN** **Hirnnerven** entspringen direkt aus dem Gehirn und sind für die sensorische, motorische und teilweise vegetative Versorgung von Kopf, Hals und einigen inneren Organen verantwortlich.
**Hirnnervenkerne** sind Ansammlungen von Nervenzellkörpern (Neuronen) im Hirnstamm, die als Schaltstellen für die Hirnnerven fungieren. Sie befinden sich in unterschiedlichen Regionen des Hirnstamms (Mittelhirn, Brücke, verlängertes Rückenmark).

Die **Brücke** beinhaltet mehrere Hirnnervenkerne und Nervenfaserbahnen, die durch sie durchziehen.
Im **Nachhirn** liegen in der grauen Substanz Steuerungszentren lebenswichtiger Regelkreise und Reflexhandlungen wie die des **Herz-Kreislauf-** und des **Atmungssystems** und des **Schluck-, Husten-, Nies-** und **Brechzentrums.** Sie sind eng gekoppelt mit den Bahnen des vegetativen Nervensystems. Außerdem liegen hier **Hirnnervenkerne.** Darüber hinaus durchqueren das Nachhirn ebenfalls efferente und afferente Nervenfasern.

**MedAT-GEHEIMTIPP** Im MedAT 2015 wurde gefragt, wo das Atmungszentrum im Gehirn ist (Nachhirn bzw. Medulla oblongata).
2016 hingegen wurde gefragt, wo Atmungs- und Herz-Kreislauf-System im Gehirn gesteuert werden. Die richtige Antwort war hier: der Hirnstamm! 2025 wurde diese Frage erneut gestellt sowie eine weitere Frage über die Lage der Strukturen zur Steuerung des Atmungsreflexes (ebenfalls im Hirnstamm).
2023 wurde nach einem Hormon gefragt, welches tagesperiodischen Schwankungen unterliegt. Die richtige Antwort war Melatonin aus der Epiphyse. Auch ACTH wird (jedoch aus der Hypophyse) tagesperiodisch ausgeschüttet (z. B. morgens beim Aufwachen).

Das **Kleinhirn** besteht wie das Großhirn aus zwei Hemisphären. Diese werden durch den Kleinhirnwurm (Vermis) miteinander verbunden. Seine Funktionen sind hauptsächlich:

- Koordinierung von Haltung (z. B. Stehen) und von Bewegungsabläufen
- Durchführung und Planung von Bewegungsabläufen sowie Durchführung automatischer Bewegungsabläufe (z. B. beim Suppe löffeln, da denkt man auch nicht an jede Bewegung)
- Fokussierung des Blicks

**VERSTÄNDNIS⁺** Die Brücke, das Kleinhirn sowie das verlängerte Rückenmark und den 4. Ventrikel fasst man zusammen als sogenanntes **Rautenhirn.**

## Rückenmark

Betrachtet man das Nachhirn (Medulla oblongata, ➤ Abb. 4.88), geht es nahtlos in das **Rückenmark (RM)** über. Der Beginn des RMs ist dabei mit dem Austritt aus dem Foramen magnum (großes Hinterhauptsloch) definiert. Es ist beim Erwachsenen ca. 45 cm lang und läuft an seinem Ende zum **Conus medullaris** ungefähr auf Höhe des 1.–2. Lendenwirbelkörpers aus – ab hier gehen nur noch Nervenfasern vom Rückenmark weg, die man in ihrer Gesamtheit auch **Pferdeschwanz (Cauda equina)** nennt (➤ Abb. 4.90).

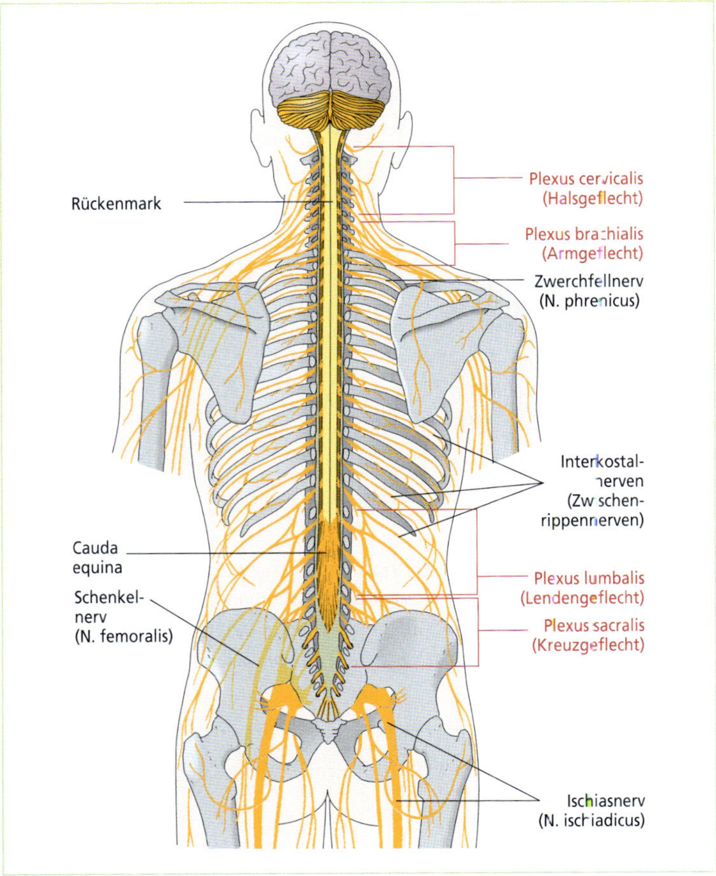


**Abb. 4.90** Überblick über die Spinalnervenplexus und die peripheren Nerven [L190]

An ➢ Abb. 4.96 sehen wir auch, dass die Verlängerung des Aquädukts (➢ Abb. 4.82) den **Zentralkanal des RMs** darstellt, der **in** der grauen Substanz des RMs liegt.

Die Aufgaben des Rückenmarks sind die **Leitung von Nervenimpulsen** vom Gehirn zur Peripherie und umgekehrt. Wie ihr in ➢ Abb. 4.90 sehen könnt, verlassen das Rückenmark über seine gesamte Länge sehr viele Fasern. Diese Fasern nennen wir **Spinalnerven,** von denen es auf beiden Seiten des Rückenmarks je **31** gibt. Sie entspringen an sogenannten **Spinalganglien** (➢ Abb. 4.91). Die Spinalganglien wiederum haben ihren Ursprung in den **Vorder-** und **Hinterwurzeln,** die aus dem **Vorder-** und **Hinterhorn** stammen (➢ Abb. 4.91, ➢ Abb. 4.92).

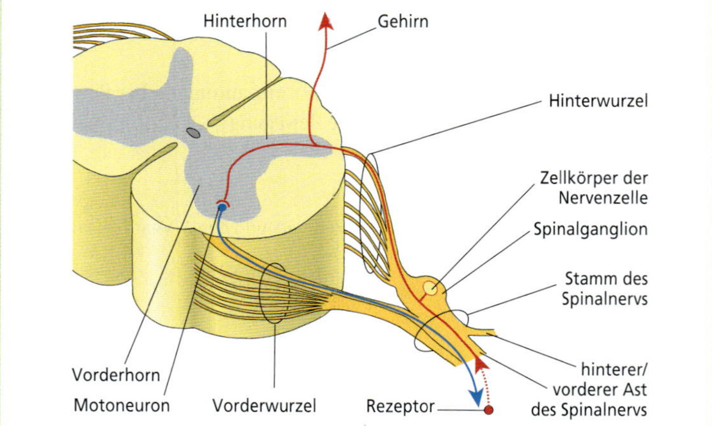


**Abb. 4.91** Aufbau eines Spinalnervs. Vorderwurzel (motorische Fasern) und Hinterwurzel (sensible Faser) vereinigen sich zu einem Spinalnerv. Er ist somit ein gemischter Nerv. [L190]

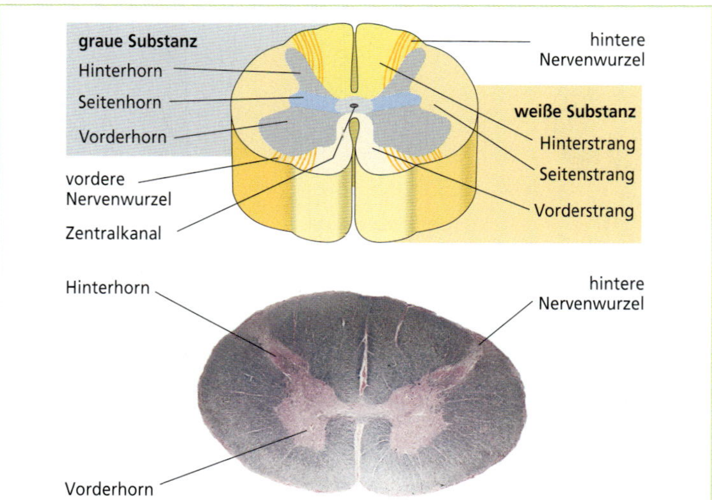


**Abb. 4.92** Das Rückenmark im Querschnitt (oben Schemazeichnung, unten ca. 3-fach vergrößert) [M375, L190]

Das Vorderhorn enthält **α- und γ-Motoneuronen,** die **efferent** zur quergestreiften Skelettmuskulatur laufen. Im Hinterhorn befinden sich **sensible, afferente Neuronen.** Das Seitenhorn enthält efferente und afferente Neuronen des vegetativen Nervensystems. Die Spinalnerven stellen den Großteil des willkürlich gesteuerten peripheren Nervensystems dar, während der restliche Teil von den 12 Hirnnerven gebildet wird.

**AUS DEM MEDIZINSTUDIUM** Die 31 Spinalnervenpaare teilen sich von oben nach unten wie folgt auf:
- 8 Spinalnerven an der Halswirbelsäule
- 12 Spinalnerven an der Brustwirbelsäule
- 5 Spinalnerven der Lendenwirbelsäule
- 5 Spinalnerven des Kreuzbeins
- 1 Spinalnerv des Steißbeins

Notizen

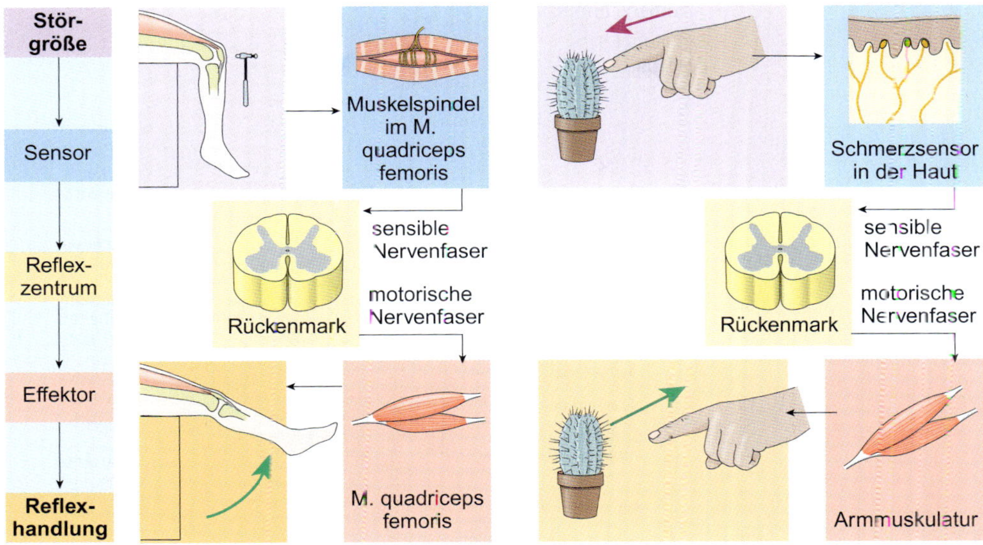


**Abb. 4.93** *Oben*: Schema eines Reflexbogens. *Unten links*: Eigenreflex am Beispiel des Patellarsehnenreflexes. Sensor und Effektor sind im M. quadriceps femoris lokalisiert. *Unten rechts*: Schema eines Fremdreflexes am Beispiel des Wegziehreflexes – einer Art Fluchtreaktion – nach Schmerzreiz. Sensor und Effektor liegen in verschiedenen Organen. [L190]

Neben der grundlegenden Aufgabe der Leitung von Nervenimpulsen ist das Rückenmark der Hauptort für die sogenannte Reflexsteuerung. Dabei unterscheidet man **Eigen-** und **Fremdreflexe** (➤ Abb. 4.93). **Eigenreflexe** sind Reflexe, bei denen Reiz und Antwort innerhalb desselben Muskelsystems liegen. Ein bekanntes Beispiel ist der **Kniesehnenreflex** (Patellarsehnenreflex). Hierbei wird durch einen Schlag auf die Kniesehne der dazugehörige Muskel gedehnt, und diese Dehnung wird durch **Muskelspindeln** direkt an das Rückenmark gemeldet. Dort wird das Signal über ein **α-Motoneuron** zurückgeleitet, was eine Kontraktion des Muskels und damit eine Streckung des Beins zur Folge hat. Eigenreflexe sind **monosynaptisch,** da die Informationsübertragung über nur eine Synapse erfolgt, was sie besonders schnell und präzise macht.

**Fremdreflexe** hingegen sind **polysynaptisch,** da sie mehrere Synapsen und Neuronenketten durchlaufen. Ein Beispiel für einen Fremdreflex ist der **Beugereflex,** der ausgelöst wird, wenn man beispielsweise einem schmerzhaften Reiz ausgesetzt wird, wie wenn man einen heißen Gegenstand berührt. Die Reizwahrnehmung erfolgt über **sensible Nerven,** die das Signal zum Rückenmark leiten. Dort wird das Signal über mehrere **Synapsen** und **Interneurone** auf motorische Nerven übertragen, die eine Muskelkontraktion in einem anderen Muskel auslösen, etwa im Arm, um die Hand schnell zurückzuziehen. Im Gegensatz zu Eigenreflexen kann ein Fremdreflex auch mehrere Muskeln umfassen und eine koordinierte Bewegung auslösen.

**MedAT-GEHEIMTIPP** Das Rückenmark wird gern geprüft. Lernt dazu vor allem, von wo bis wo sich das RM erstreckt, dass es aus dem Spinalkanal die Spinalganglien entlässt und wo genau der Zentralkanal des Rückenmarks liegt.
Es wurde schon zweimal nach der Anzahl (31 Paare) und Anatomie der Spinalnerven gefragt. 2022 wurde gefragt, was der Neurotransmitter von Muskelzellen ist. Die korrekte Antwort war Acetylcholin. Und 2023 wurde nach Eigen- und Fremdreflexen gefragt. 2025 wurden erneut allgemeine Eigenschaften des Rückenmarks geprüft (Anzahl Spinalnerven, Lokalisation weiße und graue Substanz etc.).

### Hirnhäute

Das Gehirn und das RM werden von Hirnhäuten umgeben (➤ Abb. 4.94). Betrachtet man den Kopf, dann sind die Schichten von der Kopfschwarte bis zum Gehirn wie folgt hintereinander gereiht:

1. Kopfschwarte
2. Schädelknochen
3. Epiduralraum (epi = darüber)
4. Dura mater (dura = hart)

5. Subduralraum (sub = unter)
6. Arachnoidea (arachnoid = spinnenähnlich)
7. Subarachnoidalraum
8. Pia mater
9. Gehirn

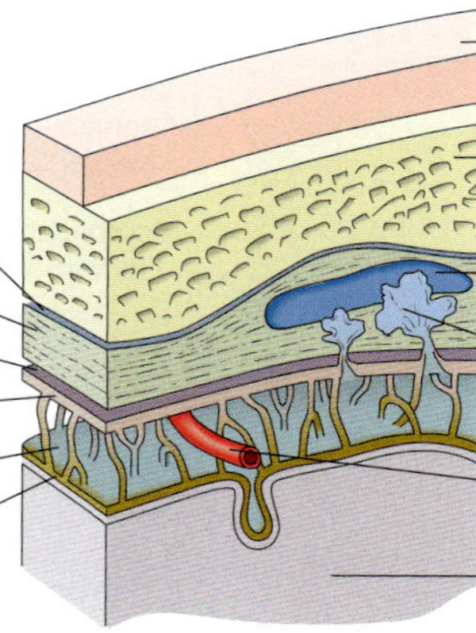


**Abb. 4.94** Hirnhäute. Die beiden Blätter der Dura mater sind im Hirnbereich verwachsen, ein Epiduralraum existiert praktisch nicht. [L190]

Die Meningen (Hirnhäute) des RMs sind sehr ähnlich aufgebaut (➤ Abb. 4.95).

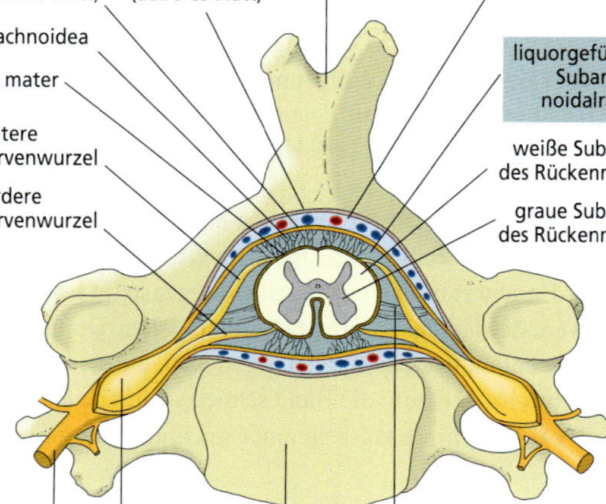


**Abb. 4.95** Rückenmarkshäute. Da äußeres und inneres Blatt der Dura mater hier getrennt sind, existiert ein größerer Epiduralraum. [L190]

**MedAT-GEHEIMTIPP** Von was das Gehirn und das Rückenmark umhüllt sind, wird auch gern mal gefragt (Hirnhäute).

## Liquor- und Ventrikelsystem

RM und Gehirn sind in ein Flüssigkeitskissen, **Liquor cerebrospinalis,** eingebettet, um Bewegungen gegen die Schädelinnenwände und Rückenmark zu puffern (➤ Abb. 4.96). Außerdem unterhält der Liquor das für das Ausbilden eines Aktionspotenzials so wichtige extrazelluläre Elektrolytmilieu (➤ Kap. 4.5.1). Im Gehirn gibt es außerdem noch vier liquorgefüllte Hohlräume, die man Ventrikel nennt (➤ Abb. 4.97). Diese setzen sich aus den **zwei Seitenventrikeln,** dem **3. Ventrikel** und dem **4. Ventrikel** zusammen.

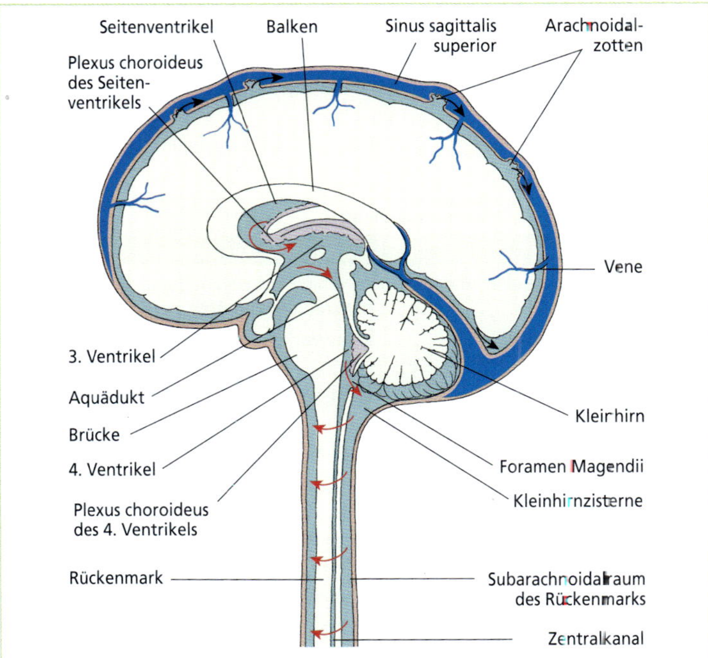


**Abb. 4.96** Die Liquorräume mit Bildungsorten und Strömungsrichtung (Pfeile) des Liquors. Der Liquor wird in den Plexus choroidei der Ventrikel gebildet, umspült das Gehirn und Rückenmark und tritt über die Arachnoidalzotten in das venöse System über. [L190]

**AUS DEM MEDIZINSTUDIUM** Wer sich auf die Medizinischen Universität Graz bewirbt, kann sich für die Neuroanatomie-Testate gleich die zwei folgenden Dinge merken:
Unterhalb des Balkens gibt es (nur) in der Embryonal- und Fetalperiode einen sogenannten **5. Ventrikel,** der durch das Septum pellucidum gebildet wird, welcher wiederum wie ein umgekehrt aufgeschlagenes Zelt am Fornix (Dach) hängt (➤ Abb. 4.87). Das Dach dieses Ventrikels bildet die sogenannte **Lyra davidis (Hippocampuskommissur),** die eine Nervenfaserschicht zwischen den Dachschenkeln (Crura fornicis) aufspannt.

Das RM ist ebenso mit Liquor umflossen. Entlang seiner gesamten Ausbreitung von oben nach unten erstreckt sich, wie wir bereits gelernt haben, in der Mitte der grauen Substanz der ebenfalls mit Liquor gefüllte **Zentralkanal** (➤ Abb. 4.92, ➤ Abb. 4.97).

## Vegetatives Nervensystem

Das vegetative Nervensystem (VNS) ist eine funktionelle Einheit von Neuronen, die lebenswichtige Organfunktionen erfüllt. Die Koordination dieser Aufgaben läuft **unbewusst** ab. Das VNS besteht aus **Sym-**

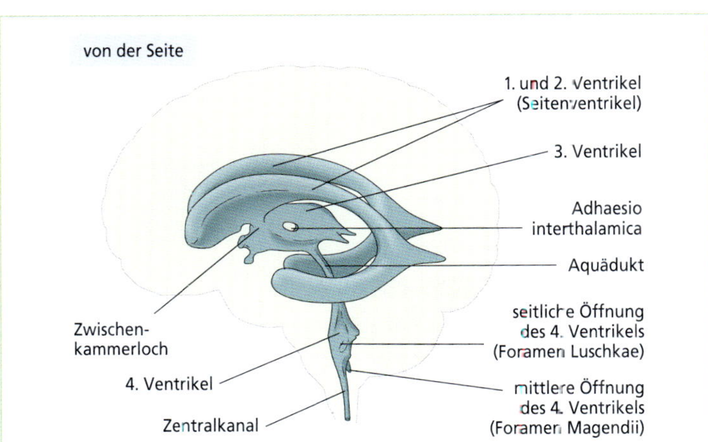


**Abb. 4.97** Ventrikelsystem des Gehirns. Die beiden Seitenventrikel sind über Zwischenkammerlöcher mit dem 3. und 4. Ventrikel verbunden. Der dünne Aquädukt verbindet 3. und 4. Ventrikel. Von dort aus bestehen zwei seitliche und eine mittlere Öffnung zum Subarachnoidalraum. [L190]

**pathikus, Parasympathikus** und **enterischem Nervensystem.** Seinen Ursprung hat es in beinahe über den gesamten Körper verteilten, vegetativen Nervenzellkörper-Ansammlungen (Ganglien) (➢ Abb. 4.98). Hauptbestandteil dieser Ganglienansammlungen sind der **Grenzstrang** und die **prävertebralen Ganglien.**
Die Funktionen von Sympathikus und Parasympathikus sind in ➢ Tab. 4.7 aufgelistet.

**Tab. 4.7** Wichtige Funktionen von Sympathikus und Parasympathikus

| Organ | Sympathikuswirkung | Parasympathikuswirkung |
|---|---|---|
| **Herzmuskel** | Zunahme von Herzfrequenz und Kontraktionskraft | Abnahme von Herzfrequenz und Kontraktionskraft der Vorhöfe |
| **Haut-, Schleimhaut-, Eingeweidegefäße** | Verengung, Erweiterung | Keine Wirkung bekannt |
| **Muskelgefäße** | Erweiterung/Verengung je nach Aktivität | Keine Wirkung bekannt |
| **Bronchien** | Erweiterung | Verengung |
| **Speicheldrüsen** | Produktion geringer Mengen eines viskösen Sekrets | Produktion reichlich dünnflüssigen Sekrets |
| **Magen-Darm-Trakt** | Verminderung von Tonus und Bewegungen, Kontraktion der Sphinkteren | Steigerung von Tonus und Bewegungen; Entspannung der Sphinkteren |
| **Verdauungsdrüsen** | Verminderung der Sekretion | Steigerung der Sekretion |
| **Harnblase** | Kontraktion des Sphinkters, Erschlaffung des Detrusors | Kontraktion des Detrusors |
| **Schweißdrüsen** | Steigerung der Sekretion | Keine Wirkung bekannt |
| **Pupille** | Erweiterung | Verengung |

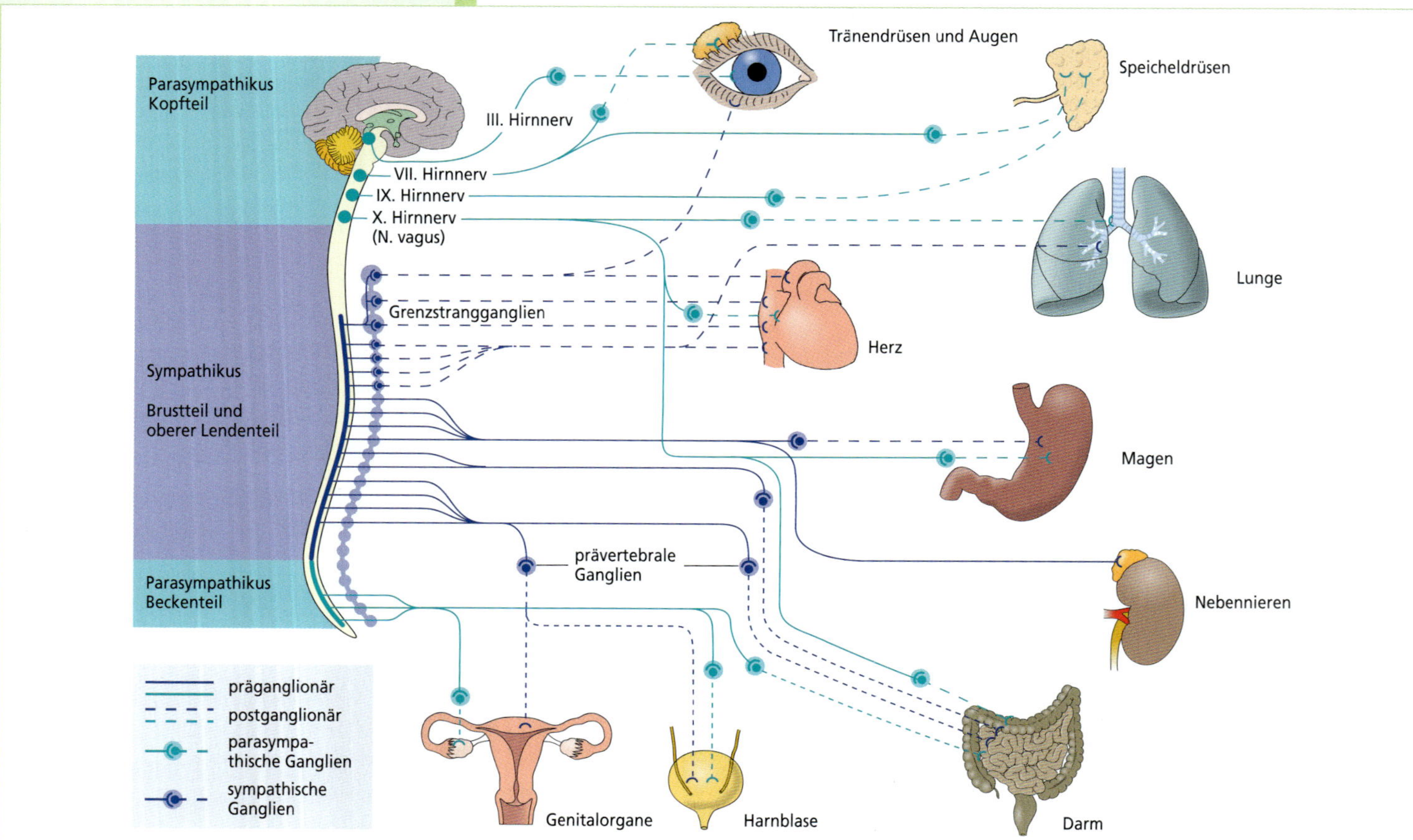


**Abb. 4.98** Übersicht über das vegetative Nervensystem. Die Fasern des Parasympathikus ziehen über die Hirnnerven III, VII, IX und X sowie aus dem Sakralmark zu den Organen. Die Fasern des Sympathikus entstammen dem unteren Halsmark, dem Brust- und oberen Lendenmark und ziehen nach Umschaltung im Grenzstrang bzw. in den prävertebralen Ganglien zu den Organen. [L190]

Es wäre ineffizient, alle einzelnen Punkte dieser Tabelle durchzugehen. Stattdessen stellen wir euch diese Frage:
Welche der physiologischen Vorgänge aus ➢ Tab. 4.7 hättet ihr gerne an eurem Körper ablaufen, wenn ihr im sibirischen Wald spazieren geht und vor euch plötzlich ein riesiger Braunbär erscheint – die Sympathikus- oder Parasympathikuswirkung?
Lasst euch Zeit, um die Funktionen in der ➢ Tab. 4.7 zu verstehen. Denn wenn ihr euch die fundamentalen Unterschiede einmal verinnerlicht habt, müsst ihr die einzelnen Wirkungen erst gar nicht auswendig lernen, sondern könnt sie einfach logisch erschließen. Zum besseren Verständnis könnt ihr euch auch noch ➢ Abb. 4.99 ansehen.

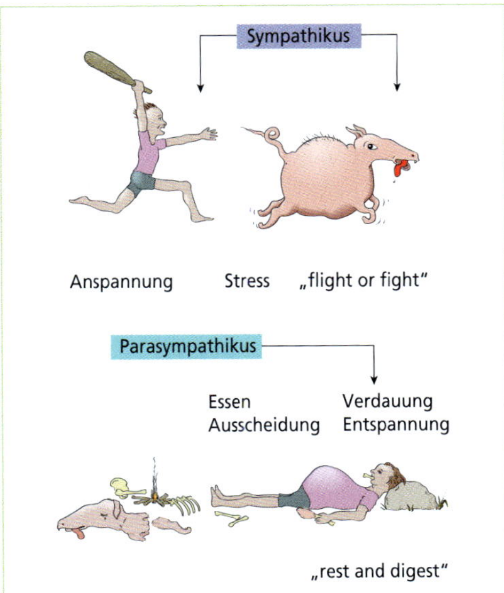


**Abb. 4.99** Die gegensätzlichen Funktionen von Sympathikus und Parasympathikus [L190]

**MedAT-GEHEIMTIPP** Wenn also, wie bereits dreimal im MedAT (zuerst 2016 und zuletzt 2024), die Frage gestellt wird, welche der nachfolgenden Aufgaben nicht dem Parasympathikus zugeschrieben werden kann, kreuzt ihr was genau an?
1. Erweiterung der Pupillen
2. Verringerung der Herzschlagfrequenz
3. Verengung der Bronchien
4. Verminderung der Schlagintensität des Herzens
5. Speichelproduktion
(1) natürlich!

Das **Darmnervensystem (ENS, Enterisches Nervensystem)** steuert die Blutversorgung, die Bewegungen des GI-Trakts, die Verschlusskraft der Schließmuskeln sowie die Sekretion der Verdauungssekrete (➢ Abb. 4.100). Das ENS kann vom ZNS beeinflusst werden (z. B. Aufsuchen des Lokus durch Stress am Morgen vor dem MedAT). Es besteht hauptsächlich aus zwei Plexus:
- Plexus submucosus Meißner
- Plexus myentericus Auerbach

## 4.7.2 Mikroskopische Anatomie

Den Feinbau der Nervenzelle haben wir schon in ➢ Kap. 3.3.4 abgehandelt. Zur Erinnerung führen wir an dieser Stelle noch ein Bild an (➢ Abb. 4.101) – lest besagtes Kapitel sicherheitshalber aber noch einmal durch.
Das zentrale Nervensystem besteht aus zwei verschiedenen Substanzen: der **grauen Substanz** und der **weißen Substanz.** Dabei spiegelt die graue Substanz die **Zellkörper der Nerven** wider, während die weiße Substanz hauptsächlich aus den **Gliazellen sowie Axonen mit ihren Myelinscheiden** (im ZNS Oligodendrozyten; im PNS Schwann-Zellen) besteht.

**EPISCHE ESELSBRÜCKE** Die Dummen **grausen** sich, **Weis**heiten zu ver**inner**lichen.
**Grau**e Substanz **außen, weiß**e Substanz **innen** (➢ Abb. 4.102).

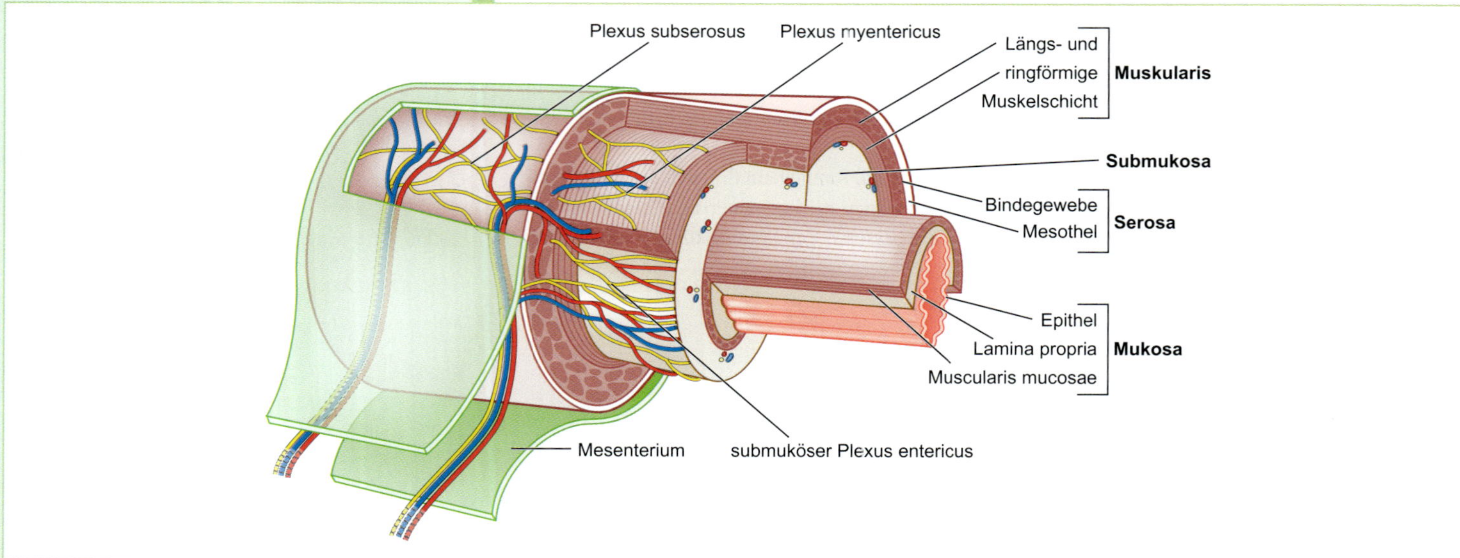


**Abb. 4.100** Enterisches (Darm-)Nervensystem [L126]

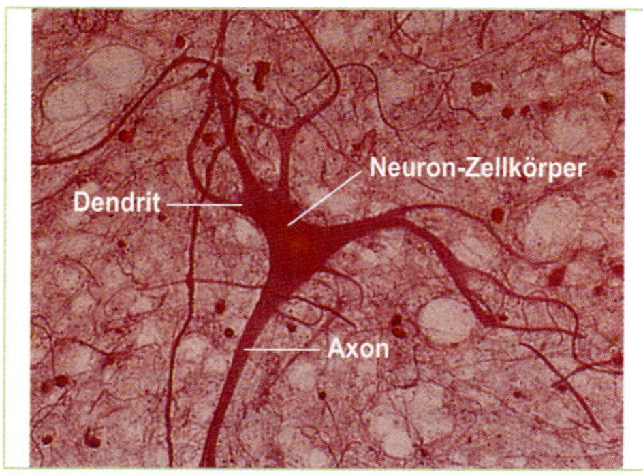


**Abb. 4.101** Nervenzelle aus dem Rückenmark mit Zellkörper und Axon [X141]

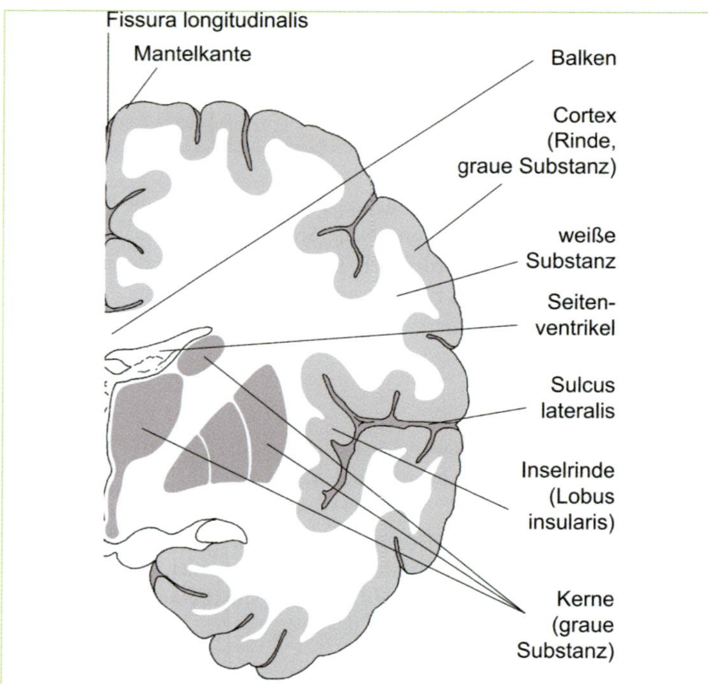


**Abb. 4.102** Frontalschnitt durch das Großhirn mit grauer und weißer Substanz (Fissura longitudinalis = Längsfurche) [L190]

Notizen

## Großhirn

Das Großhirn besteht mikroskopisch aus Großhirnrinde und -mark sowie den Hirnkernen (z. B. Basalganglien). Die Histologie der Letzteren ist für den MedAT nicht relevant.

Die **Großhirnrinde** besteht aus grauer Substanz und ist in sechs histologische Schichten unterteilt (➤ Abb. 4.103):

1. **Molekularschicht (Lamina molecularis):** Reich an Dendriten und Axonen.
2. **Äußere Körnerschicht (Lamina granularis externa):** Enthält viele kleine Neuronen.
3. **Äußere Pyramidenschicht (Lamina pyramidalis externa):** Besteht aus Pyramidenzellen mittlerer Größe.
4. **Innere Körnerschicht (Lamina granularis interna):** Dichte Schicht kleiner Neuronen.
5. **Innere Pyramidenschicht (Lamina pyramidalis interna):** Enthält große Pyramidenzellen (Betz-Riesenzellen im motorischen Cortex im Stirnlappen).
6. **Multiforme Schicht (Lamina multiformis):** Mischung verschiedener Zelltypen.

Die graue Substanz der Großhirnrinde wird von der **weißen Substanz** unterlagert, welche sich durch eine hohe Dichte an **myelinisierten Axonen** auszeichnet. Diese Axone stellen die Verbindungen zwischen den Neuronensomata und den nachgeschalteten Strukturen dar.

Die **Oligodendrozyten** bilden die Myelinscheiden um die Axone, was der weißen Substanz ihre helle Farbe gibt. Neben den Axonen finden sich hier auch **Astrozyten** sowie **Mikrogliazellen.**

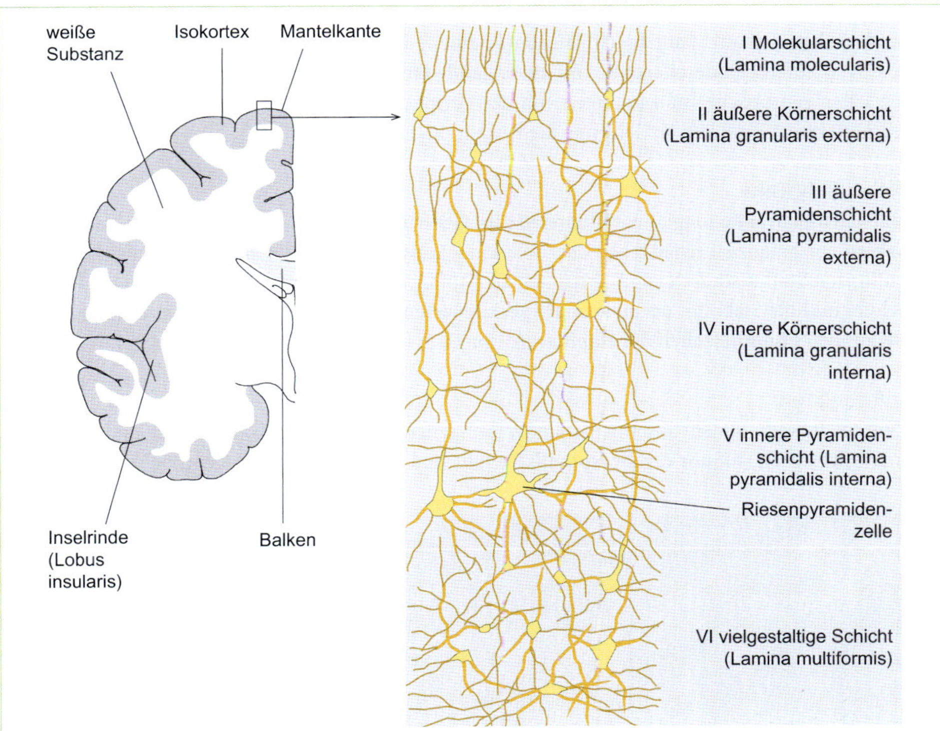


**Abb. 4.103** Schichtgliederung der Großhirnrinde (Isokortex) [L190]

## Kleinhirn

Das Kleinhirn besteht ebenfalls aus Kleinhirnrinde und -mark. Die **Kleinhirnrinde** besteht aus drei Schichten (➤ Abb. 4.104):

1. **Molekularschicht:** Enthält Dendriten der Purkinje-Zellen und Axone der Körnerzellen.
2. **Purkinje-Zellschicht:** Einreihige Schicht großer Purkinje-Zellen, die inhibitorische Signale senden.
3. **Körnerzellschicht:** Reich an kleinen Körnerzellen, die erregende Signale vermitteln.

Auch das Kleinhirn ist innen von einer weißen Substanz durchzogen, die man **Kleinhirnmark** nennt. Im Kleinhirnmark befinden sich die sogenannten Kleinhirnkerne.

## Rückenmark

Das Rückenmark zeigt im Querschnitt eine **schmetterlingsförmige Struktur** der **grauen Substanz**, die von **weißer Substanz** umgeben ist (➤ Abb. 4.92).

Die **graue Substanz** besteht aus Nervenzellkörpern und ist in verschiedene Abschnitte unterteilt, die als Hörner bezeichnet werden. Im **Vorderhorn** liegen efferente motorische Neurone, während das **Hinter-**

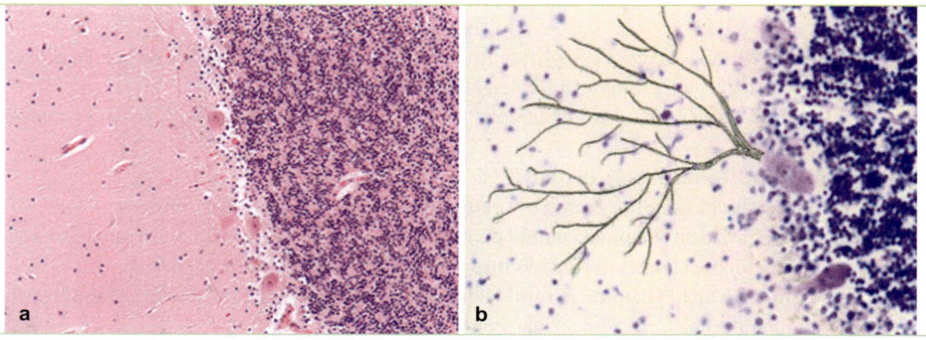


**Abb. 4.104** Purkinje-Zellen im Kleinhirn (HE-Färbung). (a) Bei starker Vergrößerung sieht man links im Bild das Stratum moleculare (Stern- und Korbzellen), rechts im Bild das Stratum granulosum (Golgi- und Körnerzellen) und mittig das Stratum ganglionare (Purkinje-Zellen: sind Golgi-Typ-I-Zellen, d. h. langaxonige Neurone). (b) Einzelne Purkinje-Zelle mit eingezeichnetem Dendritenbaum. [P668, T1077]

**horn** afferente sensorische Neuronen enthält. In den Segmenten der Brust- und Lendenwirbelsäule des Rückenmarks befindet sich zusätzlich das **Seitenhorn,** welches Neuronen des vegetativen Nervensystems beherbergt und unbewusste Körperfunktionen reguliert.

Die **weiße Substanz** besteht aus **myelinisierten Axonen,** die in Bahnen organisiert sind. Diese Bahnen lassen sich in **aufsteigende afferente** und **absteigende efferente Bahnen** einteilen: Die aufsteigenden Bahnen leiten sensorische Informationen von der Peripherie zum Gehirn, während die absteigenden Bahnen motorische Befehle vom Gehirn in die Peripherie senden.

## Blut-Hirn-Schranke

Die **Blut-Hirn-Schranke** umgibt die **Blutgefäße im Gehirn** und bildet eine **hochselektive Barriere,** die das **Gehirn** vor potenziell schädlichen oder toxischen Substanzen im Blut schützt und gleichzeitig den **kontrollierten Stoffaustausch** von Nährstoffen und Abfallprodukten ermöglicht. Sie ist entscheidend für den Schutz und die Stabilität der **neuronal spezialisierten Umgebung** im Gehirn und besteht grundsätzlich aus den **Endothelzellen der Kapillaren,** umgeben von **Astrozyten** ( ➤ Abb. 4.105).

## Ventrikelsystem

Das **Ventrikelsystem** besteht aus miteinander verbundenen Hohlräumen im Gehirn, die mit Gehirn-Rückenmarksflüssigkeit (**Liquor cerebrospinalis**) gefüllt sind. Die Wände dieser Ventrikel sind mit **Epen-**

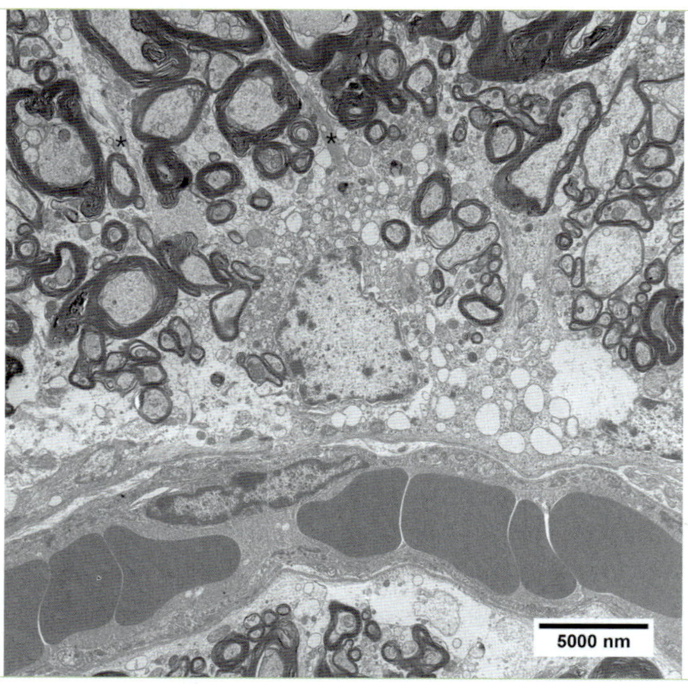


**Abb. 4.105** Elektronenmikroskopische Aufnahme eines Astrozyts, wie er die Blut-Hirn-Schranke in einer Kapillare (kleines Blutgefäß) im Gehirn bildet. [P605]

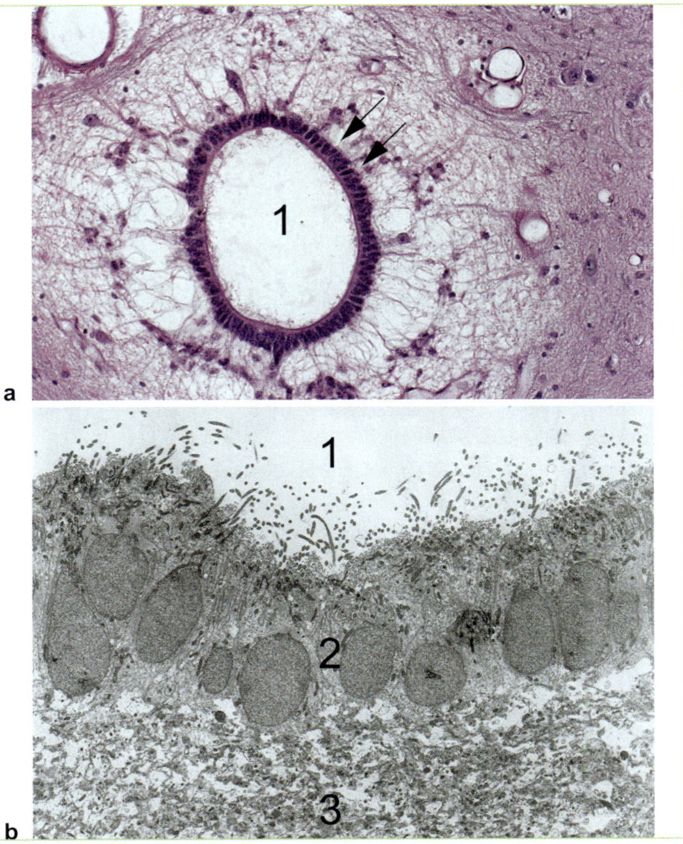


**Abb. 4.106** (a) Ependymzellen (Pfeile) kleiden den Zentralkanal (= 1) des Rückenmarks aus. Apikal tragen die Ependymzellen Kinozilien. (b) Ependym des Aqueductus mesencephali in einer EM-Aufnahme (1 = Lumen des Aquädukts; 2 = Ependymzellen; 3 = subependymales Neuropil). [M375]

**dymzellen** ausgekleidet. Diese Zellen haben eine kubische bis prismatische Form und sind auf der luminalen Oberfläche mit Mikrovilli sowie teilweise mit Kinozilien ausgestattet. Die Ependymzellen kleiden sowohl die Ventrikel als auch den Zentralkanal des Rückenmarks aus und spielen eine wesentliche Rolle bei der **Produktion, Zirkulation und Resorption des Liquors.** Die Kinozilien fördern dabei aktiv die Bewegung des Liquors durch die Ventrikel und tragen so zur Zirkulation der Flüssigkeit im Gehirn bei (➤ Abb. 4.106).

Innerhalb der Ventrikel befindet sich der **Plexus choroideus,** ein spezialisiertes Gefäßgeflecht, das für die **Produktion des Liquors** verantwortlich ist (➤ Abb. 4.107). Der Aufbau des Plexus choroideus umfasst ein **Kapillarnetzwerk** aus fenestrierten Kapillaren, die eine hohe Permeabilität aufweisen und so den Austritt von Plasma ermöglichen. Dieses Netzwerk ist mit einem **einschichtigen isoprismatischen Epithel** aus modifizierten Ependymzellen ausgekleidet, die mit Mikrovilli und Tight Junctions ausgestattet sind. Diese Tight Junctions gewährleisten die **Blut-Liquor-Schranke,** die den kontrollierten Stoffaustausch zwischen Blut und Liquor ermöglicht. Zusätzlich enthält das **bindegewebige Stroma** des Plexus choroideus Fibroblasten, Kollagenfasern und Makrophagen, die zur strukturellen Stabilität beitragen.

## 4.7.3 Physiologie der Nervenzelle

In den folgenden Unterkapiteln handeln wir die **Physiologie bzw. Reizweiterleitung des Neurons** ab. Dazu müssen wir herausfinden, wie es überhaupt zu einem Reiz an der Nervenzelle kommt und wie dieser Reiz von einem Neuron zum anderen Neuron weitergegeben wird.

Was ist überhaupt ein „Reiz"?

Wenn man über das Nervensystem spricht, dann bedeutet der Begriff Reiz dasselbe wie **elektrisches Signal.** Wie kann man sich das vorstellen?

Um das zu verstehen, muss man (mehr als) ein bisschen ausholen. Im ➤ Kap. 1 haben wir das Thema des Extrazellularraums nur grundlegend besprochen. Die **extrazelluläre Matrix (EZM)** haben wir auch im ➤ Kap. 3.2.2 nur am Rande abgehandelt. Jedoch ist sie für das Verständnis der elektrischen Reizweiterleitung elementar.

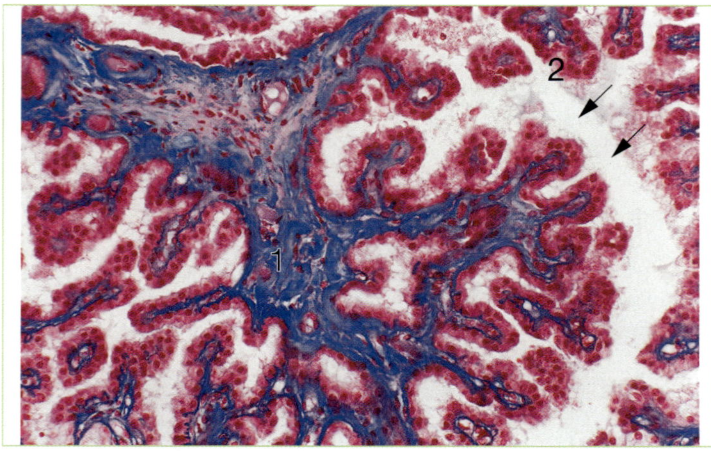


**Abb. 4.107** Detail aus dem Plexus choroideus des 3. Ventrikels (1 = gefäßreiches Bindegewebe; Pfeil = Plexusepithel 2 = Ventrikellumen) [M375]

**VERSTÄNDNIS+** Als **EZM** bezeichnet man die Gesamtheit aller Makromoleküle im Zwischenzellraum (Interzellularraum). Bei ihr handelt es sich nicht etwa um eine unstrukturierte Ansammlung von Stoffen, sondern um ein höchst kompliziertes Gebilde aus verschiedenen **fadenförmigen Molekülen (Fasern),** die in einer **Grundsubstanz** schwimmen. Die EZM spielt eine große Rolle für die Verankerung von Zellen und die Erschaffung einer stabilen Konsistenz verschiedener Gewebe. Sie besteht aus zwei Teilen:

- Fasern
  - kollagene Fasern
  - retikuläre Fasern
  - elastische Fasern
- Grundsubstanz
  - **Wasser**
  - **Elektrolyte**
  - Glykosaminoglykane
  - Proteoglykane
  - Adhäsionsproteine

Das Verhältnis der verschiedenen Fasern im Gewebe bestimmt dabei deren Grad an Beweglichkeit (Elastizität) und Festigkeit (Stabilität). Die Funktionen der Grundsubstanz sind höchst ambivalent. Für unsere Zwecke ist aber wichtig, dass die EZM eine **elektrolytbefüllte Flüssigkeit** aus Wasser umgibt.

## Ruhemembranpotenzial

Der Begriff **Elektro**lyt enthält das Wort Elektro – und das nicht ohne Grund. Ein biologisches Elektrolyt besteht nämlich hauptsächlich aus **Natrium, Kalium, Chlorid, Phosphat, Kalzium** und **Magnesium** (etc.), die allesamt **elektrisch geladen sind und somit Ionen** darstellen. Die wichtigsten für uns sind das Natrium ($Na^+$), Kalium ($K^+$) und Chlorid ($Cl^-$).

Schaut euch jetzt mal ➤ Tab. 4.8 genauer an. Fällt euch etwas auf?

Ja, es ist kompliziert. Aber: Es gibt Unterschiede zwischen den verschiedenen Ionenkonzentrationen innerhalb und außerhalb der Zelle. Das bedeutet, dass es auch einen Unterschied zwischen der absoluten Zahl an Ladungen (Anzahl der Ionen $K^+$, $Na^+$ usw.) bzw. den elektrischen Ladungen innerhalb und außerhalb der Zelle geben muss. Man nennt diesen Unterschied **Potenzialdifferenz** bzw. auch kurz **Spannung** (➤ Kap. 30.2.3). Sie liegt logischerweise an der **Zellmembran,** die die Grenze zwischen der Zelle und ihrer Umgebung, der EZM, darstellt.

Aber haben wir nicht gelernt, dass die Verteilung von Stoffen in einem Raum stets vom Ort höherer Konzentration zum Ort niedrigerer Konzentration geht, bis die Konzentration gleichmäßig verteilt ist? Erin-

**Tab. 4.8** Elektrolytkonzentrationen innerhalb der Zelle und in der Grundsubstanz der EZM

| Ion | EZM | Zytoplasma | Potenzialdifferenz (mV) |
|---|---|---|---|
| $Na^+$ (mmol/l) | 140–145 | 14 | + 65 |
| $K^+$ (mmol/l) | 4,5 | 145 | – 95 |
| $Cl^-$ (mmol/l) | 115 | 4 | – 90 |
| $Ca^{2+}$ (mmol/l) | 1,25 | $10^{-4}$ | + 120 |
| $HCO_3^-$ | 30 | 10 | – 20 |
| anionische Proteine | 5 | 150 | ? |

nert euch an ➤ Kap. 1.3. Es sollte deshalb doch überall die gleiche Konzentration an Stoffen geben. Wie kommen die Unterschiede in ➤ Tab. 4.8 zustande?
Dazu müssen wir etwas über die Zellmembran wissen: Sie ist **selektiv permeabel** bzw. **semipermeabel.** Das bedeutet, dass bestimmte Stoffe durch sie hindurchtreten können und manche nicht (➤ Kap. 29.7) Wichtig ist: Die Zellmembran ist für $Na^+$, $Cl^-$ und negativ geladene (anionische) Proteine **undurchlässig**

**AUS DEM MEDIZINSTUDIUM** Dabei befindet sich das $Cl^-$ extrazellulär höher konzentriert, während die Proteine intrazellulär häufiger vorkommen. Warum?
Weil wir das $Cl^-$ in Form von Speisesalz (NaCl) von extern (Nahrung) aufnehmen, während wir den Löwenanteil der Proteine durch die Proteinbiosynthese im Zellinneren erschaffen (ganz grob gesagt).

Jetzt haben wir aber ziemlich viele Ionen in ➤ Tab. 4.8 und damit nicht genug: Sie sind nicht die einzigen geladenen Stoffe, die innerhalb und außerhalb der Zelle herumschwirren. Es gibt unzählige verschiedene geladene Atome und Moleküle, deren Potenzialdifferenzen sich an der Zellmembran summieren. Diese zu zählen oder ihre Anzahl zu errechnen, um dann zu vergleichen, ob es außerhalb oder innerhalb insgesamt **mehr positive bzw. negative Ladungen** gibt, wäre eine Mammutaufgabe, die man sich als Lernender nicht antun sollte.

**AUS DEM MEDIZINSTUDIUM** Im Besonderen auch deswegen nicht, weil **jeder einzelne Zelltyp** verschiedene Durchlässigkeiten für Stoffe an seiner Zellmembran hat und in seinem Zytoplasma und seiner Umgebung verschiedenartige, geladene Stoffe umherschwimmen.

Stattdessen betrachten wir ein spezielles Zellmembranprotein, das eine besondere Aufgabe hat: die **Natrium-Kalium-ATPase** (➤ Abb. 4.108).
Die $Na^+/K^+$-ATPase hat die Funktion, 3 $Na^+$ aus der Zelle heraus und 2 $K^+$-Ionen in die Zelle hinein zu pumpen – und das in großem Stil. Weil drei positive Ladungen heraus- und nur zwei in die Zelle hineingehen, wird die Zelle durch die Aktivität der $Na^+/K^+$-ATPase **immer negativer.** Außerdem ist die Zellmembran zwar für $Na^+$ undurchlässig, hat aber $K^+$-Kanäle, durch die $K^+$ in geringem Ausmaß stets wieder nach außen treten kann – das nennt man auch **$K^+$-Leckstrom.** Dieser Austritt von weiterem $K^+$ aus der Zelle entlang seines Konzentrationsgradienten (Diffusion) führt wiederum zu einer Steigerung der Potenzialdifferenz zwischen Zytoplasma und EZM – die Ladungsunterschiede werden noch größer.
Das kann aber nicht ewig so weitergehen. Die $K^+$-Ionen, welche durch den Leckstrom dem chemischen Gradienten folgend stets nach außen gelangen, werden durch das immer negativer werdende Zellinnere mit einer immer stärker werdenden elektrischen Anziehungskraft **wieder nach innen** gezogen. Denn je größer der Ladungsunterschied innerhalb und außerhalb der Zelle wird, desto größer wird die elektrische Anziehungskraft des negativen Zellinneren für $K^+$.
Diese zwei Kräfte gleichen sich aus, wenn die Kraft des Konzentrationsgradienten nach außen mit der elektrischen Anziehungskraft des negativ-geladenen Zellinneren **identisch** wird. Dann haben wir ein **elektrochemisches Gleichgewicht,** mit unterschiedlich hoch konzentrierten Ionenzahlen innerhalb und außerhalb der Zelle. Dieses Gleichgewicht nennen wir **Ruhemembranpotenzial (RMP).** Es beträgt beim menschlichen Neuron ca. **–70 mV.**

**AUS DEM MEDIZINSTUDIUM** Das oben Beschriebene gilt nicht nur für Nervenzellen. So wie jede Zelle eine Zellmembran hat, haben auch alle einen eigenen Wert für das Ruhepotenzial.
➤ Tab. 4.9 gibt euch einen Überblick.

**Tab. 4.9** RMPs verschiedener Zelltypen

| Zelle | RMP |
|---|---|
| Erythrozyten | –8 mV |
| Photorezeptorzellen im Dunkelzustand | –40 mV |
| Knorpelzellen | –8 mV |
| quergestreifte Muskelzellen | –95 mV |
| glatte Muskelzellen | –60 mV |

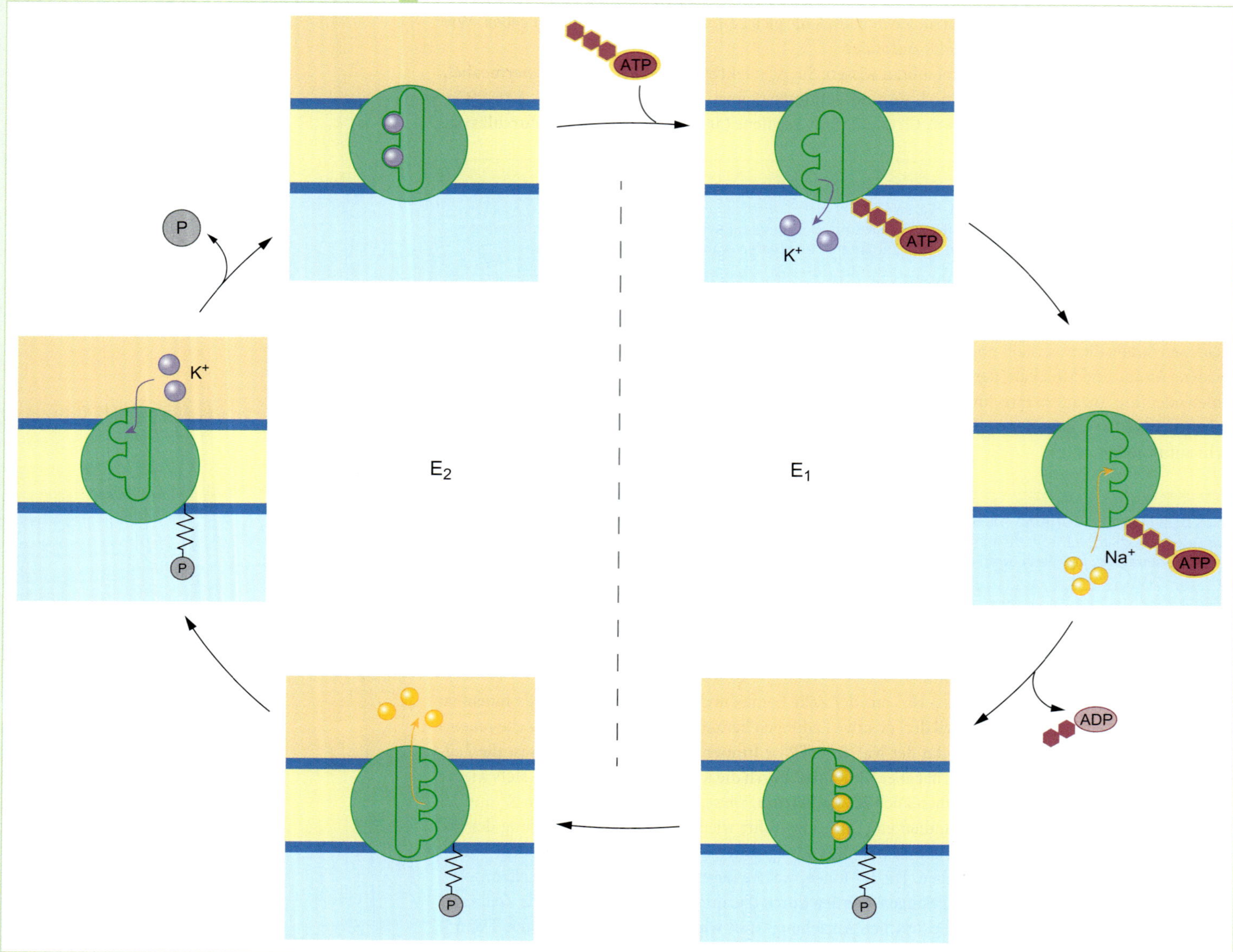


**Abb. 4.108** Transportzyklus der $Na^+/K^+$-ATPase [L143]

Wir wissen jetzt also: Im Zytoplasma der Zelle überwiegen die $K^+$-Ionen, während außerhalb der Zelle, also in der Grundsubstanz der EZM, vermehrt $Na^+$ vorliegt.

**EPISCHE ESELSBRÜCKE** **Kalium** schwimmt **in** der Zelle rum, **Natrium** hingegen **drum herum.**

## Aktionspotenzial

**MedAT-GEHEIMTIPP** 2025 wurde geprüft, welches Ion am meisten zum Ruhemembranpotenzial von Zellen beiträgt – Antwort: Kalium.

**VERSTÄNDNIS⁺** Jetzt mal eine wichtige Sache, die ihr euch direkt verinnerlicht:
Aufgrund des Ladungsunterschieds zwischen innerhalb und außerhalb der Zelle entstehen an der Zellmembran zwei unterschiedliche **Pole.** Vielleicht lest ihr euch zu diesem Zweck in ➤ Kap. 25.3 die Definition eines Pols durch. Dieser Begriff ist nämlich unfassbar wichtig für das Verständnis der Prozesse, die wir gleich lernen werden. Bei ihnen handelt es sich nämlich um die De**pol**arisation, Re**pol**arisation und Hyper**pol**arisation.

Notizen

Wir haben nun gelernt, dass sich die Zellmembran eines Neurons in einem elektrochemischen Gleichgewicht befindet und dabei einen negativen (innen) und einen positiven Pol (außen) hat. Die Zellmembran ist durch das Ruhemembranpotenzial **polarisiert.** Dieser Zustand kann abrupt geändert werden – stellt euch vor, die Zellmembran wird durch ein Ereignis plötzlich für $Na^+$-Ionen durchlässig. Was würde passieren?

Die $Na^+$-Ionen würden massenhaft **in das Zellinnere strömen** (10.000 Stück pro ms pro Kanal) – und genau das passiert auch an der Nervenzellmembran. Sie verfügt nämlich im Bereich des Axonhügels über sogenannte **spannungsgesteuerte Natriumkanäle** (➤ Abb. 4.109).

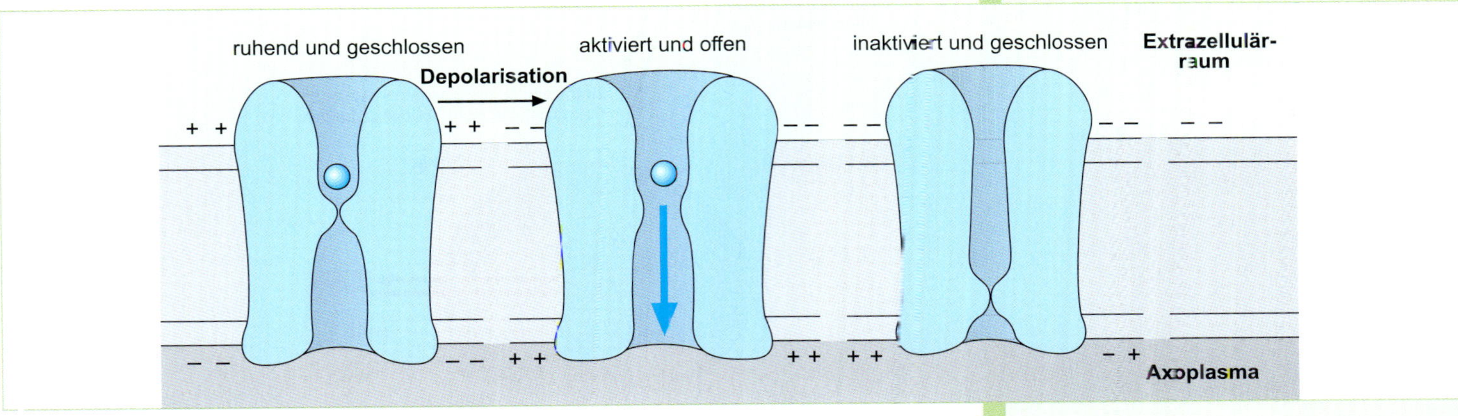


**Abb. 4.109** Spannungsgesteuerter Natriumkanal [L126]

Die Natriumkanäle (am Axonhügel) öffnen sich, wenn das Membranpotenzial einen bestimmten **Schwellenwert** überschreitet (–50 mV). Sind sie einmal geöffnet, kommt es in der Folge unweigerlich zum sogenannten **Aktionspotenzial** – dieses an die –50 mV-Bedingung gebundene Ereignis nennt man auch **Alles-oder-nichts-Prinzip.** Wichtig: Öffnen sich die $Na^+$-Kanäle, dann schließen sich die $K^+$-Kanäle und umgekehrt.

**VERSTÄNDNIS+** Wie kommt es überhaupt dazu, dass der Schwellenwert erreicht wird? Keine Sorge, das besprechen wir auch gleich im nächsten Abschnitt.

Was passiert nun mit der Polarisierung der Zellmembran?

Da die Ladungsunterschiede durch den $Na^+$-Einstrom immer geringer werden, bis sie sich ausgleichen, wird auch die Polarisierung der Zellmembran aufgelöst (➤ Abb. 4.110). Man sagt, die Zellmembran wird **depolarisiert.** Das geht sogar so weit, dass das Membranpotenzial sich in die entgegengesetzte Richtung entwickelt – es kommt zu einem sogenannten Overshoot (➤ Abb. 4.111, grüner Teil der Kurve größer 0 bis +30). Nach dem Overshoot sind die meisten $Na^+$-Kanäle schon geschlossen und viele $K^+$-Kanäle wieder geöffnet – es stellt sich so langsam wieder ein Ruhepotenzial ein. Diesen Vorgang nennt man folglich auch **Repolarisation** (➤ Abb. 4.111, roter Teil der Kurve). Die Nervenzellmembran überspannt den Bogen sogar ein bisschen, sodass sich an ihr kurzfristig eine **Hyperpolarisation** unter –70 mV vorfindet. Nach dem Unterschreiten des Ruhemembranpotenzials im Rahmen der Hyperpolarisation ist es nicht möglich, ein Neuron noch einmal zu erregen, bis sich das Ruhemembranpotenzial wieder eingestellt hat. Diese Zeitspanne nennt man **Refraktärphase.**

**AUS DEM MEDIZINSTUDIUM** Hier gilt ebenfalls: Ein Aktionspotenzial findet bei vielen **verschiedenen** Zelltypen statt!

## Reizweiterleitung

Kommen wir nun auf unsere ursprüngliche Frage zurück: Was ist ein „Reiz"?

Bisher haben wir nämlich nur von physiologischen Prozessen an **einer** Nervenzelle gesprochen, wo ein menschlicher Körper doch durchschnittlich über 100 Milliarden Neuronen hat. Außerdem haben wir schon angedeutet, dass der Schwellenwert des Membranpotenzials über –50 mV ja irgendwie erreicht werden muss, damit ein Aktionspotenzial am Axonhügel entsteht. Dazu benötigt es ein **elektrisches Signal,** das den spannungsgesteuerten $Na^+$-Kanälen die Anweisung gibt, sich zu öffnen.

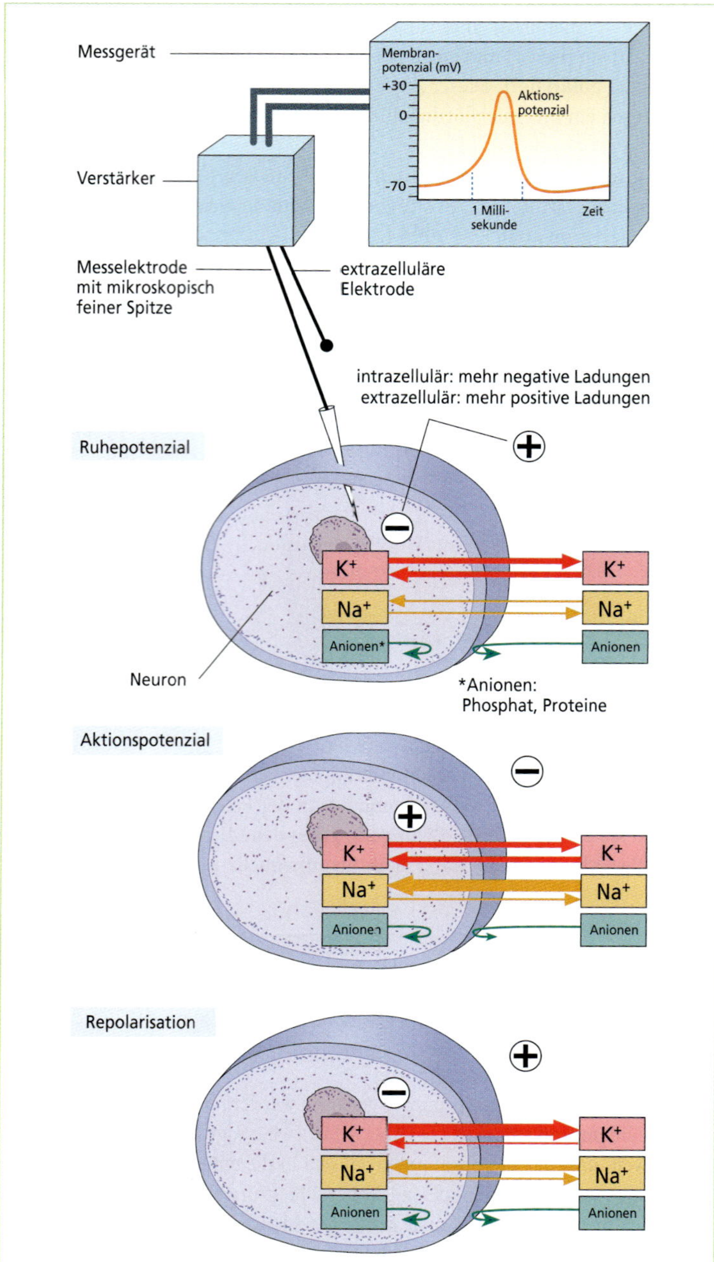


**Abb. 4.110** Ladungsverhältnisse an der Zellmembran eines Neurons [L190]

Dieses Signal liefern sogenannte **Synapsen** (➤ Abb. 4.112). Sie sind die Kontaktstellen zwischen zwei oder mehreren Neuronen und bestehen aus drei Teilen:

1. **präsynaptischer Endknopf:** beinhaltet **neurotransmitter**haltige Vesikel.
2. **synaptischer Spalt:** ist der Raum zwischen prä- und postsynaptischer Membran, bestehend aus EZM.
3. **postsynaptischer Endknopf:** beinhaltet **Rezeptoren** für die Neurotransmitter.

**DEFINITIONEN** **Neurotransmitter** sind chemische Botenstoffe, die Informationen zwischen Nervenzellen und anderen Zellen übertragen. Sie werden bei einem Nervenimpuls freigesetzt und binden an Rezeptoren, wodurch erregende oder hemmende Wirkungen ausgelöst werden.

**MedAT-GEHEIMTIPP** 2025 wurde geprüft, wie Neurotransmitter, die in synaptischen Vesikeln gelagert sind, in den synaptischen Spalt ausgeschüttet werden. Antwort: per Exozytose.

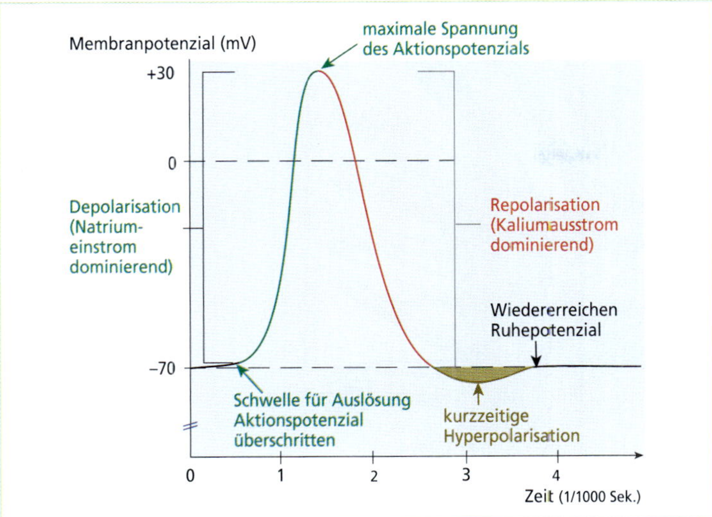


**Abb. 4.111** Der Spannungsverlauf an der Zellmembran bei Ablauf eines Aktionspotenzials [L190]

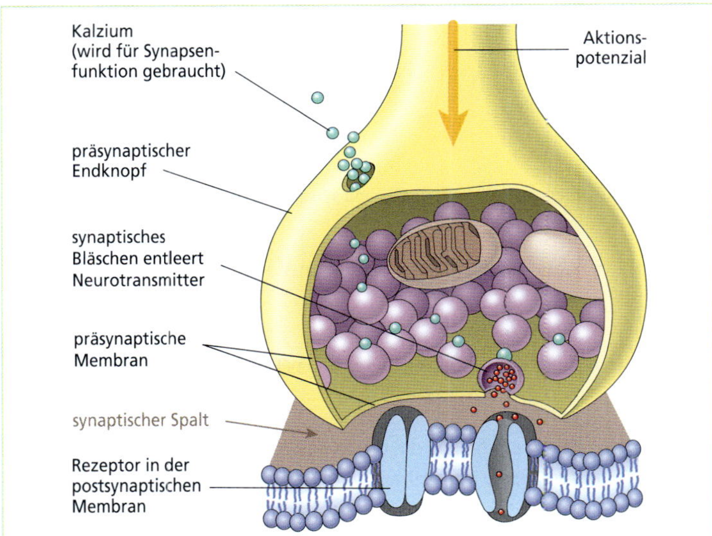


**Abb. 4.112** Aufbau einer Synapse. Bei Erregung werden die in den synaptischen Bläschen gespeicherten Neurotransmitter in den synaptischen Spalt freigesetzt. Auf der postsynaptischen Membran befinden sich Rezeptoren, an die sich der Transmitter anheftet. [L190]

Die Funktion der Synapse ist die der **Erregungs- bzw. Reizweiterleitung** von fortgeleiteten Aktionspotenzialen **zwischen Nervenzellen** (zu den fortgeleiteten Aktionspotenzialen kommen wir im nächsten Abschnitt). Schauen wir uns den Prozess einmal genauer an:

Gelangt ein fortgeleitetes Aktionspotenzial vom Axonhügel bis an die Synapsen, so depolarisiert die präsynaptische Membran und es strömen durch die Öffnung von **spannungsabhängigen Kalziumkanälen,** $Ca^{2+}$-Ionen nach intrazellulär. Der $Ca^{2+}$-Einstrom führt durch mannigfaltige zytoskelettale Vorgänge zur Exozytose von Neurotransmitter-haltigen Vesikelbläschen (> Abb. 4.112). Das exozytierte Material befindet sich dann **im synaptischen Spalt.** Dort wird es aufgrund der Brown'schen Molekularbewegung homogen über den gesamten Bereich verteilt (Diffusion). Aufgrund statistischer Wahrscheinlichkeit durch die räumliche Nähe gelangen die Neurotransmitter dann an ihre zugehörigen Rezeptoren an der Postsynapse.

Nun können zwei verschiedene Dinge passieren. Entweder führt der Neurotransmitter zu einer Depolarisation an der Postsynapse, indem er den als **Ionenkanal** fungierenden **postynaptischen Rezeptor** aktiviert (z. B. beim nikotinischen Acetylcholinrezeptor, der sich einfach für verschiedene Ionen öffnet). Das führt zur Verringerung des Ruhemembranpotenzials (–70 mV) und somit zu einer (geringgradigen) **Erregung bzw. Reizung der Postsynapse.** Je mehr Präsynapsen an einer Postsynapse liegen, desto wahrscheinlicher entsteht an der Postsynapse ein Aktionspotenzial, da die besagten –50 mV eher erreicht

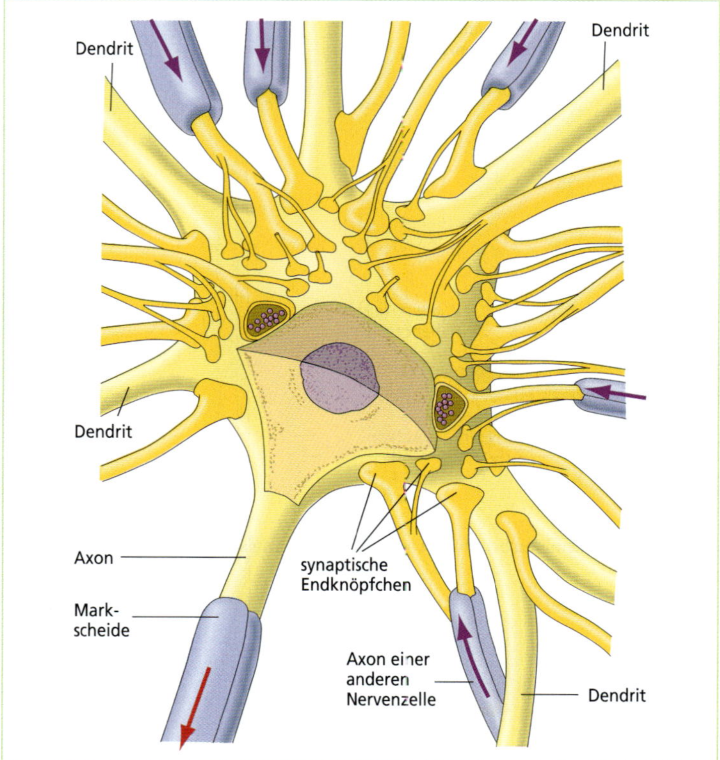


**Abb. 4.113** Die Oberfläche eines Nervenzellkörpers im ZNS ist fast völlig mit synaptischen Endknöpfen bedeckt. [L190]

werden (Alles-oder-nichts-Prinzip) (➤ Abb. 4.113). Man nennt diesen Vorgang auch **erregendes postsynaptisches Potenzial (EPSP).**

**VERSTÄNDNIS⁺** Nun endlich sind wir an dem Punkt angelangt, an dem uns klar wird, was ein **„Reiz“** ist.

Oder die Präsynapse setzt Neurotransmitter frei, die auf die Postsynapse **hemmend** wirken, indem sie Kanäle für (negative) Anionen öffnen und somit das Einströmen von Anionen **in das Zellinnere** bewerkstelligen (z. B. γ-Amino-Buttersäure, das einen $Cl^-$-Ionenkanal öffnen kann). Diesen Prozess wiederum nennt man **inhibitorisches postsynaptisches Potenzial (IPSP).**
EPSP und IPSP können gleichzeitig an einer Postsynapse vorzufinden sein. Sie summieren sich dergestalt, dass es entweder zu einer Depolarisation der Postsynapse kommen kann oder eben nicht (➤ Abb. 4.114).

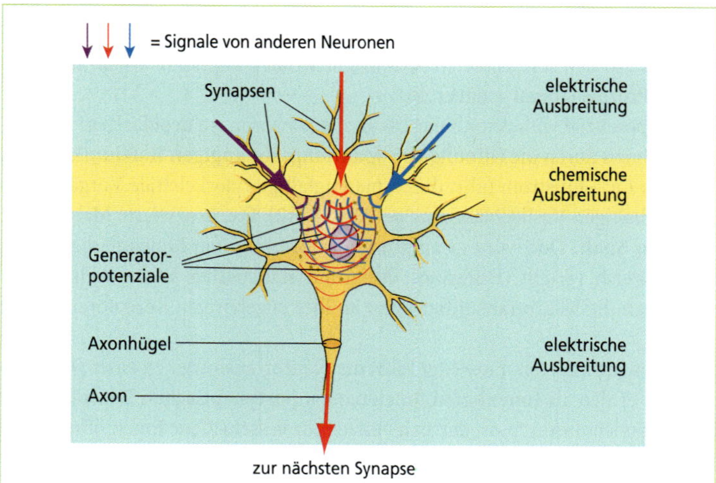


**Abb. 4.114** Reizweiterleitung [L190]

Notizen

**MedAT-GEHEIMTIPP** Schon einmal gefragt: Durch welche Strukturen werden zwei Nervenzellen miteinander verbunden? Die Synapsen!
Genau dieselbe Antwort gebt ihr, wenn gefragt wird, welcher Teil der Nervenzelle Informationen weiterleitet.

## Fortgeleitetes Aktionspotenzial

Ist ein Axonhügel depolarisiert, dann breitet sich die Entpolarisierung des elektrochemischen Gradienten auf zwei mögliche Arten entlang des Axons aus. Die intuitiv erscheinende Art der Aktionspotenzial-Ausbreitung ist folgende:
Bei einer Depolarisation an **einer** Stelle der Zellmembran findet eine Veränderung der Ladungskonzentration auch in der **unmittelbaren Umgebung** innerhalb und außerhalb der Zelle statt. Diese entlang des Axons fortlaufende Veränderung der Ladungskonzentration führt dann zu einer kontinuierlichen Öffnung weiterer spannungsabhängiger Natriumkanäle, die die Axonmembran ohne Unterbrechung depolarisieren (➤ Abb. 4.115a). Diese Form der Fortleitung des Aktionspotenzials findet an **marklosen Nervenfasern** statt und ist **verhältnismäßig langsam** (etwa 2 m/s, z. B. Nerven, die Wärmeempfindungen leiten)
Im Gegensatz zur kontinuierlichen Erregungsausbreitung läuft die **saltatorische Erregungsausbreitung** deutlich schneller ab (von etwa 2 m/s bei unmyelinisierten Axonen bis zu 150 m/s bei myelinisierten Axonen). **Myelinscheiden** umgeben die Axone myelinisierter Neuronen und werden im Zentralnervensystem von **Oligodendrozyten** und im peripheren Nervensystem von **Schwann-Zellen** gebildet. Zwischen den Myelinscheiden gibt es Lücken, an denen die Zellmembran frei liegt und die spannungsabhängige $Na^+$-Kanäle beherbergen, die man **Ranvier-Schnürring** nennt. Die Myelinscheiden haben den Effekt, dass sie die Axonmembran nach außen **elektrisch isolieren** (➤ Abb. 4.115b). Das führt dazu, dass es an diesen Stellen der Membran weniger Leckströme und ungerichtete Bewegungen von Ladungen gibt.

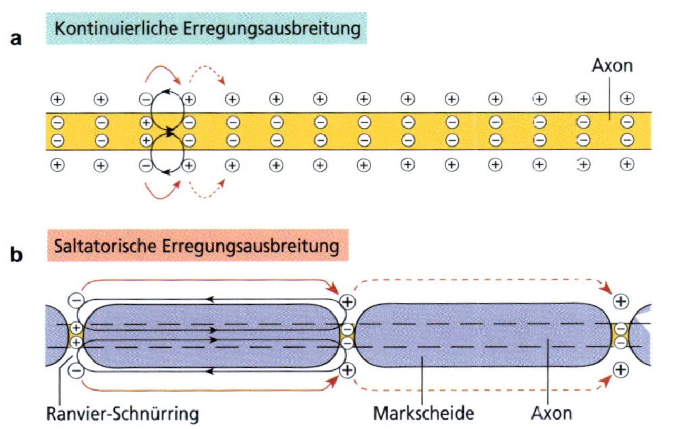


**Abb. 4.115** (a) Kontinuierliche Erregungsausbreitung einer marklosen Nervenzelle. (b) Saltatorische Erregungsausbreitung einer markhaltigen Nervenzelle. [L190]

Öffnen sich jetzt Natriumkanäle an einem Ranvier-Schnürring, dann kommt es zum stoßartigen Einfließen von $Na^+$-Ionen in die Zelle und zu einer Depolarisation der Axonmembran an diesem Ort. Das stets vorherrschende und durch das Einströmen der $Na^+$-Ionen veränderte **elektrische Feld** wirkt auch auf die Ionen in unmittelbarer Nähe der Axonmembran **unterhalb der Myelinscheide,** was zu einer Depolarisation ebendieser Axonmembran führt. Dank der isolierenden Myelinscheide bleibt die Zellmembran **von diversen Leckströmen und Ladungsbewegungen verschont,** was eine gerichtetere Depolarisation und effizientere Wirkung des elektrischen Felds bewerkstelligt, wodurch die **Geschwindigkeit** der Erregungsausbreitung **immens gesteigert** wird.

**VERSTÄNDNIS⁺** Die Axonmembran unterhalb der Myelinscheiden führt keine spannungsabhängigen $Na^+$-Kanäle. Die Depolarisation wird durch die elektrische Kraft des elektrischen Felds bewerkstelligt.
Für ein besseres Verständnis der physikalischen Grundlagen kann man sich gerne das dazugehörige Kapitel bei der Elektrizitätslehre durchlesen (➤ Kap. 30.2.2).

Ist die Depolarisation der Axonmembran unterhalb der Myelinscheide beim **nächsten Ranvier-Schnürring** angekommen, öffnen sich erneut spannungsgesteuerte $Na^+$-Kanäle und der Zyklus beginnt von Neuem. Dadurch „springt" die Erregung sozusagen von Schnürring zu Schnürring (lat. *saltare* für „*springen*").

Notizen

**MedAT-Stichwort**
Sinnesorgane und Haut

**VIDEO: Die Sinnesorgane**

https://www.elsevier.com/books-and-journals/book-companion/9783437412592

# 4.8 Sinnesorgane

*Deniz Tafrali*

**DEFINITIONEN** Ein **Sinnesorgan** ist ein spezialisierter anatomischer Bestandteil des Körpers, der dazu dient, Reize aus der Umwelt oder dem Körperinneren aufzunehmen, in elektrische Signale umzuwandeln und diese über Nervenbahnen an das Gehirn oder das zentrale Nervensystem weiterzuleiten.

Das Zentralnervensystem (ZNS) haben wir im letzten Unterkapitel (➤ Kap. 4.7) kennengelernt. Aber damit es angemessen funktionieren kann, muss das ZNS mit Informationen versorgt werden. Diese Informationen werden unserem Gehirn durch sogenannte **Sinnesorgane** bereitgestellt. Sie nehmen durch spezielle, reizbare Sinneszellen **optische, mechanische, chemische** und **thermische** Reize aus der Umwelt oder dem Körperinneren auf und wandeln sie in elektrische Erregungen um, welche dem ZNS zur Interpretation zugeleitet werden. Die dadurch ausgelösten Reaktionen beeinflussen alle Aktivitäten des Organismus und ermöglichen die biologisch erforderlichen Anpassungen an inneres und äußeres Milieu. Doch welche Sinnesorgane gibt es, und welche Informationen kommunizieren sie auf welche Weise an das ZNS? Diesen Fragen werden wir in diesem etwas größeren Abschnitt nachgehen.

Der Mensch besitzt im Wesentlichen sechs Sinne:

- Sehen (Licht), **visuelle** Wahrnehmung (Auge)
- Hören (Schall), **auditive** Wahrnehmung (Ohr)
- Gleichgewicht (Körperlage und -bewegung), **vestibuläre** Wahrnehmung (Innenohr)
- Riechen (Geruchspartikel bzw. flüchtige chemische Substanzen), **olfaktorische** Wahrnehmung (Nase)
- Schmecken (Geschmackspartikel bzw. gelöste chemische Substanzen), **gustatorische** Wahrnehmung (Zunge)
- Tasten (mechanische Reize), **taktile** Wahrnehmung (Haut)

In diesem Sinne werden wir nun Schritt für Schritt die Sinnesorgane abhandeln.

## 4.8.1 Makroskopische Anatomie

### Auge

**MedAT-GEHEIMTIPP** 2025 wurde gefragt, welche Struktur für die Scharfstellung des Bildes auf der Netzhaut verantwortlich ist? Antwort: Der Ziliarkörper.

Das Auge ist das Sinnesorgan, mit dem wir elektromagnetische Strahlung in einer Wellenlänge zwischen ca. 380 und 780 nm, also kurz **Licht,** wahrnehmen und per Sehnerv an das Gehirn weiterleiten können. Somit ermöglicht es uns die visuelle Wahrnehmung und ist für den **Sehsinn** verantwortlich. Es ist paarig vorhanden, liegt geschützt in den Augenhöhlen des Gesichtsschädels und wird anatomisch teilweise zum Gehirn gezählt (Netzhaut).

Betrachtet man das Auge von außen, sieht man folgende anatomische Strukturen:

- Augenlider
- Wimpern
- Bindehaut (Konjunktiva)
- Tränenapparat

Die **Augenlider** stellen bewegliche Hautfalten dar, welche das Auge nach vorne hin schützen. Des Weiteren erfolgt durch die Augenlider eine Verteilung der Tränenflüssigkeit über die Hornhaut sowie eine Entfernung von Fremdkörpern durch Blinzeln. Die **Wimpern** sind am Rand der Augenlider lokalisiert und fungieren als Barriere gegen das Eindringen von Staub und anderen Partikeln. Die **Bindehaut** stellt eine dünne Schleimhaut dar, welche die Innenseite der Augenlider sowie den vorderen Teil des Augapfels bedeckt. Sie erfüllt außerdem die Funktion der Befeuchtung des Auges. Der **Tränenapparat** umfasst die **Tränendrüse,** die sich in der Nähe des äußeren Augenwinkels befindet und für die Produktion von Tränenflüssigkeit zuständig ist (➤ Abb. 4.116). Diese Flüssigkeit hat die Funktion, das Auge feucht zu halten, die Hornhaut zu ernähren und weist darüber hinaus antibakterielle Eigenschaften auf. Die Tränenflüssigkeit wird über die **Tränenkanälchen** in den Tränensack und schließlich über den Tränennasengang (Ductus nasolacrimalis) in die Nasenhöhle abgeleitet (➤ Abb. 4.61).

Der Augapfel hat annähernd die Form einer Kugel mit einem Durchmesser von etwa 24 mm. Er besteht aus mehreren Schichten, die von außen nach innen angeordnet sind (➤ Abb. 4.117):

Notizen

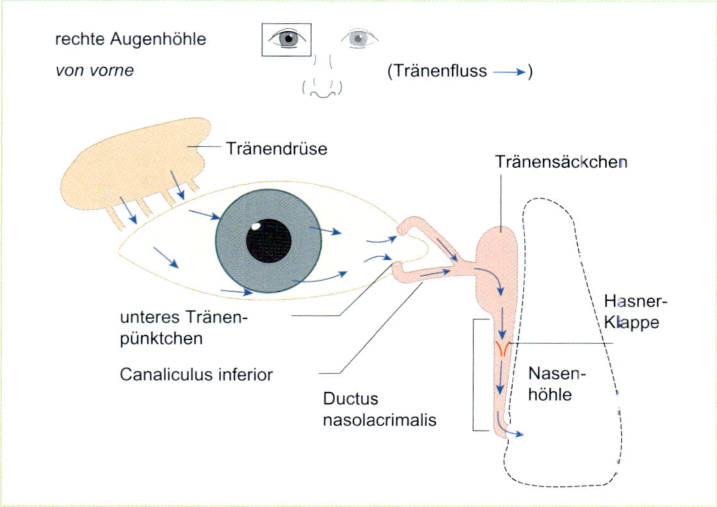


**Abb. 4.116** Der Tränenapparat [E431]

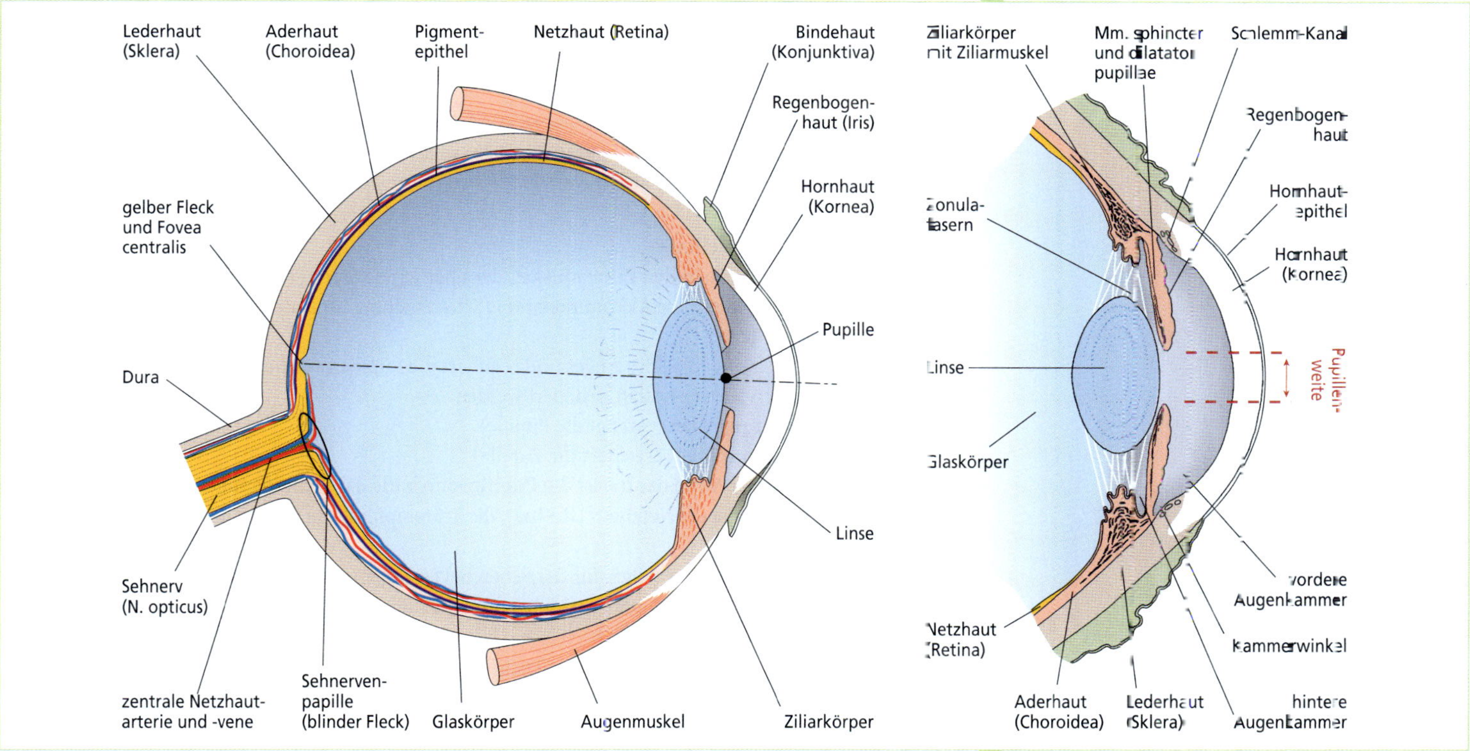


**Abb. 4.117** *Links:* Augapfel mit Sehnerv (N. opticus). Die gestrichelte Linie deutet die Sehachse an. *Rechts:* Augenkammern, Linse und Iris im Detail. [L190]

- **Lederhaut (Sklera)**
  - Die Sklera ist die weiße, undurchsichtige Hülle des Auges. Sie gibt dem Auge seine Form und schützt die inneren Strukturen. An ihr setzen die äußeren Augenmuskeln an, die die Bewegung des Auges ermöglichen.
- **Hornhaut (Kornea)**
  - Die Kornea ist der transparente, vordere Abschnitt der äußeren Augenhaut. Sie ist gewölbt und trägt maßgeblich zur Lichtbrechung bei. Da sie frei von Blutgefäßen ist, wird sie durch Diffusion aus der Tränenflüssigkeit und dem Kammerwasser ernährt.
- **Aderhaut (Choroidea)**
  - Die Choroidea liegt direkt unter der Sklera und versorgt die äußeren Schichten der Netzhaut mit Nährstoffen und Sauerstoff.

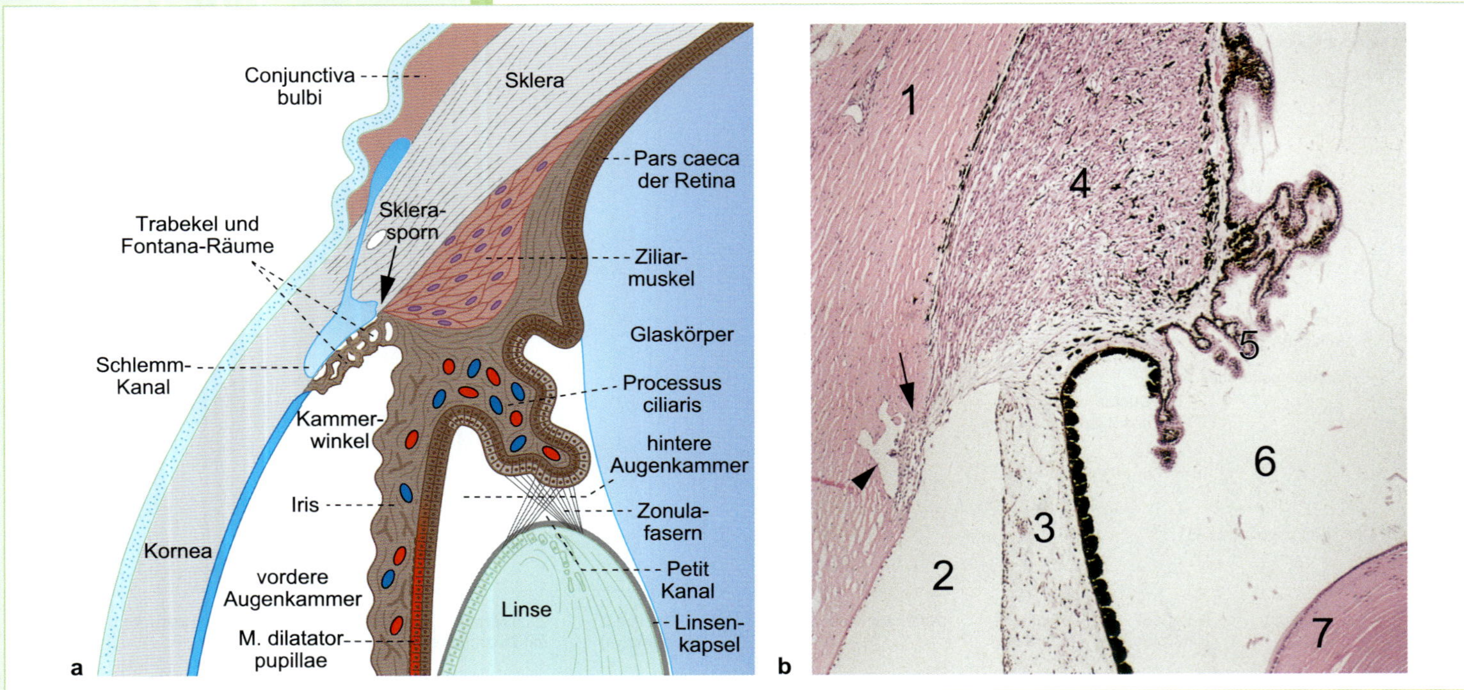


**Abb. 4.118** Funktionell wesentliche Komponenten der vorderen Augenhälfte. (a) Schematische Darstellung. (b) HE-Färbung (1 = Sklera, Pfeilspitze = Schlemm-Kanal, Pfeil = Sklerasporn; 2 = vordere Augenkammer; 3 = Iris; 4 = Ziliarmuskel; 5 = Ziliarzotten; 6 = hintere Augenkammer; 7 = Linse mit vorderem Linsenepithel) [L107]

- **Ziliarkörper (Corpus ciliare)**
  - Der Ziliarkörper enthält den **Ziliarmuskel,** der über feine Fasern (Zonulafasern) die Form der Linse verändert und somit die Akkommodation (Scharfstellung für Nah- und Fernsehen) ermöglicht.
- **Regenbogenhaut (Iris)**
  - Die Iris ist der farbige Teil des Auges und reguliert die Pupillenweite durch zwei Muskeln, welche vom vegetativen Nervensystem gesteuert werden:
    - **M. sphincter pupillae** (verengt die Pupille)
    - **M. dilatator pupillae** (erweitert die Pupille)
  - Die Öffnung in der Mitte der Iris ist die **Pupille,** durch die das Licht ins Innere des Auges gelangt.

Die innerste Augenhaut ist die **Netzhaut (Retina),** die lichtempfindliche Schicht des Auges. Sie besteht aus:

- **Photorezeptoren**
  - **Stäbchenzellen:** Verantwortlich für das Sehen bei geringer Helligkeit (Dämmerungssehen).
  - **Zapfenzellen:** Zuständig für das Farbsehen und die hohe Sehschärfe.
- **Gelber Fleck (Macula lutea)**
  - Bereich der Netzhaut mit der höchsten Dichte an Zapfen, Ort des schärfsten Sehens.
- **Blinder Fleck**
  - Stelle, an der der Sehnerv das Auge verlässt; hier gibt es keine Photorezeptoren.

Zum Augapfel gehören auch die Linse und der Glaskörper. Die **Linse** ist ein bikonvexer, durchsichtiger Körper hinter der Iris. Sie ist elastisch und kann ihre Form durch den Ziliarmuskel verändern, um das Licht auf der Netzhaut zu bündeln (Akkommodation). Der **Glaskörper** füllt den Raum zwischen der Linse und der Netzhaut aus. Er besteht aus einer gelartigen, durchsichtigen Substanz und stabilisiert den Augapfel von innen.

Des Weiteren wird das Auge in vordere und hintere Augenkammer unterteilt. Die **vordere Augenkammer** (➤ Abb. 4.118) befindet sich zwischen Hornhaut und Iris und ist mit Kammerwasser gefüllt. Die **hintere Augenkammer** erstreckt sich zwischen Iris und Linse und ist ebenfalls mit Kammerwasser gefüllt. Dieses wird vom Ziliarkörper produziert und über den **Schlemm-Kanal** abgeleitet. Es versorgt Linse und Hornhaut mit Nährstoffen.

Die Bewegung des Auges wird durch sechs äußere Augenmuskeln ermöglicht, von denen vier gerade Muskeln sind. Diese ermöglichen die Bewegung des Auges nach oben, unten, innen und außen. Die zwei schrägen Muskeln hingegen ermöglichen komplexe Drehbewegungen.

## Ohr

Das Ohr ist das Sinnesorgan, mit dem wir Schallwellen wahrnehmen und über den Hörnerv (Nervus cochlearis) an das Gehirn weiterleiten können (➤ Abb. 4.119). Es ermöglicht uns somit die auditive

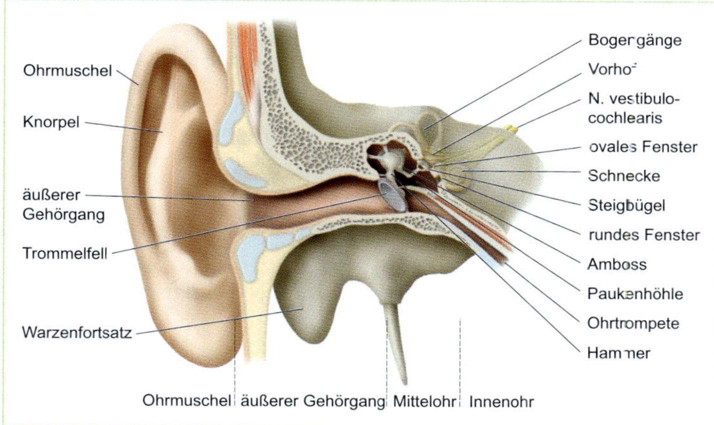


**Abb. 4.119** Ohr [L275, J787]

Wahrnehmung und ist für den **Hörsinn** verantwortlich. Darüber hinaus ist das Ohr auch für den **Gleichgewichtssinn** zuständig. Es ist paarig angelegt und liegt geschützt im Schädelknochen.

> **MedAT-GEHEIMTIPP** Beim Ohr prüfen die Testersteller recht gern das Gleichgewichtsorgan, den allgemeinen Aufbau des Ohrs und die Funktion des M. stapedius.

Anatomisch wird das Ohr in drei Hauptabschnitte unterteilt: das **äußere Ohr,** das **Mittelohr** und das **Innenohr** (➤ Abb. 4.119):

- **Äußeres Ohr:**
  Dieser für uns gut sichtbare Teil des Ohres besteht aus **Ohrknorpel, Ohrmuschel, äußerem Gehörgang** und der Außenseite des **Trommelfells.**
- **Mittelohr:**
  Hier befindet sich die Innenseite des **Trommelfells** (ca. 1 cm Durchmesser), die **Gehörknöchelchen** (bestehend aus **Hammer, Amboss** und **Steigbügel**), **Ohrtrompete** und die **Paukenhöhle.**
- **Innenohr:**
  Das Innenohr befindet sich in der Felsenbeinpyramide (Os petrosum) des Schläfenbeins (Os temporale) und beherbergt ein verzweigtes Gangsystem mit Hohlräumen, das wir als **knöchernes Labyrinth** bezeichnen. Darin eingebettet liegt das **häutige oder membranöse Labyrinth** (➤ Abb. 4.120). Die im knöchernen Labyrinth enthaltene Flüssigkeit heißt **Perilymphe** (Zusammensetzung ähnlich dem extrazellulären Flüssigkeitsraum), im häutigen Labyrinth **Endolymphe** (Zusammensetzung ähnlich dem Zytosol; daher reich an Kaliumionen).

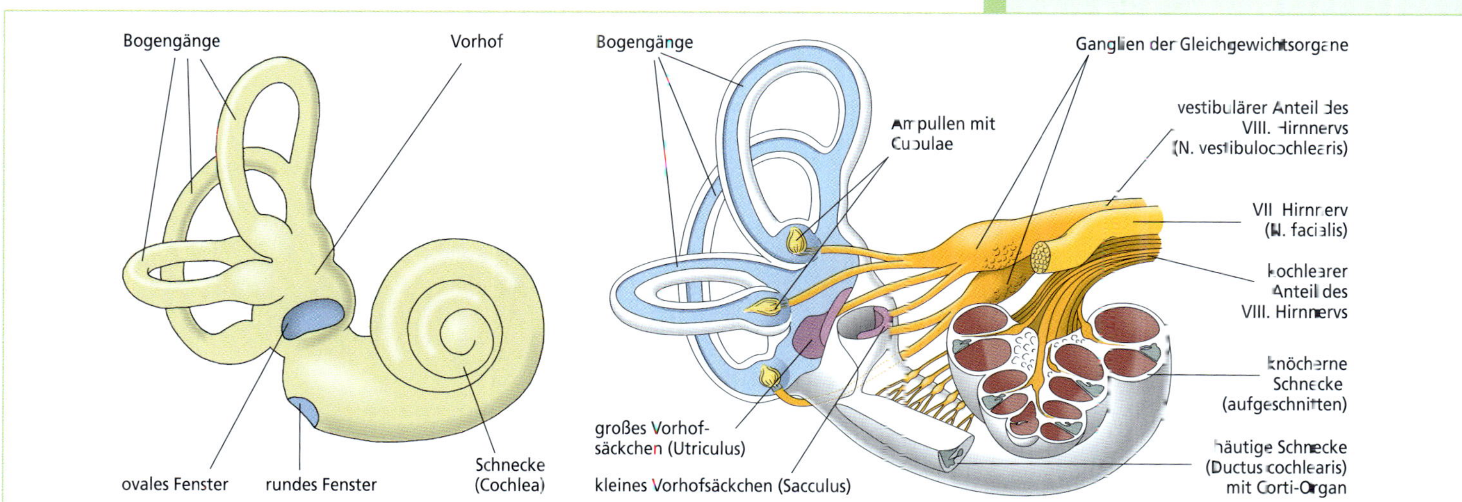


**Abb. 4.120** *Links:* Das knöcherne Labyrinth als Ausgussmodell. *Rechts:* Schnitt durch knöcherne Schnecke, Vorhof und Bogengänge mit Darstellung des VII. und VIII. Hirnnerven [L190]

**VERSTÄNDNIS+** Wenn ihr beim raschen Höhengewinn eines Flugzeugs Schmerzen in den Ohren empfindet, liegt das an dem hohen Druck, der von der Kabine des Flugzeugs aufgebaut wird und von außen auf das Trommelfell wirkt. Ursächlich dafür ist die Druckdifferenz zwischen Mittelohr und Nasen-Rachen-Raum (bzw. Flugzeug-Kabine), denn wenn überall der gleiche Druck herrschen würde, gäbe es kein Problem. Will man den Druck ausgleichen, muss man lediglich Nase und Mund zuhalten und dann gekonnt versuchen, mit der verbliebenen Luft im oberen und unteren Atemtrakt einen Überdruck im Rachen zu erzeugen. Der einzige Weg, den die Luft dann nämlich nehmen kann, ist durch die Eustachische Röhre (➤ Kap. 4.5.1). Diese wird dadurch geöffnet – et voilà: Die Schmerzen sind weg.

Im häutigen Labyrinth finden wir das **Hörorgan (Corti-Organ)** sowie das **Gleichgewichtsorgan mit seinen Bogengängen** (➤ Abb. 4.120).

## Nase

Die Nase ist das Sinnesorgan, mit dem wir Geruchsstoffe in Form von flüchtigen chemischen Substanzen wahrnehmen und diese über den Riechnerv (Nervus olfactorius) an das Gehirn weiterleiten können. Somit ermöglicht sie uns die **olfaktorische Wahrnehmung** und ist für den Geruchssinn verantwortlich. Zusätzlich spielt die Nase eine wichtige Rolle in der Atemluftbefeuchtung und -reinigung. Sie ist paarig angelegt, liegt zentral im Gesicht und ist durch die Nasenhöhle sowie den umgebenden Knochenstrukturen des Gesichtsschädels geschützt.
Der Geruchs- aber auch der Geschmackssinn sind **chemische Sinne** und beeinflussen einander.

**AUS DEM MEDIZINSTUDIUM** Beide Sinne sind im **limbischen System** (➤ Kap. 4.5.11) verschaltet, in dem vor allem emotionale Empfindungen verarbeitet werden.

Die äußere Nase setzt sich aus knöchernen und knorpeligen Anteilen zusammen. Dazu gehören das **Nasenbein,** die **Nasenwurzel,** die **Nasenflügel** und der **Nasenrücken.** Diese Struktur verleiht der Nase ihre äußere Form und stabilisiert den Nasenraum. Im Inneren der Nase findet sich der **Nasenvorhof,** ein behaarter Bereich, der in die tiefer liegende **Nasenhöhle** übergeht. Diese pyramidenförmige Nasenhöhle ist durch die **Nasenscheidewand** in zwei Hälften unterteilt. Entlang der Seitenwände der Nasenhöhle liegen drei übereinander angeordnete **Nasenmuscheln** (Conchae), die den Luftstrom innerhalb der Nase regulieren, die Oberfläche für die Luftfilterung vergrößern und zur Erwärmung der eingeatmeten Luft beitragen (➤ Abb. 4.121).

## Zunge

Die Zunge ist das Sinnesorgan, mit dem wir Geschmacksstoffe in Form von gelösten chemischen Substanzen wahrnehmen und diese über Geschmacksnerven (Teile von Nervus glossopharyngeus, facialis

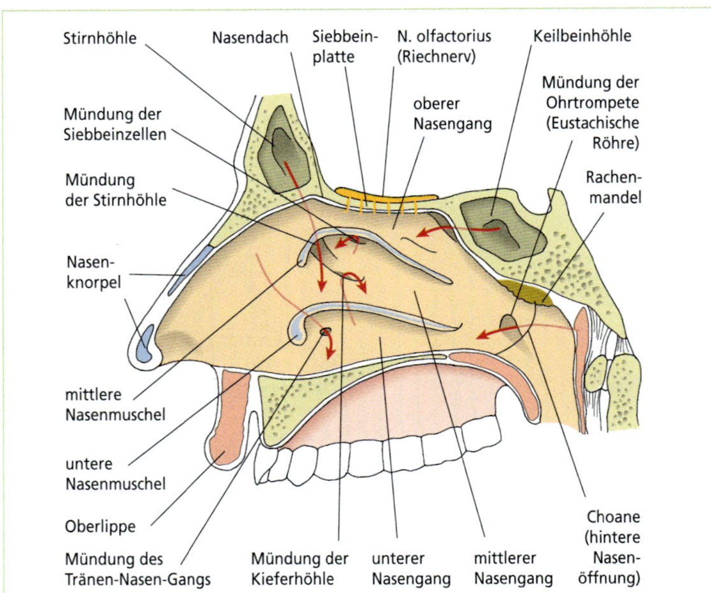


**Abb. 4.121** Schnitt durch die Nasenhöhle. In die Nasenhöhle münden die Nasennebenhöhlen und der Tränen-Nasen-Gang. [L190]

und vagus) an das Gehirn weiterleiten können. Somit ermöglicht sie uns die **gustatorische Wahrnehmung** und ist für den Geschmackssinn verantwortlich. Neben ihrer Funktion als Geschmacksorgan spielt die Zunge auch eine wichtige Rolle bei der Nahrungszerkleinerung, dem Schluckvorgang und der Lautbildung beim Sprechen. Sie ist muskulär aufgebaut, flexibel und liegt zentral in der Mundhöhle, wobei sie durch die umgebenden Kieferstrukturen geschützt wird.

Die Zungenoberfläche ist mit verschiedenen Zungenpapillen (Papillae linguales) bedeckt, die für unterschiedliche Funktionen verantwortlich sind. Es gibt vier Haupttypen von Zungenpapillen:

1. **Papillae filiformes** (fadenförmig, ohne Geschmacksknospen, zuständig für mechanische Funktionen)
2. **Papillae fungiformes** (pilzförmig, enthalten Geschmacksknospen)
3. **Papillae foliatae** (blattförmig, seitlich an der Zunge gelegen, mit Geschmacksknospen)
4. **Papillae vallatae** (wallförmige Papillen am Zungengrund, die die meisten Geschmacksknospen enthalten)

Diese Papillen sind gleichmäßig auf der Zunge verteilt, mit einer Konzentration bestimmter Geschmacksqualitäten wie **bitter** am Zungengrund (➢ Abb. 4.122).

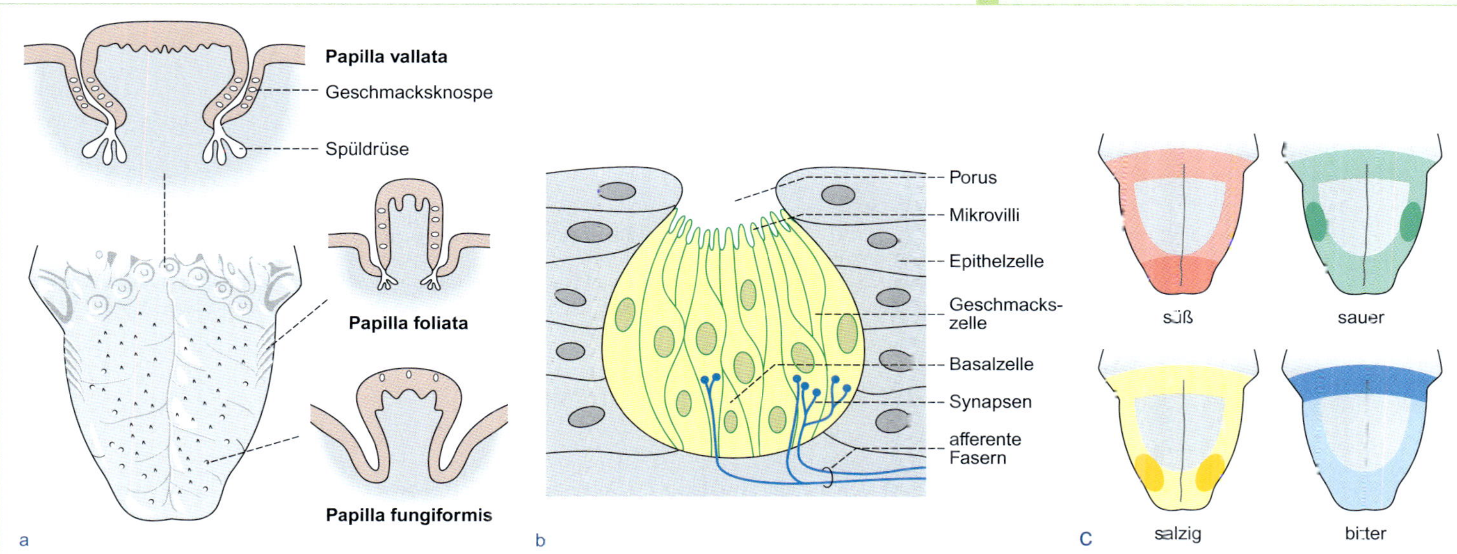


**Abb. 4.122** Geschmackspapillen, Knospen und Verteilung. (a) Die 3 Typen von Geschmackspapillen und ihre Verteilung auf der Zunge. (b) Aufbau und Innervation einer Geschmacksknospe. Am apikalen Pol der Geschmacksknospe bildet sich ein flüssigkeitsgefüllter Porus. Die Mikrovilli der Geschmackszellen ragen in den Porus hinein. Die Geschmackszellen werden von afferenten Nervenfasern innerviert. (c) Die Geschmacksqualitäten sind nicht topografisch auf der Zungenoberfläche verteilt, sondern können an jedem Ort der Zunge nachgewiesen werden. Die markierten Gebiete sind lediglich Orte mit etwas erhöhter Empfindlichkeit. [L190]

## Haut

Die Haut stellt die äußere Begrenzung des Körpers dar und ist das **größte Organ des Menschen.** Es erfüllt eine Vielzahl lebenswichtiger Funktionen. Sie dient als **Schutzbarriere** gegen äußere Einflüsse wie **Krankheitserreger,** mechanische Verletzungen und schädliche UV-Strahlung. Darüber hinaus ist sie maßgeblich an der Regulierung des Wasserhaushalts, der Körpertemperatur und der **Vitamin-D-Produktion** beteiligt. Mit einem pH-Wert von 5,5 hat die Haut eine wichtige Abwehrfunktion und schützt vor schädlichen Mikroorganismen. Erstaunlicherweise erstreckt sich die Haut über eine Fläche von 1,2 bis 2,3 $m^2$ und wiegt beeindruckende **3 bis 5 kg,** was sie auch zum schwersten Organ des Körpers macht.

Darüber hinaus befinden sich an bzw. in unserer Haut auch Hautanhangsgebilde, zu denen **Haare, Nägel** und **Talg- und Schweißdrüsen** gehören.

Bei einer makroskopischen Betrachtung der Haut lassen sich zwei unterschiedliche Hauttypen erkennen:

- **Leistenhaut,** die ausschließlich an Handinnenflächen und Fußsohlen vorkommt und durch ihr charakteristisches Leistenmuster gekennzeichnet ist.
- **Felderhaut** (➢ Abb. 4.123), welche die restliche Hautoberfläche darstellt.

Ein wesentlicher Unterschied zwischen den beiden Hauttypen besteht darin, dass die Leistenhaut keine Haare oder Talgdrüsen aufweist, wohingegen diese Strukturen in der Felderhaut vorhanden sind.

**VIDEO Haut und Homöostase**

https://www.elsevier.com/books-and-journals/book-companion/9783437412592

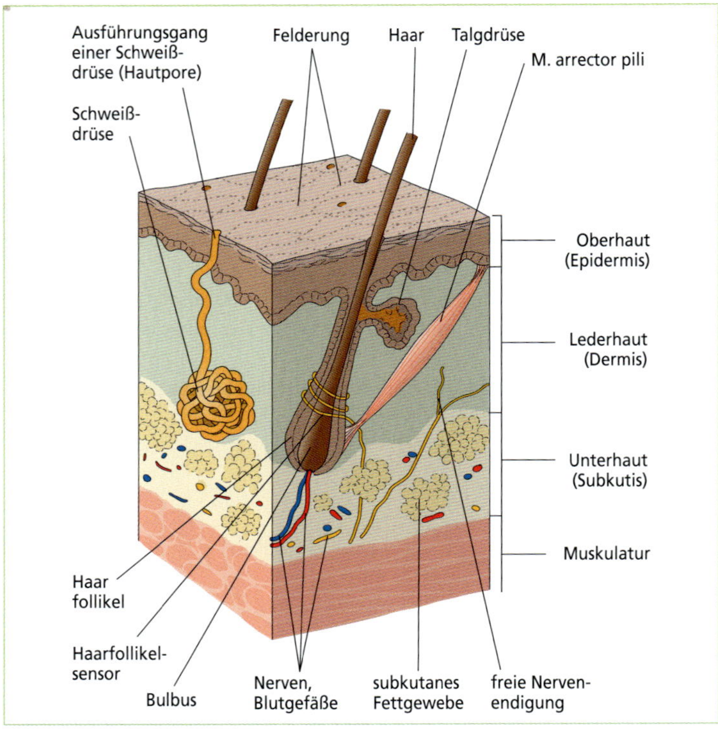


**Abb. 4.123** Felderhaut mit Haaren, Talg- und Schweißdrüse. Die Haarwurzel entspringt der unteren Leder- oder oberen Unterhaut. Jedes Haar besitzt eine Talgdrüse, die ihr Sekret entlang des Haares an die Hautoberfläche abgibt. [L190]

## 4.8.2 Mikroskopische Anatomie

### Auge

Wir werden nun die Strukturen des Auges mikroskopisch betrachten:

#### Hornhaut

Die **Hornhaut** ist ein transparentes, avaskuläres Gewebe, das aus fünf Schichten besteht (➤ Abb. 4.124):

1. **Vorderes Hornhautepithel**
   - Mehrschichtig unverhorntes Plattenepithel.
   - Schützt die Hornhaut vor äußeren Einflüssen und erneuert sich ständig.

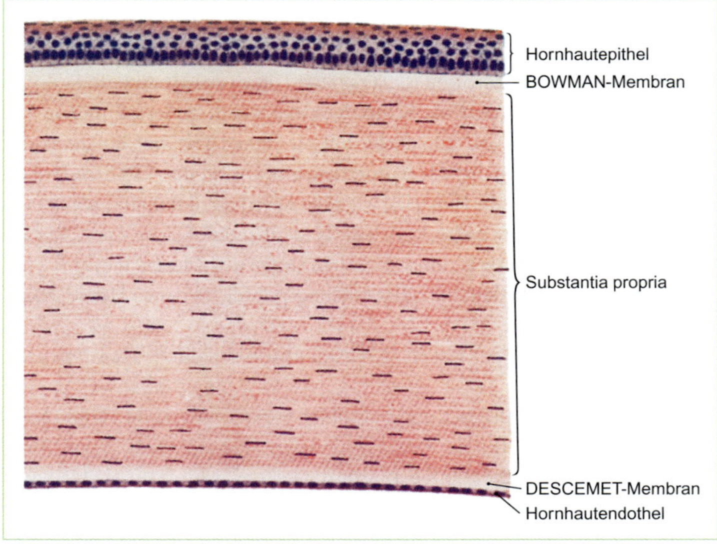


**Abb. 4.124** Hornhaut (Kornea) [R252]

Notizen

2. **Bowman-Membran**
   - Eine dünne, zellfreie Schicht aus Kollagenfasern.
   - Dient der Stabilisierung und Formgebung.
3. **Stroma**
   - Macht etwa 90 % der Hornhautdicke aus.
   - Besteht aus regelmäßig angeordneten Kollagenfibrillen und Fibroblasten (Keratinozyten).
   - Die Anordnung der Fasern ermöglicht die Transparenz der Hornhaut.
4. **Descemet-Membran**
   - Basalmembran des Endothels.
   - Dicke nimmt im Laufe des Lebens zu.
5. **Hornhautendothel**
   - Einschichtiges Plattenepithel auf der Innenseite.
   - Reguliert den Wassergehalt des Stromas durch aktive Ionentransporte.
   - Wichtig für die Aufrechterhaltung der Transparenz.

## Sklera

Die **Sklera** besteht aus dichtem, unregelmäßigem Bindegewebe mit Kollagenfasern. Sie ist undurchsichtig und dient als Schutz und Formgeber des Auges.

## Aderhaut

Die **Aderhaut** ist eine stark vaskularisierte Schicht, die sich zwischen der Sklera und der Retina befindet. Sie setzt sich aus mehreren Gefäßschichten zusammen, die Arteriolen und Venolen enthalten. Eine besonders wichtige Struktur in der Aderhaut ist die **Kapillarschicht,** auch Choriocapillaris genannt, die für die Versorgung der äußeren Schichten der Retina zuständig ist. Zwischen der Aderhaut und der Retina liegt zudem die **Bruch-Membran,** eine dünne Schicht, die als Trennschicht fungiert und ebenfalls eine wichtige Rolle für die Funktion der Retina spielt.

## Netzhaut

Die **Netzhaut,** auch als Retina bezeichnet, stellt die lichtempfindliche Schicht des Auges dar und setzt sich aus zwei Hauptkomponenten zusammen, dem **Pigmentepithel** und der **Neuroretina** (➤ Abb. 4.125). Das Pigmentepithel stellt eine einschichtige kubische Epithelschicht dar, die Melanin beinhaltet. Es absorbiert Streulicht und regeneriert die Photopigmente. Die Neuroretina umfasst Photorezeptoren und Neuronen und gliedert sich histologisch (von innen nach außen) in neun Schichten:

1. **Stratum limitans internum** (innere Grenzmembran)
2. **Stratum neurofibrarum** (Nervenfaserschicht)
3. **Stratum ganglionare** (Ganglienzellschicht)
4. **Stratum plexiforme internum** (innere plexiforme Schicht)
5. **Stratum nucleare internum** (innere Körnerschicht/innere nukleäre Schicht)
6. **Stratum plexiforme externum** (äußere plexiforme Schicht)
7. **Stratum nucleare externum** (äußere Körnerschicht/äußere nukleäre Schicht)
8. **Stratum limitans externum** (äußere Grenzmembran)
9. **Stratum photoreceptorum** (Photorezeptorschicht: Stäbchen und Zapfen)

Außen an diese neun Schichten schließt sich das retinale Pigmentepithel an (kein Bestandteil der Neuroretina. Das retinale Pigmentepithel ist eine einschichtige, kubische, melaninreiche Epithelschicht. Es absorbiert Streulicht und regeneriert die Photopigmente.

## Photorezeptoren

Die **Photorezeptoren** unterteilen sich in **Stäbchenzellen** und **Zapfenzellen.** Es gibt etwa 120 Millionen Stäbchenzellen pro Auge, die für die Wahrnehmung von Lichtintensität, jedoch nicht von Farben zuständig sind. Sie enthalten das Photopigment **Rhodopsin.** Zapfenzellen, etwa 6 Millionen pro Auge, ermöglichen das Farbsehen und bestehen aus drei Typen, die auf rote, grüne und blaue Lichtwellen spezialisiert sind.

## Ziliarkörper

Der **Ziliarkörper** beinhaltet den Ziliarmuskel sowie die Ziliarfortsätze. Der **Ziliarmuskel** besteht aus glatten Muskelzellen, deren Formveränderung die Akkommodation der Linse ermöglicht. Der Muskel ist in drei Arten von Muskelfasern unterteilt, nämlich längs, radial und zirkulär verlaufende Fasern. Die **Ziliarfortsätze** produzieren das Kammerwasser und sind von einem zweischichtigen Epithel überzogen. Das innere, nicht pigmentierte Epithel ist für die Produktion des Kammerwassers verantwortlich.

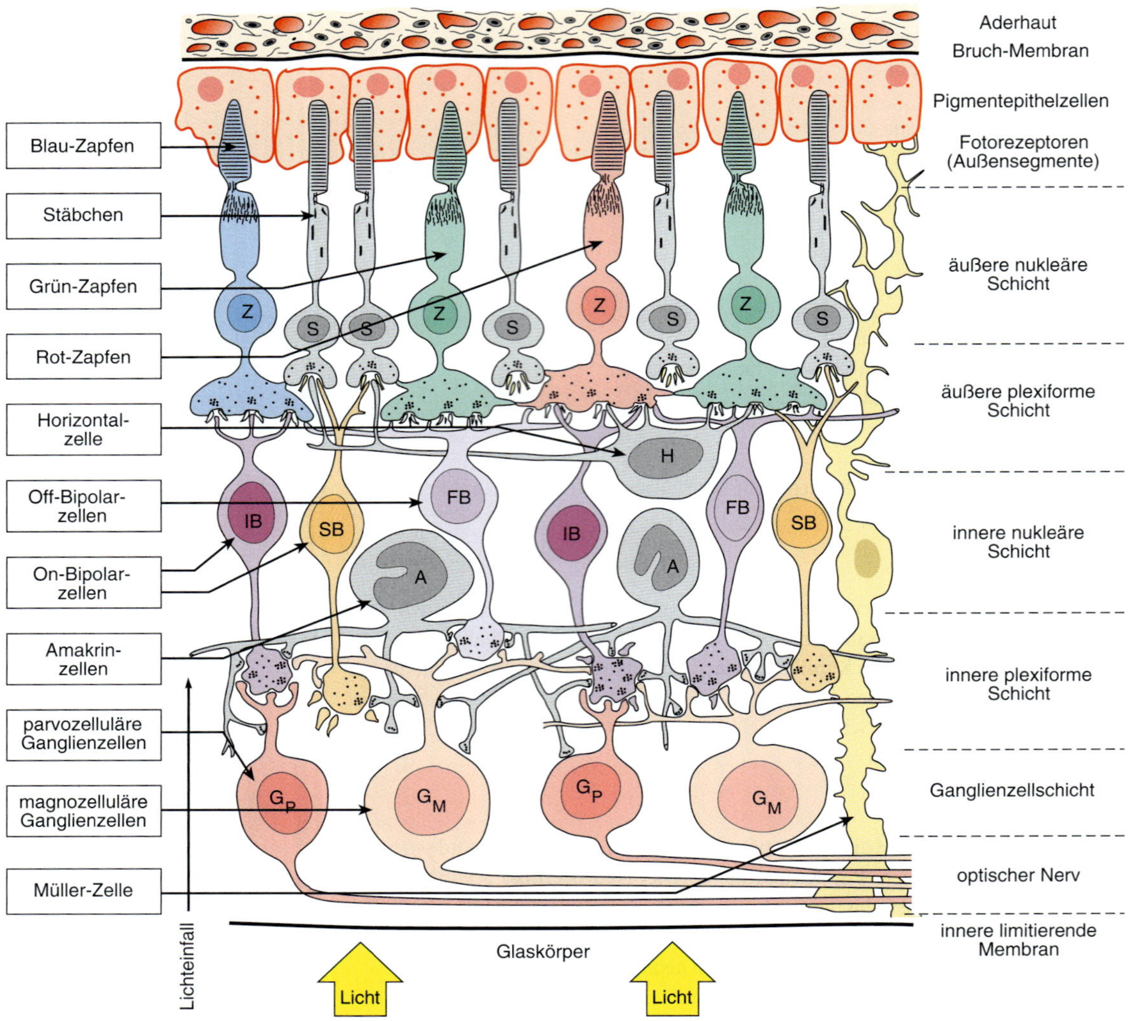


**Abb. 4.125** Aufbau und neuronale Verschaltung der Netzhaut (stark vereinfachtes Schema). Stäbchen (S) sind über verschiedene Typen von Bipolarzellen (u. a. flache Bipolarzellen, FB; invaginierende Bipolarzellen, IB; Stäbchen-Bipolarzellen, SB) mit den Ganglienzellen des magnozellulären Systems (GM, helligkeitskodierende Neurone) und des parvozellulären Systems (GP, farbkodierende Neurone) verbunden. Die Photorezeptoren sind zusätzlich über Horizontalzellen (H), die Bipolar- und Ganglienzellen über Amakrinzellen (A) querverschaltet. Es kommen sowohl elektrische Synapsen (Gap Junctions; z. B. zwischen Zapfen und Stäbchen in der äußeren plexiformen Schicht) als auch chemische Synapsen (z. B. in der inneren plexiformen Schicht) in der Netzhaut vor. Die Kerne der Photorezeptoren bilden die äußere nukleäre Schicht, die der Bipolarzellen, Horizontalzellen, Amakrinzellen die innere nukleäre Schicht, während die Ganglienzellen, deren Axone den N. opticus bilden, die innerste Schicht der retinalen Neurone darstellen. Die Außensegmente der Photorezeptoren stehen in innigem Kontakt mit den Pigmentepithelzellen. Die äußeren Schichten der Netzhaut werden „per diffusionem" über die Aderhaut ernährt. Die inneren Schichten besitzen ein eigenes Kapillargeflecht. Die Netzhautneurone sind eingebettet in ein säulenförmiges Geflecht von Müller-Glia-Zellen (in den „Zwischenräumen", wie am rechten Rand der Abbildung eingezeichnet). Diese haben wichtige Funktionen für die strukturelle Stabilität der Netzhaut und ihren Stoffwechsel, z. B. Erneuerung von Neurotransmittern, Glykogenspeicherung, K+-Regulation, elektrische Isolation der Neurone, Transport von „Abfallprodukten" und Lichtleiter-Eigenschaften. [L106]

## Iris

Die **Iris** besteht aus mehreren Schichten (➤ Abb. 4.126). Das **vordere Irisepithel** enthält den Musculus dilatator pupillae, der aus glatten Muskelzellen besteht und für die Erweiterung der Pupille verantwortlich ist. Im **Stroma der Iris,** das aus lockerem Bindegewebe besteht, befinden sich Melanozyten, die die Augenfarbe bestimmen. Zudem ist hier der Musculus sphincter pupillae eingebettet, der die Pupille verengt. Das hintere Irisepithel bildet ein zweischichtiges, pigmentiertes Epithel.

## Linse

Die **Linse** ist ein avaskuläres, transparentes Gewebe, das aus drei Hauptbestandteilen besteht (➤ Abb. 4.127). Das **Linsenepithel,** ein einschichtiges kubisches Epithel an der Vorderfläche der Linse, ist für den Stoffwechsel der Linse verantwortlich. Die **Linsenfasern,** die aus differenzierten Epithelzellen

Notizen

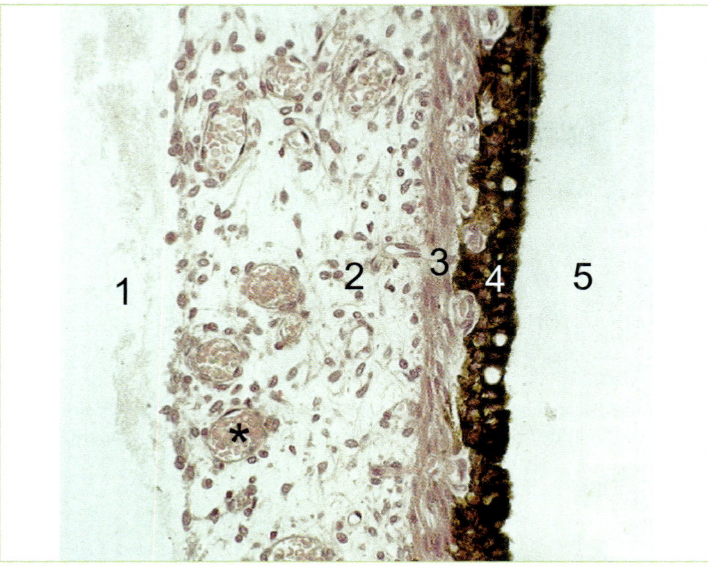


**Abb. 4.126** Iris (1 = vordere Augenkammer; 2 = Irisstroma, * = Blutgefäß im Irisstroma; 3 = M. dilatator pupillae, entspricht den kontraktilen Fortsätzen des äußeren, an das Irisstroma grenzenden Irisepithels; 4 = äußeres und inneres pigmentiertes Irisepithel; 5 = hintere Augenkammer) [M375]

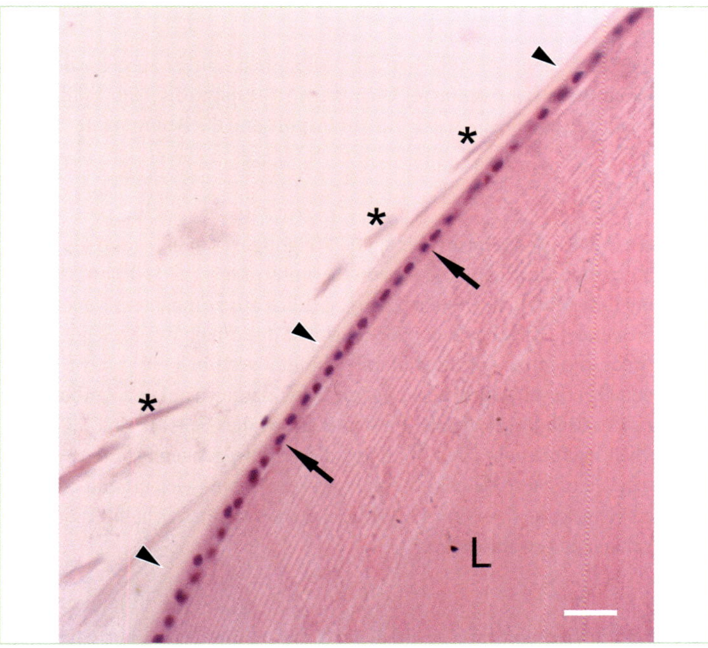


**Abb. 4.127** Vorderrand der Linse (L) mit dem Linsenepithel (Pfeile) und Zonulafasern (Pfeilspitzen), die an der Linsenkapsel (*) ansetzen. [M375]

bestehen und weder Zellkern noch Organellen enthalten, beinhalten kristalline Proteine, die zur Transparenz der Linse beitragen. Die **Linsenkapsel,** auch als Capsula bezeichnet, ist eine Basalmembran, die die gesamte Linse umschließt und den Anheftungsort für die Zonulafasern darstellt.

## Glaskörper

Der **Glaskörper** des Auges besteht aus einer gelartigen Substanz, deren Hauptbestandteile **Wasser** (99 %), **Hyaluronsäure** und **Kollagenfasern** (zusammen 1 %) sind. Er wird von einer dünnen Membran, der sogenannten **Membrana vitrea,** umgeben. Seine Funktion besteht in der Stabilisierung der Form des Augapfels sowie der Gewährleistung der Adhäsion der Retina an der Aderhaut.

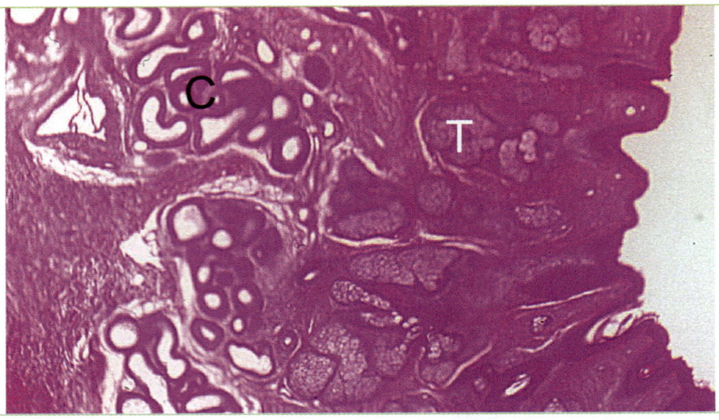


**Abb. 4.128** Wand des äußeren Gehörgangs (Querschnitt). Der Gehörgang wird von Haut ausgekleidet, in der sich neben Haaren mit Talgdrüsen (T) zahlreiche Anschnitte der apokrinen Ohrschmalzdrüsen (Gll. ceruminosae; C) finden. [M375]

## Ohr

### Äußerer Gehörgang

Der äußere Gehörgang ist mit mehrschichtigem verhorntem Plattenepithel ausgekleidet, das spezielle apokrine Drüsen, die sogenannten **Zeruminaldrüsen** (Ohrschmalzdrüsen), enthält (➤ Abb. 4.128). Diese Drüsen produzieren zusammen mit den Talgdrüsen das **Zerumen** (Ohrschmalz).

### Paukenhöhle

Die Paukenhöhle ist mit einem einschichtigen, meist flachen oder kubischen Epithel ausgekleidet. Das Epithel kann im Bereich der **Tuba auditiva** (Ohrtrompete) Übergänge zu respiratorischem Epithel mit Flimmerhärchen und Becherzellen aufweisen, die für den Schleimtransport und die Belüftung des Mittelohrs sorgen.

### Gehörknöchelchen

Die **Gehörknöchelchen – Hammer** (Malleus), **Amboss** (Incus) und **Steigbügel** (Stapes) – sind die kleinsten Knochen des menschlichen Körpers und haben eine spezifische mikroskopische Struktur, die ihre Funktion bei der Schallübertragung unterstützt. Sie bestehen hauptsächlich aus kompaktem Knochengewebe, das von einer feinen Schicht Periost (Knochenhaut) überzogen ist. Innerhalb der Knochen findet man auch spongiöses Knochengewebe, das ihnen Leichtigkeit und Stabilität verleiht.
Der **Hammer** ist mit dem Trommelfell verbunden und überträgt die Schwingungen auf den **Amboss,** der wiederum den **Steigbügel** bewegt. Der **Steigbügel,** dessen Fußplatte im **ovalen Fenster** sitzt, überträgt die Schwingungen auf die Flüssigkeit im Innenohr. Der Übergang dieser Bewegungen erfordert präzise Gelenke zwischen den Gehörknöchelchen. Diese Gelenke – das Hammer-Amboss-Gelenk und das Amboss-Steigbügel-Gelenk – sind Synovialgelenke (➤ Kap. 4.6.1), die von einer dünnen Schicht Knorpelgewebe überzogen sind, um Beweglichkeit zu gewährleisten.

### Gehörschnecke

Die Gehörschnecke (**Cochlea**) ist ein schneckenförmig gewundener Kanal, der in Querschnitten drei parallele Gänge aufweist (➤ Abb. 4.129):

1. die **Scala vestibuli** (Vorhoftreppe), die mit Perilymphe gefüllt ist,
2. die **Scala media** (Ductus cochlearis), die Teil des membranösen Labyrinths ist und mit Endolymphe gefüllt wird,
3. die **Scala tympani** (Paukentreppe), die ebenfalls Perilymphe enthält.

Diese beiden Perilymphräume, die Scala vestibuli und die Scala tympani, sind an der Spitze der Gehörschnecke über eine Verbindung namens **Helicotrema** miteinander verbunden.

### Corti-Organ

Das **Corti-Organ** (➤ Abb. 4.130), das sich auf der Basilarmembran innerhalb der **Scala media** befindet, stellt das eigentliche Sinnesorgan für das Hören dar. Es besteht aus verschiedenen Zelltypen, die zusammenarbeiten, um Schallsignale zu verarbeiten. Die **Haarzellen** sind die primären sensorischen Zellen und besitzen Stereozilien (Haarbündel), die mechanische Schwingungen in elektrische Signale umwandeln. Es gibt zwei Haupttypen von Haarzellen: Die **inneren Haarzellen,** die in einer einzigen Reihe angeordnet

Notizen

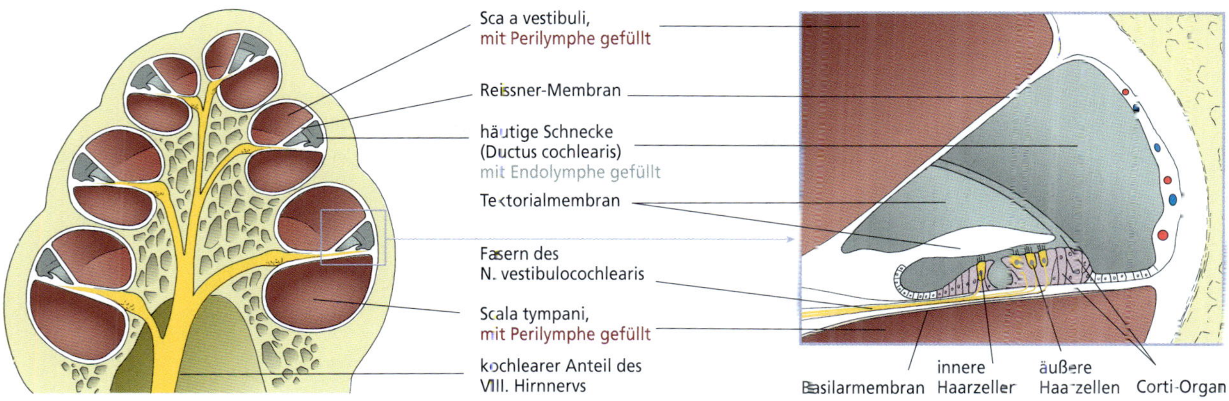


**Abb. 4.129** *Links:* Schnitt durch die Schnecke. Man erkennt die Scala vestibuli, die häutige Schnecke und die Scala tympani. *Rechts:* Häutige Schnecke im Detail. [L190]

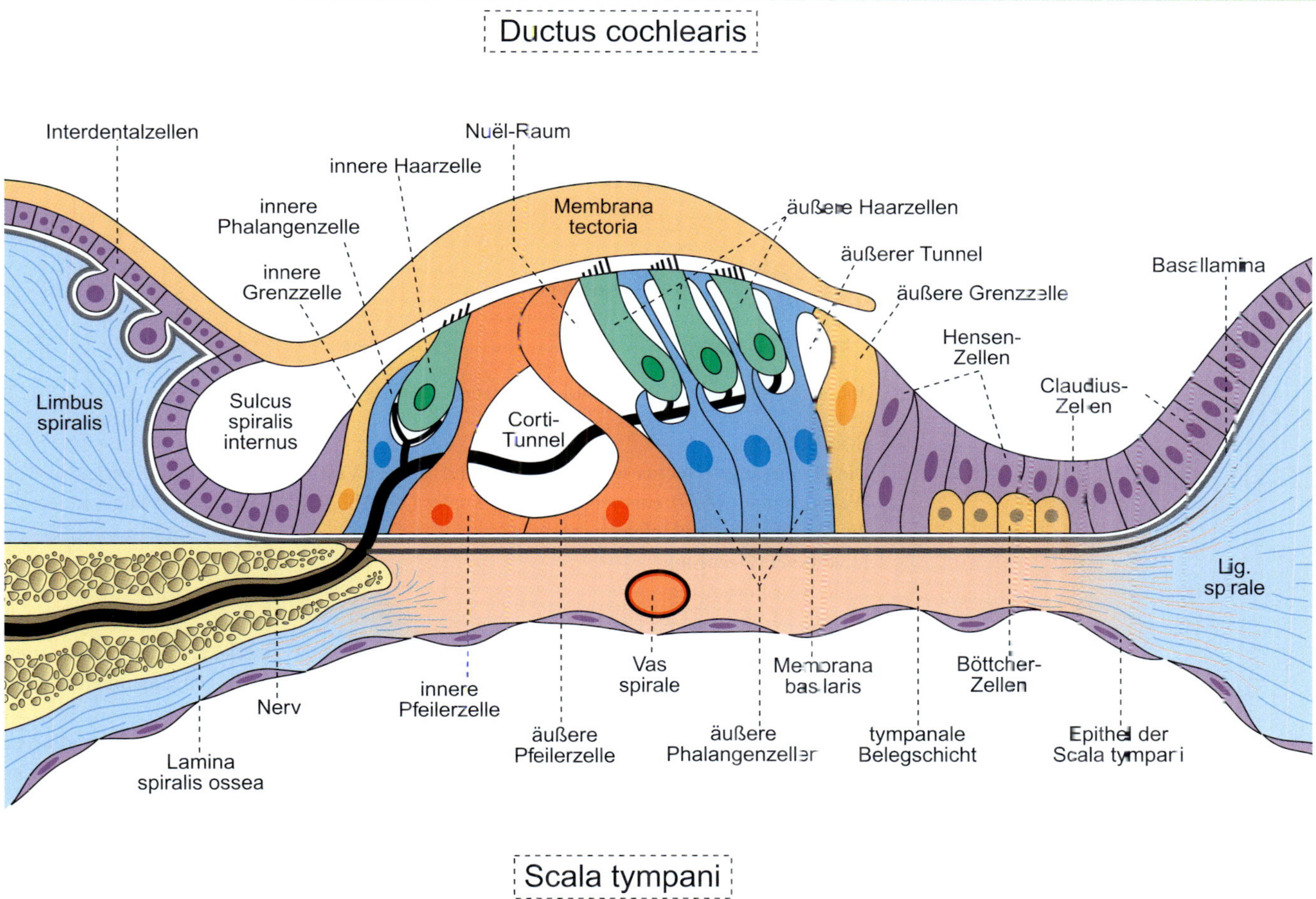


**Abb. 4.130** Corti-Organ im Innenohr (Schema). Die komplexe Innervation der Haarzellen ist vereinfacht dargestellt. [R252, L107]

sind und die Schallwahrnehmung selbst ermöglichen, und die **äußeren Haarzellen,** die in drei Reihen angeordnet sind und die Empfindlichkeit und Selektivität des Hörens modulieren. Zusätzlich zu den Haarzellen gibt es **Stützzellen,** wie die Pfeilerzellen, die das Corti-Organ strukturieren, und die Phalangealzellen, welche die Haarzellen stützen. Über den Haarzellen liegt die **Tektorialmembran,** eine gallertartige Struktur, die mit den Spitzen der Stereozilien der Haarzellen in Kontakt steht und eine wesentliche Rolle bei der Schallverarbeitung spielt.

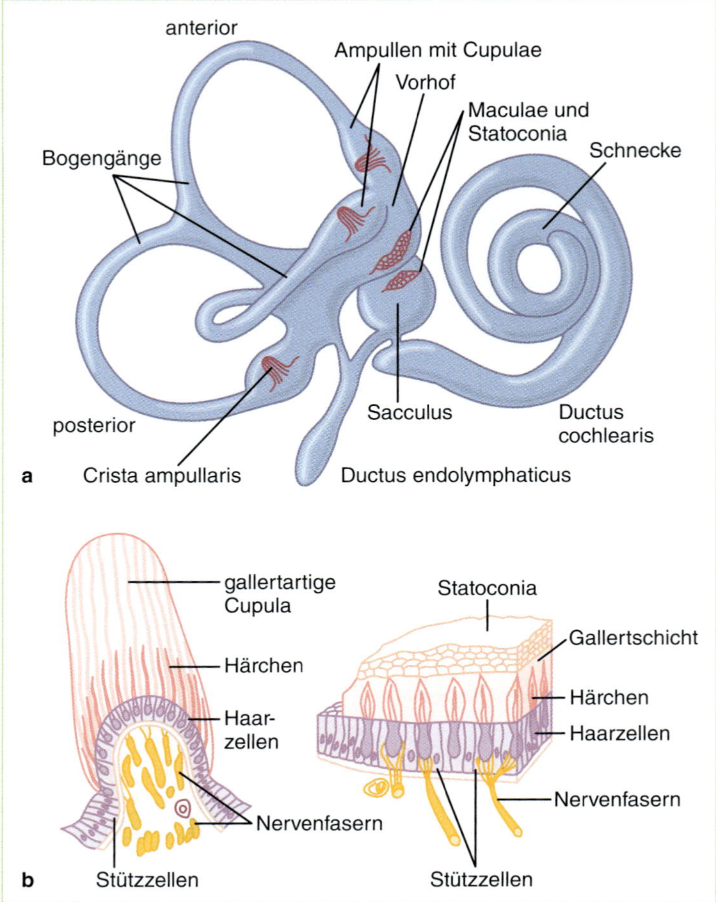


**Abb. 4.131** Aufbau von (a) Bogengängen und (b) Crista ampullaris und Makula [G1427]

## Bogengänge

Die **Bogengänge (Ductus semicirculares)** sind Teil des **Vestibularapparats** und verantwortlich für die Wahrnehmung von Drehbewegungen des Kopfes (➤ Abb. 4.131). Es gibt drei Bogengänge, die in den drei Raumebenen verlaufen:

1. vorderer Bogengang
2. hinterer Bogengang
3. seitlicher Bogengang

Mikroskopisch betrachtet, bestehen die Bogengänge analog zur Schnecke aus einem knöchernen und einem membranösen Anteil. Der mit Perilymphe umspülte **knöcherne Bogengang** umgibt den **membranösen Bogengang,** der mit **Endolymphe** gefüllt ist.

Jeder Bogengang besitzt eine erweiterte Struktur, die **Ampulle,** in der sich das **Crista ampullaris** befindet, das eigentliche Sinnesorgan für die Drehbeschleunigung. Die **Crista ampullaris** ist ein epithelialer Kamm, der aus **Haarzellen** und **Stützzellen** besteht. Die Haarzellen besitzen **Stereozilien** und ein einzelnes **Kinozilium,** die in die gallertartige **Cupula** hineinragen. Diese **Cupula** sitzt auf der Crista ampullaris und bewegt sich entsprechend der Endolymphströmung bei Kopfbewegungen.

## Haarzellen

Die Haarzellen sind sekundäre Sinneszellen, die mechanische Reize in elektrische Signale umwandeln. Wenn der Kopf rotiert, wird die Endolymphe in den Bogengängen in Bewegung gesetzt, wodurch die Cupula verschoben wird. Dies führt zur Abbiegung der Stereozilien und Kinozilien, was ein **Rezeptorpotenzial** in den Haarzellen auslöst. Die Information über die Kopfbewegung wird anschließend über den Gleichgewichtsnerv (**Nervus vestibularis)** an das Gehirn weitergeleitet.

# Nase

Der größte Teil der Nasenhöhle ist von der **Nasenschleimhaut** ausgekleidet. Diese Schleimhaut besteht aus schleimproduzierenden **Becherzellen** und einem **Flimmerepithel,** das mit beweglichen Härchen (Kinozilien) ausgestattet ist. Die Hauptaufgabe dieses Flimmerepithels besteht darin, Fremdpartikel und

Notizen

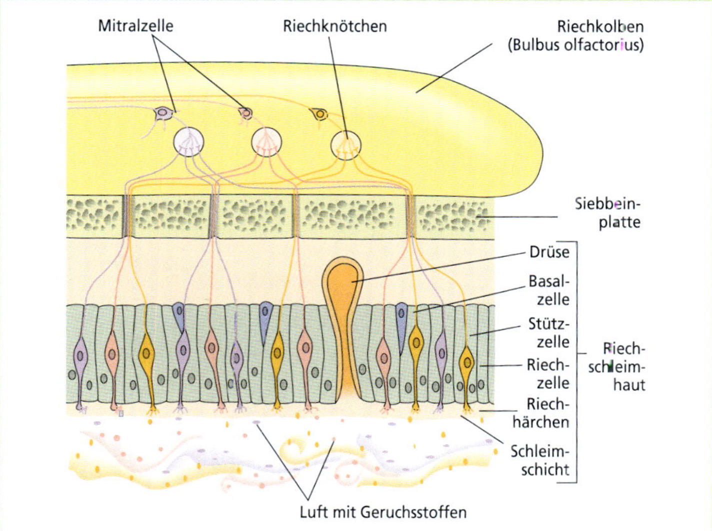


**Abb. 4.132** Aufbau von Riechschleimhaut und Riechkolben (grau: Stützzellen; orange und pink: Riechzellen; blau: Basalzellen) [L190]

Schleim aus den Atemwegen herauszutransportieren, was die Luft reinigt und die Atemwege schützt. Zusätzlich wird die eingeatmete Luft durch die gut durchblutete Schleimhaut erwärmt und angefeuchtet, um den Luftstrom für die Lungen ideal vorzubereiten.

Das eigentliche Riechorgan, die **2–3 cm²** messende **Riechschleimhaut** (➤ Abb. 4.132), ist nur in einem kleinen Bereich der oberen Nasenmuscheln und an den Seiten der Nasenscheidewand vorhanden. Diese Riechschleimhaut hebt sich durch ihre **gelbbraune Färbung** und ihre Dicke von der restlichen Nasenschleimhaut ab (➤ Abb. 4.102). Sie enthält spezielle **Sinneszellen** (Riechzellen), Stützzellen und **Basalzellen,** welche die Fähigkeit haben, neue Riechzellen zu bilden. Die **Riechzellen** tragen an ihrem Zellpol Härchen (Stereozilien), auf denen die Geruchsrezeptoren sitzen.

## Zunge

Die **Geschmacksknospen** (Caliculi gustatorii) sind die strukturellen Einheiten der gustatorischen Wahrnehmung und befinden sich hauptsächlich auf den Zungenpapillen (➤ Abb. 4.133), aber auch an anderen Stellen im Mund und Rachenraum. Eine Geschmacksknospe besteht aus **Sinneszellen, Stützzellen** und **Basalzellen,** wobei Letztere für die kontinuierliche Erneuerung der Geschmacksrezeptoren verantwortlich sind. Diese Zellen haben eine kurze Lebensdauer von etwa 10 Tagen, was ihre regelmäßige Erneuerung erforderlich macht.

Am apikalen Ende der Geschmacksknospen befinden sich Öffnungen, die sogenannten **Geschmacksspori,** durch die gelöste Geschmacksstoffe in Kontakt mit den **Mikrovilli** der Sinneszellen gelangen. Diese Mikrovilli tragen die spezifischen Rezeptoren für die verschiedenen Geschmacksrichtungen. Die afferenten Nervenfasern, die die Sinneszellen versorgen, leiten die Geschmacksinformationen über die Geschmacksnerven an das Gehirn weiter. Die restliche Histologie der Zunge wurde bereits in ➤ Kap. 4.2.2 durchgearbeitet.

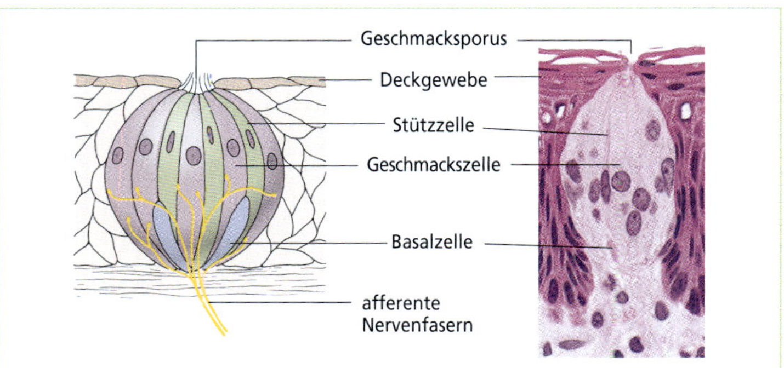


**Abb. 4.133** Aufbau einer Geschmacksknospe auf der Zungenoberfläche. *Links:* Schemazeichnung, *rechts:* lichtmikroskopisches Bild. [M375, L190]

## Haut

Ungeachtet der Art von Haut gliedert sich Haut in drei übereinanderliegende Schichten (➤ Abb. 4.134):

- **Oberhaut (Epidermis)**
- **Lederhaut (Dermis)**
- **Unterhaut (Subkutis)**

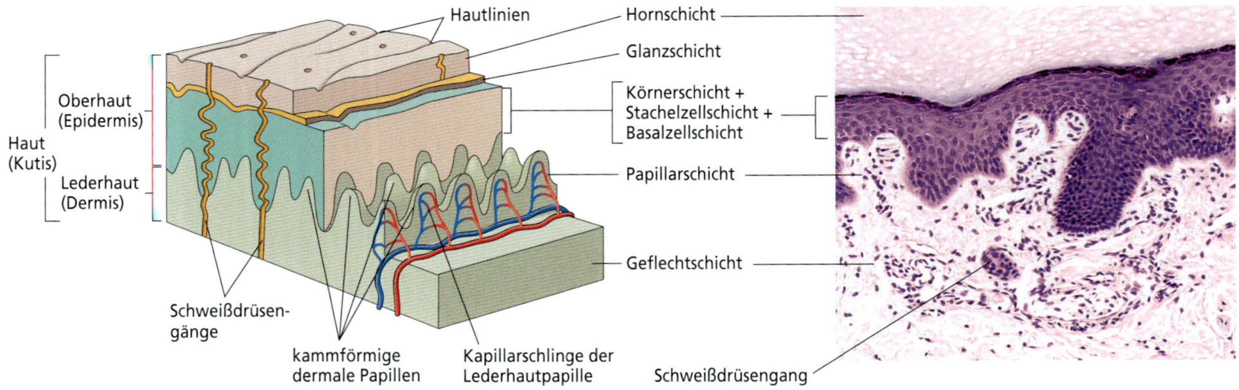


**Abb. 4.134** Aufbau der Haut (*links:* Schemazeichnung, *rechts:* lichtmikroskopisches Bild) [E645, L190]

### Oberhaut

Die oberste Schicht der Haut, die Oberhaut (**Epidermis**), besteht aus einem **mehrschichtig verhornten Plattenepithel** (➤ Abb. 4.135). Ihre Hauptzellen, die **Keratinozyten,** durchlaufen einen Differenzierungsprozess, in dessen Verlauf sie sich zu **Korneozyten** (Hornzellen) entwickeln und damit die **Hornschicht** der Haut bilden. Die Dicke dieser Schicht variiert je nach Körperregion: Während sie in der Felderhaut an Armen und Beinen etwa 0,1 bis 0,2 mm beträgt, erreicht sie an den Fußsohlen eine Stärke von 0,8 bis 1,5 mm.

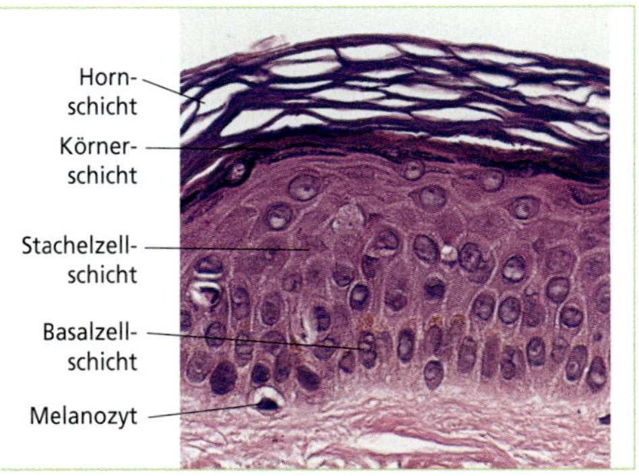


**Abb. 4.135** Schichten der Oberhaut (lichtmikroskopisches Bild) [M375]

Keratinozyten produzieren das wasserabweisende Faserprotein **Keratin,** das der Haut sowohl Stabilität und Festigkeit verleiht, als auch eine schützende Barriere bildet. Die Epidermis ist, wie jedes Epithel, **gefäß- und nervenfrei,** beherbergt jedoch spezialisierte Strukturen wie Mechanorezeptoren, Pigmentzellen (**Melanozyten**), die für die Hautfärbung verantwortlich sind, sowie **Langerhans-Zellen,** die als Teil des Immunsystems Antigene aufnehmen und T-Helferzellen präsentieren.

**AUS DEM MEDIZINSTUDIUM** Die Hornzelle ist keineswegs ein Abfallprodukt, wie es manchmal missverständlich dargestellt wird. Vielmehr ist sie das Endprodukt der Keratinisierung und bildet eine mechanisch und chemisch widerstandsfähige Schicht, die als wichtige Schutz- und Diffusionsbarriere der Epidermis fungiert. Histologisch gesehen, durchlaufen die Keratinozyten mehrere Schichten der Oberhaut bzw. Epidermis, die von **unten nach oben** wie folgt aufgebaut sind (➤ Abb. 4.134, ➤ Abb. 4.135):

- **Stratum basale (Basalschicht):** Diese unterste Zellschicht besteht aus prismatischen Zellen, die direkt auf der Basallamina sitzen. Hier finden sich zahlreiche **Merkel-Zellen,** die für die Berührungssensibilität zuständig sind. In dieser Schicht kommen außerdem die **epidermalen Stammzellen** vor, die durch Mitosen eine ständige Zellerneuerung gewährleisten. Diese Zellen wandern in die höheren Schichten der Haut, wo sie sich während ihres Weges differenzieren. Ebenfalls in dieser Schicht befinden sich die **Melanozyten**, die für die Produktion von Melanin verantwortlich sind. Dieses Pigment schützt die Haut vor UV-Strahlung, indem es in Melanosomen gespeichert und an die darüber liegenden Keratinozyten weitergegeben wird.
- **Stratum spinosum (Stachelzellschicht):** Diese Schicht besteht aus 2 bis 5 Lagen polygonaler Zellen mit charakteristischen stachelartigen Fortsätzen, die durch Desmosomen miteinander verbunden sind. Diese Fortsätze verleihen der Haut mechanische Stabilität. In dieser Schicht finden sich auch die von den Melanozyten weitergegebenen Melanosomen in den Keratinozyten. Diese Pigmentübertragung ist für den UV-Schutz der Haut von elementarer Wichtigkeit. Zudem enthält das Stratum spinosum **Langerhans-Zellen,** die als Immunzellen fungieren und Antigene aufnehmen können, um die Haut vor Pathogenen zu schützen.
- **Stratum granulosum (Körnerschicht):** In dieser etwa dreischichtigen Zelllage sind Keratohyalingranula enthalten, die aus Aggregaten von Zytokeratinfilamenten und Peptiden bestehen. Diese Granula spielen eine wesentliche Rolle im Verhornungsprozess, da sie die Zellen auf ihre endgültige Verhornung vorbereiten. Hier beginnt der Prozess der Apoptose (Zelltod), wodurch die Zellen ihren Zellkern und ihre Organellen verlieren.
- **Stratum lucidum (Glanzschicht):** Diese Schicht ist nur in der Leistenhaut (Handflächen, Fußsohlen) zu finden und besteht aus transparenten, flachen Zellen. Sie bietet zusätzlichen Schutz vor mechanischen Belastungen. Das Stratum lucidum kann als Übergangsschicht zwischen den Keratinozyten und den vollständig differenzierten Hornzellen angesehen werden.
- **Stratum corneum (Hornschicht):** In der obersten Schicht der Haut sind die Zellen vollständig verhornte Korneozyten. Sie haben **keinen Zellkern** und keine Organellen mehr, sind stark abgeflacht und wasserarm. Diese Zellen bilden eine schützende Barriere gegen mechanische Einflüsse, chemische Stoffe und mikrobiologische Angriffe. Die Dicke der Hornschicht variiert je nach Körperregion: Während sie in der Felderhaut der Arme und Beine 0,1–0,2 mm misst, erreicht sie an den Fußsohlen 0,8–1,5 mm. Der Verhornungsprozess dauert etwa einen Monat, wobei die Keratinozyten aus der Basalschicht zur Oberfläche wandern und als Hornzellen schließlich abgestoßen werden.

**MedAT-GEHEIMTIPP** Für den Untertest „Textverständnis" wurde schon zweimal ein ausführlicher Histologie-Text über den Verhornungsprozess der Zelle verwendet.
Um hier die Fragen beantworten zu können und Punkte zu sammeln, ist kein explizites Vorwissen notwendig. Jedoch kann es sich als hilfreich erweisen, wenn man die Thematik schon einmal durchgearbeitet hat und von den Fachbegriffen nicht „erschlagen" wird.

## Lederhaut

Die **Lederhaut** (Dermis oder Corium) bildet das stabile Bindegewebe, das die Oberhaut (Epidermis) stützt und gleichzeitig eine Verbindung zur darunterliegenden Subcutis herstellt. Ihre reißfeste und zugleich elastische Struktur ermöglicht der Haut eine gewisse Verformbarkeit, während sie durch zahlreiche freie Nervenendigungen empfindlich auf Schmerz- und Juckreize reagiert. Die Dermis besteht aus einem Netzwerk von kollagenen und elastischen Fasern, die in zwei histologisch unterscheidbare Schichten gegliedert sind:

1. **Papillarschicht (Stratum papillare):** Diese obere Schicht der Dermis besteht aus lockerem Bindegewebe und enthält feine elastische Fasern sowie Zellen der Immunabwehr. Sie liegt direkt unter der Epidermis und ist durch Bindegewebskapillaren mit ihr verbunden, um eine gemeinsame Blutversorgung zu gewährleisten. Jede Dermispapille ist von einer Kapillarschlinge durchzogen und enthält benachbarte Nervenfasern. In der unbehaarten Haut sind einige Papillen zusätzlich mit Berührungs- und Druckrezeptoren ausgestattet, die als **Meißner-Tastkörperchen** und **Ruffini-Körperchen** bekannt sind und zur taktilen Wahrnehmung beitragen.
2. **Geflechtschicht (Stratum reticulare):** Diese untere Schicht der Dermis ist durch dichte, festere kollagene Fasern charakterisiert, die in einem unregelmäßigen Muster angeordnet sind. Sie beherbergt zahlreiche Blut- und Lymphgefäße sowie Nerven, Talg- und Schweißdrüsen und Haarfollikel. Die Geflechtschicht spielt eine entscheidende Rolle in der Temperaturregulation der Haut. In der behaarten Haut befinden sich um die Haarwurzeln herum sensorische Nervengeflechte, die als Haarfollikelsensoren fungieren und die Berührungssensibilität in diesem Bereich gewährleisten.

## Unterhaut

Die **Subcutis,** auch Unterhaut genannt, besteht aus lockerem Bindegewebe und dient primär als Fettspeicher. Sie verbindet die darüber liegende Dermis mit der oberflächlichen Körperfaszie. Die Struktur der

Subcutis variiert in Abhängigkeit vom Fettanteil, der je nach Körperregion unterschiedlich ausgeprägt sein kann. Durch dieses Gewebe verlaufen Leitungsbahnen, die Blutgefäße und Nerven führen.
Das subkutane Fettgewebe kann entweder in Form von **Baufett** an der Fußsohle als Druckpolster vorliegen oder als **Depotfett** der Energiespeicherung und Wärmeregulation dienen.
In der Subcutis befinden sich zudem spezialisierte Mechanorezeptoren, die sogenannten **Vater-Pacini-Lamellenkörperchen,** die auf Vibrationsreize reagieren und eine wichtige Rolle in der sensorischen Wahrnehmung spielen.
Wie bereits oben erwähnt, gibt es in und an der Haut sogenannte **Hautanhangsgebilde,** zu denen **Haare, Nägel und Talg- und Schweißdrüsen** gezählt werden.

## Haare

Ein **Haar** besteht aus einem länglichen Hornfaden, der hauptsächlich aus **Keratin** aufgebaut ist. Dieser Faden endet in der **Haarwurzel,** die in einer Haarfollikelscheide eingebettet ist und eng mit einer **Talgdrüse** verbunden ist (➤ Abb. 4.136). Diese Drüse produziert ein fettiges Sekret, das die Haut und das Haar geschmeidig hält. Direkt unter der Wurzelscheide befindet sich der **Haaraufrichtemuskel (Musculus erector pili)**, der bei sympathischen Reaktionen, wie durch Kälte oder emotionalem Stress, das Aufrichten des Haares bewirken kann. Die Haarwurzel ist von **sensiblen Nervenfasern** umgeben, die Bewegungen des Haares wahrnehmen und somit eine Rolle bei der **taktilen Wahrnehmung** und dem **Wärmeschutz** spielen.
Bereiche des Körpers, die **unbehaart** sind, umfassen die **Handflächen, Fußsohlen, Brustwarzen** und **Lippen.** Die feinen Haare eines Neugeborenen, die sogenannten **Lanugohaare,** unterscheiden sich deutlich von den dickeren und stärker pigmentierten **Terminalhaaren,** die bei Erwachsenen vorkommen.

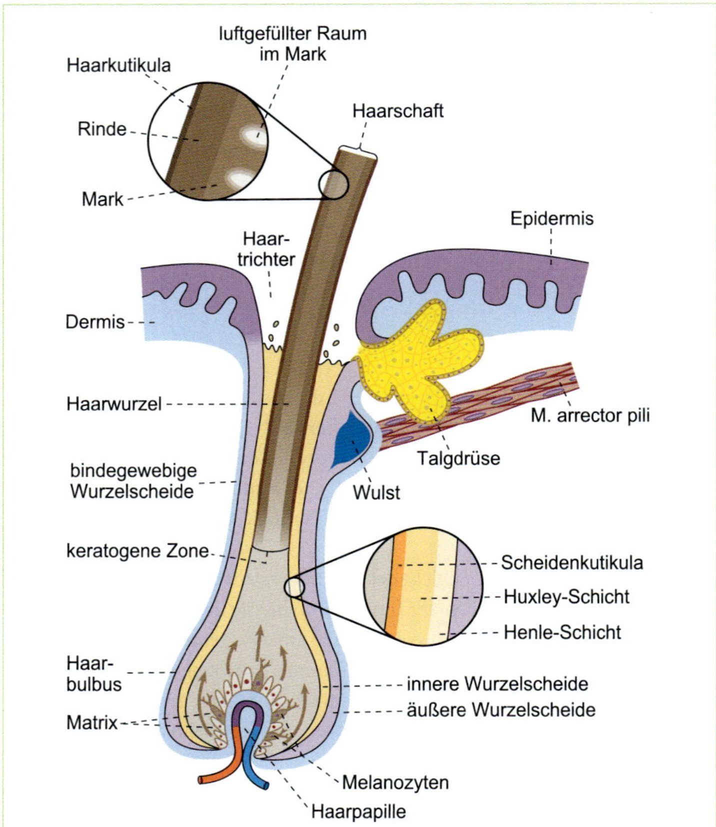


**Abb. 4.136** Aufbau eines Haarfollikels (Schema). Die innere Wurzelscheide endet im Bereich der Einmündung der Talgdrüsen in den Haartrichter. [L141]

## Nägel

**Nägel** schützen die empfindlichen Enden der **Finger** und **Zehen** und unterstützen uns bei der **Feinmotorik,** insbesondere beim Greifen. Die **Nagelplatten,** auch **Hornplatten** genannt, bestehen aus etwa 0,5 mm dicken, abgestorbenen **Keratinozyten.** Sie liegen auf dem **Nagelbett,** das eine rosa Färbung aufweist, da

es gut durchblutet ist. Im **Nagelbett** erfolgt das kontinuierliche Wachstum neuer Nagelzellen mit einer Wachstumsrate von etwa 1 mm pro Woche.
Das Wachstum geht primär von der **Nagelmatrix** aus, die unterhalb des halbmondförmigen, weißlichen Bereichs, der als **Lunula** sichtbar ist, liegt. Die Nagelplatte ist durch eine sogenannte **Nageltasche** an der Hinterseite des Nagelbetts verankert, was Stabilität und Schutz gewährleistet (➤ Abb. 4.137).

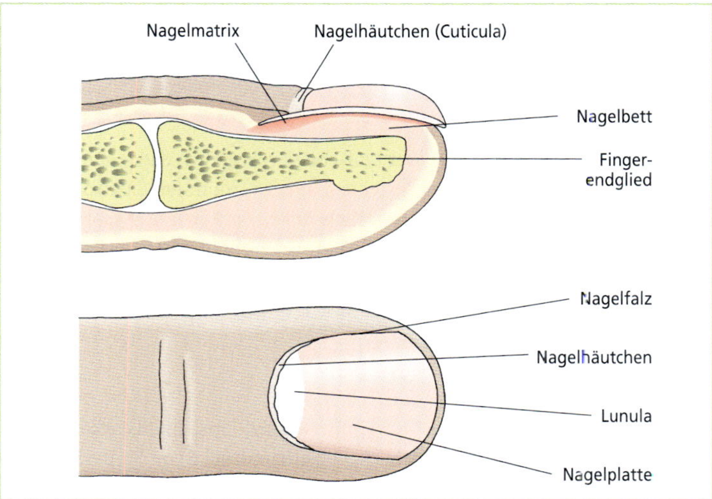


**Abb. 4.137** Längsschnitt durch Fingerspitze und Nagel [L190]

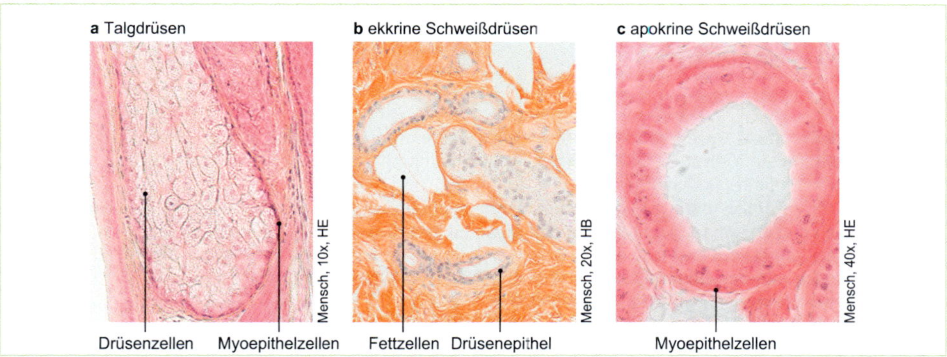


**Abb. 4.138** Talg- und Schweißdrüsen [O568]

## Talg- und Schweißdrüsen

**Hautdrüsen** lassen sich grundsätzlich in **Talgdrüsen** und **Schweißdrüsen** unterteilen (➤ Abb. 4.138), doch gehören auch **Brustdrüsen** und **Ohrenschmalzdrüsen** zu dieser Klassifikation.

### Talgdrüsen

Die **Talgdrüse** ist eine **holokrine Drüse,** das bedeutet, dass sie ihr Sekret durch den vollständigen Zerfall der sekretorischen Zellen freisetzt. Talgdrüsen befinden sich hauptsächlich an **behaarten Körperstellen** und sorgen für das Nachfetten der Haare auf der Kopfhaut, indem sie **Hauttalg** absondern. Dieses Sekret enthält einen hohen Anteil an **Triglyceriden** und **Fettsäuren**, die sowohl die Haare als auch die Haut geschmeidig halten.
In Bereichen mit Haarwuchs gibt es auch häufig **Duftdrüsen,** die ein **alkalisches Sekret** produzieren, das durch die Wirkung von **Sexualhormonen** beeinflusst wird.

### Schweißdrüsen

**Schweißdrüsen** sind die am weitesten verbreiteten Hautdrüsen im Körper, mit etwa 2 Millionen Drüsen, die vor allem an der **Stirn,** den **Handinnenflächen,** den **Fußsohlen** und in den **Achselhöhlen** konzentriert sind. Ihr Sekret bildet den **Säureschutzmantel** der Haut, der als natürliche Barriere gegen Keime dient.

Es gibt zwei Arten von Schweißdrüsen: **ekkrine** und **apokrine Schweißdrüsen.** Beide sind **schlauchförmig** aufgebaut, mit einem Ausführungsgang und einem sekretorischen Endstück. Der Hauptunterschied zwischen ekkrinen und apokrinen Schweißdrüsen liegt in der Form dieser Endstücke. Schweißdrüsen spielen eine wesentliche Rolle bei der **Thermoregulation** des Körpers. Beim Schwitzen verdunstet die Flüssigkeit auf der Haut, wodurch dem Körper Wärme entzogen wird – dieser Prozess wird als **Verdunstungswärme** bezeichnet. Schweißproduktion wird nicht nur durch äußere Temperaturen beeinflusst, sondern auch durch **vegetative Faktoren** und den **psychischen Zustand** der Person.

**MedAT-GEHEIMTIPP** Schon zweimal gefragt: Wie reguliert der Körper seine Temperatur?

**Schweiß** selbst ist ein geruchloses, saures Sekret (pH 4,5). Der typische Körpergeruch entsteht erst, wenn **Bakterien** auf der Haut den Schweiß zersetzen. Das Sekret besteht aus einer verdünnten Elektrolytlösung mit **Wasser, Salzen, Aminosäuren, Harnstoff, Ammoniak, Milchsäure, Zucker** und **Ascorbinsäure** (Vitamin C). Zusätzlich trägt Schweiß zur **Ausscheidung von Schad- und Abfallstoffen** bei, was seine Funktion als **Entgiftungsmechanismus** unterstreicht.

## 4.8.3 Physiologie

### Auge

Der sogenannte **dioptrische Apparat** besteht aus Hornhaut, Kammerwasser, Linse und Glaskörper und empfängt Lichtstrahlen. Es werden die aufgenommenen Licht- bzw. Farbeindrücke von Sinneszellen erfasst, welche die Erregung, als elektrischen Impuls, über den Sehnerv zum Großhirn leiten.
Doch wie genau geht das nun vonstatten?
Die einfallenden Lichtstrahlen werden zunächst von der **Hornhaut** gebrochen und über eine ringförmige Öffnung bzw. **Pupille** der pigmentierten **Regenbogenhaut** (Iris) eingefangen. Sobald das Licht durch die Pupille gelangt ist, die wie eine Blende eines Fotoapparates wirkt, wird es durch die gekrümmte **Linse** gebündelt und ein zweites Mal gebrochen.

**VERSTÄNDNIS⁺** Wenn Gegenstände unterschiedlich weit entfernt sind, muss sich die **Brechkraft** der Linse anpassen, um trotzdem ein scharfes Abbild auf die Netzhaut projizieren zu können. Dies schafft sie nur durch eine Formänderung des Linsenkörpers.
Der durchsichtige Linsenkörper ist über **Zonulafasern** an einem ringförmig verlaufenden **Ziliarmuskel** eingespannt. Durch diesen Apparat können wir unser Auge auf Nah- bzw. Fernsicht einstellen, was auch als **Akkomodation** bezeichnet wird (➤ Abb. 4.139):
**Kontrahiert sich nun der Ziliarmuskel,** was bei einer Muskelanspannung immer zu einer Verkürzung führt, **erschlaffen** paradoxerweise die **Ziliarfasern.** Folglich wird durch die erschlafften Fasern kein Zug mehr auf die elastische Linse ausgeübt, die sich daraufhin wölbt und so mit der erhöhten Brechkraft Dinge in unmittelbarer Nähe erkennbar macht. Vice versa funktioniert das auch mit der Ferneinstellung, bei der der Ziliarmuskel erschlafft und sich die Fasern hingegen zusammenziehen. Durch den ausgeübten Zug flacht die Linse ab und die Brechkraft wird somit reduziert.
Nun haben wir aber auch noch unterschiedliche Lichtverhältnisse, mit denen unsere Augen täglich zurechtkommen müssen. Doch auch dafür hat sich die Natur etwas einfallen lassen:
Die sogenannte **Adaption** beschreibt den Vorgang der reflektorischen Regulation der Pupille, bei der die Größe der Pupillenöffnung an unterschiedliche Lichtverhältnisse angepasst wird. Dadurch wird der Lichteinfall auf die Netzhaut über biochemische und neuronale Prozesse reguliert. Tritt zum Beispiel viel Licht in das Auge, kontrahieren sich, über den Parasympathikus gesteuert, spezielle Muskeln unter der Regenbogenhaut und die Pupille verengt sich, um den Lichteinfall zu vermindern (**Miosis**). Ist die Umgebung jedoch sehr dunkel, erweitert sich sympathikusvermittelt die Pupillenöffnung, um möglichst viel Lichtstrahlen einfangen zu können (**Mydriasis**). Dieser Mechanismus funktioniert ohne unser willkürliches Zutun und wird vom vegetativen Nervensystem gesteuert.

**AUS DEM MEDIZINSTUDIUM** Die Elastizität unserer Linse nimmt mit zunehmendem Alter ab, da sie sich immer mehr verhärtet. Die Folge ist eine Verringerung unseres Akkomodationsvermögens. Ab einem bestimmten Grad nennt man das **Altersweitsichtigkeit.**
Wenn die Linse trüb wird, kann das zu einem **grauen Star** (Katarakt) führen. Beim **grünen Star** (auch Glaukom genannt) hingegen ist der Augeninnendruck erhöht. Meist bemerkt man dies erst im höheren Alter, daher sind frühzeitige Vorsorgeuntersuchungen durchaus zu empfehlen. Unbehandelt kann dies nämlich zu einer Schädigung der Netzhaut oder der Sehnerven oder sogar bis zum völligen Sehverlust führen.

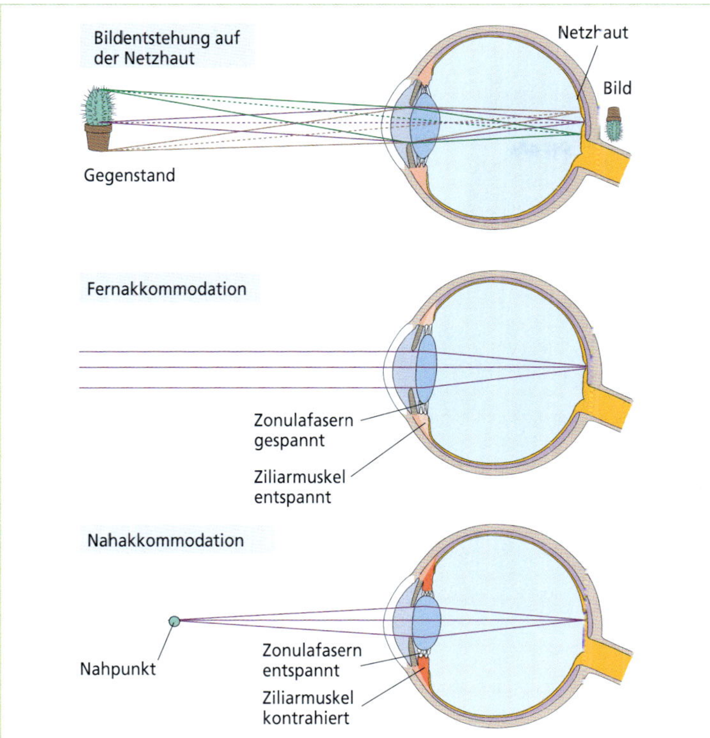


**Abb. 4.139** Bildentstehung auf der Netzhaut: Fern- und Nahakkommodation [L190]

**MedAT-GEHEIMTIPP** Zur Physiologie und Anatomie des Auges werden eigentlich jedes Jahr Fragen gestellt. Zum Beispiel gab es im Jahr 2014 und 2017 zwei unterschiedliche Fragen dazu, durch welche Vorrichtung die Linse gebeugt wird.
Der anatomische Aufbau des Auges sollte auch gut sitzen, da dazu auch schon oft Fragen gekommen sind, wie z. B. die Frage nach den angrenzenden Strukturen des Kammerwassers. Dazu hilft es, sich die Abbildungen des Querschnitts „vor Augen zu führen" (➤ Abb. 4.117). Außerdem solltet Ihr wissen, was Rhodopsin ist und was es macht.
2023 wurde geprüft, was die Aufgabe von Zapfen und Stäbchen ist.

**AUS DEM MEDIZINSTUDIUM** Man darf beim Thema Auge auch ein bisschen in die Tiefe gehen:
Zum Beispiel ist es gut zu wissen, dass die Hornhaut (**Kornea**) eine konstante Brechkraft von **43 Dioptrien** besitzt, wohingegen die **Augenlinse,** durch den oben beschriebenen Vorgang, ihre Brechkraft mit Muskeln **variieren** kann.
Zur Hornhaut noch ein Hinweis: das Wort „Hornhaut" ist dahingehend irreführend, da sie an der Außenseite von einem mehrschichtigen, unverhornten (!) Plattenepithel und innen von einem einschichtigen Epithel bedeckt ist.

Nachdem das Licht durch die Linse in gebündelter Form aufgefangen wurde, trifft es auf den **Glaskörper.** Nun gelangen die Lichtstrahlen auf die dahinterliegende **Netzhaut** (Retina), die mit lichtempfindlichen **Photorezeptoren** ausgestattet ist.

Diese speziellen Rezeptoren sind Sinneszellen aus 120 Millionen **Stäbchen** und 6 Millionen **Zapfen** (➤ Abb. 4.140). Es herrscht also ein Verhältnis von **20 : 1.** Unter dem lichtempfindlichen Teil der Netzhaut (Pars optica retinae) liegt ein einschichtiges Pigmentepithel (Stratum pigmentosum), welches direkt an die Aderhaut angrenzt, und die Ernährung der Sinneszellen übernimmt. Sehen wir uns die Stäbchen und Zapfen etwas genauer an:

- Die **Stäbchen** sind für das **Hell/Dunkel-Sehen** bzw. für das **„Nacht-Sehen"** verantwortlich und finden sich häufig am Rand der Netzhaut. Sie sind lichtempfindlicher als die Zapfen und ermöglichen uns in der Dunkelheit das Erkennen von Strukturen. Hier können keine Farben erkannt werden. Der Sehfarbstoff der Stäbchen ist das **Rhodopsin,** welches aus dem Protein Opsin und dem Retinal (aus Vitamin A; ➤ Kap. 23.5.1) synthetisiert wird (➤ Abb. 4.141).

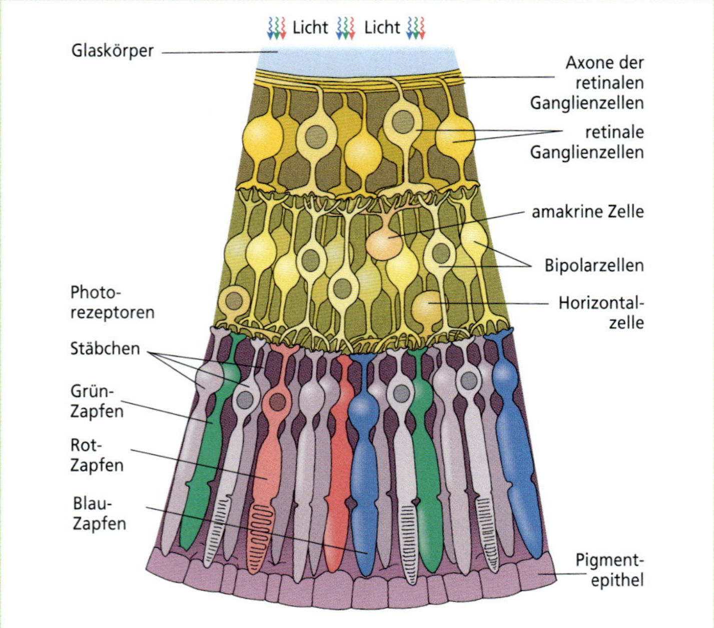


**Abb. 4.140** Gesichtsfeld und Sehbahn [L190]

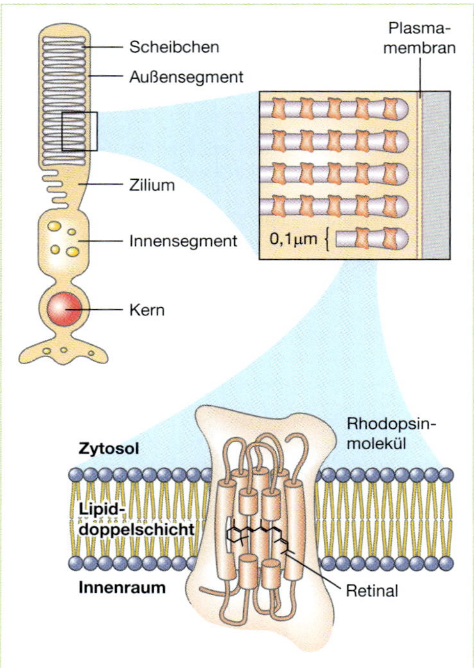


**Abb. 4.141** Rhodopsin in den Stäbchen der Retina [L253]

- Die **Zapfen** werden beim **„Tag-Sehen"** aktiv und haben eine gute Auflösung durch eine enge Verschaltung mit Ganglien-Zellen. Man findet sie hauptsächlich am **gelben Fleck,** der auch der Bereich des „schärfsten Sehens" genannt wird. Er befindet sich wenige Millimeter neben der Papille in einer zentralen Grube, wo ausschließlich Zapfen zu finden sind. Je weiter man sich vom gelben Fleck entfernt, desto mehr Stäbchen treten in Erscheinung. Es gibt lediglich drei Zapfentypen mit unterschiedlichen Eiweißanteilen im Sehfarbstoff – das sind **Rot-, Grün- und Blauzapfen.** Der Farbeindruck ergibt sich aus den Kombinationen der Genannten.

Den MedAT-relevanten Teil des genauen Mechanismus des Entstehens eines Aktionspotenzials in den Stäbchen, welches dann zum Sehnerv weitergeleitet wird, zeigt euch ➤ Abb. 4.142.

Unter den weiteren Schichten der Retina findet man außer den Photorezeptoren auch noch die sogenannten bipolaren Retinaganglienzellen und Optikusganglienzellen („2. und 3. Neuron" der Sehbahn). Ihre Axone vereinigen sich zum **Sehnerv** (Nervus opticus), welcher am hinteren Augapfelpol heraustritt.

Notizen

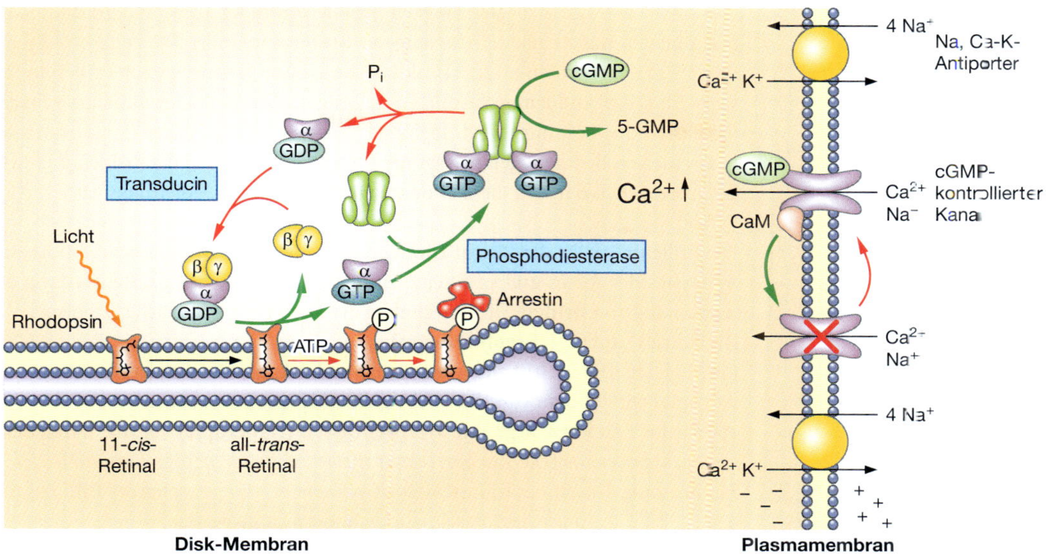


**Abb. 4.142** Der Sehvorgang: Rhodopsin (bestehend aus Opsin und Retinal) ist ein G-Protein-gekoppelter Rezeptor, der als G-Protein Transducin binden kann. In Abwesenheit von Licht befindet sich das Retinal in der 11-cis-Form (➤ Kap. 16.2.3 Stereochemie). Parallel wird in der Zelle eine signifikante Menge an zyklischem GMP (cGMP) synthetisiert, welches die Öffnung von Ionenkanälen für Natrium und Kalzium bewirkt. In der Folge strömen positiv geladene Ionen in die Zelle, was zu einer Depolarisation führt. Daraufhin erfolgt die Freisetzung des Transmitters Glutamat. Im Falle einer Lichteinwirkung erfolgt eine Isomerisierung von 11-cis-Retinal. Die Doppelbindung am C-Atom 11 ist dann trans-konfiguriert, wie alle anderen Doppelbindungen des Retinals (all-trans-Retinal). Das neu entstandene aktive Rhodopsin (R*) aktiviert Transducin, welches GTP bindet und eine Phosphodiesterase aktiviert. Dadurch wird cGMP gespalten, was zum Schließen der Kationenkanäle führt. In der Folge hyperpolarisiert die Zelle, und die Ausschüttung von Glutamat wird gestoppt. [L253]

Die Sehnerven des rechten und linken Auges **kreuzen** sich (Sehnervenkreuzung) und in weiterer Folge gelangen die Sinneseindrücke über den Sehstrang zur **Sehrinde des Hinterhauptlappens,** wo schlussendlich die visuelle Wahrnehmung erfolgt (➤ Abb. 4.84). An der **Papille,** also der Stelle, an dem der Nerv austritt, befinden sich **keine Zapfen oder Stäbchen.** Da hier das Sehvermögen komplett fehlt, wird diese Stelle auch als „**blinder Fleck**“ bezeichnet.

Ein weiterer Mechanismus, den wir für den MedAT kennen sollten, ist der sogenannte Kohlrausch-Knick. Als **Kohlrausch-Knick** bezeichnet man den charakteristischen Knick in der Dunkeladaptationskurve des Auges, der nach etwa 7–10 Minuten entsteht, wenn die weniger lichtempfindlichen Zapfen ihre maximale Sensitivität erreicht haben und die deutlich empfindlicheren Stäbchen die weitere Adaptation übernehmen. Ab diesem Übergangspunkt sinkt die Reizschwelle plötzlich viel schneller, weil nun das skotopische Sehen (also Dunkelsehen) der Stäbchen dominiert und so die Anpassung an schwaches Licht bestimmt.

**MedAT-GEHEIMTIPP** Warum lehren wir euch den Kohlrausch-Knick? Weil er leider 2025 beim MedAT geprüft worden ist.

**EPISCHE ESELSBRÜCKE** Eine simple, aber vielleicht hilfreiche Eselsbrücke kann sein:
**S**täbchen – **S**chwarz/Weiß
Zap**F**en – **F**arben

Unser Auge kann sich also recht gut an verschiedene Lichtverhältnisse anpassen. Aber warum gibt es dann so viele Menschen, die trotzdem eine Brille tragen? Dieser Frage werden wir nun ausführlich auf den Grund gehen.

Der optische Apparat unseres Auges funktioniert wie eine **Sammellinse** (➤ Kap. 31.3.3) und entwirft ein **seitenverkehrtes** sowie **stark verkleinertes** und **auf den Kopf gestelltes Bild** auf der Netzhaut.

**VERSTÄNDNIS+** Hä? Aber wir sehen doch alles normal herum? Ja, aber auch nur, weil das **Gehirn** das Bild in unserer Vorstellung einfach korrigiert.

Die Linse des Auges hat die Fähigkeit, ihre **Krümmung** zu verändern und dadurch die **Brechkraft** zu beeinflussen, was zu einer Anpassung der **Brennweite** führt. Die genauen physikalischen Mechanismen dieser Prozesse werden in der **Optik** (➤ Kap. 30.3) genauer erläutert. Bereits an dieser Stelle lässt sich sagen, dass das **Auflösungsvermögen** des Auges, also die Fähigkeit, Bilder **scharf** wahrzunehmen, durch die Entfernung bestimmt wird, ab der das Auge zwei benachbarte Punkte noch getrennt erkennen kann. Unter idealen Bedingungen beträgt die Entfernung zwischen den beiden Punkten etwa **1 mm,** während das Auge sich **3–6 m** von diesen Punkten entfernt befindet. Allerdings variiert die Sehkraft von Person zu Person.

Für Brillenträger ist der Begriff **Dioptrie** vertraut. Dieser Wert beschreibt die **Brechkraft** des optischen Apparates des Auges und spielt eine entscheidende Rolle bei der **Beurteilung der Sehstärke** sowie der **Anpassung von Brillen.** Die Berechnung der Dioptrie erfolgt nach der Formel:

**Brechkraft (dpt) = 1/Brennweite (m)**

Eine **Fehlsichtigkeit** tritt auf, wenn die Form des Augapfels von der Norm abweicht. Bei einem **zu langen Augapfel** spricht man von **Kurzsichtigkeit (Myopie),** wobei der Dioptrienwert negativ ist. Ist der Augapfel jedoch **zu kurz,** liegt eine **Weitsichtigkeit (Hyperopie)** vor, die durch einen positiven Dioptrienwert gekennzeichnet ist. Zur **Korrektur** dieser Sehfehler werden **Sammellinsen** bei Weitsichtigkeit und **Zerstreuungslinsen** bei Kurzsichtigkeit verwendet, um ein **scharfes Bild** auf der Netzhaut zu gewährleisten. Eine ausführlichere Beschreibung findet sich in ➤ Kap. 31.5.4.

## Das Ohr als Hörorgan

Die Ohrmuschel fängt den Schall ein und hilft dabei, die **Richtung der Schallquelle** zu bestimmen.

Das Trommelfell wird durch Druckdifferenzen, denn nichts anderes ist der Schall, in Schwingung gebracht. Die **Gehörknöchelchen** der Paukenhöhle haben die Aufgabe, den Schall weiterzuleiten und ihn zu verstärken.

Die Schwingung des Steigbügels als Verbindungsstück zwischen Mittel- und Innenohr wird nun auf das **ovale Fenster** der Vorhoftreppe (Scala vestibuli) des Innenohrs übertragen.

**AUS DEM MEDIZINSTUDIUM** Wie wird eigentlich der Schall vom Mittel- zum Innenohr weitergeleitet?
Für gewöhnlich wird Schall, der sich durch Kompression von Luft in derselbigen ausbreitet, durch das Auftreffen auf eine flüssige Phase fast gänzlich reflektiert. Nur etwa ein Prozent der Energie des Schalls wird dabei auf die Flüssigkeit übertragen. Ein Paradebeispiel für diesen Effekt ist die Ruhe nach dem Abtauchen in den Swimmingpool eines gut besuchten Freibads im Sommer. Dieses Phänomen beruht auf der Weigerung des Wassers sich durch Druck komprimieren zu lassen. So auch beim Übergang des Schalls vom ovalen Fenster zur Flüssigkeit des Innenohrs. Jedoch können wir trotzdem Geräusche relativ realitätsgetreu wahrnehmen. Wie kann das sein?
Trifft eine Schallwelle auf das Trommelfell, bringt dieses zunächst den Hammer, dann den Amboss, danach den Steigbügel und schließlich das ovale Fenster zum Schwingen. Da nach dem ovalen Fenster aber eine flüssige Phase (Perilymphe) folgt, müsste die Lautstärke stark abgeschwächt sein. Jedoch wissen wir, dass das **Trommelfell flächenmäßig weitaus größer** ist als das ovale Fenster. Ihr könnt euch das so vorstellen: Wenn ihr auf einem Gong mit 4 m Durchmesser einen ordentlichen Ton erzeugen wollt, benötigt ihr einen weitaus größeren Hammer als bei einem Gong, der vielleicht nur 10 cm Durchmesser hat. Analog dazu wird auch eine kleine Kraft benötigt, um das ovale Fenster zur Schwingung anzuregen als das beim Trommelfell der Fall ist. Durch diesen Größenunterschied wird der Schall um das 20-Fache verstärkt. Der Effekt ist dabei so groß, wie der Unterschied der Gehörleistung vom normalen Hören bis zum festen Zuhalten der Ohren mit den Händen.
Des Weiteren sind die Gehörknöchelchen wie Hebel angeordnet, die ja bekanntlich Kraft, hier in Form von Schwingungen der Knöchelchen, umwandeln können. Das hat jedoch nur eine schallverstärkende Wirkung von einem 1,3-fachen Faktor. Wir hören jetzt aber trotzdem nicht alles zig-fach stärker als in der Realität, da die Energie des Schalls beim Übergang in die flüssige Phase ja verloren geht. Die Schallstärke wird durch die Eigenschaften des Mittelohrs viel eher relativiert. Dieses „Maßschneidern" der Schallstärke wird **Impedanzanpassung** genannt.

Die Schallwellen laufen ausgehend vom ovalen Fenster in der **Perilymphe** der Scala vestibuli als Wanderwelle durch die kreisförmige Windung der Schnecke und ziehen über das Helicotrema zum Paukentreppe, die am **runden Fenster** sein Ende findet. Bei der Ausbreitung der Wanderwelle in der Perilymphe wird die Basilarmembran der Scala media bewegt.

Die Scala media ist mit Endolymphe gefüllt und der Sitz des **Corti-Organs,** wo zahlreiche (ca. 15.000) Sinnesepithelzellen bzw. Haarzellen zu finden sind. **Haarzellen** sind im Wesentlichen Mechanorezeptoren, die auf der Oberseite des Zellpols büschelweise Stereozilien aufweisen können. Durch die Bewegung der Basilarmembran während der Ausbreitung der Wanderwelle in den Perilymphen von Vorhof- und Paukentreppe wird die Endolymphe in Schwingung gebracht, wodurch sich als Folge die Sinneshaare der inneren und äußeren Haarzellen bewegen (➤ Abb. 4.143), was zu einem Aktionspotenzial führt. Da die

Notizen

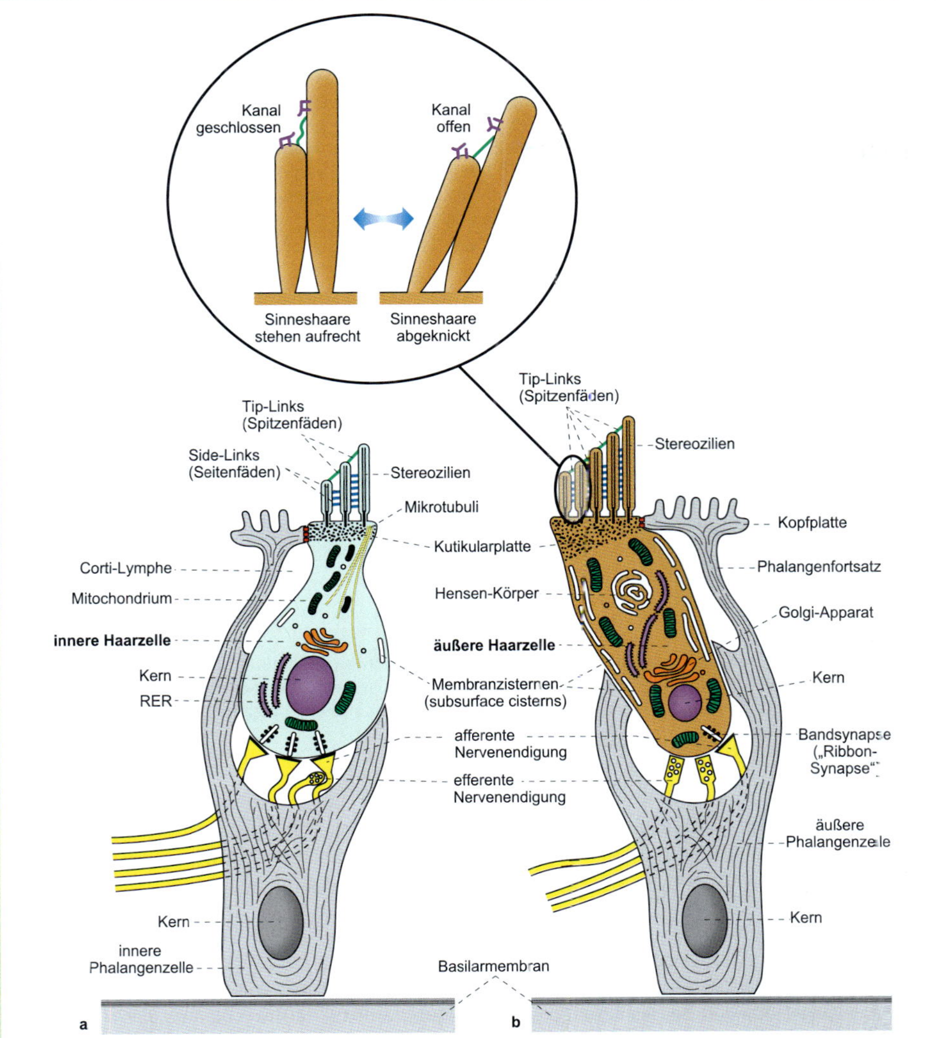


**Abb. 4.143** Innere und äußere Haarzellen und die ihr zugeordneten Phalangenzellen im Corti-Organ (Schema). (a) Die inneren Haarzellen sind die eigentlichen Sinneszellen, sie setzen nach Erregung basal den Transmitter Glutamat frei, was zur Entstehung eines Aktionspotenzials in den afferenten kochleären Fasern des N. VIII führt. (b) Die äußeren Haarzellen haben eine Verstärkerfunktion. Die Schallwellen verursachen ein (reversibles) Abknicken der unterschiedlich hohen Sinneshaare. Ein feines Filament (Spitzenfaden, Tip-Link, besteht aus Cadherin 23) verbindet benachbarte Sinneshaare. Das Abknicken der Sinneshaare spannt die Filamente an, was mechanisch beeinflussbare (dehnungssensitive) Kaliumkanäle in der Membran der Sinneshaare öffnet. Dadurch strömen insbesondere Kaliumionen aus der Endolymphe ein, was zur Depolarisation der Haarzelle führt. Rückführung der Stereozilien in die Ausgangslage schließt die Kanäle: Repolarisation der Zelle. Die Stereozilien sind zusätzlich lateral über Verbindungsproteine verknüpft („Seitenfäden"). [L141]

inneren Haarzellen in synaptischem Kontakt mit Neuronen stehen, führt das wiederum zu einer Auslösung eines **elektrischen Impulses,** der bis zum Hirnstamm weitergeleitet wird.

Den oben dargestellten Weg des Schalls nennt man Luftleitung. Diese Art der Schallübertragung hat eine wesentlich höhere Effizienz als die Knochenleitung (z. B. Stimmgabel von Schädelknochen zum Innenohr).

Die Scala media ist mit Endolymphe gefüllt und beherbergt das **Corti-Organ,** das etwa 15.000 Haarzellen enthält. Diese **Haarzellen,** mechanosensitive Rezeptoren, tragen an ihrer Oberseite Stereozilien, die auf mechanische Reize reagieren. Durch die Schallübertragung am ovalen Fenster werden Schwingungen in der Perilymphe der Scala vestibuli erzeugt, die an der Spitze der Schnecke auf die Basilarmembran in der Scala media übertragen werden (➤ Abb. 4.143). Diese Bewegung bringt die Haarzellen in Kontakt mit der darüberliegenden Tektorialmembran und führt zur Biegung der Stereozilien. Dies öffnet mechanosensitive Ionenkanäle, was eine Depolarisation der Haarzellen bewirkt und einen elektrischen Impuls auslöst, der über den Hörnerv (Nervus cochlearis) zum Gehirn geleitet wird.

**AUS DEM MEDIZINSTUDIUM** Die **äußeren Haarzellen** im Innenohr haben eine wichtige Funktion bei der **Verstärkung** und **Feinabstimmung** des Hörvorgangs. Sie wirken als **aktive Verstärker,** indem sie dank des Proteins **Prestin** ihre Länge verändern und so die Schwingungen der **Basilarmembran** verstärken, besonders bei leisen Tönen. Dadurch wird das Gehör empfindlicher, und auch schwache Geräusche können wahrgenommen werden.
Darüber hinaus sorgen ihre Bewegungen für eine **Feinabstimmung der Frequenzempfindlichkeit,** indem sie bestimmte Frequenzen stärker betonen und so die Tonunterscheidung verbessern. Über efferente Nervenfasern ist das Gehirn in der Lage, die Aktivität der äußeren Haarzellen zu **modulieren,** was die Anpassung des Hörsystems an verschiedene akustische Umgebungen ermöglicht.

Diese Schallübertragung wird als Luftleitung bezeichnet und ist effizienter als die Knochenleitung, wie sie etwa bei der Stimmgabelprüfung am Schädelknochen genutzt wird. Dabei bewegt sich die Peri- und Endolymphe durch die vom Knochen übertragene Vibration durch die Stimmgabel.

**AUS DEM MEDIZINSTUDIUM** Sollte mal ein lauter Knall oder eine Explosion drohen, das Innenohr zu stark zu beanspruchen, kontrahieren sich die kleinen Muskeln des Ohres (M. tensor tympani und M. stapedius), um die Vibration der Gehörknöchelchen zu dämpfen und so das Innenohr zu schützen. Außerdem nimmt man an, dass diese Muskeln bei der Wahrnehmung von höheren Frequenzen die Übertragung von niedrigeren Frequenzen reduzieren, sodass man höhere Töne besser wahrnehmen kann.

**DEFINITIONEN** Ein **Ton** bzw. ein **Klang** ist durch einen regelmäßig wiederholenden Schwingungsvorgang gekennzeichnet, der sich auf eine bestimmte Frequenz beruft. Ein **Geräusch** wiederum charakterisiert sich durch ein unperiodisches und temporär in der Struktur sowie in der Intensität verändertes Schallereignis, das sich nicht lang auf eine Frequenz bestimmen lässt.

Der Mensch hat einen Hörbereich von ca. **16–20.000 Hertz (Hz),** wobei der Hauptsprachbereich bei 300–3.000 Hz und die Schmerzschwelle bei ca. 130 dB liegt (➤ Abb. 4.144). Am besten hören wir Frequenzen um die 4 kHz, das entspricht etwa der Frequenz einer menschlichen Stimme – was evolutionär sinnvoll ist.

**VERSTÄNDNIS⁺** Damit wir uns eine objektive Vorstellung von dem Schalldruck machen können, wurde der **Schalldruckpegel** erfunden, dessen Einheit das **Dezibel (dB)** ist. Hierbei sei erwähnt, dass dies ein logarithmisches Maß ist – soll heißen: eine kleine Erhöhung der Dezibel bedeutet daher sehr viel mehr Schalldruck in der Druckeinheit Pascal (Pa). Jede Verzehnfachung des Schalldrucks hingegen entspricht einer Erhöhung des Schalldruckpegels um 20 Dezibel. Angenommen, wir haben 6 dB mehr, so ist der Schalldruck doppelt so hoch wie der Anfangswert. Bei 20 dB hat er sich schon verzehnfacht und bei 60 dB mehr ist er tausendmal so hoch.
Das **Hertz (Hz)** ist die Einheit der Frequenz und wird als Schwingungen pro Sekunde definiert.
Aufgrund der Tatsache, dass menschliche Ohren abhängig von der Frequenz die Lautstärke losgelöst von dem rein physikalischen Wert der Tonstärke wahrnehmen, hat man sich eine weitere Maßeinheit, diesmal für die subjektive Lautstärke-Empfindung, ausgedacht: das **Phon (phon).**
Das Phon ist abhängig von der Frequenz sowie von der Größe des Schalldrucks. Auffallend ist, dass sie lediglich bei einer Frequenz von 1000 Hertz mit der Dezibelskala korreliert. Bei schwankenden Frequenzen ergeben physikalisch gleich starke Schallereignisse für den Zuhörer oft viel geringere subjektive Lautstärkeempfindungen.
So liegt die Hörschwelle bei 4 phon, die Schmerzschwelle bei 130 phon und der Hauptbereich für Sprache liegt zwischen 50 und 70 phon.

Bedauerlicherweise kommt es in den fortgeschrittenen Lebensjahren oft zu einer **Altersschwerhörigkeit (Presbyakusis).** So kann man beobachten, wie ab dem 30. Lebensjahr der Hörbereich oberhalb der 4 kHz alle 10 Jahre um ca. 10 Dezibel verringert wird (➤ Abb. 4.145).

## Das Ohr als Gleichgewichtsorgan

Der Vestibularapparat koordiniert die Bewegungen und die Körperposition relativ zur Umwelt. Dazu gehören zum einen die **drei Bogengänge** und zum anderen die **Makulaorgane,** welche aus zwei bläschenförmigen Anteilen bestehen:

- **Utriculus** (großes Vorhofsäckchen)
- **Sacculus** (kleines Vorhofsäckchen)

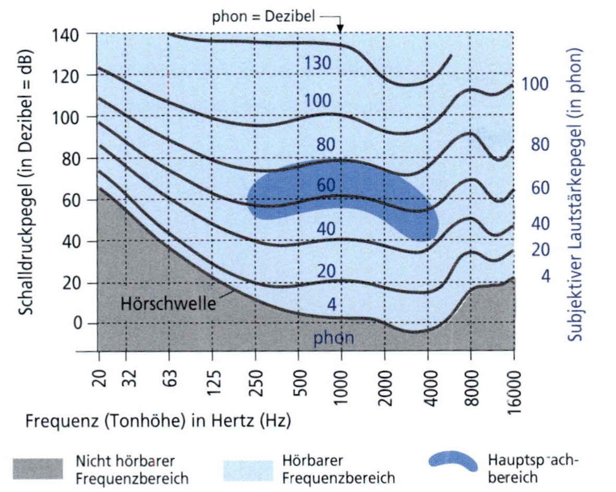


**Abb. 4.144** Der Hörbereich des Menschen [L190]

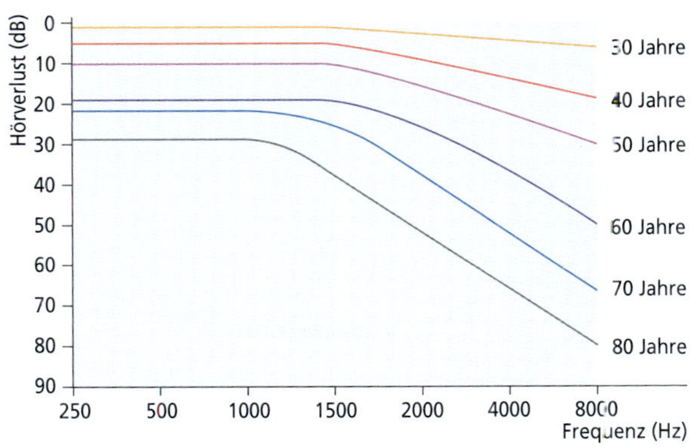


**Abb. 4.145** Audiogramm in den verschiedenen Lebensphasen [L190]

Den auskleidenden Sinnesepithelien dieser Organe sitzt eine Membran bzw. gallertartige Flüssigkeit auf, in welche die Spitzen von **Sinneshärchen** und **Kalkkristalle** eingebettet sind (➤ Abb. 4.146). Wenn sich nun der Kopf zur Seite neigt, bewegt sich diese Flüssigkeit mit Kristallen und die eingebetteten Härchen werden gebogen. Dadurch wird ein elektrischer Nervenimpuls ausgelöst und über das Nervensystem werden Informationen über die Linear- und Drehbewegungen vermittelt.

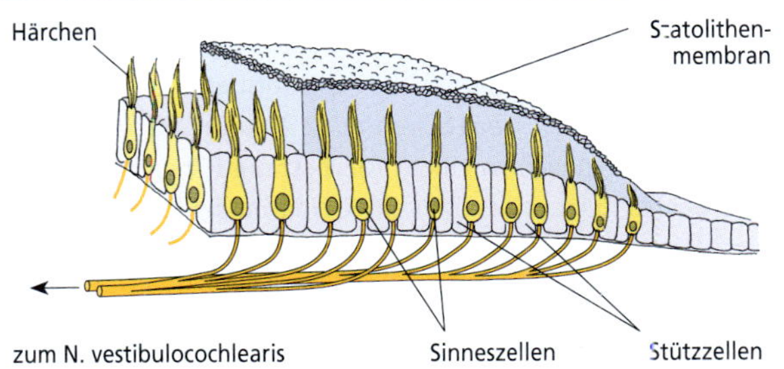


**Abb. 4.146** Aufbau der Makulaorgane [L190]

## Nase

Die über 10 Millionen Mal in der Schleimhaut vertretenen Riechzellen sind tatsächlich **bipolare Nervenzellen,** die an ihren dickeren Polen bestimmte Härchen tragen, worauf **Geruchsrezeptoren** sitzen. Schafft es ein Duftstoff per Diffusion durch die Schleimhaut und dockt an ein **Rezeptormolekül** an, entsteht ein Aktionspotenzial und die Riechsinneszelle leitet den Reiz weiter (➤ Abb. 4.147).

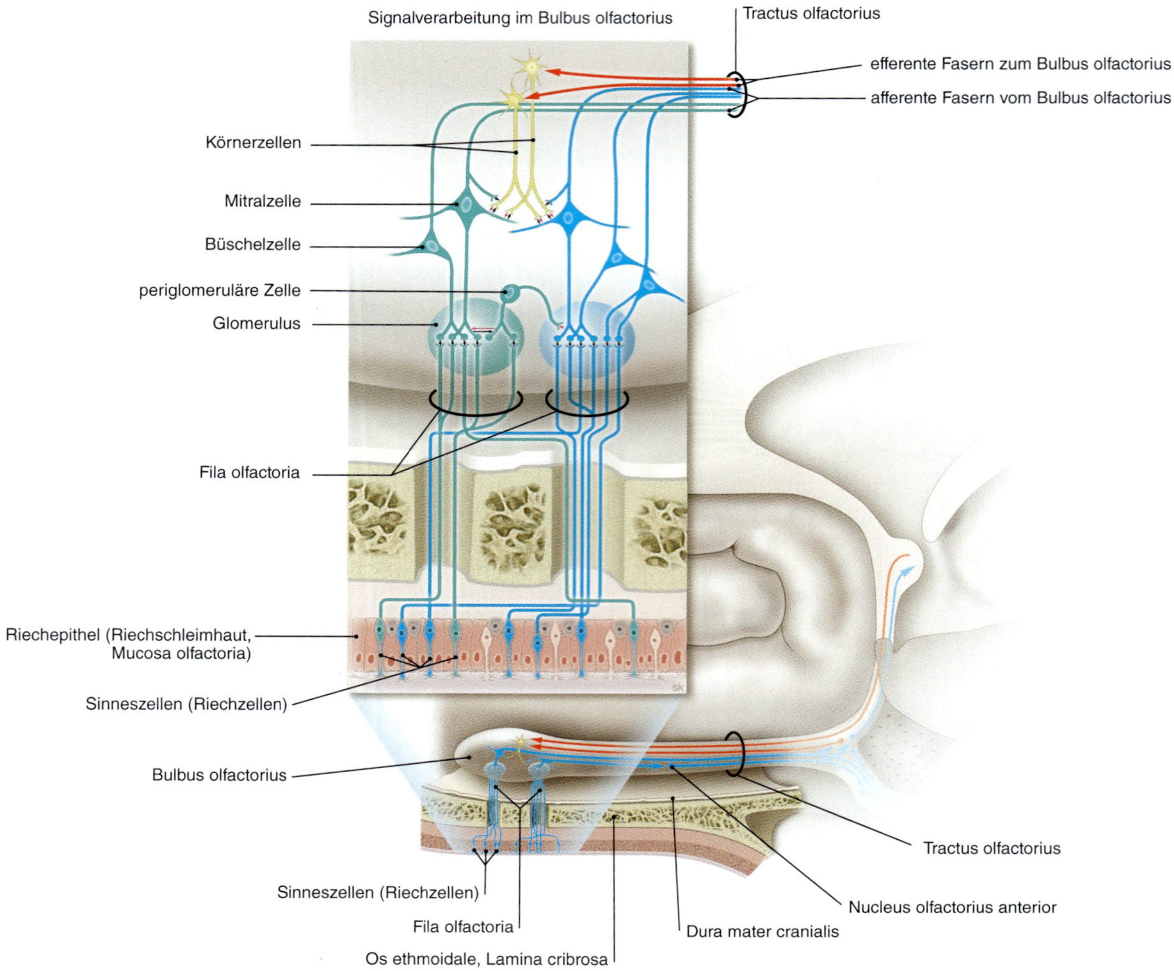


**Abb. 4.147** Projektions- und Verschaltungsschema der Riechnerven (Fila olfactoria); Ansicht von links. Alle Fila olfactoria konvergieren in jedem Bulbus auf ca. 1.000 Glomeruli (in der Abbildung sind exemplarisch zwei Glomeruli dargestellt), die gemeinsam den Tractus olfactorius bilden. In den Glomeruli wird über zahlreiche Synapsen auf Mitralzellen (2. Neuron) umgeschaltet. Dabei erreichen alle Neurone, die den gleichen Geruchsrezeptor haben, mit ihren Axonen den Glomerulus, der für genau diesen einen der insgesamt ca. 1.000 Geruchsrezeptoren spezifisch ist. Die Mitralzellen projizieren zu verschiedenen Arealen der Hirnbasis und des Temporallappens. Zur besseren Reizdifferenzierung gibt es Rückkopplungsmechanismen, die auf Körnerzellen zwischen den Mitralzellen wirken. [S700-L238]

Die Nervenenden der Riechzellen mit gemeinsamem Rezeptor führen als **Riechnerv** (N. olfactorius – 1. Neuron) gebündelt über die Löcher der Siebbeinplatte zu den **Riechkolben.** Sie alle sind auf dem Weg zu einem gemeinsamen **Riechknötchen** (Glomerulus olfactorius), wo die Informationen auf die Dendriten einer **Mitralzelle** (Nervenzelle der Riechkolben) umgeschaltet werden (2. Neuron der Riechbahn).
Die neuralen Ausläufer der Mitralzelle vereinigen sich zu einem **Riechstrang** (Tractus olfactorius), der über das zentrale Nervensystem in das Gehirn führt, wo er über ein 3. Neuron der Riechbahn verschaltet wird. Schlussendlich landen die Informationen im Temporallappen bzw. im **Riechhirn,** in dem Sinneseindrücke entstehen.
Von dort aus bestehen Verbindungen zum limbischen System sowie zum Thalamus und Hypothalamus, wobei noch nicht alle Gebiete der olfaktorischen Wahrnehmung erforscht sind.

**AUS DEM MEDIZINSTUDIUM** Jeder Rezeptor spricht jeweils nur auf einen einzigen Duft an. Menschen können circa 400 verschiedene Gerüche unterscheiden, während Hunde ungefähr 1000 verschiedene Rezeptortypen aufweisen. Durch Kombinationen verschiedener Duftstoffe ergeben sich jedoch weit mehr wahrnehmbare Duftvariationen.
Damit der Duftstoff nicht ewig auf dem Epithel festsitzt, gibt es eigens dafür zuständige **Spüldrüsen,** die unter der Riechschleimhaut verankert sind und mit ihren Ausführungsgängen neutralisierende Sekrete absondern.

**AUS DEM MEDIZINSTUDIUM** Das menschliche **olfaktorische System** hat eine bemerkenswerte Besonderheit: Die Riechschleimhaut erneuert sich kontinuierlich, da die **Riechzellen** eine Lebensdauer von nur wenigen Wochen haben. Etwa alle **60 Tage** sterben diese Zellen durch **Apoptose** ab und werden durch **Basalzellen** ersetzt. Die abgestorbenen Zellen werden über den **Nasenschleim** ausgeschieden und nach außen transportiert. Ein weiterer interessanter Aspekt ist, dass der **Geruchssinn** bereits bei der Geburt vollständig entwickelt ist. Bekannt ist auch der **hormonelle Einfluss** auf die Geruchswahrnehmung, insbesondere bei schwangeren Frauen. Durch den erhöhten **Östrogenspiegel** während der Schwangerschaft kann es zu einer verstärkten Geruchsempfindlichkeit kommen, was gelegentlich **Übelkeit** auslösen kann.

## Zunge

Die **gustatorische Wahrnehmung** wird durch die Aktivierung von Chemorezeptoren in den Geschmacksknospen ausgelöst, die auf fünf Hauptgeschmacksrichtungen spezialisiert sind: **süß, salzig, sauer, bitter** und **umami.** Jede dieser Geschmacksrichtungen aktiviert spezifische Rezeptoren auf den Geschmackszellen (➤ Abb. 4.148):

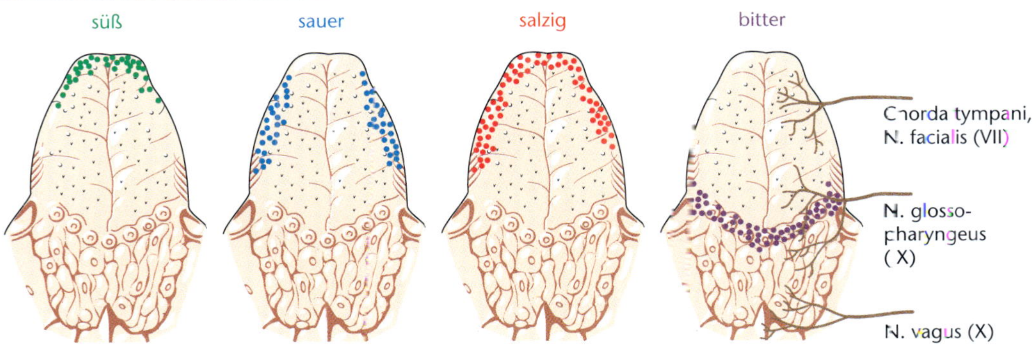


**Abb. 4.148** Empfindlichkeitsbereiche für die verschiedenen Geschmacksqualitäten (links) und sensorische Innervation (rechts) [L106]

- **Süß:** Erregt durch Zucker und Zuckerverbindungen, hauptsächlich wahrgenommen an der **Zungenspitze.**
- **Salzig:** Reagiert auf Natrium- und andere Ionen in Speisesalz, am stärksten an den **Seitenrändern** der Zunge empfunden.
- **Sauer:** Erfasst durch Wasserstoffionen ($H^+$) in sauren Substanzen und an den **Zungenrändern** weiter hinten wahrgenommen.
- **Bitter:** Reagiert auf eine Vielzahl potenziell toxischer Substanzen und wird hauptsächlich am **Zungengrund** erkannt.
- **Umami:** Ein Geschmack, der durch Aminosäuren wie Glutamat ausgelöst wird und auf der gesamten Zungenoberfläche wahrgenommen wird, ohne eine spezifische regionale Zuordnung.

Die Geschmacksstoffe dringen durch den **Geschmacksporus** in die **Geschmacksknospe** ein und binden an spezifische Rezeptoren auf den **Mikrovilli** der Geschmackszellen. Dies führt zur **Depolarisation der Sinneszellen** und zur Freisetzung von **Neurotransmittern,** die ein elektrisches Signal in den afferenten Nervenfasern auslösen. Diese Signale werden über Hirnnerven an das Gehirn weitergeleitet, wo sie im **gustatorischen Kortex** verarbeitet und in Geschmackswahrnehmungen übersetzt werden.

Die **Geschmacksknospen** sind gleichmäßig auf der Zunge verteilt, jedoch gibt es gewisse regionale Unterschiede in der Empfindlichkeit, die sogenannte **Geschmacksfelder** darstellen. Diese Felder sind nicht streng getrennt, sondern zeigen nur leichte lokale Unterschiede in der Empfindlichkeit, sodass jede Geschmacksrichtung prinzipiell überall auf der Zunge wahrgenommen werden kann, wenn auch mit unterschiedlicher Intensität.

**AUS DEM MEDIZINSTUDIUM** Umami, die fünfte Geschmacksrichtung, wird hauptsächlich durch Aminosäuren wie **Glutamat** geschmeckt Glutamat kommt natürlicherweise in proteinreichen Lebensmitteln vor, wird aber auch in der Lebensmittelindustrie als **Mononatriumglutamat (MSG)** verwendet, um den Geschmack von Speisen zu verstärken. Besonders in der asiatischen Küche spielt Umami eine wichtige Rolle, da Zutaten wie Sojasauce oder Algen reich an Glutamat sind. Menschen aus asiatischen Regionen können aufgrund der häufigen Verwendung solcher Zutaten möglicherweise eine feinere Wahrnehmung für diesen Geschmack entwickelt haben.
Leider nimmt wie der Geruchsinn auch das Geschmacksvermögen mit fortschreitendem Alter ab. So hat ein 70-jähriger Mensch schon zwei Drittel seiner Geschmacksknospen verloren.

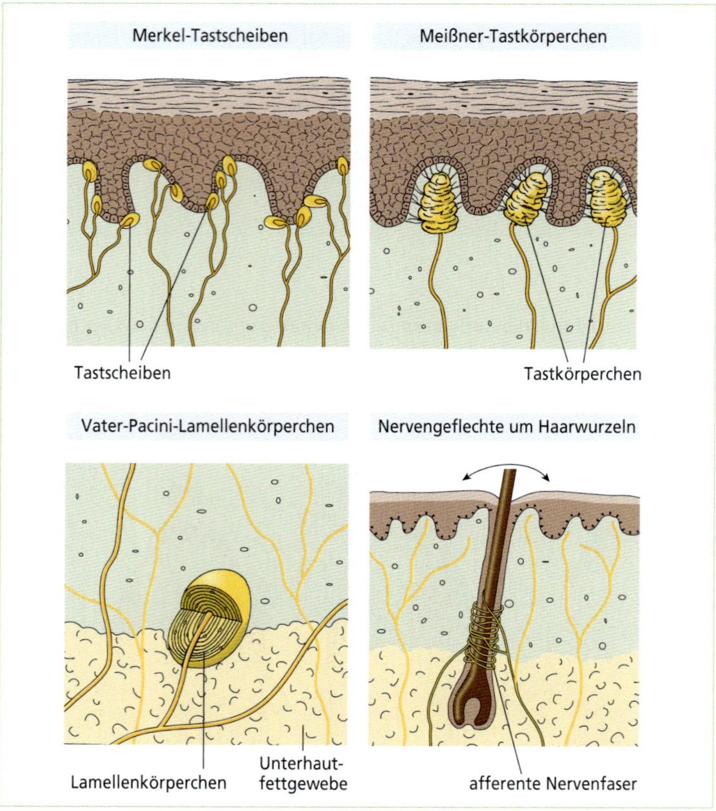


**Abb. 4.149** Vier wichtige Mechanorezeptoren der Haut [L190]

## Haut

Die Haut übernimmt durch ihre zahlreichen Rezeptortypen eine zentrale Funktion als Sinnesorgan und ermöglicht die Wahrnehmung von vielfältigen Reizen aus der Umgebung (➤ Abb. 4.149). Die Rezeptoren der Haut lassen sich grob in verschiedene Kategorien unterteilen:

- **Thermorezeptoren:** Sie reagieren auf Temperaturveränderungen und sind für die Wahrnehmung von Kälte und Wärme zuständig.
- **Mechanorezeptoren:** Hierzu gehören die **Merkel-Zellen,** die auf leichte Berührungen reagieren, und die **Meissner-Körperchen,** die Geschwindigkeits- und Berührungsempfindungen wahrnehmen. **Ruffini-Körperchen** erfassen Dehnungen, während die **Vater-Pacini-Körperchen** auf Vibrationen spezialisiert sind.
- **Nozirezeptoren:** Diese Schmerzrezeptoren erkennen schädliche Reize und lösen Schmerzempfindungen aus, um den Körper vor Verletzungen zu schützen.

Dank der Koordination all dieser Rezeptoren und Funktionseinheiten erfüllt die Haut folgende Hauptaufgaben:

1. **Sinnesfunktion:** Die Haut nimmt Berührungen, Temperaturveränderungen, Druck, Vibrationen und Schmerz wahr, was eine direkte Interaktion mit der Umgebung ermöglicht.
2. **Schutzfunktion:** Die Hornschicht schützt vor mechanischen, chemischen und mikrobiellen Einflüssen sowie vor dem Austrocknen. Die Pigmentzellen (Melanozyten) schützen zudem vor UV-Strahlung, indem sie UV-Licht absorbieren.
3. **Wasserhaushalt:** Die Haut reguliert die Flüssigkeitsaufnahme und -abgabe und schützt den Körper vor übermäßigem Wasserverlust.
4. **Temperaturregulation:** Durch Mechanismen wie **Vasokonstriktion** (Gefäßverengung) und **Schweißproduktion** steuert die Haut die Körpertemperatur und schützt vor Überhitzung oder Kälte.
5. **Immunfunktion:** Spezifische Abwehrzellen in der Haut, wie die **Langerhans-Zellen,** erkennen Krankheitserreger und tragen zur Immunabwehr bei.
6. **Kommunikation:** Die Haut kann auch nonverbale Signale vermitteln, wie etwa Erröten bei Scham oder emotionale Reaktionen, die durch vegetative Nervensystemprozesse gesteuert werden.

## 4.9 Endokrines System

*Lena Dax*

**DEFINITIONEN** Ein **Hormon** ist ein körpereigener Botenstoff, der von einer Drüse oder einzelnen Zellen ausgeschüttet wird, um eine Wirkung auf den Stoffwechsel bzw. die Funktion anderer Organe oder Zellen zu vermitteln.

**DEFINITIONEN** Hormone können danach eingeteilt werden, wie sie ihre Zielzelle erreichen:
**Autokrin:** Das ausgeschüttete Hormon wirkt auf dieselbe Zelle, die es auch ausgeschüttet hat.
**Parakrin:** Das ausgeschüttete Hormon diffundiert zur Nachbarzelle und wirkt dort.
**Endokrin:** Das ausgeschüttete Hormon erreicht sein Zielorgan über den Blutkreislauf.

### 4.9.1 Makroskopische Anatomie

Unsere Hormone **steuern zahlreiche Vorgänge** in unserem Körper. Um diese komplexen Vorgänge verstehen zu können, beschäftigen wir uns zuerst mit den Organen, die unsere Hormone produzieren. Anschließend sehen wir uns die Biochemie, die hinter deren Wirkung steckt, etwas genauer an.

#### Hormonassoziierte Organe

Die Steuerung der Hormonausschüttung geht von unserem Gehirn aus. Das oberste Regulationszentrum ist der **Hypothalamus,** ein Teil des Zwischenhirns. Der Hypothalamus ist eng mit der **Hypophyse** vernetzt, die über den Hypophysenstiel unten am Hypothalamus hängt. Die Hypophyse produziert unter anderem Hormone, die die Hormonausschüttung in anderen Organen anregen.
In > Tab. 4.10 findet ihr einen Überblick über die Organe des Hormonsystems. Einige davon habt ihr bereits in vorherigen Kapiteln kennengelernt.

**Tab. 4.10** Ein Überblick über die wichtigsten Hormon-assoziierten Organe

| Organ | Produzierte Hormone | Wirkung |
|---|---|---|
| **Hypothalamus** (> Kap. 4.7) | Releasing-Hormone (z. B. CRH, GnRH, TRH) und Inhibiting-Hormone (z. B. Somatostatin) | Stimuliert bzw. hemmt die Hypophyse |
| **Hypophyse** (> Kap. 4.7) | Vorderlappen: ACTH, FSH, LH, TSH, GH, Prolaktin<br>Hinterlappen: Oxytocin, ADH | Regulation anderer Hormondrüsen, Wasserhaushalt, Reproduktion |
| **Zirbeldrüse** (> Kap. 4.7) | Melatonin | Steuerung des Schlaf-Wach-Rhythmus |
| **Schilddrüse** | Thyroxin (T4), Triiodthyronin (T3), Calcitonin | Regulation von Stoffwechsel, Wachstum und Kalzium- und Phosphathaushalt |
| **Nebenschilddrüse** | Parathormon | Regulation von Kalzium- und Phosphathaushalt |
| **Nebenniere** | Rinde: Cortisol, Aldosteron, Androgene<br>Mark: Adrenalin, Noradrenalin | Stressreaktion, Regulation von Wasser- und Salzhaushalt |
| **Gonaden** (Hoden/Eierstöcke) (> Kap. 4.12) | Hoden: Testosteron<br>Eierstöcke: Östrogen, Progesteron | Entwicklung und Funktion der Geschlechtsorgane, Fortpflanzung |
| **Bauchspeicheldrüse** (> Kap. 4.2) | Insulin, Glukagon, Somatostatin | Blutzuckerregulation |

**AUS DEM MEDIZINSTUDIUM** Neben den angeführten Organen gibt es auch noch andere Organe bzw. Gewebe, die Hormone ausschütten können. So wird beispielsweise in der Niere **Erythropoetin (EPO)** produziert, welches die Bildung roter Blutkörperchen stimuliert (> Kap. 4.11.3). Auch der Magen-Darm-Trakt schüttet verschiedene Hormone aus, um unser Hunger- bzw. Sattheitsgefühl sowie die Verdauung zu regulieren. Um Blutvolumen und Blutdruck zu steuern, arbeitet auch unser Herz mit Hormonen. Das **atriale natriuretische Peptid (ANP)** wird in den Vorhöfen unseres Herzens produziert, wenn diese besonders stark gedehnt werden. Es meldet dem Körper also, wenn das Herz mit zu viel Blut überfordert wird, und sorgt für eine Steigerung der Flüssigkeitsausscheidung in der Niere und ein erniedrigtes Durstgefühl. Das **B-natriuretrische Peptid (BNP)** wird im Herzmuskelgewebe produziert und ist ebenfalls eine Reaktion auf starke Dehnung des Herzens. Ähnlich wie ANP steigert es die Ausscheidung von Flüssigkeit über die Niere und bewirkt eine Gefäßerweiterung.

**Notizen**

**MedAT-Stichwort**
Endokrines System

**VIDEO: Das Hormonsystem**
https://www.elsevier.com/books-and-journals/book-companion/9783437412592

### Hypophyse

Die **Hypophyse** (auch Glandula pituitaria oder Hirnanhangdrüse) spielt eine besonders wichtige Rolle in unserem Hormonsystem. Sie lässt sich in einen **Vorderlappen (Adenohypophyse)** und einen **Hinterlappen (Neurohypophyse)** unterteilen, die sich sowohl in ihrem zellulären Aufbau als auch in ihrer Funktion voneinander unterscheiden.

### Schilddrüse und Nebenschilddrüsen

Die **Schilddrüse (Glandula thyroidea)** ist schmetterlingsförmig und liegt im **vorderen Halsbereich** unterhalb des Kehlkopfes (➤ Abb. 4.150). Sie besteht aus dem rechten und dem linken Schilddrüsenlappen, die nur über eine schmale Gewebebrücke (Isthmus) miteinander verbunden sind.
An der Rückseite der Schilddrüse befinden sich die **vier Nebenschilddrüsen,** die als kleine Kügelchen jeweils am oberen und unteren Pol der beiden Schilddrüsenlappen hängen (➤ Abb. 4.151).

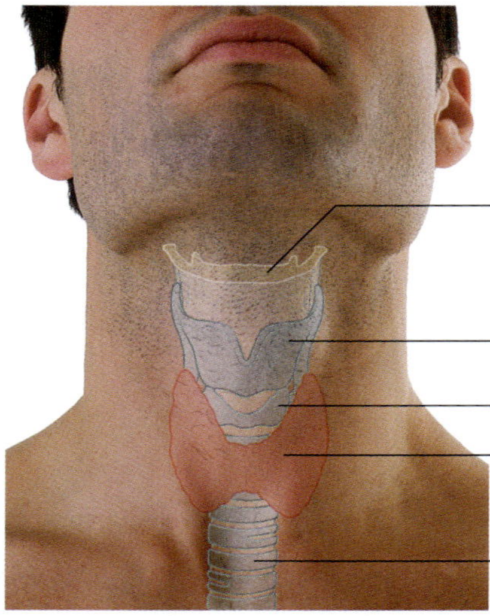


**Abb. 4.150** Lage der Schilddrüse unterhalb des Kehlkopfes und vor der Luftröhre [E402]

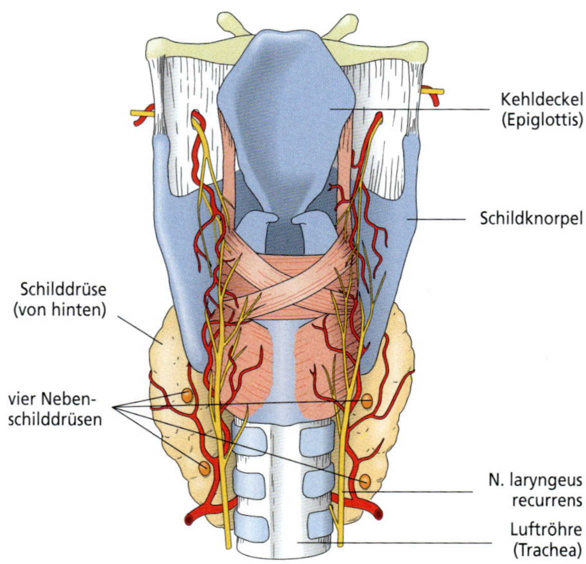


**Abb. 4.151** Ansicht der Luftröhre von hinten. Hier sehen wir die vier Nebenschilddrüsen an der Hinterseite der Schilddrüsenlappen. [L190]

### Nebenniere

Die beiden dreiecksförmigen **Nebennieren** befinden sich an der Oberseite der Nieren. Die Nebenniere lässt sich in ihren äußeren Teil, die **Nebennierenrinde,** und den inneren Teil, das **Nebennierenmark,** unterteilen.

### Bauchspeicheldrüse

Die makroskopische Anatomie der Bauchspeicheldrüse haben wir bereits in ➤ Kap. 4.2.1 abgehandelt.

## 4.9.2 Mikroskopische Anatomie

### Hypophyse

Die **Adenohypophyse** besteht aus unterschiedlichen Arten von **Drüsenzellen,** die in Follikeln angeordnet sind und Hormone abgeben. Um eine Ausschüttung in den Kreislauf zu ermöglichen, sind diese Follikel von einem dichten Netz an Blutgefäßen umgeben.
Die **Neurohypophyse** besteht aus **Nervenzellen** und **Gliazellen.** Über die Nervenzellen können die Hormone, die im Hypothalamus produziert werden, in die Neurohypophyse transportiert werden, wo sie gespeichert und bei Bedarf in den Blutkreislauf abgegeben werden. Die Gliazellen dienen als Stützzellen für die Nervenzellen.

### Schilddrüse und Nebenschilddrüsen

Mikroskopisch besteht die Schilddrüse aus vielen kleinen, kugelförmigen Strukturen, den Follikeln (➤ Abb. 4.152). Darin befinden sich zwei Arten von Zellen:

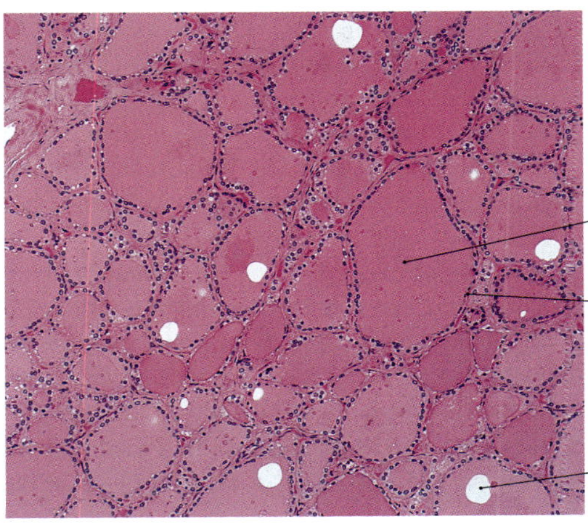


**Abb. 4.152** Zellulärer Aufbau der Schilddrüse [M375]

- **Thyreozyten:** produzieren **Triiodthyronin (T3)** und **Thyroxin (T4)**
- **C-Zellen:** produzieren **Calcitonin**

Rund um die Follikel befindet sich das Schilddrüsenstroma aus Bindegewebssträngen, Gefäßen und Nerven.
Mikroskopisch lassen sich in der **Nebenschilddrüse** vor allem zwei Zelltypen unterscheiden:

- **Hauptzellen (Chefzellen):** produzieren das Parathormon (PTH), das den Kalzium- und Phosphatstoffwechsel reguliert
- **Oxyphile Zellen (Onkozyten):** haben weniger bekannte Funktion, werden jedoch in Zusammenhang mit PTH-Produktion diskutiert

### Nebenniere

Die Nebennierenrinde kann in drei Zonen unterteilt werden (➤ Abb. 4.153). Von außen nach innen produzieren die Zonen folgende Hormone:

- **Zona glomerulosa:** Mineralokortikoide (z. B. Aldosteron)
- **Zona fasciculata:** Glukokortikoide (z. B. Cortisol)
- **Zona reticularis:** Sexualhormone (Vorstufen von Testosteron und Östrogen)

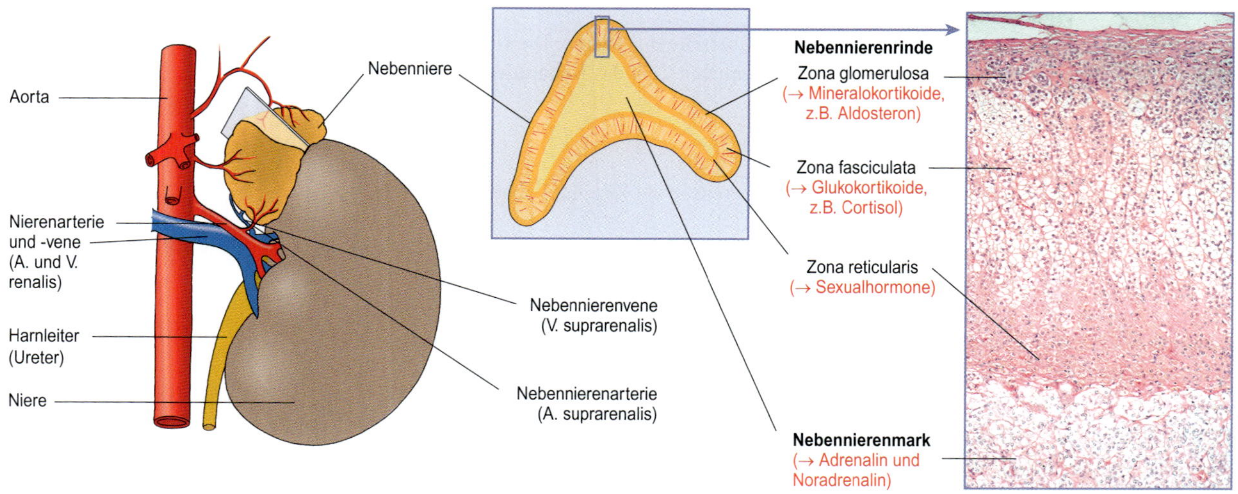


**Abb. 4.153** Aufbau der Nebenniere [T484]

### Bauchspeicheldrüse

Die mikroskopische Anatomie der Bauchspeicheldrüse haben wir bereits in ➤ Kap. 4.2.2 abgehandelt.

## 4.9.3 Physiologie

### Hypophyse

Der **Vorderlappen** der Hypophyse schüttet einerseits **stimulierende Hormone** für andere endokrine Drüsen aus (dazu aber unten mehr beim hormonellen Regelkreis). Andererseits werden im Vorderlappen auch Prolaktin und das Wachstumshormon produziert. **Prolaktin** bewirkt während einer Schwangerschaft die Differenzierung der Brustdrüse und die **Milchproduktion.** Das **Wachstumshormon,** auch Growth Hormone (GH) oder **Somatotropin** genannt, steigert das **Körperwachstum** und kurbelt den Stoffwechsel an.

Über den Hinterlappen der Hypophyse werden das Antidiuretische Hormon (ADH) und Oxytocin ausgeschüttet. Diese werden im Hypothalamus produziert und von dort über Nervenbahnen in den Hypophysenhinterlappen geschickt. **ADH** wirkt, wie der Name schon sagt, gegen eine Diurese, **verhindert** also das Wasserlassen und somit die **Flüssigkeitsausscheidung** über die Niere. Außerdem führt es zu einer **Kontraktion der Blutgefäße,** was zu einem Blutdruckanstieg führt. **Oxytocin** wird auch als das „Kuschelhormon" bezeichnet, da es eine wichtige Rolle für **Paarbeziehungen** und Eltern-Kind-Beziehungen spielt. Während der **Geburt** löst es die **Wehen** aus und nach der Geburt stimuliert es die **Abgabe von Milch** über die Brust.

**MedAT-GEHEIMTIPP** 2024 wurde gefragt, welche **Funktion das Hormon Somatotropin** unter anderem hat. Somatotropin ist ein anderer Name für unser Growth Hormone (GH), daher war die richtige Antwort Muskelwachstum. Es gäbe auch noch zahlreiche andere richtige Antworten auf diese Frage: Knochenwachstum, Organwachstum, Steigerung des Fettabbaus, gesteigerte Proteinsynthese, Erhöhung der Knochendichte etc.

### Hormoneller Regelkreis

Aber woher wissen die Hormon-assoziierten Organe, wann sie wie viele Hormone ausschütten sollen?
Sie bekommen Befehle aus der „Hormon-Kommandozentrale" im Gehirn, dem **Hypothalamus.** Der Hypothalamus ist der Boss unseres Hormonsystems. Er erhält zahlreiche Informationen vom Körper und reagiert entsprechend darauf (➤ Tab. 4.11, ➤ Abb. 4.154, ➤ Abb. 4.155). Einige Hormone werden als **Reaktion auf sensorische Informationen** freigesetzt, wie zum Beispiel unsere Körpertemperatur, den osmotischen Druck oder die Verfügbarkeit von Nährstoffen. Andere Hormone werden nach einem **zirkadianen Rhythmus** freigesetzt, hier hört der Hypothalamus also auf unsere „innere Uhr".

Dem **Hypothalamus** wird gemeldet, wenn der Energiebedarf erhöht ist, woraufhin er **Thyreotropin-Releasing-Hormon (TRH)** ins Blut abgibt. Das TRH wird direkt zur **Hypophyse** weitertransportiert, die wie ihr deutscher Name „Hirnanhangdrüse" schon verrät, unten am Hypothalamus hängt. Als Reaktion auf das TRH produziert die Hypophyse **Thyroidea-stimulierendes Hormon (TSH)** und schickt es in den

**Tab. 4.11** Die wichtigsten Hormone der Adenohypophyse im Überblick

| Hypophysen-hormon | Releasing Hormon | Inhibiting Hormon | Hormon der nachgeschalteten Drüse | Wirkung |
|---|---|---|---|---|
| TSH | TRH | Somatostatin | T3, T4 | Erhöht Stoffwechsel, Wärmeproduktion und Wachstum |
| ACTH | CRH | Somatostatin | Cortisol | Stressantwort, Glucosestoffwechsel Immunsuppression |
| FSH/LH | GnRH | Inhibin (nur FSH) | Östrogen, Progesteron, Testosteron | Mann: Spermiogenese, Muskelaufbau, Geschlechtsmerkmale<br>Frau: Menstruationszyklus |
| GH | GHRH | Somatostatin | Direkte Wirkung, IGF-1 (Leber) | Wachstum von Knochen und Muskeln |
| Prolaktin | TRH | Dopamin | Direkte Wirkung | Milchproduktion der weiblichen Brust |

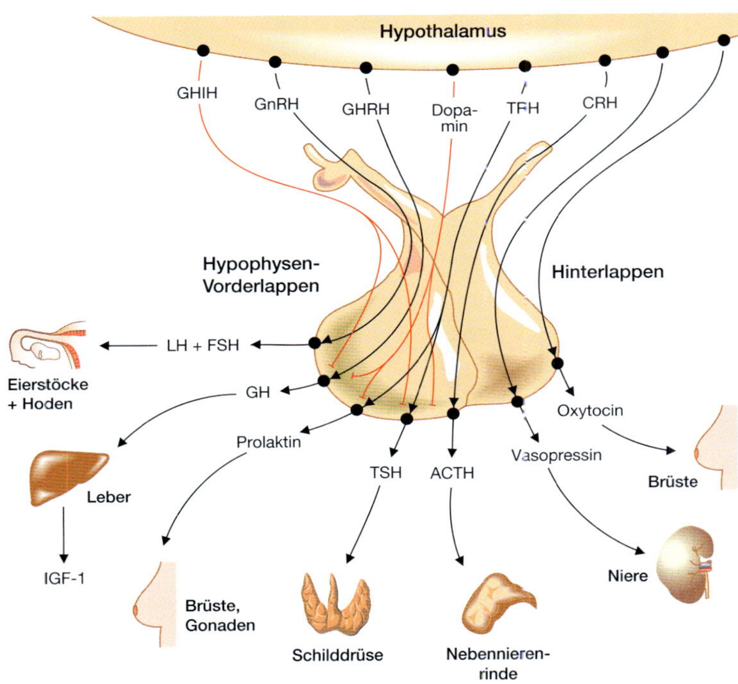


**Abb. 4.154** Sekretion und Steuerung der hypophysären Hormone
(GHIH = Growth-Hormone-Inhibiting-Hormon (Somatostatin); GnRH = Gonadotropin-Releasing-Hormon; GHRH = Growth-Hormone-Releasing-Hormon; TRH = Thyreotropin-Releasing-Hormon; CRH = Corticotropin-Releasing-Hormon) [M103]

Blutkreislauf. So erreicht das TSH die Schilddrüse, wo es an speziellen Rezeptoren andocken kann und so die **Produktion von T3 und T4** ankurbelt. T3 und T4 gelangen über das Blut zu den Zielzellen, aber auch zurück zu Hypothalamus und Hypophyse. Dort melden sie, dass bereits genug T3 und T4 im Umlauf sind und nicht mehr nachproduziert werden sollen. So hemmen T3 und T4 die Produktion von TRH und TSH. Dies bezeichnet man als **negative Rückkoppelung,** ein sehr wichtiger Mechanismus, um die Überproduktion von Hormonen zu verhindern. Außerdem ist TRH auch das Releasing-Hormon für Prolaktin. Gehemmt wird die Ausschüttung von Prolaktin durch Dopamin.

Einen ähnlichen Mechanismus gibt es auch für die **Nebennierenrinde: Corticotropin-Releasing-Hormon (CRH)** wird aus dem Hypothalamus freigesetzt und löst in der Hypophyse die Ausschüttung von **adrenokortikotropem Hormon (ACTH)** aus. ACTH vermittelt in der Nebennierenrinde die Ausschüttung von **Cortisol und einer geringen Menge an Androgenen.** Die Ausschüttung von Aldosteron wird hingegen hauptsächlich vom Renin-Angiotensin-Aldosteron-System (➤ Kap. 4.11.3) reguliert.

Auch die **Gonaden,** also Hoden bzw. Eierstöcke, werden über Hypothalamus und Hypophyse gesteuert: **Gonadotropin-Releasing-Hormon (GnRH)** aus dem Hypothalamus regt die Hypophyse zur Ausschüttung von **Follikelstimulierendem Hormon (FSH)** und **Luteinisierendem Hormon (LH)** an. Bei der Frau wird dadurch je nach Zyklusphase **Östrogen** und **Progesteron** in den Eierstöcken produziert, was

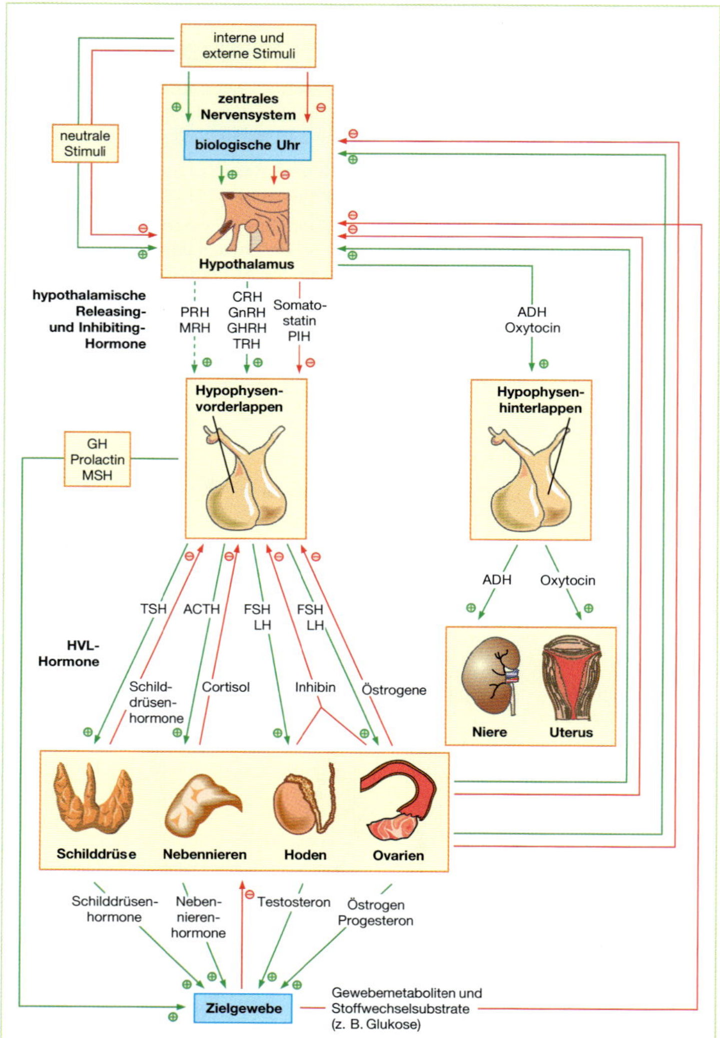


**Abb. 4.155** Die Hypothalamus-Hypophysen-Achse [L253]

zur Follikelreifung und zum Eisprung führt. Beim Mann fördert FSH die Produktion von Spermien und LH die Produktion von **Testosteron** im Hoden.

Auch die Ausschüttung des **Wachstumshormons GH** folgt einem ähnlichen Prinzip: Aus dem Hypothalamus kommt **Growth-Hormone-Releasing-Hormon (GHRH),** welches die Hypophyse zur Produktion von GH anregt. GH wirkt dann allerdings nicht auf eine andere Hormondrüse, sondern erzielt seinen Effekt teils direkt und teils indirekt, indem es die Produktion von **IGF-1** (Insulin-like Growth Factor 1) in der Leber anregt. IGF-1 hemmt dann wiederum die Nachproduktion von GH, negative Rückkoppelung, kennen wir ja schon.

Neben der negativen Rückkoppelung gibt es auch noch **Inhibiting-Hormone,** die die Hormonproduktion in der Adenohypophyse hemmen. **Somatostatin** wird vom Hypothalamus und in kleineren Mengen vom Pankreas ausgeschüttet und gilt als „**Universalbremse**", da es die Ausschüttung von so ziemlich allen Hormonen bremst. **Inhibin** kommt direkt aus dem Eierstock bzw. Hoden. Bei Frauen ist es besonders wichtig, weil es FSH, jedoch nicht LH hemmt und somit zum LH-Peak führt, der für den Eisprung essenziell ist.

**MedAT-GEHEIMTIPP** 2023 wurde eine Frage zur **Ausschüttung von Melatonin** gestellt. Melatonin ist das Hormon, das uns müde macht. Deshalb wird es primär nachts ausgeschüttet. Tageslicht hemmt die Produktion von Melatonin, deshalb kann man in einem hellen Raum auch deutlich schlechter einschlafen als in einem dunklen.

Notizen

## Biochemie der Hormone

Hormone können nach ihrem molekularen Aufbau in vier Gruppen eingeteilt werden (➢ Tab. 4.12)

**Tab. 4.12** Übersicht über die Einteilung der Hormone nach ihrem molekularen Aufbau

| Hormonklasse | Biochemischer Ursprung | Beispielhormone |
|---|---|---|
| Aminosäurederivate | Einzelne Aminosäuren (z. B. Tyrosin, Tryptophan) | Adrenalin, Noradrenalin, Thyroxin (T4), Melatonin |
| Peptidhormone | Aminosäureketten | Insulin, Glukagon, Wachstumshormon, Oxytocin, ADH, Prolaktin, Parathormon |
| Fettsäurederivate | Fettsäuren (z. B. Arachidonsäure) | Prostaglandine, Thromboxane, Leukotriene |
| Steroidhormone | Cholesterin | Cortisol, Aldosteron, Testosteron, Östrogen, Progesteron |

**MedAT-GEHEIMTIPP** 2023 wurde gefragt, welches Hormon aus Cholesterin gebildet wird. Die richtige Antwort war damals Aldosteron.

Außerdem unterscheidet man Hormone danach, ob sie **wasserlöslich (hydrophil)** oder **fettlöslich (lipophil)** sind.

**Hydrophile Hormone** können die Zellmembran nicht passieren, weshalb ihre **Rezeptoren außen auf der Zellmembran** liegen. Durch ihre Bindung wird im Inneren der Zelle ein Signalweg ausgelöst, wodurch die Wirkung des Hormons erzielt wird. Zu den hydrophilen Hormonen gehören die **Peptidhormone** und die **Aminosäurederivate** (mit Ausnahme der Schilddrüsenhormone).

**Lipophile Hormone** können durch die Zellmembran hindurchwandern, da diese aus einer Lipid-Doppelschicht besteht, wie ihr in ➢ Kap. 1.2.1 bereits gehört haben solltet. Daher binden sie meist an **Rezeptoren in der Zelle** und dort beeinflussen sie im Zellkern direkt die Genexpression. Allerdings können sie durch ihre **schlechte Wasserlöslichkeit** nur mit Hilfe eines **Transportproteins** im Blutkreislauf zirkulieren. Zu den lipophilen Hormonen gehören die **Steroidhormone** und die **Schilddrüsenhormone.**

**AUS DEM MEDIZINSTUDIUM** **Hydrophile Hormone** wie Adrenalin und Glukagon binden an Rezeptoren an der Zellmembran. Diese Rezeptoren sind an ein **G-Protein** gekoppelt, welches durch die Bindung des Hormons aktiviert wird. Dadurch wird dessen α-Einheit abgespalten, die wiederum Effektormoleküle aktiviert, die sekundäre Botenstoffe wie die Adenylylcyclase oder die Phospholipase C produzieren. Die Adenylylcyclase macht aus ATP cAMP, welches wiederum Proteinkinasen aktiviert. Diese Proteinkinasen übertragen Phosphatgruppen auf gewisse Enzyme und Proteine. Durch diese **Phosphorylierung** wird letztendlich die Wirkung des Hormons erzielt.
Andere hydrophile Hormone wie Insulin binden an **Tyrosinkinase-Rezeptoren,** die nicht über G-Proteine, sondern über direkte Phosphorylierung von Proteinen wirken, was ebenfalls die Aktivierung von Signalwegen in der Zelle zur Folge hat.

## Schilddrüse und Nebenschilddrüsen

Die Schilddrüse produziert unter Einfluss der Hypophyse die Hormone **Triiodthyronin (T3) und Thyroxin (T4).** Diese regen kurz gefasst den **Stoffwechsel** an. Sie erhöhen die **Herz- und Atemfrequenz** und regen den **Stoffwechsel von Kohlenhydraten, Proteinen und Fetten** an. Dadurch steigt der Grundumsatz und der Körper produziert **Wärme.** In der Kindheit und Jugend stimulieren T3 und T4 außerdem das Wachstum und die Reifung des Nervensystems.

**AUS DEM MEDIZINSTUDIUM** Was ist der **Unterschied zwischen T3 und T4?**
Die Zahl 3 bzw. 4 steht für die Anzahl der **Jod-Atome.** Die Schilddrüse produziert zu **90 % T4.** T4 ist allerdings weniger wirksam als T3 und gilt als die **inaktive Speicherform** des Hormons. Es wird in der Leber oder anderen Geweben zu T3 umgebaut, indem eine Deiodinase eines der Jod-Atome wegnimmt.
Da T3 und T4 Jod enthalten, ist die Hormonproduktion in der Schilddrüse **jodabhängig.** Nehmen wir nicht genügend Jod über die Nahrung auf, führt dieser Jodmangel dazu, dass die Schilddrüse nicht genügend Hormone produzieren kann. Der Körper versucht gegenzusteuern, indem er das Wachstum der Schilddrüse anregt. Hält der Jodmangel monatelang an, wird die immer größer werdende Schilddrüse irgendwann auch von außen deutlich sichtbar, was als **Kropf** oder **Struma** bezeichnet wird. Insbesondere Länder mit niedrigem Jodgehalt im Boden wie z. B. Österreich, die Schweiz oder Deutschland haben zur Prävention die Jodierung von Speisesalz eingeführt, weshalb ein Struma heutzutage äußerst selten vorkommt.

Das **Calcitonin** aus den C-Zellen der Schilddrüse ist der Gegenspieler zum Parathormon (PTH) aus den **Nebenschilddrüsen.** Sie steuern gemeinsam den **Kalzium- und Phosphathaushalt.**
**Calcitonin** senkt den Kalziumspiegel im Blut. Einerseits sorgt es dafür, dass Kalzium **vermehrt im Knochen** (➤ Kap. 4.6.3) eingelagert und gespeichert wird. Andererseits steigert es die Ausscheidung von Kalzium über die Niere.
**Parathormon** steigert den Kalziumspiegel im Blut, indem es Kalzium aus dem Knochen freisetzt und die Ausscheidung über die Niere verringert. Außerdem fördert es die **Umwandlung von Vitamin D** (➤ Kap. 23.5.11) in seine aktive Form Calcitriol. Dadurch wird im Darm die Aufnahme von Kalzium aus der Nahrung gesteigert.
Da der Kalzium-Phosphat-Haushalt besonders wichtig für den Knochenstoffwechsel ist, sollte euch dieser Hormonkreislauf bereits aus ➤ Kap. 4.6.3 bekannt sein.

**MedAT-GEHEIMTIPP** Einmal wurde gefragt, welches Organ denn außerhalb des Brustkorbs liegt. Die richtige Antwort war damals die Schilddrüse. Eine andere, in dem Fall aber falsche Antwortmöglichkeit war die Speiseröhre, die natürlich auch zum Teil im Hals liegt, aber im Verlauf noch durch den ganzen Brustkorb zieht. 2018 wurde außerdem gefragt, wie viele Nebenschilddrüsen es gibt. Richtige Antwort: vier.

## Nebenniere

**Aldosteron** reguliert den **Blutdruck** sowie den **Elektrolythaushalt** (v. a. Natrium und Kalium). Es wird unter anderem bei zu niedrigem Blutdruck ausgeschüttet. Dann hemmt es die Ausscheidung von Wasser und Natrium und steigert die Ausscheidung von Kalium über die Niere, wodurch der Blutdruck gesteigert wird (➤ Kap. 4.4.5).

**AUS DEM MEDIZINSTUDIUM** Heutzutage leiden viele Menschen an **zu hohem Blutdruck.** Zur Therapie werden blutdrucksenkende Medikamente eingesetzt, von denen viele die Produktion bzw. Wirkung von Aldosteron hemmen. Außerdem können Aldosteron-Antagonisten, also Gegenspieler, auch bei **Überwässerung** eingesetzt werden, da durch weniger Aldosteron mehr Wasser über die Niere ausgeschieden wird.

**Cortisol** hat eine Vielzahl von Wirkungen, unter anderem auf den **Stoffwechsel,** das **Immunsystem,** den **Wasserhaushalt** und den Umgang mit **Stressreaktionen.** Bei akuten Stresssituationen erhöht Cortisol den **Blutzuckerspiegel** und sorgt dafür, dass durch **Fett- und Proteinabbau** genügend Energie bereitgestellt wird. Außerdem stärkt es die Wirkung von anderen Stresshormonen wie Adrenalin und lässt dadurch Herzfrequenz und Blutdruck steigen.
Cortisol hemmt außerdem das **Immunsystem,** um überschießende Reaktionen zu vermeiden. Dies ist einerseits bei der Kontrolle von übermäßigen Entzündungen sinnvoll, kann aber im schlechten Fall auch notwendige Immunantworten unterdrücken.

**MedAT-GEHEIMTIPP** 2017 wurde beim MedAT die Frage gestellt, welches Hormon zur Therapie von Entzündungserscheinungen eingesetzt werden kann. Die richtige Antwort lautet: Glukokortikoide wie Cortisol. Sie werden in der Behandlung von chronischer Entzündung, Autoimmunerkrankungen oder allergischen Reaktionen verwendet. Es mag im ersten Moment kontraintuitiv erscheinen, das Immunsystem bei einer Erkrankung durch Cortisolgabe zusätzlich zu schwächen. Doch chronische Entzündungen, Autoimmunerkrankungen und Allergien werden durch eine zu starke Aktivität unseres Immunsystems ausgelöst und verursachen dadurch Entzündungserscheinungen wie Schwellung, Rötung, Schmerz und Erwärmung.

Die **Androgene** aus der Nebenniere sind **schwache Sexualhormone.** Die Nebenniere produziert vor allem Vorstufen, die im Gewebe zu **Testosteron oder Östrogen** umgewandelt werden können. Bei Männern spielen die Androgene aus der Nebenniere eine untergeordnete Rolle, da der Großteil des Testosterons im Hoden produziert wird. Bei Frauen tragen sie zum **Haarwachstum** sowie zur **Erhaltung der Muskel- und Knochendichte** bei.
Die innere Schicht der Nebenniere wird als **Nebennierenmark** bezeichnet. Das Nebennierenmark wird vom **sympathischen Nervensystem** (➤ Kap. 4.7) kontrolliert. Im Rahmen einer akuten Stresssituation werden dort die **Katecholamine Adrenalin und Noradrenalin** ausgeschüttet, was den Körper auf eine **„Kampf-oder-Flucht"-Reaktion** vorbereitet. **Adrenalin** erhöht die **Herzfrequenz** und den **Blutzucker** und führt zu einer **Erweiterung der Bronchien. Noradrenalin** wirkt ähnlich wie Adrenalin, jedoch schwächer. Es wird besonders an den Blutgefäßen aktiv und sorgt dort für eine **Verengung der Blutgefä-**

**ße,** wodurch der Blutdruck steigt. Noradrenalin ist aber vor allem ein wichtiger **Neurotransmitter** des Sympathikus, überträgt dort also die Information zwischen den Nervenzellen (➤ Kap. 4.7.3).

**VERSTÄNDNIS⁺** Die **Wirkung eines Hormons** hängt immer davon ab, an welchen **Rezeptor** es bindet!

**AUS DEM MEDIZINSTUDIUM** Es gibt im menschlichen Körper **fünf verschiedene Rezeptoren,** an die **Adrenalin** binden kann. Diese kommen in unterschiedlichen Körperregionen vor und vermitteln deshalb auch unterschiedliche Wirkungen.

- **α1-Adrenorezeptoren:** Anspannung der glatten Muskulatur der Blutgefäße in Haut, Darm etc.
- **α2-Adrenorezeptoren:** negative Rückkoppelung in präsynaptischen Nervenenden und Senkung der Insulinausschüttung im Pankreas
- **β1-Adrenorezptoren:** Erhöhung der Herzfrequenz und Steigerung der Kontraktionskraft im Herz
- **β2-Adrenorezptoren:** Entspannung der glatten Muskulatur in den Bronchien, in den Blutgefäßen der Skelettmuskulatur und in der Gebärmutter
- **β3-Adrenorezptoren:** Abbau von Fett im Fettgewebe

Adrenalin ist also ein gutes Beispiel dafür, dass die Wirkung nicht vom Hormon selbst abhängt, sondern von dem Rezeptor, an den es bindet. So kann Adrenalin glatte Muskulatur sowohl entspannen als auch anspannen.

## Bauchspeicheldrüse

Die **Bauchspeicheldrüse** bzw. das **Pankreas** habt ihr in ➤ Kap. 4.2.3 bereits kennengelernt. Neben den exokrinen Anteilen, die ein Verdauungssekret in den Darm ausschütten, hat die Bauchspeicheldrüse auch **endokrine Anteile,** die sogenannten **Langerhans-Inseln.** In den Langerhans-Inseln befinden sich fünf Zelltypen, die verschiedene Hormone freisetzen (➤ Tab. 4.13).

**Tab. 4.13** In der Bauchspeicheldrüse produzierte Hormone

| Zelle | Hormon | Funktion |
|---|---|---|
| α-Zellen | Glukagon | Abbau von Glykogen, Erhöhung des Blutzuckerspiegels |
| β-Zellen | Insulin | Aufnahme von Glukose in Zellen, Speicherung als Glykogen, Senkung des Blutzuckerspiegels |
| δ-Zellen | Somatostatin | Hemmung der Glukagon- und Insulin-Ausschüttung, Verlangsamung der Verdauung |
| PP-Zellen | Pankreatisches Polypeptid | Regulation der Ausschüttung von Verdauungsenzymen, Steuerung der Magen-Darm-Motilität |
| ε-Zellen | Ghrelin | Auslösen von Hungergefühl, fördert Fettspeicherung |

Für den MedAT sind vor allem **Insulin und Glukagon** relevant. Die beiden Hormone steuern als **Gegenspieler** unseren **Blutzuckerspiegel.** Nach dem Essen erhöht sich unser Blutzuckerspiegel, wodurch vermehrt Insulin ausgeschüttet wird. **Insulin** sorgt dafür, dass die Glukose in unsere Zellen aufgenommen und in der Leber als **Glykogen** gespeichert wird. Essen wir länger nichts, sorgt **Glukagon** dafür, dass unser Blutzuckerspiegel trotzdem stabil bleibt, indem wir uns an unseren Vorräten bedienen. Durch Glukagon wird das gespeicherte **Glykogen wieder zu Glukose** und unsere **Fettspeicher zu freien Fettsäuren** abgebaut.

**AUS DEM MEDIZINSTUDIUM**

**Wie wirkt Insulin eigentlich genau?**

Nach einer Mahlzeit werden Kohlenhydrate abgebaut, wodurch es zu einem Anstieg von Glukose im Blutkreislauf kommt. Die β-Zellen des Pankreas verfügen über einen **GLUT-2-Glukosetransporter,** wodurch **Glukose in die β-Zellen** aufgenommen und dort verstoffwechselt wird. Dadurch wird vermehrt ATP produziert, was ATP-sensitive Kaliumkanäle an der Membran der β-Zellen schließt und dort zu einer **Depolarisation** führt. Die Depolarisation öffnet wiederum spannungsabhängige Kalziumkanäle, wodurch Kalzium in die Zelle strömt und dort die **Ausschüttung von Insulin ins Blut** vermittelt.

Über den Blutkreislauf wandert das Insulin zu seinen Zielzellen, die vor allem in der Leber und im Muskel- und Fettgewebe liegen. Dort erhöht es die Anzahl an insulinabhängigen **GLUT-4-Glukosetransportern,** wodurch Glukose in diese Zellen aufgenommen wird. In der Leber fördert Insulin die Speicherung von Glukose als Glykogen, in den Fettzellen die Fettspeicherung und in den Muskelzellen die Proteinsynthese.

Eine Störung der Insulinausschüttung bzw. -wirkung führt zu einer sehr verbreiteten Krankheit: **Diabetes mellitus.**

- Bei **Diabetes mellitus Typ 1** wird nicht genügend Insulin produziert, es besteht also ein **absoluter Insulinmangel** und der Blutzucker ist permanent zu hoch. Als Ursache werden **autoimmune** Prozesse vermutet, das eigene Immunsystem zerstört also die β-Zellen. Meistens erkranken Patienten bereits im Kindes- oder Jugendalter. Als Therapie muss Insulin verabreicht werden.
- Beim deutlich häufigeren **Diabetes mellitus Typ 2** wird zwar noch genug Insulin produziert, die Wirkung an den Zielzellen ist jedoch **abgeschwächt** (Insulinresistenz). Dies bezeichnet man als **relativen Insulinmangel.** Die Ursache ist meist ein ungesunder Lebensstil und dadurch ein durchgehend erhöhter Blutzucker, der zuerst mit einer starken Insulinausschüttung kompensiert wird. Doch dieser dauerhaften Belastung kann der Körper irgendwann nicht mehr standhalten. Deshalb tritt Diabetes mellitus Typ 2 oft erst nach dem 40. Lebensjahr auf und wird daher gerne auch „Altersdiabetes“ genannt.

# 4.10 Immunsystem

*Alexander Schöllkopf*

Das Immunsystem ist Untersuchungsgegenstand der Immunologie, die ihre wissenschaftlichen Anfänge mit den **Impfversuchen von Edward Jenner im 18. Jahrhundert** nahm. War zu diesem Zeitpunkt noch nicht klar, was der Auslöser für zum Teil tödlich verlaufende Infektionskrankheiten sein könnte, so ebneten die Arbeiten von Mikrobiologen wie **Robert Koch** und **Louis Pasteur** den Weg hin zu einem besseren Verständnis von Krankheiten und ihrer Abwehr.

Heute beschäftigt sich die Immunologie aber nicht nur mit dem Schutz vor **Infektionskrankheiten.** Gerade in einer immer älter werdenden Gesellschaft, in der **Krebs-Erkrankungen** eine zunehmende Rolle spielen, untersucht die Immunologie auch, wie Tumoren entstehen und wie sie bekämpft werden können (➢ Kap. 5.10).

Genauso sind **Autoimmunkrankheiten,** die mit dem Kampf des Immunsystems gegen den eigenen Körper einhergehen, Untersuchungsgegenstand der Immunologie.

**MedAT-Stichwort**
Immunsystem

**VERSTÄNDNIS+** Das folgende Kapitel versucht, das gesamte Immunsystem mit allen beteiligten Elementen und Prozessen abzudecken – eine denkbar schwere Aufgabe. An mancher Stelle mag der Inhalt über das Hinausgehen, was wir uns als Prüfungswissen für den MedAT vorstellen können.
In einem solchen Fall halten wir dieses Extra-Wissen allerdings für unabdingbar, um die prüfungsrelevanten Themen vollumfänglich zu verstehen. Außerdem ist das Immunsystem ein unglaublich spannendes Themengebiet, über das man nicht genug wissen kann. Die wenigen Extra-Abschnitte lohnen sich also.

## 4.10.1 Bestandteile des Immunsystems

Mit Blick auf die Immunabwehr des menschlichen Körpers wird unterschieden zwischen dem **angeborenen unspezifischen Immunsystem** und dem **erworbenen spezifischen Immunsystem.** Das angeborene Immunsystem ist schon bei einem Neugeborenen vollumfänglich ausgebildet. Allerdings ist die Vielfalt der Krankheitserreger, die es erkennen kann, begrenzt. Das erworbene Immunsystem hingegen wird erst mit zunehmender Lebensdauer aufgebaut. Dafür ist die Anzahl an Pathogenen, die es bekämpfen kann, unvorstellbar groß.

**DEFINITIONEN** Krankheitserreger können im Allgemeinen unter dem Begriff **Pathogene** zusammengefasst werden. Es kann unterschieden werden zwischen lebenden Pathogenen, zum Beispiel Bakterien und Parasiten, und nicht lebenden. Zu Letzteren gehören unter anderem Viren, die nicht zu den Lebewesen gezählt werden, oder Giftstoffe/Toxine.
Bei dieser Gelegenheit ist es sinnvoll, auch gleich den Begriff **Antigen** zu definieren (➢ Abb. 4.156). Er setzt sich zusammen aus den beiden Wörtern **„antibody"** und **„generating"**, was so viel bedeutet wie „Antikörper generierend".
Im ursprünglichen Sinn handelt es sich also um eine Struktur, zum Beispiel ein Bakterium oder ein Virus, gegen die das Immunsystem Antikörper bildet. Heute sprechen wir eher von einer Struktur, die durch das Immunsystem erkannt wird – unabhängig davon, ob dies zur Bildung von Antikörpern führt oder andere Effektormechanismen nach sich zieht.
Dabei benötigt das Immunsystem nicht die Struktur als Ganzes, um sie zu erkennen. Es reichen auch schon Teilausschnitte, an die Antikörper oder Immunzellen mit entsprechenden Rezeptoren spezifisch binden können. Sie werden als **Epitope** bezeichnet. In der Regel besitzt ein Antigen mehrere verschiedene Epitope.
Es gibt auch Epitope, an die Antikörper oder Immunzellen binden, durch die aber keine Immunreaktion ausgelöst wird. Solche Epitope nennt man **Haptene.**

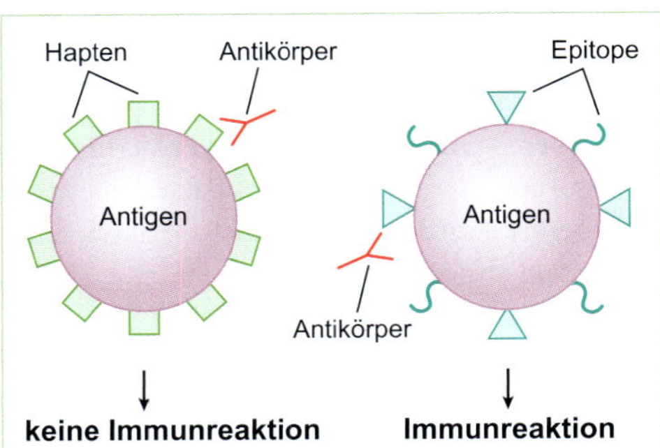


**Abb. 4.156** Antigen, Epitop und Hapten [M1560, L126]

Sowohl dem angeborenen als auch dem erworbenen Immunsystem werden bestimmte **Immunzellen** und **Effektorproteine** zugeordnet (➢ Tab. 4.14). Auch wenn wir diese im Folgenden getrennt voneinander

**Tab. 4.14** Bestandteile des angeborenen und des erworbenen Immunsystems

| | |
|---|---|
| **Angeborenes Immunsystem** | |
| **Anatomische Barriere** | Haut, Schleimhäute |
| **Zelluläre Bestandteile** | Monozyten/Makrophagen, Granulozyten, Mastzellen, dendritische Zellen, natürliche Killerzellen |
| **Humorale Bestandteile** | Komplementsystem, Akute-Phase-Proteine |
| **Erworbenes Immunsystem** | |
| **Zelluläre Bestandteile** | B- und T-Lymphozyten |
| **Humorale Bestandteile** | Antikörper |

betrachten, so darf nicht der Eindruck entstehen, dass sie auch getrennt voneinander agieren. Am besten funktioniert das Immunsystem, wenn angeborener und erworbener Teil sowie Zellen und Effektorproteine eng zusammenarbeiten.

**DEFINITIONEN** Die Effektorproteine des Immunsystems, die in Körperflüssigkeiten wie dem Blut gelöst sind, werden unter dem Begriff der **humoralen Immunabwehr** zusammengefasst. Dazu gehören das Komplementsystem, die Akute-Phase-Proteine sowie die Antikörper.
Effektorproteine des Immunsystems kommen jedoch nicht nur im Blut vor. Auch im Speichel, in der Tränenflüssigkeit und sogar in der Muttermilch befinden sich zahlreiche Proteine, die unter anderem antibakteriell wirken.

## 4.10.2 Angeborenes Immunsystem

Das **angeborene bzw. native Immunsystem** fußt auf drei Säulen. **Anatomische Barrieren** des Körpers verhindern bzw. erschweren bereits das Eindringen von Krankheitserregern. Ist es einem Pathogen dennoch gelungen, in das Körperinnere zu gelangen, so sieht es sich konfrontiert mit den **zellulären Bestandteilen** des angeborenen Immunsystems sowie mit **Akute-Phase-Proteinen** und dem **Komplementsystem.**

**DEFINITIONEN** **Akute-Phase-Proteine** werden im Rahmen einer Infektion vermehrt gebildet. Sie interagieren auf vielfältige Weise mit den eingedrungenen Pathogenen und dem Immunsystem.
Beim **Komplementsystem** handelt es sich um Proteine, die sich als Reaktion auf bestimmte Stimuli gegenseitig aktivieren und das Immunsystem bei der Beseitigung von Krankheitserregern unterstützen.
Gemeinsam bilden Akute-Phase-Proteine und Komplementsystem den **humoralen Teil des angeborenen Immunsystems.**

Oftmals wird das angeborene Immunsystem auch als das **unspezifische Immunsystem** bezeichnet. Grund dafür ist, dass es auf ein festes Repertoire von Mitteln zurückgreift, das eher Muster von Erregergruppen erkennt und nicht so sehr spezifische Erreger aus ebendiesen Gruppen. Exemplarisch dafür ist das sog. **Lipopolysaccharid (LPS)** – ein Bestandteil, den alle gramnegativen Bakterien in ihrer Zellmembran besitzen.

**DEFINITIONEN** Betrachtet man Bakterien nach einer Gram-Färbung unter dem Mikroskop, so lassen sich zwei Erregergruppen unterscheiden: **Grampositive Bakterien** lagern den blau-violetten Farbstoff in den zahlreichen Murein-Schichten ihrer Zellwand (➢ Kap. 1) ein und erscheinen dementsprechend **blau-violett.**
**Gramnegative Bakterien,** die nur eine dünne Murein-Schicht besitzen, lagern hingegen nur wenig bis keinen blau-violetten Farbstoff ein. Durch eine zusätzliche Färbung besitzen sie eine **rote Farbe.**

Dem unspezifischen System reicht die Erkennung von LPS bereits zur Bekämpfung des Bakteriums aus – es muss nicht unterscheiden können, ob es sich aus der Gruppe der gramnegativen Bakterien um das Bakterium A oder B handelt. Da die Erkennung von Erregermustern allerdings höchst spezifisch funktioniert, ist die **Bezeichnung als unspezifisches Immunsystem also irreführend.**
Unspezifisch ist das angeborene Immunsystem nur in dem Sinn, dass es auf Erreger, die in keines der vorhandenen Muster hineinpassen, nur ungenügend reagieren kann. In diesen Fällen ist es auf die Hilfe des erworbenen Immunsystems angewiesen.

### Anatomische Barriere

Die Immunabwehr beginnt bereits dort, wo wir es, ohne genauer darüber nachzudenken, gar nicht erwarten würden. Denn schon unsere intakte **Haut** und unsere **Schleimhäute** sorgen dafür, dass ein großer Teil von Krankheitserregern gar nicht erst in das Körperinnere gelangt.

Neben der Undurchdringbarkeit von Haut und Schleimhaut, die vor allem über die Intaktheit von Zelladhäsionsproteinen (➢ Kap. 1.13) sichergestellt wird, spielen dabei spezielle Abwehrmechanismen eine ebenso wichtige Rolle.

- Ein **Schleimfilm** auf der Schleimhaut des Magen-Darm- sowie des Respirationstrakts verhindert das Anhaften von Mikroorganismen. Wichtiger Bestandteil dieses Schleimfilms sind sog. **Muzine,** die zu den Glykoproteinen gezählt werden.
- Die Schleimhaut des Respirationstrakts besitzt sogenannte Kinozilien (➢ Kap. 1.12.1), die den Schleim durch einen koordinierten Schlag in Richtung des Kehlkopfes transportieren. Von dort wird er entweder abgehustet oder gelangt in die Speiseröhre und wird verschluckt. Über diesen Mechanismus werden die Atemwege von den Krankheitserregern in der Schleimschicht befreit.
- Gelangen Krankheitserreger über die Nahrung oder über den Schlag der Kinozilien des Respirationstraktes in die Speiseröhre und von dort in den Magen, erwartet sie eine äußerst lebensfeindliche Umgebung. Grund dafür ist das saure Milieu, welches durch die von den Magendrüsen sezernierte **Magensäure** hergestellt wird.
- Der Magen-Darm-Trakt ist dauernd in Bewegung. Durch koordinierte Bewegungen der Muskulatur, die als **Peristaltik** bezeichnet werden, wird der Speisebrei zerkleinert und weitertransportiert. Diese ständige Bewegung erschwert Mikroorganismen die Besiedelung und damit das Durchdringen der Schleimhaut-Oberfläche.

**VERSTÄNDNIS+** Der Begriff **Schleimhaut** leitet sich von der auf Schleimhäuten befindlichen Schleimschicht ab. Sie gibt ihr, im Gegensatz zur Haut der Körperoberfläche, eine glänzende Oberfläche.

Um das Abwehrpotenzial der anatomischen Barriere des Körpers vollends auszuschöpfen, werden zudem **antimikrobiell wirksame Substanzen** an die Körperoberfläche sezerniert (➢ Tab. 4.15, ➢ Abb. 4.157).

**Tab. 4.15** Antimikrobielle Substanzen auf Haut und Schleimhäuten

| | |
|---|---|
| Haut/Schweiß | Defensine (Peptide), Fettsäuren |
| Magen-Darm- und Respirationstrakt | Defensine |
| Speichel, Tränenflüssigkeit | Lysozym |
| Muttermilch | Laktoferrin |

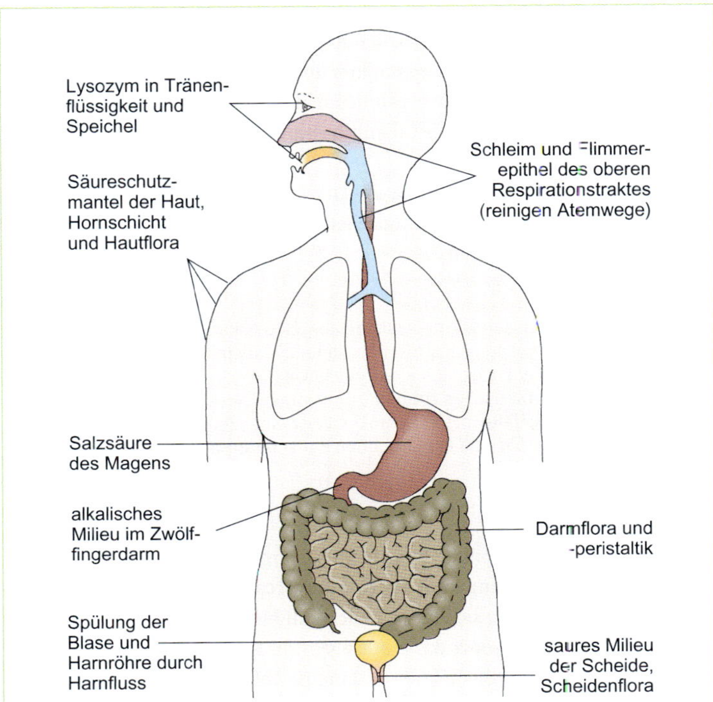


**Abb. 4.157** Anatomische Barrieren des angeborenen Immunsystems [L190]

### Zelluläre Bestandteile des angeborenen Immunsystems

Zu den zellulären Bestandteilen des angeborenen Immunsystems gehören Monozyten und Makrophagen, verschiedene Formen der Granulozyten, dendritische Zellen, Mastzellen sowie die sogenannten innaten lymphoiden Zellen, von denen die natürlichen Killerzellen die wichtigste Gruppe darstellen.
Bevor wir jedoch einen genaueren Blick auf die verschiedenen Zellen des angeborenen Immunsystems werfen, müssen wir zunächst die **allgemeinen Prinzipien der Erkennung von Pathogenen und der Einleitung einer Immunantwort** betrachten.

#### Erkennung von Pathogenen durch das angeborene Immunsystem

Es gibt zahlreiche molekulare Strukturen, die typisch für pathogene Organismen sind. Wie wir weiter oben bereits gelernt haben, ist LPS ein gutes Beispiel dafür. Es ist als Bestandteil der Zellmembran in allen gramnegativen Bakterien vorhanden. Diese und vergleichbare Strukturen, die das Vorhandensein eines Pathogens signalisieren, werden als **„pathogen associated molecular patterns" (PAMP)** bzw. **Pathogen-assoziierte molekulare Muster** bezeichnet.
Die Zellen des angeborenen Immunsystems wiederum sind mit Rezeptoren ausgestattet, die dazu in der Lage sind, ebendiese PAMPs zu erkennen. Diese Rezeptoren heißen **„pattern recognition receptors" (PRR).**
PRRs sind sowohl an der Zelloberfläche zu finden, wo sie der Überwachung der unmittelbaren Nähe der Zelle dienen, als auch im Zellinneren. So kann eine Immunzelle auch solche Pathogene erkennen, durch die sie selbst befallen ist oder die sie aus dem Extrazellulärraum aufgenommen hat.

> **AUS DEM MEDIZINSTUDIUM** Die wohl bekanntesten PRRs sind die sog. **Toll-Like-Rezeptoren (TLR).** So wird zum Beispiel der PRR, der an das LPS gramnegativer Bakterien bindet, als TLR-4 bezeichnet.

#### Aktivierung weiterer Immunzellen

Typische Zellen, die als erste in Berührung mit Krankheitserregern kommen, sind **Makrophagen.** Sie leiten nach Erkennung von PAMPs durch ihre PRRs die Immunabwehr ein. Dazu gehört nicht nur die direkte Bekämpfung des Pathogens, sondern auch die **Alarmierung weiterer Immunzellen, insbesondere aus dem Blutstrom.** Am ehesten handelt es sich dabei um **neutrophile Granulozyten sowie Monozyten,** die im Gewebe zu Makrophagen ausreifen.
Bei der Alarmierung weiterer Immunzellen spielen zwei Molekülklassen eine große Rolle: Zytokine und Chemokine. Bei beiden handelt es sich um Proteine, die unter anderem von Immunzellen ausgeschüttet werden, die mit einem Pathogen in Kontakt gekommen sind. Sie wirken auf Zellen mit den entsprechenden Rezeptoren auf ihrer Oberfläche.
**Zytokine** beeinflussen Zellen in erster Linie dadurch, dass sie deren Verhalten ändern. Sie können Zellen dazu bringen, aus Vorläuferzellen in ein reifes Entwicklungsstadium überzutreten. Auch können sie dazu führen, dass sie bestimmte Rezeptoren auf der Oberfläche exprimieren, die sich zuvor noch in Vesikeln im Zellinneren befanden. Denkbar ist auch, dass Zellen selbst damit beginnen, Zytokine oder andere Substanzen auszuschütten.
**Chemokine** wiederum wirken in erster Linie dadurch, dass sie Zellen zu einem bestimmten Ort leiten. Im Fall einer Infektion geht es insbesondere darum, andere Immunzellen aus dem Blutstrom zum Infektionsherd zu lenken und so die Immunabwehr zu verstärken.

> **VERSTÄNDNIS+** Der Begriff **Zytokin** leitet sich aus dem Griechischen ab. „Zyto" stammt von „kytos" ab, das so viel bedeutet wie Zelle. „-kin" wiederum kommt vom griechischen „kinein" und heißt so viel wie bewegen. Das zusammengesetzt Wort Zytokin steht also für etwas, das eine Zelle bewegt.
> Das Wort **Chemokin** steht wiederum für **„chemotaktisches Zytokin".** Chemotaxis bezeichnet dabei die Bewegung einer Zelle entlang eines **Konzentrationsgefälles.** Ein Chemokin weist einer Zelle folglich den Weg, indem es sie vom Ort der niedrigen Konzentration hin zum Ort der hohen Konzentration leitet.

#### Entzündungsreaktion

Die Alarmierung von Immunzellen aus dem Blutstrom und die damit einhergehenden Veränderungen des betroffenen Gewebes bezeichnen wir als **Entzündung bzw. Entzündungsreaktion.** Es ist wichtig zu verstehen, dass eine Entzündung – so unangenehm sie sich für uns auch anfühlen mag – in erster Linie eine normale Reaktion des Körpers auf eine Verletzung oder das Eindringen von Krankheitserregern ist. Ohne sie wäre eine ausreichende Bekämpfung von Pathogenen und vollständige Abheilung kaum möglich.
Eine Entzündung zeichnet sich durch die **fünf Kardinalsymptome der Entzündung** aus: Schmerz (lat.: *dolor*), Rötung (lat.: *rubor*), Schwellung (lat.: *tumor*), Wärme (lat.: *calor*) und Funktionseinschränkung (lat.: *functio laesa*).

**MedAT-GEHEIMTIPP** Präge dir die **fünf Kardinalsymptome der Entzündung** unbedingt gut ein. Sie werden im MedAT gerne abgefragt. Eine **mögliche Prüfungsfrage** könnte lauten: Welches der folgenden Symptome gehört nicht zu den Kardinalsymptomen der Entzündung – Funktionseinschränkung, Wärme, Jucken, Rötung, Schmerz? In diesem Fall wäre die anzukreuzende Antwort selbstverständlich Jucken.

Im Rahmen einer Zytokin- bzw. Chemokin-vermittelten Entzündungsreaktion verändern sich insbesondere die Eigenschaften von Blut- und Lymphgefäßen. Eine **Erweiterung der Blutgefäße** erhöht zunächst den Blutstrom. Die durch die Tight Junctions (➤ Kap. 1.13.1) vermittelte Abdichtung zwischen den Endothelzellen wird aufgeweicht und führt zu einer **erhöhten Durchlässigkeit der Endothelbarriere.** Flüssigkeit mit Blutzellen und Proteinen tritt in der Folge in das Gewebe aus. Chemokine leiten die Immunzellen anschließend zum Infektionsherd.

Dies allein reicht jedoch nicht aus, um die zur Abwehr von Krankheitserregern benötigten Immunzellen zum Infektionsherd zu lenken. Vielmehr braucht es eine **zielgerichtete Interaktion zwischen Endothelzellen und Leukozyten** durch bestimmte Moleküle auf deren Oberflächen. Sie verläuft in mehreren Phasen und endet mit dem Durchqueren der Basalmembran, die als **Diapedese** bezeichnet wird (➤ Tab. 4.16, ➤ Abb. 4.158).

**Tab. 4.16** Oberflächenmoleküle auf Endothelzellen und Leukozyten

| Phase | Endothelzellen | Leukozyten |
|---|---|---|
| Frühe/lockere Anhaftung | P-Selektin, E-Selektin | Sialyl-Lewis-Komplex |
| Späte/feste Anhaftung | ICAM-1, ICAM-2 | Integrine |
| Durchqueren des Endothels | PECAM | Integrine |

ICAM: Interzellulares Adhäsionsmolekül; PECAM: Thrombozyten-Endothelzellen-Adhäsionsmoleküle

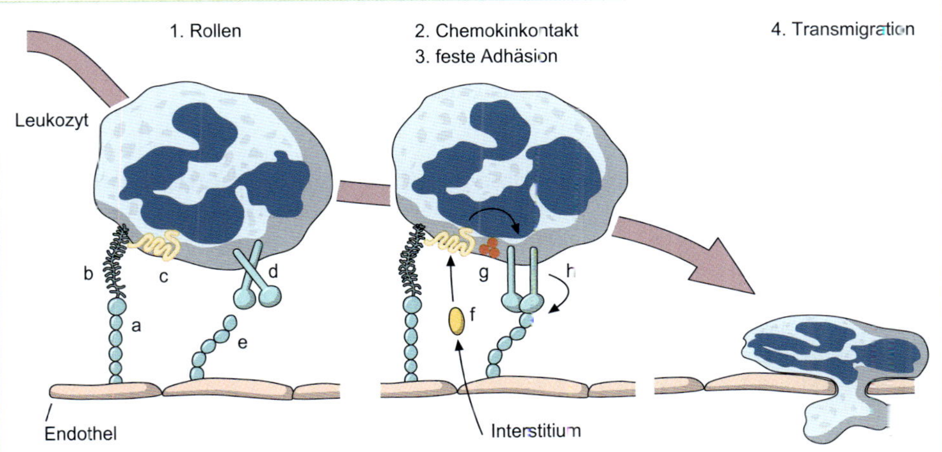


**Abb. 4.158** Diapedese. (a) E-Selektin, (b) Selektinligand (Proteoglykan der Zellmembran), (c) Chemokinrezeptor, (d) Integrin (inaktive Konformation), (e) Adhäsionsmolekül (z. B. ICAM), (f) Chemokin, (g) aktiviertes G-Protein, (h) Integrin (aktivierte Konformation) [L127]

Mit Blick auf das lymphatische System (➤ Kap. 4.4.7) kann im Rahmen einer Entzündungsreaktion eine **Zunahme des Lymphstroms** beobachtet werden. Mit diesem werden Reste von infizierten und abgestorbenen Zellen, die Pathogene selbst sowie **Antigen-präsentierende Zellen (APC)** in die nahegelegenen Lymphknoten transportiert. Dort wird die spezifische Immunantwort ausgelöst.

**VERSTÄNDNIS+** Zu den **Antigen-präsentierenden Zellen** gehören Makrophagen, dendritische Zellen und B-Zellen. Sie fungieren als **wichtiges Bindeglied zwischen angeborenem und erworbenem Immunsystem.** APCs sind dazu in der Lage, Krankheitserreger aufzunehmen und deren Bestandteile anderen Zellen zu präsentieren. Sie tun dies vor allem in den sekundären lymphatischen Organen und aktivieren dort die B- und T-Lymphozyten als zelluläre Bestandteile der erworbenen Immunität.

### Monozyten und Makrophagen

**Monozyten** sind die **Vorläuferzellen der Makrophagen.** Sie zirkulieren durch den Blutstrom, bis sie in das umliegende Gewebe auswandern und sich dort zu reifen Makrophagen differenzieren. Ihre Aufgabe ist die **Bekämpfung akuter Infektionen** und die Überwachung des peripheren Gewebes als **gewebsständige Makrophagen.** Im Laufe der Zeit wurden mehr und mehr dieser gewebsständigen Makrophagen entdeckt und mit Eigennamen versehen (➤ Tab. 4.17).

**Tab. 4.17** Eigennamen gewebsständiger Makrophagen

| | |
|---|---|
| Lunge | Alveolarmakrophagen |
| Leber | Kupffer'sche Sternzellen |
| Gehirn | Mikroglia |
| Knochengewebe | Osteoklasten |

**Makrophagen** werden auch als **„Fresszellen"** bezeichnet. Durch Phagozytose nehmen sie Substanzen aus ihrer Umgebung auf und transportieren sie in sogenannten Phagosomen durch das Zellinnere. Indem diese mit Lysosomen verschmelzen, werden optimale Bedingungen geschaffen, um die aufgenommen Substanzen weiterzuverarbeiten (➤ Kap. 1.3.3).
Unter Normalbedingungen patrouillieren gewebsständige Makrophagen durch das Gewebe und nehmen dort insbesondere Reste untergegangener Zellen und Bestandteile der Extrazellulärmatrix auf. Sie halten damit ein konstantes Gewebemilieu aufrecht.

**DEFINITIONEN** Das Aufrechterhalten eines konstanten Gewebemilieus wird als **Homöostase** bezeichnet. Verwechsle dies nicht mit dem Begriff der **Hämostase.** Damit bezeichnet man die Blutgerinnung (➤ Kap. 4.4.4).

Im Falle einer akuten Infektion schließen Makrophagen Krankheitserreger ein, die sie anhand von PAMPs mit Hilfe ihrer PRRs erkennen. Durch **lysosomale Verdauung,** aber auch durch **Ausschüttung toxischer Substanzen** bekämpfen sie die Pathogene unmittelbar. Zudem verstärken sie die Immunreaktion durch **Zytokin- bzw. Chemokin-gesteuerte Alarmierung anderer Immunzellen.**

### Granulozyten

Granulozyten machen den größten Teil der Leukozyten aus und werden in drei Gruppen unterteilt. Man unterscheidet neutrophile, eosinophile und basophile Granulozyten. Davon abzugrenzen sind die **unreifen stabkernigen Granulozyten,** die sich erst noch zu funktionierenden neutrophilen Granulozyten entwickeln.
Ihren Namen verdanken die Granulozyten den **zahlreichen Granula im Zytoplasma.** Im Gegensatz zu Monozyten und Makrophagen, deren Kern ungelappt und rundlich ist, besitzen Granulozyten einen **polymorphen, d. h. vielgestaltigen Kern.** Wie der Name vermuten lässt, ist der Kern der stabkernigen Granulozyten eher länglich und schmal.

**VERSTÄNDNIS⁺** Verschiedene Befunde bei der Untersuchung des peripheren Bluts dienen als Hinweis auf das Vorliegen einer akuten Infektion. Neben einer Erhöhung der gesamten Leukozytenzahl, die als **Leukozytose** bezeichnet wird, ist das vermehrte Auftreten stabkerniger Granulozyten als Teilaspekt der sog. Linksverschiebung typisch.
Der Begriff der **Linksverschiebung** wird klarer, wenn wir uns die verschiedenen Entwicklungsstadien einer Zellreihe auf einem Zeitstrahl vorstellen. Betrachten wir zum Beispiel die neutrophilen Granulozyten: Die hämatopoietische Stammzelle (➤ Kap. 4.4) befindet sich auf dem Zeitstrahl ganz links, der ausgereifte neutrophile Granulozyt hingegen ganz rechts. Dazwischen werden sämtliche Stadien der Zelldifferenzierung aufgetragen.
Treten nun bei Vorliegen einer Infektion vermehrt stabkernige Granulozyten auf, so verschiebt sich der Schwerpunkt der Verteilung auf dem Zeitstrahl nach links. Wir bezeichnen dies als Linksverschiebung.

**MedAT-GEHEIMTIPP** Nach den **Ursachen einer Leukozytose** wurde in der Vergangenheit bereits im MedAT gefragt. Denkbar sind unter anderem entzündliche Prozesse, Tumorerkrankungen, allgemeine Stresssituationen sowie Medikamente.

### Neutrophile Granulozyten

Neutrophile Granulozyten haben einen **Durchmesser von ca. 10 µm** und besitzen einen Kern aus **3–4 Kernsegmenten,** die über kleine Brücken miteinander verbunden sind. In Neutrophilen des weiblichen Genotyps (46XX) ist das zweite X-Chromosom als trommelschlägelförmiges Kern-Anhängsel zu erkennen. Man spricht vom sog. **Drumstick.**

**AUS DEM MEDIZINSTUDIUM** Bei der mikroskopischen Begutachtung von Blutzellen dienen die **Erythrozyten** als Referenzgröße. Sie haben einen **Durchmesser von 7,5 µm** und sind anhand ihrer Form und der Tatsache, dass sie keinen Zellkern besitzen, mit hoher Sicherheit von den anderen Zelltypen zu unterscheiden.

Die **Granula der neutrophilen Granulozyten** enthalten verschiedene antimikrobiell wirksame Stoffe. Sie werden zur Bekämpfung von Krankheitserregern entweder in den Extrazellulärraum ausgeschüttet oder wirken im Zellinneren nach Verschmelzung von Phagosom und Lysosom. Auch nutzen Neutrophile eine fast schon selbstmörderische Abwehrstrategie, die unter dem Begriff der **NETose** bekannt ist.

**DEFINITIONEN** Als **NETose** bezeichnet man eine Form des Zelltods, bei der Neutrophile sog. **„Neutrophil extracellular traps" (NETs)** aus DNA und weiteren Proteinen ausstoßen. Die NETs dienen als Falle für pathogene Mikroorganismen und binden diese. Sie werden dadurch direkt abgetötet oder für andere Immunzellen opsoniert.
Unter **Opsonierung** versteht man die Bindung von Bestandteilen des Immunsystems an Krankheitserreger, damit Immunzellen diese besser erkennen und bekämpfen können.

Die Neutrophilen sind in der Regel die ersten Immunzellen, die aus dem Blut zum Infektionsherd geleitet werden. Sie stellen damit **zusammen mit den Makrophagen die erste zelluläre Verteidigungslinie** dar. Genauso wie die Makrophagen sind sie zur **Phagozytose** befähigt.
Neutrophile Granulozyten machen **ca. 60 % aller Leukozyten im peripheren Blut** aus. Dort zirkuliert rund die Hälfte frei, die andere Hälfte haftet an Blutgefäßwänden. Letztere können im Falle einer Infektion schnell in den Blutstrom entlassen und damit rekrutiert werden.
Die Neutrophilen im Gefäßsystem machen allerdings nur einen kleinen Anteil aller Neutrophilen aus. Rund 90 % befinden sich nämlich im Knochenmark und werden dort gespeichert.

### Eosinophile Granulozyten

Eosinophile Granulozyten sind mit einem **Durchmesser von 10–15 µm** etwas größer als die Neutrophilen. Sie besitzen einen **zweigelappten Kern** sowie **rötliche Granula im Zytoplasma,** wenn diese durch den Farbstoff Eosin angefärbt werden.

**VERSTÄNDNIS+** Die griechische Endung „-phil" bedeutet so viel wie „liebend". **„Eosinophil"** lässt sich also mit „(den roten Farbstoff) Eosin liebend" übersetzen. Eosin bindet an die zytoplasmatischen Granula der Eosinophilen und verleiht den Zellen damit ihr typisch rotes Aussehen unter dem Mikroskop.

Die Eosinophilen machen rund **3 % der Leukozyten im peripheren Blut** aus. Dieser Anteil ist erhöht bei Vorliegen einer **parasitären Infektion.** Um einen Parasiten, z. B. einen Bandwurm, zu bekämpfen, enthalten die Granula der Eosinophilen unter anderem das sog. **Major Basic Protein (MBP),** das in den Extrazellulärraum ausgeschüttet wird. Auch **IgE-Antikörper** scheinen bei der Parasitenabwehr eine Rolle zu spielen.
Außerdem kann der Anteil der eosinophilen Granulozyten bei **allergischen Erkrankungen** wie dem allergischen Asthma erhöht sein.

### Basophile Granulozyten

Basophile Granulozyten haben einen **Durchmesser von ca. 10 µm.** Ihr Zytoplasma ist prall gefüllt mit Granula, die u. a. Histamin und Heparin enthalten. Sie besitzen auf ihrer Oberfläche **Rezeptoren für IgE-Antikörper,** wodurch sie eine entscheidende Rolle im Rahmen allergischer Reaktionen spielen.
Werden basophile Granulozyten aktiviert, so wird der Inhalt der Granula ausgeschüttet. **Histamin** führt zu einer Erweiterung der Blutgefäße und einer erhöhten Durchlässigkeit der Kapillaren. **Heparin** verlangsamt die Blutgerinnung lokal. Zusammen mit anderen Veränderungen führt dies zu allergietypischen Symptomen wie Hautrötung und Hautausschlag.

### Dendritische Zellen

Dendritische Zellen zirkulieren durch das Blut, wandern in das umliegende Gewebe und reifen dort vollständig aus. Sie zeichnen sich durch ein vielverzweigtes, **von Ausläufern durchzogenes Zytoplasma** aus.

**VERSTÄNDNIS⁺** Im Griechischen bedeutet **„dendros"** so viel wie Baum bzw. **„dendrites"** so viel wie zum Baum gehörend. Ihren Namen verdanken dendritische Zellen also den zahlreichen Ausläufern ihres Zytoplasmas.

Die dendritischen Zellen sind, wie Makrophagen und neutrophile Granulozyten, zur **Phagozytose** in der Lage. Ihre Kernaufgabe besteht allerdings nicht darin, Krankheitserreger aufzunehmen und zu eliminieren. Vielmehr fungieren sie als **Antigen-präsentierende Zellen (APC).**
Dabei wird zwischen zwei Formen dendritischer Zellen unterschieden. **Interdigitierende dendritische Zellen** phagozytieren Pathogene in einem peripheren Gewebe und wandern anschließend in die nächstgelegenen Lymphknoten aus. Indem sie den dort vorkommenden T- und B-Lymphozyten Teile der aufgenommenen Krankheitserreger präsentieren, wirken sie an der Aktivierung der spezifischen Immunantwort mit.
**Follikuläre dendritische Zellen** hingegen sind ausschließlich im Bereich der sekundären lymphatischen Organe zu finden. Sie interagieren dort hauptsächlich mit den B-Lymphozyten, die sich in der Folge zu Antikörper-produzierenden Plasmazellen differenzieren.

**DEFINITIONEN** Dendritische Zellen, die in der Haut des Menschen zu finden sind, werden als **Langerhans-Zellen** bezeichnet.
Nicht mit den Langerhans-Zellen zu verwechseln sind zum einen die **Langerhans-Inseln,** die umschriebene Bereiche in der Bauchspeicheldrüse bezeichnen, in denen sich die hormonproduzierenden Zellen befinden. Zum anderen sind die Langerhans-Zellen abzugrenzen von den **Langerhans-Riesenzellen,** die durch Verschmelzung von Makrophagen im Rahmen entzündlicher Prozesse entstehen.

### Mastzellen

Mastzellen sind die einzigen **rein gewebeständigen Zellen der angeborenen Immunantwort.** Zwar befinden sich auch Makrophagen in nicht unbedeutender Anzahl im peripheren Gewebe. Allerdings spielt in ihrem Fall die Rekrutierung aus dem Blutkreislauf bei Vorliegen einer akuten Infektion eine viel entscheidendere Rolle als bei den Mastzellen.
Mastzellen haben einen **Durchmesser von ca. 25 µm** und besitzen in ihrem Zytoplasma zahlreiche Granula, die unter anderem **Heparin** und **Histamin** enthalten. Auf ihrer Oberfläche besitzen sie **Rezeptoren für IgE-Antikörper.** In dieser Hinsicht ähneln sie also den basophilen Granulozyten aus dem Blut.
Es überrascht daher nicht, dass Mastzellen ebenso wie die Basophilen an der Entstehung von **allergischen Reaktionen** mitwirken. Dabei kommt es Histamin- und Heparin-vermittelt unter anderem zu einer erhöhten Durchlässigkeit der Gefäßwände, einem Blutdruckabfall, zu Verengung der Atemwege und zu einer Rötung der Haut mit dem Auftreten von Quaddeln.

**VERSTÄNDNIS⁺** Lasst euch nicht von den **Parallelen zwischen basophilen Granulozyten und Mastzellen** verwirren. Basophile sind primär im Blut zu finden, während es sich bei Mastzellen um reine Bindegewebszellen handelt. In ihrer Funktion ähneln sich die beiden Zelltypen. Dennoch ist es wichtig, sie sicher voneinander abgrenzen zu können.

**MedAT-GEHEIMTIPP** In der Vergangenheit wurde im MedAT nach der **ungefähren prozentualen Verteilung der verschiedenen Leukozyten im peripheren Blut** gefragt. Merkt euch vor allem, dass die neutrophilen Granuloyzten mit rund 60 % sowie die Lymphozyten mit ca. 30 % den Großteil der Leukozyten ausmachen. Das Schlusslicht bilden die basophilen Granulozyten, mit nur ca. 1%.

### Akute-Phase-Proteine

Durch Zytokine, die Makrophagen nach Erkennung und Phagozytose von Krankheitserregern ausschütten, wird die sog. **Akute-Phase-Reaktion** als Teil der angeborenen Immunantwort ausgelöst. Darunter versteht man die vermehrte Produktion bestimmter Proteine in der Leber, die in erster Linie **opsonierend** wirken.

Das wohl bekannteste und in der Klinik am häufigsten als Entzündungsmarker verwendete Akute-Phase-Protein ist das sog. **C-reaktive Protein (CRP).** Es bindet an bestimmte Bestandteile von Bakterien und Pilzen und opsoniert diese. Zudem wirkt es an der Aktivierung des Komplementsystems mit.

**MedAT-GEHEIMTIPP** Es existieren auch sog. **negative Akute-Phase-Proteine.** Deren Synthese nimmt im Falle einer Infektion ab. Dazu gehört zum Beispiel das **Ferritin.** Es dient als Speichermolekül von Eisen, das vor allem für die Bildung neuer Erythrozyten benötigt wird.
Allerdings sind auch Bakterien auf die Zufuhr von Eisen angewiesen. Indem die Ferritin-Konzentration als Reaktion auf eine bakterielle Infektion sinkt, wird der Stoffwechsel von Bakterien demzufolge gehemmt.

## Komplementsystem

Zusammen mit den Akute-Phase-Proteinen bildet das Komplementsystem den **humoralen Anteil des angeborenen Immunsystems.** Es besteht aus 30 Proteinen im Blutserum, die an der Abwehr von Pathogenen beteiligt sind, noch bevor das angeborene Immunsystem seine Wirkung entfaltet.

**VERSTÄNDNIS+** Ende des 19. Jahrhunderts stellte man fest, dass die Wirkung eines Antikörper-Serums nach dem Erhitzen nachließ, obwohl die darin befindlichen Antikörper weiterhin vollkommen intakt waren.
Man erklärte diese Beobachtung mit dem Vorhandensein eines Serum-Bestandteils, der im Vergleich zu den Antikörpern weniger hitzebeständig war. Und weil dieser Bestandteil für einen Teil der Antikörper-Funktionen notwendig war und damit die **angeborene Immunantwort komplettierte,** entschied man sich für die Bezeichnung Komplementsystem.

Das Komplementsystem zeigt im Grundsatz große Ähnlichkeiten zum Gerinnungssystem (➤ Kap. 4.4.4). In beiden Fällen handelt es sich bei den beteiligten Proteinen um Enzyme, genauer gesagt um **Proteasen.** Diese liegen zunächst als **inaktive Enzymvorstufen** vor. Bei einem entsprechenden Impuls aktivieren sie sich gegenseitig und setzen so eine **kaskadenartige Kettenreaktion** in Gang.

**DEFINITIONEN** Die inaktiven Vorstufen der Enzyme des Komplementsystems werden als **Proenzyme** bzw. **Zymogene** bezeichnet.

### Aktivierung des Komplementsystems

Das Komplementsystem kann über **drei verschiedene Wege** aktiviert werden (➤ Abb. 4.159). Allen Wegen gemein ist das Ziel, die **C3-Konvertase** zu bilden, die das Protein C3 in C3a und C3b spaltet. Nach Bildung der C3-Konvertase folgen alle drei Wege einer identischen Endstrecke, an deren Ende die Bildung des **Membranangriffskomplexes** steht.

- Wird das Komplementsystem über den **klassischen Weg** aktiviert, so bindet das Protein C1q an **opsonierende Antikörper** auf der Oberfläche von Krankheitserregern. Zusammen mit C1r und C1s spaltet es die Proteine C2 und C4 jeweils in einen a- und einen b-Teil. C2b und C4b bilden die C3-Konvertase.
- Im **Lektin-Weg** spielt das sog. **Mannan-bindende Lektin (MBL)** eine zentrale Rolle. Es bindet bestimmte Zuckerreste auf der Oberfläche von Mikroorganismen. Als Reaktion darauf bildet das MBL zusammen mit weiteren Proteinen eine Struktur, die dem C1-Komplex des klassischen Weges ähnelt. Auch dieser Komplex ist dazu in der Lage, die Proteine C2 und C4 zu spalten und die C3-Konvertase zu bilden.
- Der **alternative Weg** benötigt zu Beginn keinen expliziten Auslöser, da C3 auch ohne C3-Konvertase spontanen Veränderungen unterliegt. Nachdem es den **Faktor B** gebunden hat, spaltet der **Faktor D** aus ebendieser Verbindung Ba ab, sodass mit C3Bb eine alternative Form der C3-Konvertase entsteht. Diese kann aus C3-Molekülen, die frei im Blut zirkulieren, C3b abspalten. C3b besitzt nur eine kurze Halbwertszeit und wird unter normalen Umständen schnell wieder abgebaut. Bei Vorliegen einer Infektion kann sich C3b aber auch an der Oberfläche von Krankheitserregern anreichern und dort erneut mit dem Faktor B zusammentreffen. Der Faktor D spaltet wiederum Ba ab, sodass mit C3bBb eine weitere Form der C3-Konvertase entsteht.

**VERSTÄNDNIS+** Der **Faktor B** kann nicht nur an C3b binden, das auf dem alternativen Weg entstanden ist. Vielmehr bindet es auch C3b aus dem klassischen und aus dem Lektin-Weg. Damit wirkt der Faktor B **verstärkend auf die Aktivierung des Komplementsystems unabhängig vom zugrundeliegenden Auslöser.**

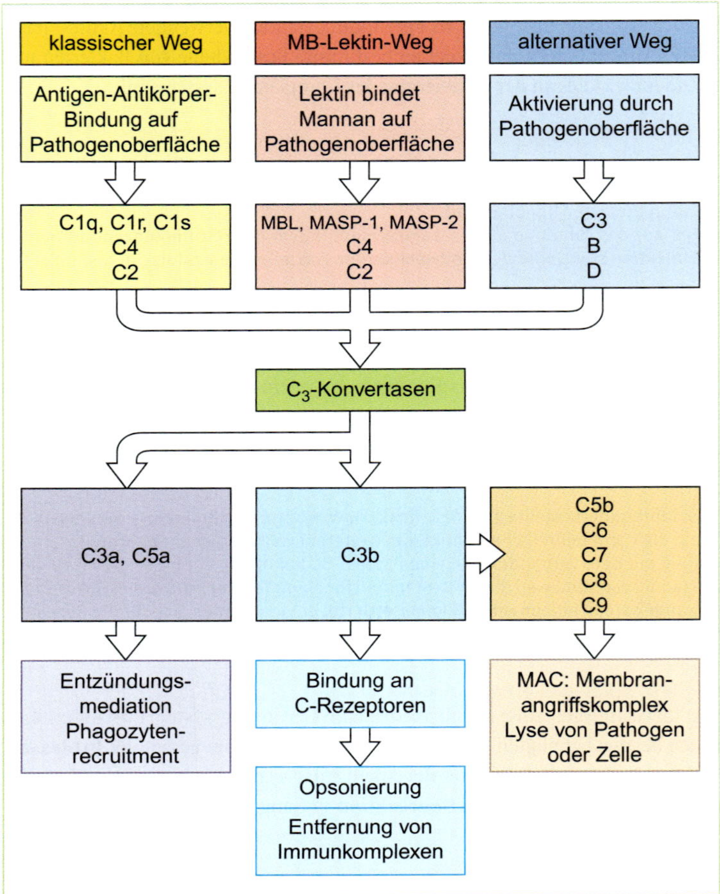


**Abb. 4.159** Aktivierungswege des Komplementsystems [L143]

Indem das durch die C3-Konvertase entstandene C3b an ebendiese bindet, entsteht mit C2bC3bC4b die **C5-Konvertase,** die an der Oberfläche von Krankheitserregern haftet. Sie rekrutiert C6, C7, C8 und C9 und es entsteht der **Membranangriffskomplex** Seine Aufgabe besteht darin, Defekte in der Membran von pathogenen Zellen zu erzeugen. Ohne intakte Membran kann das intrazelluläre Gleichgewicht nicht mehr aufrechterhalten werden und die Zellen gehen zugrunde.

### Effektormechanismen des Komplementsystems

Mit der **direkten Zerstörung von Zellen durch den Membranangriffskomplex** haben wir bereits einen der **drei Effektormechanismen des Komplementsystems** kennengelernt. Er stellt insofern einen Sonderfall dar, als dass er einen Krankheitserreger ohne Unterstützung anderer Zellen oder anderer Blutbestandteile eliminieren kann. Einschränkend sei darauf hingewiesen, dass die Aktivierung über den klassischen Weg auf Antikörper angewiesen ist, die von B-Lymphozyten des erworbenen Immunsystems stammen.

Indem C3b auf der Oberfläche von Pathogenen haftet, dient es ihrer **Opsonierung.** Zellen mit Rezeptoren für C3b, wie zum Beispiel Makrophagen, können Krankheitserreger in der Folge leichter erkennen und phagozytieren.

Die im Zuge der Komplementaktivierung abgespaltenen C3a, C4a und C5a spielen eine wichtige Rolle bei der **Einleitung und Aufrechterhaltung der Entzündungsreaktion.** Sie locken verschiedene Immunzellen zum Ort der Infektion und verstärken damit die Abwehr von Krankheitserregern.

### Antigen-Präsentation durch Zellen des angeborenen Immunsystems

Um den Bogen zum erworbenen Immunsystem zu spannen, betrachten wir den Prozess der **Antigen-Präsentation.** Zur Erinnerung: Phagozytierende Zellen, darunter vor allem Makrophagen und dendritische Zellen, nehmen Pathogene am Infektionsherd auf, gelangen in die angrenzenden Lymphknoten und treten dort mit Lymphozyten in Kontakt. Diesen präsentieren sie das Antigen, mit dem sie beladen sind, und leiten damit die spezifische Immunantwort ein.

Eine zentrale Rolle spielt dabei das sog. **MHC-II-Molekül.** Das entsprechende Gen wird als MHC bezeichnet, wobei MHC für **„major histocompatibility complex"** steht. Bekannt wurde es durch seine Bedeutung für den Erfolg von Organtransplantationen. Es zeigte sich, dass dieser umso größer war, je ähnlicher sich organspendende und organempfangende Person mit Blick auf das MHC-Gen waren.
Zusätzlich zum MHC-II-Molekül, das mit Makrophagen, dendritischen Zellen und B-Lymphozyten nur Antigen-präsentierende Zellen (APCs) tragen, existiert das **MHC-I-Molekül.** Es befindet sich auf der Membranoberfläche aller kernhaltigen Zellen – also nicht auf Erythrozyten – und spielt, wie wir später sehen werden, eine wichtige Rolle für die immunologische Überwachung des zellinternen Milieus.

## Aufbau der MHC-Moleküle

Sowohl MHC-I als auch MHC-II bestehen aus einem α- und einem β-Protein, die an der Zelloberfläche eine **muldenförmige Struktur** bilden. In dieser Mulde werden Teile von Krankheitserregern eingebettet und anderen Zellen präsentiert.

**AUS DEM MEDIZINSTUDIUM** Während im Fall von MHC-I nur das α-Protein in der Zellmembran verankert ist und das β-Protein an diesem befestigt ist, durchziehen beide Proteine des MHC-II-Komplexes die Zellmembran

## Beladung der MHC-Moleküle

**MHC-I** dient insbesondere der **Präsentation von Proteinen aus dem Zellinneren.** Das können Proteine sein, die die Zelle unter ganz normalen Umständen bildet, z. B. Stoffwechselenzyme oder Strukturproteine. Es kann sich aber auch um Proteine handeln, die eine Zelle nur dann bildet, wenn sie beispielsweise von einem Virus befallen ist.

**VERSTÄNDNIS⁺** Viren sind keine eigenständig überlebensfähigen Lebewesen. Sie sind auf den Proteinsynthese-Apparat der Zelle angewiesen, die sie befallen, und nutzen diesen, um neue Viruspartikel aufzubauen.

Damit ein Protein über MHC-I nach außen präsentiert werden kann, muss es zunächst auf eine Größe von rund **8–10 Aminosäuren** reduziert werden. Von Proteinen zu sprechen, ist also streng genommen nicht korrekt. Vielmehr werden Proteinbestandteile präsentiert.
Zerkleinert werden die Proteine im **Lysosom.** Von dort gelangen die Proteinpartikel in das **endoplasmatische Retikulum,** wo sie auf den MHC-I-Komplex treffen. Sie gehen eine feste Bindung ein und gelangen gemeinsam an die Zelloberfläche.
Anders als MHC-I dient **MHC-II** der **Präsentation von Proteinen aus dem Extrazellulärraum,** die eine Zelle durch Phagozytose in ihr Inneres aufgenommen hat. Die Proteine befinden sich zunächst im Phagosom, welches durch Verschmelzung mit Lysosomen zum **Phagolysosom** wird. Dies ist der Ort, an dem die Proteine und der aus dem endoplasmatischen Retikulum stammende MHC-II-Komplex eine feste Bindung eingehen, bevor sie gemeinsam an die Zelloberfläche gelangen.
Auch mit Blick auf MHC-II ist es eigentlich nicht korrekt, von Proteinen zu sprechen, die präsentiert werden. Es handelt sich vielmehr um Partikel ebendieser, die durch Zerkleinerung der Proteine im Phagolysosom entstehen. Ihre Größe beträgt im Schnitt **12–25 Aminosäuren.**

## Funktion der MHC-Moleküle

Um zu verstehen, warum das Immunsystem überhaupt auf MHC-Komplexe angewiesen ist, müssen wir dem nächsten Kapitel ein wenig vorweggreifen. Darin werden die Zellen des erworbenen Immunsystems genauer beschrieben, ebenso ihre Interaktion mit MHC-Komplexen.
Vereinfacht gesagt, dient **MHC-I** der **Sichtbarmachung zellinterner Prozesse auf der Zelloberfläche.** Um nämlich nachvollziehen zu können, ob eine Zelle gesund und intakt oder beispielsweise von einem Virus befallen ist, können Immunzellen nicht einfach in das Zellinnere blicken. Vielmehr untersuchen sie jede Zelle mit Hilfe der MHC-I-Komplexe auf ihrer Oberfläche und können so nachvollziehen, was im Inneren der Zelle vor sich geht.

**VERSTÄNDNIS⁺** Weil es immer wieder zu Missverständnissen kommt, sei an dieser Stelle noch einmal betont, dass **mit Ausnahme der Erythrozyten jede Zelle** – gesund, infiziert oder entartet – Auskunft über sich in Form von MHC-I auf der Oberfläche gibt. MHC-I ist also wie das Ausweisdokument oder die Gesundheitsakte einer Zelle, die der ständigen Überprüfung des Immunsystems unterliegt.
Befinden sich auf der Oberfläche einer Zelle ausschließlich zelleigene und intakte Proteinpartikel, so besteht nicht die Notwendigkeit eines Eingreifens des Immunsystems. Werden jedoch beispielsweise Bestandteile eines nur in Viren vorkommenden Enzyms präsentiert, so wird eine Immunreaktion eingeleitet.

Dieses Vorgehen ist relevant für die Interaktion jeder MHC-I tragenden Zelle mit den **zytotoxischen T-Lymphozyten,** die auch als zytotoxische T-Zellen bekannt sind. Deren Aufgabe besteht darin, defekte Zellen zu identifizieren und abzutöten. Defekt bedeutet dabei nicht automatisch, dass sie von einem Krankheitserreger befallen sind. Auch entartete Tumorzellen werden von den zytotoxischen T-Zellen erkannt und eliminiert. Ebenso interagiert MHC-I mit **natürlichen Killerzellen.**

**VERSTÄNDNIS⁺** **Zytotoxische T-Zellen** werden auch als **CD8-positive T-Zellen** bezeichnet. Das Kürzel **CD** steht für **„cluster of differentiation".** Es handelt sich um **Differenzierungsmerkmale,** z. B. Oberflächenrezeptoren, die dazu genutzt werden können, bestimmte Zellpopulationen voneinander zu unterscheiden.
Die wohl bekanntesten CDs sind CD4 und CD8 der T-Lymphozyten. Dabei handelt es sich um Proteinkomplexe, die sich in der Nähe des T-Zell-Rezeptors befinden und unabdingbar für dessen Funktion sind. Zytotoxische T-Zellen zeichnen sich folglich durch CD8-Komplexe aus. CD4-Komplexe hingegen besitzen sie nicht.

Die Aufgabe von **MHC-II** wiederum ist die **Weitergabe von Informationen über die Beschaffenheit des Extrazellulärraums.** Es ist also kein Zufall, dass MHC-II insbesondere auf der Oberfläche der Antigen-präsentierenden Zellen (APCs) vorkommt.
APCs patrouillieren durch den Extrazellulärraum oder werden Zytokin- bzw. Chemokin-vermittelt zu einem Infektionsherd geleitet. Dort nehmen sie durch Phagozytose Krankheitserreger aus dem Extrazellulärraum auf und präsentieren Teile davon in MHC-II-Komplexen auf ihrer Zelloberfläche.
Nachdem sie durch den Lymphstrom in die angrenzenden Lymphknoten gelangt sind, treten sie in Kontakt mit **CD4-positiven T-Lymphozyten/T-Helferzellen** und aktivieren sie (➤ Abb. 4.160). Diese regen wiederum B-Lymphozyten zur Produktion von Antikörpern an, die durch den Blutstrom an den Infektionsort gelangen. Sie binden dort an die gleichen extrazellulären Strukturen, die die APCs initial phagozytiert haben, und verstärken damit die Immunreaktion.

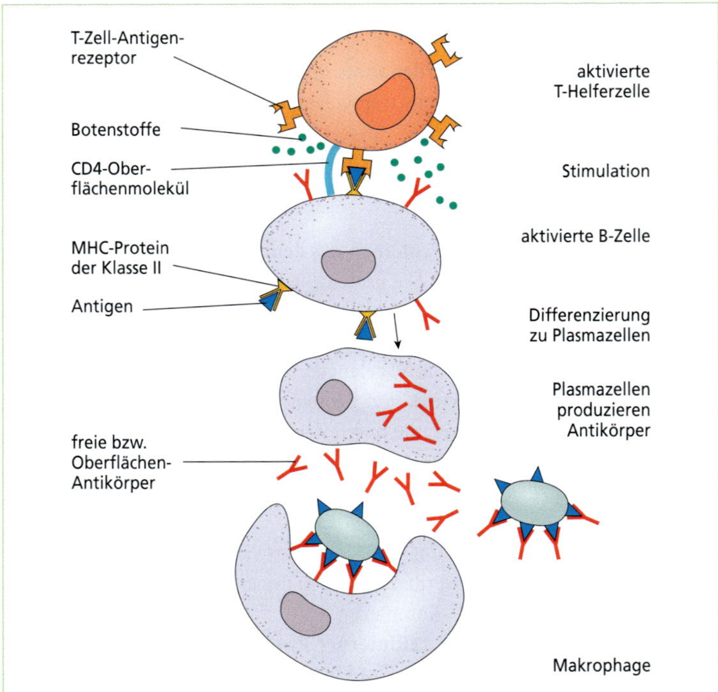


**Abb. 4.160** Stimulierung einer B-Zelle durch Zytokine (Interleukine) einer aktivierten T-Helferzelle [L190]

## 4.10.3 Erworbenes Immunsystem

Neben dem angeborenen Immunsystem stellt das erworbene Immunsystem das zweite Standbein der Immunabwehr dar. Es besteht aus einem **zellulären Anteil, den Lymphozyten,** und einem **humoralen, in Körperflüssigkeiten gelösten Anteil, den Antikörpern.**
Wie weiter oben bereits erwähnt, ist die **Bezeichnung als spezifisches Immunsystem irreführend.** Denn auch der angeborene Teil besitzt Möglichkeiten zur hochspezifischen Erkennung und Elimination von Pathogenen. Dennoch ist diese Unterscheidung noch weit verbreitet.

## Zelluläre Bestandteile des erworbenen Immunsystems

Zu den zellulären Bestandteilen des erworbenen Immunsystems gehören die **B- und T-Lymphozyten**. Sie machen gemeinsam rund **20–40 % der im Blut zirkulierenden Leukozyten** aus. Dabei befindet sich nur ein verschwindend geringer Anteil der Lymphozyten im Blut. Der Großteil verweilt im peripheren Gewebe. Im Blutausstrich nehmen die Lymphozyten unterschiedliche Größen an. Meist sind sie mit einem **Durchmesser von ca. 7 µm** aber in etwa so groß wie Erythrozyten. Sie besitzen einen Kern, der das Zytoplasma größtenteils ausfüllt.

### Reifung von T- und B-Lymphozyten

Lymphozyten reifen in den **primären lymphatischen Organen** heran. Im Falle der **T-Lymphozyten** ist das der **Thymus.** Die **B-Lymphozyten** hingegen nehmen ihre ersten Entwicklungsschritte im **Knochenmark.** Alle heranreifenden Zellen unterliegen dabei **strengen Selektionsprozessen.** Dadurch werden all diejenigen Lymphozyten aussortiert, die funktionslos sind oder im Rahmen einer Autoreaktivität körpereigenes Gewebe angreifen und damit zur Entstehung von Autoimmunerkrankungen beitragen.

**EPISCHE ESELSBRÜCKE** In welchem der primären lymphatischen Organe sich welche Lymphozyten-Art entwickelt, ist leicht zu merken:
**T**-Lymphozyten reifen im **T**hymus.
**B**-Lymphozyten entwickeln sich im „**B**one marrow" (zu deutsch: „Knochenmark").

### T- und B-Zell-Rezeptoren

Der Vielfalt der T- und B-Zell-Rezeptoren ist im Gegensatz zu den PAMPs der Zellen des angeborenen Immunsystems nahezu keine Grenzen gesetzt. Dies liegt an der Art und Weise, wie diese im Zuge der Lymphozyten-Reifung gebildet werden (➤ Kap. 9.1.3). Beim **B-Zell-Rezeptor** handelt es sich um **membrangebundene Antikörper** (➤ Abb. 4.161). Im Stadium des B-Lymphozyten sind diese in der Membran der Zelle verankert. Der variable Bereich des Antikörpers, der über die **Antigen-Spezifität** der B-Zelle entscheidet, ist dabei in Richtung Extrazellulärraum gerichtet. Entwickelt sich die Zelle zur sog. **Plasmazelle,** verlieren die Antikörper ihre Verankerung und werden in die unmittelbare Umgebung abgegeben.
Der **T-Zell-Rezeptor** besteht in den meisten Fällen aus einer α- und einer β-Kette, die jeweils membrangebunden sind. Auch sie besitzen einen variablen Teil, der über die Antigen-Spezifität der T-Zelle bestimmt. Bei der Erkennung ihres Antigens unterliegen T-Lymphozyten der sog. **MHC-Restriktion**.

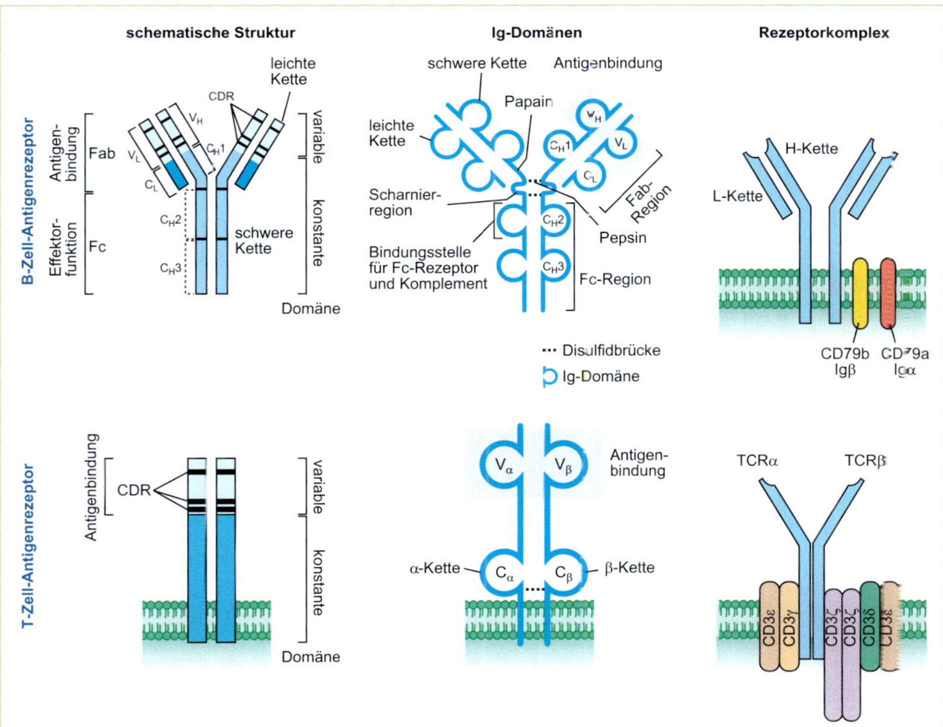


**Abb. 4.161** Antigenrezeptoren von B- und T-Zellen [L106]

**DEFINITIONEN** Als **MHC-Restriktion** bezeichnet man das Phänomen, dass T-Lymphozyten ein Antigen nur dann erkennen, wenn sich dieses in einem Antigen-MHC-Komplex befindet. Freie Antigene, die nicht an MHC-I oder MHC-II gebunden sind, lösen keine T-Zell-Reaktion aus.
Für B-Lymphozyten gilt die MHC-Restriktion nicht. Sie können auch freie Antigene binden und darauf entsprechend reagieren.

### B-Lymphozyten

Gelangen Pathogene in den menschlichen Körper, werden sie über den Lymphstrom in die nächstgelegenen **Lymphknoten** transportiert. Dort werden sie B-Lymphozyten präsentiert und über den B-Zell-Rezeptor gebunden. Auch werden diese Antigene von den B-Lymphozyten phagozytiert und über MHC-II auf ihrer Oberfläche präsentiert.
Zur gleichen Zeit werden **T-Helferzellen,** denen dasselbe Antigen vor allem über dendritische Zellen präsentiert wird, aktiviert. Treffen sie nun auf die B-Zellen mit dem entsprechenden Antigen-MHC-II-Komplex auf ihrer Oberfläche, so schütten die T-Helferzellen Zytokine aus, die die B-Zellen zur Vermehrung und Reifung anregen.

**MedAT-GEHEIMTIPP** Es gibt Antigene, die B-Lymphozyten **auch unabhängig von T-Helferzellen** zur **Produktion von Antikörpern** anregen können. Darunter fallen unter anderem Moleküle, die sich durch vielfach wiederholende Strukturen auszeichnen. Beispielhaft dafür sind Zuckerbestandteile aus bakteriellen Zellwänden. Diese führen zu einer **Quervernetzung der B-Zell-Rezeptoren** auf der Oberfläche der B-Lymphozyten.
2025 wurde nach den Vorläuferzellen von Plasmazellen gefragt. Antwort: B-Lymphozyten.

Nach der Interaktion von B-Lymphozyten und T-Helferzellen differenziert sich ein Teil der B-Zellen zu **Antikörper-bildenden Plasmazellen** und wandert in das periphere Gewebe aus. Dort gehen sie ihrer Hauptaufgabe, der Produktion von Antikörpern, nach.
Der andere Teil der B-Lymphozyten entwickelt sich zu **B-Gedächtniszellen,** die sich mit geringer Rate teilen und wenige Antikörper produzieren. Sie sind mitverantwortlich für die **langanhaltende Immunität,** die wir nach einer durchgemachten Infektion genießen. Im Falle einer Zweitinfektion sind sie sofort einsatzbereit und müssen nicht erst die tagelangen Vermehrungs- und Reifungsprozesse wie bei der Erstinfektion durchlaufen.

**VERSTÄNDNIS+** Werden B- oder T-Lymphozyten durch den Kontakt zu ihrem spezifischen Antigen aktiviert, so vermehren sie sich. Man spricht von **Proliferation.** Ziel der Proliferation ist die Bereitstellung weiterer Immunzellen zur Eindämmung der Infektion.
Dies gelingt am besten, wenn die nachkommenden Zellen denselben B- bzw. T-Zell-Rezeptor besitzen wie die ursprünglich durch das Antigen aktivierte Ursprungszelle. Sie sollten sich also wie ein Klon ebendieser verhalten. Eine derartige Vermehrung von Zellen wird als **klonale Expansion** bezeichnet.

### T-Lymphozyten

Nach der **Reifung der T-Lymphozyten im Thymus** gelangen die T-Zellen in den Blutkreislauf. Zu diesem Zeitpunkt bezeichnet man sie noch als **naive T-Zellen,** da sie noch nicht mit ihrem spezifischen Antigen in Kontakt getreten sind.
In den sekundären lymphatischen Organen, wie zum Beispiel den Lymphknoten, verlassen sie die Blutbahn und wandern in das lymphatische Gewebe aus. Von dort gelangen sie erneut in die Blutbahn – dieser **Kreislauf zwischen Blut und Lymphe** setzt sich fort, bis die T-Zellen auf ihr spezifisches Antigen treffen. Dies geschieht in den sekundären lymphatischen Organen. Dort treffen die T-Lymphozyten auf Antigen-präsentierende Zellen, v. a. dendritische Zellen, die Antigene in der Peripherie aufgenommen haben. Passt eines dieser Antigene zu einem der spezifischen T-Zell-Rezeptoren, so verbleibt der entsprechende T-Lymphozyt im Lymphgewebe, um sich dort zu differenzieren und zu vermehren. Dieser Prozess wird als **Priming** bezeichnet.
Die dadurch entstehenden **T-Effektorzellen,** die allesamt dieselbe Antigen-Spezifität besitzen, erfüllen ihre Funktion noch im Lymphgewebe selbst oder verlassen dieses, um in den Blutkreislauf zu gelangen. Über diesen erreichen sie den Infektionsherd, wo sie die Immunantwort unterstützen.

**DEFINITIONEN** **Naive T-Lymphozyten** sind solche, die noch keinen Kontakt zu ihrem spezifischen Antigen hatten. Nachdem dieser Kontakt jedoch zustande gekommen ist und die T-Lymphozyten damit in die Lage versetzt werden, die Immunantwort zu unterstützen, werden sie als **T-Effektorzellen** bezeichnet.

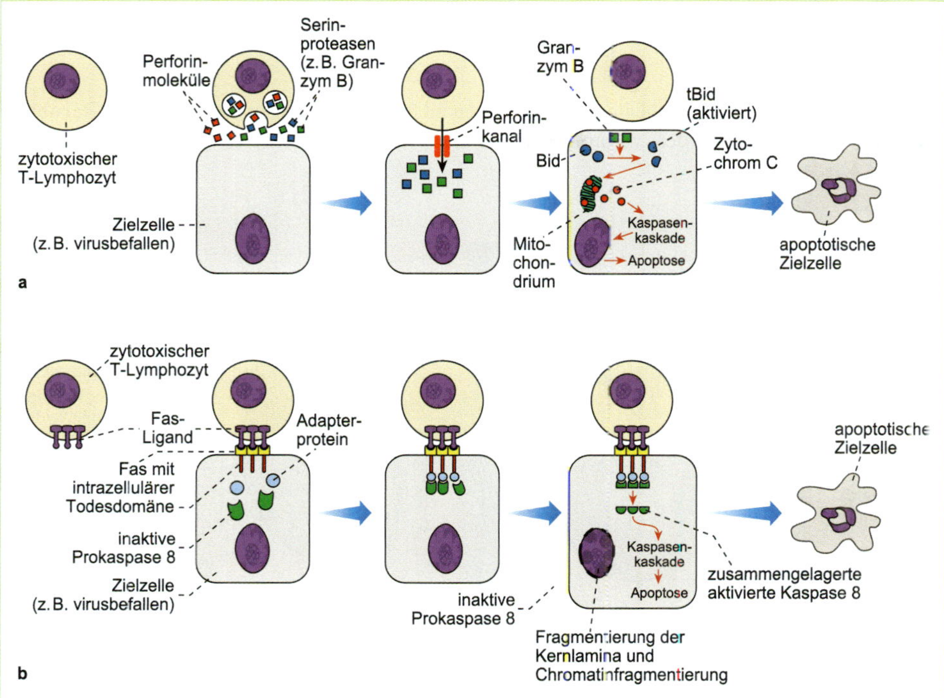


**Abb. 4.162** Effektormechanismen zytotoxischer T-Zellen [L141]

T-Lymphozyten sind äußerst vielfältig und lassen sich in **mehrere Untergruppen** einteilen, je nachdem welche Funktion sie erfüllen. Während die einen T-Zellen Pathogene direkt beseitigen können, nehmen andere eher indirekt Einfluss auf die Immunabwehr, indem sie umliegende Zellen stimulieren oder hemmen.

- **Zytotoxische/CD8-positive T-Lymphozyten** vernichten infizierte Zellen sowie Tumorzellen (➢ Abb. 4.162). Alle Zellen des Körpers mit Ausnahme der Erythrozyten exprimieren MHC-I und präsentieren darüber zelleigene Antigene. Erkennt eine zytotoxische T-Zelle ein verdächtiges Antigen über ihren T-Zell-Rezeptor, so leitet sie den Untergang der betroffenen Zelle ein. Dazu stehen ihr zwei Instrumente zur Verfügung:
  - Aus zytoplasmatischen Granula schütten T-Lymphozyten die beiden Moleküle **Perforin** und **Granzym B** aus. Perforin sorgt für die Entstehung einer Pore in der Membran der Zielzelle, über die Granzym B in das Zellinnere gelangt. Dort aktiviert es Enzyme, die als **Kaspasen** bezeichnet werden und die nach kaskadenartiger Aktivierung die Apoptose der Zelle einleiten.
  - Zudem exprimieren T-Lymphozyten den sogenannten **Fas-Liganden,** der an den entsprechenden Rezeptoren auf der Zielzelle bindet. Auch dadurch geht die Zielzelle in Apoptose.
- Die Hauptaufgabe von **T-Helferzellen/CD4-positiven T-Lymphozyten** ist die Verstärkung der Immunantwort, vor allem durch Ausschüttung bestimmter Zytokine. **Follikuläre T-Helferzellen** erreichen dies, indem sie mit B-Lymphozyten gleicher Antigen-Spezifität interagieren und sie dadurch zur Produktion von Antikörpern anregen. Andere T-Helferzellen – nämlich die **$T_{H1}$-, $T_{H2}$- und $T_{H17}$-Zellen** – sind an der Rekrutierung von Monozyten/Makrophagen und Granulozyten beteiligt.
- **Regulatorische T-Zellen** sind ebenfalls **CD4-positiv.** Auch sie schütten Zytokine aus, allerdings wirken diese eher dämpfend auf die Immunreaktion.

Unabhängig vom Subtyp ist allen T-Lymphozyten gemein, dass sie erst aktiv werden, nachdem sie gemäß dem Prinzip der **MHC-Restriktion** ihr spezifisches Antigen in einem Komplex mit MHC-I oder MHC-II erkannt haben.

## Antikörper

Antikörper stellen den **humoralen Teil des erworbenen Immunsystems** dar. Sie werden ausführlich in ➢ Kap. 9.1 besprochen.

## 4.11 Harnsystem

*Sinan Barus, Deniz Tafrali*

**MedAT-Stichwort**
Harnsystem

**VIDEO: Das Harnsystem**
https://www.elsevier.com/books-and-journals/book-companion/9783437412592

Die **Nieren** zusammen mit den ableitenden Harnwegen inklusive der paarigen **Harnleiter,** der **Harnblase** sowie der **Harnröhre** werden zusammengefasst als **Harnorgane** dem **Harnsystem** zugerechnet (➤ Abb. 4.163).

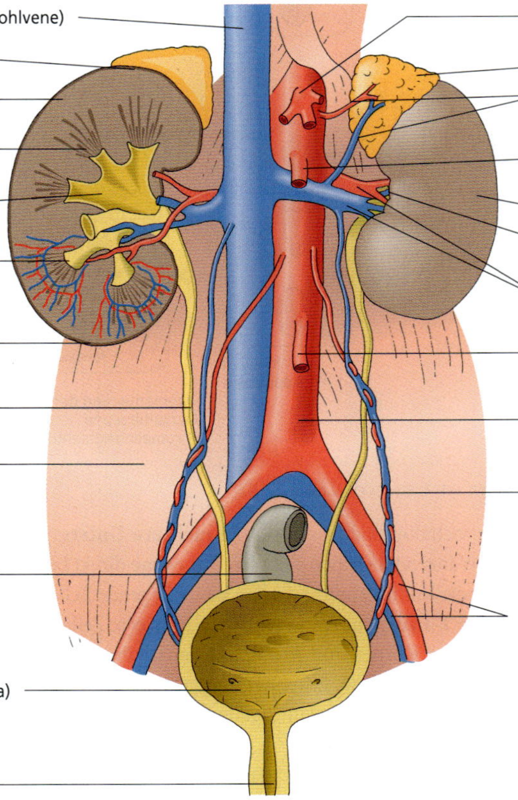


**Abb. 4.163** Übersicht über das Harnsystem mit linker und rechter Niere, den beiden Harnleitern, der Harnblase und der Harnröhre [L190]

### 4.11.1 Makroskopische Anatomie

*Sinan Barus*

#### Nieren

Die **Nieren** sind paarig angelegte Organe und sind von ihrer äußeren Erscheinungsform her typisch **bohnenförmig.** Sie wiegen etwa 120–180 g, sind durchschnittlich ca. 12 cm lang, 6 cm breit und 3 cm dick. Die rechte Niere ist meist kleiner und leichter als die linke und liegt außerdem wegen der Größe der Leber im Mittel um eine halbe Wirbelkörperhöhe **tiefer** als ihr Gegenstück auf der linken Seite (➤ Abb. 4.164). Jede Niere besitzt einen oberen und einen unteren **Pol.** Den oberen Polen sitzen kappenartig die **Nebennieren** (*Glandulae suprarenales*) auf.

Am konkav geformten medialen Rand der Nieren stellt sich eine Einziehung dar, die als **Nierenhilum** (*Hilum renale*) bezeichnet wird. Hier treten alle wichtigen Leitungsbahnen, also Harnleiter (*Ureter*), Nierenarterie (*A. renalis*) und Nierenvene (*V. renalis*) ein oder aus. Verfolgt man den Weg vom Hilum aus in die Niere weiter, so stößt man auf den **Sinus renalis,** in dem das von Baufett umgebene **Nierenbecken** mit den **Nierenkelchen** und den bereits erwähnten Leitungsbahnen zu finden ist.

Beide Nieren sind von einer kaum dehnbaren, aber schmerzempfindlichen, festen bindegewebigen **Kapsel** überzogen. Zusammen mit den jeweils auf den oberen Polen aufsitzenden Nebennieren sind die Nieren außerdem von einer **Fettkapsel** und der **Nierenfaszie** umschlossen. Dieser Aufbau sorgt zusammen mit den Blutgefäßen für einen Einbau der Nieren in den **Retroperitonealraum.**

Notizen

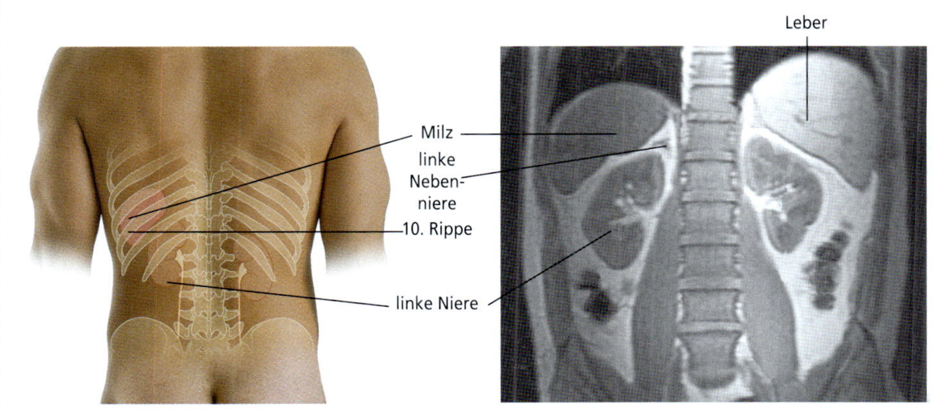


**Abb. 4.164** *Links:* Projektion von Nieren und Milz auf die Rückenoberfläche. Die Nieren liegen beidseits neben der Wirbelsäule, teilweise von den Rippen bedeckt. Die Milz projiziert sich seitlich oberhalb der linken Niere zwischen der 9. und 11. Rippe auf die Körperoberfläche, ihre Längsachse entspricht etwa dem Verlauf der 10. Rippe. *Rechts:* Nieren, Nebennieren, Leber und Milz in der Kernspintomografie. [E364, E458]

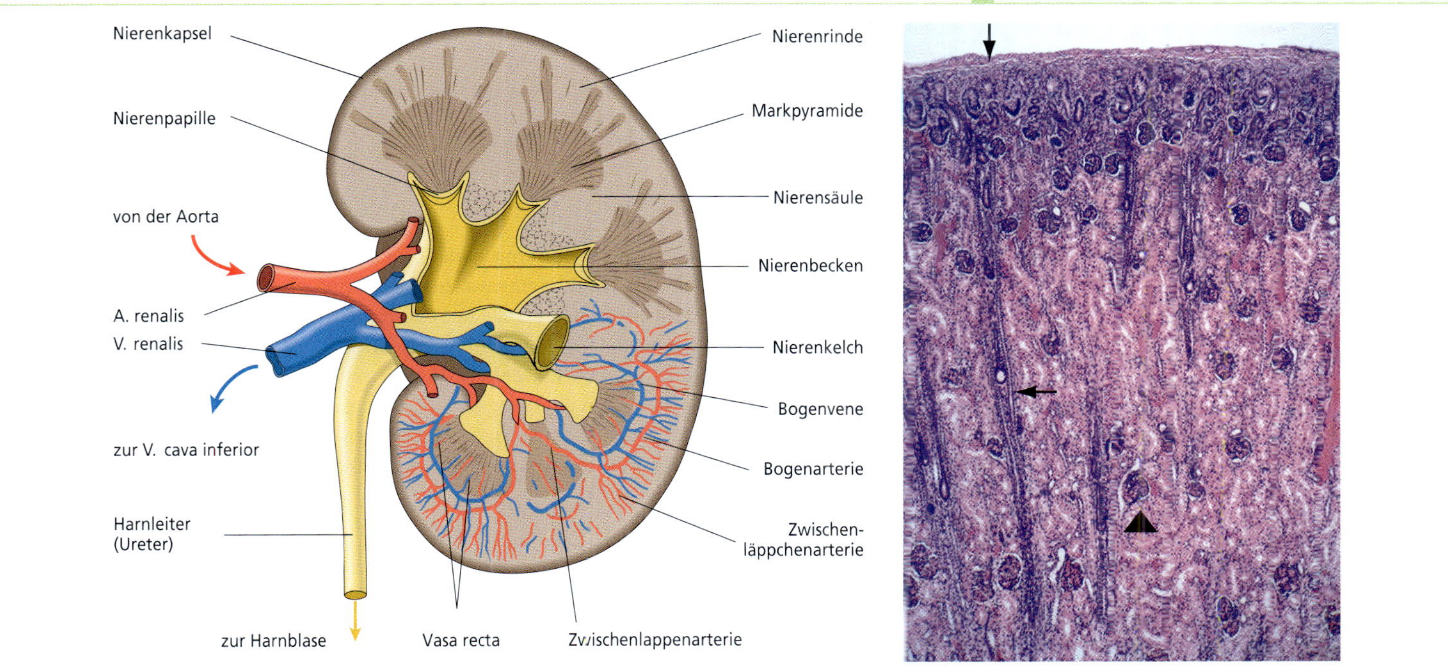


**Abb. 4.165** *Links:* Längsschnitt durch eine Niere, oben mit eröffneten Harnsammelwegen (von den Nierenkelchen bis zum Harnleiter), unten mit Darstellung der Blutversorgung. *Rechts:* die Nierenrinde im histologischen Bild (senkrechter Pfeil oben = Nierenkapsel, waagrechter Pfeil mittig = Markstrahl, Pfeilspitze unten = Nierenkörperchen, ganz rechts in der Bildmitte = Zwischenläppchenarterie) [L190]

Besonders anschaulich stellt sich der innere Aufbau der Niere im Längsschnitt (➢ Abb. 4.165) dar: Makroskopisch lässt sich sogleich eine Unterteilung in **Rinde** und **Mark** feststellen. Diese Unterteilung ist nicht nur morphologischer, sondern auch funktioneller Natur.

Das Nierenmark besteht aus den ca. 10–12 kegelförmigen **Markpyramiden.** Die Spitzen der Pyramiden, die **Nierenpapillen** weisen hierbei in Richtung des Nierenbeckens. Die Papillen stellen siebförmige Mündungen kleiner Kanälchen dar, durch die der Harn in das Nierenbecken übertritt.

Als Nierenrinde wird das Parenchym bezeichnet, das die Pyramiden und somit das Nierenmark fast vollständig umgibt.

Auch die Unterteilung in **Nierenlappen** hat Eingang in die Fachliteratur gefunden: Als Nierenlappen wird die Markpyramide mit ihrem umgebenden Rindenmantel bezeichnet.

### Nierenbecken

Das **Nierenbecken** (*Pelvis renalis*) befindet sich im *Sinus renalis* und fängt über 7–12 Nierenkelche (*Calices renales*) den Endharn aus den Nierenpapillen auf und leitet ihn an den Harnleiter weiter.

### Harnleiter

Der **Harnleiter** (*Ureter*) leitet den vom Nierenbecken aufgenommenen Harn in die **Harnblase** (*Vesica urinaria*). Er verläuft dabei bei einer Länge von 25–30 cm stets retroperitoneal und lässt sich in drei Abschnitte gliedern: *Pars abdominalis, Pars pelvica* und *Pars intramuralis.* Der Ureter besitzt eine vergleichbar dicke Schicht an Muskulatur, die zu peristaltischen Kontraktionen fähig ist, um einen aktiven Transport des Harns zu ermöglichen. Bei seiner Einmündung in die Harnblase verläuft er außerdem schrägwinklig in der Wand der Harnblase (*Pars intramuralis*). Dies stellt einen **Verschlussmechanismus** dar, da so gewährleistet ist, dass sich die Öffnung der Einmündung bei Kontraktion der Blasenmuskulatur verschließt und ein Reflux, der Infektionen begünstigen würde, nicht möglich ist.

**AUS DEM MEDIZINSTUDIUM** Der Harnleiter besitzt in seinem Verlauf **vier Engstellen,** die am Nierenbeckenabgang, an der Unterkreuzung von *A.* und *V. testicularis* (beim Mann) bzw. *A.* und *V. ovarica* (bei der Frau), an der Überkreuzung von *A.* und *V. iliaca communis* sowie an der Mündung in die Harnblase zu lokalisieren sind. In der Klinik können diese Stellen relevant sein, da sie Prädilektionsstellen für das Steckenbleiben von Harnsteinen darstellen, was sehr schmerzhafte Koliken auslösen kann.

**MedAT-GEHEIMTIPP** Es ist bereits abgefragt worden, durch welche Struktur der Harn abfließt. Die richtige Antwort war hier „Harnleiter" (nicht Harnröhre).
2024 wurde nach dem **Weg des Primärharns** gefragt!

### Harnblase

Die **Harnblase** (*Vesica urinaria*) fängt den Harn auf, der über die beiden Ureteren von der Niere kommt, und hat somit **Reservoirfunktion.** Die Zusammensetzung des Urins wird hier (wie in den gesamten ableitenden Harnwegen) nicht mehr verändert. Die Makroskopie der Harnblase ist stark vom Füllungszustand abhängig, wird aber gemeinhin als birnenförmig beschrieben. Sie kann in **Blasenkörper** (*Corpus vesicae*), **Blasengrund** (*Fundus vesicae*), **Blasenhals** (*Collum vesicae*) und **Blasenspitze** (*Apex vesicae*) eingeteilt werden (➤ Abb. 4.166). Zum physiologischen Fassungsvermögen der Harnblase gibt es unterschiedliche Angaben, die auch interindividuellen Schwankungen unterliegen. Gemeinhin werden aber durchschnittlich 500 ml beim gesunden erwachsenen Menschen angenommen, wobei **Harndrang** aber schon ab etwa 300 ml auftritt.

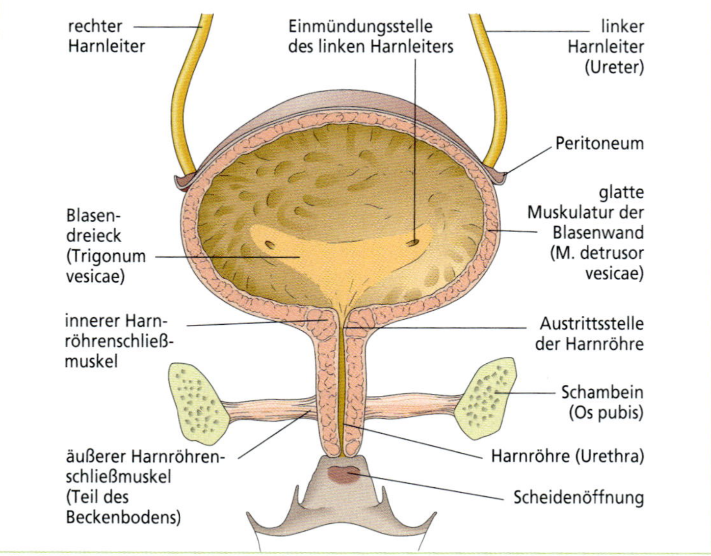


**Abb. 4.166** Harnblase der Frau im Frontalschnitt (von vorn) [L190]

Notizen

**AUS DEM MEDIZINSTUDIUM** Der Verschlussapparat von Harnblase und Harnröhre wird durch den inneren (*M. sphincter urethrae internus*) und äußeren Harnröhrenschließmuskel (*M. sphincter urethrae externus*) gebildet. Der innere Sphinkter besteht aus glatter Muskulatur und bildet sich als Ausziehung der Blasenmuskulatur im Bereich der Austrittstelle der Harnröhre. Er kann nicht willkürlich kontrolliert werden. Der äußere Schließmuskel besteht hingegen aus quergestreifter Muskulatur und ermöglicht eine willkürliche Kontrolle. Das ordnungsgemäße Funktionieren des Verschlussmechanismus ist Voraussetzung für die **Harnkontinenz,** die Fähigkeit, den Harn zurückhalten zu können. Ist dies nicht mehr möglich, so spricht man von **Harninkontinenz.**

### Harnröhre

Die **Harnröhre** (*Urethra*) stellt die abschließende Struktur der ableitenden Harnwege und deren Endstrecke dar. Da die Unterschiede zwischen männlicher und weiblicher Anatomie bei den Becken- und Urogenitalorganen besonders deutlich sind, weist auch die Anatomie der Harnröhre **erhebliche Unterschiede** bei den Geschlechtern auf. Während die Harnröhre bei der Frau sehr viel **kürzer** ist (3–5 cm) und lediglich zum Abtransport von Harn dient, ist sie beim Mann beträchtlich **länger** (durchschnittlich 25 cm) und dient neben der Harnableitung außerdem noch dem Transport der Samenflüssigkeit.
Eine nähere Beschreibung der Harnröhre des Mannes wird im Kapitel zu den Geschlechtssystemen (➤ Kap. 4.12.1) vorgenommen.

**AUS DEM MEDIZINSTUDIUM** Als *Urozystitis* bezeichnet man in der Medizin eine **Blasenentzündung.** Frauen sind hiervon häufiger betroffen als Männer, da ihre Harnröhre sehr viel kürzer ist und daher aufsteigende Infektionen (durch z. B. Darmbakterien wie E. coli) begünstigt.

**MedAT-GEHEIMTIPP** Gerne gefragt wird der Weg des Harns von seiner Bildung bis zu seiner Ausscheidung.

## 4.11.2 Mikroskopische Anatomie

*Deniz Tafrali*

### Blutversorgung der Nieren

Da die Nieren die Aufgabe der „Blutwäsche" übernehmen, müssen sie folglich sehr **gut durchblutet** sein, um diese Funktion möglichst effektiv erfüllen zu können. Trotz ihres vergleichbar geringen Anteils am Körpergewicht des Menschen werden sie daher mit einem verhältnismäßig großen Anteil von ca. **20 % am Herz-Zeit-Volumen** beteiligt, was in etwa 1,2 Liter Blut pro Minute entspricht. Sie stellen damit die relativ zu ihrem Körpergewicht am besten durchbluteten Organe des menschlichen Körpers dar (➤ Abb. 4.157).

**VERSTÄNDNIS⁺** Die Nierenarterien nehmen zwei Funktionen wahr: Sie sind gleichzeitig Vasa privata und Vasa publica.
Als *Vasa privata* werden Gefäße bezeichnet, die ausschließlich der Blutversorgung des jeweiligen Organs dienen, während die *Vasa publica* eine übergeordnete Funktion innerhalb des Kreislaufs wahrnehmen.

#### Nierenarterien

Die Blutzufuhr in die Nieren erfolgt über die jeweilige *rechte und linke Nierenarterie.* Diese **großen Nierenarterien** entspringen auf Höhe des LWK II direkt der *Bauchaorta* und stellen einerseits die Sauerstoff- und Substratzufuhr für den Nierenstoffwechsel zur Verfügung, versorgen die Nieren aber gleichzeitig auch mit Blut, das für die Klär- und Regulationsfunktionen benötigt wird (➤ Abb. 4.168).
Da in der Achse der großen Bauchgefäße die *Aorta* links und die *Vena cava inferior* rechts verläuft, muss die rechte Nierenarterie eine längere Strecke bis zum Organ zurücklegen und ist mit 3–5 cm im Gegensatz zur 1–3 cm langen linken Nierenarterie deutlich **länger.** Sie verläuft **dorsal (hinter)** der Vena cava inferior. Nachdem die Nierenarterien mehrere kleinere Äste zu verschiedenen Organen (Nebenniere, Nierenkapsel, Ureter) abgegeben haben, teilen sie sich im Bereich des Nierenhilums im Allgemeinen in **fünf Segmentarterien,** was folglich auch eine Einteilung der Niere in **fünf Segmente** zulässt.

### Intrarenale Blutgefäße

In ihrem weiteren Verlauf teilen sich die eben genannten Segmentarterien in mehrere **Zwischenlappenarterien,** die zwischen den Markpyramiden in Richtung Nierenkapsel ziehen. Diese Zwischenlappenarte-

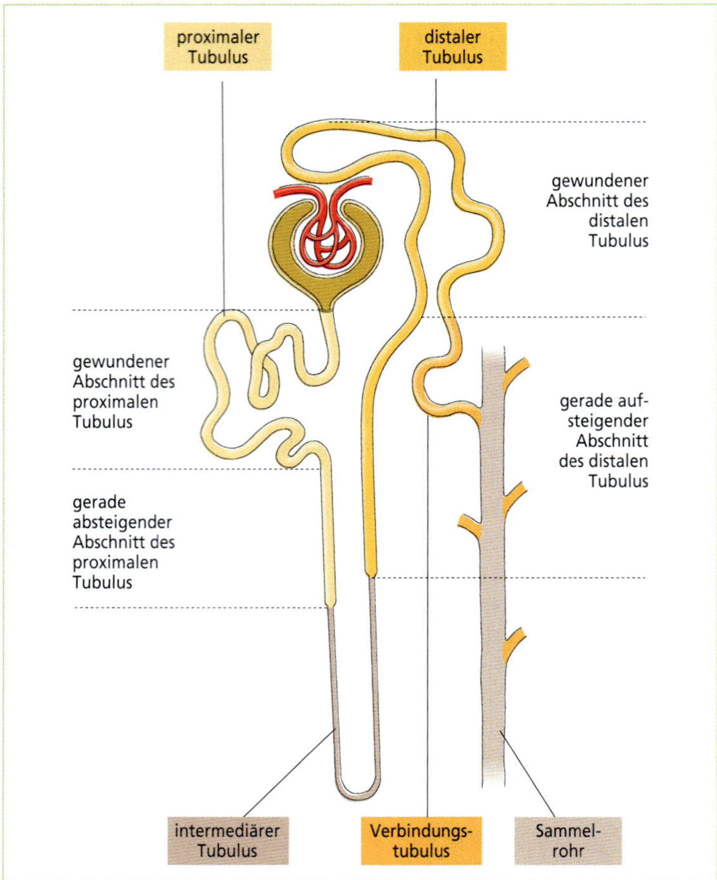


**Abb. 4.167** Nierenkörperchen und Tubulusapparat in schematischer Darstellung [L190]

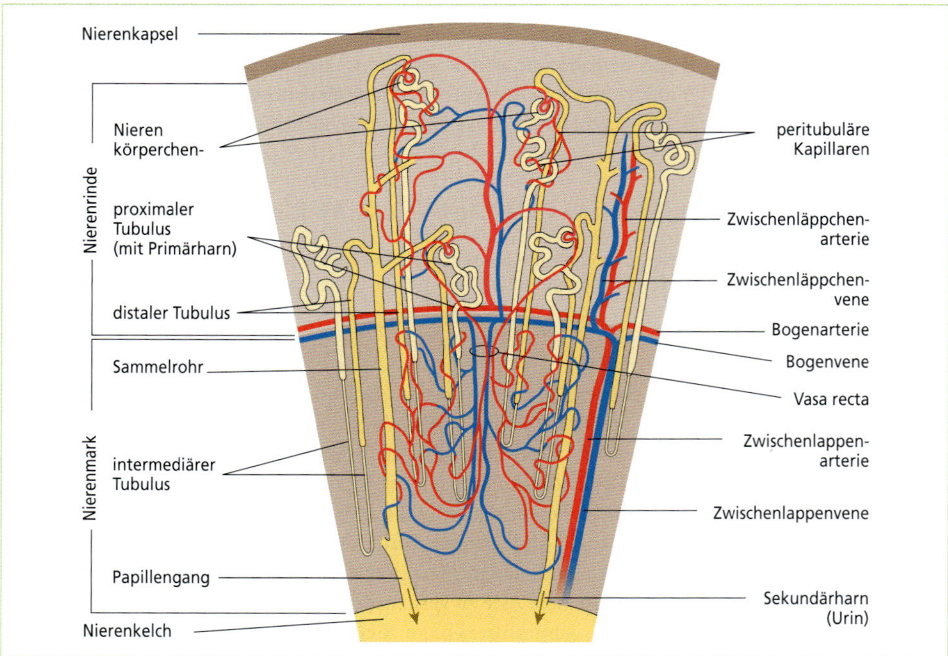


**Abb. 4.168** Feinbau von Nierenrinde und Nierenmark (Beschriftung des Tubulusapparates links, des Gefäßsystems rechts) [L190]

rien teilen sich wiederum beim Erreichen der Mark-Rinden-Grenze weiter auf in zwei **Bogenarterien,** die auf ihrem Weg in Richtung der Mitte der Basis der Markpyramiden mit den Bogenarterien, die von der gegenüberliegenden Seite aus verlaufen, anastomosieren. Diese Gefäße geben die **Zwischenläppchenarterien** ab, von denen aus die *Arteriolae afferentes* zur Versorgung der Nierenkörperchen abgehen.
Nach der Passage des Geflechts von Kapillarschlingen verlässt das noch immer sehr sauerstoffhaltige Blut den Glomerulus über die *Arteriolae efferentes.* An dieser Stelle ist nun die Lokalisierung des Glomerulus innerhalb der Niere von Bedeutung: Das Blut aus den **oberflächennahen** Glomeruli fließt über ein zweites Kapillarsystem über eine *Vena interlobularis* in eine *Vena arcuata* und steht der Versorgung der Nierenrinde zur Verfügung. Das Blut aus **marknah** (juxtamedullären) gelegenen Glomeruli fließt hingegen über langgestreckte *Arteriolae rectae* tief ins Nierenmark, die zusammen mit den gegenläufig ziehenden entsprechenden *Venulae rectae* primär die Sammelrohre umschlingen. Die Venulae recta finden ihren weiteren Abfluss in den *Venae arcuatae,* die ihr Blut in eine der *Venae interlobares* abgeben.
Diese gegenläufige Anordnung der Blutgefäße (Gegenstrom) im Nierenmark und deren Beziehung zu den Teilen des Tubulus- und Sammelrohrsystems tragen maßgeblich zur Fähigkeit der Niere zur Harnkonzentrierung bei.

**VERSTÄNDNIS+** Die Niere besitzt zwei Kapillarnetze:
1. Glomerulus
2. Kapillaren des Marks und der Rinde

## Nierenvenen

Der venöse Abfluss der Nieren findet über die *Venae renales sinistra et dextra* statt, die die Niere am Nierenhilum verlassen und zur *Vena cava inferior* ziehen. Hier findet die schon bei den Arterien angesprochene, durch die Lagebeziehung der großen Bauchgefäße bedingte Besonderheit ihre Entsprechung: Die 6–7 cm lange, vor der Aorta abdominalis ziehende linke Nierenvene ist deutlich **länger** als die nur 1–2 cm lange rechte Nierenvene.

## Nieren

Die grundlegende funktionelle Baueinheit der Niere, in der die wichtigen Stoffwechselvorgänge stattfinden, ist das **Nephron.** Jede Niere besitzt in etwa 1–1,4 Millionen Nephrone.
Als Nephron wird die funktionelle und strukturelle Einheit von **Nierenkörperchen** (*Corpusculum renale*) und **Nierenkanälchen** (*Tubulus renalis*) bezeichnet.
Hierbei ist das ausschließlich in der Nierenrinde lokalisierte Nierenkörperchen wiederum in **Glomerulus** und **Capsula glomerularis** (*Bowman-Kapsel*) zu unterteilen. Der Glomerulus ist ein komplexes Geflecht aus vielen feinen kapillären Gefäßschlingen, die von einem zuführenden Gefäß (*Arteriola glomerularis afferens, Vas afferens*) versorgt werden. Das Blut verlässt den Glomerulus bei fast unverändertem Sauerstoffgehalt über das abführende Gefäß (*Arteriola glomerularis efferens, Vas efferens*). Die gemeinsame Lage der Gefäße bestimmt den sog. **Gefäßpol** des Nierenkörperchens (➤ Abb. 4.169).

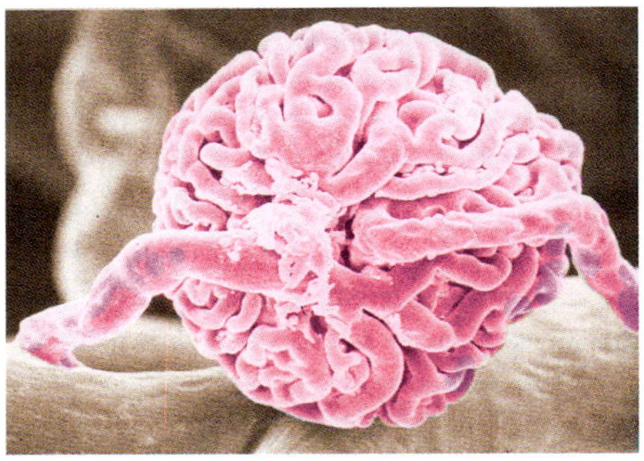

**Abb. 4.169** Aufsicht auf den Gefäßpol eines Glomerulus. Das dickere Gefäß links ist das Vas afferens, das etwas dünnere rechts das Vas efferens. Die hellen Zellen dazwischen sind Reste der Mesangiumzellen. [X243]

Das Gefäßgeflecht des Glomerulus wird von einer zarten, doppelblättrigen (parietales und viszerales Blatt) Kapsel umhüllt, die auch *Capsula glomerularis* oder „Bowman-Kapsel" genannt wird. Sie grenzt die Funktionseinheit des Nierenkörperchens gegen das umliegende Gewebe ab und dient dem **gerichteten Abfluss** des als Ultrafiltrat des Blutes gebildeten Primärharns. Dieser Abfluss des Primärharns in das folgende Tubulussystem geschieht am sogenannten **Harnpol** des Nierenkörperchens, der dem Gefäßpol gegenüber liegt.

Wie bereits erwähnt, ist das Nierenkörperchen also der **Ort der Primärfiltration** des Harns. Beim Durchfluss des Blutes durch den Glomerulus wird der Primärharn als **Ultrafiltrat des Blutes** durch ein Druckgefälle abgepresst, durch die umgebende Hülle der Bowman-Kapsel aufgefangen und findet schließlich über den Harnpol Anschluss an das folgende Tubulussystem (➤ Abb. 4.170).

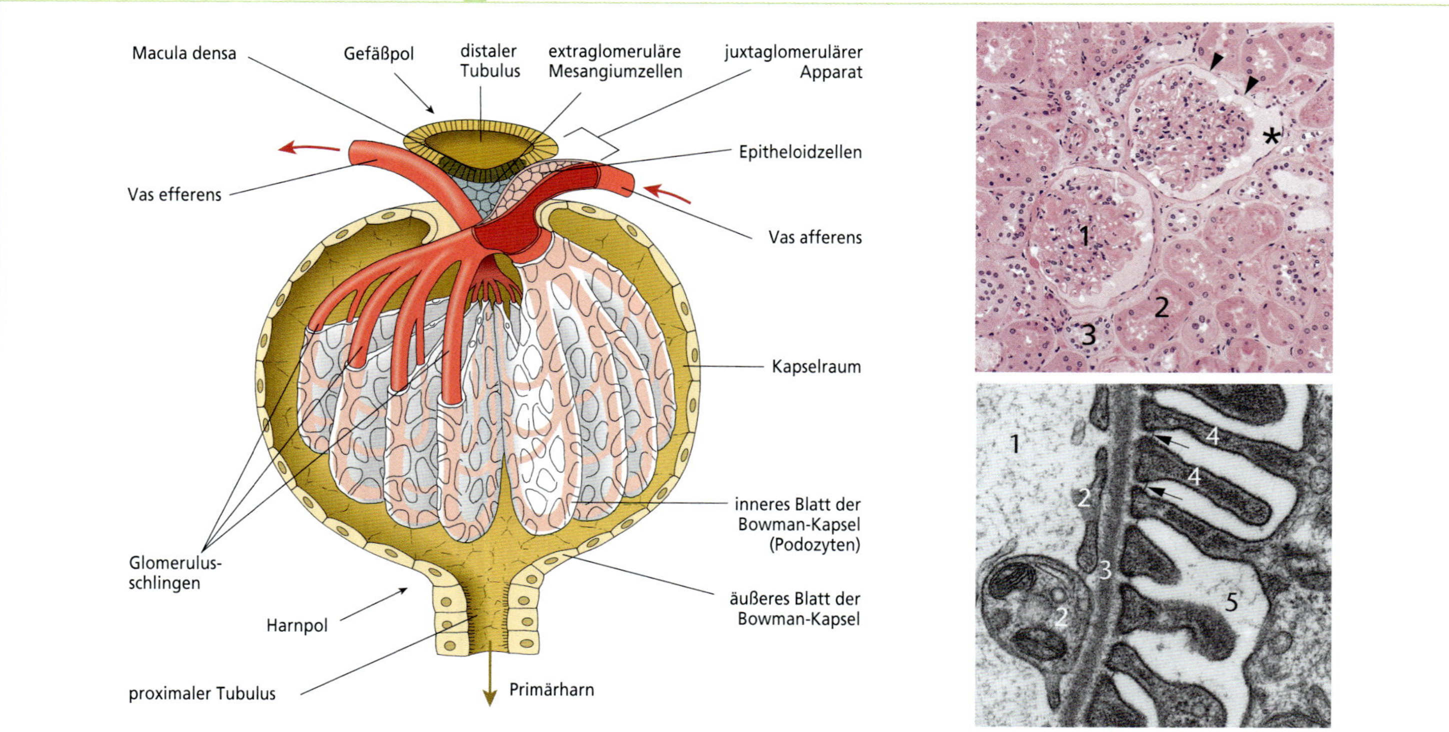


**Abb. 4.170** *Links:* Feinbau eines Nierenkörperchens in der Schemazeichnung. *Oben rechts:* Nierenkörperchen, lichtmikroskopische Aufnahme. 1 = Glomerulus, 2 = proximaler, 3 = distaler Tubulus, Pfeilspitzen = äußeres Blatt der Bowman-Kapsel, Sternchen = Kapselraum. *Unten rechts:* Blut-Harn-Schranke, elektronenmikroskopische Aufnahme. 1 = Kapillarinneres, 2 = Kapillarendothel mit Poren, 3 = Basalmembran, 4 = Podozytenfortsätze, 5 = Kapselraum, Pfeil = Schlitzmembran. [L190, Fotos: O568]

**MedAT-GEHEIMTIPP** Es wurde im Test schon in zwei Durchgängen der Glomerulus als Ort der Primärharnfiltration abgefragt.

Als **Tubulusapparat** wird ein System aus hintereinander geschalteten Kanälchen bezeichnet, das in seinem Verlauf in unterschiedliche strukturelle und funktionelle Abschnitte unterteilt werden kann. Diese Abschnitte verlaufen sowohl in Nierenmark, als auch in der Rinde. Der Tubulusapparat übernimmt eine weitere entscheidende Funktion in der Niere: Er nimmt den im Glomerulus gebildeten Primärharn auf, konzentriert ihn auf **ca. 1 % seines Volumens** und ändert außerdem die **chemische Zusammensetzung** seiner Anteile.

Den Beginn des Tubulussystems bestimmt der sich an den Harnpol des Nierenkörperchens anschließende **Tubulus proximalis** (Hauptstück), der wiederum in einen gewundenen Teil (*Pars convoluta proximalis*) und einen gestreckten Teil (*Pars recta proximalis*) unterteilt werden kann.

An den Tubulus proximalis schließt sich der **Tubulus intermedius** (Überleitungsstück) an, der in der überwiegenden Mehrzahl der Nephrone einen absteigenden Teil (*Pars descendens*) und einen aufsteigenden Teil (*Pars ascendens*) zeigt. Er bildet hierbei eine haarnadelförmige Schleife (Henle-Schleife), da er mit der Pars descendens Richtung Nierenpapille verläuft, um dann umzubiegen und mit der Pars ascendens wieder in die umgekehrte Richtung zu laufen.

Hieran schließt sich der **distale Tubulus** an, der wie schon der proximale Tubulus einen gestreckten (*Pars recta distalis*) und einen gewundenen Teil (*Pars convoluta distalis*) besitzt. Der gewundene Teil des distalen Tubulus pflegt hierbei eine enge anatomische Beziehung zum Gefäßpol des Nierenkörperchens und ist an der Bildung des **juxtaglomerulären Apparats** beteiligt.

Notizen

Über den **Tubulus reuniens** (Verbindungstubulus) findet das Tubulussystem Anschluss an ein Sammelrohr. Er gewährleistet also die strukturelle Verbindung eines Nephrons mit dem System der Sammelrohre, wobei mehrere Verbindungstubuli in ein gemeinsames Sammelrohr münden (➤ Abb. 4.167).

**AUS DEM MEDIZINSTUDIUM** Die Henle-Schleife wird von den gestreckt verlaufenden Anteilen des Tubulus proximalis und Tubulus distalis gebildet (➤ Abb. 4.167). Sie steht funktionell im Dienst der Harnkonzentrierung (➤ Kap. 4.11.3).

Im Verlauf des Sammelrohrsystems finden immer mehr Verbindungstubuli von Nephronen Anschluss an die Sammelrohre (ca. 10 pro Sammelrohr), die sich auf ihrem weiteren Weg miteinander zu immer größer werdenden **Papillengängen** (*Ductus papillares*) vereinigen und schließlich im Bereich der Nierenpapillen in das Kelchsystem des Nierenbeckens münden. Auch die **Sammelrohre** tragen einen wichtigen Teil zur Harnbildung bei, da in ihnen nochmals eine Wasserresorption und somit eine weitere Harnkonzentrierung stattfindet. Eine Schlüsselrolle kommt hierbei dem **Hormon ADH** (*antidiuretisches Hormon = Vasopressin*) zu, unter dessen Wirkung eine **gesteigerte Wasserresorption** aus den Sammelrohren erfolgt. Das ADH ist ein Hormon, das im Hypothalamus gebildet und vom Hypophysenhinterlappen ausgeschüttet wird.

Die Primärharnbildung wird maßgeblich vom **juxtaglomerulären Apparat** beeinflusst, der ein Überbegriff für Strukturen ist, deren einheitliche Hauptfunktion im Zeichen der **Autoregulation der Niere** steht. Über die Regulation des „niereneigenen" Blutdrucks kann die Niere auf systemische Schwankungen des Blutdrucks reagieren und außerdem den Filtrationsdruck und somit die Primärharnbildung verändern. Diese Funktion ist Teil des sog. **tubuloglomulären Feedbacks.**

Der am Gefäßpol des Nierenkörperchens lokalisierte juxtaglomeruläre Apparat umfasst folgende Strukturen:

- **Polkissen:** epitheloide glatte Muskelzellen in der Wand der Arteriola glomerularis afferens, die die eigentlichen Muskelzellen der Gefäßwand ersetzen und Renin produzieren (Regulation der Nierendurchblutung über das Renin-Angiotensin-Aldosteron-System)
- **Macula densa:** veränderte Epithelzellen im Bereich der Berührungsstelle von Arteriola glomerularis afferens und efferens und Pars recta des Tubulus distalis mit der Aufgabe der Bestimmung der Natriumkonzentration im tubulären Harn
- **Extraglomeruläre Mesangiumzellen:** modifizierte glatte Muskelzellen, die zwischen der Arteriolengabel und der Macula densa zu finden sind und mit dem Vas efferens in direktem Kontakt stehen

## Harnleiter

Der **Harnleiter** (Ureter) besitzt eine typische vierschichtige Wandstruktur, bestehend aus Mukosa, Muskularis, Adventitia und einer fehlenden Serosa, da er retroperitoneal liegt (➤ Abb. 4.171). Die Mukosa ist mit einem Übergangsepithel (**Urothel**) ausgekleidet, das sich je nach Füllungszustand des Ureters dehnen kann. Darunter liegt eine **Lamina propria** aus kollagenreichem Bindegewebe. Die Muskularis besteht aus

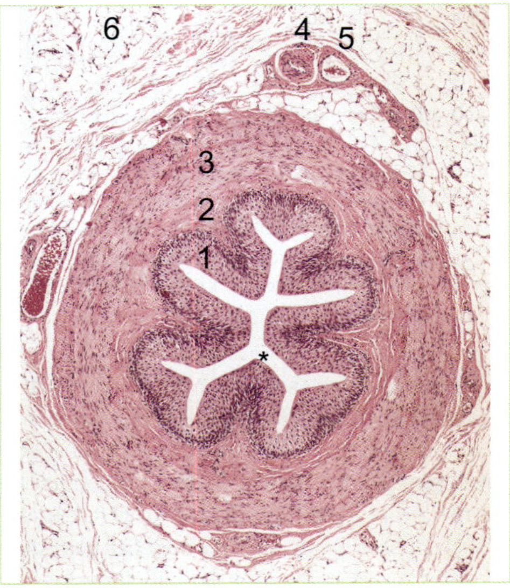


**Abb. 4.171** Ureter mit sternförmig eingeengtem Lumen (*) im Querschnitt. 1 = Urothel; 2 = subepitheliales Bindegewebe; 3 = Tunica muscularis; 4 = begleitende kleine Arterie; 5 = begleitende kleine Vene; 6 = Fettgewebe. [M375]

einer **inneren Längsmuskelschicht,** einer **mittleren Ringmuskelschicht** (ab dem mittleren Drittel) und einer **weiteren äußeren Längsmuskelschicht,** die peristaltische Wellen zum Urintransport erzeugen. Die Adventitia enthält **lockeres Bindegewebe** mit Gefäßen und Nerven, das den Ureter mit seiner Umgebung verbindet.

## Harnblase

Die Harnblase besitzt eine vierschichtige Wandstruktur, bestehend aus Mukosa, Muskularis, Adventitia und einer teilweise vorhandenen Serosa an der obersten Blasenfläche (bei Peritonealkontakt). Die Mukosa ist mit einem Übergangsepithel (**Urothel**) ausgekleidet, das sich je nach Füllungszustand der Blase dehnen kann (➢ Abb. 4.172, ➢ Abb. 4.173). Darunter liegt eine Lamina propria aus **kollagenreichem Bindegewebe.** Die Muskularis besteht aus einer **inneren Längsmuskelschicht,** einer **mittleren Ringmuskelschicht** und einer **äußeren Längsmuskelschicht,** die gemeinsam den **M. detrusor vesicae** bilden, welcher für die Entleerung der Blase verantwortlich ist. Die Adventitia enthält **lockeres Bindegewebe** mit Gefäßen und Nerven, das die Blase mit ihrer Umgebung verbindet.

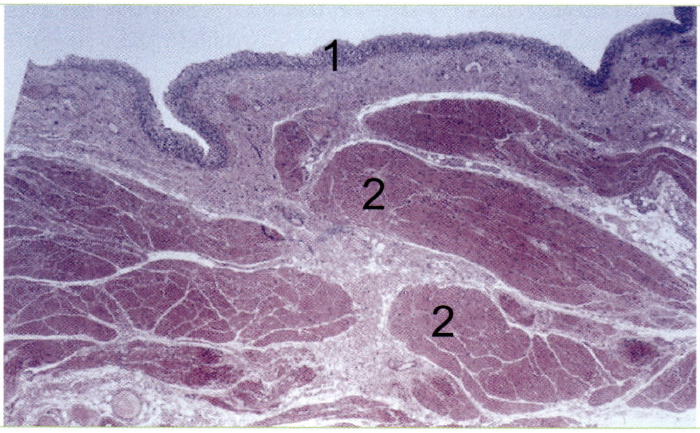


**Abb. 4.172** Wand der Harnblase. Die Schleimhaut bildet Falten, die von einem hohen Urothel (1) bedeckt werden. 2 = Muskulatur. [M375]

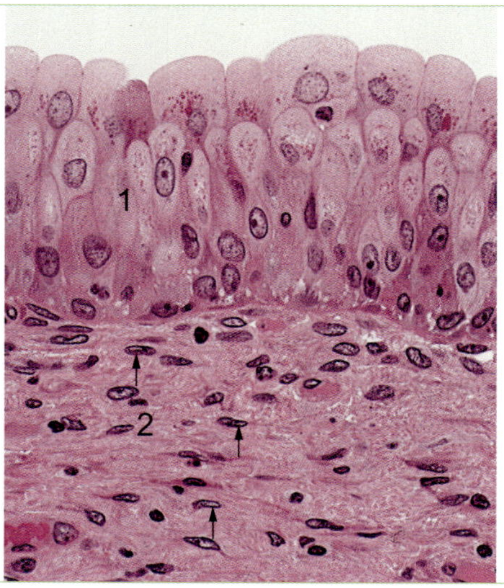


**Abb. 4.173** Kernmorphologie in einem Ausschnitt aus der inneren Wand der Harnblase (Mensch). Von der Basis bis zur Oberfläche des Epithels (1) werden die Kerne der ganz dicht beieinanderliegenden Epithelzellen größer und verändern ihre Form. Die durch die Bindegewebsmatrix (2) getrennten Fibroblasten des Bindegewebes haben dagegen kleinere, flache, dunklere Kerne (Pfeile). [M375]

## Harnröhre

Die **Harnröhre** (Urethra) besitzt eine vierschichtige Wandstruktur, bestehend aus Mukosa, Muskularis, Adventitia und einer fehlenden Serosa, da sie extraperitoneal liegt (➢ Abb. 4.174). Die Mukosa ist je nach Abschnitt mit unterschiedlichem Epithel ausgekleidet: im proximalen Teil mit Übergangsepithel (**Urothel**), weiter distal mit **mehrschichtigem oder mehrreihigem prismatischem Epithel** und im letzten Abschnitt mit **mehrschichtigem Plattenepithel.** Die Lamina propria enthält **muköse Drüsen** (Glandulae urethrales), die die Schleimhaut feucht halten. Die Muskularis besteht aus einer **inneren Längsmuskelschicht** und einer **äußeren Ringmuskelschicht,** die in den inneren **Harnröhrenschließmuskel** (M.

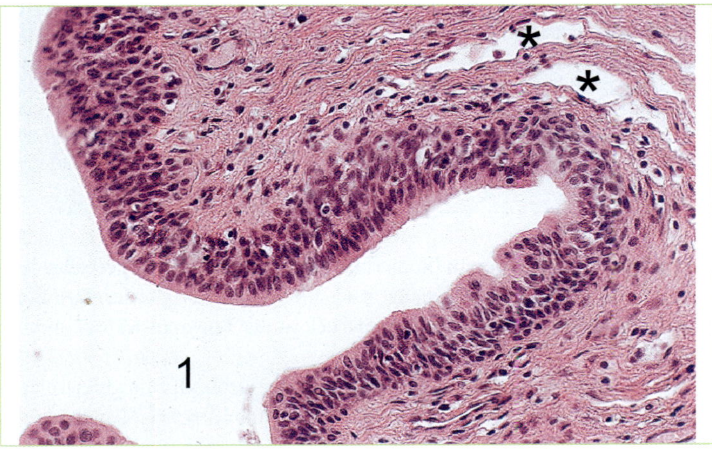


**Abb. 4.174** Schnitt durch die Urethra eines Mannes mit mehrreihigem hochprismatischen Urethralepithel (oberste Epithelzellschicht prismatisch). (1) Lumen; (*) Venen des Corpus spongiosum. [R252]

sphincter urethrae internus) übergeht. Die Adventitia verbindet die Harnröhre mit dem umgebenden Gewebe und enthält Gefäße und Nerven.

## 4.11.3 Physiologie

*Sinan Barus*

### Nieren

Wie bereits zu Beginn des Kapitels erwähnt, kommen der Niere verschiedene Aufgaben im menschlichen Körper zu, von denen die prominenteste die Funktion als **Ausscheidungsorgan** harnpflichtiger Substanzen ist. Die Niere hat aber darüber hinaus noch vielfältige Aufgaben zu erfüllen, die die Regulation des **Wasser- und Elektrolythaushaltes,** die **Rückresorption** wertvoller Blutbestandteile (z. B. Glukose und Aminosäuren), die Regulation des **Säure-Basen-Haushaltes,** die Regulation von **Blutdruck und Blutvolumen** sowie auch **Hormonproduktion** umfassen.

### Ausscheidungsfunktion der Niere

Die zentrale Funktion der Niere ist **die Ausscheidung harnpflichtiger Substanzen,** die aus dem Blut „gereinigt" wurden. Den ersten Schritt stellt hierbei das Abpressen eines Ultrafiltrats aus dem Blut in den **Glomeruli** dar, das als Primärharn bezeichnet wird. Dieser Primärharn wird bei Passage des angeschlossenen **Tubulussystems** durch zahlreiche Resorptions- und Sekretionsvorgänge in seiner chemischen Zusammensetzung und vor allem seinem Volumen verändert. Hierdurch entsteht letztlich der **Endharn,** der über die ableitenden Harnwege seinen Weg aus dem Körper findet (➤ Abb. 4.175).

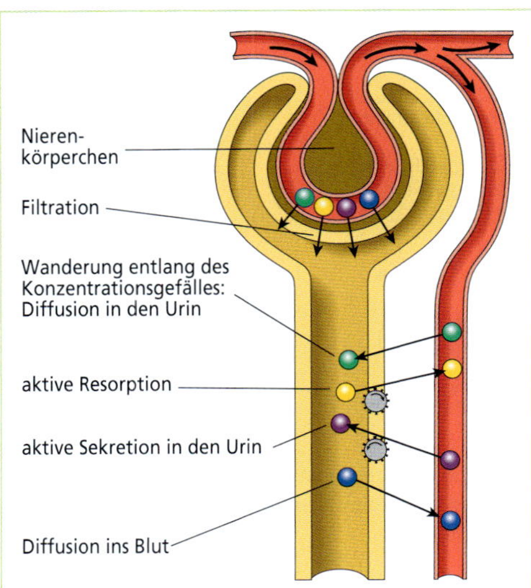


**Abb. 4.175** Transportvorgänge im Tubulussystem. Es gibt vier verschiedene Möglichkeiten des Stofftransportes zwischen dem Tubulus- und dem Blutgefäßsystem. [L190]

**AUS DEM MEDIZINSTUDIUM** Um die Funktion als glomerulärer Harnfilter wahrzunehmen, gibt es im Glomerulus eine dreischichtige **Filtrationsbarriere,** die das Ultrafiltrat durchlaufen muss. Die Bestandteile sind das **gefensterte Kapillarendothel,** die **glomeruläre Basalmembran** und die **negativ geladenen Podozyten.** Die Podozyten sind Fortsätze des viszeralen Blattes der Bowman-Kapsel und sind deshalb negativ geladen, um anionische Teilchen wie Plasmaproteine oder Elektrolyte zurückhalten zu können. Sie sind außerdem so um die Gefäßschlingen des Glomerulus angeordnet, dass nur 40 nm breite Schlitze frei bleiben, was große Teilchen wie Blutzellen zurückhalten kann.

Die Produktion des Primärharns ist ein Prozess, der im Glomerulus stattfindet und an dem verschiedene physiologisch relevante Faktoren und Komponenten beteiligt sind. Diese sind: Der **glomeruläre Blutdruck,** der **glomeruläre Filtrationsdruck, der hydrostatische Druck in der Bowman-Kapsel** und der **kolloidosmotische Druck im Blut.**

Der **glomeruläre Filtrationsdruck** – der nicht, wie man vermuten könnte, identisch zum glomerulären Blutdruck ist, sondern deutlich niedriger – kommt wie folgt zustande: Dem in den Gefäßkapillaren des Nierenkörperchens herrschenden (glomerulären) Blutdruck von ca. 50 mmHg wirken sowohl der hydrostatische Druck in der Bowman-Kapsel als auch der kolloidosmotische Druck im Blut entgegen. Zieht man diese zwei Größen vom glomerulären Druck ab, so erhält man den glomerulären Filtrationsdruck. Dieser ist allerdings nicht über die ganze Gefäßstrecke des Kapillarschlingengeflechts gleich, da, je mehr Wasser über die Strecke abgepresst wird, der kolloidosmotische Druck des Blutes stark ansteigt und den **Gegendruck** zum Blutdruck in den Kapillaren erhöht. Der glomeruläre Filtrationsdruck beträgt zu Beginn des Kapillargeflechts ca. 18 mmHg, um am Ende auf **0 mmHg abzufallen** (➤ Abb. 4.176).

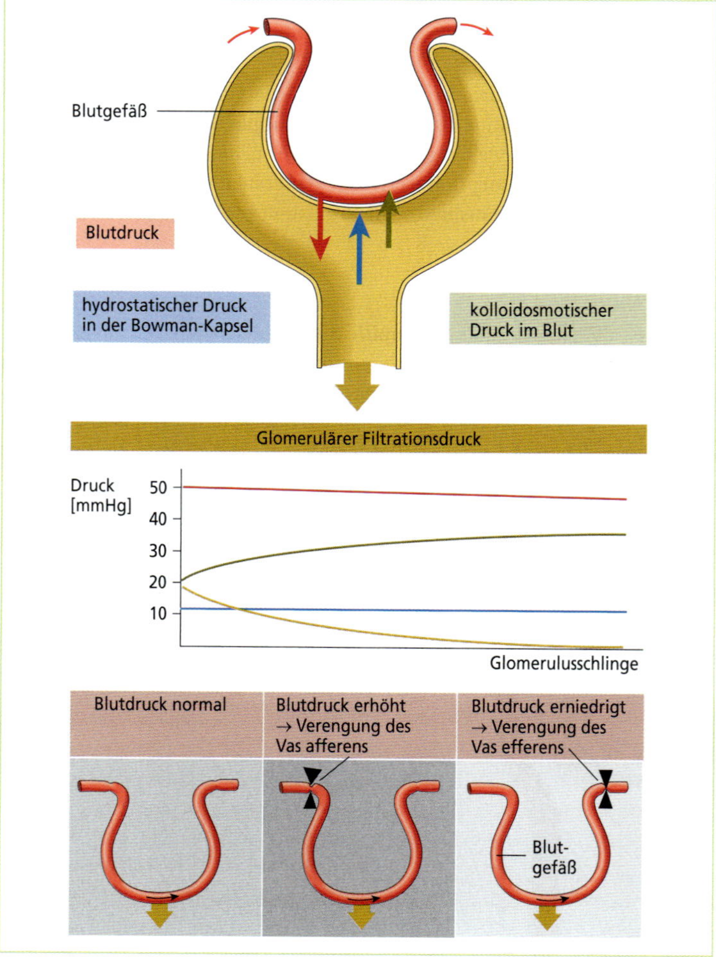


**Abb. 4.176** *Oben und Mitte:* Der glomeruläre Filtrationsdruck fällt von 18 mmHg am Anfang der Glomerulusschlinge auf 0 an ihrem Ende ab. *Unten:* Die Konstanthaltung des Drucks in der Glomerulusschlinge erfolgt v. a. über die glatte Muskulatur am Anfang und am Ende der Schlinge (Pfeilspitzen). [L190]

Der systemische Blutdruck im menschlichen Körper kann bekanntlich teils **erheblichen Schwankungen** unterworfen sein. Würde dies auch die Niere betreffen, so hätte dies starken Einfluss auf die Filtrationsleistung des Organs. Um dies zu verhindern, verfügt die Niere über einige Mechanismen, um diese Effekte auszugleichen und zu minimieren, die unter dem Begriff der **Autoregulation der Nierendurchblutung** zusammengefasst werden (➤ Abb. 4.176). Hieran beteiligt sind im Wesentlichen das **tubuloglomeruläre Feedback** durch den **juxtaglomerulären Apparat,** das **Renin-Angiotensin-Aldosteron-System** und der **Bayliss-Effekt.**
Im Zuge des tubuloglomerulären Feedbacks (➤ Kap. 4.11.2) wird von den beteiligten Zellen der *Macula densa* die **NaCl-Konzentration** und die **Flussrate** des Harns im distalen Tubulus gemessen, um eine Anpassung der Filtrationsrate durch Verengung oder Erweiterung der zuführenden *Arteriolae afferentes* vornehmen zu können. Ist die NaCl-Konzentration im abfließenden Harn zu hoch, wird die Filtrationsleistung durch Verengung der *Arteriolae afferentes* **gedrosselt,** ist sie hingegen zu niedrig, wird die Filtrationsleistung durch Erweiterung der *Arteriolae afferentes* **angehoben.**
Auch der **Bayliss-Effekt** trägt zur Regulation der Nierendurchblutung bei, indem er die Weite der Gefäße reflektorisch an den herrschenden Blutdruck **anpasst.** Er beschreibt die **autonome Regulation des Gefäßlumens** der *Arteriolae afferentes* und *efferentes* durch die glatten Muskelfasern in den Wänden der Gefäße (**myogene Durchblutungsregulation**). Steigt der Blutdruck in einem Gefäß, so sorgt der Bayliss-Effekt dafür, dass sich der Gefäßdurchmesser verringert und der Gefäßwiderstand ansteigt. Sinkt der Blutdruck, so erhöht sich der Gefäßdurchmesser und der Gefäßwiderstand sinkt. Auf diese Weise kann eine **konstante Durchblutung** bei Schwankungen des Blutdrucks gewährleistet werden.
Voraussetzung für das optimale Funktionieren der Mechanismen zur Autoregulation ist ein mittlerer arterieller Blutdruck (MAD) zwischen **80 und 180 mmHg.** Außerhalb dieses Bereichs ist die Niere nicht mehr in der Lage, ihre Durchblutung konstant zu halten.

**AUS DEM MEDIZINSTUDIUM** Sinkt der MAD unter den unteren Wert von 80 mmHg des optimalen Fensters, sinkt auch der Filtrationsdruck in den Glomeruli, was zu einer Abnahme (Oligurie) oder gar einem Ausbleiben (Anurie) der Urinproduktion führen kann. Steigt er über 180 mmHg, so bewirkt dies eine starke Zunahme der Urinproduktion (Polyurie)

Wie bereits erwähnt, stellt der Primärharn ein Ultrafiltrat des Blutes dar. Der Anteil des im Nierenkörperchen abfiltrierten Plasmas am gesamten Plasma, das die Nieren passiert, wird als **glomeruläre Filtrationsrate** (= **GFR**) bezeichnet. Sie ist ein gutes Maß für die Nierenfunktion und beträgt bei einem gesunden, durchschnittlichen Erwachsenen in etwa **120 ml/min.** Dies entspricht einer täglichen Primärharnproduktion von **ca. 170 l.** Bei anschließender Passage des Tubulussystems werden **99 % des Volumens** des ursprünglich filtrierten Plasmas wieder rückresorbiert, wobei jeder Abschnitt des Systems eigene Resorptions- und Sekretionsfunktionen hat, welche durch verschiedene Rezeptoren vermittelt werden.
Der mengenmäßig **größte Teil der Resorption** findet im **proximalen Tubulus** statt. Es werden hier bereits **⅔ des Wassers und Kochsalzes,** sowie **fast 100 % der Aminosäuren,** des **Bicarbonats** und der **Glukose** rückresorbiert. Dies geschieht sowohl durch aktive, also Energie verbrauchende, als auch durch passive Prozesse. Aktiv werden Elektrolyte, Glukose und Aminosäuren transportiert, das Wasser diffundiert dann passiv auf Grund des entstehenden kolloidosmotischen Druckgradienten nach. Die folgende Henle-Schleife dient vor allem dem **Aufbau eines Konzentrationsgradienten** im Interstitium der Niere, der für die Fähigkeit zur Harnkonzentrierung und somit die **Anpassung der Wasserausscheidung** unerlässlich ist. Durch diesen Gradienten kann die Konzentration des Harns variiert werden.
Der absteigende Teil der Henle-Schleife ist für Wasser **durchlässig,** die Osmolarität des Harns gleicht sich also der des umgebenden Interstitiums an und er wird stärker konzentriert. Im aufsteigenden Teil der Henle-Schleife kann nur noch Salz das Lumen des Tubulus durch aktive Transporte verlassen, für Wasser ist er jedoch **undurchlässig.** Durch den ständigen Transport von Salz ins Interstitium wird eine **hohe Osmolarität** des umliegenden Gewebes gewährleistet. Diese hohe Osmolarität ist wichtig für die Harnkonzentrierung, da die Osmolarität des Harns durch passive Diffusion von Wasser nur maximal so hoch werden kann, wie es die des umliegenden Gewebes zulässt. Die Harnkonzentrierung findet allerdings nicht in der Henle-Schleife statt, sondern geschieht mit Hilfe des hier aufgebauten Gradienten in den **Sammelrohren.** Um zu verhindern, dass massive Konzentrationsgradienten über einzelne Epithelien aufgebaut werden müssen, verläuft der Tubulus in einer Schleife, was als **Gegenstromprinzip** bezeichnet wird. Auch die Blutgefäße sind hieran beteiligt und verhindern durch die Veränderung der Osmolarität des Blutes ein „Auswaschen" des aufgebauten Gradienten. Das System der distalen Tubuli und Sammelrohre ist für die **endgültige Konzentrierung** und **Feineinstellung der chemischen Zusammensetzung** des Harns verantwortlich. Dies geschieht unter dem Einfluss der Hormone **Aldosteron** und **ADH** (*antidiuretisches Hormon = Vasopressin*). Aldosteron hemmt die Ausscheidung von Natrium und steigert die

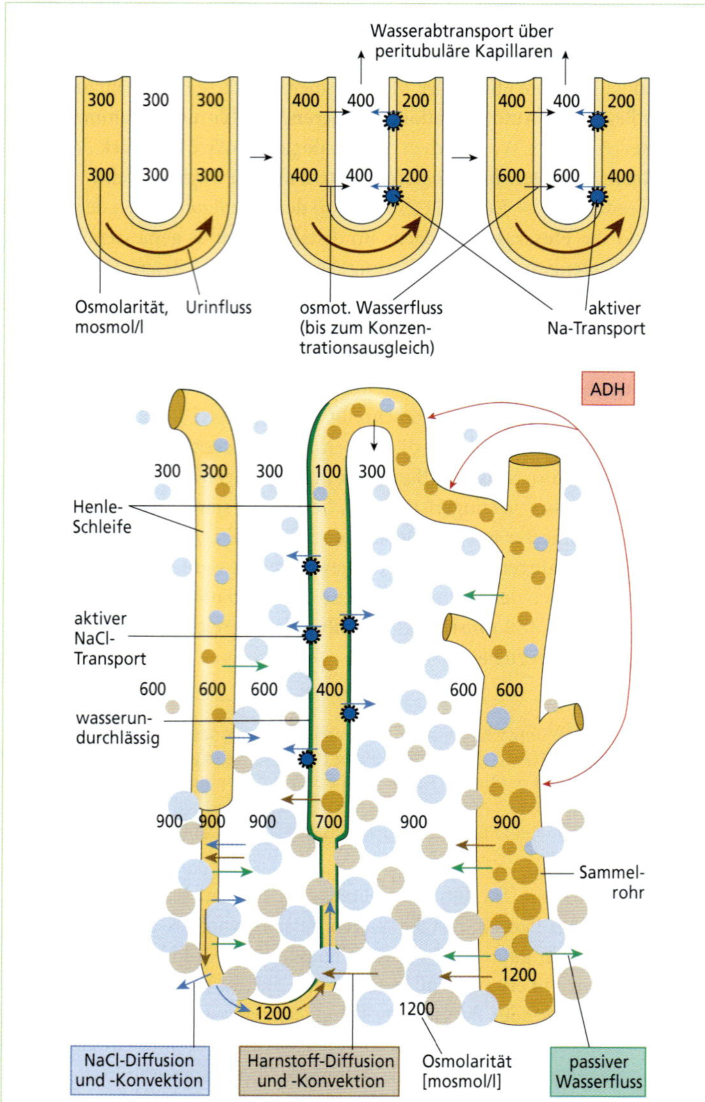


**Abb. 4.177** Harnkonzentrierung im Gegenstromprinzip. *Oben:* Modell, *unten:* die Verhältnisse in der Niere [L190]

von Kalium, dadurch entsteht wieder ein kolloidosmotischer Druck, dem Wasser passiv ins Blut folgen kann. ADH vermittelt den Einbau von Wasserkanälchen, sogenannten **Aquaporinen,** in das Epithel der Sammelrohre. Nun kommt der in der Henle-Schleife aufgebaute Gradient zum Tragen: Die Osmolaritäten von Harn und Interstitium gleichen sich an und der Harn wird konzentrierter, da Wasser durch die Kanälchen aus dem Harn diffundiert (➢ Abb. 4.177).

Bisher wurden nur Resorptionsprozesse besprochen, es finden im Tubulussystem allerdings auch **Sekretionsprozesse** statt, bei denen Stoffe aktiv in den Harn transportiert werden. Dies beschleunigt die Ausscheidung von Stoffen, wie zum Beispiel Stoffwechselprodukten oder Giftstoffen.

**AUS DEM MEDIZINSTUDIUM** Die Verhinderung der Ausscheidung einer Substanz durch die Resorptionsmechanismen der Niere kann nur dann gewährleistet werden, wenn die Konzentration dieser Substanz im Primärharn nicht höher ist als ein bestimmter Schwellenwert, auch **Nierenschwelle** genannt. Diese Nierenschwelle ist für jeden Stoff unterschiedlich, für Glukose beispielsweise liegt sie bei 180 mg/dl. Beim Diabetiker ist diese Nierenschwelle für Glukose überschritten und die Glukose kann nicht mehr vollständig aus dem Primärharn entfernt werden. Es kommt zur Glukosurie, einem Auftreten von Glukose im ausgeschiedenen Harn.

**MedAT-GEHEIMTIPP** Trotz der Komplexität der behandelten Themen werden im MedAT an dieser Stelle normalerweise vergleichsweise simple Fragen gestellt.
Beispielweise: Welche Teilchen treten nicht aus dem Blut in den Primärharn über? (Erythrozyten)

## Die Niere als endokrines Organ

Die Niere steht nicht nur unter dem Einfluss von Hormonen, sondern fungiert auch selbst als **endokrines Organ.** Neben **Erythropoetin** und **Calcitriol** (Vitamin D) wird hier auch **Renin** produziert.

Das **Erythropoetin** (EPO) wird in den Endothelzellen der Nierenkapillaren gebildet und hat einen fördernden Effekt auf die **Reifung und Neubildung roter Blutkörperchen** im Knochenmark (**Erythropoese**). Werden mehr rote Blutkörperchen gebildet, kann im Blut auch mehr Sauerstoff transportiert werden, was auch erklärt, warum ein Sauerstoffmangel einen der stärksten Reize für eine erhöhte Ausschüttung von Erythropoetin darstellt.

Die Produktion von **Vitamin D** verläuft über mehrere Vor- und Zwischenstufen in mehreren Schritten. Orte dieses Prozesses sind unter anderem die Haut, die Leber und die Nieren. In den Nieren geschieht der letzte Schritt zur Bildung des funktionsfähigen Hormons. Vitamin D hat Wirkung auf Darm und Niere und beeinflusst hier die **Resorption von Kalzium,** steigert so den Blutkalziumspiegel und fördert die Mineralisierung des Knochens. Es beeinflusst außerdem den **Phosphatstoffwechsel,** indem es die Phosphatresorption fördert.

Das **Renin** wird bei sinkendem renalen Blutdruck von den Zellen des juxtaglomerulären Apparates ins Blut freigesetzt. Es spielt eine tragende Rolle im **Renin-Angiotensin-Aldosteron-System** (RAAS) und bewirkt über **Vasokonstriktion** (über Zwischenschritte durch aktives Angiotensin II) und **Zunahme des Blutvolumens** (über Zwischenschritte durch Aldosteron) ein **Ansteigen des systemischen Blutdrucks.** Dies wiederum führt im Sinne einer Rückkopplung auch zu einer Erhöhung des renalen Blutdrucks.

## Renin-Angiotensin-Aldosteron-System

Das **Renin-Angiotensin-Aldosteron-System** (RAAS) wird aktiviert, wenn der Blutdruck zu niedrig ist und gesteigert werden muss (> Abb. 4.178). Der erste Schritt dabei ist die Erkennung des **Blutdruckabfalls,** wofür der juxtaglomeruläre Apparat in der Niere verantwortlich ist. Dieser befindet sich in den Blutgefäßen, die das Blut zu den Glomeruli der Niere transportieren (**Vasa afferentes**), und überwacht sowohl den Blutdruck als auch den Ionengehalt, insbesondere den Natriumspiegel. Wird ein Blutdruckabfall oder ein Natriummangel registriert, setzt die Niere ein Enzym frei: **Renin,** das in speziellen Granula gespeichert vorliegt.

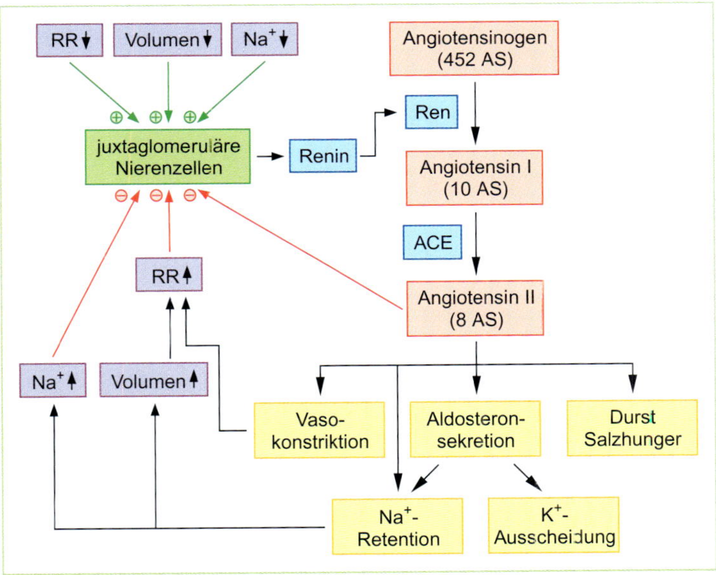


**Abb. 4.178** Blutdruckregulation durch das Renin-Angiotensin-Aldosteron-System (RAAS) [L253]

Renin wirkt als Protease und spaltet im Blut das große, von der Leber produzierte Protein **Angiotensinogen** (452 Aminosäuren) in das kleinere Peptid Angiotensin I (10 Aminosäuren). Doch allein dadurch wird der Blutdruck noch nicht ausreichend gesteigert. Ein weiterer Schritt ist notwendig: Das Angiotensin Converting Enzyme (**ACE**), das sich auf den Endothelzellen der Blutgefäße befindet, spaltet zwei Aminosäuren vom Angiotensin I ab und bildet so Angiotensin II (8 Aminosäuren) – den eigentlichen Wirkstoff des Systems. **Angiotensin II** entfaltet seine blutdrucksteigernde Wirkung hauptsächlich über den AT1-Rezeptor und löst mehrere physiologische Effekte aus:

- **Vasokonstriktion:** Angiotensin II bewirkt einen Kalziumeinstrom in die glatte Muskulatur der Gefäßwände, was zu einer Verengung der Gefäße führt. Dadurch steigt der Blutdruck.

- **Durstgefühl und Salzhunger:** Das Signal zur Wasser- und Natriumaufnahme wird verstärkt, um das Blutvolumen zu erhöhen.
- **Freisetzung von Aldosteron:** Angiotensin II stimuliert die Nebennierenrinde zur Ausschüttung von Aldosteron, was die Natrium- und Wasserretention in der Niere fördert.

Damit der Blutdruck nicht unkontrolliert ansteigt, hemmen hohe Konzentrationen von Angiotensin II die Freisetzung von Renin, wodurch der Kreislauf reguliert wird.

**Aldosteron** ist ein Steroidhormon, das in der **Zona glomerulosa** der Nebennierenrinde aus Cholesterin gebildet wird. Seine Freisetzung kann nicht nur durch Angiotensin II ausgelöst werden, sondern auch durch einen zu hohen Kalium- oder zu niedrigen Natriumspiegel im Blut. In den **Sammelrohren** und distalen Tubuli der Niere sorgt Aldosteron für den vermehrten Einbau von Natriumkanälen (**ENaC**) und **Natrium-Kalium-ATPasen.** Über diese Kanäle gelangt Natrium zurück ins Blut, wobei ihm Wasser durch osmotische Effekte folgt. Gleichzeitig wird überschüssiges Kalium vermehrt ausgeschieden, um das elektrische Gleichgewicht im Blut aufrechtzuerhalten.

**AUS DEM MEDIZINSTUDIUM** Die drei **Hauptwirkungen** von Aldosteron:
1. Erhöhung des Natriumspiegels im Blut durch vermehrte Rückresorption in der Niere.
2. Senkung des Kaliumspiegels durch verstärkte Kaliumausscheidung.
3. Verminderte Wasserausscheidung, was das Blutvolumen erhöht und den Blutdruck steigert.

## 4.12 Geschlechtssysteme

*Sinan Barus*

### 4.12.1 Makroskopische Anatomie

*Sinan Barus*

In der menschlichen Anatomie und Biologie lassen sich **zwei Geschlechter** unterscheiden, die deshalb auch zwei unterschiedliche Geschlechtssysteme aufweisen. Es wird zwischen einem männlichen und einem weiblichen Genitalsystem unterschieden. Beide Geschlechter besitzen jeweils **innere** und **äußere Geschlechtsorgane.** Die inneren Geschlechtsorgane stehen hierbei im Dienst der Funktionen der **Reproduktion** und der **hormonellen Regulation.** Die Produktion von **Keimzellen** und **Sexualsekreten,** aber auch die von **Sexualhormonen,** die im Körper vielfältige Wirkungen haben, finden hier statt. Die äußeren Sexualorgane ermöglichen die **sexuelle Vereinigung** der Geschlechter und dienen somit der **Kopulation.**

**MedAT-Stichwort**
Fortpflanzungssystem:
Männliche Geschlechtsorgane, Spermien
Weibliche Geschlechtsorgane, weiblicher Zyklus, Eizelle, Schwangerschaft

**VIDEO: Die Geschlechtssysteme**

https://www.elsevier.com/books-and-journals/book-companion/9783437412592

**MedAT-GEHEIMTIPP** Zu Beginn des Kapitels wollen wir euch hier einen kleinen Überblick über für den Test wichtige Themen geben, damit ihr schon beim ersten Lesen und dann beim Lernen Schwerpunkte setzen könnt. Relevant für den Test sind unter anderem:
Der Aufbau der Spermien, was genau beim Vorgang der Menstruation passiert, die Vorgänge bei der Ovulation und die anderen physiologischen Vorgänge, die an den (vor allem inneren) weiblichen Geschlechtsorgane nen vorgehen.

#### Männliche Geschlechtsorgane

Als **inneres männliches Genitale** bezeichnet man die Gesamtheit aus **Hoden, Nebenhoden, Samenleiter** und **akzessorischen Geschlechtsdrüsen,** zu denen die **Bläschendrüse,** die **Vorsteherdrüse** (*Prostata*) und die **Cowper-Drüse** gehören.
Das äußere männliche Genitale umfasst das **Glied** (*Penis*), den **Hodensack** (*Skrotum*) und die **männliche Harnsamenröhre** (➤ Abb. 4.179).

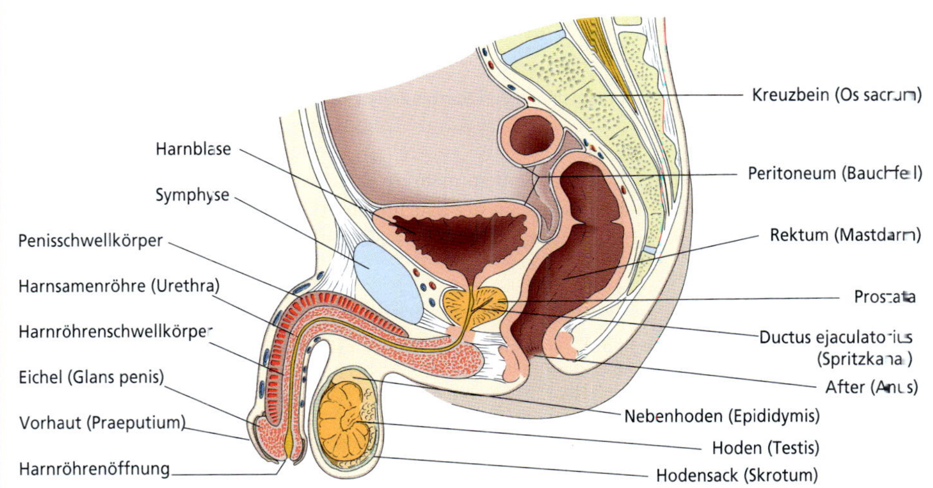


**Abb. 4.179** Männliche Harn- und Geschlechtsorgane im Sagittalschnitt [L190]

#### Hoden

Der **Hoden** ist ein paarig angelegtes Organ und dient als **männliche Keimdrüse,** ist also das Produktionsorgan der **männlichen Keimzellen** (*Spermien*) und der **männlichen Sexualhormone** (*Androgene* vorwiegend *Testosteron*). Das pflaumenförmige Organ ist ca. 4–5 cm lang, ca. 3 cm breit und etwa 2 cm dick und hat eine Masse von 15–20 g. Die Seiten sind leicht abgeplattet, die Konsistenz prall-elastisch. Die beiden Hoden befinden sich „ausgelagert" im **Hodensack** (*Skrotum*), um eine Abkühlung von 2–5 °C zu erreichen. Dies ist wichtig, da die Produktion der Spermien nur bei einer **niedrigeren Temperatur** als der normalen Körperkerntemperatur optimal ablaufen kann.
Jeder Hoden ist innerhalb des Hodensacks von einer festen und derben bindegewebigen Kapsel umgeben, von der **Septen** ins Hodenparenchym ziehen, um den Hoden in zahlreiche kleine **Läppchen** zu untertei-

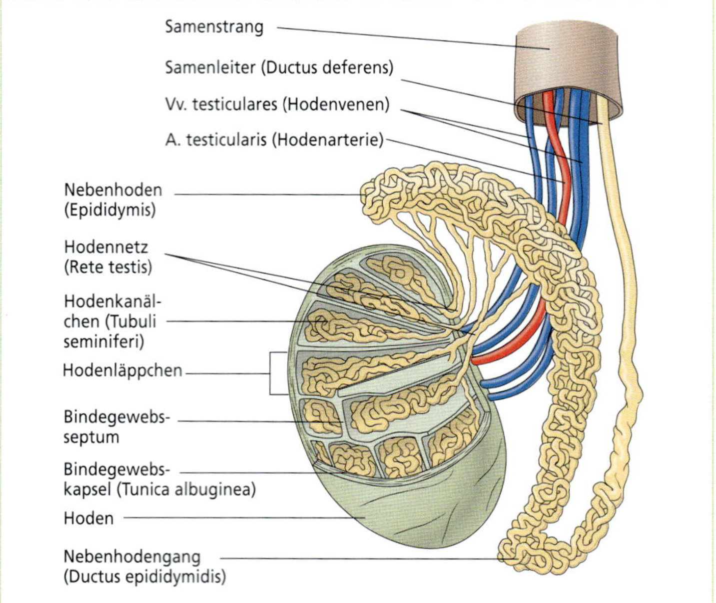


**Abb. 4.180** Hoden, Nebenhoden und Anfangsteil des Samenleiters [L190]

len. Diese Hodenläppchen enthalten die stark gewundenen **Samenkanälchen,** die den Ort der Keimzellbildung darstellen. Sie finden auf ihrem weiteren Weg Anschluss an ein Netz aus Röhrchen, das als **Hodennetz** bezeichnet wird. Das Hodennetz wiederum ist über weitere **Kanälchen** mit dem Nebenhoden verbunden. Im Inneren der Samenkanälchen befinden sich die **Sertoli-Zellen,** die eine stützende und ernährende Funktion für die Keimzellen übernehmen. Sie bilden die **Blut-Hoden-Schranke** und regulieren das Mikroklima der Keimzellen, fördern deren Entwicklung und eliminieren degenerierte Zellen. Im Bindegewebe um die Samenkanälchen sind die sogenannten **Leydig-Zellen** lokalisiert, die für die **Testosteronproduktion** zuständig sind (➤ Abb. 4.180).

**MedAT-GEHEIMTIPP** 2024 wurde erstmals nach den **Sertoli-Zellen** gefragt.

Um die Septen herum besitzt der Hoden außerdem mehrere Schichten an **Hodenhüllen,** die sich embryologisch mit dem Herabsinken des Hodens aus der Bauchhöhle erklären lassen. Sie sind daher analog zu den **Schichten der Bauchwand,** da der Hoden diese auf seinem Weg aus dem Körper in das Skrotum mit sich zieht.

**AUS DEM MEDIZINSTUDIUM** Die Hoden befinden sich bei der überwiegenden Mehrzahl (95 %) der männlichen Neugeborenen bereits im Skrotum. Dem geht eine embryonale Entwicklung in der Bauchhöhle auf Höhe des letzten Lendenwirbels voraus, nach der die Hoden eine Verlagerung durch den Leistenkanal in den Hodensack (*Descensus testis*) erfahren.
Bleibt diese Verlagerung aus, kommt es zum Hodenhochstand (*Maldescensus testis*). Wird dieser bei Persistenz nach den ersten sechs Lebensmonaten nicht konservativ (Hormontherapie) oder operativ korrigiert, kann dies zu einer dauerhaften Organschädigung mit Fruchtbarkeitsminderung und erhöhtem Risiko maligner (bösartiger) Entartung führen.

## Nebenhoden

Der **Nebenhoden** ist, wie der Hoden auch, ein paarig angelegtes Organ und liegt dem Hoden am oberen Hodenpol beginnend auf. Er gehört zu den samenableitenden Wegen und dient der **Reifung und Speicherung** der im Hoden gebildeten Spermien (➤ Abb. 4.181).
Das Organ kann in **Kopf, Körper** und **Schwanz** unterteilt werden. Der Nebenhoden besteht aus nur einem einzigen, **stark gewundenen** Gang, dem **Nebenhodengang,** der ohne die starke Windung ca. 5–6 m lang wäre. Dieser Gang ist hodenseitig am Kopf des Nebenhodens über das *Rete testis* an das Netzwerk der Hodenkanälchen angeschlossen und geht am Nebenhodenschwanz in den **Samenleiter** über (➤ Abb. 4.180).

Notizen

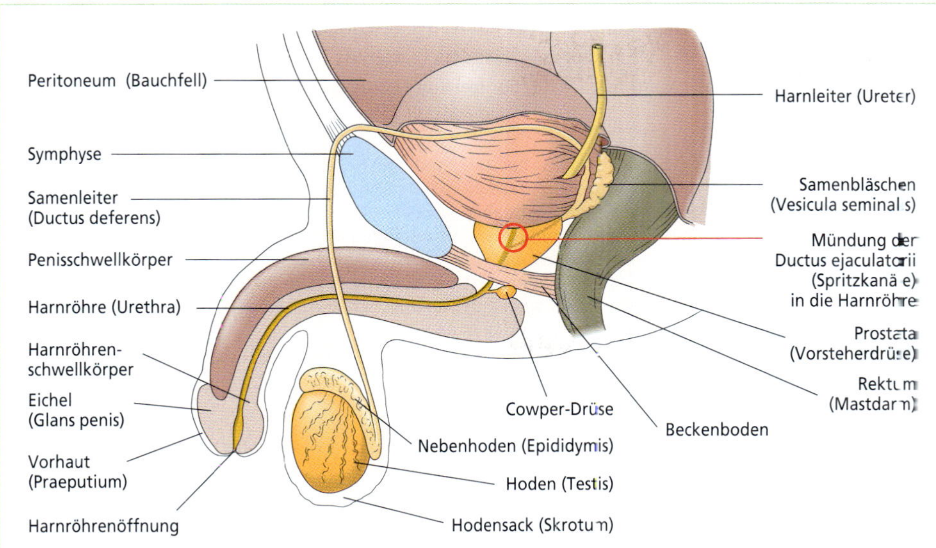


**Abb. 4.181** Verlauf der ableitenden Samenwege in der Seitenansicht [L190]

## Samenleiter

Auch der ca. 50 cm lange **Samenleiter** ist paarig angelegt und wird ebenfalls zu den samenableitenden Wegen gezählt. Er zieht im **Samenstrang** durch den Leistenkanal, dann seitlich an der Harnblase entlang und durchzieht die Prostata, um sich mit dem **Ausführungsgang der Bläschendrüse** zum **Spritzkanal** zu vereinigen, der dann in die Harnröhre mündet. Die männliche Harnröhre wird ab diesem Punkt als **Harnsamenröhre** bezeichnet (➤ Abb. 4.179, ➤ Abb. 4.181).

**AUS DEM MEDIZINSTUDIUM** Im **Samenstrang** (*Funiculus spermaticus*) verlaufen neben dem Samenleiter mehrere Arterien, ein dichtes **Venengeflecht** (*Plexus pampiniformis*), Nerven, Lymphgefäße und Anteile des *M. cremaster.*

## Akzessorische Geschlechtsdrüsen

Zu den **akzessorischen Geschlechtsdrüsen** werden die paarige **Bläschendrüse,** die paarige **Cowper-Drüse** sowie die **Vorsteherdrüse** (*Prostata*) gerechnet. Ihre Aufgabe ist die Produktion von verschiedenen Sekreten, die im Rahmen der Ejakulation zur **Bildung der Samenflüssigkeit** beitragen.

Die **Bläschendrüse** trug früher den Namen **Samenbläschen.** Diese Bezeichnung wird zwar noch verwendet, ist allerdings veraltet und irreführend, da sie weder eine Blase ist, noch Samenzellen enthält oder speichert. Die 4–5 cm lange Bläschendrüse befindet sich an der **Rückseite der Blase** und erstreckt sich von ihrem Fundus aus nach kranial (und leicht lateral). Sie besteht aus einem gewundenen Gang, dessen Ausführungsgang sich innerhalb der Prostata mit dem Samenleiter **zum Spritzkanal vereinigt.** Im paarig angelegten Organ wird ein **alkalisches, fruktose-haltiges Sekret** produziert, das die **Beweglichkeit der Spermien** im Ejakulat fördert. Dieses Sekret hat einen Anteil von ca. **70 % am Ejakulat.**

Die beiden **Cowper-Drüsen** oder **Buldourethraldrüsen** sind im Beckenboden lokalisiert und sind über einen 5 cm langen Ausführungsgang mit der Harnsamenröhre verbunden. Bei sexueller Erregung produzieren diese Drüsen ein klares, visköses Sekret, das die Harnsamenröhre für das folgende Ejakulat **gleitfähig** machen soll.

Die **Prostata** (*Vorsteherdrüse*) hat die Größe und Form einer Esskastanie und erscheint dorsal leicht abgeplattet. Sie liegt an der Basis der Harnblase und umgibt die Urethra, auch an der Stelle, an der die Samenleiter ihre Mündung in die Harnsamenröhre finden. Nach dorsal grenzt die Prostata außerdem an das **Rektum,** von dem aus man sie als derbe Struktur tasten kann. Die Prostata besteht aus **40–50 Einzeldrüsen,** die von einer sehr kräftigen, fibrösen Kapsel umgeben sind. In ihrer Gesamtheit produzieren diese Einzeldrüsen ein **schwach saures, milchig-trübes Sekret,** das zahlreiche Proteasen enthält, die für die **Verflüssigung des Ejakulats** sorgen. Das Sekret der Prostata hat einen Anteil von **30 % am Ejakulat.**

Die Einteilung des Drüsengewebes im Inneren des Organs kann (von innen nach außen) wie folgt vorgenommen werden:

- **Periurethrale Zone:** Umgibt die Harnsamenröhre
- **Transitionszone:** Übergang von Periurethraler Zone zur Innenzone

- **Innenzone:** folgt auf die Transitionszone, ein Viertel der gesamten Prostata
- **Außenzone:** enthält die 40–50 Einzeldrüsen, fast drei Viertel der Prostata
- **Anteriore Zone:** schmaler ventraler Sektor, der frei von Drüsengewebe bleibt

**AUS DEM MEDIZINSTUDIUM** Diese Einteilung hat unter anderem Bedeutung in der **Diagnostik** von gut- und bösartigen Veränderungen der Prostata, die je nach Einteilung und Lokalisation unterschiedliche Charakteristiken besitzen. Die sehr häufige **benigne Prostatahyperplasie** zeichnet sich beispielsweise durch eine Vergrößerung der harnröhrennahen Transitionszone aus. Dies bedingt die typische Symptomatik mit Blasenentleerungsstörungen und Restharnverbleib in der Blase.
Die häufigste Tumorerkrankung bei älteren Männern ist das **bösartige Prostatakarzinom,** das sich normalerweise in der peripheren Zone entwickelt und wegen der anatomischen Nähe der Prostata im Rahmen einer **digital-rektalen Untersuchung** (*DRU*) ertastet werden kann.

### Penis

Der Penis stellt das männliche **Kohabitationsorgan** dar und kann in **Peniswurzel** und **Penisschaft** unterteilt werden. Die **Peniswurzel** ist fest an Bauchwand, Schambein und Symphyse fixiert, der **Penisschaft** ist hingegen frei beweglich. Der Peniskörper endet mit der **Eichel,** die sich durch einen **Rand** und eine **Furche** vom Schaft absetzt. Er wird von einer zarten und leicht verschieblichen Haut umgeben, die am Übergang zur Eichel eine **Reservefalte** bildet. Diese **Vorhaut** bedeckt die Eichel in erschlafftem Zustand und verstreicht bei der Erektion, um die Eichel freizugeben.
Es werden **zwei Schwellkörper** unterschieden, die dem Penis seine Form und seine funktionelle Bedeutung verleihen. Das *Corpus cavernosum penis* ist der größere der beiden Schwellkörper und durch ein **medianes Septum** in zwei Teile unterteilt. Es besteht aus **Kavernen,** die die Erektion des Penis ermöglichen, indem sich kleine Arterien öffnen und diese Kavernen mit Blut füllen.
Das *Corpus spongiosum penis* befindet sich an der Unterseite des Penis und umgibt die Harnsamenröhre, bleibt deshalb auch bei der Erektion **weicher** als das *Corpus cavernosum penis,* um die Urethra nicht zu verschließen. Es geht distal in die Eichel über (➤ Abb. 4.182).

### Harnröhre

Die Harnröhre des Mannes besitzt eine Doppelfunktion als **Harn- und Samenweg** und wird daher, wie schon öfter erwähnt, als *Harnsamenröhre* bezeichnet. Lediglich ein kurzer Abschnitt vom Ausgang der Blase bis zur Einmündung der Samenleiter dient einzig der Harnableitung. Die Harnsamenröhre ist von ihrem Beginn am Fundus der Blase bis zu ihrem Ende an der Penisspitze ca. 20–25 cm lang.

### Hodensack

Im **Hodensack** (*Skrotum*) befinden sich die ausgelagerten Hoden und Nebenhoden des Mannes. Er hängt zwischen den beiden Oberschenkeln herab und wird von zwei Hautlappen gebildet, die sich in der **medianen Raphe** vereinigen. Nach innen folgen die Schichten der **Hodenhüllen** (siehe oben, Abschnitt „Hoden“). Im Inneren wird er außerdem durch eine **Scheidewand** unterteilt.

## Weibliche Geschlechtsorgane

Die **inneren weiblichen Geschlechtsorgane** umfassen die **Gebärmutter** (*Uterus*), die **Scheide** (*Vagina*), sowie den paarigen **Eileiter** und den ebenfalls paarig angelegten **Eierstock.**
Das **äußere weibliche Genitale** wird auch oft als *Vulva* bezeichnet. Dies ist ein Begriff für die Gesamtheit aus **Scheidenvorhof, große** und **kleine Schamlippen, Kitzler** (*Klitoris*) und **Schamberg** bzw. **Venushügel** (➤ Abb. 4.183).

### Eierstock

Der **Eierstock** (*Ovar*) stellt als Produktionsort der **weiblichen Keimzellen** (*Eizelle, Ovum*), die zyklusabhängig befruchtungsfähig bereitgestellt werden, die Keimdrüse der Frau dar. Außerdem werden hier **weibliche Sexualhormone** (*Östrogene* und *Gestagene*) produziert, deren periodisch schwankende Blutkonzentration die Grundlage für den **weiblichen Menstruationszyklus** darstellt. Der Eierstock einer geschlechtsreifen Frau ist etwa 3,5 × 1,5 × 1 cm groß und selbst annähernd eiförmig. Er weist **zyklusabhängig unterschiedliche Funktionsstadien** auf. Vor der Pubertät und nach der Menopause ist er kleiner, weist aber nach der Menopause im Gegensatz zum präpubertären Stadium eine narbige Oberfläche auf. Mehrere **bindegewebige Züge** befestigen das Ovar an benachbarten Strukturen, gewährleisten allerdings trotzdem eine gewisse Beweglichkeit.
Das Organ kann in **Rinde** und **Mark** unterteilt werden, wobei das Mark lockeres Bindegewebe und die Strukturen der Gefäß- und Nervenversorgung enthält und sich in der Rinde zahlreiche **Ovarialfollikel** in

Notizen

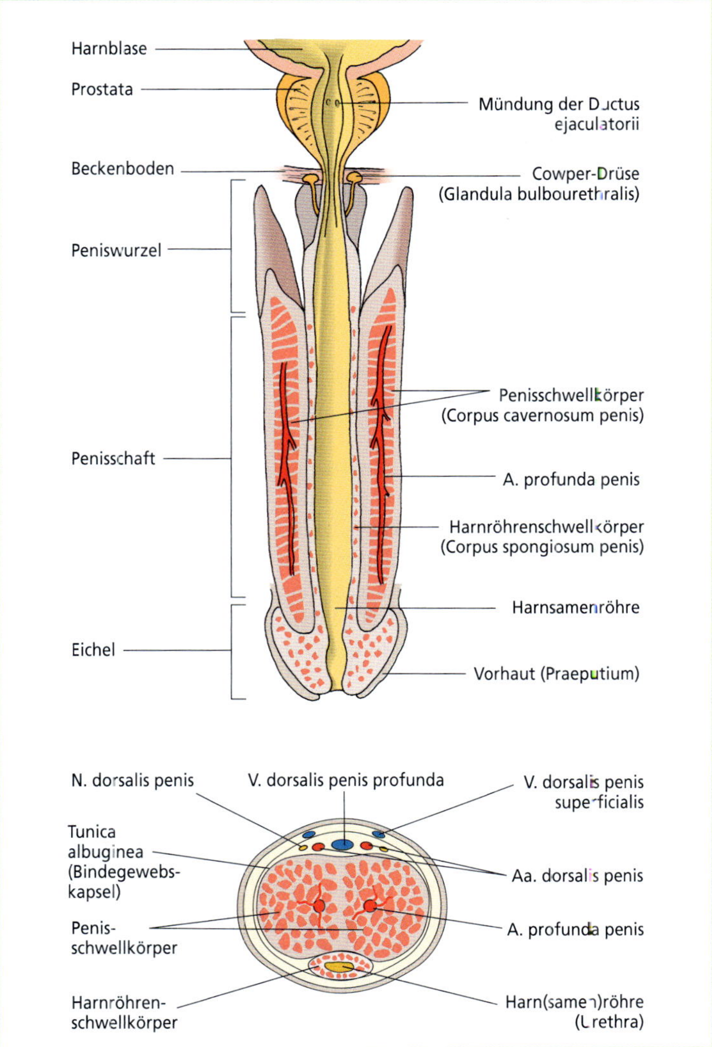


**Abb. 4.182** Der Penis im Längs- und Querschnitt. Die Penisschwellkörper sind von schwammartigen Hohlräumen durchsetzt, die sich bei sexueller Erregung mit Blut aus den Penisarterien füllen. [L190]

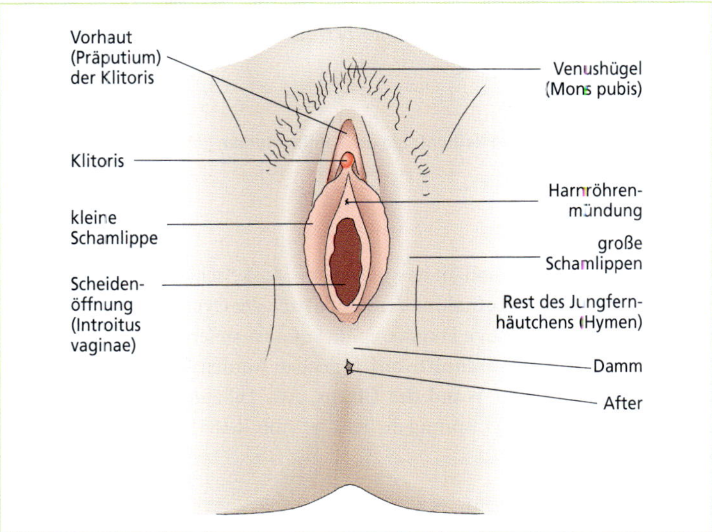


**Abb. 4.183** Äußeres weibliches Genitale (Vulva) [L190]

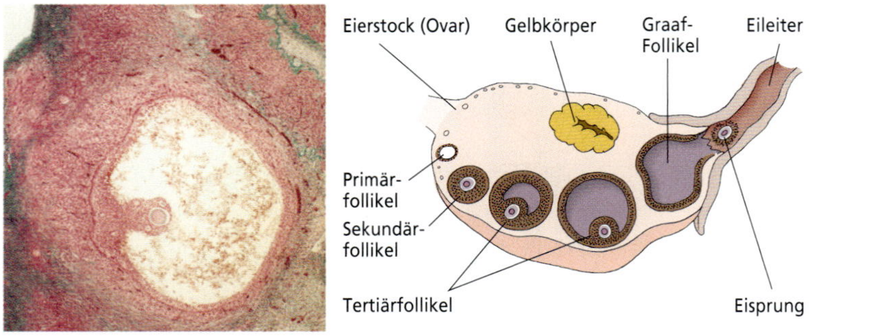


**Abb. 4.184** *Rechts:* Eisprung und Gelbkörperbildung in der Schemazeichnung. *Links:* lichtmikroskopisches Bild eines Tertiärfollikels im Eierstock. [M375, L190]

unterschiedlichen Entwicklungsstadien finden lassen. Hier befinden sich auch die **Gelb- und Weißkörper,** die sich aus einem gesprungenen Follikel entwickeln (➢ Abb. 4.184).

Die Follikel des Ovars durchlaufen unterschiedliche Entwicklungsstadien und **reifen zyklisch.** Sie sind schon **pränatal angelegt** und erfahren bis zur befruchtungsfähigen Eizelle nur noch eine Reifung.

Die **Primordialfollikel** (Durchmesser 30–50 µm) sind der Ausgangspunkt dieser Reifung. Gegen Ende der Pubertät sind nach vorheriger Dezimierung noch etwa 50.000 Primordialfollikel in den Eierstöcken der Frau vorhanden. Ein Primordialfollikel besteht aus einer unreifen Eizelle ohne Follikelhülle und Epithelzellen, die die Eizelle einschichtig umgeben.

Der **Primärfollikel** (Durchmesser bis 100 µm) ist die nächste Stufe der Reifung, die unter hormonellem Einfluss steht. Er zeichnet sich durch eine entwickeltere Schicht von Epithelzellen aus, die sich hier schon kubisch bis hochprismatisch darstellen. Auch tritt hier die *Zona pellucida,* eine dünne Schicht zwischen Eizelle und Follikelepithel, erstmals auf.

Der folgende Sekundärfollikel (Durchmesser bis 200 µm) ist eine Übergangsform zum Tertiärfollikel. Hier ist das Follikelepithel bereits mehrschichtig und es entwickelt sich eine Follikelhülle, die **Östrogen produziert** (*Theca folliculi*). In dieses Stadium treten stets mehrere Follikel zeitgleich ein.

Im Stadium des **Tertiärfollikels** (Durchmesser ca. 0,6 cm) bildet sich aus den im Sekundärstadium innerhalb der Epithelschicht erstmalig aufgetretenen, flüssigkeitsgefüllten (*Liquor folliculi*) Hohlräumen die **Follikelhöhle** (*Antrum folliculi*). Außerdem bildet sich die **hormonproduzierende** *Theca interna* und das Follikelepithel entwickelt sich zur sog. *Corona radiata.* Hiernach geht der Tertiärfollikel entweder zugrunde oder entwickelt sich zum sog. Graaf-Follikel.

Der **Graaf-Follikel** (Durchmesser 2,5 cm) stellt das **sprungreife** Stadium der Ovarialfollikel dar und platzt beim **Eisprung** (*Ovulation*) unter Einfluss von **LH** (*Luteinisierendes Hormon*) auf, um die befruchtungsfähige Eizelle aus dem Follikel zu entlassen. Der Rest des Follikels verbleibt in der Rinde des Eierstocks und entwickelt sich zum **Gelbkörper** (*Corpus luteum*), der dann beginnt, **Progesteron** zu sezernieren. Bei ausbleibender Schwangerschaft degeneriert der Gelbkörper und degeneriert zum **Weißkörper** (*Corpus albicans*), der aus narbigem Gewebe besteht.

**MedAT-GEHEIMTIPP** 2024 wurde nach der **exakten Reihenfolge der Follikelstadien** gefragt.

## Eileiter

Als **Eileiter** wird ein 10–16 cm langer, mit Schleimhaut ausgekleideter Muskelschlauch bezeichnet, der das Ovar mit dem Uterus verbindet. Er dient der **Aufnahme** der Eizelle nach der Ovulation, deren **Weitertransport** in die Gebärmutter durch das innenseitige Flimmerepithel und ist außerdem der **Ort der Befruchtung** der Eizelle. Am Eileiter können **vier Abschnitte** unterschieden werden: **Tubentrichter, Ampulle, Isthmus** und ein intramuraler Teil in der **Wand des Uterus.** Am Tubentrichter befinden sich **Fransen,** die dem Einfangen der Eizelle nach dem Eisprung dienen (➢ Abb. 4.185).

## Gebärmutter

**MedAT-GEHEIMTIPP** 2025 wurde nach der Lokalisation des Muttermundes gefragt.

Notizen

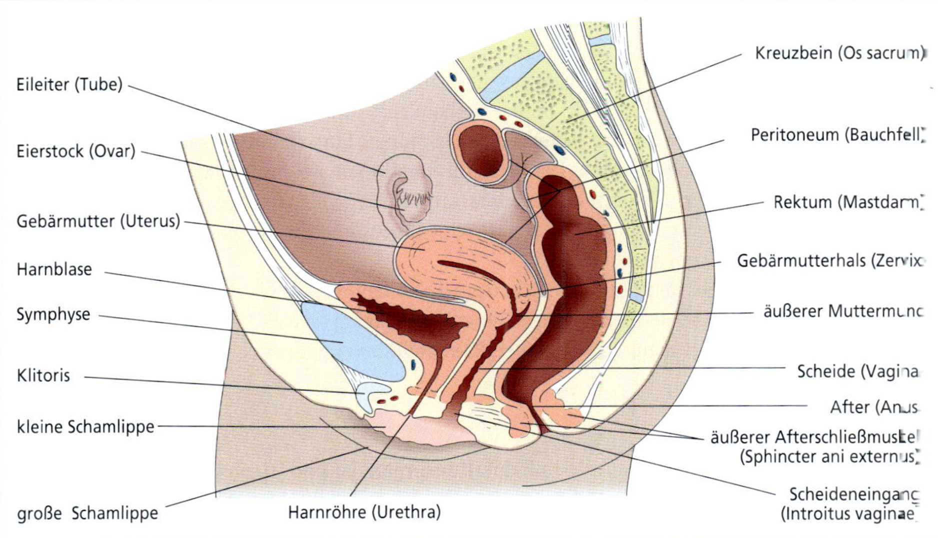


**Abb. 4.185** Die weiblichen Geschlechtsorgane im Sagittalschnitt [L190]

Die **Gebärmutter** (*Uterus*) ist ein birnenförmiges, muskuläres **Hohlorgan,** das bei der schwangeren Frau der **Entwicklung und Versorgung von Embryo und Fetus** dient. Bei einer Länge von ca. 7 cm und einer Breite von ca. 5 cm beträgt die Wanddicke 2–3 cm. Diese Maße sind natürlich bei einer Schwangerschaft extrem veränderlich.

Der Uterus kann in verschiedene Abschnitte unterteilt werden. Als **Gebärmutterhals** (*Cervix uteri*) bezeichnet man das distale Drittel der Gebärmutter, deren unterer Teil als **Portio** in die Scheide hineinragt. Der **Gebärmutterhals** umgibt den **Zervikalkanal,** der den **inneren Muttermund** (in Richtung Gebärmutterhöhle) und den **äußeren Muttermund** (in Richtung Scheide) miteinander verbindet.

An den Gebärmutterhals schließt sich die **Gebärmutterenge** an, die eine 5–10 mm lange Engstelle darstellt und den Gebärmutterkörper mit dem Gebärmutterhals verbindet.

Den größten Teil und die oberen zwei Drittel des Organs bildet der **Gebärmutterkörper,** der die **Gebärmutterhöhle** umschließt. Hier erfolgt im Rahmen einer Schwangerschaft der Aufbau der Plazenta und die Entwicklung des Kindes. In die Gebärmutterhöhle münden auch die Eileiter, die die Eizelle in den Uterus hineinleiten. Der Abschnitt des Corpus, der oberhalb der Mündungen der Eileiter liegt, wird als **Gebärmuttergrund** bezeichnet (➤ Abb. 4.186). Der Uterus ist durch mehrere **bindegewebige Strukturen** mit der Beckenwand verbunden, nennenswert sind das *Parametrium* (eine breite Bindegewebsplatte) und das *Ligamentum teres uteri* (ein paariges Band, das durch den Leistenkanal läuft).

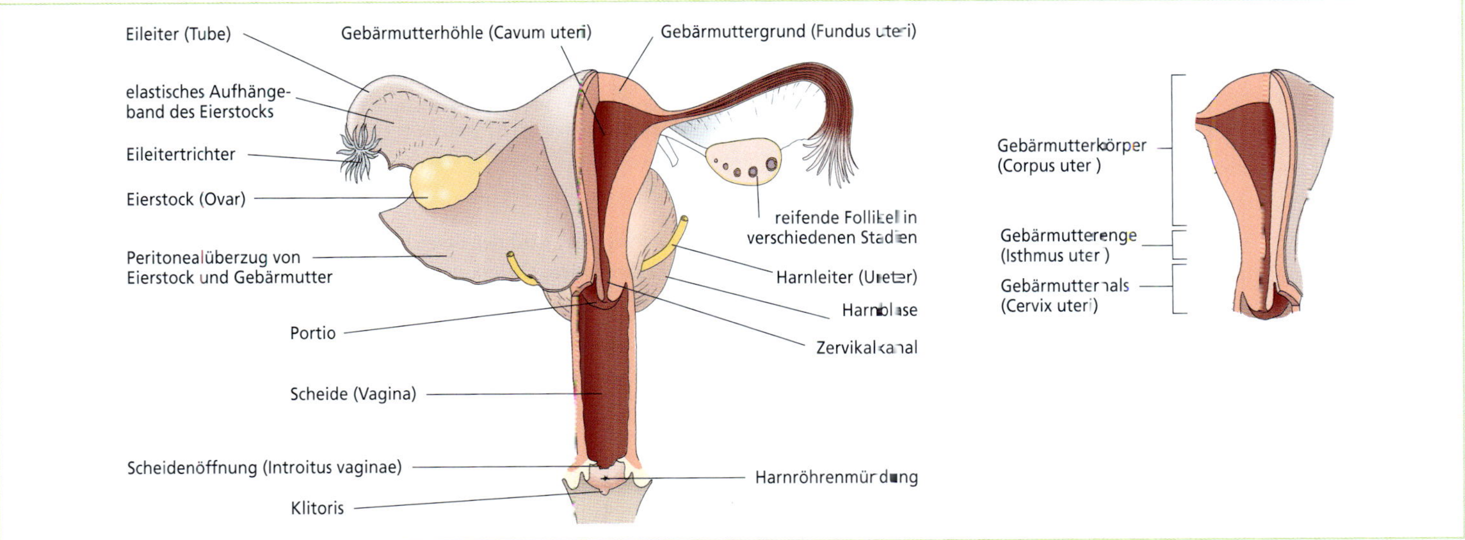


**Abb. 4.186** Innere weibliche Geschlechtsorgane im Frontalschnitt (Ansicht von hinten) [L190]

Die Wand des Uterus ist typisch **dreischichtig** aufgebaut und lässt eine **Schleimhautschicht** (*Endometrium*), eine **Muskelschicht** (*Myometrium*) und einen **Peritonealüberzug** (*Perimetrium*) erkennen.
Das **Endometrium** kleidet das Hohlorgan aus und unterliegt im weiblichen Zyklus **ausgeprägten Schwankungen.** Es wird eingeteilt in ein immer vorhandenes *Stratum basale* (klinische Bezeichnung: „**Basalis**") und ein *Stratum functionale* (klinische Bezeichnung: „**Funktionalis**"), dessen Mikroanatomie zyklusabhängig stark unterschiedlich ist. Das **Stratum functionale** wird während der Menstruation **als Monatsblutung abgestoßen,** die folgende **Regeneration** der Schleimhaut geht vom **Stratum basale** aus. Die genauen zyklischen Veränderungen der Uterusschleimhaut und die hormonellen Einflüsse werden später noch genauer besprochen (➤ Kap. 4.12.3).
Den größten Anteil der Gebärmutterwand macht das **Myometrium** aus. Es besteht aus mehreren Schichten *glatter Muskulatur,* die bei der Geburt eines Kindes kontrahieren (Wehen), um das Kind auszutreiben.
Als **Perimetrium** bezeichnet man schließlich den **Bauchfellüberzug,** der den Uterus als äußere Schicht umgibt.

### Scheide

Die **Scheide** (*Vagina*) stellt das weibliche **Kohabitationsorgan** dar und ist ein 6–10 cm langer Muskelschlauch. Sie ist gleichzeitig Teil des **Geburtsweges.** Die Vagina erstreckt sich von der *Portio vaginalis cervicis* des Uterus bis zur **äußeren Scheidenöffnung** (*Ostium vaginae, Introitus vaginae*), welche bei der Jungfrau unvollständig durch das **Jungfernhäutchen** (*Hymen*) verschlossen bzw. verkleinert ist. Dieses reißt beim ersten Geschlechtsverkehr (*Defloration*) oder im Rahmen der Geburt ein. Die Reste umgeben die Vaginalöffnung als *Carunculae hymenales.* Im Innern zeigen die Vorder- und Hinterwand zahlreiche quer verlaufende **Falten** (*Rugae vaginales*) und je einen **Längwulst** (*Columna rugarum anterior* bzw. *posterior*). Außerdem befinden sich im Innern **laktatbildende Bakterien** (sog. *Döderlein-Stäbchen, Lactobazillus acidophilus*), die ein saures Vaginalmilieu zum Schutz vor Infektionen gewährleisten.

### Schamlippen

Als **kleine Schamlippen** (*Labia minora pudendi*) bezeichnet man **kleine Hautfalten,** die den Scheidenvorhof umfassen. Sie werden normalerweise von den großen Schamlippen bedeckt. An der Innenseite der kleinen Schamlippen münden die **großen Vorhofdrüsen** (*Glandulae vestibulares majores, Bartholin-Drüsen*).
Die **großen Schamlippen** (*Labia majora pudendi*) umsäumen die **Schamspalte** (*Ruma pudendi*) und treffen vorne und hinten an den **Kommissuren** (*Commissura labiorum anterior et posterior*) zusammen. An ihrer Außenfläche münden zahlreiche **Schweiß- und Talgdrüsen.** Die Schamlippen sind für den Verschluss der Scheidenöffnung zuständig.

### Kitzler

Analog zum *Corpus cavernosum penis* des Mannes ist der **Kitzler** (*Klitoris*) ein 3–4 cm langer, paariger **Schwellkörper** (*Corpus cavernosum clitoridis*), der durch ein unvollständiges **Septum** geteilt wird. Die **Spitze** (*Glans clitoridis*) ist von einer zarten **Vorhaut** (*Praeputium clitoridis*) bedeckt und wird von den kleinen Schamlippen umschlossen. Sie befindet sich im Bereich der *Commissura labiorum anterior.* Die Klitoris enthält eine Vielzahl an **sensiblen Nervenendigungen** und schwillt bei sexueller Erregung an.

> **AUS DEM MEDIZINSTUDIUM** Die paarigen **Vorhofschwellkörper** (*Bulbi vestibuli*), die beidseits des Scheidenvorhofs gelegen sind, gehören neben dem Kitzler ebenfalls zu den Schwellkörpern der Vulva.

### Scheidenvorhof

Als **Scheidenvorhof** (*Vestibulum vaginae*) wird der Bereich vor dem **Scheideneigang** (*Ostium vaginae*) bezeichnet. Hierin münden die **Harnröhre** (*Ostium urethrae externum*) und die Ausführungsgänge der zahlreichen **kleinen Vorhofdrüsen** (*Glandulae vestibulares minores*). Das Vestibulum wird durch die kleinen Schamlippen begrenzt.

Notizen

## 4.12.2 Mikroskopische Anatomie

*Deniz Tafrali*

### Männliche Geschlechtsorgane

#### Hoden

**AUS DEM MEDIZINSTUDIUM** Das lateinische Wort *testis* für *„Zeuge"* entstand, weil in der Antike Verträge, wenn sie zwischen Männern **nicht** schriftlich festgehalten worden sind, mittels gegenseitigen **Haltens des Hodens,** der *testis,* bezeugt wurden.

Der Hoden (*Testis*) wird außen von der Tunica vaginalis (seröse Hülle) umgeben, darunter liegt die derbe *Tunica albuginea* aus **kollagenem Bindegewebe.** Von dieser Kapsel ziehen bindegewebige Septen ins Innere und unterteilen das Hodenparenchym in Läppchen. Innerhalb dieser Läppchen liegen die gewundenen **Samenkanälchen** mit einem **mehrschichtigen Keimepithel**, in dem die **Sertoli-Zellen** (stützend und ernährend) die Spermatogenese ermöglichen (➢ Abb. 4.187). Zwischen den Samenkanälchen (im Interstitium) befinden sich die **Leydig-Zellen,** die das Hormon Testosteron produzieren.

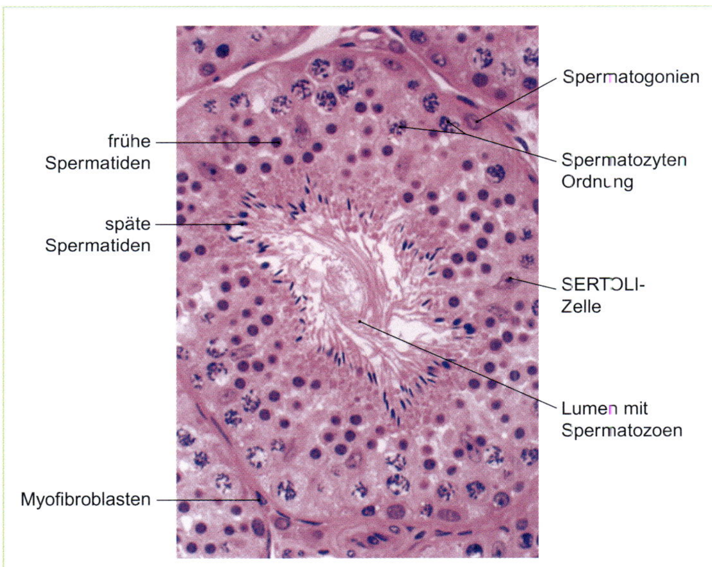


**Abb. 4.187** Keimepithel des Hodens mit Spermatogenesestadien [M375, L141]

#### Nebenhoden

Der Nebenhoden besitzt eine dreischichtige Wandstruktur aus **Mukosa, Muskularis** und **Adventitia** (➢ Abb. 4.188). Die Mukosa ist mit einem **mehrreihigen hochprismatischen Epithel** ausgekleidet, dessen **Stereozilien** an der Reifung und Resorption von Spermien beteiligt sind. Darunter liegt eine Lamina propria aus **lockerem Bindegewebe,** während die Muskularis aus glatter Muskulatur besteht und die Spermien durch Kontraktionen zum Samenleiter transportiert. Funktionell dient der Nebenhoden als Ort der **Spermienreifung** und **-speicherung.**

#### Samenleiter

Der Samenleiter besitzt eine typisch ausgeprägte Muskelschicht, bestehend aus **drei Schichten glatter Muskulatur** (innen und außen längs, dazwischen ringförmig) (➢ Abb. 4.189). Die Mukosa ist mit einem **mehrreihigen hochprismatischen Epithel** ausgekleidet, das teils **Stereozilien** trägt und auf einer Lamina propria liegt. Außen befindet sich eine Adventitia aus **lockerem Bindegewebe.** Der Samenleiter dient dem **Transport der Spermien** von der Nebenhodenregion zur Harnröhre (via Spritzkanal).

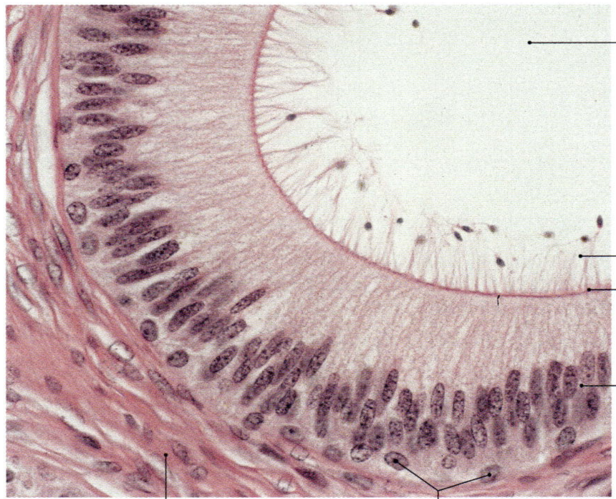


**Abb. 4.188** Nebenhodengang [M375]

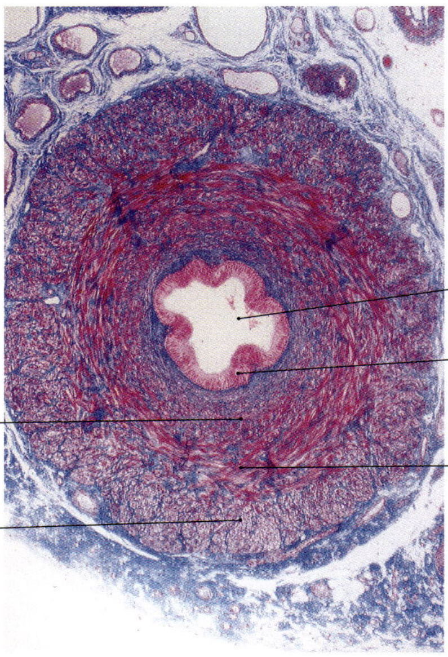


**Abb. 4.189** Samenleiter [M375]

## Prostata

Die Prostata (Vorsteherdrüse) ist eine **tubuloalveoläre Drüse,** die den Anfangsteil der männlichen Harnröhre umgibt (➢ Abb. 4.190). Sie ist von einer kollagenreichen Kapsel umgeben, deren Stroma aus **glatter Muskulatur** und **Bindegewebe** besteht. Die Drüsenläppchen sind ausgekleidet von einem **ein-** bis **zweireihigen Zylinderepithel,** das das **Prostatasekret** bildet und in das Lumen der **alveolären Endstücke** abgibt. Typische Einschlüsse im Drüsenlumen sind sogenannte **Corpora amylacea,** verkalkte Sekretbestandteile. Während der Ejakulation kontrahiert das glatte Muskelgewebe des Prostatastromas und befördert das Sekret in die Harnröhre.

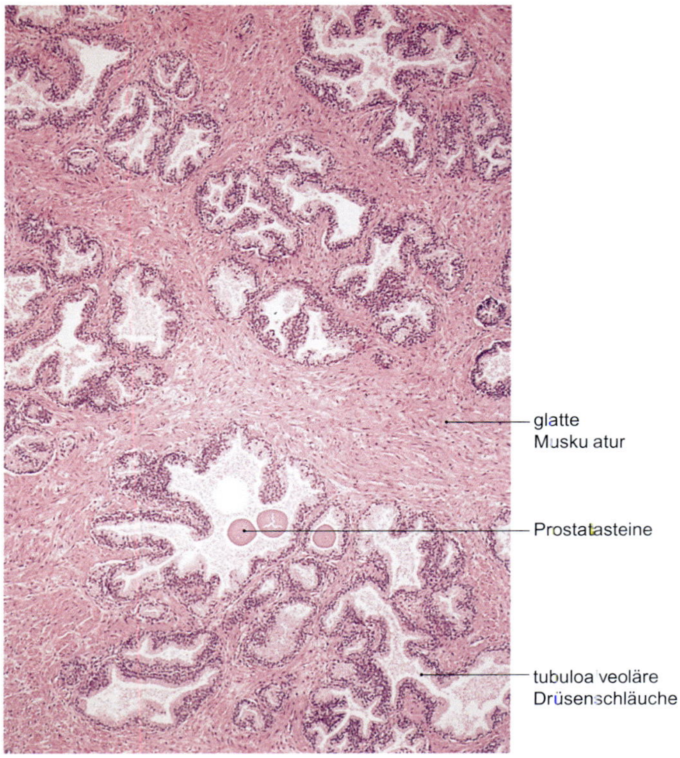


**Abb. 4.190** Prostata [M375]

## Weibliche Geschlechtsorgane

### Eierstock

Der Eierstock (*Ovar*) wird von einem **einschichtigen** (oft kubischen) **Oberflächenepithel** umgeben, darunter liegt die Tunica albuginea als bindegewebige Kapsel. Im äußeren Rindenbereich (Cortex) reifen die Eifollikel in verschiedenen Stadien (Primordial-, Primär-, Sekundär-, Tertiär-/Graaf-Follikel) im **spinozellulären Bindegewebe** heran (➤ Abb. 4.191). Im Mark (*Medulla*) verlaufen Blutgefäße, Nerven und Lymphgefäße, welche die Versorgung des Ovars gewährleisten.

### Eileiter

Der Eileiter (*Tuba uterina*) besitzt eine vierschichtige Wandstruktur aus Mukosa, Muskularis und einer äußeren Serosa (Peritonealüberzug) (➤ Abb. 4.192). Die Mukosa ist mit einem **einschichtigen hochprismatischen Epithel** ausgekleidet, das aus **Flimmerzellen** (*Kinozilien*) zum Transport der Eizelle und

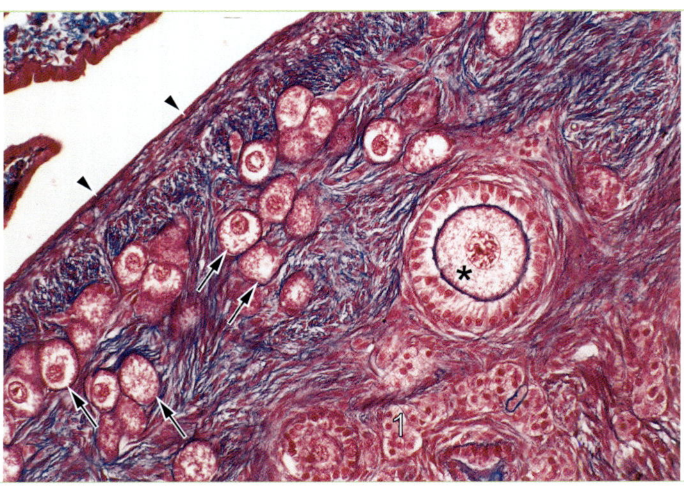


**Abb. 4.191** Primordialfollikel (Pfeil) und Primärfollikel (*). Pfeilspitze = Peritonealepithel; 1 = Theca-interna Zellen *links oben*: Anschnitt durch das Infundibulum der Tuba uterina. [M375]

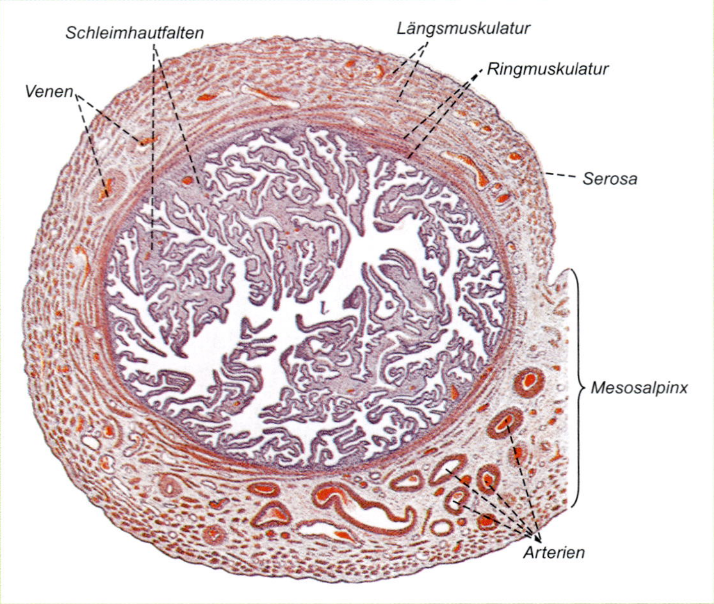


**Abb. 4.192** Eileiter (*Tuba uterina*) in Höhe der Ampulle, Querschnitt. Charakteristisch sind vor allem die zarten, reich verzweigten Schleimhautfalten sowie die locker gefügte, nicht streng in Schichten gegliederte Tunica muscularis, die bis unter die Serosa reicht. [R252]

Drüsenzellen zur Sekretbildung besteht. Darunter liegt eine Lamina propria aus **lockerem Bindegewebe.** Die Muskularis umfasst eine **innere Ring-** und eine **äußere Längsmuskelschicht,** die durch Kontraktionen zusammen mit den Flimmerbewegungen den Transport der Eizelle unterstützen.

## Gebärmutter

Die Gebärmutter (*Uterus*) lässt sich histologisch in **Endometrium, Myometrium** und **Perimetrium** unterteilen (➤ Abb. 4.193).

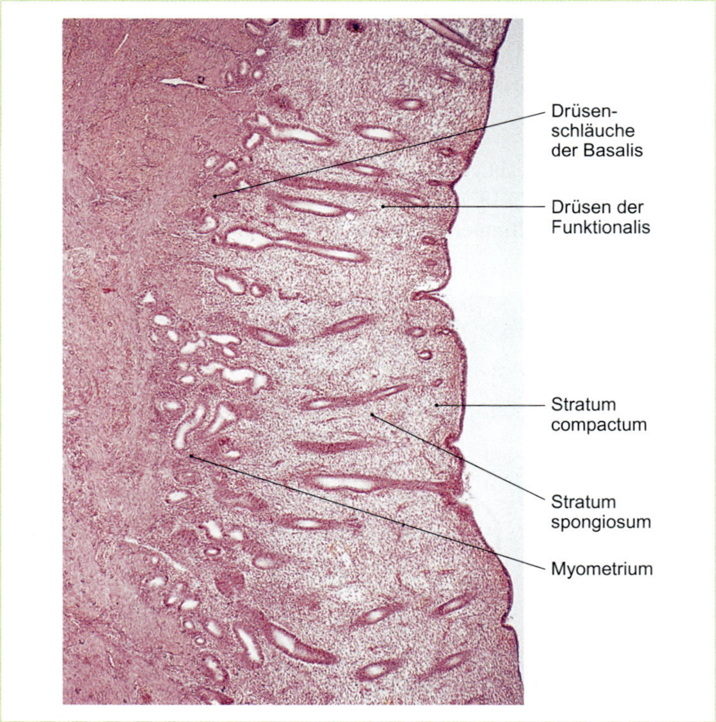


**Abb. 4.193** Uterus (Endometrium) [M375]

Das **Endometrium** (Mukosa) wird von einem **einschichtigen hochprismatischen Epithel** bedeckt und enthält tubuläre Drüsen; es gliedert sich in ein **Stratum functionale** (wird während der Menstruation abgestoßen) und ein **Stratum basale** (zur Regeneration).

Das **Myometrium** (Muskularis) ist eine dicke Schicht aus glatter Muskulatur, deren Kontraktionen für Wehen und den Geburtsvorgang wichtig sind.

Als äußerste Schicht folgt das **Perimetrium,** das je nach Lage des Uterusabschnitts eine Serosa (bei Peritonealüberzug) oder eine Adventitia (bei subperitonealer Lage) darstellen kann.

## Keimzellen

**MedAT-GEHEIMTIPP** 2025 wurde eine einfache Frage über die Anzahl an Chromosomen in reifen menschlichen Keimzellen gestellt. Die richtige Antwort: 23.

Grundlage der geschlechtlichen Fortpflanzung beim Menschen ist das Vorhandensein zweier unterschiedlicher **Keimzellen** (*Gameten*). Diese Gameten müssen einen **haploiden Chromosomensatz** besitzen, um bei der Vereinigung zu einer **diploiden Zelle** vereinigt werden zu können. Man unterscheidet beim Menschen zwischen männlichen und weiblichen Keimzellen, die *Spermien* bzw. *Eizellen* genannt werden. Entwicklung und Reifung dieser Keimzellen verlaufen bei den beiden Geschlechtern jeweils unterschiedlich. Die Urkeimzellen, aus denen sich später die reifen Keimzellen entwickeln, sind bereits im Embryo angelegt.

### Keimzellen des Mannes

Die Entwicklung und Reifung der Keimzellen des Mannes wird Spermatogenese genannt. Diese beginnt mit dem Stadium der *Spermatogonie,* die aus der Urkeimzelle entstanden ist. Im Rahmen der Spermatogenese laufen drei wesentliche Vorgänge ab (➤ Abb. 4.194).

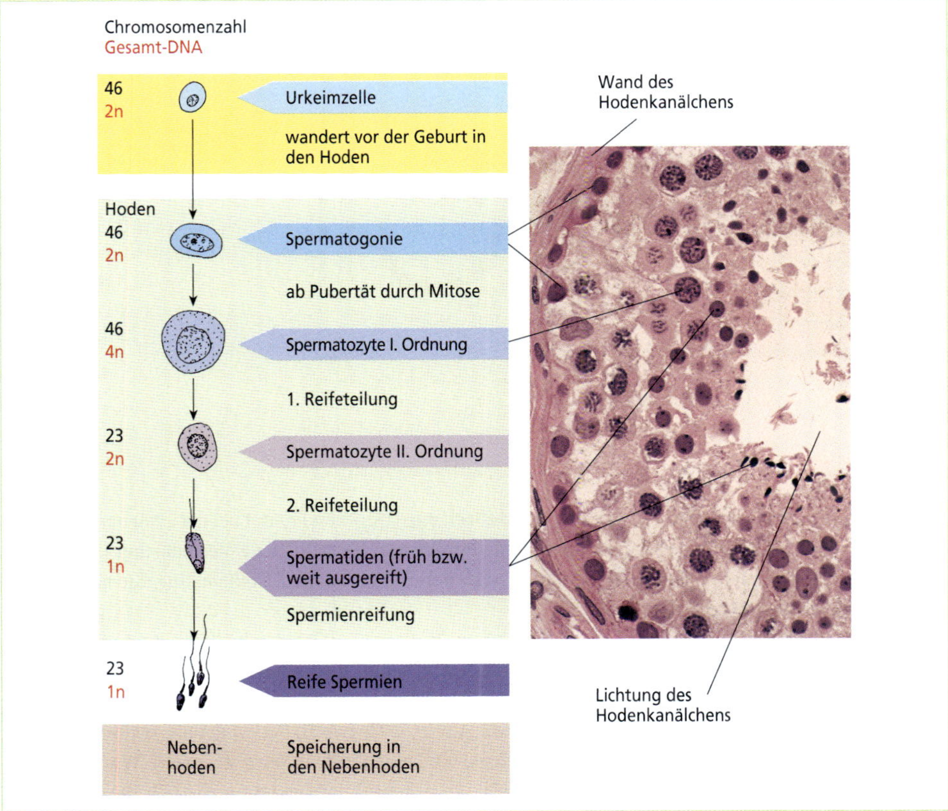


**Abb. 4.194** *Links:* Schema der Spermienbildung. *Rechts:* die räumlichen Verhältnisse im Hodenkanälchen im lichtmikroskopischen Bild. [L190, M375]

Die **Vermehrung** durch mitotische Teilungen ist der erste der nun folgenden Schritte und bewirkt die Vermehrung der *Spermatogonien.* Sie können dabei in **A-Spermatogonien,** die als Stammzellen im Keimepithel verbleiben und **B-Spermatogonien,** die die weitere Entwicklung durchlaufen, eingeteilt werden.

Die folgende Entwicklung gehört bereits zum nächsten Schritt, der **Reifung.** Aus den B-Spermatogonien enstehen *Spermatozyten I. Ordnung,* die sich durch eine **meiotische Teilung,** auch *1. Reifeteilung* genannt, zu *Spermatozyten II. Ordnung* entwickeln. Hiernach folgt direkt die nächste **meiotische Teilung,** auch *2. Reifeteilung* genannt, um *Spermatiden* zu erzeugen. Aus einem **diploiden** Spermatozyten I. Ordnung mit 46 Chromosomen und **doppelter DNA-Menge** bzw. **doppelter Anzahl an Chromatiden** (durch **Mitose** erzeugt) entstehen **vier haploide Spermatiden** mit einem **Viertel der DNA-Menge** der Spermatozyten I. Ordnung **nach zwei** meiotischen Teilungen.

Die **Spermatiden** durchlaufen nun noch eine Reifung, die auch *Spermiogenese* gennant wird. Während dieser Reifung wird der **typische Aufbau** eines Spermiums mit **Kopf** (*Caput*), **Hals** und einem **Schwanz** (*Cauda*), bestehend aus **Mittelstück, Hauptstück** und **Endstück,** realisiert (➤ Abb. 4.195, ➤ Abb. 4.196). Der Kopf des Spermiums enthält die **Erbinformation** und ist kappenförmig mit dem sog. *Akrosom* ausgestattet, das bei der Befruchtung durch Enzyme ein **Durchdringen** der *Zona pellucida* der Eizelle und ein Einbringen der Erbinformation in die Eizelle ermöglicht. Der Schwanz dient der **Fortbewegung** des Spermiums. Die **Spermatogenese** findet in den *Tubuli seminiferi contorti* des Hodens statt und nimmt ca. 11 Wochen in Anspruch. Die endgültige Reifung der Keimzellen findet in den Nebenhoden statt. Die Spermatogenese steht unter dem Einfluss einer Vielzahl von **Hormonen,** darunter LH, FSH und Androgene.

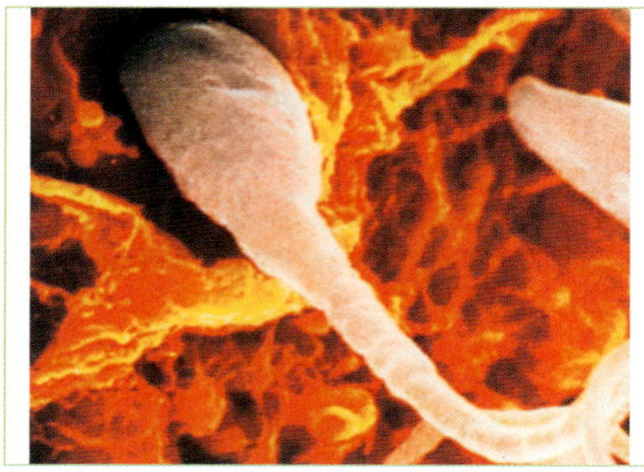

**Abb. 4.195** Spermium (rasterelektronenmikroskopisches Bild) [E371]

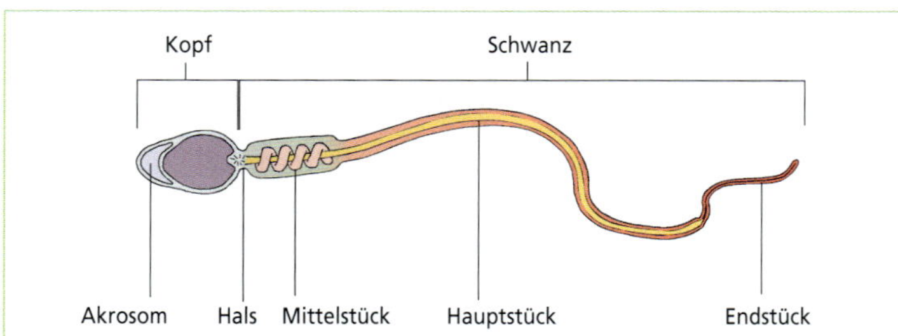


**Abb. 4.196** Spermium in der Schemazeichnung [L190]

## Keimzellen der Frau

Die **erste Wachstumsperiode** im Rahmen der **Eizellreifung** (*Oogenese*) findet bei der Frau bereits vor der Geburt (**pränatal**) statt. Diese Wachstumsperiode bezeichnet die mitotische Vermehrung der aus den Urkeimzellen entstandenen *Oogonien* und auch noch deren **meiotische** *1. Reifeteilung,* die allerdings in der Prophase pausiert wird (➤ Abb. 4.197).

In diesem Stadium, in dem sie als *Oozyten I. Ordnung* oder *primäre Oozyten* bezeichnet werden, verbleiben die Eizellen nun bis zur Ovulation. Sie besitzen nun einen **diploiden** Chromosomensatz mit der **doppelten Anzahl an Chromatiden.** Diese Phase wird auch als **erste Ruheperiode** bezeichnet. Erst kurz vor dem Eisprung wird die 1. Reifeteilung vollendet, um eine *Oozyte II. Ordnung* oder *sekundäre Oozyte* und ein *Polkörperchen* hervorzubringen. Diese Phase der Follikelreifung wird als **zweite Wachstumsperiode** bezeichnet. Nach der 1. Reifeteilung schließt sich während der Ovulation sogleich die **2. Reifeteilung** an, die in der Metaphase pausiert wird. Dies wird als **zweite Ruheperiode** bezeichnet, die mit der Vollendung der 2. Reifeteilung erst beendet wird, wenn ein **Spermium** in die Eizelle eindringt. Die dann **reife Eizelle** besitzt analog zu den Spermatiden des Mannes einen **haploiden** Chromosomensatz. Bei den Reifeteilungen der Eizelle werden kleine **Polkörperchen** abgeschnürt, was zur weitgehenden Erhaltung des Zytoplasmas dient und zur Folge hat, dass nicht wie beim Mann vier, sondern **nur eine reife Keimzelle** entsteht.

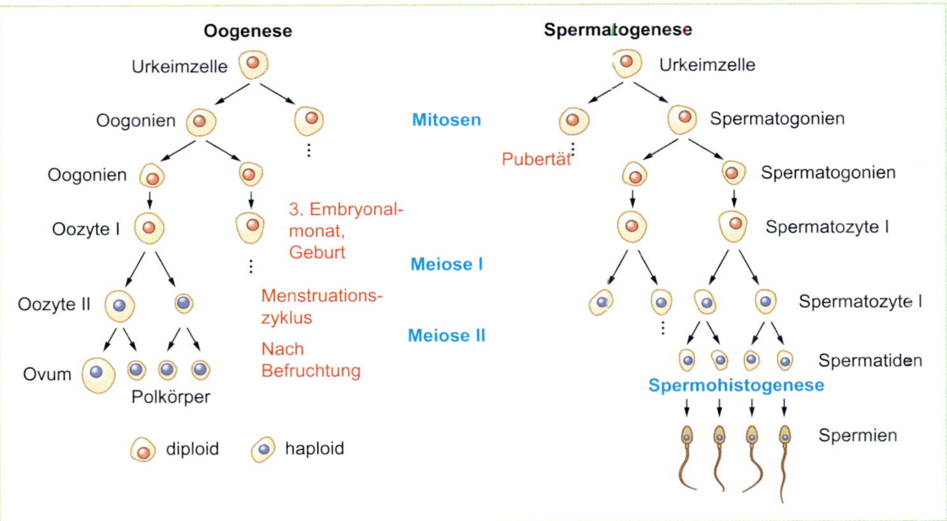


**Abb. 4.197** Schematischer Ablauf von Oogenese und Spermatogenese [L253]

**MedAT-GEHEIMTIPP** Ein beliebtes Thema im Test ist die Frage nach der Anzahl der Chromosomen in einem Polkörperchen.

## 4.12.3 Physiologie

*Sinan Barus*

### Weiblicher Zyklus

Als **weiblichen Zyklus** bezeichnet man die **periodische Reifung** eines Follikels in den **Eierstöcken** (*Ovarialzyklus*) und die ebenfalls periodischen Veränderungen der **Uterusschleimhaut** (*Menstruationszyklus*), die beide einem starken **hormonellen Einfluss** unterliegen. Dieser Zyklus definiert bei der Frau die Zeitspanne des gebärfähigen Alters und tritt erstmalig normalerweise zu Beginn der Pubertät (*Menarche*) und letztmalig im Alter von ca. 50 Jahren in den Wechseljahren (*Menopause*) auf. Er hat eine Dauer von **25 bis 35 Tagen** und ist durch charakteristische Phasen sowie die Monatsblutung gekennzeichnet (➤ Abb. 4.198).

### Phasen des Menstruationszyklus

Während des Menstruationszyklus werden **vier funktionelle Phasen** durchlaufen. Es wird zwischen **erster** (Menstruation und Proliferationsphase) und **zweiter** (Sekretions- und Ischämiephase) **Zyklushälfte** unterschieden, die **Mitte** wird durch die **Ovulation** markiert.

Die **Menstruation,** auch **Desquamationsphase** (1.–4. Tag) genannt, beschreibt die **Regelblutung,** in deren Zuge die abgestorbenen Schleimhautbezirke der *Funktionalis* abgestoßen werden (➤ Abb. 4.199). Es kommt zu einer Blutung mit einem Volumen von ca. 50 ml. Diese Phase markiert den **Beginn des Zyklus.**

In der folgenden **Proliferationsphase** (5.–14. Tag) wird die *Funktionalis* des Uterus unter **Östrogeneinfluss** wiederaufgebaut. In diese Phase fällt um den 14. Zyklustag herum auch der **Eisprung.**

In der **Sekretionsphase** (15.–28. Tag) differenziert sich die Uterusschleimhaut in zwei Funktionalis-Schichten (*Stratum compactum* und *Stratum spongiosum*), um ein optimales Milieu für die **potenzielle Einnistung einer befruchteten Eizelle** zu schaffen. Dies geschieht unter **Progesteroneinfluss.**

Der Zyklus setzt sich immer dann in die **Ischämiephase** (28. Tag) fort, wenn eine Befruchtung der Eizelle nach der Ovulation nicht stattgefunden hat. Dann nämlich bildet sich das *Corpus luteum* zurück und die Hormonspiegel sinken, was eine Minderdurchblutung (*Ischämie*) der Uterusschleimhaut zur Folge hat. Diese Ischämie löst schließlich die Monatsblutung aus, die als **Hormonentzugsblutung** zu betrachten ist und den Beginn eines neuen Zyklus markiert.

### Hormonelle Regulation

Maßgebliche Funktionen bei der hormonellen Regulation des Menstruationszyklus haben die *Gonadotropine* **FSH** und **LH,** die in der **Hirnanhangdrüse** (*Hypophyse*) gebildet werden. Sie ist sozusagen die übergeordnete Steuereinheit, die die Faktoren und funktionellen Ebenen darunter koordiniert und beeinflusst.

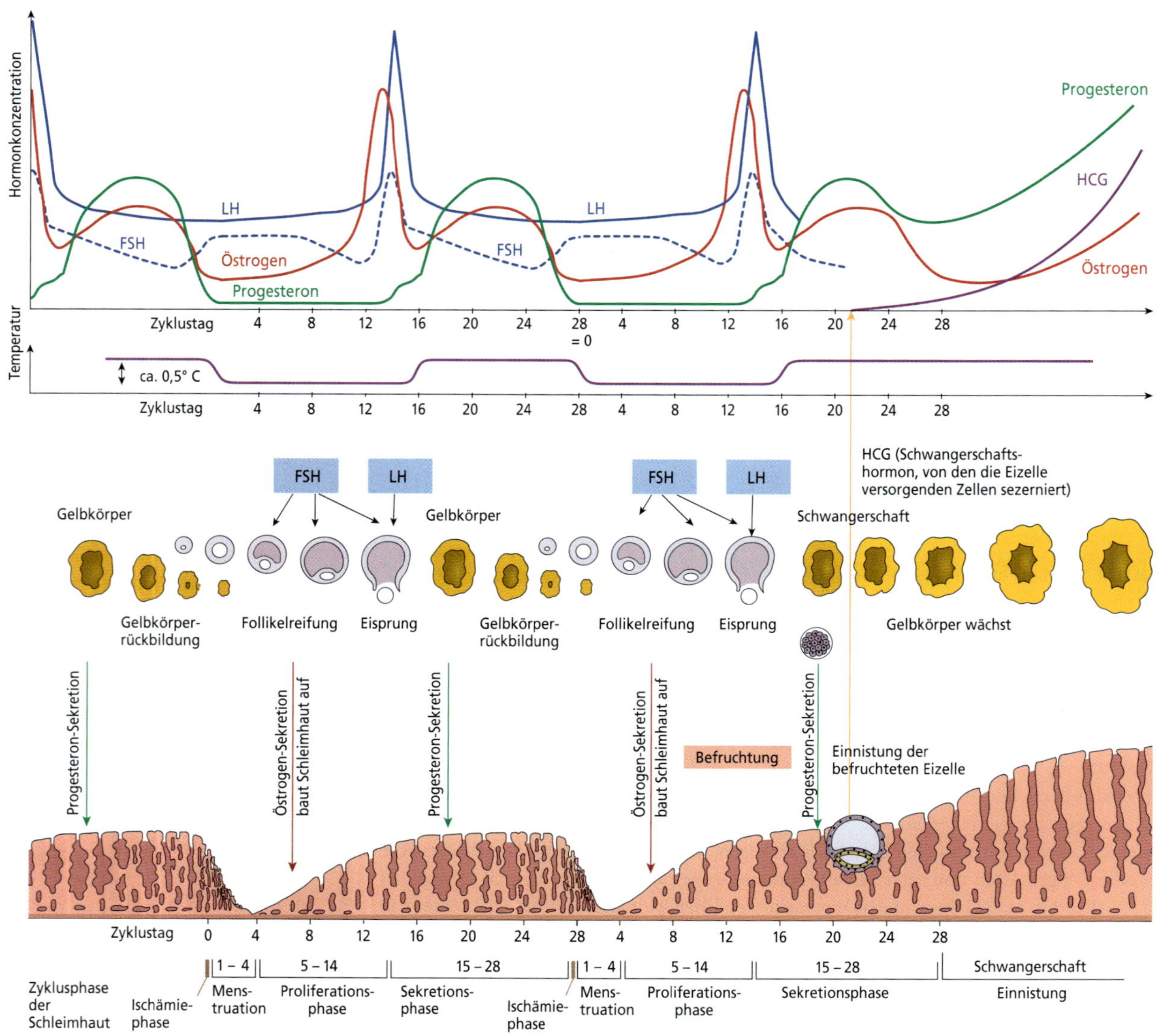


**Abb. 4.198** Schema der wichtigsten hormonellen Veränderungen und deren Effekte auf die Gebärmutterschleimhaut und die Eierstöcke während des Menstruationszyklus und in der Schwangerschaft [L190]

Die Veränderungen in den FSH- und LH-Spiegeln bewirken die **zyklischen Veränderungen** im Ovar, die eine Änderung der Konzentration der weiblichen Sexualhormone herbeiführen (➤ Abb. 4.200). Durch diese Änderung wiederum wird die Uterusschleimhaut und damit der Menstruationszyklus beeinflusst.
In der **ersten Zyklushälfte** (*Follikelphase*) werden im Ovar einige Follikel zur Reifung angeregt und beginnen mit der Produktion von **Östrogenen** (*Theca folliculi;* ➤ Kap. 4.12.2, Abschnitt „Eierstock“). Die Östrogene bewirken einen **Wiederaufbau der Gebärmutterschleimhaut** und sind letztendlich auch für den **Eisprung** verantwortlich. Von den vielen reifenden Follikeln erreicht schließlich nur einer das sprungreife Stadium.
Die **zweite Zyklushälfte** (*Gelbkörperphase*) steht sehr stark unter der Wirkung der Hormonproduktion des Gelbkörpers. Der Gelbkörper entsteht in dieser Phase unter der Wirkung von **LH** und fängt dann an, reichlich **Progesteron** zu produzieren. Das Progesteron ist dafür verantwortlich, dass die Uterusschleimhaut in aufgebautem Zustand **erhalten bleibt.** Bleibt eine Befruchtung aus, geht der **Gelbkörper zugrunde** und die für den Erhalt der Uterusschleimhaut notwendige **Progesteron-Produktion versiegt.** Es folgt die **Hormonentzugsblutung** durch Abstoßung der Funktionalis und der Beginn eines neuen Zyklus.

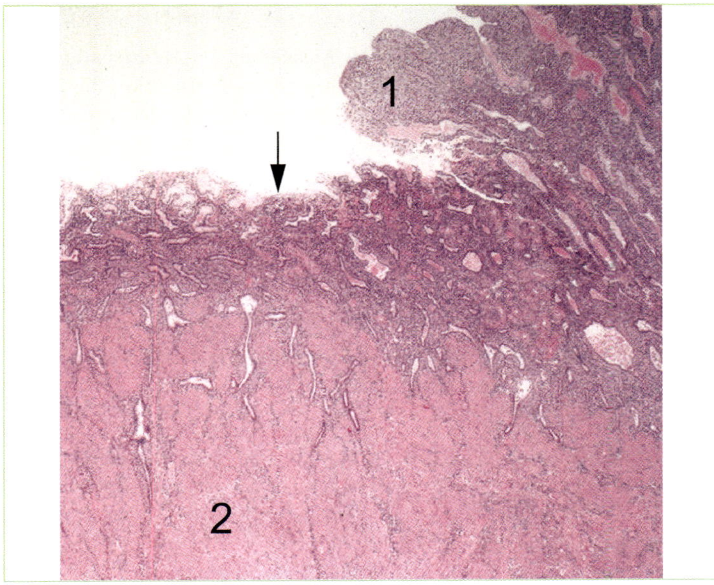


**Abb. 4.199** Uterus: Desquamationsphase (1 = in Abstoßung befindliche Funktionalis; Pfeil = offen liegende Basalis; 2 = Myometrium) [M375]

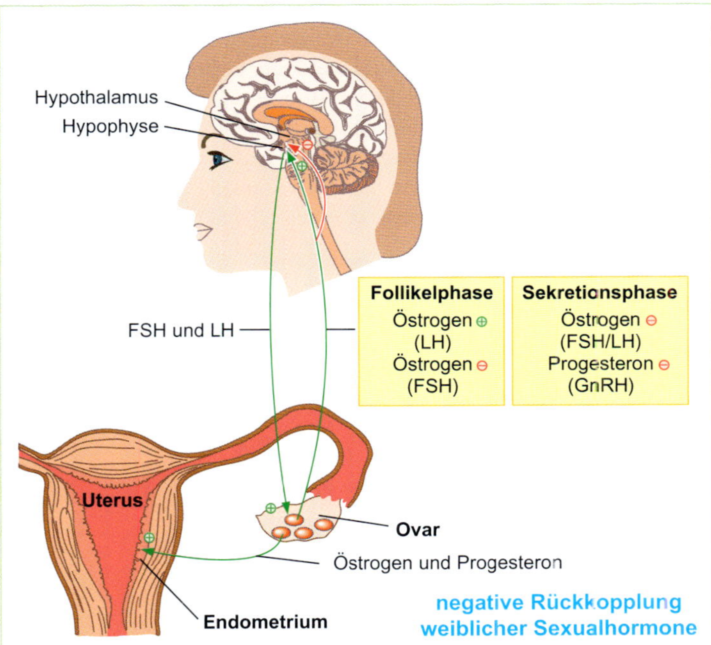


**Abb. 4.200** Regulation der Keimdrüsen bei der Frau [L253]

**AUS DEM MEDIZINSTUDIUM** Der Beginn einer Schwangerschaft ist durch die erfolgreiche **Befruchtung** und **Einnistung** (*Nidation*) der befruchteten Eizelle in die Wand der Gebärmutter charakterisiert. Unter **Hormoneinfluss** (*HCG = humanes Choriongonadotropin*) bleibt der Gelbkörper erhalten und wächst bis zum Ende des ersten Trimenon beständig (*Corpus luteum graviditatis*). Der Gelbkörper sichert so die **Progesteronproduktion,** die für die Aufrechterhaltung der Schwangerschaft vonnöten ist. Diese Aufgabe übernimmt im weiteren Verlauf die Plazenta.

**MedAT GEHEIMTIPP** Gerne gefragt sind die Funktionen der Hormone. Schaut euch deshalb die Wirkungen von z. B. LH und FSH genau an.
2024 wurde nach dem exakten Weg der Eizelle von Eierstock bis Eileiter gefragt.

## Schwangerschaft

Der Beginn einer Schwangerschaft wird von einer Frau durch das **Ausbleiben der Menstruationsblutung** bemerkt. Der tatsächliche Beginn einer Schwangerschaft ist jedoch mit der **Befruchtung der Eizelle** definiert. Dennoch ist es gängige Praxis, dass die Zeitrechnung der Schwangerschaft mit der letzten Menstruationsblutung beginnt, obwohl diese etwa dreizehn bis vierzehn Tage vor dem eigentlichen Schwangerschaftsereignis stattfindet. Aus dieser Vorgehensweise ergibt sich auch die **Naegele-Regel,** der zufolge der errechnete Geburtstermin auf den ersten Tag der letzten Regelblutung plus 9 Monate und 7 Tage festgelegt wird. Nach dieser Berechnung dauert eine Schwangerschaft also ungefähr **280 Tage p. m.** (post menstruationem) bzw. **40 Wochen.**

Die tatsächliche Dauer einer Schwangerschaft beträgt vom Zeitpunkt der Befruchtung an (p. c.; post conceptionem) eher **268 Tage.** Umgerechnet entspricht das etwa **38+2 SSW** (38 Wochen plus zwei Tage). Wird ein Neugeborenes vor der 37. SSW geboren, spricht man von einer **Frühgeburt.** Dauert die Schwangerschaft länger als 40 Wochen, spricht man von einer **Übertragung.**

**AUS DEM MEDIZINSTUDIUM** Obwohl die Regel lautet, dass Frühgeburten vor der 23+0 SSW nicht überlebensfähig sind, ist die jüngste überlebende Frühgeburt, von der wir wissen, bereits nach 21 Wochen und 1 Tag in Alabama (USA) auf die Welt gekommen.

## Die Wechseljahre

Als **Wechseljahre** (*Klimakterium*) bezeichnet man die Phase des Übergangs von der Geschlechtsreife in die Zeit der generativen und später auch vegetativen Ruhe der Ovarien. Diese Phase beginnt meist um das 45. Lebensjahr, kann aber teils erhebliche interindividuelle Unterschiede aufweisen. Es kommt zunächst zu **unregelmäßigen Zyklen und Blutungen,** was dem Fehlen von Ovulationen geschuldet ist. Die Uterusschleimhaut unterliegt somit keinen geregelten, zyklischen Veränderungen mehr, sondern ist von der Konzentration des weiterhin in unterschiedlicher Menge gebildeten Östrogens abhängig. Sinkt auch diese Östrogenproduktion bis zum Versiegen, so bleibt die Blutung schließlich ganz aus, die letzte der Blutungen wird hierbei als *Menopause* bezeichnet. Die folgende *Postmenopause* umfasst die ersten 12 Monate nach der letzten Regelblutung und ist durch einen relativ starken **Hormonmangel** charakterisiert, der **typische Beschwerden** wie Hitzewallungen, Schweißausbrüche oder depressive Verstimmung zur Folge haben kann.

Notizen

# KAPITEL 5 Vererbungslehre

## 5.1 Einführung

*Lena Dax*

MedAT-Stichwort
Genetik

> **DEFINITIONEN** Die **Vererbungslehre** oder **Genetik** ist ein Teilgebiet der Biologie, das sich mit der Weitergabe und Ausbildung von Erbanlagen befasst. Die Vererbungslehre beschäftigt sich unter anderem damit, wie unsere **Gene** organisiert sind, wie sie von Generation zu Generation weitergegeben werden und wie sie sich durch **Mutationen** verändern können.

In den vorherigen Kapiteln haben wir uns bereits ausgiebig damit auseinandergesetzt, wie wir Menschen entstehen und wie unsere Körper aufgebaut sind. Grundsätzlich bestehen wir alle aus den gleichen Grundbausteinen, doch trotzdem hat jeder Mensch seine Eigenheiten. Selbst Geschwister sind sich zwar meist ähnlicher als Fremde, aber trotzdem nie ganz gleich. Woher kommen diese Eigenheiten? Wie wird festgelegt, wie wir aussehen und welche Eigenschaften wir entwickeln? Mit diesen Fragen befasst sich die Vererbungslehre.

In der Medizin spielt die Genetik eine große Rolle, denn neben unserer Augenfarbe oder der Größe unserer Ohren können in unserem Genom auch die Ursachen für zahlreiche Erkrankungen stecken. Um die Weitergabe und Ausprägung dieser Erkrankungen begreifen zu können, ist ein grundlegendes Verständnis der Vererbungslehre essenziell.

> **DEFINITIONEN** Als **Genom** bezeichnet man die gesamte Erbinformation, die in einer Zelle enthalten ist. Unsere Erbinformation ist im **Zellkern** enthalten und besteht in der Regel aus 46 Chromosomen. **Chromosomen** bestehen aus DNA und Proteinen. Die **DNA** enthält in der Form von Nukleinsäuren unsere genetische Information. Mehr dazu findet ihr im ➤ Kap. 6.

Die Genetik ist ein hochkomplexes Thema, doch wir wollen uns für den MedAT erstmal nur mit den Grundzügen befassen. Dafür sehen wir uns in diesem Kapitel die **Grundprinzipien der Vererbung** an. Wir schauen uns an, wie **Zellen sich teilen** und ihr Genom an ihre Tochterzellen weitergeben. Und wir befassen uns schließlich noch damit, was bei diesem Prozess alles schieflaufen kann, wie es also zu **Mutationen** kommt. Erst wenn wir diese Grundprinzipien verstanden haben, können wir uns im nächsten Kapitel dem anspruchsvollen Thema der Molekulargenetik (➤ Kap. 6) widmen, wo wir lernen, wie diese Prozesse aus biochemischer Sicht ablaufen.

## 5.2 Die Mendel'schen Regeln

*Lena Dax*

MedAT-Stichwort
Mendel'sche Regeln

Dem Mönch Gregor Mendel gelang es in den 1860er-Jahren, grundlegende Prinzipien der Vererbungslehre in seinem Gemüsegarten nachzuvollziehen. Durch die Kreuzung von Erbsenpflanzen konnte er **drei grundsätzliche Regeln** aufstellen, die bis heute eine gute Grundlage für das Verständnis der Genetik darstellen. Um die nach ihm benannten Mendel'schen Regeln verstehen zu können, müssen wir uns jedoch zuerst noch ein paar grundlegende Begriffe genauer anschauen.

Unser **Genom** besteht aus **46 Chromosomen,** die immer paarweise auftreten. Wir haben also **23 Chromosomenpaare,** wobei uns in jedem dieser Paare ein Chromosom von unserer Mutter und ein Chromosom von unserem Vater vererbt wurde. Einen solchen Chromosomensatz, der aus Chromosomenpaaren besteht, bezeichnet man als **diploiden Chromosomensatz.** Liegt der Chromosomensatz nur in einfacher Ausführung vor, nennt man diesen **haploid.**

**VERSTÄNDNIS⁺** Die meisten unserer Körperzellen beinhalten unseren gesamten diploiden Chromosomensatz. Zwei Arten von Zellen verfügen jedoch nur über einen haploiden Chromosomensatz: **Samenzellen und Eizellen.** Man nennt diese Zellen auch **Gameten.**
Und warum ist das so? Das Ziel einer Samenzelle und einer Eizelle ist es, sich zu vereinigen und dabei ein neues Genom für einen neuen Menschen zu erschaffen. Und so ergeben zwei haploide Chromosomensätze wieder einen diploiden Chromosomensatz.

**MedAT-GEHEIMTIPP** 2024 wurde gefragt, wie ein **euploider Chromosomensatz** beim Menschen aussieht. Die richtige Antwort wäre hier 46XY oder 46XX. Denn neben der Gesamtanzahl an Chromosomen werden hier noch die Geschlechtschromosomen angeführt.

Auf den Chromosomen befinden sich die **Gene.** Als Gen bezeichnet man einen Abschnitt auf der DNA, der die Information für die Bildung eines bestimmten Moleküls trägt und somit eine Funktion oder Eigenschaft steuert. Verschiedene Varianten eines Gens nennt man **Allele.** Durch den doppelten Chromosomensatz besitzen wir Menschen von jedem Gen zwei Allele. Die Ausprägung unserer persönlichen Merkmale hängt davon ab, welche Allele wir von unseren Eltern geerbt haben.

**DEFINITIONEN** Als **Genotyp** bezeichnet man die **genetische Ausstattung** eines Menschen, also über welche Gene er verfügt.
Der **Phänotyp** beschreibt die **sichtbaren und messbaren Merkmale** eines Menschen, die einerseits durch den Genotyp, andererseits aber auch durch Umwelteinflüsse bestimmt werden.

Der Phänotyp eines Menschen ist von außen sichtbar. Er hängt vom Genotyp ab und davon, über welchen Erbgang das entsprechende Merkmal vererbt wird. Ein einfaches Beispiel zur Veranschaulichung ist das Vorhandensein von Grübchen beim Lächeln:
Ob ein Mensch Grübchen hat, wird auf einem einzigen Gen vererbt. Ein Mensch mit dem Phänotyp „Grübchen" kann zwei verschiedene Genotypen haben: entweder er hat zwei Allele für „Grübchen" oder er hat jeweils ein Allel für „Grübchen" und ein Allel für „keine Grübchen". Da das Allel für „Grübchen" **dominant** vererbt wird, setzt es sich gegenüber dem Allel „keine Grübchen" durch und führt demnach auch bei nur einmaligem Vorhandensein im Genom zur Ausprägung des Phänotyps „Grübchen".
Hat ein Mensch den Phänotyp „keine Grübchen", muss er in seinem Genotyp zweimal über das Allel für „keine Grübchen" verfügen. Denn die Eigenschaft, keine Grübchen zu haben, wird **rezessiv** vererbt. Man braucht also zweimal das Allel für „keine Grübchen", damit es als Phänotyp nach außen hin sichtbar wird.

**DEFINITIONEN** Sind beide Allele eines Menschen für ein bestimmtes Merkmal gleich, bezeichnet man dies als **homozygot.** Verfügt ein Mensch hingegen über zwei verschiedene Allele für ein bestimmtes Merkmal, wird dies **heterozygot** genannt.

Neben dem dominant-rezessiven Erbgang gibt es auch noch den **intermediären Erbgang,** bei dem es bei **Heterozygotie** zu **Mischformen** kommt. Ein Beispiel hierfür wäre die Haarstruktur eines Menschen:
Hat ein Mensch zwei Allele für „glatte Haare", hat er auch den Phänotyp „glatte Haare". Bei zwei Allelen für „lockige Haare" entsteht der Phänotyp „lockige Haare". Würden nun ein Mensch mit glatten Haaren und ein Mensch mit lockigen Haaren zusammen ein Kind bekommen, hätte dieses Kind einmal das Allel „glatt" und einmal das Allel „lockig". Beim intermediären Erbgang entsteht nun eine Mischform aus den beiden Genen und das Kind würde den Phänotyp „wellige Haare" ausprägen.

### 5.2.1 Kreuzungsschemata

Um die Mendel'schen Regeln zu verstehen und auch anwenden zu können, solltet ihr wissen, wie man **Kreuzungsschemata** aufstellt. Kreuzungsschemata dienen dazu, die Vererbung von Genen zu visualisieren und somit mögliche Genotypen und Phänotypen der Nachkommen zu bestimmen.
Um ein Kreuzungsschema zu erstellen, gehen wir folgendermaßen vor:

1. **Bestimmung der Genotypen der Parentalgeneration**
   Zuerst überlegen wir uns, welche Allele die beiden Elternteile für das jeweilige Merkmal haben. Ein dominantes Allel wird immer als Großbuchstabe angegeben (z. B. A) und ein rezessives Allel immer als Kleinbuchstabe (z. B. a).
2. **Eintragen der Allele in unsere Tabelle** ➤ Tab. 5.1

Notizen

Den Genotyp des Vaters tragen wir waagrecht und den Genotyp der Mutter senkrecht an den Rändern unserer Tabelle ein. In jedem Kästchen am Rand steht nun ein Gen, das in einer Gamete, also in Spermium bzw. Eizelle, weitervererbt werden könnte.

3. **Kombinieren der Allele**
   Nun werden die Kästchen der Tabelle gefüllt, indem man die beiden zusammentreffenden Allele kombiniert. So erstellt man die möglichen Genotypen der Nachkommen, also der Filialgeneration.

Hätte also der Vater den Genotyp Aa und die Mutter den Genotyp AA, dann würde das Kreuzungsschema

**Tab. 5.1** Kreuzungsschema zwischen Aa und AA

| | A | a |
|---|---|---|
| A | AA | Aa |
| A | AA | Aa |

folgendermaßen aussehen:

Ein Individuum der Filialgeneration hätte also mit einer Wahrscheinlichkeit von 50 % den Genotyp AA und mit einer Wahrscheinlichkeit von 50 % den Genotyp Aa. Als Phänotyp würde bei dominant-rezessivem Erbgang zu 100 % das Merkmal A in Erscheinung treten. Bei intermediärem Erbgang wäre der Phänotyp zu 50 % das Merkmal A und zu 50 % eine Mischform aus den beiden Merkmalen A und a.

## 5.2.2 Erste Mendel'sche Regel: Uniformitätsregel

Um uns die erste Mendel'sche Regel anzusehen, nehmen wir als Beispiel die Kreuzung von Blüten (➤ Abb. 5.1): In der Parentalgeneration haben wir eine homozygot rote Blüte, die mit einer homozygot weißen Blüte gekreuzt wird.

Immer wenn **zwei homozygote Individuen** miteinander gekreuzt werden, gilt die Uniformitätsregel. Dann haben alle Nachkommen den gleichen Genotyp und somit auch den gleichen Phänotyp. Sie sind also **uniform,** was auch den Namen der Regel erklärt. Auf der linken Seite der Abbildung wird ein **intermediärer Erbgang** dargestellt (➤ Abb. 5.1a). Hierbei entwickelt jeder Nachkomme der roten und weißen Blüte den Phänotyp „rosa Blütenfarbe". Auf der rechten Seite sehen wir einen **dominant-rezessiven Erbgang** (➤ Abb. 5.1b). Hier haben alle Blüten der Filialgeneration den Phänotyp „rote Blütenfarbe", da

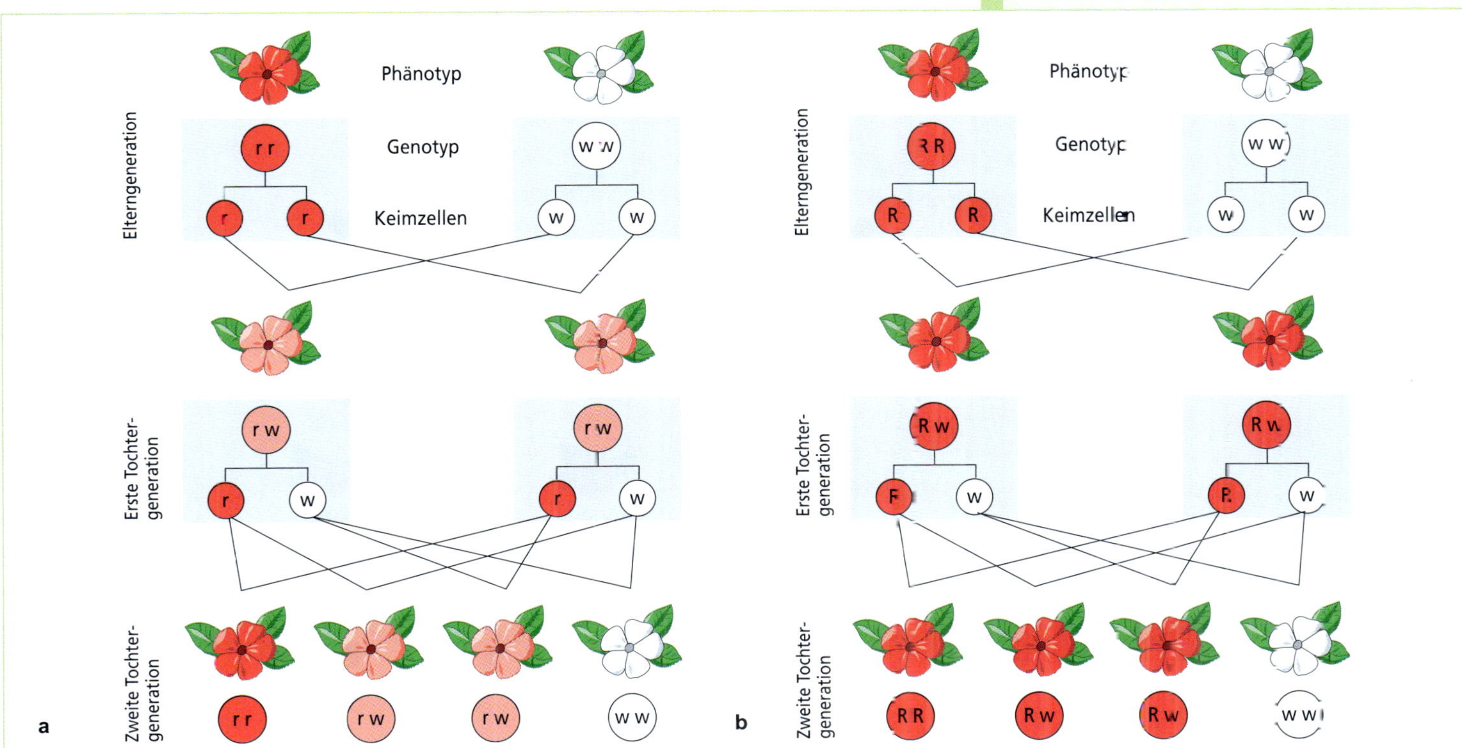


**Abb. 5.1** Kreuzung einer homozygot roten Blüte mit einer homozygot weißen Blüte (a) als intermediärer Erbgang, (b) als dominant-rezessiver Erbgang [L190]

dies die dominante Eigenschaft ist. Im Genotyp ist jedoch auch noch das Allel für weiße Blütenfarbe, sie sind also heterozygot rot.
So würde die Uniformitätsregel in einem allgemeinen Kreuzungsschema aussehen (➤ Tab. 5.2):

**Tab. 5.2** Kreuzungsschema Uniformitätsregeln

| | A | A |
|---|---|---|
| a | Aa | Aa |
| a | Aa | Aa |

## 5.2.3 Zweite Mendel'sche Regel: Spaltungsregel

Kreuzt man **zwei heterozygote Individuen** miteinander, gilt die **Spaltungsregel.** Dies wäre zum Beispiel der Fall, wenn wir die zwei Blüten der ersten Filialgeneration aus unserem Beispiel in ➤ Kap. 5.2.2 miteinander kreuzen. Dann sind nicht mehr alle Nachkommen uniform, sondern es finden sich drei verschiedene Merkmalskombinationen im **Verhältnis AA : Aa : aa = 1 : 2 : 1.**
Schauen wir uns diesbezüglich noch einmal unser Beispiel aus ➤ Abb. 5.1 an. Bei einem intermediären Erbgang wäre eine Blüte der zweiten Filialgeneration also in 50 % der Fälle rosa (Genotyp Aa), in 25 % der Fälle rot (Genotyp AA) und in 25 % der Fälle weiß (Genotyp aa). Beim dominant-rezessiven Erbgang wäre eine Blüte der zweiten Filialgeneration zu 75 % rot (Genotyp Aa [50 %] oder AA [25 %]) und zu 25 % weiß (Genotyp aa).
So würde die Spaltungsregel in einem allgemeinen Kreuzungsschema aussehen (➤ Tab. 5.3):

**Tab. 5.3** Kreuzungsschema Spaltungsregel

| | A | a |
|---|---|---|
| A | AA | Aa |
| a | Aa | aa |

## 5.2.4 Dritte Mendel'sche Regel: Unabhängigkeitsregel

Die dritte Mendel'sche Regel befasst sich mit der **Vererbung von mehreren Merkmalen.** Sie besagt, dass verschiedene Merkmale **unabhängig voneinander** vererbt werden.
Schauen wir dafür wieder zurück auf unser Blüten-Beispiel aus ➤ Abb. 5.1. Diesmal betrachten wir neben der Blütenfarbe aber zusätzlich noch die Struktur der Blätter (➤ Abb. 5.2).

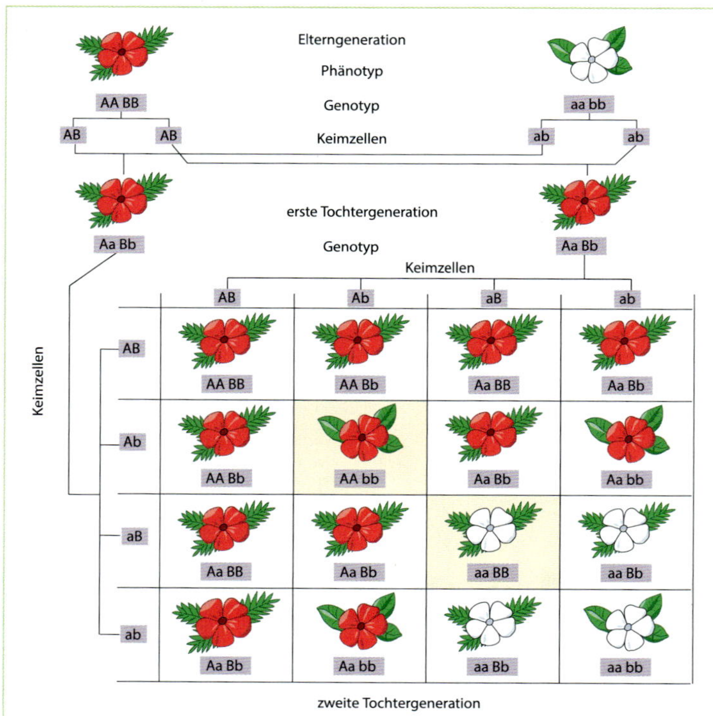


**Abb. 5.2** Dihybrider dominant-rezessiver Erbgang der Blütenfarbe sowie Blattstruktur. Dominante Merkmale: A = rot, B = gefiederte Blätter. Rezessive Merkmale: a = weiß, b = glatte Blätter [R177]

In der Parentalgeneration kreuzen wir eine homozygot rote Blüte, die homozygot gefiederte Blätter hat, mit einer homozygot weißen Blüte, die homozygot glatte Blätter hat. In der ersten Filialgeneration haben somit alle den **Genotyp Aa Bb** und den Phänotyp rote Blüte und gefiederte Blätter. Kreuzt man zwei für beide Merkmale heterozygote Individuen aus der Filialgeneration, ergeben sich **jeweils vier mögliche Gameten** und somit **16 Kombinationsmöglichkeiten.** So entstehen in der zweiten Filialgeneration auch rote Blüten mit glatten Blättern und weiße Blüten mit gefiederten Blättern, da Blütenfarbe und Blattstruktur unabhängig voneinander vererbt werden. Betrachtet man den Phänotyp, ergibt sich ein **Verhältnis von 9 : 3 : 3 : 1.**
So würde die Unabhängigkeitsregel in einem allgemeinen Kreuzungsschema aussehen (➤ Tab. 5.4):

**Tab. 5.4** Kreuzung von zwei heterozygoten Individuen nach der Unabhängigkeitsregel

| | **AB** | **Ab** | **aB** | **ab** |
|---|---|---|---|---|
| **AB** | AA BB | AA Bb | Aa BB | Aa Bb |
| **Ab** | AA Bb | AA bb | Aa Bb | Aa bb |
| **aB** | Aa BB | Aa Bb | aa BB | aa Bb |
| **ab** | Aa Bb | Aa bb | aa Bb | aa bb |

**VERSTÄNDNIS⁺** Die **Unabhängigkeitsregel** ist nicht für alle Eigenschaften des Menschen gültig! Bei uns Menschen wird nicht jedes Gen einzeln vererbt, sondern immer mehrere Gene zusammen in Form eines Chromosoms. Somit gilt die Unabhängigkeitsregel nur für Gene, die **auf zwei unterschiedlichen Chromosomen** liegen. Außerdem ist sie auch für Gene gültig, die zwar auf demselben Chromosom liegen, jedoch weit voneinander entfernt. Dann kann ein Gen nämlich beim **Crossing-over** zwischen den Partnerchromosomen hin- und hergetauscht werden. Dazu aber später mehr in ➤ Kap. 5.4.6.

## 5.3 Erbgänge

*Lena Dax*

**DEFINITIONEN** Der **Erbgang** beschreibt, wie Merkmale oder Krankheiten genetisch vererbt werden, abhängig von der Position des Gens (Autosom, Mitochondrium oder Geschlechtschromosom) und der Vererbungsart (dominant oder rezessiv).

Die Vererbung genetischer Merkmale kann auf unterschiedliche Weise erfolgen, je nachdem, wo die entsprechenden Gene auf dem Genom liegen. Dadurch ergeben sich drei Haupttypen der Vererbung: **autosomal, gonosomal** und **mitochondrial.**

**DEFINITIONEN** **Autosomen** sind jene Chromosomen, die nichts mit dem Geschlecht zu tun haben. Bei Menschen sind dies die **Chromosomenpaare 1–22.** Jeder Mensch verfügt also über 44 Autosomen.
**Gonosomen** sind die **Geschlechtschromosomen** und stellen bei Menschen das 23. Chromosomenpaar dar. Bei Frauen bestehen die Gonosomen aus zwei X-Chromosomen, bei Männern aus einem X-Chromosom und einem Y-Chromosom.
**Mitochondrien** solltet ihr schon aus der Zellbiologie (➤ Kap. 1) kennen. Sie verfügen über eine eigene DNA, die mtDNA.

**MedAT-GEHEIMTIPP** Beim MedAT 2016 wurde die etwas irritierende Frage gestellt, in welchen Zellen sich denn eigentlich Autosomen befinden. Die richtige Antwort lautet: in allen Zellen (außer in Erythrozyten und Thrombozyten, da diese keinen Zellkern haben).

Um die Vererbung zu veranschaulichen, werden gerne **Stammbäume** (➤ Kap. 5.11.1) genutzt. Stammbäume haben eine einheitliche Struktur mit fest definierten Symbolen. Was diese Symbole bedeuten, seht ihr in ➤ Abb. 5.3.
In der Humangenetik sind die Erbgänge vor allem für die **Vererbung von Krankheiten** relevant, weshalb wir ab jetzt nicht mehr von Merkmalen, sondern von Krankheiten sprechen.

**MedAT-GEHEIMTIPP** Beim MedAT wurden schon häufig Verständnisfragen zur Vererbung gestellt. Dafür ist es von großem Vorteil, wenn ihr Kreuzungsschemata und Stammbäume zeichnen und interpretieren könnt.

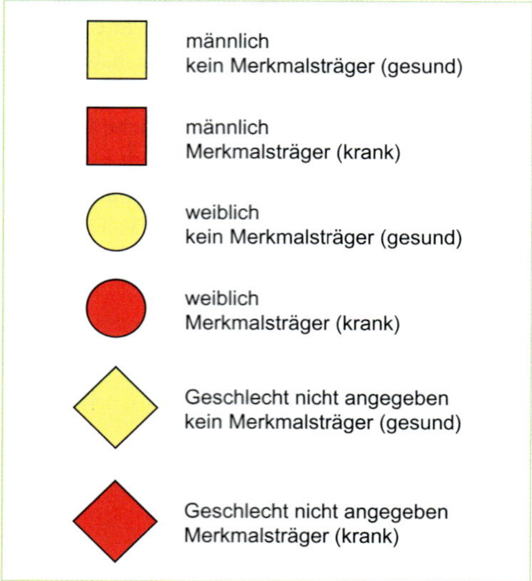


**Abb. 5.3** Symbole für Stammbäume [L253]

## 5.3.1 Autosomal-dominanter Erbgang

Wird eine Krankheit autosomal-dominant vererbt, dann tritt sie auf, sobald ein dominantes Allel vorhanden ist. Je nach **genetischer Kombination** gibt es **heterozygot** Betroffene und **homozygot** Betroffene. Homozygot Betroffene vererben die Erkrankung immer an ihre Nachkommen, heterozygot Betroffene mit einer Wahrscheinlichkeit von **50 %** (➤ Abb. 5.4).

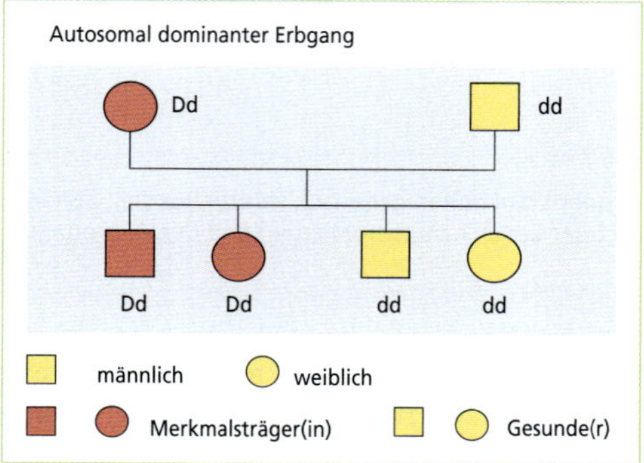


**Abb. 5.4** Ein autosomal-dominanter Erbgang bei einer heterozygot erkrankten Mutter und einem gesunden Vater. Die Kinder werden unabhängig vom Geschlecht mit einer Wahrscheinlichkeit von 50 % erkranken. [L190]

Ist eine Familie von einer autosomal-dominanten Erkrankung betroffen, tritt diese häufig und normalerweise **in jeder Generation** auf. Die Vererbung ist **geschlechtsunabhängig,** weshalb die Erkrankung bei männlichen und weiblichen Familienmitgliedern etwa gleich häufig auftritt.

**AUS DEM MEDIZINSTUDIUM** In der Humangenetik sind die Dinge oft nicht so einfach, wie es die Mendel'schen Regeln – die ja ursprünglich auf Kreuzungen von Erbsenpflanzen basieren – darstellen. Bei vielen Erkrankungen kommt es vor, dass eine Person trotz krankheitsverursachendem Allel in ihrem Genom ihr Leben lang nicht erkrankt. Dies wird als **unvollständige Penetranz** bezeichnet. Außerdem haben viele Gene eine **variable Expressivität,** weshalb nicht alle Personen mit dem gleichen Genotyp den gleichen Phänotyp zeigen. Bei vielen autosomal-dominant vererbten Erkrankungen entwickeln homozygot Betroffene stärkere Symptome als heterozygot Betroffene.

## 5.3.2 Autosomal-rezessiver Erbgang

Wird eine Krankheit **autosomal-rezessiv** vererbt, tritt sie erst dann auf, wenn das betroffene Gen **homozygot** vorliegt. Ist nur ein Gen betroffen, gilt die Person als **Anlageträger (Konduktor).** Sind beide Elternteile Anlageträger, wird deren Kind zu 25 % erkranken (➤ Abb. 5.5).

Ist eine Familie von einer autosomal-rezessiven Erkrankung betroffen, tritt diese selten auf und im Stammbaum zeigen sich auch Generationen ganz ohne Betroffene. Die Vererbung erfolgt **geschlechtsunabhängig,** es erkranken also männliche und weibliche Familienmitglieder in etwa im gleichen Ausmaß.

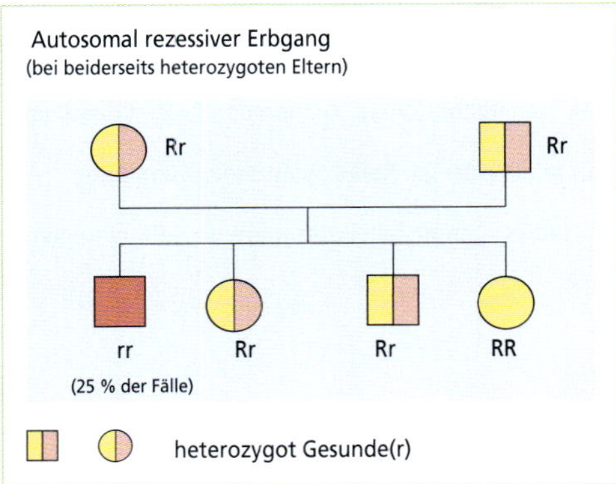


**Abb. 5.5** Ein autosomal-rezessiver Erbgang mit zwei Anlageträgern in der Parentalgeneration. Die Nachkommen sind zu 25 % krank, zu 50 % Anlageträger, also heterozygot gesund, und zu 25 % homozygot gesund. [L190]

**VERSTÄNDNIS⁺** Eine Erkrankung, die autosomal-rezessiv vererbt wird, ist die **Phenylketonurie (PKU).** Sie gehört im deutschsprachigen Raum zu den häufigsten **Stoffwechselerkrankungen** und führt unbehandelt zu einer geistigen Retardierung. Bei Erkrankten ist das Enzym **Phenylalaninhydroxylase** defekt, wodurch die Aminosäure Phenylalanin nicht zu Tyrosin umgewandelt werden kann. Dadurch kommt es zur starken Anreicherung von Phenylalanin im Gewebe und zur verstärkten Ausscheidung über den Urin (daher auch der Name Phenylketon**urie**). Durch die Verdrängung von anderen Aminosäuren an der Blut-Hirn-Schranke und die **starke Anreicherung von Phenylalanin** im Gewebe des Gehirns kommt es zu starken Verzögerungen in der geistigen und motorischen Entwicklung. Heutzutage werden alle Neugeborenen im Rahmen des Neugeborenenscreenings auf die PKU untersucht und können durch eine Phenylalanin-arme Ernährung den Ausbruch der Erkrankung verhindern.

**MedAT-GEHEIMTIPP** Zur PKU wurden bereits mehrmals Fragen beim MedAT gestellt (zuletzt 2024). Ihr solltet euch also unbedingt merken, dass die **PKU autosomal-rezessiv** vererbt wird.

### 5.3.3 X-chromosomaler Erbgang

Gonosomale Erbgänge betreffen die **Geschlechtschromosomen,** also das X- bzw. das Y-Chromosom. Da Frauen zwei X-Chromosomen (**XX**) und Männer ein X- und ein Y-Chromosom (**XY**) besitzen, spielt das **Geschlecht** bei X-chromosomalen Vererbungen eine besonders wichtige Rolle. Wer welche Mutation erbt und ob sich diese ausprägt, hängt davon ab, ob das betroffene Chromosom von der Mutter oder vom Vater kommt und ob das Kind männlich oder weiblich ist.

Männer erhalten ihr X-Chromosom immer von der Mutter. Vom Vater bekommen sie das Y-Chromosom. Da sie lediglich über ein einziges X-Chromosom verfügen, nennt man sie **hemizygot** für die Gene auf dem X-Chromosom. Das bedeutet:

- Jede Veränderung (Mutation) auf diesem einen X-Chromosom kommt direkt zum Tragen, da kein zweites X-Chromosom zur Kompensation vorhanden ist.
- Für X-chromosomale Erkrankungen sind Männer daher häufiger oder stärker betroffen, sofern das Gen **rezessiv** vererbt wird.

Frauen haben zwei X-Chromosomen, eines von der Mutter und eines vom Vater. Sie können somit **homo-** oder **heterozygot** für die Gene auf dem X-Chromosom sein. Das bedeutet:

- Frauen können **Konduktorinnen** (Überträgerinnen) von Krankheiten sein, wenn nur eines von zwei X-Chromosomen von einer Mutation betroffen ist und die Mutation **rezessiv** vererbt wird.
- Erst wenn beide X-Chromosomen das rezessive Allel tragen, bricht die Erkrankung bei **X-chromosomal-rezessivem** Erbgang bei Frauen aus.
- Sie können aber auch erkranken, wenn das mutierte Gen auf einem der beiden X-Chromosomen **dominant** ist (heterozygot-dominant bzw. auch homozygot-dominant).

**VERSTÄNDNIS⁺** Durch ihre beiden X-Chromosomen könnte man meinen, dass Frauen im Prinzip für sämtliche X-chromosomalen Gene zwei Kopien exprimieren. Das kann jedoch **nicht** sein, da zum Beispiel Gene für die Blutgerinnung im X-Chromosom liegen (Faktor VIII), die dann **doppelt** exprimiert würden. Frauen hätten dadurch ein stark erhöhtes Risiko für Schlaganfälle, Herzinfarkte und Lungenembolien – jedoch ist dem nicht so. Das bedeutet, es muss einen Mechanismus geben, der eine zu hohe Gendosis verhindert: die **X-Inaktivierung** bzw. **Lyon-Hypothese** (➤ Kap. 5.8.3). Sie besagt:

- Ca. im 100-Zell-Stadium des Embryos wird in jeder Zelle eines weiblichen Organismus zufällig eines der beiden X-Chromosomen stark verpackt und somit inaktiviert.

- Dadurch entsteht ein **Mosaik** unterschiedlicher Zelllinien (einige Zellen nutzen das mütterliche X, andere das väterliche).

Diese zufällige Inaktivierung hat Folgen für die Ausprägung (den Phänotyp) bei X-chromosomalen Erkrankungen:

- Ist ein Gen auf dem X-Chromosom, zeigen Frauen oft nur **milde** oder gar **keine** Symptome, wenn überwiegend das X-Chromosom ohne Mutation aktiv ist.
- Allerdings können Symptome stärker sein, wenn – rein zufällig – mehr Zellen das mutierte X-Chromosom aktiviert haben.

## X-chromosomal-rezessive Erbgänge

**MedAT-GEHEIMTIPP** X-chromosomal-rezessive Erbgänge wurden bereits 5× geprüft (zuletzt 2024).

Bei einem Mann, der ein X-Chromosom mit rezessivem Allel besitzt, kann das Y-Chromosom dem nichts entgegensetzen: es zeigt sich die **phänotypische** Ausprägung des rezessiven Allels und somit die Erkrankung.
Bei Frauen hingegen ist die Entwicklung eines Phänotyps die Folge der Kombination zweier X-Chromosomen mit **rezessiven** oder **dominanten** Allelen, wobei eine Erkrankung nur ausbricht, wenn zwei rezessive Allele gemeinsam phänotypisch eine Krankheit begründen.
Entsprechend sind X-chromosomal-rezessive Erkrankungen **häufig bei Männern** zu beobachten.

**AUS DEM MEDIZINSTUDIUM** X-chromosomal-rezessive Erkrankungen sind klinisch sehr wichtig, wie beispielsweise die **Hämophilie** (Bluterkrankheit) und die **Rot-Grün-Sehschwäche.**

Die verschiedenen Szenarien der X-chromosomal-rezessiven Vererbung sind in der folgenden Auflistung dargestellt (➢ Abb. 5.6, ➢ Abb. 5.7):

- Ein kranker Vater und eine homozygot gesunde Mutter haben nur gesunde Kinder, da das **dominante** X-Chromosom der Mutter penetranter ist. Da jedoch sämtliche Töchter auch das rezessive X des Vaters erhalten, sind sie alle **Konduktorinnen.**
- Erkrankt hingegen der Vater, und die Mutter ist heterozygot gesund, erkranken sowohl die **Hälfte der Töchter** als auch die **Hälfte der Söhne.**
- Ist hingegen die Mutter erkrankt, der Vater aber gesund, so sind die **Söhne krank.** Aufgrund des X-Chromosoms des Vaters sind die **Töchter** phänotypisch gesund, aber **Konduktorinnen.**
- Bei einem gesunden Vater und einer heterozygot gesunden Mutter sind die Töchter gesund, wobei die Hälfte von ihnen Konduktorinnen sind. Die Wahrscheinlichkeit für erkrankte Söhne liegt in diesem Fall bei **50 %.**

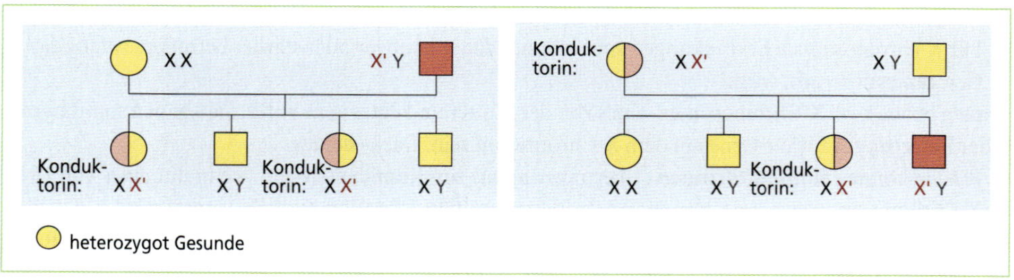


**Abb. 5.6** X-chromosomal-rezessiver Erbgang. Die Kinder einer gesunden Frau und eines kranken Mannes (links) sind klinisch gesund, alle Töchter sind jedoch Konduktorinnen (XX'). Die Töchter einer Konduktorin und eines gesunden Partners (rechts) sind alle klinisch gesund, die Hälfte der Söhne ist aber krank – meistens jedenfalls. [L190]

## X-chromosomal-dominante Erbgänge

**X-chromosomal-dominante Erkrankungen** sind deutlich seltener. Auch hier listen wir die verschiedenen Konstellationen, dieses Mal der X-chromosomal-dominanten Vererbung auf (➢ Abb. 5.8):

- Ein erkrankter Mann (Xy) gibt das **dominante** X-Chromosom zwangsläufig an seine Töchter weiter, die dann ebenfalls erkranken. Die Söhne eines kranken Mannes erhalten das Y-Chromosom und werden folglich nicht beeinträchtigt.

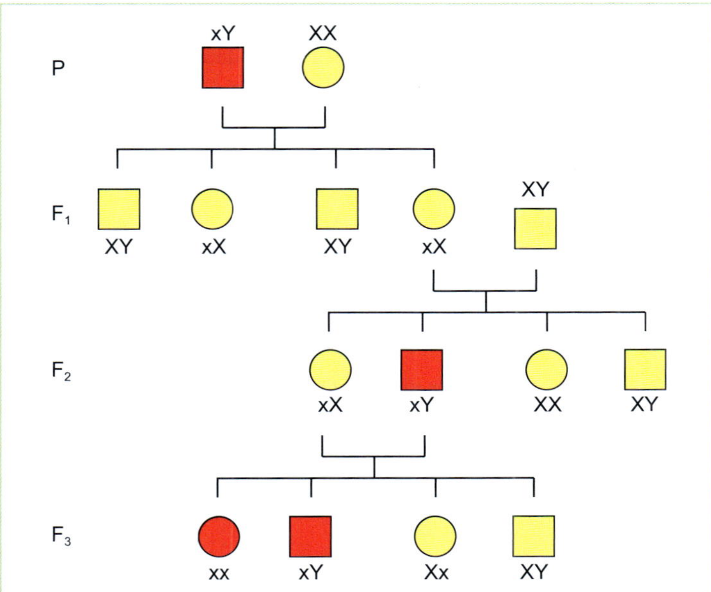


**Abb. 5.7** X-chromosomal-rezessiver Erbgang mit krankem Vater (xY) und homozygot gesunder Mutter (XX) [L253]

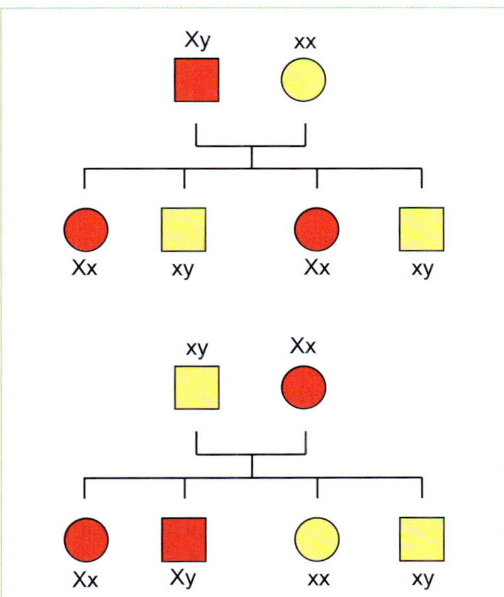


**Abb. 5.8** X-chromosomal-dominanter Erbgang. (a) Erkrankter Vater und gesunde Mutter. Alle Söhne sind gesund, alle Töchter sind Überträgerinnen. (b) Gesunder Vater, Mutter ist Überträgerin. Die Söhne sind zu 50 % krank, die Töchter sind zu 50 % Überträgerinnen. [L253]

- Bei einer heterozygoten Mutter (Xx) und einem gesunden Vater (xy) sind 50 % der Töchter und Söhne erkrankt, abhängig davon, ob sie das mütterliche X-Chromosom mit dem **dominanten oder rezessiven** Allel erhalten. Bei einer homozygot erkrankten Mutter (XX) sind alle Nachkommen von der Erkrankung betroffen.

**MedAT-GEHEIMTIPP** 2021 wurde eine Frage zur Vererbung der **Rot-Grün-Blindheit** gestellt. In einer Familie sind Vater und Mutter phänotypisch gesund. Ihre beiden Söhne leiden an Rot-Grün-Blindheit. Ihre Tochter ist phänotypisch gesund. Wie hoch ist die Wahrscheinlichkeit, dass die Tochter heterozygote Überträgerin ist?
Die Antwort lautet: 50 %.
In diesem Fall muss die Mutter heterozygote Überträgerin sein. Die Tochter bekommt vom Vater immer sein X-Chromosom und von der Mutter zu 50 % das mutierte X-Chromosom und zu 50 % das X-Chromosom ohne Mutation.

## 5.3.4 Y-chromosomaler Erbgang

Da das Y-Chromosom **immer vom Vater an den Sohn** vererbt wird, wäre bei einem Y-chromosomalen Erbgang jeder Sohn eines erkrankten Vaters betroffen. Das Y-Chromosom ist jedoch eher klein und sehr

Notizen

informationsarm, weshalb nur wenige Gene und somit auch fast keine Erkrankungen so vererbt werden. Man vermutet jedoch, dass gewisse Formen von Unfruchtbarkeit heutzutage durch künstliche Befruchtung von Vätern an ihre Söhne über das Y-Chromosom vererbt werden können.

### 5.3.5 Mitochondrialer Erbgang

Der Vollständigkeit halber führen wir hier noch den mitochondrialen Erbgang an. Auf diesen gehen wir dann in ➤ Kap. 5.5 genauer ein.

## 5.4 Chromosomentheorie der Vererbung

*Alexander Schöllkopf*

**MedAT-Stichwort**
Chromosomentheorie der Vererbung
Grundlagen

Die Chromosomentheorie der Vererbung besagt, dass genetische Informationen in Form von Chromosomen, die sich im Zellkern befinden, vererbt werden.
Um zu verstehen, was das genau im Kontext der Genetik bedeutet, müssen wir einige Begriffe vorab definieren.

### 5.4.1 Begriffsdefinitionen

**VERSTÄNDNIS⁺** Nicht wundern: Die unten aufgeführten Begriffsdefinitionen werden euch bei den entsprechenden Kapiteln erneut begegnen.
Ihr könnt bei Verständnisproblemen rund um Themen der Genetik immer wieder hierher zurückkehren und die Definitionen noch einmal nachschlagen.

Ein **Nukleotid** besteht aus einer stickstoffhaltigen Base (Adenin, Thymin, Guanin, Cytosin, Uracil), die über ein Zuckermolekül (Desoxyribose) an einen Phosphatrest gebunden ist. Abzugrenzen davon ist das **Nukleosid,** welches lediglich aus Base und Zuckermolekül zusammengesetzt ist.
Die **Desoxyribonukleinsäure** (**DNS;** engl.: **Desoxyribonucleic Acid** bzw. **DNA**) ist ein doppelsträngiges Makromolekül. Beide Einzelstränge bestehen aus einer Aneinanderreihung von Nukleotiden und damit einer Abfolge der verschiedenen Basen. Diese Abfolge definiert den **genetischen Code.** Die beiden Nukleotid-Stränge der DNA sind über Wechselwirkungen zwischen den Basen verbunden. Es paaren sich stets Adenin und Thymin bzw. Guanin und Cytosin. Die Stränge sind folglich gegengleich bzw. **antiparallel** aufgebaut und damit **komplementär.** Die Anordnung der beiden komplementären Nukleotid-Stränge im Raum gestaltet sich in Form einer doppelten Windung umeinander (**DNA-Doppelhelix**).
Ein Abschnitt auf der DNA, der isoliert vom Rest des Erbguts eine spezifische Körperfunktion (z. B. ein bestimmtes Enzym im Glukose-Abbau) bestimmt, wird als **Gen** bezeichnet. Das menschliche Erbgut enthält **rund 20.000 Gene** (➤ Abb. 5.9).
Als **Chromatin** bezeichnet man die Verbindung von DNA mit sog. **Histon- und Nicht-Histon-Proteinen.** Diese Proteine werden als **assoziierte Proteine** bezeichnet und geben der DNA ihre Form. Ein Komplex aus 8 Histon-Proteinen und rund 150 darum gewickelten Basenpaaren der DNA wird **Nukleosom** genannt.
Ein **Chromosom** bezeichnet einen Chromatinfaden, auf dem eine bestimmte Zusammensetzung von Genen liegt. Es gibt zwei Varianten eines Chromosoms: In manchen Phasen des Zellzyklus (➤ Kap. 5.6.1) liegt es in der den meisten wohl bekannten X-Form vor. In dieser Form besitzt es zwei Arme, die als **(Schwester-)Chromatiden** bezeichnet werden. In anderen Phasen des Zellzyklus wiederum besteht es nur aus einem Chromatid (➤ Abb. 5.10).
Eine gewöhnliche Körperzelle des Menschen enthält 46 Chromosomen – 23 von der Mutter und weitere 23 vom Vater vererbt. Man spricht von einem **doppelten bzw. diploiden Chromosomensatz.**
Von den 46 Chromosomen entscheiden zwei über das Geschlecht eines Individuums. Diese Chromosomen werden als **Gonosomen** bezeichnet. Frauen besitzen 2 X-Chromosomen, Männer ein X- und ein Y-Chromosom. Die anderen 44 Chromosomen werden **Autosomen** genannt und bestimmen die restlichen Körperfunktionen eines Menschen.
Das **Genom,** oder auch **Erbgut,** beschreibt die Gesamtheit der genetischen Informationen (Gene) eines Individuums, die an seine Nachfahren weitergegeben wird.
Eine Keimzelle, also das Spermium eines Mannes bzw. die Eizelle einer Frau, enthält einen **einfachen bzw. haploiden Chromosomensatz.** Er besteht aus 22 Autosomen und einem Gonosom. Durch das Verschmelzen von Eizelle und Spermium entsteht ein neuer Mensch und damit wiederum ein doppelter Chromosomensatz (➤ Abb. 5.11).

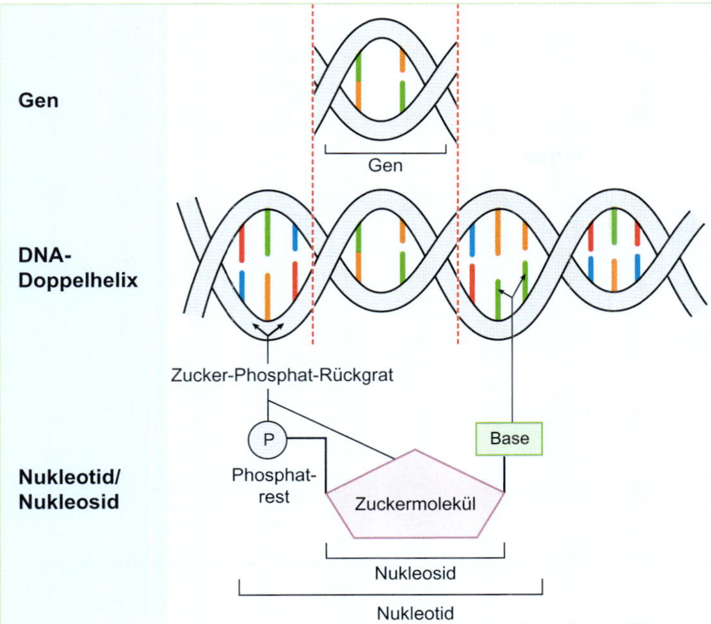


**Abb. 5.9** Vom Nukleotid über die DNA zum Gen [M1560, L126]

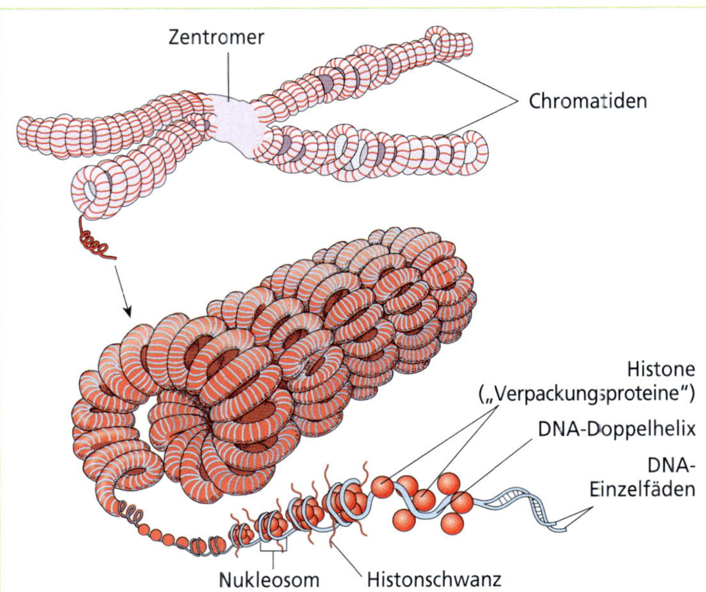


**Abb. 5.10** Chromatin, Chromatid und Chromosom [L190]

**MedAT-GEHEIMTIPP** Prägt euch die Definitionen aus dem Gebiet der Vererbungslehre gut ein. Sie werden gerne abgefragt. Mögliche Prüfungsfragen sind:

- Aus wie vielen Chromosomen besteht das Genom einer menschlichen Körperzelle? Die richtige Antwort lautet: 46 – nämlich 23 von der Mutter und 23 vom Vater.
- Was ist der Unterschied zwischen Autosomen und Gonosomen? Richtige Antwort: Von den 46 Chromosomen sind zwei für die Vererbung des Geschlechts entscheidend. Sie werden als Gonosomen bezeichnet. Die anderen 44 Chromosomen werden Autosomen genannt und zeichnen verantwortlich für die Vererbung der anderen Körpermerkmale.

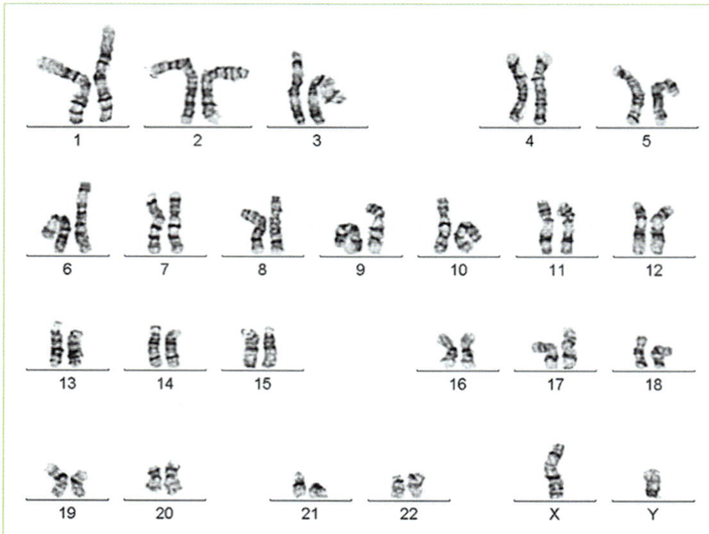


**Abb. 5.11** Doppelter Chromosomensatz eines Mannes in der Ein-Chromatid-Variante (➤ Kap. 5.4.3) [F362-002]

## 5.4.2 Aufbau des Chromatins

Mit Blick auf die schier unvorstellbar große DNA-Menge der 23 Chromosomen eines haploiden bzw. 46 Chromosomen eines diploiden Chromosomensatzes besteht die große Herausforderung darin, diese in einem nur Mikrometer messenden Zellkern zu verpacken. Wie ihr euch sicher denken könnt, besteht die Lösung des Problems darin, die DNA möglichst kompakt zu verstauen. Dazu werden insbesondere die bereits oben erwähnten Histon- und Nicht-Histon-Proteine benötigt.

Es gibt zwei Gruppen von Histon-Proteinen: Die Histon-Proteine H2a, H2b, H3 und H4 bilden Strukturen, um die sich die DNA wie um einen Kern herum aufwickelt. Sie werden deshalb als **Kern- bzw. Core-Histone** bezeichnet. Je zwei H2a-, H2b-, H3- und H4-Histone setzen sich zu einem Oktamer (griech. *octa-* für *„acht"*) zusammen. Mit der darum gewickelten DNA wird diese Struktur als **Nukleosom** bezeichnet. Die DNA ist zweimal um den Kern aus Histon-Proteinen verdreht, was ca. 150 Basenpaaren entspricht.

Das Histon-Protein H1 wiederum ist entscheidend an der Ausbildung der räumlichen Struktur bzw. Verbindung der Nukleosomen untereinander beteiligt. Deshalb wird es als **Verbindungs- oder Linker-Histon** bezeichnet. Die DNA-Abschnitte zwischen den Nukleosomen heißen analog **Linker-DNA** und sind 60 Basenpaare lang.

**VERSTÄNDNIS⁺** Wenn etwas so dicht beieinanderliegt wie DNA und Histon-Proteine, dann stellt sich die Frage nach dem Grund für einen derart engen Zusammenhalt. Wie wir wissen, ist die DNA nichts anderes als eine Aneinanderreihung von Nukleotiden. Jedes dieser Nukleotide besitzt neben der Base ein Zuckermolekül und einen Phosphatrest, die zusammen das nach außen gerichtete **Zucker-Phosphat-Rückgrat** bilden.
Die Phosphatreste besitzen zahlreiche negative Ladungen. Passend dazu bestehen Histon-Proteine zu einem nicht unerheblichen Teil aus basischen Aminosäuren wie Lysin, die bei dem in einer Zelle vorliegenden pH-Wert positiv geladen sind. Folglich entstehen starke elektrostatische Anziehungskräfte zwischen den Histon-Proteinen und der DNA.

Der wiederkehrende Wechsel von Nukleosom und Linker-DNA erinnert an eine Perlenkette. Diese ist erneut – nach dem Vorbild des DNA-Doppelstrangs – in einer Helix- bzw. Wendeltreppen-ähnlichen Struktur angeordnet und bildet so das Chromatin (➤ Abb. 5.12).

Die räumliche Struktur des Chromatins entscheidet unter anderem darüber, in welchem Umfang die DNA abgelesen und in Proteine oder andere RNA übersetzt wird (➤ Kap. 6.3). Es wird unterschieden zwischen **Euchromatin,** das eher aufgelockert vorliegt und dementsprechend leicht für den Transkriptionsapparat zugänglich ist. Demgegenüber steht das **Heterochromatin,** das dicht verpackt ist und folglich weniger transkribiert wird (➤ Abb. 5.13).

In Bezug auf das Heterochromatin wird wiederum zwischen der fakultativen und der konstitutionellen Form unterschieden. **Konstitutionelles Heterochromatin** ist stets stark verdichtet und dementsprechend für Enzyme nur schwer zu erreichen. Diese DNA-Abschnitte sind keineswegs nutzlos, allerdings besteht ihr Nutzen nicht in erster Linie darin, als Vorlage für die Synthese von RNA zu dienen (➤ Kap. 6.3.5). Als **fakultativ** wird ein Heterochromatin-Abschnitt bezeichnet, wenn dieser auch grundsätzlich in Form von Euchromatin vorliegen kann (➤ Abb. 5.13).

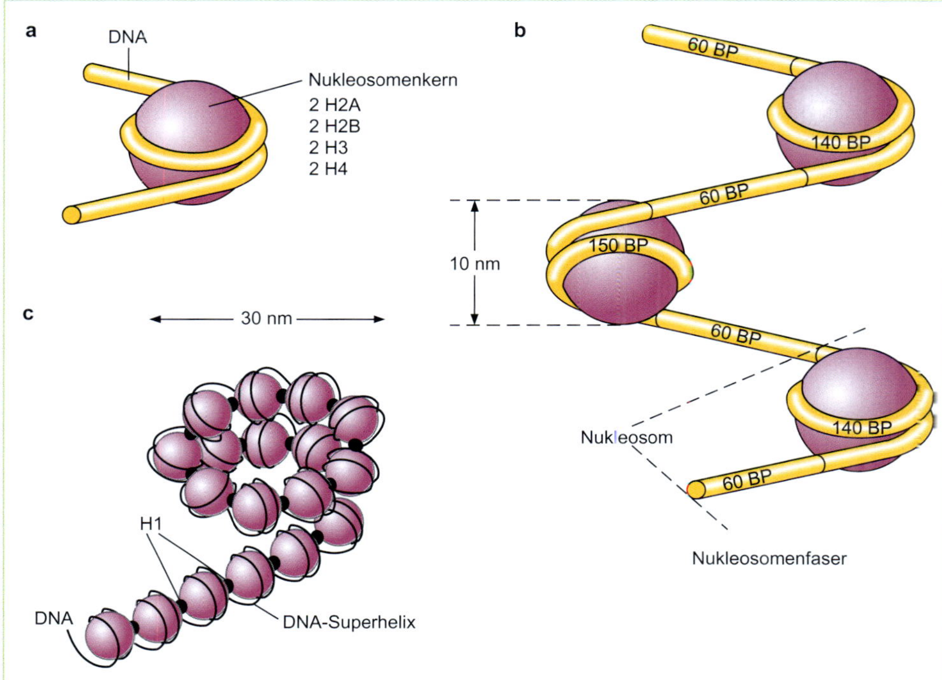


**Abb. 5.12** Aufbau des Chromatins. (a) Nukleosom. (b) Über Linker-DNA verbundene Nukleosomen. (c) Durch H1-Histone bedingte räumliche Superhelix-Struktur des Chromatins [L253]

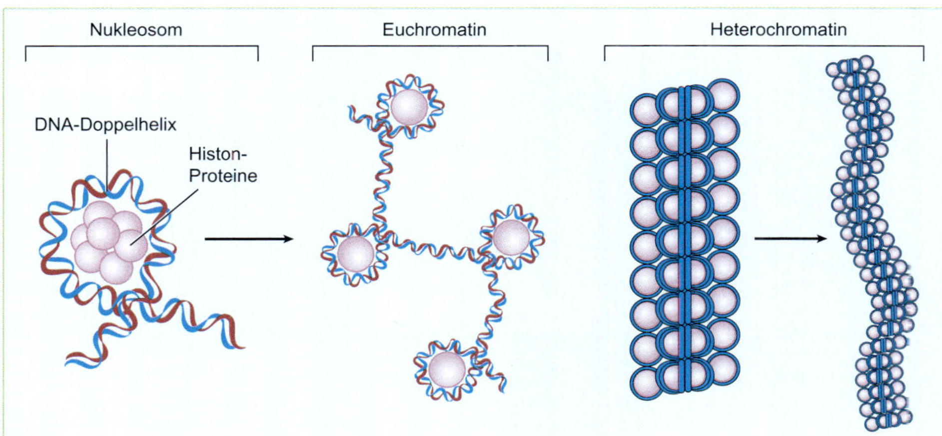


**Abb. 5.13** Euchromatin und Heterochromatin [M1560, L126]

**VERSTÄNDNIS+** Was genau es mit dem Euchromatin und Heterochromatin auf sich hat, veranschaulichen wir anhand eines Beispiels: Verschiedene Zelltypen müssen zum Teil sehr unterschiedlichen Anforderungen gerecht werden. So besteht die Hauptaufgabe einer Skelettmuskelzelle darin, sich zu verkürzen und dadurch Muskelkraft zu erzeugen. Eine Zelle der Netzhaut wiederum muss dazu in der Lage sein, Licht als elektromagnetische Strahlung wahrzunehmen.
Um ihren jeweiligen Aufgaben gerecht werden zu können, benötigen die Muskelzelle und die Zelle der Netzhaut sehr unterschiedliche Ausstattungen. So ist die Muskelzelle zum Beispiel auf ein bestimmtes Protein angewiesen, welches wiederum für die Zelle der Retina eine untergeordnete Rolle spielt. Der entsprechende DNA-Abschnitt kann in der Zelle der Retina also ohne Probleme in Form von Heterochromatin vorliegen, da dieser sowieso nicht abgelesen und in ein Protein übersetzt wird. In der Muskelzelle jedoch muss dieser für die Enzyme der Transkription zugänglich sein und sich dementsprechend in der Euchromatin-Form befinden.

Wie dicht die DNA verpackt ist, also ob sie in der Euchromatin- oder der Heterochromatin-Form vorliegt, kann mit der Zeit variieren. Zu dieser Variation können sowohl Veränderungen an der DNA sowie an den Histon-Proteinen führen.

- Werden an bestimmte Bereiche der DNA vermehrt Methylgruppen gebunden (**DNA-Methylierung**), so ist die Zugänglichkeit dieser DNA-Abschnitte reduziert. Die entsprechenden Gene werden seltener abgelesen.

- Werden Histon-Proteine mit Acetylgruppen versehen (**Histon-Acetylierung**), werden die mit den negativen Phosphatresten der DNA interagierenden positiven Ladungen der Histone verdeckt. Die Bindung zwischen DNA und Histon-Proteinen ist folglich nicht mehr so stark und die DNA liegt in einem aufgelockerten Zustand vor. Dies führt dazu, dass die entsprechenden Gene vermehrt abgelesen werden.

### 5.4.3 Aufbau der Chromosomen

**MedAT-GEHEIMTIPP** 2025 geprüft: Wo kommen Telomere vor? Die Antwort findest du unten im Text.

Das klassische Bild eines Chromosoms zeigt eine X-förmige Struktur, die aus zwei Chromatiden besteht (➤ Abb. 5.14). Die Region, an der die beiden Chromatiden zusammenhängen, wird als **Zentromer** bezeichnet. Sie enthält sich wiederholende DNA-Sequenzen und dient dem Spindelapparat im Rahmen der Zellteilung (➤ Kap. 5.6) als Ansatzpunkt.
Die Enden der Chromatiden werden wiederum als **Telomere** bezeichnet. Auch sie bestehen aus repetitiven DNA-Abschnitten, die die folgende charakteristische Abfolge von Basen enthalten: **5'-TTAGGG-3'**.
Durch das Zentromer werden die Chromosomen in einen **kurzen p-Arm** und einen **langen q-Arm** unterteilt. Je nachdem, auf welcher Höhe sich das Zentromer befindet, werden drei Gruppen von Chromosomen unterschieden (➤ Abb. 5.15):

- Liegt das Zentromer auf Höhe der Mitte der Chromatiden, so spricht man von einem **metazentrischen Chromosom.** Der p- und der q-Arm sind ungefähr gleich lang – die Bezeichnung als p- bzw. q-Arm ist dementsprechend hinfällig. Dies betrifft die Chromosomen 1, 2, 3, 16, 19 und 20.

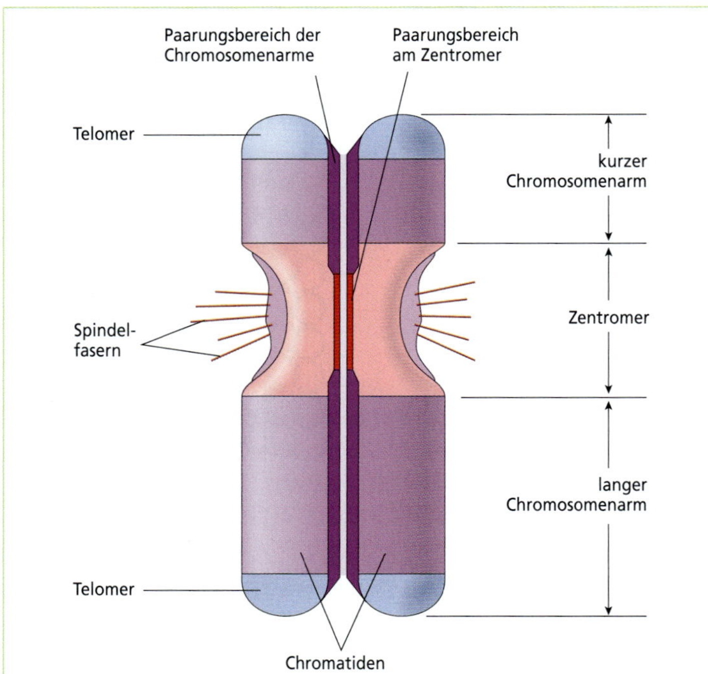


**Abb. 5.14** Aufbau eines Chromosoms [L190]

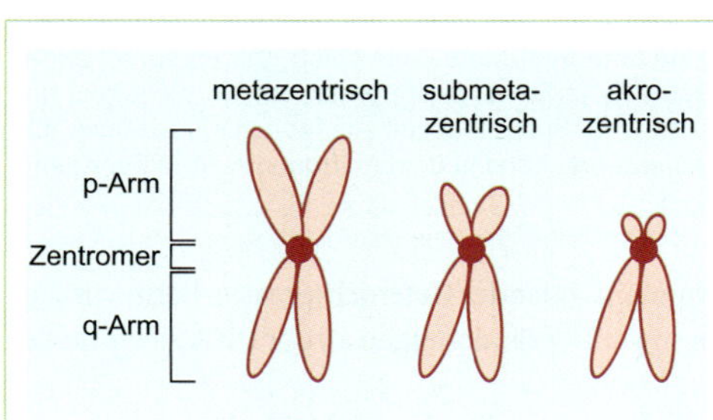


**Abb. 5.15** Metazentrische, submetazentrische und akrozentrische Chromosomen [M1560, L126]

- Befindet sich das Zentromer zwischen der Mitte der Chromatiden und einem ihrer Enden, so handelt es sich um ein **submetazentrisches Chromosom.** Dieser Art sind das X-Chromosom sowie die Chromosomen 4–12, 17 und 18.
- Liegt das Zentromer am Ende der Chromatiden, sodass nur noch ein winzig kleiner p-Arm übrigbleibt, handelt es sich um ein **akrozentrisches Chromosom.** Beispiele dafür sind die Chromosomen 13, 14, 15, 21 und 22, die den sog. Nukleolus im Inneren des Zellkerns (➢ Kap. 1.6) bilden sowie das Y-Chromosom.

**EPISCHE ESELSBRÜCKE** Um euch zu merken, welcher der beiden Buchstaben p und q für den kleinen Arm eines Chromosoms steht, können euch die folgenden Wörter den entscheidenden Hinweis geben: **p**etit (frz. für *„klein"*), **p**iccolo (ital. für *„klein"*), **p**utzig.

Beide Schwesterchromatiden eines Chromosoms enthalten exakt die gleiche genetische Information. Ein Chromosom mit 2 Schwesterchromatiden – wir sprechen in diesem Fall von einem **Zwei-Chromatid-Chromosom (Abkürzung: 2C)** – enthält also jedes Gen in doppelter Ausführung. Wie wir in ➢ Kap. 5.6 sehen werden, können die beiden Schwesterchromatiden auch voneinander getrennt werden. Dann ist die Rede von einem **Ein-Chromatid-Chromosom (Abkürzung: 1C).**
Je nachdem, ob eine Zelle einen **einfachen bzw. haploiden Chromosomensatz (Abkürzung: 1N)** oder einen **doppelten bzw. diploiden Chromosomensatz (Abkürzung: 2N)** besitzt, sind also verschiedene Konstellationen denkbar: So ist eine Zelle mit doppeltem Chromosomensatz, bei dem jedes der 46 Chromosomen aus 2 identischen Schwesterchromatiden besteht, an der Abkürzung 2N4C erkennbar. Ein einfacher Chromosomensatz mit jeweils nur aus einem Chromatid bestehenden Chromosomen wird mit der Abkürzung 1N1C verschlüsselt.

**MedAT-GEHEIMTIPP** Auch der strukturelle Aufbau eines Chromosoms wird gerne abgefragt. Prägt euch daher die entsprechenden Bezeichnungen aus dem folgenden Definitionskasten gut ein.

**DEFINITIONEN** Ein für ein bestimmtes Chromosom charakteristischer DNA-Strang wird als **Chromatid** bezeichnet. Er kann einzeln vorliegen oder mit einer identischen Kopie verbunden sein. Man spricht dann von **Schwesterchromatiden.**
Der Bereich, in dem die Schwesterchromatiden eines Chromosoms miteinander verbunden sind, wird als **Zentromer** bezeichnet. Er enthält sich wiederholende DNA-Abschnitte.
Das **Zentromer** dient als Bindungsstelle für bestimmte Proteine, die in ihrer Gesamtheit als **Kinetochor** bezeichnet werden. Sie dienen als Ansatzpunkt für den Spindelapparat während Mitose und Meiose.
Die Enden eines Chromatids werden **Telomere** genannt. Auch sie enthalten, wie das Zentromer, repetitive DNA-Sequenzen. In diesem Fall handelt es sich um die folgende charakteristische Abfolge von Basen: 5'-TTAGGG-3'.

**DEFINITIONEN** Gerne werden die Begriffe Zentromer und Zentrosom verwechselt. Wie oben gesehen, handelt es sich beim **Zentromer** um eine bestimmte Region der Chromatiden eines Chromosoms, die als Verbindung zwischen den Schwesterchromatiden und als Ansatzpunkt für den Spindelapparat dient.
Im Gegensatz dazu handelt es sich beim **Zentrosom** um ein Zellorganell, das sich in der Nähe des Zellkerns befindet und von dem der Spindelapparat ausgeht (➢ Kap. 1.11.2).

### 5.4.4 Chromosomensatz

Ein **Chromosomensatz** ist definiert durch eine bestimmte Anzahl von Chromosomen, auf denen jeweils eine bestimmte Abfolge von Genen zu finden ist. Beim Menschen besteht ein Chromosomensatz aus 23 Chromosomen. Davon bestimmt das sog. Gonosom über das Geschlecht des Individuums, während die anderen 22 Chromosomen die anderen Körpermerkmale festlegen.
Menschliche Zellen können einen **einfachen Chromosomensatz** besitzen und damit **haploid** sein. Dies trifft auf die Keimzellen, also Eizelle und Spermium zu. Die kernhaltigen Körperzellen hingegen besitzen **zwei Chromosomensätze,** von denen einer von der Mutter und einer vom Vater geerbt wurden. Man spricht in diesem Fall von einem **diploiden Chromosomensatz.**
Die Chromosomen eines Chromosomensatzes werden von 1 bis 22 durchnummeriert – die Geschlechtschromosomen erhalten keine eigene Nummer. Die Nummerierung orientiert sich an der Größe der Chromosomen: Das größte Chromosom erhält die Nummer 1. Mit abnehmender Größe erhalten die Chromosomen aufsteigende Nummern.

**VERSTÄNDNIS⁺** Anders als man annehmen würde, ist das kleinste Chromosom nicht mit der Nummer 22, sondern mit der Nummer 21 versehen. Wie so oft hat das damit zu tun, dass sich die Untersuchungsmethoden mit der Zeit verbesserten. So stellte man fest, dass man sich bei der ursprünglich angenommenen Größe der Chromosomen 21 und 22 vertan hatte.

Der vom Vater und der von der Mutter vererbte Chromosomensatz sind in Anzahl der Chromosomen und Abfolge der jeweils darauf vorhandenen Gene identisch. Man spricht in diesem Fall von **homologen Chromosomen.** Die Basenabfolge innerhalb eines Gens sowie die zwischen den Genen liegenden nichtkodierenden Genabschnitte variieren jedoch zwischen homologen Chromosomen, da sie von unterschiedlichen Personen stammen.

**DEFINITIONEN** In der Metaphase der Mitose (➤ Kap. 5.6.2) befinden sich die homologen Chromosomen von Körperzellen in unmittelbarer räumlicher Nähe und sind stark kondensiert. Mit Hilfe des Zellgiftes Colchicin lässt sich der Zellzyklus in dieser Phase des Zellzyklus arretieren. Betrachtet man die Chromosomen unter dem Mikroskop und ordnet sie der Größe nach an, so erhält man ein sogenanntes **Karyogramm** (➤ Abb. 5.11). Mit Hilfe des Karyogramms lassen sich bereits einige Veränderungen des Genoms eines Individuums detektieren: So würde es zum Beispiel auffallen, wenn eines der Chromosomen komplett oder ein Chromosomenarm fehlt.

## 5.4.5 Geschlechtschromosomen

Die Geschlechtschromosomen, auch **Gonosomen** genannt, entscheiden darüber, ob ein Individuum männliche oder weibliche Körpermerkmale ausbildet. Besitzt eine Person zwei X-Chromosomen (**46,XX**), so entwickeln sich weibliche Körpermerkmale. Liegen ein X- und ein Y-Chromosom vor (**46,XY**), so handelt es sich genetisch um ein männliches Individuum.

**VERSTÄNDNIS⁺** Betrachten wir die Vererbung der Gonosomen von Vater und Mutter, so wird schnell klar, dass letztlich das vom Vater vererbte Gonosom über das genetische Geschlecht eines Individuums entscheidet.
Von der Mutter (46,XX), die selbst zwei X-Chromosomen besitzt, wird stets ein X-Chromosom weitergegeben. Vom Vater (46,XY) erhält eine Person entweder ein X- oder ein Y-Chromosom, wovon am Ende das genetische Geschlecht abhängt.

Genaueres zur Genetik der Geschlechtschromosomen erfahrt ihr in ➤ Kap. 5.8.3 und ➤ Kap. 5.9.

## 5.4.6 Mechanismen genetischer Variabilität (Crossing-over und Segregation)

**MedAT-Stichwort**
Gen-Kopplung
Crossing-over

Ein neues Individuum entsteht durch Weitergabe genetischer Information in Form von Chromosomen an die Nachkommen. Ziel ist es dabei nicht, genetisch möglichst ähnliche Nachkommen hervorzubringen, sondern genetische Variabilität zu erzeugen. Der Mensch – wie auch andere Lebewesen, die geschlechtliche Fortpflanzung betreiben – bedient sich dabei mehrerer Mechanismen.
Wenn sich die homologen Chromosomen während der Meiose (➤ Kap. 5.6.4) in unmittelbarer räumlicher Nähe anordnen, findet ein Prozess namens **Crossing-over** statt (➤ Abb. 5.16). Dabei tauschen die homologen Chromosomen von Vater und Mutter identische Chromosomenabschnitte aus. Durch diesen Vorgang, der als **homologe Rekombination** bezeichnet wird, entstehen Chromosomen, die immer noch die gleiche Menge genetischer Information enthalten. Allerdings stammt diese nicht mehr ausschließlich vom Vater oder von der Mutter, sondern stellt ein Gemisch aus den Erbinformationen der Eltern dar.

**VERSTÄNDNIS⁺** Um sich den Prozess des **Crossing-over** besser vorstellen zu können, gehen wir von homologen Chromosomenabschnitten aus, die aus den Genen A, B und C bestehen. Die Genvarianten der Mutter werden als A, B und C bezeichnet, während die Varianten des Vaters die Bezeichnung a, b und c erhalten.
Vor dem Crossing-over besteht das Chromosom der Mutter aus den Genen A, B und C. Durch Crossing-over im Rahmen der Meiose tauschen die homologen Chromosomen von Vater und Mutter jedoch das Gen C aus. Beide bestehen noch immer aus den Genen A, B und C. Allerdings enthält das Chromosom der Mutter nun die Genvarianten A, B und c, während das Chromosom des Vaters aus a, b und C besteht.

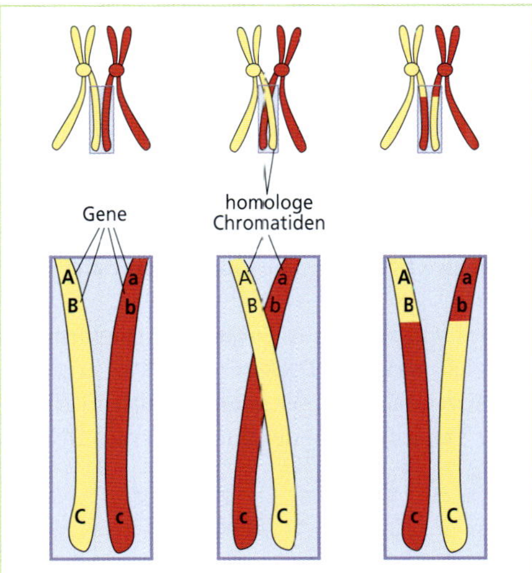


**Abb. 5.16** Crossing-over. Es kommt zum Stückaustausch zwischen homologen Chromatiden väterlicher und mütterlicher Herkunft mit der Folge neuer Genkombinationen. [L190]

**VERSTÄNDNIS+** Am Beispiel des Chromosomen-Abschnitts, welcher aus den Genen A, B und C besteht, lässt sich auch das Konzept der **Kopplung von Genen** beschreiben. Darunter versteht man das Phänomen, dass bestimmte Gene aufgrund ihrer räumlichen Nähe auf einem Chromosom i. d. R. gemeinsam vererbt werden.
Grund dafür, dass Gene, die auf ein und demselben Chromosom liegen, trotzdem getrennt voneinander vererbt werden können, ist das Crossing-over. Es trennt Gene, die auf dem DNA-Strang ursprünglich in Reihe lagen, indem es sie gegen die entsprechenden Gegenstücke auf dem homologen Chromosom austauscht.
Wie wahrscheinlich die Trennung von zwei Genen eines Chromosoms ist, hängt davon ab, wie nah sie nebeneinanderliegen. In unserem Beispiel ist es wahrscheinlicher, dass die Gene A und C getrennt voneinander vererbt werden als die Gene A und B. Das Crossing-over hat schlichtweg mehr Ansatzstellen, um die beiden Gene A und C voneinander zu trennen und in der Folge von einem homologen Chromosom auf das andere zu übertragen.

**MedAT-GEHEIMTIPP** Das Crossing-over gehört zu den beliebtesten Prüfungsthemen im MedAT. So wurde bereits gefragt, was bei einem **Kopplungsbruch** im Rahmen des Crossing-over passiert. Die Antwort lautet: Gekoppelte Gene können während des Crossing-over getrennt werden.
Auch das Konzept der **Gen-Kopplung** wurde bereits zweimal geprüft, zuletzt im MedAT 2024.

Nachdem sich die homologen Chromosomenpaare in unmittelbarer Nähe befunden haben und das Crossing-over stattfinden konnte, werden die **Homologen eines jeden Chromosoms per Zufall auf eine der beiden Tochterzellen verteilt** – diesen Vorgang nennt man **Segregation.** Dies geschieht im Rahmen der Meiose I (➤ Kap. 5.6.4). So kann es sein, dass die eine Tochterzelle zum Beispiel die von der Mutter stammenden Chromosomen 1, 5, 9, 12, 15, 16, 19 und das X-Chromosom und die entsprechend fehlenden Chromosomen sowie das Y-Chromosom vom Vater erhält. Aber auch jede andere Kombination ist denkbar – letztendlich entscheidet der Zufall darüber.
Bei der Segregation können Fehler entstehen, z. B. dass sich homologe Chromosomenpaare nicht trennen. Diesen Fehler, der dazu führt, dass das Erbmaterial nicht gleichmäßig auf die Tochterzellen verteilt wird, nennt man **Non-Disjunction.**

**MedAT-GEHEIMTIPP** Welches Krankheitsbild kann infolge einer Non-Disjunction entstehen? Richtig: **Monosomien** und **Trisomien** (z. B. Trisomie 21 bzw. Down-Syndrom; ➤ Kap. 5.8.2).

Durch die völlig willkürliche Kombination väterlicher und mütterlicher Chromosomen, die zuvor ja sogar noch den Prozess des Crossing-over durchlaufen haben, entsteht eine unvorstellbar große Vielfalt genetisch unterschiedlicher Keimzellen. Welche am Ende auf die Keimzelle des Gegenübers trifft, um mit dieser zu verschmelzen und einen diploiden Chromosomensatz zu erzeugen, ist wiederum vom Zufall abhängig und nicht replizierbar. So können sich Geschwister von denselben Eltern zwar ähnlich sein, sie werden aber unter keinen Umständen – Zwillingsgeschwister werden an dieser Stelle ausgeklammert – das identische Erbmaterial erhalten.

## 5.5 Nichtchromosomale Vererbung

*Alexander Schöllkopf*

**MedAT-Stichwort**
Nichtchromosomale Vererbung (Mitochondrien)

Der Großteil der genetischen Information eines Menschen liegt als Chromosomen im Zellkern und wird in dieser Form an die Nachkommen weitergegeben. Zusätzlich dazu befindet sich eine bedeutend kleinere DNA-Menge mit einem Informationsgehalt von **ca. 16.500 Basenpaaren bzw. 37 Genen** in den Mitochondrien, also den Zellorganellen, die eine entscheidende Rolle bei der Energiegewinnung der Zelle spielen (➢ Kap. 1.9). Man spricht von **nichtchromosomaler DNA** oder auch **mitochondrialer DNA (mtDNA)** bzw. **extrachromosomaler DNA** (➢ Abb. 5.17).

Die mitochondriale DNA liegt nicht in Chromosomenform vor, sondern in **Form eines ringförmigen DNA-Doppelstrangs,** der in sich geschlossen ist. Sie wird als **zirkuläre DNA** bezeichnet. Es existieren zahlreiche Kopien davon in jedem Mitochondrium. Die Vervielfältigung der mitochondrialen DNA erfolgt unabhängig vom Zellzyklus, also unabhängig von der Vervielfältigung der chromosomalen DNA im Zellkern.

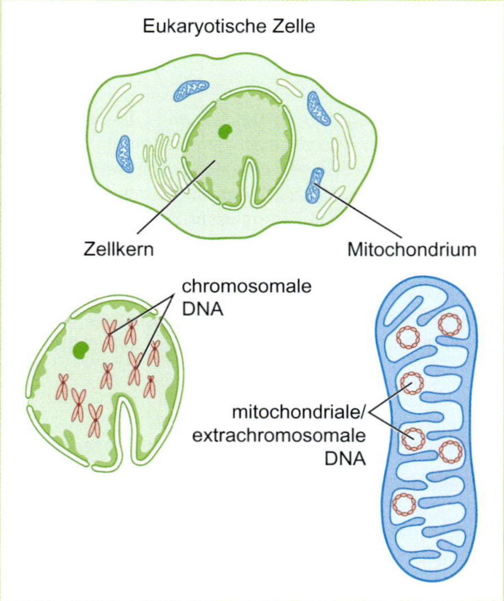


**Abb. 5.17** Chromosomale und mitochondriale DNA im Vergleich [M1560, L126]

**VERSTÄNDNIS+** Die Tatsache, dass die mitochondriale DNA nicht als Chromosom, sondern in Ringform vorliegt, gilt als wichtiger Hinweis auf die Richtigkeit der **Endosymbiontentheorie** (➢ Kap. 7.2.3). Ihr zufolge sind eukaryotische Zellen wie die des Menschen dadurch entstanden, dass prokaryotische Zellen andere Organismen, die den heute bekannten Mitochondrien ähnelten, aufnahmen und mit diesen in einer Symbiose weiterlebten.
Außerdem ist die **mitochondriale DNA nicht mit Histon-Proteinen** assoziiert – ein weiteres wichtiges Unterscheidungsmerkmal zwischen ihr und der im Kern befindlichen Erbinformation in Chromosomenform.

Auf der mitochondrialen DNA befinden sich im Vergleich zum chromosomalen Erbgut nur wenige Gene. Von den nur 37 Genen kodieren 13 für Proteine der in den Mitochondrien stattfindenden Atmungskette. Die anderen 24 Gene dienen der Herstellung bestimmter tRNA- und rRNA-Moleküle.

**AUS DEM MEDIZINSTUDIUM** Im Gegensatz zur chromosomal organisierten DNA, die meist Gen für Gen in mRNA-Moleküle und anschließend in Proteine übersetzt wird, geschieht dies im Fall der mitochondrialen DNA oftmals genübergreifend. Damit ist gemeint, dass die DNA mehrerer Gene in einen zusammenhängenden mRNA-Strang übersetzt und erst im Anschluss in einzelne, den jeweiligen Genen entsprechende mRNA-Stücke aufgetrennt wird. Man spricht deshalb davon, dass die mitochondriale DNA **polycistronisch** ist.

Mitochondriale DNA befindet sich in allen Zellen des Körpers, also auch in den Keimzellen. Demzufolge könnte man annehmen, dass der durch Verschmelzung von Eizelle und Spermium entstehende Organismus mitochondriale DNA von beiden Elternteilen erhält. In der Realität ist dies aber nicht der Fall – **mitochondriale DNA wird ausschließlich von der Mutter vererbt.** Grund dafür ist die Tatsache, dass die aus dem Spermium stammenden Mitochondrien im Zuge der Verschmelzung der Keimzellen abgebaut werden und nur die maternalen Mitochondrien übrigbleiben.

**VERSTÄNDNIS⁺** Krankheiten, denen Mutationen in der mitochondrialen DNA zugrunde liegen, werden aus schließlich von der Mutter auf ihre Nachkommen übertragen, nicht aber vom Vater. Die Mendel'schen Regeln (➤ Kap. 5.2) sind für Erbgänge mitochondrialer Erkrankungen also nicht anwendbar.
Teilt sich eine Zelle, die Mitochondrien sowohl mit als auch ohne Mutation enthält, so werden diese Mitochondrien nach dem Zufallsprinzip auf die beiden Tochterzellen verteilt. Zwei Szenarien sind dabei denkbar: Eine Tochterzelle kann gleichzeitig unveränderte und mutierte mtDNA enthalten. Man spricht von **Heteroplasmie.** Enthält eine Tochterzelle hingegen ausschließlich mtDNA einer Art, unverändert oder normal, so ist die Rede von **Homoplasmie.**
Da die Kernaufgabe der Mitochondrien die Energiegewinnung ist, sind von einem Defekt im mitochondrialen Erbgut vor allem solche Gewebe und Organe betroffen, die einen hohen Energiebedarf aufweisen. Dazu gehören unter anderem die Skelettmuskulatur und das Nervengewebe.

**AUS DEM MEDIZINSTUDIUM** Im Gegensatz zur chromosomalen DNA ist mitochondrielle DNA **nicht universell!** Das bedeutet, dass der genetische Code, der für die Basentripletts der tRNA codiert, in Mitochondrien (ein wenig) **anders** ist.

## 5.6 Zellteilung

*Deniz Tafrali*

**MedAT-GEHEIMTIPP** Zum Zellzyklus werden sehr gerne Fragen gestellt, wie z. B. Anzahl der Polkörper bei der Meiose, Anzahl der Chromosomen in verschiedenen Stadien der Mitose oder Meiose sowie allgemeine Fragen zur Zellteilung. Gerne wird auch mal nach der Reihenfolge der Phasen der Mitose und Meiose gefragt.

**MedAT-Stichwort**
Zellteilung

Nachdem wir nun so viel über die Zelle, die Embryologie und die Vererbung gelernt haben, ist es an der Zeit, die Zellteilung näher zu betrachten. Während sich die befruchtete Eizelle durch Furchungsteilung vermehrt (➤ Kap. 2.2), müssen alle folgenden Stadien des Embryos und später des Fetus und des erwachsenen Menschen neue Zellen durch **Verdoppelung** einer bereits vorhandenen Zelle erzeugen – *omnis cellula e cellula.*
Die Verdoppelung einer Zelle ist, wie so viele Vorgänge im Körper, strengstens reguliert und folgt einem festen Schema: dem **Zellzyklus.**

**VERSTÄNDNIS⁺** Was würde passieren, wenn der Zellzyklus einer Zelle nicht reguliert wäre und die Zellteilung ständig und unkontrolliert abläuft? Richtig: Eine **Neoplasie** bzw. ein **Tumor** würde entstehen (➤ Kap. 5.10).

### 5.6.1 Zellzyklus

**DEFINITIONEN** Als **Zellzyklus** bezeichnet man eine Abfolge von wiederkehrend auftretenden Zellprozessen zwischen zwei Zellteilungen. Er besteht aus **$G_0$-, $G_1$-, S-, $G_2$-** und **M-Phase.**

Wer die Anatomiekapitel dieses Buches bereits gelesen hat (➤ Kap. 4), wird sicher zustimmen, dass die Zellteilung nicht die einzige Tätigkeit von Zellen sein kann. Sie haben natürlich auch ihre tägliche Arbeit zu verrichten, zum Beispiel wenn sie als Nervenzellen elektrische Signale weiterleiten oder als Makrophagen Bakterien fressen. Diese Aktivitäten finden in der so genannten **$G_0$-Phase** statt, die außerhalb des eigentlichen Zellzyklus liegt (➤ Tab. 5.5). In dieser Phase können sich Zellen zum Teil über längere Zeit-

**Tab. 5.5** Strukturierte Übersicht über den Zellzyklus

| Leben einer Zelle | | | | | | | | |
|---|---|---|---|---|---|---|---|---|
| $G_0$-Phase | Zellzyklus | | | | | | | |
| | Interphase | | | M-Phase (Mitose-Phase) | | | | |
| | $G_1$-Phase | S-Phase | $G_2$-Phase | Mitose | | | | Zytokinese |
| | | | | Prophase | Metaphase | Anaphase | Telophase | |

räume aufhalten, während sie ihre spezifischen Aufgaben erfüllen (die meisten Nervenzellen sogar ein Leben lang).

**VERSTÄNDNIS+** Der Übertritt aus der $G_0$- in die $G_1$-Phase wird in der Regel durch bestimmte äußere Signale ausgelöst, die das Eintreten in den Zellzyklus begünstigen (➤ Abb. 5.18). Häufig sind dies **Wachstumsfaktoren** oder andere mitogene Reize, die an spezifische Rezeptoren auf der Zelloberfläche binden und eine Signalkaskade aktivieren. Im Zuge dieser Kaskade kommt es zur vermehrten Expression bzw. Aktivierung von sogenannten **Cyclinen** und **Cyclin-abhängigen Kinasen (CDKs),** die gemeinsam durch Phosphorylierungen von entsprechenden Proteinen bestimmte Zellbestandteile für den Übertritt in die $G_1$-Phase aktivieren bzw. hemmende Substanzen deaktivieren.

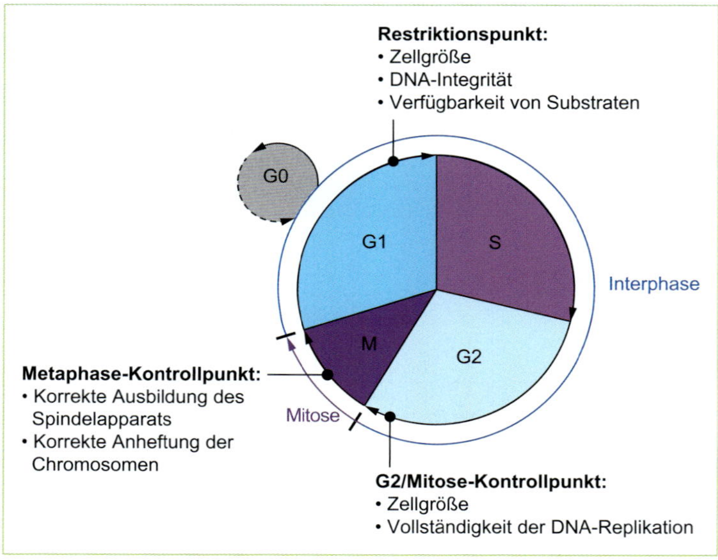


**Abb. 5.18** Zellzyklus mit Kontrollpunkten [V492]

Sobald eine Zelle jedoch in den Teilungsmodus übergeht, durchläuft sie den Zellzyklus, der mit der **$G_1$-Phase** beginnt. In dieser Phase findet zwar noch die grundlegende Zellaktivität statt, gleichzeitig beginnt aber die Vorbereitung auf die nächste Teilung. Am sogenannten **Restriktionspunkt** ($G_1$-Kontrollpunkt) überprüft die Zelle unter anderem ihre Größe, den (Gesundheits-)Zustand der DNA sowie die Verfügbarkeit der notwendigen Substrate für die Zellteilung. Ist dieser Kontrollpunkt erfolgreich passiert, geht die Zelle in die **S-Phase** über, in der das Erbgut durch DNA-Replikation verdoppelt wird (➤ Kap. 6.2.2).

**VERSTÄNDNIS+** Während des normalen Alltags der Zelle verfügt sie über einen **diploiden Chromosomensatz.** Das bedeutet, dass die Zelle 2 × 23 Chromosomen oder 23 Chromosomenpaare enthält, je ein 23er-Set an Chromosomen von der Mutter und vom Vater des Organismus. Da hier jedes Chromosom aus je einem (!) DNA-Strang, einem **Chromatid,** besteht, nennen wir diese Chromosomen **Ein-Chromatid-Chromosomen.** Weil wir aber zwei dieser Chromosomen haben, schreibt man folglich **2n** (diploider Chromosomensatz) **2c** (1 Gen liegt doppelt vor). Wird das Erbgut im Rahmen der Replikation verdoppelt, damit die in der **M-Phase** entstehenden Zellen identisches Erbgut erhalten, werden von allen Chromatiden Kopien erzeugt. Dadurch besteht jedes **Chromosom** jetzt aus zwei DNA-Strängen, folglich auch aus **zwei Chromatiden.** Wir nennen sie deshalb **Zwei-Chromatid-Chromosomen.** Die Schreibweise hier ist: **2n4c** (Gen liegt vierfach vor) (➤ Tab. 5.6).
Zwei Chromosomen, von denen jeweils eines von der Mutter und das andere vom Vater stammt, nennen wir **homologes Chromosomenpaar.**

**Tab. 5.6** Die Phasen des Zellzyklus, ihre Funktionen und der entsprechende Chromosomensatz

| Phase | Funktion | DNA-Gehalt |
|---|---|---|
| $G_0$ (Gap) | Gewebespezifische Aufgaben | 2n2c |
| $G_1$ (Gap) | Protein- und RNA-Synthese für Verdopplung der DNA, Wachstumsphase | 2n2c |
| $G_2$ (Gap) | Kontrolle der DNA vor Mitose | 2n4c |
| S (Synthese) | Verdopplung der DNA | Am Anfang 2n2c, am Ende 2n4c |
| M (Mitose) | Teilung der Zelle | Am Anfang 2n4c, am Ende 2n2c |

An die S-Phase schließt sich die **$G_2$-Phase** an, in der die Zelle ihre Stoffwechselaktivität auf den Aufbau von Strukturen für die Zellteilung konzentriert. Insbesondere werden Proteine synthetisiert, die für den Spindelapparat wichtig sind. Außerdem prüft die Zelle am **$G_2$/Mitose-Kontrollpunkt,** ob die Zellgröße ausreicht und ob die DNA-Replikation vollständig und korrekt abgelaufen ist.

Erst wenn alle Voraussetzungen erfüllt sind, beginnt die Zelle mit der Zell**kern**teilung bzw. **Mitose** mit anschließender **Zytokinese,** also der Teilung des Zytoplasmas (gemeinsam auch **M-Phase**). Eine weitere wichtige Kontrollinstanz ist der **Metaphase-Kontrollpunkt,** der sowohl die korrekte Ausbildung des Spindelapparates als auch die fehlerfreie Anheftung der Chromosomen an die Spindelfasern sicherstellt. Mögliche Fehlverteilungen des Erbguts werden so weitgehend vermieden.

**VERSTÄNDNIS+** Zellteilung bedeutet **nicht** Mitose! Als Mitose bezeichnet man lediglich die Zell**kern**teilung. Als **Mitose-Phase** oder **M-Phase** bezeichnet man aber wiederum beide Prozesse, Zytokinese (➤ Kap. 5.6.3) und Mitose (➤ Kap. 5.6.2)!

Die drei Phasen $G_1$, S und $G_2$ – zusammengefasst als **Interphase** – nehmen den größten Teil des Zellzyklus ein (➤ Abb. 5.19, ➤ Tab. 5.5, ➤ Tab. 5.6).

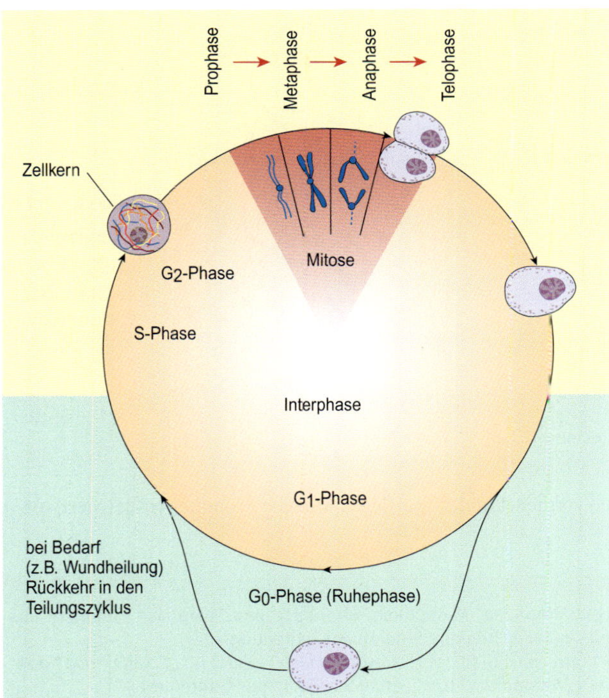


**Abb. 5.19** Schematische Darstellung des Zellzyklus [L190]

## 5.6.2 Mitose

Nach Abschluss der DNA-Replikation in der S-Phase und der Vorbereitung in der $G_2$-Phase beginnt die Mitose, bei der eine Mutterzelle ihren Kern so aufteilt, dass **zwei genetisch identische Tochterzellen** entstehen. Anschließend folgt die Zytokinese, also die eigentliche Teilung des Zytoplasmas. Im Folgenden werden die einzelnen Phasen der Mitose sowie die sich anschließende Zytokinese genauer erläutert (➤ Abb. 5.20).

**MedAT-Stichwort**
Kernteilung
Mitose

**EPISCHE ESELSBRÜCKEN** **I**n **P**eking **m**ögen **a**lle **T**afelspitz.
**I**nterphase, **P**rophase, **M**etaphase, **A**naphase, **T**elophase

Am Ende der Interphase ist die Kernhülle noch intakt, das Chromatin liegt in einer locker gepackten Form vor, und das bereits verdoppelte Zentrosom (bestehend aus zwei Zentriolen) befindet sich in Kernnähe. Während der $G_2$-Phase wurden letzte Vorbereitungen für die Kernteilung getroffen: Die DNA ist voll-

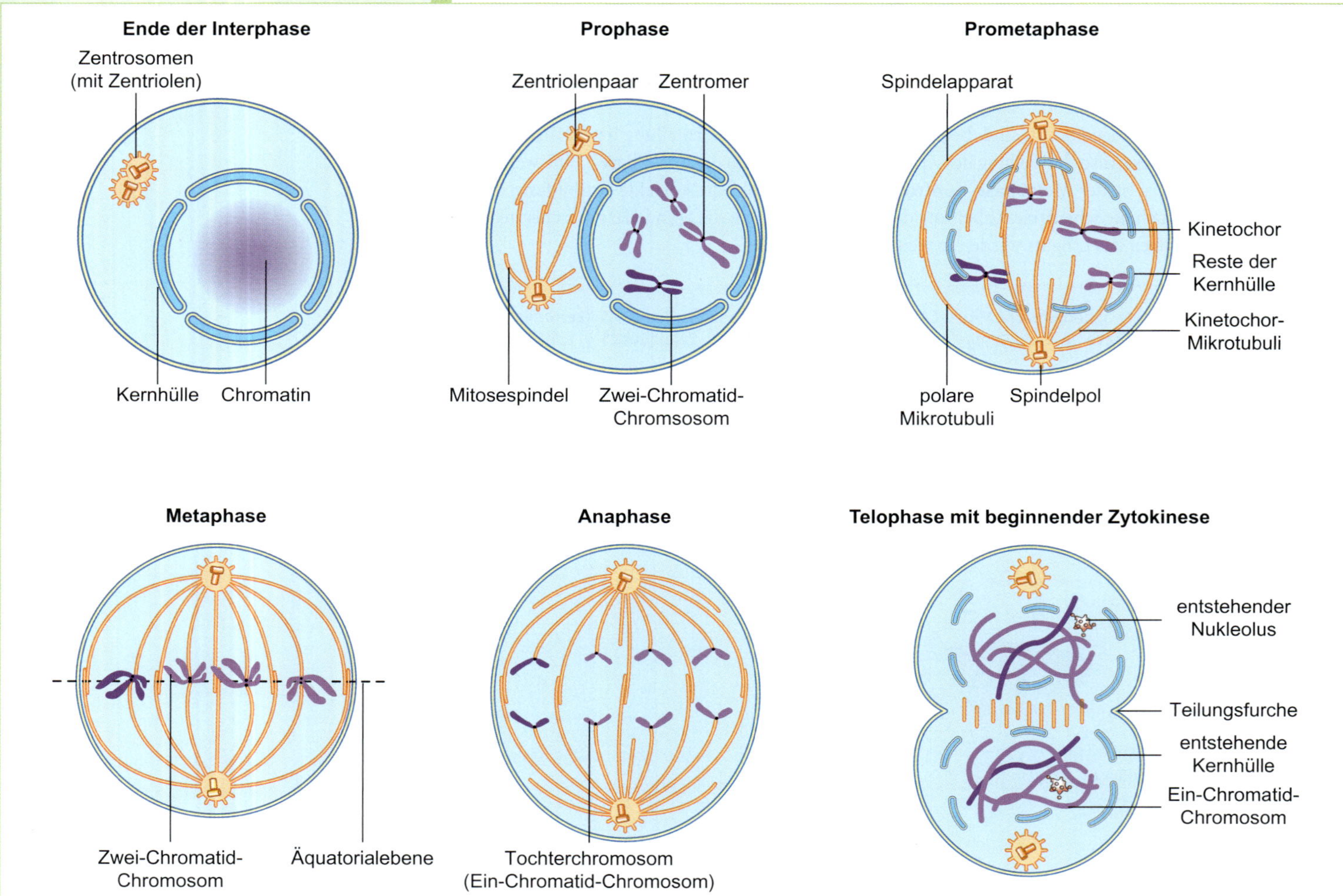


**Abb. 5.20** Ablauf von Mitose und Zytokinese [L253]

ständig repliziert, Organellen sind vermehrt und es wurden zahlreiche Proteine synthetisiert, um die Mitose effizient ablaufen zu lassen.

**DEFINITIONEN** Die Bezeichnungen Prophase, Metaphase, Anaphase und Telophase stammen aus dem Griechischen und verweisen jeweils auf verschiedene Stadien der Zellteilung.
Die **Prophase** leitet sich von „pro-" (griech. πρό) für *„vor"* sowie „-phase" (φάσιζ) für *„Erscheinung"* oder *„Stadium"* ab und bezeichnet damit das „Vorstadium" bzw. „erste Stadium" der Kernteilung.
In der **Metaphase** – deren Name sich aus „meta-" (griech. μετά) für *„zwischen"* oder *„danach"* und „-phase" (φάσιζ) zusammensetzt – befinden wir uns im „Zwischenstadium" oder „Folgestadium", in dem sich die Chromosomen in der Äquatorialebene anordnen.
Die **Anaphase,** abgeleitet von „ana-" (griech. ἀνά) für *„auf, auseinander, hinauf"* und wiederum „-phase" (φάσιζ), beschreibt das „Auseinanderstadium", in dem die Schwesterchromatiden voneinander getrennt und zu den entgegengesetzten Zellpolen gezogen werden.
Schließlich folgt die **Telophase,** die auf „telos" (griech. τέλοζ) für *„Ende, Ziel"* sowie „-phase" (φάσιζ) basiert und somit das „Endstadium" oder die „Endphase" der Kernteilung markiert, in der sich die beiden neuen Zellkerne ausbilden.

## Prophase

Zu Beginn der Prophase **kondensiert** (verdichtet) das zuvor aufgelockerte Chromatin zu deutlich sichtbaren Zwei-Chromatid-Chromosomen. Jedes Chromosom besteht dabei aus zwei identischen Schwesterchromatiden, die über das **Zentromer** verbunden sind. Parallel dazu teilt sich das zuvor verdoppelte Zentrosom: Die beiden Zentriolen wandern zu entgegengesetzten Zellpolen. Ausgehend von diesen Polen beginnt sich die Mitosespindel bzw. der **Spindelapparat** aus den Zentrosomen zu entwickeln.
Darüber hinaus kommt es zur **Auflösung des Nukleolus,** weil dieser im Wesentlichen eine Ansammlung spezieller Chromatinbereiche darstellt, die nun (wie alle Chromosomen) in eine kompakte Form über-

führt werden. Der Nukleolus wird erst in der Telophase bzw. frühen $G_1$-Phase der Tochterzellen wieder sichtbar, wenn die DNA dekondensiert und sich die entsprechenden DNA-Abschnitte erneut in räumlicher Nähe zueinander befinden.

**VERSTÄNDNIS+** Das *chromo* in Chromosomen steht für Farbe, weil man mit dem Lichtmikroskop **nur** während der Mitose Chromosomen erkennen kann. Das liegt daran, dass die Chromosomen sich von ihrer aktiven, **dekondensierten** Form (**Euchromatin**) in die inaktive, **kondensierte** Form (**Heterochromatin**) verwandeln (➤ Kap. 5.4.2, ➤ Abb. 5.13).

### Prometaphase

Während dieser Phase **zerfällt die Kernmembran vollständig** in membranöse Vesikel, sodass die Chromosomen sich nun frei im Zytoplasma befinden. An den Zentromeren jedes Chromosoms befinden sich **Kinetochoren** – spezialisierte Proteinkomplexe, an denen sich die Kinetochor-Mikrotubuli anheften. Dadurch kann die Mitosespindel aktiv Einfluss auf die Position und Bewegung der Chromosomen nehmen. Die Ausbildung des Spindelapparats wird weiter vorangetrieben, während sich die Zentriolen an den Zellpolen stabilisieren.

### Metaphase

Zu Beginn der Metaphase haben sich die Chromosomen **maximal kondensiert,** und die Zentriolen sind vollständig an den Polen der Zelle angekommen. Der Spindelapparat ist nun vollständig ausgebildet und heftet sich über die Kinetochoren an jedes Chromosom.
In dieser Phase ordnen sich die Chromosomen in der sogenannten **Metaphasenplatte** an, einer imaginären Ebene in der Zellmitte. Diese symmetrische Ausrichtung ist entscheidend dafür, dass die Chromatiden in der folgenden Anaphase gleichmäßig auf beide Tochterzellen verteilt werden können. Zugleich stellt die Zelle sicher, dass der Spindelapparat korrekt ausgebildet ist und alle Chromosomen an den Spindelfasern verankert sind (**Metaphase-Kontrollpunkt**). So sollen Fehlverteilungen (Aneuploidien) vermieden werden.

### Anaphase

Die Anaphase beginnt, wenn alle Chromosomen korrekt an beide Spindelpole angebunden sind, also der Metaphase-Kontrollpunkt passiert ist. Die **Schwesterchromatiden** werden durch den gezielten Abbau von (Cohesin-)Proteinen am Zentromer voneinander **getrennt** und als Ein-Chromatid-Chromosomen zu den **entgegengesetzten Polen gezogen.** Diese Bewegung beruht zum einen auf der Verkürzung der Kinetochor-Mikrotubuli, zum anderen auf motorischen Proteinen am Kinetochor, die am Mikrotubuli-Gerüst entlangwandern.
Gleichzeitig verlängern sich andere (polare) Mikrotubuli und schieben die beiden Pole weiter auseinander, sodass die Zelle in die Länge gestreckt wird. Am Ende der Anaphase liegen die identischen Chromosomensätze an den gegenüberliegenden Enden der Zelle bereit.

### Telophase

In der Telophase wird der **Spindelapparat allmählich abgebaut,** und um die an den Zellpolen befindlichen Ein-Chromatid-Chromosomen bilden sich **neue Kernhüllen.** Die **Chromosomen dekondensieren** zunehmend, sodass sie wieder in eine lockere Chromatinstruktur übergehen. Parallel dazu formiert sich der Nukleolus neu, da die nun weniger dicht gepackte DNA erneut für die Synthese von rRNA zugänglich wird.

## 5.6.3 Zytokinese

Obwohl die eigentliche Mitose – also die Kernteilung – mit dem Abschluss der Telophase beendet ist, folgt nahezu gleichzeitig die Zytokinese, also die **Teilung des Zytoplasmas.** Die Zytokinese ist streng genommen nicht Teil der Mitose (aber der M-Phase!), beginnt jedoch bereits in der späten Telophase. Ein **kontraktiler Ring aus Aktin- und Myosin-Filamenten** bildet sich im Bereich der ehemaligen Metaphasenplatte und **schnürt das Zytoplasma schrittweise ein.** Dadurch entstehen schließlich zwei getrennte Tochterzellen, die jeweils über einen vollständigen diploiden Chromosomensatz verfügen und genetisch identisch sind.

## 5.6.4 Meiose

Die Meiose ist ein besonderer Teilungsmechanismus, der speziell zur Bildung **haploider Keimzellen** (Eizellen und Spermien) dient. Ohne diesen Vorgang würde sich der Chromosomensatz bei jeder Befruch-

**MedAT-Stichwort**
Meiose

tung verdoppeln, was sehr rasch zu nicht lebensfähigen Organismen führen würde. Die Meiose beginnt ebenfalls mit einer **Verdopplung des Erbmaterials (2n4c)**, unterscheidet sich jedoch im weiteren Verlauf deutlich von der Mitose, weil der Chromosomensatz von **diploid auf haploid reduziert** wird.
Man unterteilt die Meiose in die **1. Reifeteilung,** auch Reduktionsteilung oder Meiose I genannt, und die **2. Reifeteilung,** die als Äquationsteilung oder Meiose II bekannt ist.

## 1. Reifeteilung

Vor der 1. Reifeteilung wird in der S-Phase die DNA wie bei der Mitose auf 2n4c verdoppelt. Sie besteht aus **Prophase I, Metaphase I, Anaphase I** und **Telophase I** (> Abb. 5.21, > Abb. 5.22).

**MedAT-GEHEIMTIPP** Zwei Stadien der Prophase I solltet ihr für den MedAT mit den relevanten Vorgängen in Verbindung bringen können:
- Im Pachytän kommt es zum **Crossing-over.**
- Das Ruhestadium der Oogenese wird als **Diktyotän** bezeichnet.

Die **Prophase I** ist die längste und zugleich komplexeste Phase der Meiose I und wird in **fünf Unterphasen** (Leptotän, Zygotän, Pachytän, Diplotän und Diakinese) unterteilt:

1. **Leptotän**
   Zu Beginn verdichten sich die Chromosomen leicht und treten als feine Fäden in Erscheinung (lepto- = „dünn"). Obwohl die DNA bereits in der S-Phase verdoppelt wurde, ist das Chromatin noch relativ locker gepackt.

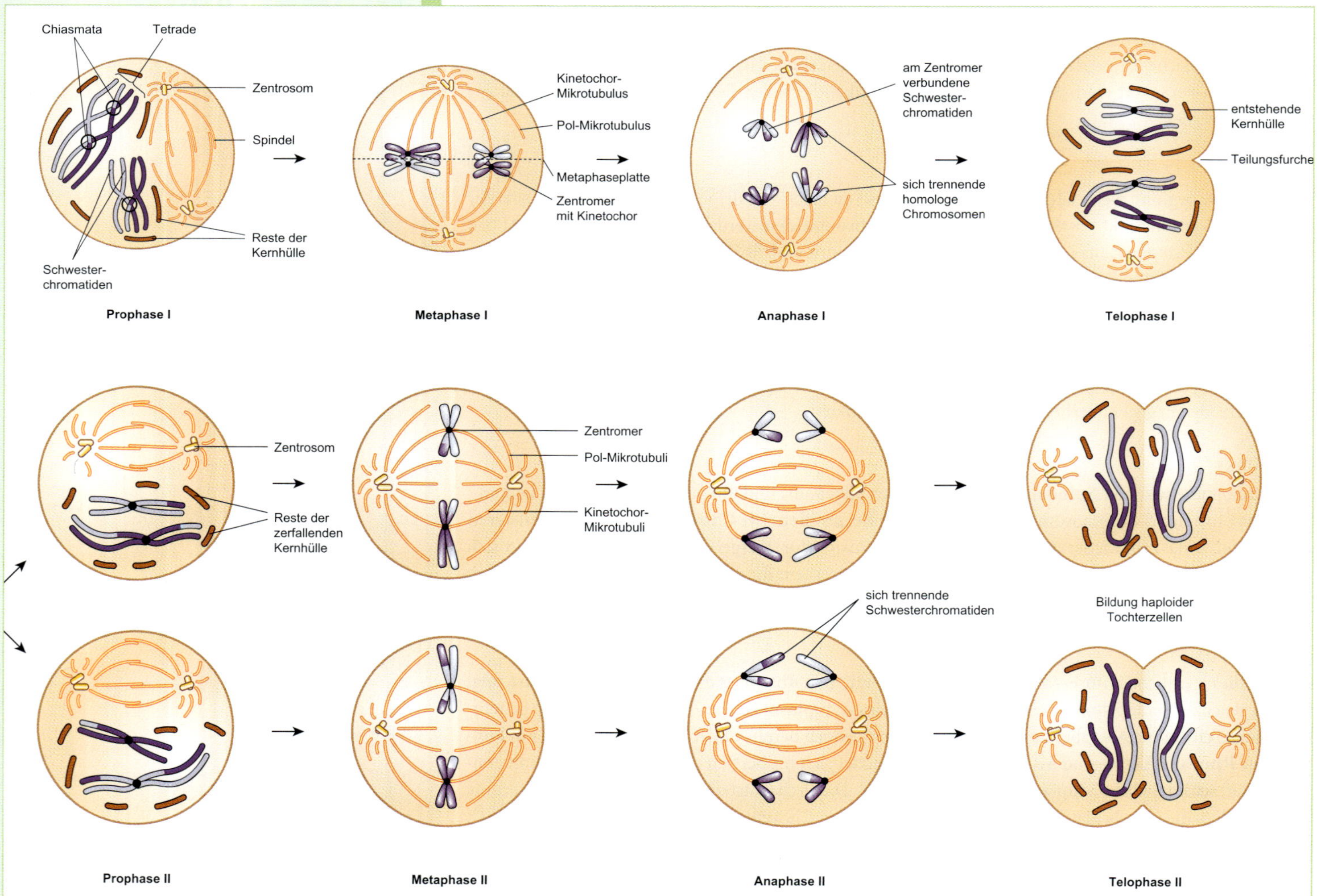


**Abb. 5.21** Meiose: Prophase I, Metaphase I, Anaphase I, Telophase I; Prophase II, Metaphase II, Anaphase II, Telophase II [L253]

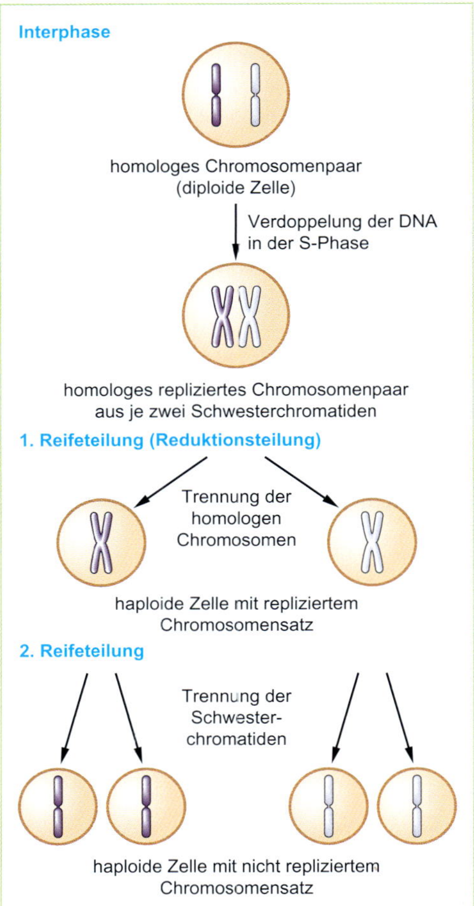


**Abb. 5.22** Prinzip der Meiose in der Übersicht [L253]

2. **Zygotän**
   Im Zygotän kommt es zur **Synapsis,** also zur **Paarung der homologen Chromosomen.** Diese lagern sich eng aneinander an und bilden den sogenannten **Synaptonemalkomplex.**
3. **Pachytän**
   Hier verdichten sich die Chromosomen weiter und es findet das **Crossing-over** (➤ Kap. 5.4.6) statt. Dabei werden Abschnitte zwischen den Chromatiden von Mutter und Vater ausgetauscht, was für eine **erhöhte genetische Vielfalt** (➤ Kap. 7.4) sorgt.
4. **Diplotän**
   Der Synaptonemalkomplex löst sich auf, und die homologen Chromosomen **trennen** sich wieder etwas. An den **Chiasmata** – den Stellen des vorangegangenen Crossing-over – bleiben sie jedoch noch verbunden. Verharrt die Zelle in diesem Stadium, nennt man es **Diktyotän.**
5. **Diakinese**
   In dieser letzten Unterphase kondensieren die Chromosomen maximal. Die **Kernhülle** zerfällt, und der **Spindelapparat** beginnt sich zu formen.

**EPISCHE ESELSBRÜCKEN** Liebe **Z**elle, **p**aar' **d**ich **d**och – **L**eptotän, **Z**ygotän, **P**achytän, **D**iplotän, **D**iakinese.

Am Ende der Prophase I liegen die homologen Chromosomen zu **23 Paaren** vor, die als **Bivalente** oder **Tetraden** bezeichnet werden, da jedes Bivalent aus vier Chromatiden besteht.

**AUS DEM MEDIZINSTUDIUM** Bei männlichen Keimzellen (Spermien) läuft die Meiose nach der Geschlechtsreife weitgehend kontinuierlich ab. Weibliche Keimzellen (Oozyten; Eizellen) hingegen bleiben **längere Zeit in der Prophase I** „stecken". Genauer gesagt verharren sie im **Diplotän** der Prophase I, und zwar bereits vor der Geburt – dieses Stadium nennt man dann auch **Diktyotän.** Erst **ab der Pubertät** wird diese Meiose in jedem Zyklus nach und nach bei Eizellen fortgesetzt und vor dem Eisprung abgeschlossen (➤ Kap. 4.12.3).

In der **Metaphase I** ordnen sich die Bivalente in der **Zellmitte** (der Metaphasenplatte) an. Die Spindelfasern binden über die Kinetochoren an die Chromosomen, sodass diese für die kommende Anaphase bereitliegen.
Der **entscheidende Unterschied** zur Mitose zeigt sich dann aber in der **Anaphase I:** Hier werden **ganze Chromosomen** (mit ihren beiden Schwesterchromatiden) voneinander getrennt und jeweils zu den entgegengesetzten Zellpolen gezogen. Dadurch reduziert sich der **diploide Chromosomensatz** (2n4c) auf einen **haploiden Satz** (1n2c). Den ersten Teil der Mitose bezeichnet man daher als **Reduktionsteilung.**
Am Ende der **Telophase I** entstehen **zwei** Tochterzellen mit jeweils **haploidem Chromosomensatz** (1n2c), da jedes Chromosom weiterhin aus **zwei Chromatiden** besteht. Eine erneute Kernhülle kann sich kurzzeitig ausbilden, wird jedoch für den Übergang in die anschließende Meiose II häufig gleich wieder aufgelöst.

### 2. Reifeteilung

An die 1. Reifeteilung schließt sich direkt die 2. Reifeteilung bzw. Meiose II an, ohne dass das Erbgut erneut verdoppelt wird. Dieser Vorgang ähnelt einer normalen Mitose, nur dass die Zellen dabei **haploid (1n2c)** sind (➤ Abb. 5.21, ➤ Abb. 5.22).
In der **Prophase II** kondensiert das Erbgut erneut, die **Metaphase II** bringt die 23 Zwei-Chromatid-Chromosomen in die Äquatorialebene, und in der **Anaphase II** werden die Schwesterchromatiden getrennt. Im Ergebnis entstehen schließlich **vier haploide Zellen (1n1c).**
Bei der Frau führt dies üblicherweise zur Bildung einer Eizelle (unter Entwicklung von drei Polkörpern), beim Mann zur Bildung von vier Spermien.

## 5.7 Aufbau des eukaryotischen Genoms

*Deniz Tafrali*

**MedAT-Stichwort**
Aufbau des Genoms bei Eukaryoten

**MedAT-GEHEIMTIPP** Gerne gefragt: genetische Gegebenheiten der diploiden Eukaryotenzelle.

Nachdem wir uns bereits eingehend mit den Grundlagen der **Chromosomentheorie** (➤ Kap. 5.4) beschäftigt haben, wollen wir nun das **eukaryotische** Genom näher betrachten.
Das menschliche Genom umfasst insgesamt etwa **3 Milliarden Basenpaare,** von denen nur ungefähr **1,1 %** tatsächlich für Gene kodieren. Es gibt schätzungsweise **25.000–30.000 Gene,** die jedoch oft für mehrere Proteine oder aktive RNAs kodieren können. Dadurch liegt die Anzahl der möglichen Proteine sehr viel höher als die Anzahl der Gene.
Rund 75 % der DNA zwischen den eigentlichen Genen wird als **intergenische DNA** bezeichnet. Rechnet man außerdem die **Introns** hinzu, die ebenfalls nicht für Proteine oder aktive RNAs kodieren (24 %), so liegt der Anteil der nichtkodierenden DNA im menschlichen Genom insgesamt bei etwa **99 %.**

**DEFINITIONEN** **Nichtkodierende DNA** bezeichnet jene DNA-Abschnitte, die **keine** Bauanleitung für Proteine oder **aktive** RNAs tragen.

➤ Abb. 5.23 und ➤ Tab. 5.7 veranschaulichen den groben Aufbau des menschlichen Genoms.
Die Nukleotidsequenz der DNA lässt sich grob in **singuläre (einmalige)** und **repetitive (wiederholte) Abschnitte (Sequenzen)** einteilen.
**Singuläre Abschnitte** enthalten unter anderem einmalige Sequenzen, die den Großteil der ca. 25.000 proteinkodierenden Gene, deren regulatorische Bereiche wie Silencer und Enhancer sowie **Spacer-DNA** umfassen.

**AUS DEM MEDIZINSTUDIUM** Die Spacer-DNA dient dazu, regulatorische Sequenzen passend zu positionieren.

**DEFINITIONEN** **Tandemwiederholungen** sind identische DNA-Sequenzen, die direkt hintereinander im Genom angeordnet sind, wobei ihre Länge und Wiederholungszahl stark variieren kann.

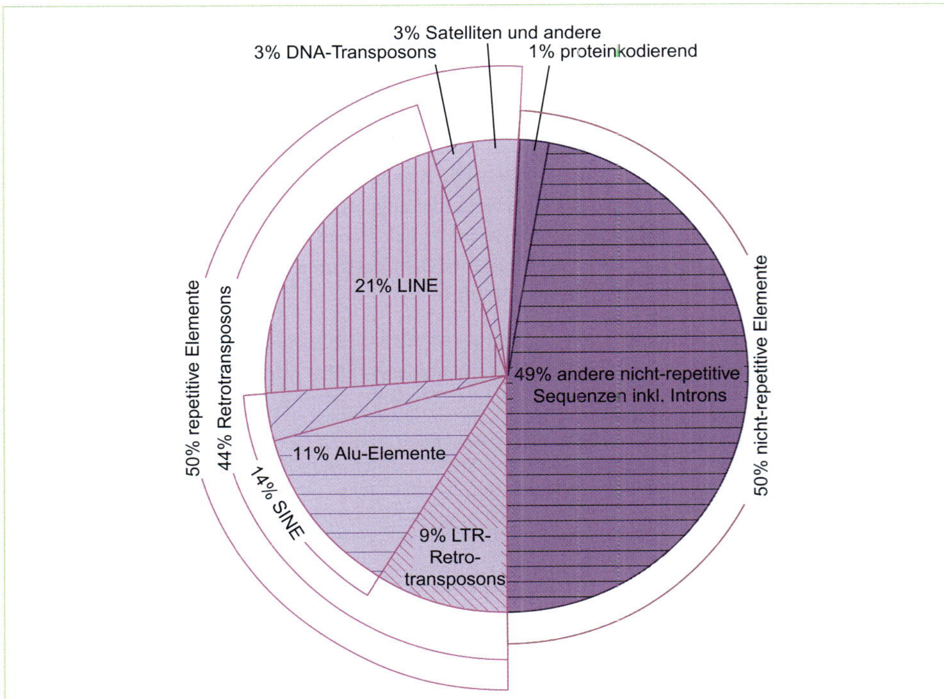


**Abb. 5.23** Bestandteile des humanen Genoms. Proteinkodierende Sequenzen machen 1 % des Genoms aus, während nichtkodierende, nichtrepetitive Sequenzen inkl. Introns 49 % ausmachen und repetitive Sequenzen 50 %. [L138]

**Tab. 5.7** Bestandteile des eukaryotischen Genoms

| Komponente der DNA | | ungefährer Anteil an Gesamt-DNA |
|---|---|---|
| Proteinkodierende Bereiche | | 1 % |
| Andere nicht-repetitive Sequenzen (inkl. Introns) | | 49 % |
| Repetitive Sequenzen | LINE (Long Interspersed Nuclear Elements) | 21 % |
| | Alu-Elemente (Untergruppe der SINEs) | 11 % |
| | LTR-Retrotransposons (Long Terminal Repeats; inkl endogene Retroviren) | 9 % |
| | SINE (Short Interspersed Nuclear Elements, exkl. Alu) | 4 % |
| | DNA-Transposons | 3 % |
| | Satelliten und andere hochrepetitive Sequenzen | 3 % |

**Repetitive,** also sich in ihrer Basenabfolge wiederholende Bereiche, können entweder verstreut über die DNA vorkommen oder in Form von **Tandemwiederholungen** auftreten. Diese umfassen

- Satelliten-DNA
- Retrotransposons
- endogene Retroviren
- Transposons

**VERSTÄNDNIS⁺** Einige repetitive Sequenzen enthalten Gene, z. B. für Histone, tRNAs oder rRNAs, die meisten hingegen nicht. Ein Teil bildet sogar sogenannte **Pseudogene** (inaktive Genkopien), deren Funktion zum Teil unbekannt ist.

**Satelliten-DNA** sind hochrepetitive, tandemartig angeordnete Basenfolgen, die häufig in **Zentromer-** und **Telomerregionen** von Chromosomen vorkommen. Sie umfasst etwa 10 % des menschlichen Genoms und wird nach der Größe der sich tandemartig wiederholenden Sequenzen eingeteilt:

- **Makrosatelliten** bestehen aus hunderten bis tausenden Basenpaaren, die sich teils über mehrere hunderttausend Basenpaare erstrecken können.

- **Minisatelliten** entsprechen Wiederholungen von ca. 15–100 Basenpaaren, die bis zu mehreren tausend Basenpaaren lang sein können. Sie sind hochvariabel und bilden oft **VNTR-Loci (Variable Number of Tandem Repeats),** die zum Beispiel für genetische Fingerabdrücke herangezogen werden wie bei Vaterschaftstests oder beim Aufdecken von Verbrechen durch genetische Untersuchungen (Forensik). Auch in **Telomeren** kommen minisatellitäre Sequenzen vor.
- **Mikrosatelliten** bestehen aus sehr kurzen, sich wiederholenden DNA-Bausteinen (Motiven) von bis zu fünf Basenpaaren, die meist 8–25-mal hintereinander angeordnet sind. Sie machen etwa 0,5 % unseres Erbguts aus und sind über das gesamte Genom verteilt. Wenn sich die Anzahl dieser Wiederholungen ändert (Short Tandem Repeats, STRs), entstehen Varianten (Polymorphismen), die man auch in der Forensik für Identifizierungszwecke nutzt.

**AUS DEM MEDIZINSTUDIUM** **Single Nucleotide Polymorphisms (SNPs)** sind genetische Variationen, bei denen ein **einzelnes Nukleotid** in der DNA durch ein anderes ersetzt wurde. Sie entstehen meist durch Ablesefehler während der DNA-Replikation (➤ Kap. 6.2.2) und treten etwa einmal pro 1.000 Basenpaare im menschlichen Genom auf. Insgesamt wurden über 5 Millionen häufige SNPs (> 10 % Häufigkeit) identifiziert, davon etwa 60.000 in proteinkodierenden Bereichen. SNPs können zu verschiedenen Genvarianten (Allelen) führen, die sich durch weitere Mutationen weiterentwickeln. Wenn eine Mutation bei mehr als 1 % der Bevölkerung vorkommt (z. B. die MC1R-Genmutation bei Rothaarigen), spricht man von einem **Polymorphismus** statt einer Mutation. Solche Variationen tragen maßgeblich zur genetischen Diversität und zu den unterschiedlichen Allelen in einer Population bei.

**AUS DEM MEDIZINSTUDIUM** **Telomere** bilden die Endabschnitte der Chromosomen und bestehen in menschlichen Zellen aus sich wiederholenden **TTAGGG**-Sequenzen. Sie schützen die Chromosomenenden vor unkontrolliertem Abbau und verhindern, dass diese mit anderen Chromosomenenden fusionieren oder fälschlicherweise als DNA-Schäden erkannt werden.
Bei jeder Zellteilung werden Telomere allerdings etwas kürzer, was langfristig die maximale Anzahl möglicher Teilungen begrenzt (sogenannte „Hayflick-Grenze“). In bestimmten Zelltypen (z. B. Keimzellen und manchen Stammzellen) ist das Enzym **Telomerase** aktiv, welches die Telomerverkürzung teilweise rückgängig machen kann. Dies trägt dazu bei, die Teilungsfähigkeit dieser Zellen zu erhalten.
In Tumorzellen (➤ Kap. 5.10) wird Telomerase häufig ebenfalls aktiv, was zu ihrer nahezu unbegrenzten Teilungsfähigkeit beiträgt.

**DEFINITIONEN** **Reverse Transkriptase** ist ein Enzym, das in manchen Viren (z. B. Retroviren) und bestimmten mobilen DNA-Elementen (Retrotransposons) vorkommt. Es verwendet RNA als Vorlage, um mithilfe eines kurzen Primer-Abschnitts einen komplementären DNA-Strang zu synthetisieren, der anschließend in das Wirtsgenom integriert werden kann. Dadurch können sich virale oder mobile genetische Elemente über eine RNA-Zwischenstufe vermehren.

**Retrotransposons** sind mobile genetische Elemente, die sich über eine RNA-Zwischenstufe mithilfe der reversen Transkriptase vervielfältigen und anschließend wieder ins Genom integriert werden. Sie machen über 40 % des menschlichen Genoms aus.

**AUS DEM MEDIZINSTUDIUM** Man unterscheidet folgende Retrotransposons:
- **LTR-Elemente** (Long Terminal Repeats), ca. 9 % des Genoms: Enthalten häufig eine Reverse Transkriptase und eine Integrase und besitzen an ihren Enden lange Wiederholungssequenzen.
- **LINEs** (Long Interspersed Nuclear Elements), ca. 21 % des Genoms: Ähnlich wie LTR-Elemente, jedoch ohne Long Terminal Repeats. Sie können mithilfe einer Reverse Transkriptase kopienweise ins Genom integriert werden.
- **SINEs** (Short Interspersed Nuclear Elements), ca. 15 % des Genoms: Enthalten keine eigenen Enzyme für die Retroposition und nutzen daher die von LINE-Elementen codierten Proteine. Zu den SINEs gehören auch **Alu-Elemente,** die nach ihrer Erkennungssequenz für das Restriktionsenzym AluI benannt sind und rund 11 % des menschlichen Genoms ausmachen.

**DEFINITIONEN** **Retroviren** sind RNA-Viren, die mit Hilfe der **reversen Transkriptase** ihre RNA in DNA umschreiben und diese **in** das Genom der Wirtszelle integrieren. Dadurch bleiben sie in der Zelle „verankert“ und können bei entsprechender Aktivierung neue Viren produzieren.

**Endogene Retroviren** sind virale Erbinformationen, die in das Genom von Keimzellen integriert und daher von Generation zu Generation weitervererbt werden. Sie ähneln in ihrem Aufbau Retroviren, weisen jedoch meist Funktionsverluste auf und können inaktiv sein, sodass sie keine aktiven Viruspartikel mehr bilden. Dennoch machen endogene Retroviren einen beachtlichen Anteil (geschätzt rund 8 %) des menschlichen Genoms aus und können noch immer regulatorische Effekte auf benachbarte Gene ausüben oder im Falle von Reaktivierungen – beispielsweise durch genetische Mutationen – Krankheitsprozesse beeinflussen.
**Transposons** sind mobile DNA-Elemente („springende Gene"), die sich ohne ein RNA-Zwischenprodukt (im Gegensatz zu Retrotransposons) innerhalb des Genoms bewegen können.

**AUS DEM MEDIZINSTUDIUM** Dabei wird meist mithilfe des Enzyms Transposase ein DNA-Abschnitt ausgeschnitten und an anderer Stelle im Erbgut wieder eingebaut, was zu strukturellen Veränderungen in der DNA führen kann. Transposons sind bei Menschen zwar im Vergleich zu Retrotransposons weniger häufig vertreten (ca. 3 % des Genoms), können aber dennoch Einfluss auf die Genexpression und -evolution nehmen, indem sie Gene oder regulatorische Bereiche unterbrechen, verschieben oder neue Bindestellen schaffen.

## 5.8 Veränderungen des Erbguts: Mutationen

*Deniz Tafrali*

**DEFINITIONEN** Wir verstehen unter dem Begriff **Mutation** (lat. *mutare* für *„ändern"*) eine dauerhafte Veränderung der Erbinformation.

**MedAT-GEHEIMTIPP** Mutationen werden immer häufiger beim BMS abgefragt. Das erste Mal wurde beim MedAT 2013 nach der Definition der **Chromosomenmutation** und 2017 ziemlich tiefgreifend nach **Vererbungsmechanismen von Mutationen** (➤ Kap. 5.8) und nach **Genommutationen** gefragt.
Des Weiteren gab es häufig Fragen zur **Aneuploidie,** zu **strukturellen Chromosomenaberrationen,** zur Beziehung von **Mutationsrate und Mutationshäufigkeit** sowie zum **Down-Syndrom.**

**DEFINITIONEN** Die **Mutationsrate** beschreibt, wie häufig Mutationen pro Zellteilung, pro Gen oder pro DNA-Sequenz auftreten, während die **Mutationshäufigkeit** angibt, wie oft eine bestimmte Mutation **in einer Population** oder **einem Gewebe** vorkommt. Die Mutationshäufigkeit wird nicht nur von der Mutationsrate beeinflusst, sondern auch von Faktoren wie Selektion, Vererbung und Populationsgröße.

**Mutationen** sind Veränderungen im genetischen Material, die **spontan** oder **induziert** auftreten können. Sie sind eine natürliche Folge der Dynamik von DNA und eine wesentliche Grundlage für die Evolution (➤ Kap. 7.4.5). Dennoch können sie auch zu genetischen Erkrankungen oder Tumoren führen, wenn sie die Funktion von Genen oder regulatorischen Elementen (z. B. im Zellzyklus; ➤ Kap. 5.6.1) beeinträchtigen.
**Keimbahnmutationen** treten in den Keimzellen (Eizellen oder Spermien) auf und werden an die Nachkommen weitergegeben. Sie betreffen das **gesamte Genom** eines Individuums. **Somatische Mutationen** hingegen entstehen in Körperzellen und werden nicht vererbt, können aber an Tochterzellen weitergegeben werden.
Eine Übersicht der verschiedenen Mutationen, die sowohl in der Keimbahn als auch als somatische Mutation auftreten können, haben wir euch in ➤ Tab. 5.8 aufgelistet.

### 5.8.1 Auslöser von Mutationen

Mutationen können **spontan** entstehen oder **induziert** werden. **Spontane Mutationen** sind ein natürlicher Bestandteil biologischer Prozesse und entstehen oft durch **Replikationsfehler** (➤ Kap. 6.2.2) oder aufgrund der chemischen Instabilität von DNA-Basen.

**AUS DEM MEDIZINSTUDIUM** Ein häufiges Beispiel ist die **Desaminierung** von Cytosin, die eine **GC → AT-Transition** auslöst.

Notizen

**MedAT-Stichwort**
Mutationen

**MedAT-Stichwort**
Auslöser von Mutationen

Notizen



**Tab. 5.8** Zusammenfassung der Arten von Mutationen

| Ebene der Mutation | Art der Mutation | |
|---|---|---|
| Genommutation | Numerische Chromosomenaberrationen | Aneuploidie (Monosomie, Trisomie) |
| | | Polyploidie |
| Chromosomenmutation | Strukturelle Chromosomenaberrationen | Duplikation |
| | | Deletion |
| | | Inversion (parazentrisch und perizentrisch) |
| | | Translokation (reziprok und nicht-reziprok) |
| Genmutation | Punktmutation | Substitution (Transition und Transversion) |
| | | Deletion |
| | | Insertion |
| | | Stille Mutation |
| | Frameshift-Mutation (Leserastermutation) | Missense-Mutation |
| | | Nonsense-Mutation |
| | | Readthrough-Mutation |

Mutationen können aber auch **induziert** werden, wenn äußere Einflüsse auf die DNA einwirken. Solche Faktoren, die Mutationen hervorrufen, nennt man **Mutagene.** Sie spielen eine besondere Rolle bei der Krebsentstehung, bei der wir sie auch **Karzinogene** nennen (➤ Kap. 5.10).
Zu den häufigsten Mutagenen gehören **Chemikalien** wie **Nitrosamine,** die z. B. in gepökeltem Fleisch vorkommen, **Formaldehyd,** das bei der Fixierung von Gewebe verwendet wird, oder **Aflatoxine,** die von Schimmelpilzen produziert werden. **UV-Strahlung** kann die Bildung von **Thymindimeren** induzieren, die die Replikation behindern. **Ionisierende Strahlung** wie Röntgenstrahlen führt hingegen zu **DNA-Strangbrüchen** und verändert die Chromosomenstruktur. Einige Viren, wie **humane Papillomaviren (HPV),** können durch die Integration ihres Genoms in die Wirts-DNA **Mutationen** auslösen und dabei die Genexpression beeinflussen.

**AUS DEM MEDIZINSTUDIUM** Humane Papillomaviren (HP-Viren; HPV) können **Gebärmutterhalskrebs** verursachen, aber auch sogenannte **Condylomata acuminata** – genitale Feigwarzen. Des Weiteren kann bei oralem Geschlechtsverkehr mit infizierten Personen auch eine Infektion im Rachen stattfinden, die im schlimmsten Fall sogar zu **Rachenkrebs** führen kann.
Eine Infektion mit HP-Viren kann man durch eine **Impfung** (➤ Kap. 9.2.1) verhindern, welche in Österreich **sowohl Mädchen als auch Jungen** im Teenageralter empfohlen wird.

## 5.8.2 Genommutationen

**MedAT-Stichwort**
Genommutationen

**Genommutationen** sind Veränderungen der Chromosomenanzahl und werden durch Fehler während der Zellteilung verursacht. Diese numerischen Chromosomenveränderungen entstehen häufig durch **Non-Disjunction,** also Fehl- oder Nichttrennungen der Chromosomen während der **Meiose.**
**Non-Disjunctions** können in beiden meiotischen Teilungen auftreten:

- **In der ersten meiotischen Teilung** trennen sich die homologen Chromosomen nicht korrekt, sodass beide Chromosomen eines Paares in eine Tochterzelle gelangen.
- **In der zweiten meiotischen Teilung** bleiben die Schwesterchromatiden zusammen, was ebenfalls zu einer ungleichen Chromosomenverteilung führt.

**VERSTÄNDNIS+** Diese Fehler können sowohl in der **Spermatogenese** als auch in der **Oogenese** auftreten, wobei das **Risiko** für Non-Disjunctions **bei Frauen höher** ist als bei Männern. Das liegt daran, dass die **Eizellen** bereits während der Embryonalentwicklung angelegt werden und im sogenannten **Diktyotän-Stadium** der Prophase I bis zur Ovulation verharren – oft über mehrere Jahrzehnte. Diese lange Ruhephase erhöht insbesondere mit steigendem Alter der Frau die Wahrscheinlichkeit für **chromosomale Fehlverteilungen,** da sich über die Jahre Schäden an für die Meiose relevanten Strukturen (z. B. Spindelapparat) ansammeln können.

**AUS DEM MEDIZINSTUDIUM** Mit zunehmendem **Alter der Frau** steigt demnach auch die Wahrscheinlichkeit für Fehlgeburten sowie einer Schwangerschaft mit fetaler **Trisomie 21 (Down-Syndrom).**

Die Folge einer Non-Disjunction bei einer Keimzelle kann eine sogenannte **Aneuploidie** sein – eine Abweichung von der normalen Chromosomenzahl. In solchen Fällen besitzen befruchtete Eizellen **mehr**

**oder weniger** Chromosomen als der übliche Chromosomensatz. Typische Beispiele von fetalen Aneuploidien sind:

- **Trisomie 21 (Down-Syndrom;** ➤ Abb. 5.24): Eine Zelle enthält ein zusätzliches Chromosom 21.
- **XXY (Klinefelter-Syndrom;** ➤ Abb. 5.25a): Eine zusätzliche Kopie des X-Chromosoms liegt vor, was zu einem 47,XXY-Karyotyp führt.
- **Monosomie X (Turner-Syndrom;** ➤ Abb. 5.25b): Ein X-Chromosom fehlt vollständig.

**MedAT-GEHEIMTIPP** Ebendiese drei Krankheitsbilder wurden 2022 als Antwortmöglichkeiten einer Prüfungsfrage aufgelistet.
Die Trisomie 21 wurde erneut 2024 geprüft.

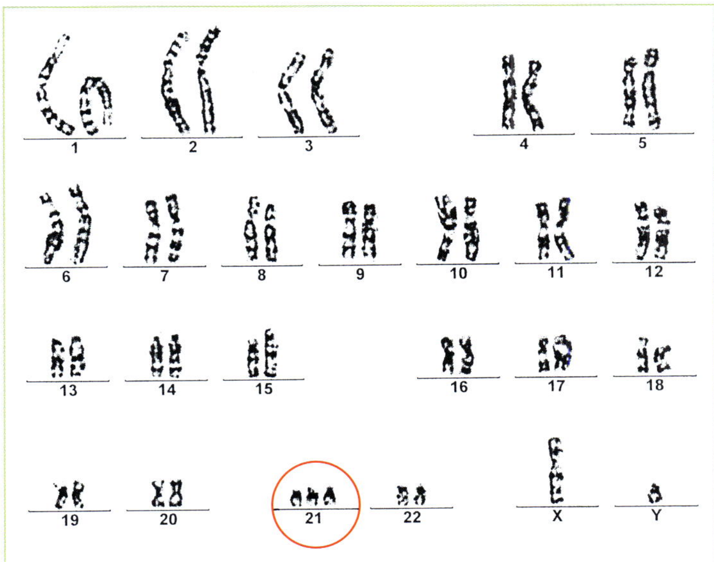


**Abb. 5.24** Karyogramm eines Mädchens mit Down-Syndrom, Karyotyp: 47,XX,+21 [T192]

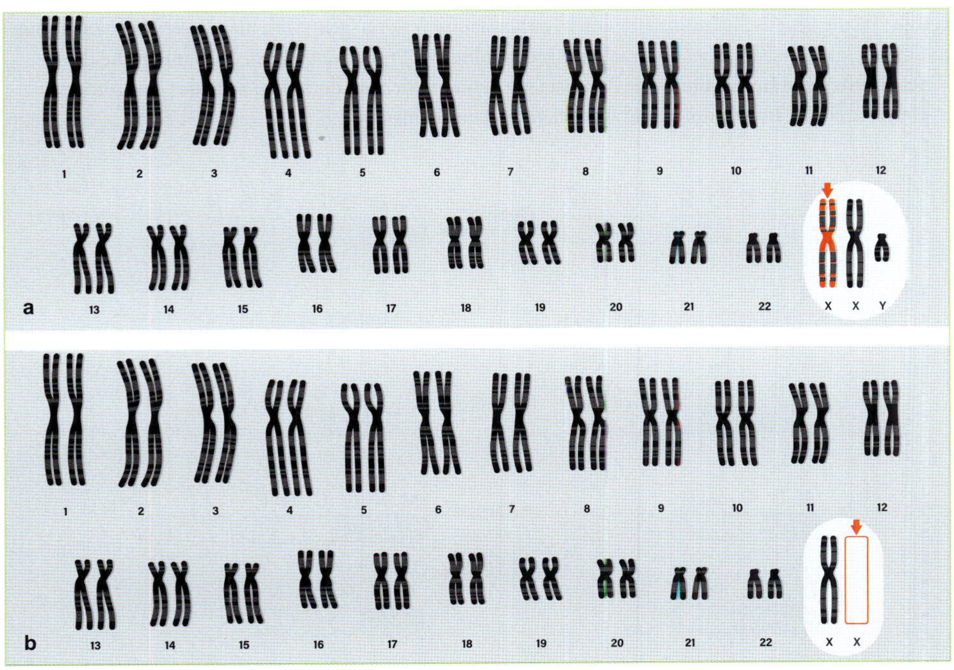


**Abb. 5.25** (a) Karyogramm eines Mannes mit Klinefelter-Syndrom (47,XXY). (b) Karyogramm einer Frau mit Turner-Syndrom (45,X) [J751-132]

Notizen



**AUS DEM MEDIZINSTUDIUM** Viele **Aneuploidien** sind **nicht mit dem Leben vereinbar** und führen zu Fehlgeburten. Einige spezifische Aneuploidien wie Trisomie 21 oder das Turner-Syndrom gehen darüber hinaus mit **charakteristischen Phänotypen** einher.
Die einzige komplette **autosomale** Aneuploidie, bei der Feten geboren und über Jahrzehnte überleben können, ist die **Trisomie 21 (Down-Syndrom).** Feten, die eine Trisomie 13 (Pätau-Syndrom) oder 18 (Edwards-Syndrom) haben, überleben, wenn sie überhaupt geboren werden, häufig nur wenige Tage bis (in seltenen Fällen) wenige Jahre.
Bei kompletten **gonosomalen** Aneuploidien (z. B. Turner-Syndrom oder Klinefelter), ist die **Lebenserwartung** häufig **normal.**

Der Begriff der **Polyploidie** beschreibt eine Vervielfachung des **gesamten Chromosomensatzes.** Als Beispiel kann hier die Tetraploidie mit 92 Chromosomen genannt werden. Befruchtete Eizellen, die einen polyploiden Chromosomensatz entwickeln, sind **nicht lebensfähig** und führen zu Fehlgeburten. In Tumoren, insbesondere solchen mit hoher Mitoserate, finden sich jedoch recht häufig polyploide Zellen.

**DEFINITIONEN** Aneuploidie und Polyploidie fallen beide unter den Oberbegriff der **numerischen Chromosomenaberration,** welcher als Sammelbegriff für alle Veränderungen der Chromosomenzahl in einer Zelle genutzt wird.

**MedAT-Stichwort**
Chromosomenmutationen

## 5.8.3 Chromosomenmutationen

**Chromosomenmutationen,** auch als **strukturelle Chromosomenaberrationen** bezeichnet, entstehen durch Veränderungen in der Struktur **einzelner Chromosomen.** Diese Veränderungen resultieren häufig aus **DNA-Brüchen,** die bei der Reparatur fehlerhaft zusammengefügt werden (➤ Kap. 6.2.3). Es gibt verschiedene Arten der Chromosomenmutation (➤ Abb. 5.26):

- Deletion
- Duplikation
- Inversion
- Translokation

Bei einer **Deletion** geht ein Abschnitt des Chromosoms verloren, was entweder die Enden des Chromosoms (terminale Deletion) oder Fragmente innerhalb der Chromosomenarme betreffen kann.
Eine **Duplikation** entsteht oft durch ein fehlerhaftes Crossing-over (➤ Kap. 5.4.6) während der Meiose. Hierbei wird ein DNA-Fragment eines Chromosoms fälschlicherweise verdoppelt. Die betroffene Erbinformation ist dann auf einem Chromosom **zweifach vorhanden,** während sie auf dem anderen fehlt.
Bei einer **Inversion** wird ein Chromosomenfragment um 180° gedreht und wieder in das Chromosom eingebaut. Da die genetische Information nicht zwangsläufig verloren geht, verlaufen Inversionen oft asymptomatisch, können jedoch bei bestimmten Bruchpunkten zu Problemen führen. Man unterscheidet:

- **Parazentrische Inversion:** Beide Bruchstellen befinden sich auf derselben Seite des Zentromers.
- **Perizentrische Inversion:** Das Fragment enthält das Zentromer.

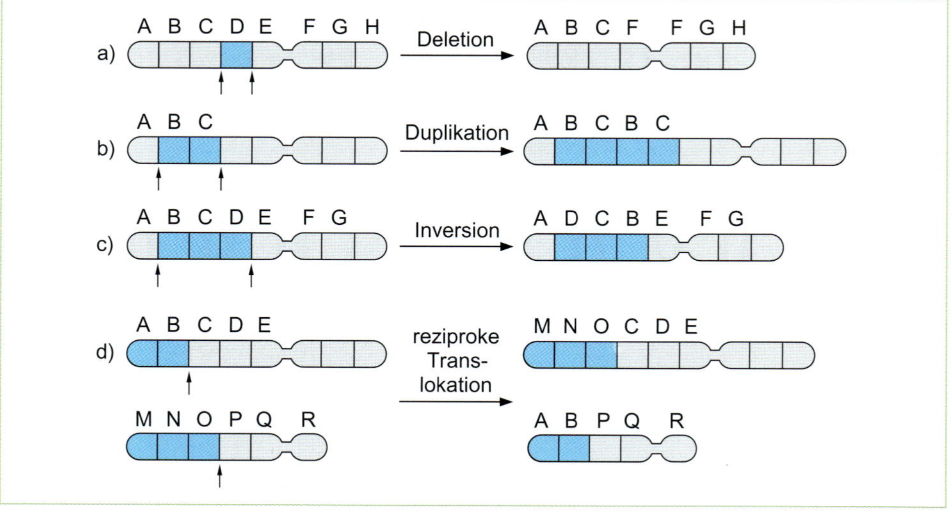


**Abb. 5.26** Strukturelle Chromosomenaberrationen: (a) Deletion, (b) Duplikation, (c) Inversion und (d) reziproke Translokation. Die Pfeile markieren die Bruchstellen der Chromosomen. [L253]

Eine **Translokation** bezeichnet die Verlagerung eines Chromosomenabschnitts auf ein anderes Chromosom oder an eine andere Stelle im gleichen Chromosom. Es gibt zwei Formen:

- **Reziproke Translokation:** Zwei Chromosomen tauschen nicht-homologe Fragmente aus.
- **Nicht-reziproke Translokation:** Ein Fragment wird einseitig auf ein anderes Chromosom übertragen.

**AUS DEM MEDIZINSTUDIUM** Die **chronisch myeloische Leukämie (CML)** ist eine Erkrankung, die durch eine reziproke Translokation entsteht, bei der es zum Austausch von genetischem Material zwischen den Chromosomen **9** und **22 kommt.** Das durch diese Translokation entstandene Chromosom nennt man **Philadelphia-Chromosom.**

**MedAT-GEHEIMTIPP** Im Jahr 2017 wurde gefragt, welcher Erbgang denn vorliege, wenn eine Mutter unabhängig vom Geschlecht des Kindes Merkmale an ihre Nachfahren vererbe, die mal stärker, mal schwächer ausgeprägt seien. Die richtige Antwort auf diese Frage ist **X-chromosomal-rezessiv.** Warum? Das erläutern wir unten.

**VERSTÄNDNIS+** **Frauen** besitzen zwei X-Chromosomen, während **Männer** ein X- und ein Y-Chromosom haben. Da die X-Chromosomen im Vergleich zum Y-Chromosom sehr groß sind und mehr genetisches Material enthalten, muss diese höhere Genodosis bei Frauen ausgeglichen werden. Dieser Ausgleich erfolgt durch einen epigenetischen Mechanismus, bekannt als **X-Inaktivierung** oder **Lyon-Hypothese,** der etwa eine Woche nach der Befruchtung stattfindet. Dabei wird je eines der X-Chromosomen der Zellen im **100-Zell-Stadium** des Embryos durch epigenetische Modifikationen als **Heterochromatin** verpackt und somit inaktiviert. Das inaktivierte X-Chromosom wird als **Barr-Körperchen** in Zellkernen sichtbar.
Wichtig ist, dass in den einzelnen Zellen des Embryos unterschiedlich entschieden wird, ob das **maternale (Xm)** oder das **paternale (Xp)** X-Chromosom deaktiviert wird. Dies führt dazu, dass in etwa der Hälfte der Zellen das maternale und in der anderen Hälfte das paternale X-Chromosom deaktiviert wird, wodurch ein **mosaikartiges Muster** entsteht. Je nachdem, welche Gewebe die Zellen im Rahmen der Embryogenese bilden, entstehen unterschiedliche Phänotypen in verschiedenen Körperteilen (➤ Abb. 5.27).
Nicht alle Gene des inaktivierten X-Chromosoms werden jedoch deaktiviert. Eine Reihe von Genen, die in diesen Regionen liegen, bleibt aktiv und ablesbar. Mutiert ein Gen dieser Region, wird es also auch exprimiert, obwohl es auf dem inaktivierten X-Chromosom liegt – **unabhängig davon, ob es dominant oder rezessiv** ist.
Besonders bei **X-chromosomal-rezessiv** vererbbaren Erkrankungen, wie der **Bluterkrankheit,** zeigt sich, dass Söhne von Trägerinnen aufgrund des fehlenden zweiten X-Chromosoms entweder häufiger und stärker betroffen sind oder gar nicht. Töchter hingegen können Trägerinnen der Mutationen sein und zeigen aufgrund der **mosaikartigen X-Inaktivierung** oft nur geringe oder keine Symptome, je nachdem, ob das väterliche oder mütterliche X-Chromosom überwiegend inaktiviert wurde.
Dieses Phänomen macht den **X-chromosomal-rezessiven Erbgang** zur plausibelsten Antwort auf die oben gezeigte Altfrage.

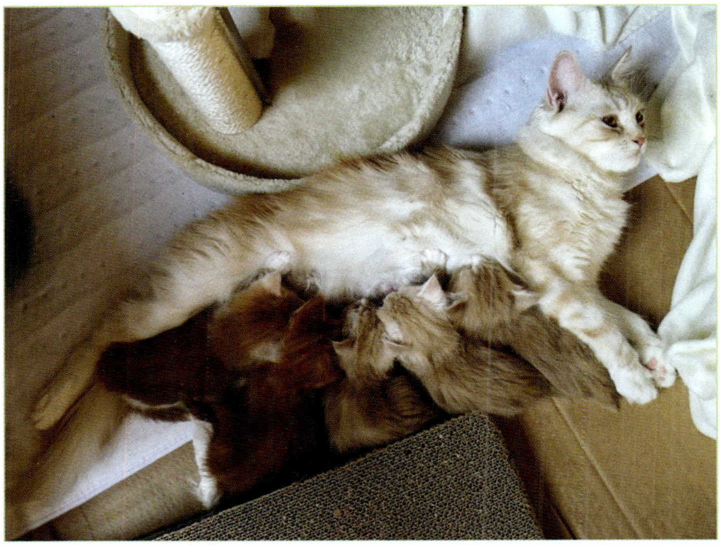

**Abb. 5.27** Bei Katzen der Rasse Maine Coon wird die Fellfarbe durch das O-Gen auf dem X-Chromsosom vererbt. In diesem Bild hat die Mutter die Farbe Creme, eine heterozygote Abstufung der Fellfarbe Rot bei Maine-Coon-Katzen. Das Fell des Vaters ist rot. Die beiden linken Kitten mit roter Fellfarbe sind männlich. Sie haben beide zufällig das X-Chromosom für rote Fellfarbe der Mutter geerbt. Da männliche Katzen nur ein X-Chromosom besitzen, zeigt sich die vererbte Fellfarbe direkt, ohne dass sie von einem zweiten X-Chromosom beeinflusst wird.
Die weiblichen Kitten hingegen haben weder die Fellfarbe des Vaters (rein rot) noch die Fellfarbe der Mutter (creme), sondern eine Mischung aus beiden, da je nach Inaktivierung des mütterlichen oder väterlichen X-Chromosoms die Fellfarbe variiert. [P605]

Notizen

**MedAT-Stichwort**
Genmutationen

### 5.8.4 Genmutationen

Genmutationen bezeichnen Änderungen in der **DNA-Sequenz** einzelner Gene. Führen sie zu einer für den Organismus schädlichen Auswirkung, nennt man sie auch **Gendefekt.**
Man kann Genmutationen wie folgt einordnen (➤ Abb. 5.28, ➤ Abb. 5.29):

- Punktmutationen
  - Substitution
    - Transition
    - Transversion
  - Deletion
  - Insertion
  - Stille Mutationen
- Frameshift-Mutation (Leseraster-Mutation)
  - Missense-Mutationen
  - Nonsense-Mutationen
  - Readthrough-Mutationen

Besonders häufig sind **Punktmutationen,** bei denen ein einzelnes Nukleotid in der Sequenz ausgetauscht, gelöscht oder eingefügt wird. Solche Mutationen können die Funktion eines Gens auf verschiedenste Weise beeinflussen – von keinerlei Auswirkungen bis hin zu schwerwiegenden Folgen, die den Organismus erheblich beeinträchtigen.
Bei der **Substitution** wird ein Nukleotid durch ein anderes ersetzt. Je nach Art des Austauschs unterscheidet man zwischen **Transitionen** und **Transversionen.** Transitionen betreffen den Austausch einer Purinbase (z. B. Adenin) gegen eine andere Purinbase oder den Austausch einer Pyrimidinbase (z. B. Cytosin)

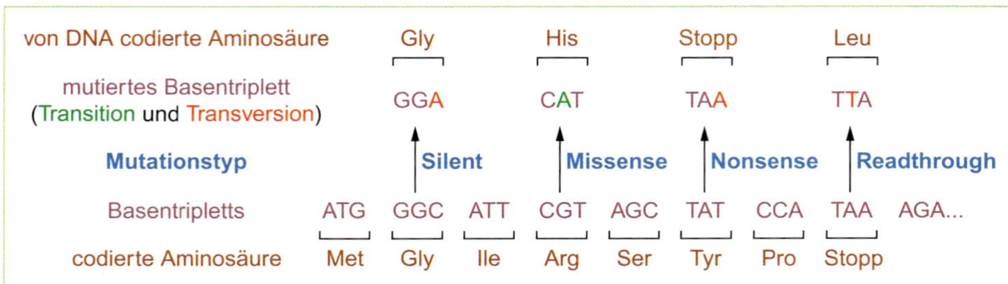


**Abb. 5.28** Punktmutationen im kodierenden Bereich der DNA [L271]

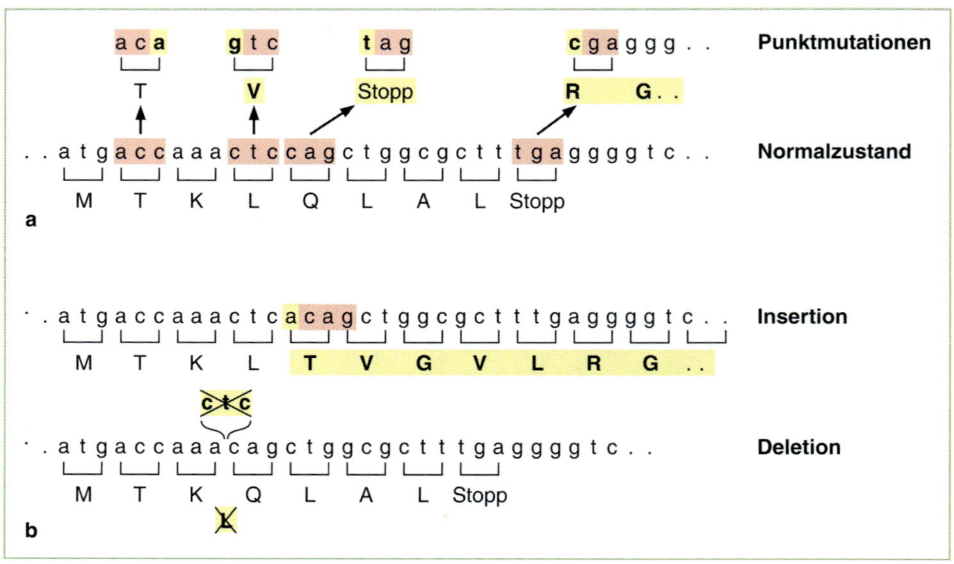


**Abb. 5.29** Auswirkungen von Mutationen auf die Translation von Proteinen. (a) Punktmutationen können in der kodierenden Sequenz zum stummen Austausch, zum Aminosäureaustausch, zu einem Stoppcodon oder zum Überlesen eines Stoppcodons führen (von links nach rechts gezeigt). (b) Insertionen und Deletionen führen zu einer Verschiebung des Leserasters mit völlig anderer Aminosäuresequenz, wenn der Längenunterschied nicht einem Vielfachen der Zahl 3 entspricht. [G170]

gegen eine andere Pyrimidinbase. Im Gegensatz dazu bezeichnet man den **Austausch zwischen Basentypen,** also eine Purin- gegen eine Pyrimidinbase oder umgekehrt, als **Transversion.**

**EPISCHE ESELSBRÜCKEN** Trans**version** = **vers**chiedene Basentypen

Bei der **Deletion** werden ein oder mehrere Nukleotide aus der DNA-Sequenz entfernt, bei der **Insertion** werden zusätzliche Nukleotide eingefügt. Beide Mutationstypen können das sogenannte **Leseraster** der DNA erheblich stören, was als **Frameshift** bezeichnet wird. Da die genetische Information in Tripletts – sogenannten Codons – codiert ist, führt bereits der Verlust oder das Hinzufügen **eines einzelnen Nukleotids** zu einer Verschiebung des Leserasters. Diese Veränderung kann dazu führen, dass die gesamte nachfolgende Sequenz unlesbar wird und ein völlig funktionsloses Genprodukt entsteht.

**VERSTÄNDNIS⁺** Um Leserasterverschiebungen besser zu verstehen, kann man sich die mRNA-Sequenz als einen Satz vorstellen, der in Dreiergruppen gelesen wird:
ICH BIN EIN BÄR
Wird ein Buchstabe ersetzt (Substitution), ist möglicherweise das Wort unverständlich, die Satzstruktur und die anderen Wörter bleiben davon aber unberührt.
ICH B**K**N EIN BÄR
Wird ein Buchstabe gelöscht, verschiebt sich jedoch das gesamte Muster, und der Satz verliert seinen Sinn
IC**B INE INB ÄR**
Ähnliches passiert beim Hinzufügen eines Buchstabens:
I**XC HBI NEI NBÄ R**
Werden jedoch exakt drei Basen (oder ein Vielfaches davon) hinzugefügt oder entfernt, bleibt das Leseraster intakt, auch wenn das resultierende Protein um eine oder mehrere Aminosäuren verkürzt oder verlängert wird:
ICH BIN EIN **EIS** BÄR

Nicht alle Mutationen haben jedoch gravierende Auswirkungen auf die Funktion eines Gens. Die Folgen hängen maßgeblich davon ab, wie die Aminosäuresequenz des resultierenden Proteins verändert wird. **Stille Mutationen** (Silent-Mutationen) ändern das Codon, führen aber nicht zu einer Änderung der Aminosäure, weil der genetische Code degeneriert ist. Dadurch bleiben Struktur und Funktion des Proteins unverändert.
Anders verhält es sich bei **Missense-Mutationen,** bei denen eine andere Aminosäure eingebaut wird. Dies kann die Funktion des Proteins beeinträchtigen, muss jedoch nicht zwangsläufig der Fall sein. Besonders problematisch sind hingegen **Nonsense-Mutationen,** bei denen durch die Mutation ein vorzeitiges Stopp-Codon entsteht. Dies führt zu einem verkürzten, oft nicht funktionellen Protein. In seltenen Fällen kann es auch zu einer **Readthrough-Mutation** kommen, bei der ein eigentliches Stopp-Codon verändert wird, sodass die Translation fortgesetzt wird. Dies kann zur Produktion einer Polypeptidkette führen, die länger ist als ursprünglich vorgesehen, was ebenfalls funktionelle Konsequenzen haben kann.

## 5.9 Vererbung des Geschlechts

*Deniz Tafrali*

Durch die Vererbung von Geschlechtschromosomen wird das Geschlecht einer Person bestimmt. Der Mensch hat zwei Geschlechtschromosomen oder Gonosomen, X und Y, die für die Bestimmung des Geschlechts einer Person verantwortlich sind.
Frauen haben zwei X-Chromosomen, während Männer ein X- und ein Y-Chromosom haben. Wenn ein Spermium eine Eizelle befruchtet (➤ Kap. 2.2.1), erbt die entstehende Zygote ein Geschlechtschromosom von jedem Elternteil, wodurch das Geschlecht des sich entwickelnden Embryos, später Fetus, bestimmt wird.

**MedAT-Stichwort**
Vererbung des Geschlechts

**AUS DEM MEDIZINSTUDIUM** In seltenen Fällen können genetische Mutationen oder Anomalien zu Abweichungen bei der genetischen Übertragung des menschlichen Geschlechts führen. Zum Beispiel können manche Menschen zusätzliche X- oder Y-Chromosomen haben, was zu Erkrankungen wie dem **Klinefelter-Syndrom** (XXY) oder dem **Turner-Syndrom** (X0) führt (➤ Abb. 5.24, ➤ Abb. 5.25).

Der Prozess der phänotypischen Expression des menschlichen Geschlechts wird durch das Vorhandensein oder Fehlen bestimmter Gene auf Geschlechtschromosomen bestimmt. Bei der Bestimmung des Geschlechts eines Individuums während der fetalen Entwicklung ist das **SRY-Gen** (SRY = Sex Determining Region of Y) ein Schlüsselgen, das sich auf dem Y-Chromosom befindet.

Das SRY-Gen codiert für ein Protein, das sogenannte **SRY-Protein** bzw. den **Testis Determining Factor** (TDF). Der TDF fungiert als Transkriptionsfaktor (➢ Kap. 6.4.1) für die phänotypische Expression der männlichen Geschlechtsmerkmale, wie die Produktion von Testosteron und die Entwicklung des männlichen Fortpflanzungssystems, z. B. der Hoden.

Sobald sich die Hoden gebildet haben, produzieren sie ein Hormon namens **Anti-Müller-Hormon** (AMH). AMH ist für die Unterdrückung der Entwicklung der weiblichen Geschlechtsorgane beim männlichen Fetus verantwortlich.

**AUS DEM MEDIZINSTUDIUM** Die **komplette Androgenresistenz** bzw. das **Goldberg-Maxwell-Morris-Syndrom** ist eine seltene genetische Störung, die bei Personen mit XY-Chromosomen auftritt. Bei dieser Krankheit sind die Körperzellen gegenüber männlichen Sexualhormonen, welche für die Entwicklung männlicher körperlicher Merkmale unabdingbar sind, unempfindlich. Infolgedessen werden Menschen mit kompletter Androgenresistenz mit **weiblichen Genitalien geboren** und in der Regel als Frauen erzogen, obwohl sie einen **männlichen gonosomalen Chromosomensatz** haben.

Personen, die unter diesem Krankheitsbild leiden, sind nicht fortpflanzungsfähig, da ihnen weibliche Geschlechtsorgane wie Gebärmutter und Eileiter fehlen – stattdessen haben sie einen Hodenhochstand. Die Diagnose wird in der Regel während der Pubertät gestellt, wenn die Menstruation ausbleibt, oder durch einen Gentest.

Bei Frauen führt das Fehlen eines Y-Chromosoms und dementsprechend des SRY-Gens zur Bildung von Eierstöcken, die kein AMH produzieren. Infolgedessen wird der sogenannte Müller-Gang nicht unterdrückt und er entwickelt sich zu den weiblichen Fortpflanzungsorganen (➢ Abb. 5.30 und ➢ Abb. 5.31).

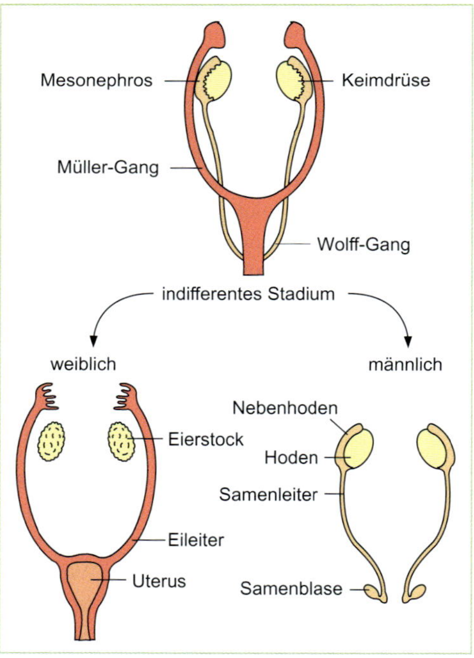


**Abb. 5.30** Differenzierung der weiblichen und männlichen Geschlechtsorgane in der frühen Embryonalentwicklung [L253]

Notizen

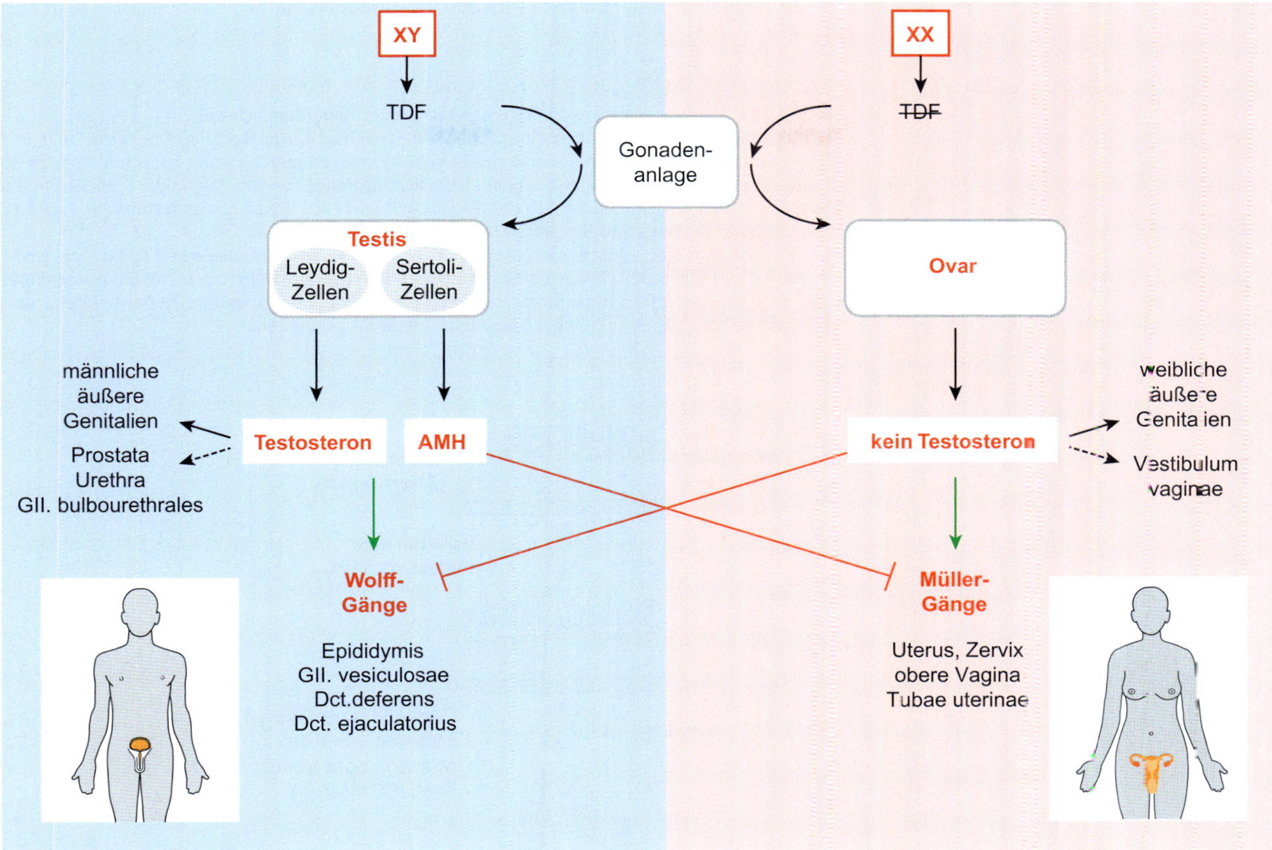


**Abb. 5.31** Das Geschlecht wird durch die Geschlechtschromosomen der Keimzellen bei der Befruchtung bestimmt (XX Frau, XY Mann). Die anschließende Differenzierung der Gonadenanlage wird chromosomal gesteuert: Nur auf dem Y-Chromosom ist das SRY-Gen zur Expression des TDF (Testis Determining Factor) für die männliche Differenzierung der Gonadenanlage vorhanden. Sein Fehlen führt zur Ausbildung von Ovarien. Die weitere Geschlechtsdifferenzierung hängt wesentlich von in den Hoden produzierten Hormonen ab, nämlich Anti-Müller-Hormon (AMH) und Testosteron. Bei fehlender Testosteronproduktion kommt es automatisch zur weiteren weiblichen Geschlechtsdifferenzierung. [L143]

## 5.10 Entstehung von Krebs

*Deniz Tafrali*

**DEFINITIONEN** Ein **Tumor** (lat. *tumor* für *„Wucherung", „Geschwulst", „Schwellung"* bzw. *tumescere* für *„schwellen"*) ist im allgemeinen sprachlichen Gebrauch eine krankhafte raumfordernde Anschwellung eines Organs oder eines Teils eines Organs.

**MedAT-Stichwort**
Krebsentstehung

**VERSTÄNDNIS⁺ Unterscheidung zwischen Krebs und Tumor:** Die Begriffe Tumor und Krebs werden häufig synonym verwendet, was zu Verwirrung beim Lernen führen kann. Deshalb ist es an dieser Stelle sehr wichtig zu erwähnen: **Tumor und Krebs sind keine Synonyme!**

**VERSTÄNDNIS⁺** Ein Tumor muss entsprechend der obigen Definition nicht unbedingt eine Gewebewucherung sein, wenn man nicht explizit über Onkologie oder Krebserkrankungen spricht.

Neben der obigen Definition versteht man unter Tumoren im Sinne der Onkologie primär Gewebewucherungen, die durch ein **abnormes und unkontrolliertes Wachstum** (= Proliferation) einer Zelle, der sogenannten **Tumorstammzelle,** entstehen. Sie sind zumeist raumfordernde Prozesse (Ausnahmen sind

z. B. bestimmte Arten von Blutkrebs), die häufig als **Neoplasien** (neo = neu; plasie = Bildung) bezeichnet werden.

**VERSTÄNDNIS+** Wie kommt es zu der Entstehung einer **Tumorstammzelle?**
Stellt euch eine Zelle vor, die ihrer alltäglichen Arbeit nachgeht, zum Beispiel eine Epithelzelle im Dickdarm. Wenn der Mensch, zu dem diese Epithelzelle gehört, krebserregende Stoffe zu sich nimmt, beispielsweise Nitrosamine aus gepökeltem Fleisch, können diese **Mutationen** (➤ Kap. 5.8) in der Epithelzelle verursachen. Wenn eine dieser Mutationen ein Gen betrifft, das in irgendeiner Weise den **Zellzyklus** (➤ Kap. 5.6.1) steuert, kann aus dieser Epithelzelle eine **Vorstufe einer Krebsstammzelle** werden.
Es braucht jedoch eine Vielzahl von Mutationen, um eine **Tumorstammzelle** und konsekutiv einen Tumor zu erschaffen (➤ Abb. 5.32). Darüber hinaus sammeln sich diese Mutationen oft in einer **bestimmten Reihenfolge** an, damit aus einer Tumorstammzelle erst ein sogenannter **gutartiger Tumor** entsteht, um daraufhin nach weiteren Mutationen zu einem **bösartigen Tumor** heranzureifen.

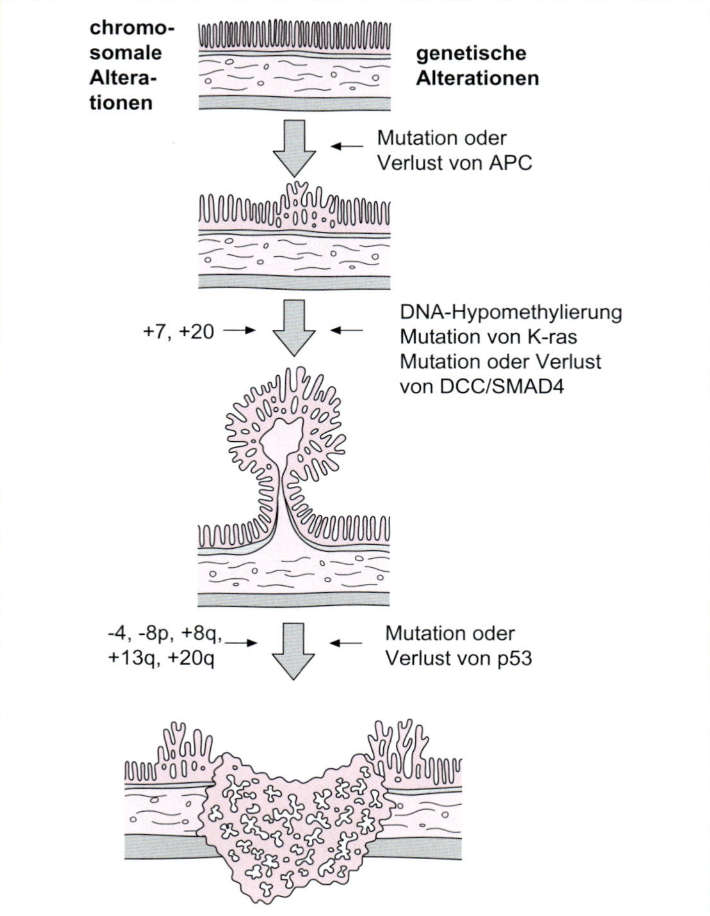


**Abb. 5.32** Adenom-Karzinom-Sequenz des kolorektalen Karzinoms [L127]

## 5.10.1 Arten von Tumoren

Tumoren lassen sich in zwei Hauptkategorien einteilen (➤ Abb. 5.33):

- gutartige Tumoren
- bösartige Tumoren

**Gutartige Tumoren** sind Wucherungen, die nicht in nahegelegenes Gewebe eindringen oder sich auf andere Teile des Körpers ausbreiten. Die neu entstehenden und entstandenen Zellen des Tumors haben in ihrer Form und ihrem Zellkern häufig eine große Ähnlichkeit mit dem gesunden Gewebe, aus dem sie entstehen. Außerdem wachsen gutartige Tumore in der Regel langsam und haben gut definierte Grenzen. Einige häufige Arten von gutartigen Tumoren sind:

- **Lipome:** Fetthaltige Tumore, die sich im Fettgewebe entwickeln.
- **Fibrome:** Zu einem großen Teil aus Bindegewebe bestehende Tumore, die sich oft in der Haut bilden.

Notizen

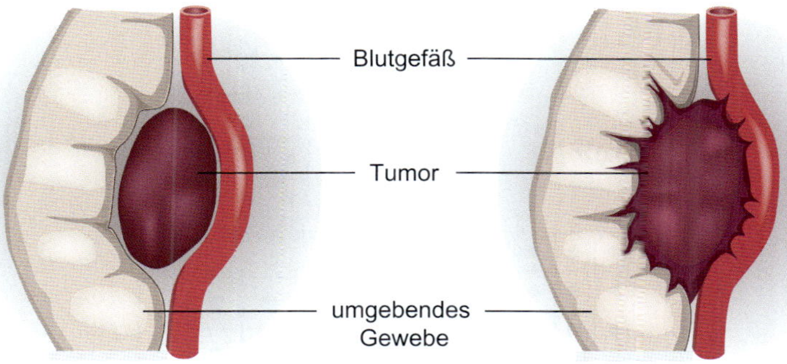


**Abb. 5.33** Wachstum gutartiger (benigner) und bösartiger (maligner) Tumoren im Vergleich [L157]

- **Hämangiome:** Gutartige Gefäßtumore (z. B. Blutschwämmchen).
- **Myome:** Gutartige Tumore innerhalb der Muskelschicht der Gebärmutter.

**Bösartige Tumoren,** auch Krebs genannt, sind Gewebewucherungen, die das Potenzial haben, in umliegendes Gewebe einzudringen und über den Blutkreislauf oder das Lymphsystem in andere Teile des Körpers zu **metastasieren** bzw. zu streuen. Außerdem haben bösartige Tumore oft eine **hohe Zellteilungsrate** (viele Mitosen; ➢ Kap. 5.6.1), häufig chromatindichte Zellkerne und ein sowohl vom Ursprungsgewebe als auch voneinander sehr unterschiedliches Aussehen der Zellkörper und Zellkerne (= **Polymorphie**) und somit ein höheres *Grading* (➢ Kap. 5.10.3).

Beispiele für bösartige Tumore sind:

- **Karzinome:** Gehen von Epithelzellen aus und machen die Mehrzahl der Krebsfälle aus.
- **Sarkome:** Entwickeln sich im Bindegewebe, z. B. in Knochen, Muskeln und Knorpeln.
- **Lymphome:** Krebserkrankungen, die in den Zellen des lymphatischen Systems entstehen.

**AUS DEM MEDIZINSTUDIUM** Das sogenannte **Carcinoma in situ** ist ein *noch* gutartiger Tumor, der sich im Übergang zum bösartigen Tumor befindet. Da Karzinome von Epithelgewebe ausgehen, welches stets einer Basalmembran aufsitzt, können entartete Zellen, die die Basalmembran nicht überschritten haben, zu einem gutartigen Tumor zugehörig sein, obwohl ihre Morphologie bösartig ist (Grading, ➢ Kap. 5.10.3). Was ist der Grund dafür? Epithelgewebe oberhalb der Basalmembran führt weder Blut- noch Lymphgefäße, weshalb es nicht zu einer Verschleppung der Tumorzellen (= Metastasierung des Tumors) kommen kann.
Sarkome, die in Geweben entstehen, die einen mesenchymalen Ursprung haben, metastasieren dementsprechend (grob gesagt) einfacher, da die Tumorzellen hier keine Basalmembran zu überwinden haben

## 5.10.2 Zelluläre Adaptation

Die **zelluläre Adaptation** beschreibt die Anpassung von Zellen an Veränderungen ihrer Umgebungsbedingungen, die entweder physiologisch oder pathologisch sein können. Dabei gibt es sehr viele verschiedene Möglichkeiten der Anpassung, von denen nur wenige für uns relevant sind.

**MedAT-GEHEIMTIPP** Im MedAT 2024 wurde nach der Bedeutung des Begriffs **Hypertrophie** gefragt!

Die Begriffe aus ➢ Tab. 5.9 beschreiben unterschiedliche strukturelle und funktionelle Veränderungen in Zellen und Geweben, die sich anhand der **Zellgröße** (Hypertrophie, Hypotrophie, Atrophie) und der **Zellzahl** bzw. -entwicklung (Hyperplasie, Hypoplasie) unterscheiden lassen (➢ Abb. 5.34).

**Tab. 5.9** Anpassungsreaktionen von Zellen

| Zellzahl | Anpassung | Beschreibung |
|---|---|---|
| Zellzahl bleibt gleich | Hypertrophie | Vergrößerung von Zellen |
| | Einfache Atrophie | Verkleinerung von Zellen |
| Zellzahl ändert sich | Hyperplasie | Geregelte Vermehrung von Zellen |
| | Numerische Atrophie | Verringerung der Zellzahl |
| | Neoplasie | Unkontrollierte Vermehrung von Zellen |

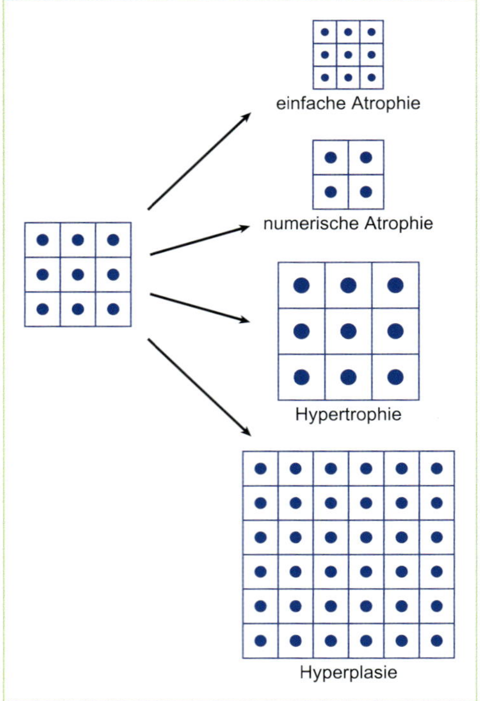


**Abb. 5.34** Atrophie, Hypertrophie und Hyperplasie [L231]

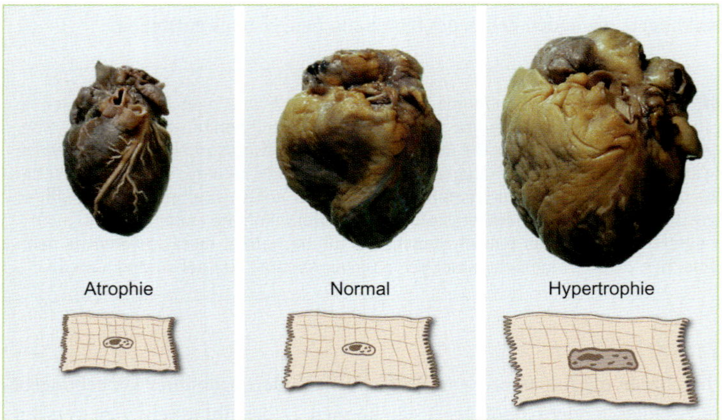


**Abb. 5.35** Hypertrophie und Atrophie des Herzens. Veränderung der Herzgröße bei Hypertrophie und Atrophie. Atrophie und Hypertrophie werden durch entsprechende Veränderungen der Herzmuskelzelle verursacht. [L231]

Während **Hypertrophie** und **Hyperplasie** zu einer **Vergrößerung** von Gewebe führen, bewirken **numerische** oder **einfache Atrophien** eine Verkleinerung (➤ Abb. 5.35). **Neoplasie** steht für ein **unkontrolliertes Zellwachstum** (Tumorbildung).

## 5.10.3 Was ist Krebs?

**VERSTÄNDNIS+** Damit es keine Unklarheiten zu den Begrifflichkeiten gibt, legen wir hier noch einmal deutlicher fest, was die Begriffe gutartige Tumoren, bösartige Tumoren und Krebs genau bedeuten:
**Gutartige Tumoren** sind Gewebewucherungen ohne Einwachsen in umliegendes Gewebe und ohne Metastasierung.
**Bösartige Tumoren** sind Gewebewucherungen, die in umliegendes Gewebe einwachsen und metastasieren können. Ein **Synonym für bösartige Tumoren** ist der Begriff **Krebs.**

**AUS DEM MEDIZINSTUDIUM** Die frühesten Beschreibungen von Krebs gehen auf die alten Ägypter zurück, die bereits 2500 v. Chr. Tumoren in medizinischen Texten beschrieben. Auch die alten Griechen erkannten die Krankheit und prägten den bis heute verwendeten Begriff „Krebs", welcher von dem griechischen Wort „*karkinos*" stammt, was so viel wie „Krabbe" bedeutet. Die alten Griechen nannten die Krankheit „Krebs", weil die von ihnen beobachteten Tumoren (meist Brustkrebs) an die Form einer Krabbe erinnerten.
Das moderne Verständnis von Krebs entstand im 19. Jahrhundert, als Wissenschaftler begannen, die Rolle der Zellen im Körper und die Mechanismen der Krankheit besser zu verstehen. Der Begriff „Krebs" wird trotz der Fortschritte im Verständnis der Krankheit und der Entwicklung einer präziseren Terminologie weiterhin zur Beschreibung der Krankheit verwendet.

Krebs ist ein landläufig häufig verwendeter Begriff für **bösartige Tumoren.** Weitere Synonyme sind **maligne Tumoren, Malignome** und **maligne Neoplasien,** wobei „maligne" der fachsprachliche Begriff für *bösartig* ist. Krebserkrankungen können jeden Teil des Körpers befallen und sich aus verschiedenen Zelltypen entwickeln. Es gibt **ca. 6000 Krebsarten,** die in der Regel nach dem Organ oder Gewebe benannt werden, aus dem sie hervorgehen.
Krebszellen weisen spezifische Merkmale auf, die sich von normalen Zellen unterscheiden. Man nennt diese Merkmale *Hallmarks of Cancer,* zu Deutsch „Zeichen von Krebs" (➤ Abb. 5.36). Dazu gehören:

- **Unkontrolliertes Wachstum:** Krebszellen teilen sich schnell und bilden Tumoren oder dringen in das umliegende Gewebe ein.
- **Angiogenese:** Krebszellen regen die Bildung neuer Blutgefäße zur ihrer eigenen Versorgung mit Nährstoffen und Sauerstoff an und unterstützen so ihr Wachstum.
- **Metastasierung:** Krebszellen können sich vom Primärtumor lösen und durch den Blutkreislauf oder das Lymphsystem wandern, um Sekundärtumoren bzw. Metastasen in anderen Organen zu bilden.

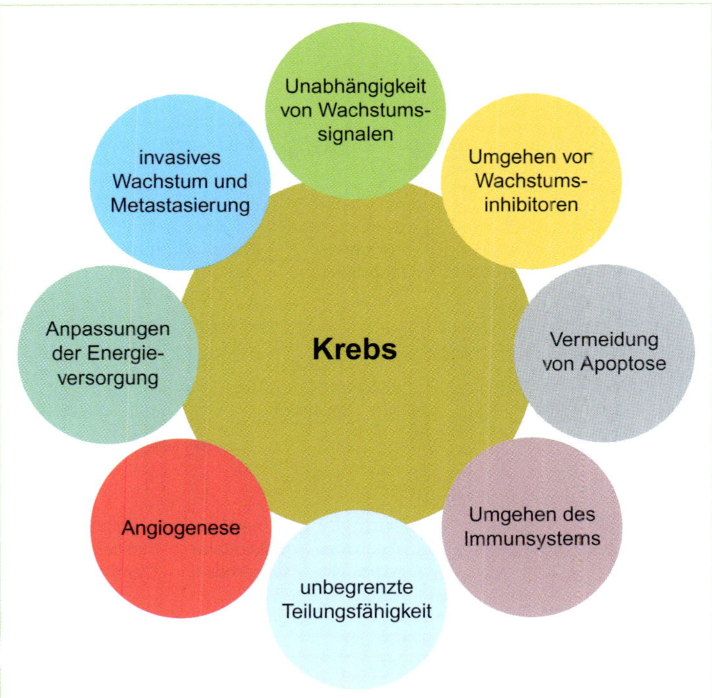


**Abb. 5.36** Hallmarks of Cancer. Wachstumsinhibitoren = Expressionsprodukte von Tumorsuppressorgenen [L271]

**VERSTÄNDNIS⁺** Alle oben genannten Merkmale **können** bei Krebs vorhanden sein, **müssen** aber **nicht.**

Um das Ausmaß der Krebserkrankung zu bestimmen und die Behandlungsoptionen festzulegen, verwendet man in der Medizin Staging- und Grading-Systeme:

- **Staging:** Dieses System kategorisiert den Krebs auf der Grundlage seiner Größe, der lokalen Invasion und dem Vorhandensein oder Fehlen von Fernmetastasen. Üblicherweise wird das **TNM-Staging-System** verwendet, bei dem T (*tumor*) für die Größe und Ausdehnung des Primärtumors steht, N (*nodes*) für den Befall von Lymphknoten in der Nähe und M (*metastasis*) für Metastasen.

- **Grading:** Dieses System klassifiziert den Krebs danach, wie abnormal die Zellen unter dem Mikroskop erscheinen, was ihre Aggressivität widerspiegelt. Die Einstufung reicht in der Regel von Grad 1 (gut differenziert) bis Grad 4 (schlecht differenziert). Beurteilt werden dabei das **Maß der Vielgestaltigkeit der Tumorzellen und ihrer Zellkerne** (= Polymorphie), die **Häufigkeit und Natur der Mitosen** (Proliferation und Ploidie des Zellkerns), **Gewebeuntergänge** (Nekrosen), das **Wachstumsmuster** (z. B. diffus infiltrierend) und **besondere Merkmale** (z. B. Endothelproliferate bei Hirntumoren wie dem Glioblastom, IDH-Wildtyp, ZNS WHO-Grad 4).

## 5.10.4 Zellbiologische Grundlagen der Krebsentstehung

Grundsätzlich entsteht Krebs, wie bereits erwähnt, durch die **Anhäufung von Genmutationen und epigenetischen Veränderungen** (➤ Kap. 6.7) in Zellen. Diese Veränderungen können das streng regulierte Gleichgewicht zwischen Zellteilung, -differenzierung und -tod stören, was letztlich zu unkontrolliertem Wachstum und der Bildung eines Tumors führt. Im Folgenden werden die zwei Arten von Genen betrachtet, deren Mutation oder epigenetische Veränderung ihrer Expressionsprodukte für das Verständnis der zellulären Grundlagen von grundlegender Bedeutung ist (➤ Abb. 5.37):

- **Onkogene:** Mutierte Versionen normaler Gene, die man in ihrer Vorform Proto-Onkogene nennt, die eine wesentliche Rolle bei **Zellwachstum und -teilung bzw. dem Zellzyklus** (➤ Kap. 5.6) spielen. Wenn sie mutiert sind, können Onkogene eine unkontrollierte Zellvermehrung fördern und zur Krebsentstehung beitragen. Bisher sind über 100 Proto-Onkogene entdeckt worden.
- **Tumorsuppressorgene:** Hierbei handelt es sich um Gene, die die Zellteilung regulieren, DNA-Fehler reparieren und bei Bedarf den Zelltod (Apoptose; ➤ Kap. 1.14) einleiten. Mutationen in Tumorsuppressorgenen können zu einem Verlust ihrer Schutzfunktionen führen, wodurch sich das Risiko der Krebsentstehung erhöht.

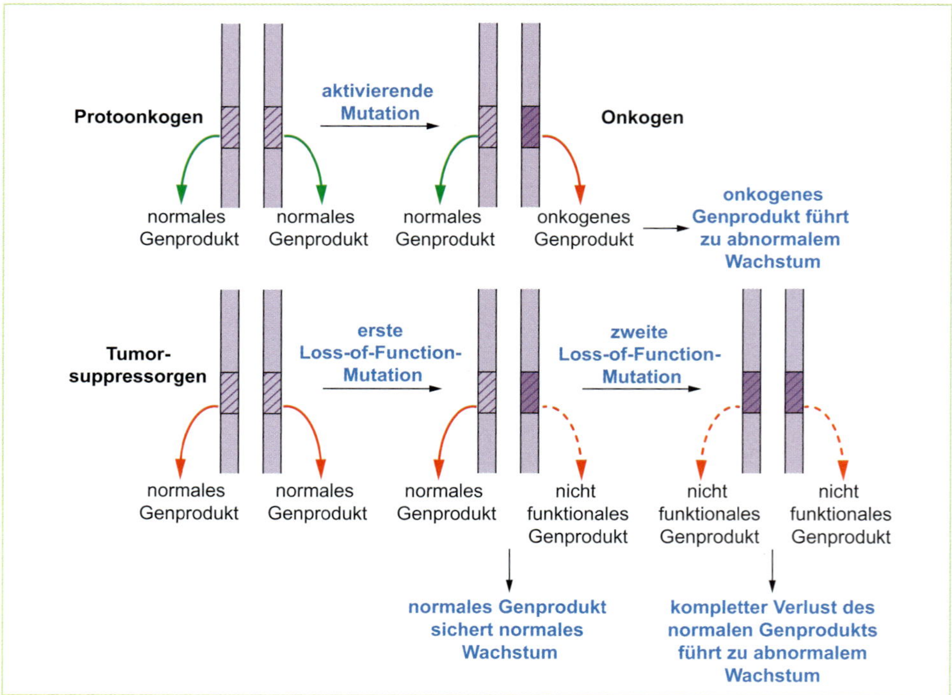


**Abb. 5.37** Vergleich von Tumorsuppressorgenen und Onkogenen [L138]

## 5.10.5 Mehrstufenmodell der Krebsentstehung

Die **Karzinogenese,** d. h. die Entstehung von Krebs, ist ein mehrstufiger Prozess, der die fortschreitende Umwandlung normaler Zellen in Krebszellen beinhaltet. Dieser Prozess umfasst in der Regel drei Phasen (➤ Abb. 5.38, ➤ Abb. 5.39):

1. **Initiation:** Das Initiationsstadium ist der erste Schritt in der Entwicklung von Krebs. In dieser Phase wird eine normale Zelle einem Karzinogen (➤ Kap. 5.10.4) ausgesetzt, z. B. einer Chemikalie oder Strahlung, die genetische Mutationen oder Veränderungen in der DNA der Zelle verursacht. Diese Mutationen können auch spontan sein und zur Entwicklung einer abnormen (Tumorstamm-)Zelle führen.

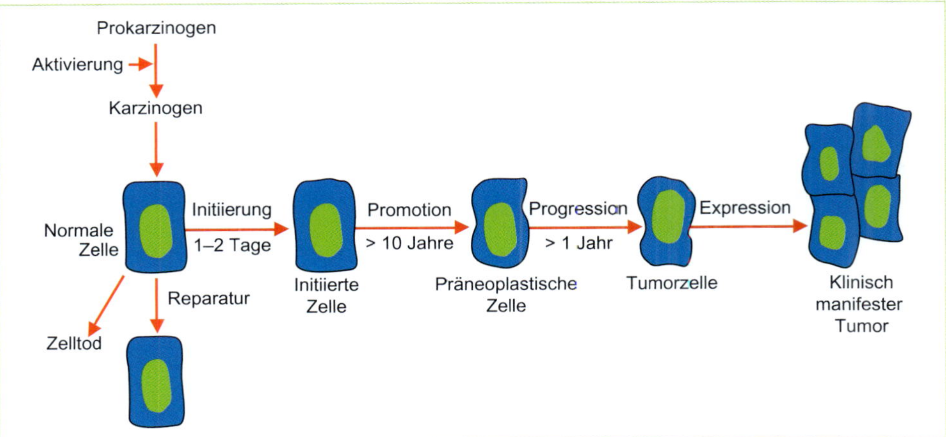


**Abb. 5.38** Phasen der Tumorentwicklung [R481]

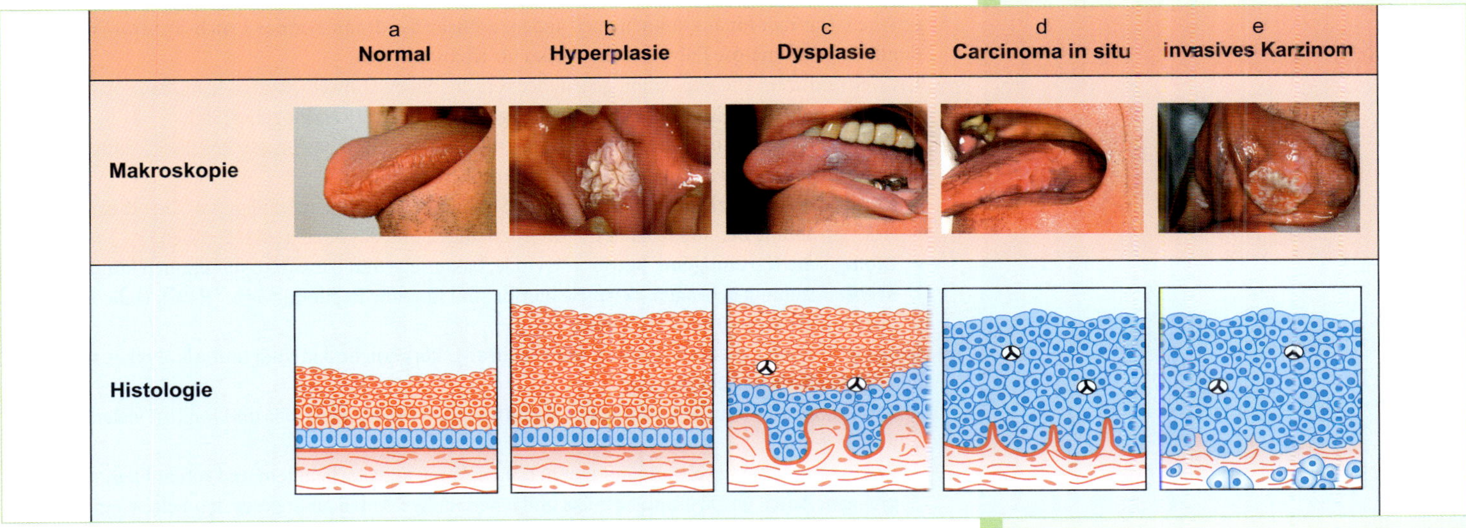


**Abb. 5.39** Modell der oralen Karzinogenese *(modifiziert nach: A. Forastiere et al. Head and Neck Cancer. N Engl J Med 2001; 345:1890–1900. (Makrobilder: S. Stöckli, Universitätsklinik für Ohren-, Nasen-, Hals- und Gesichtschirurgie, Zürich)* [R398, L231]

2. **Promotion:** Das Promotionsstadium ist der zweite Schritt in der Entwicklung von Krebs. In diesem Stadium beginnt sich die abnorme Zelle zu teilen und zu wachsen und bildet einen kleinen Klumpen abnormer Zellen. Dieses Stadium kann sich über viele Jahre hinziehen und durch verschiedene Faktoren wie Lebensstil, Ernährung und Umwelteinflüsse beeinflusst werden.
3. **Progression:** Das Progressionsstadium ist der letzte Schritt in der Entwicklung von Krebs. In diesem Stadium teilen sich die abnormen Zellen weiter und wachsen, und es können zusätzliche Mutationen auftreten. Diese Mutationen können zur Entwicklung eines bösartigen Tumors führen, der in nahegelegenes Gewebe und Organe eindringt und sich im Sinne einer Metastasierung auf andere Teile des Körpers ausbreiten kann.

## 5.10.6 Ursachen von Krebs

**MedAT-GEHEIMTIPP** 2025 wurde geprüft, ob Eierstockkrebs durch HP-Viren entstehen kann. – Nein, humane Papillomaviren führen zu Gebärmutterhalskrebs, nicht Eierstockkrebs,

Zahlreiche Faktoren können zur Entstehung von Krebs beitragen, darunter genetische Faktoren, Umweltfaktoren und der Lebensstil. Diese Faktoren können miteinander interagieren und das Gesamtrisiko einer Person, an Krebs zu erkranken, beeinflussen (➤ Abb. 5.40).

- **Genetische Faktoren:** Manche Menschen erben Mutationen in bestimmten Genen, wie BRCA1 oder BRCA2 (BRCA = **B**reast **C**ancer **A**nti**ge**ne), die ihr Risiko, an bestimmten Krebsarten zu erkranken,

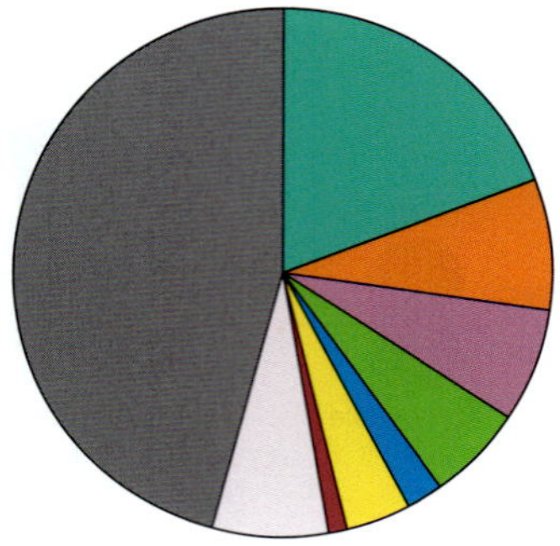


**Abb. 5.40** Verschiedene krebsfördernde Faktoren tragen unterschiedlich stark zur Krebsentstehung bei. Die Größe der Kreise verdeutlicht den ungefähren Einfluss des jeweiligen Faktors. [L126]

erhöhen. Darüber hinaus können auch andere erbliche Syndrome wie das Lynch-Syndrom oder die familiäre adenomatöse Polyposis das Risiko für Krebs erhöhen.

- **Umweltfaktoren:** Die Exposition gegenüber verschiedenen Umweltfaktoren kann zur Entstehung von Krebs beitragen. Einige häufige krebserregende Faktoren (Karzinogene) sind:
  - **Chemische Karzinogene:** Stoffe wie Tabakrauch, Asbest und bestimmte Pestizide können DNA-Schäden verursachen und das Krebsrisiko erhöhen.
  - **Physikalische Karzinogene:** Ionisierende Strahlung wie Röntgenstrahlen und die ultraviolette (UV-)Strahlung der Sonne kann die DNA schädigen und das Krebsrisiko erhöhen.
  - **Biologische Karzinogene:** Bestimmte virale, bakterielle und parasitäre Infektionen können zur Krebsentstehung beitragen. Beispiele hierfür sind humane Papillomaviren (HPV), Helicobacter pylori und Hepatitis-B- und -C-Viren.
- **Lebensstil:** Auch Lebensstilfaktoren wie Ernährung, körperliche Aktivität und Alkoholkonsum können das Krebsrisiko beeinflussen:
  - **Tabakkonsum:** Rauchen ist eine der Hauptursachen für Lungenkrebs und trägt zu vielen anderen Krebsarten bei.
  - **Ernährung:** Eine Ernährung mit einem hohen Anteil an verarbeitetem und rotem Fleisch, einem geringen Anteil an Obst und Gemüse und einem hohen Anteil an ungesunden Fetten kann das Risiko für bestimmte Krebsarten erhöhen.
  - **Körperliche Aktivität:** Regelmäßige körperliche Betätigung senkt nachweislich das Risiko für verschiedene Krebsarten, darunter Brust-, Darm- und Gebärmutterhalskrebs.
  - **Alkoholkonsum:** Übermäßiger Alkoholkonsum wird mit einem erhöhten Risiko für verschiedene Krebsarten wie Leber-, Brust- und Dickdarmkrebs in Verbindung gebracht.

### 5.10.7 Epidemiologie von Krebs

**DEFINITIONEN** Unter **Epidemiologie** versteht man die Lehre von der Verbreitung und den Ursachen von Krankheiten innerhalb von Populationen. Sie liefert wichtige Daten für die Gesundheitsplanung und -politik, insbesondere im Bereich der Onkologie.

**VERSTÄNDNIS⁺** Die Epidemiologie von Krebs beschäftigt sich mit der Untersuchung der Verteilung und Determinanten von Krebserkrankungen in bestimmten Populationen. Sie hilft dabei, Risikofaktoren zu identifizieren, Präventionsstrategien zu entwickeln und die Effektivität von Behandlungsansätzen zu bewerten.

Krebs ist weltweit eine der führenden Todesursachen. Laut der Weltgesundheitsorganisation (WHO) wurden im Jahr 2020 etwa 19,3 Millionen neue Krebsfälle und 10 Millionen krebsbedingte Todesfälle registriert. Die häufigsten Krebsarten sind (➢ Abb. 5.41):

- **Lungenkrebs:** Häufigste Krebstodesursache weltweit.
- **Brustkrebs:** Häufigste Krebsart bei Frauen.
- **Darmkrebs:** Dritthäufigste Krebsart weltweit.
- **Prostatakrebs:** Häufigste Krebsart bei Männern.

Notizen

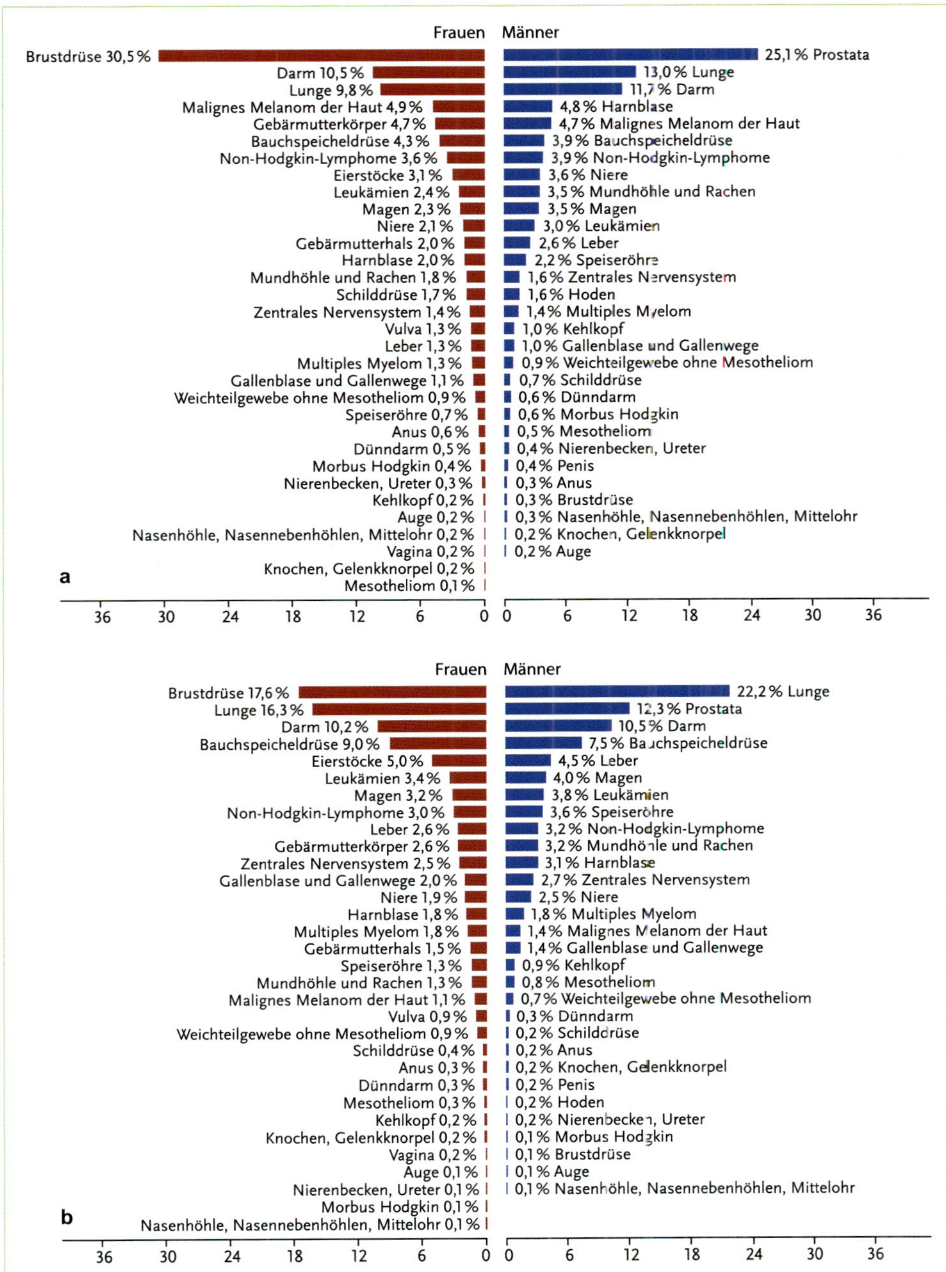


**Abb. 5.41** Prozentualer Anteil der häufigsten Tumorlokalisationen (a) an allen Krebsneuerkrankungen in Deutschland 2020 (ohne nichtmelanotischen Hautkrebs), (b) an allen Krebssterbefällen in Deutschland 2020 [X221-052]

**AUS DEM MEDIZINSTUDIUM** Die steigende Inzidenz von Krebs in vielen Ländern wird teilweise auf die alternde Bevölkerung zurückgeführt. Mit zunehmendem Alter steigt das Risiko für genetische Mutationen, die zur Krebsentstehung beitragen können. Darüber hinaus beeinflussen Lebensstilfaktoren wie Rauchen, Alkoholkonsum, Ernährung und körperliche Inaktivität die Krebsinzidenz erheblich.

## 5.10.8 Die Rolle des Immunsystems bei der Krebsentstehung

Das Immunsystem spielt bei der Krebsentstehung eine wichtige Rolle, da es durch die **Immunosurveillance** die Entstehung von Krebs bekämpft. Tumore, die sich noch in der Entwicklung befinden, können jedoch während ihrer Karzinogenese (➤ Kap. 5.10.4) Eigenschaften gewinnen, die das Immunsystem aushebeln. Man nennt das **Immunoediting.**

## Immunüberwachung

Die Immunüberwachung (**Immunosurveillance**) ist der Prozess, bei dem das Immunsystem Krebszellen erkennt und eliminiert, bevor sie einen Tumor bilden können. Immunzellen wie natürliche Killerzellen (NK-Zellen) und zytotoxische T-Lymphozyten (Zellen des Immunsystems) sind dafür zuständig, Zellen mit abnormen oder mutierten Proteinen auf ihrer Oberfläche zu erkennen und zu zerstören.

## Immunoediting

Während die Immunüberwachung darauf abzielt, Krebszellen zu eliminieren, können sich aber einige Zellen der Erkennung und Zerstörung durch das Immunsystem durch einen Prozess entziehen, der **Immunoediting** genannt wird. Dieser Prozess besteht aus **drei Phasen** (➢ Abb. 5.42):

1. **Eliminierung:** Das Immunsystem erkennt und zerstört die Krebszellen, wie in der Immunüberwachung beschrieben.
2. **Gleichgewichtszustand:** Einige Krebszellen können Strategien entwickeln, um der Erkennung oder Zerstörung durch das Immunsystem zu entgehen. In dieser Phase befinden sich das Immunsystem und die Krebszellen in einem Gleichgewichtszustand, in dem keiner der beiden die Oberhand gewinnt.
3. **Immunevasion (Entkommen):** Krebszellen, die dem Immunsystem erfolgreich entkommen sind, können weiterwachsen und sich weiterentwickeln und schließlich klinisch nachweisbare Tumore bilden.

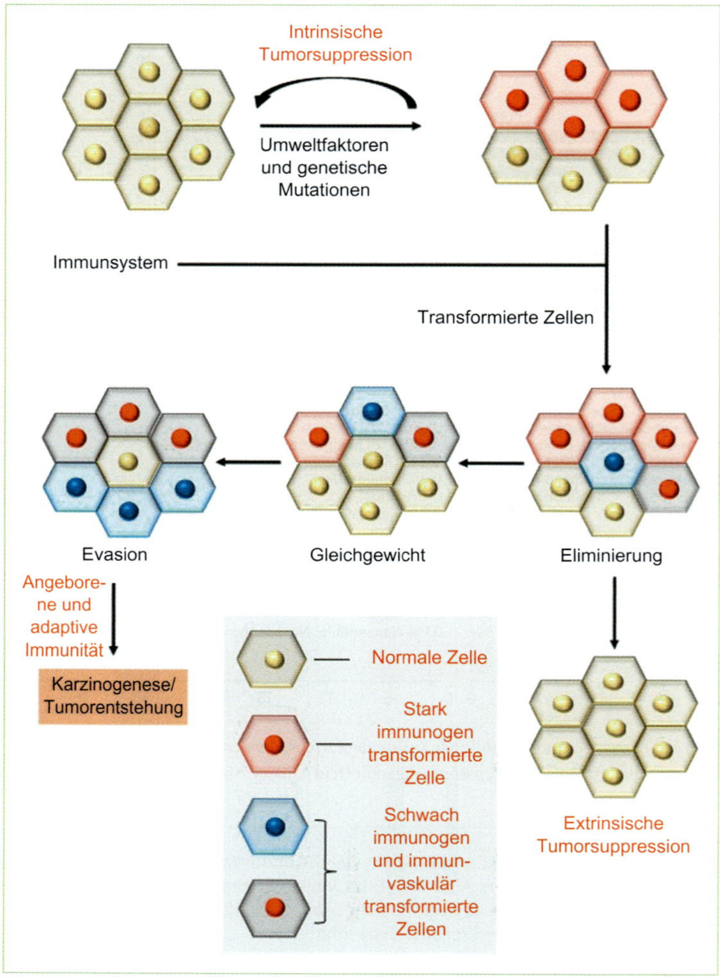


**Abb. 5.42** Die drei Phasen des Immunoediting: Eliminierung, Gleichgewicht und Immunevasion. Diese Abbildung zeigt im unteren Bereich, wie es durch die schlussendliche Immunevasion zu der Entstehung von Tumoren kommen kann. [G1246]

Notizen

# 5.11 Humangenetik

*Deniz Tafrali*

MedAT-Stichwort
Humangenetik

Humangenetik ist die Lehre von der Vererbung, Ausprägung und Veränderung der genetischen Information beim Menschen. Sie umfasst die Untersuchung des menschlichen Genoms, des vollständigen DNA-Satzes in unseren Zellen, der als Bauplan für unsere phänotypischen Merkmale, physiologischen Prozesse und die Anfälligkeit für bestimmte Krankheiten dient. Durch die Erforschung der Prinzipien der Vererbung, der Funktion von Genen und der Auswirkungen genetischer Variationen bietet die Humangenetik wesentliche Einblicke in die menschliche Biologie.

Das menschliche Genom besteht aus etwa **3 Milliarden Basenpaaren DNA,** die in 46 Chromosomen organisiert sind, die sich im Kern jeder kernhaltigen Zelle befinden. Innerhalb dieser genetischen Landschaft sind etwa **20.000 bis 25.000 proteinkodierende Gene** für die Synthese einer Vielzahl von Proteinen verantwortlich, die die Bausteine und Funktionseinheiten des menschlichen Körpers darstellen. Die proteinkodierenden Gene machen jedoch nur einen kleinen Teil des gesamten Genoms aus. Die übrigen nichtkodierenden Regionen spielen eine entscheidende Rolle bei der Regulierung der Genexpression, der Chromosomenstruktur (➢ Kap. 5.4.1) und der Stabilität des Genoms.

## 5.11.1 Stammbaumanalysen

MedAT-Stichwort
Stammbaumanalysen

Die Stammbaumanalyse ist ein grundlegendes Werkzeug der Humangenetik, mit dem Forscher und Kliniker die Vererbungsmuster genetischer Merkmale und Krankheiten innerhalb von Familien untersuchen können. Durch die Erstellung und Untersuchung grafischer Darstellungen von Stammbäumen können Genetiker den Vererbungsmodus für ein bestimmtes Merkmal ableiten, das Risiko der Manifestation einer Krankheit bei Familienmitgliedern vorhersagen und wertvolle Erkenntnisse für die genetische Beratung (➢ Kap. 5.11.2) gewinnen.

In einem Stammbaumdiagramm werden standardisierte Symbole verwendet, um Personen, Beziehungen und die Übertragung genetischer Merkmale über Generationen hinweg darzustellen. Zu den wichtigsten Symbolen und Notationen gehören (➢ Abb. 5.3):

- **Kreise und Quadrate:** Kreise stehen für weibliche Personen, Quadrate für männliche.
- **Ausgefüllte (rote) und nicht ausgefüllte (gelbe) Symbole:** Ausgefüllte (rote) Symbole stehen für Individuen, die das Merkmal ausprägen oder von der Krankheit betroffen sind, während nicht ausgefüllte (gelbe) Symbole nicht betroffene Individuen darstellen.
- **Horizontale Linien:** Verbinden Paarungspartner.
- **Vertikale Linien:** Verbinden Eltern mit ihren Nachkommen.
- **Römische Ziffern und arabische Ziffern:** Römische Ziffern kennzeichnen die Generationen und arabische Ziffern die Individuen innerhalb jeder Generation auf eindeutige Weise.

Um einen Stammbaum zu erstellen, werden zunächst Familienmitglieder befragt, um Informationen über das Vorhandensein oder Nichtvorhandensein des betreffenden Merkmals oder der betreffenden Krankheit sowie über die Beziehungen zwischen den Familienmitgliedern zu sammeln. Danach ordnet man die Daten nach Generationen und den Symbolen entsprechend an, um sicherzustellen, dass der Stammbaum die Familiengeschichte genau wiedergibt.

### Vererbungsmodus

Durch die Analyse von Stammbäumen können Genetiker auf den Vererbungsmodus eines bestimmten Merkmals oder einer bestimmten Krankheit schließen, der sich in die folgenden Kategorien einteilen lässt (➢ Kap. 5.3):

- **Autosomal-dominant:** Merkmale oder Krankheiten werden autosomal-dominant vererbt, wenn eine einzige Kopie des mutierten Gens (Heterozygotie) von einem Elternteil ausreicht, um den Phänotyp zu manifestieren. Betroffene Personen haben eine 50-prozentige Chance, das Merkmal an ihre Nachkommen weiterzugeben.
- **Autosomal-rezessiv:** Bei der autosomal-rezessiven Vererbung muss ein Individuum zwei Kopien des mutierten Gens (Homozygotie) erben, eine von jedem Elternteil, um den Phänotyp zu manifestieren. Träger, die nur eine Kopie des mutierten Gens besitzen, weisen das Merkmal nicht auf, können die Mutation aber an ihre Nachkommen weitergeben.
- **X-chromosomal-dominant:** X-chromosomal-dominante Merkmale oder Krankheiten werden durch Mutationen auf dem X-Chromosom verursacht. Betroffene Männer vererben das Merkmal an alle ihre Töchter, aber nicht an ihre Söhne, während betroffene Frauen eine 50-prozentige Chance haben, das Merkmal sowohl an Söhne als auch an Töchter weiterzugeben.
- **X-chromosomal-rezessiv:** X-chromosomal-rezessive Merkmale oder Krankheiten befinden sich ebenfalls auf dem X-Chromosom. Betroffene Männer vererben die Mutation an alle ihre Töchter, die

wiederum Trägerinnen werden, aber nicht an ihre Söhne. Trägerinnen haben eine 50-prozentige Chance, die Mutation an ihre Nachkommen weiterzugeben, wobei die Söhne das Merkmal manifestieren, wenn sie das Merkmal vererbt bekommen und die Töchter Trägerinnen werden.

**MedAT-Stichwort**
Genetische Beratung

### 5.11.2 Genetische Beratung

Genetische Beratung ist ein wichtiger Arbeitsbereich auf dem Gebiet der Humangenetik, die Einzelpersonen und Familien Informationen, Unterstützung und Beratung im Zusammenhang mit genetischen Störungen und dem Risiko der Übertragung dieser Krankheiten auf künftige Generationen bietet. Als interdisziplinäre Tätigkeit kombiniert die genetische Beratung Fachwissen in medizinischer Genetik, psychosozialer Beratung und Kommunikationsfähigkeit, um den Patienten zu helfen, Entscheidungen über genetische Tests, Familienplanung und Krankheitsmanagement zu treffen.

#### Der genetische Berater

Genetische Berater sind Fachleute im Gesundheitswesen, die in Genetik, Beratung und Risikobewertung ausgebildet sind. Sie arbeiten eng mit ihren Patienten zusammen, um folgende Dinge zu tun:

- **Beurteilung der Familiengeschichte:** Genetische Berater prüfen die Familiengeschichte ihrer Patienten, um mögliche genetische Risiken und Vererbungsmuster zu erkennen.
- **Aufklären und informieren:** Sie versorgen die Patienten mit Informationen über Genetik, Vererbungsmuster, Gentests und Krankheitsmanagement.
- **Erleichterung der Entscheidungsfindung:** Genetische Berater beraten ihre Patienten, damit sie gut informiert Entscheidungen über Gentests, Familienplanung und Gesundheitsmanagement treffen können, und respektieren dabei die Werte, Überzeugungen und die Autonomie der Patienten.
- **Unterstützung anbieten:** Sie bieten den Patienten und ihren Familien psychosoziale Unterstützung bei der Bewältigung der emotionalen und praktischen Herausforderungen im Zusammenhang mit genetischen Erkrankungen.

#### Der Prozess der genetischen Beratung

Der Prozess der genetischen Beratung umfasst in der Regel die folgenden Phasen:

1. **Vorab-Beratung:** Die Patienten werden oft von Ärzten an die genetische Beratung verwiesen oder suchen die Beratung unabhängig davon auf, weil sie sich Sorgen über ihre Familiengeschichte machen. Vor dem Termin können die Patienten gebeten werden, Angaben zu ihrer medizinischen und familiären Vorgeschichte zu machen.
2. **Erstgespräch:** Während des ersten Termins bespricht der genetische Berater die medizinische und familiäre Vorgeschichte des Patienten, erörtert den Nutzen, die Grenzen und die Auswirkungen von Gentests und geht auf alle Fragen und Bedenken ein.
3. **Gentests:** Wenn sich der Patient für einen Gentest entscheidet, hilft der Berater bei der Testauswahl, der Koordination und der Interpretation der Testergebnisse.
4. **Beratung nach dem Test:** Nach Erhalt der Testergebnisse bespricht der genetische Berater die Ergebnisse mit dem Patienten, erörtert mögliche Auswirkungen auf den Patienten und seine Familie und bietet Beratung zum Krankheitsmanagement und zur Familienplanung an.
5. **Nachsorge:** Genetische Berater können bei Bedarf fortlaufende Unterstützung, Ressourcen und Überweisungen an andere Fachkräfte des Gesundheitswesens anbieten, um eine umfassende Betreuung der Patienten zu gewährleisten.

#### Ethik in der genetischen Beratung

Genetische Beratung muss in Übereinstimmung mit ethischen Grundsätzen durchgeführt werden, um die Rechte und das Wohlergehen der Patienten zu schützen. Zu den wichtigsten ethischen Überlegungen gehören:

- **Autonomie:** Genetische Berater müssen die Autonomie der Patienten respektieren und ihr Recht unterstützen, eigenständige Entscheidungen über ihre Gesundheitsversorgung zu treffen.
- **Vertraulichkeit:** Berater sind für die Wahrung der Privatsphäre ihrer Patienten verantwortlich und müssen sicherstellen, dass genetische Informationen nur an befugte Personen oder im Rahmen der gesetzlichen Bestimmungen weitergegeben werden.
- **Neutralität:** Genetische Berater sollten ihren Patienten ausgewogene, unvoreingenommene Informationen zur Verfügung stellen, die es ihnen ermöglichen, Entscheidungen auf der Grundlage ihrer eigenen Werte und Präferenzen zu treffen, ohne ihnen persönliche Überzeugungen oder Urteile aufzuzwingen.

Notizen

## 5.11.3 Genetische Diagnostik

Die Gendiagnostik ist ein wesentlicher Aspekt der modernen Medizin, der darauf abzielt, genetische Variationen, Mutationen und Anomalien festzustellen und zu analysieren. Diese Diagnosetechniken haben weitreichende Auswirkungen auf verschiedene medizinische Bereiche, darunter die Identifizierung genetischer Störungen, das pränatale und das Neugeborenen-Screening sowie die Bestimmung individueller Veranlagungen für komplexe Krankheiten. Darüber hinaus spielt die genetische Diagnostik eine entscheidende Rolle bei der Entwicklung der personalisierten Medizin, die gezielte Therapien auf der Grundlage individueller genetischer Profile ermöglicht.

**MedAT-Stichwort**
Genetische Diagnostik

### Zytogenetik

Die Zytogenetik ist der Zweig der genetischen Diagnostik, der sich mit der Untersuchung von Chromosomen und ihrer Rolle bei Vererbung, genetischer Variation und Krankheit befasst. Wichtig ist hierbei zu wissen, dass strukturelle oder numerische Chromosomenaberrationen (➤ Kap. 5.8.3 und ➤ Kap. 5.8.4) zu verschiedenen genetischen Störungen und Erkrankungen führen können, die man mit unterschiedlichen Methoden erkennen kann. Zu diesen Methoden gehören:

- **Karyogramm:** Bei der Erstellung eines Karyogramms (➤ Abb. 5.11) werden die Chromosomen gefärbt und unter dem Mikroskop sichtbar gemacht. Mit dieser Methode lassen sich sowohl strukturelle als auch numerische Chromosomenaberrationen feststellen.
- **Fluoreszenz-in-situ-Hybridisierung (FISH):** FISH (➤ Abb. 5.43) ist eine Technik, bei der fluoreszierende Sonden an spezifische DNA-Sequenzen gebunden werden, was z. B. die Erkennung von strukturellen Chromosomenaberrationen ermöglicht.

Darüber hinaus hat die Zytogenetik zahlreiche Anwendungen in der Medizin:

- **Diagnostik von Chromosomenaberrationen** (➤ Kap. 5.8.4): Die Identifizierung von Chromosomenaberrationen kann zur genauen Diagnose von genetischen Störungen wie dem Down-Syndrom, dem Turner-Syndrom und dem Klinefelter-Syndrom führen.
- **Pränatales und präimplantationsgenetisches Screening:** Mit Hilfe zytogenetischer Verfahren können Chromosomenanomalien bei sich entwickelnden Feten oder Embryonen aufgespürt werden, was ein frühzeitiges Eingreifen und in einigen Fällen eine Behandlung ermöglicht.
- **Krebsdiagnostik:** Mit Hilfe der Zytogenetik können spezifische Chromosomenaberrationen in Krebszellen festgestellt werden, die diagnostische, prognostische oder therapeutische Auswirkungen haben können.

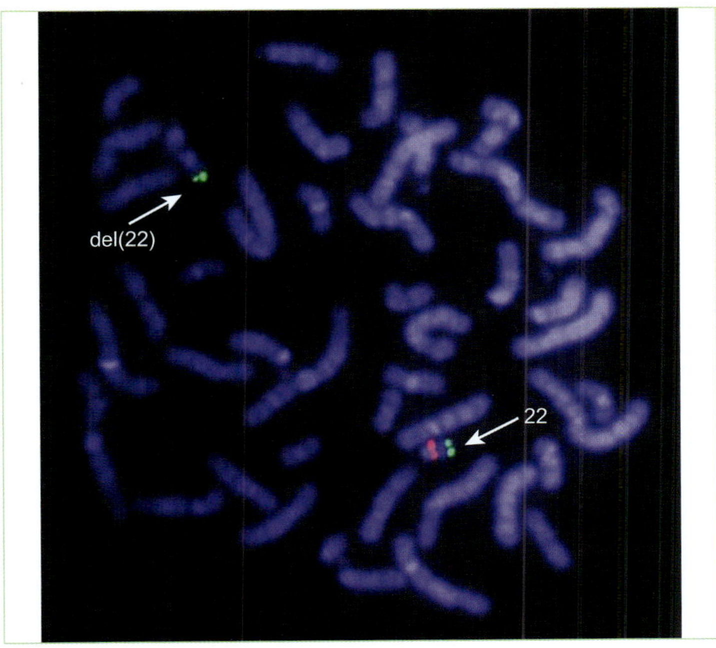


**Abb. 5.43** Fluoreszenz-in-situ-Hybridisierung einer Deletion auf Chromosom 22 (Courtesy of Beverly S. Emanuel) [G628-003]

### Molekulargenetische Methoden

Die Molekulargenetik befasst sich mit den molekularen Grundlagen der genetischen Information, einschließlich der Struktur, Funktion und Regulierung von Genen (➤ Kap. 6).

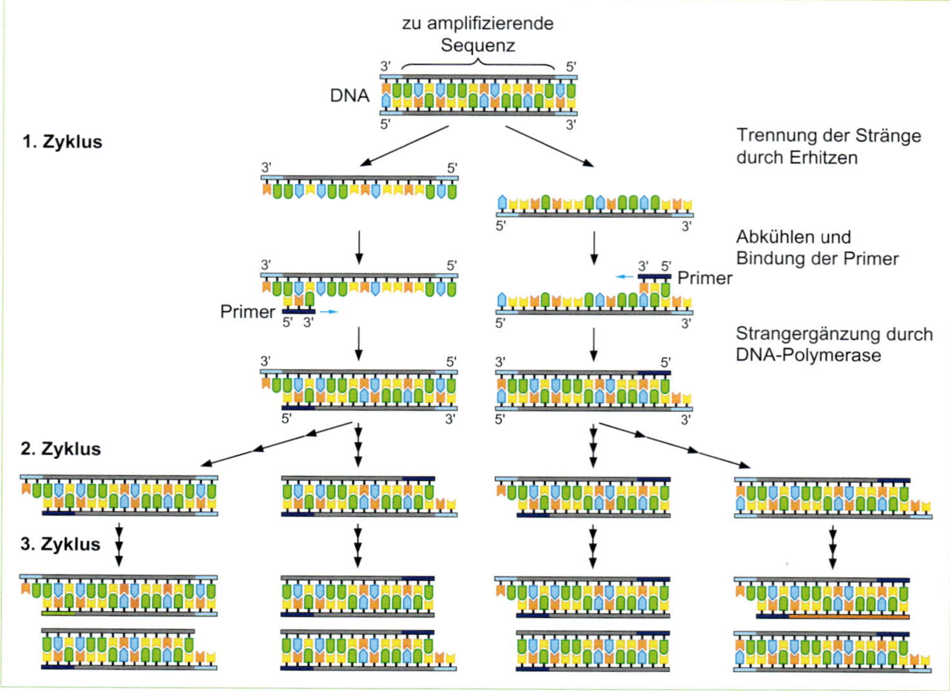


**Abb. 5.44** Schema einer Polymerase-Kettenreaktion (PCR) [L253]

Es wurden verschiedene molekulare Techniken entwickelt, um DNA-Sequenzen zu analysieren und genetische Variationen festzustellen. Einige weit verbreitete Methoden sind:

- **Polymerase-Kettenreaktion (PCR):** Die PCR (➤ Abb. 5.44) ist eine Technik zur Vervielfältigung spezifischer DNA-Sequenzen und ermöglicht deren Nachweis und Analyse. Diese Methode wird häufig zum Screening auf spezifische genetische Mutationen eingesetzt, die mit bestimmten Krankheiten in Verbindung gebracht werden.
- **DNA-Sequenzierung:** Unter DNA-Sequenzierung versteht man die Bestimmung der Reihenfolge der Nukleotidbasen innerhalb eines DNA-Moleküls. Es gibt mehrere DNA-Sequenzierungstechniken, darunter die Sanger-Sequenzierung und das Next-Generation Sequencing (NGS; ➤ Abb. 6.28). Mit diesen Methoden können Forscher genetische Variationen und Mutationen in einem breiten Spektrum von Genen identifizieren.
- **Microarray-Analyse:** Mit Microarrays werden die Expressionsniveaus von Tausenden von Genen gleichzeitig analysiert. Diese Technik kann helfen, Genexpressionsmuster zu identifizieren, die mit bestimmten Krankheiten oder Zuständen in Verbindung stehen.

**AUS DEM MEDIZINSTUDIUM** Stellt euch vor, ihr seid Forscher und wollt ein Experiment durchführen, für das ihr große Mengen eines Gens aus bestimmten Zellen benötigt. Ihr könntet nun warten, bis sich die Zellen soweit vermehren, dass durch Replikation genug Kopien des Gens entstanden sind. Dabei entstehen natürlich nicht nur Kopien des Gens, für das ihr euch interessiert, sondern das gesamte Genom wird vervielfältigt. Es wäre also viel praktischer, wenn ihr nur das Gen vermehren würdet, an dem ihr auch interessiert seid. Und noch praktischer wäre es, wenn ihr das Ganze innerhalb von Stunden machen könntet und nicht tagelang warten müsstet.

Dafür gibt es die **Polymerase Chain Reaction (PCR)** (➤ Abb. 5.44), die wie folgt abläuft:

- Ihr braucht eine kleine Menge der DNA der Zellen, die ihr untersuchen wollt. Die DNA wird auf rund 95 °C erhitzt, sodass die Wasserstoffbrücken, die den DNA-Doppelstrang zusammenhalten, gelöst werden. Diesen Prozess bezeichnet man als **Denaturierung.**
- Nun braucht es Primer, die euer Gen binden können. Da dieses Binden aber bei 95 °C unmöglich ist, wird das Ganze auf rund 60 °C abgekühlt, damit es zum **Annealing der Primer** kommt.

Eine hitzestabile DNA-Polymerase fängt ausgehend von den Primern an, freie Nukleotide (die müsst ihr natürlich vorher zu eurer DNA gegeben haben) zu einem komplementären Strang zu verknüpfen. Diese **Elongation** kann bei ca. 70 °C stattfinden, da die verwendeten Polymerasen aus Bakterien stammen, die in der Nähe von heißen Quellen leben, und die bei diesen Temperaturen ideal arbeiten. Nun wurde die DNA bzw. euer Ziel-Gen verdoppelt. Nach einem weiteren Zyklus habt ihr schon vier Kopien, danach acht usw. Die Zahl der Kopien wächst also **exponentiell.** Wenn ihr nicht nur ein Ziel-Gen, sondern die gesamte DNA vervielfältigen wollt, müsst ihr lediglich Primer verwenden, die unspezifisch im gesamten Genom binden.

Notizen

KAPITEL

# 6 Molekulargenetik

Deniz Tafrali

## 6.1 Einführung

MedAT-Stichwort
Molekulare Genetik

**DEFINITIONEN** Ein **Molekül** ist ein elektrisch neutrales Teilchen und die kleinste Einheit einer chemischen Verbindung. Es besteht aus zwei oder mehr Atomen (➤ Kap. 10), die durch kovalente Bindungen miteinander verknüpft sind.
Eine **kovalente Bindung** ist eine chemische Bindung (➤ Kap. 15), bei der zwei Atome ein oder mehrere **Elektronenpaare** teilen, um ihre Elektronenhülle zu vervollständigen und dadurch eine stabile Verbindung zu bilden. Mehr dazu in ➤ Kap. 15.3.

Die Molekulargenetik ist ein zentraler Bereich der Biologie, der sich mit der **Struktur** und **Funktion** der **Gene** auf molekularer Ebene beschäftigt. Sie untersucht, wie genetische Informationen in der **DNA** gespeichert, vermehrt und angewendet werden, und wie diese Informationen zur Produktion von **RNA** und **Proteinen** führen.

## 6.2 Desoxyribonukleinsäure

MedAT-Stichwort
DNA

**MedAT-GEHEIMTIPP** Zur DNA werden viele Fragen gestellt. Wir empfehlen euch daher, die Themen **Replikation** und **Aufbau der DNA** besonders intensiv zu lernen. Außerdem ist ein Verständnis für die **prozentuale Aufteilung der Nukleinbasen** in der DNA von großem Nutzen.
Hier eine Beispielaufgabe dazu: Aus wie viel Prozent Adenin besteht die DNA, wenn in ihr 18 % Guanin vorzufinden sind? Die richtige Antwort: **32 %.** Falls ihr die Aufgabe jetzt noch nicht versteht, sollte sich das im Rahmen der Lektüre dieses Kapitels mit Sicherheit ändern.

Die **Desoxyribonukleinsäure** (engl. *Desoxyribonuclein Acid,* daher die Abkürzung „DNA") ist das Trägermolekül der genetischen Information in allen bekannten Lebewesen. Sie enthält die **Bauanleitung für Proteine,** die die Struktur und Funktion von Zellen bestimmen und sie ermöglicht die Weitergabe genetischer Informationen von einer Generation zur nächsten.

### 6.2.1 Genereller Aufbau

MedAT-Stichwort
Aufbau

Die DNA als biologisches Molekül besteht aus mehreren aneinandergereihten **Nukleotiden,** ist also ein **Polynukleotid.** Jedes Nukleotid wiederum setzt sich aus drei Bausteinen zusammen (➤ Abb. 6.1, ➤ Abb. 6.2):

1. einer **stickstoffhaltigen Nukleinbase**
2. dem Zucker **2-Desoxyribose**
3. einer **Phosphatgruppe**

In der DNA kommen vier verschiedene Nukleinbasen vor: **Adenin (A), Thymin (T), Guanin (G)** und **Cytosin (C).** Adenin und Guanin sind dabei sogenannte **Purinbasen,** während Cytosin und Thymin **Pyrimidinbasen** sind.

VIDEO: Einführung Genetik

https://www.elsevier.com/books-and-journals/book-companion/9783437412592

**EPISCHE ESELSBRÜCKEN** Falls ihr euch nicht merken könnt, welche Nukleinbasen Pyrimidin- oder Purinbasen sind, denkt daran, dass P**y**rimidinbasen in der DNA immer ein **y** im Namen haben (C**y**tosin, Th**y**min).

Die Reihenfolge der Aneinanderreihung der Nukleotide mit den verschiedenen Nukleinbasen ergibt die sogenannte **Basensequenz,** die unter anderem im Rahmen der Proteinbiosynthese (➤ Kap. 6.3.5) von der RNA-Polymerase abgelesen wird.

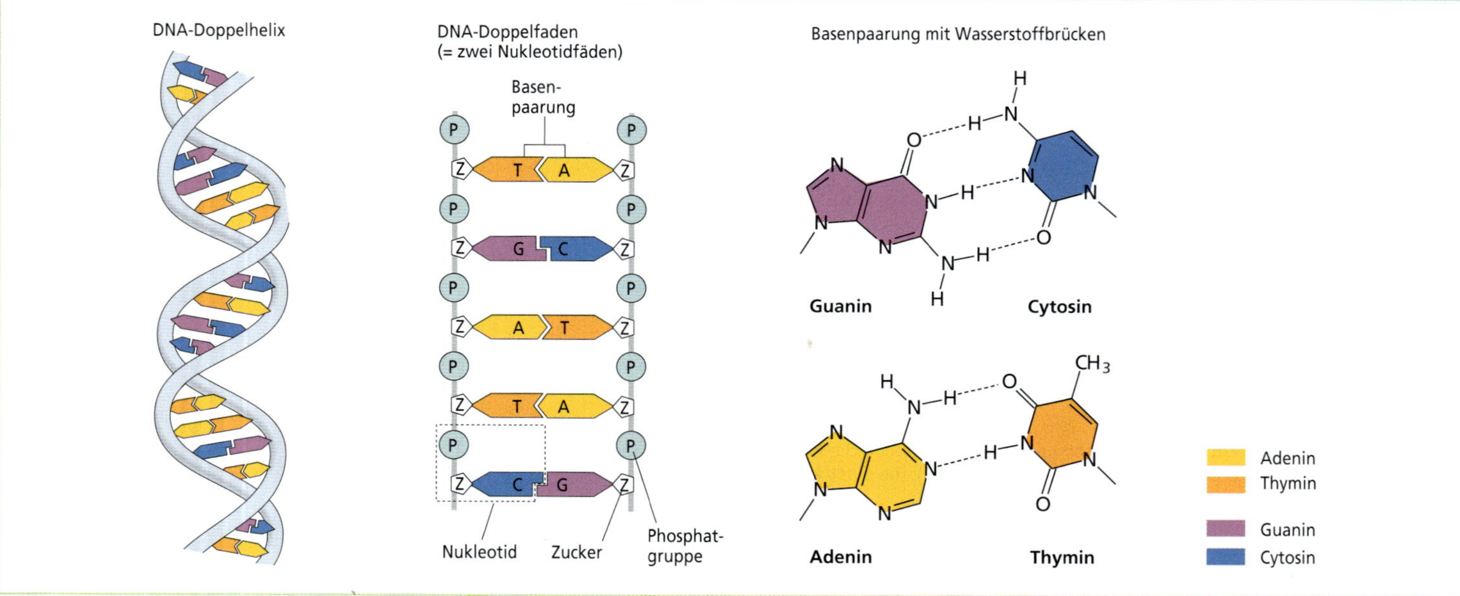


**Abb. 6.1** Aufbau der DNA. Zuckermoleküle (Z) und Phosphatgruppen (P) sind abwechselnd aneinandergeheftet und bilden zwei Stränge. Von den Zuckermolekülen aus bilden Basenpaare über Wasserstoffbrückenbindungen die „Sprossen" der „Strickleiter". [links L253, rechts L190]

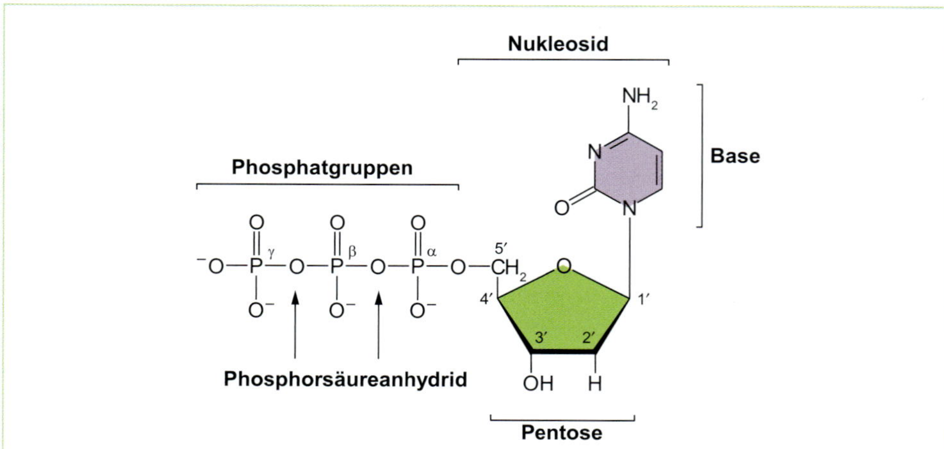


**Abb. 6.2** Nukleotide: Desoxycytidintriphosphat (dCTP; DNA) [L253]

**EPISCHE ESELSBRÜCKEN** Als Analogie kann man die **Nukleinbasen** als **Buchstaben** sehen, während die transkribierte **mRNA** einen **Text** darstellt, der die **Anleitung** für das Zusammenbauen eines Proteins ist.

**VERSTÄNDNIS+** Die Begriffe **Nukleinbase** und **Nukleinsäure** können verwirrend sein. Dabei ist zu beachten, dass Nukleinbasen **Bestandteile** von Nukleinsäuren sind. Das bedeutet: Während der Begriff Nukleinbasen die oben erwähnten Purin- und Pyrimidinbasen zusammenfasst, sind Nukleinsäuren entweder die **Desoxyribonukleinsäure (DNA)** oder die **Ribonukleinsäure (RNA).** Was die Begriffe Säure und Base per se bedeutet, werden wir ausführlich in ➤ Kap. 20 behandeln.

**DEFINITIONEN** Eine **Phosphodiesterbindung** ist eine chemische Bindung, die Nukleotide in DNA und RNA durch Verknüpfung der Phosphatgruppe eines Nukleotids mit der Hydroxylgruppe des Zuckers des nächsten Nukleotids verbindet.
Eine **Hydroxylgruppe** ist eine funktionelle Gruppe in der Chemie, bestehend aus einem **Sauerstoffatom** und einem **Wasserstoffatom** (-OH), die an ein Kohlenstoffatom eines Moleküls gebunden ist und typischerweise in **Alkoholen** und **Zuckern** vorkommt. Mehr dazu in ➤ Kap. 23.1.

Die **2-Desoxyribose** ist ein Zucker mit fünf Kohlenstoffatomen. Diese Kohlenstoffatome sind von **1' bis 5'** durchnummeriert. An das **1'-Kohlenstoffatom** ist die **stickstoffhaltige Base** (A, T, G oder C), an das **5'-Kohlenstoffatom** die **Phosphatgruppe** gebunden. Die einzelnen Nukleotide sind durch **Phosphodiesterbindungen** miteinander verknüpft. Diese Verbindungen entstehen zwischen der **3'-Hydroxylgruppe (-OH)** eines Nukleotids und der **5'-Phosphatgruppe** des nächsten. Auf diese Weise bildet sich das **Zucker-Phosphat-Rückgrat,** das den DNA-Strang stabilisiert. Diese Struktur verleiht der DNA eine **Richtung,** die stets vom **5'-Ende** (freie Phosphatgruppe) zum **3'-Ende** (freie Hydroxylgruppe) verläuft (➤ Abb. 6.3).

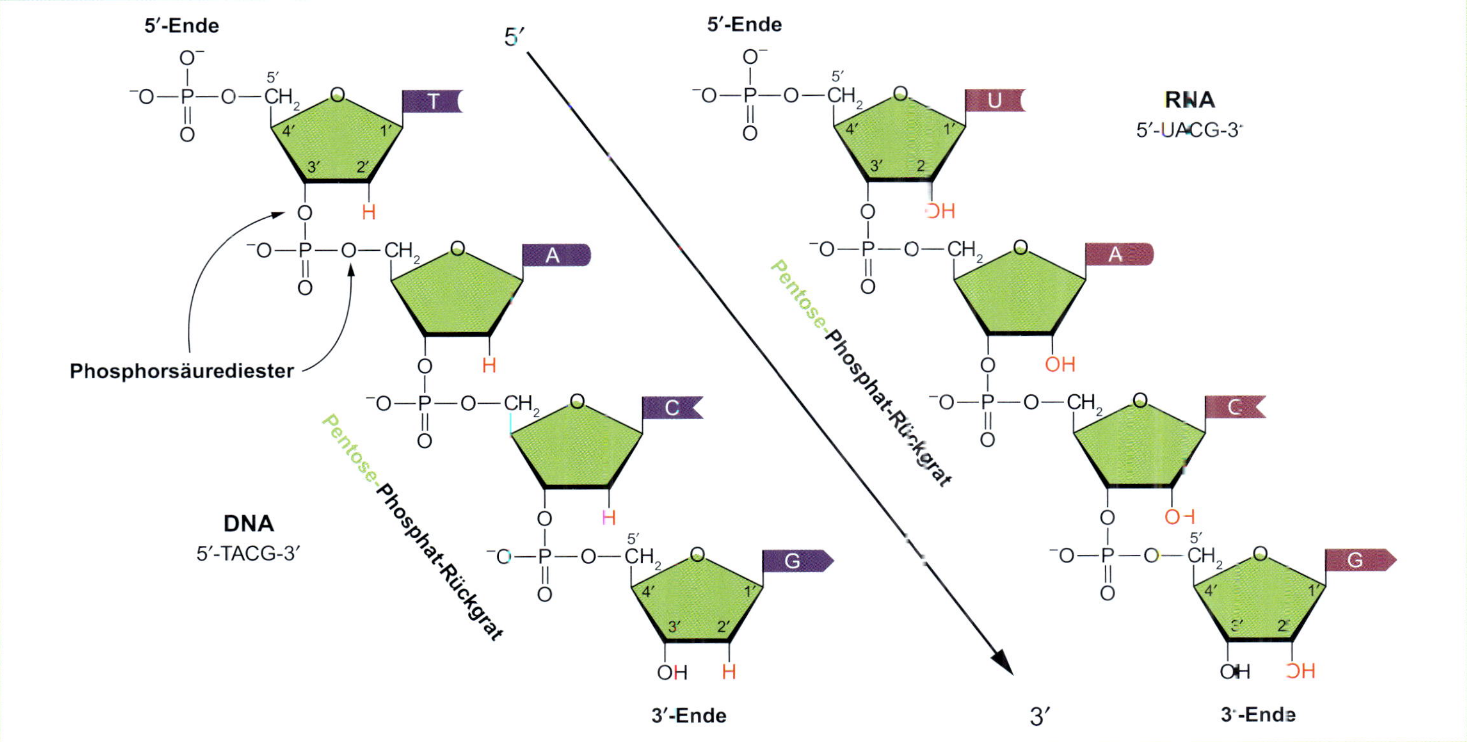


**Abb. 6.3** Verknüpfung der Nukleotide in DNA und RNA als Zucker(Pentose)-Phosphat-Rückgrat [L253]

> **DEFINITIONEN** **Wasserstoffbrückenbindungen** sind schwache elektrostatische Wechselwirkungen, die zwischen einem kovalent gebundenen Wasserstoffatom mit positiver (Partial-)Teilladung und einem elektronegativen Atom (wie Sauerstoff oder Stickstoff) mit freiem Elektronenpaar entstehen.

Nun liegt die DNA aber nicht als einzelner Strang, sondern als **Doppelstrang** vor. Die Verbindung der beiden Stränge wird dabei durch die Nukleinbasen bewerkstelligt. Sie sind durch **Wasserstoffbrückenbindungen** miteinander verbunden (➤ Abb. 6.4): **Adenin** paart sich mit **Thymin** über **zwei Wasserstoffbrücken,** während **Guanin** mit **Cytosin** über **drei Wasserstoffbrücken** verbunden ist. Diese spezifische Basenpaarung wird als **Komplementarität** bezeichnet und verbindet die beiden DNA-Stränge wie die Sprossen einer Leiter.

> **VERSTÄNDNIS⁺** Da Guanin und Cytosin mehr Wasserstoffbrückenbindungen ausbilden als Adenin und Thymin, sollte klar sein, dass Regionen des DNA-Doppelstrangs, in denen viel G-C vorkommt, **stabiler sind** als solche, in denen vor allem A-T liegen.

Des Weiteren verlaufen die beiden Stränge **antiparallel,** das heißt, sie laufen in entgegengesetzte Richtungen und bilden umeinander eine **Doppelhelix** (➤ Abb. 6.5). Diese **Doppelhelix** ist in der Regel **rechtsgängig,** was bedeutet, dass sie sich im **Uhrzeigersinn** windet.

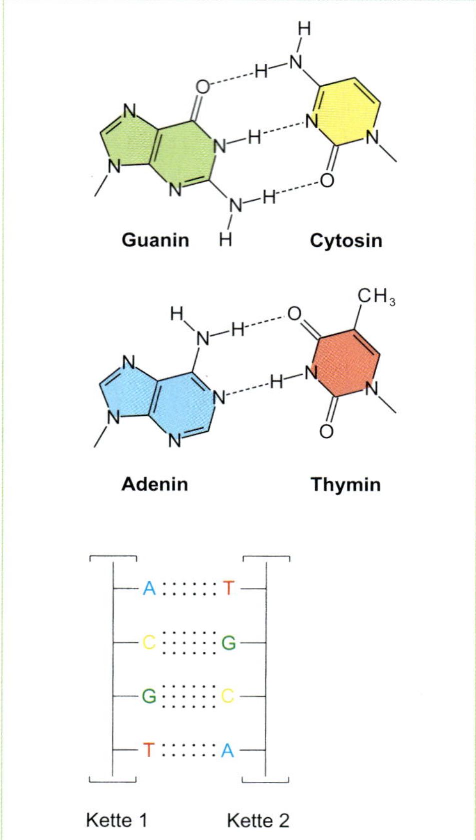


**Abb. 6.4** Basenpaarung mittels Wasserstoffbrücken [L253]

**AUS DEM MEDIZINSTUDIUM** Eine Ausnahme bildet die sogenannte **Z-DNA,** die **linksgängig** ist und in bestimmten Situationen, beispielsweise bei besonderen **Sequenzkonstellationen** oder in **gestressten Zellen,** vorkommt.

Der Abstand zwischen zwei benachbarten **Basenpaaren,** auch **Ganghöhe** genannt, beträgt **0,34 Nanometer,** und eine vollständige Windung der Helix umfasst etwa **zehn Basenpaare** (➤ Abb. 6.5b).

**AUS DEM MEDIZINSTUDIUM** Nicht alle Abschnitte der DNA tragen zur direkten Synthese von Proteinen bei. Ein großer Teil des Erbguts von eukaryoten (!) Zellen besteht aus **repetitiven Sequenzen,** die keine direkte kodierende Funktion haben (➤ Kap. 6.3.2). Diese sogenannten repetitiven DNA-Abschnitte machen etwa **50 %** des gesamten **Genoms** aus.
Zu diesen Bereichen gehören unter anderem **Tandemwiederholungen** und **Transposons.** Trotz ihrer scheinbaren Funktionslosigkeit erfüllen sie wichtige Aufgaben, insbesondere bei der **Stabilisierung des Genoms.**

## 6.2.2 Replikation der DNA

**MedAT-Stichwort**
Replikation

Vor der Zellkernteilung (Mitose) muss die DNA verdoppelt werden, damit jede Tochterzelle eine vollständige Kopie des genetischen Materials erhält. Dieser Prozess wird **DNA-Replikation** genannt und findet, wie wir bereits in ➤ Kap. 5.6.1 gelernt haben, in der **S-Phase des Zellzyklus** statt. Sie verläuft nach dem **semikonservativen Prinzip,** was bedeutet, dass jeder neue DNA-Doppelstrang aus einem ursprünglichen (Eltern-)Strang und einem **neu synthetisierten** Strang besteht (➤ Abb. 6.6). Somit bleibt in jeder Tochterzelle ein Teil der ursprünglichen DNA erhalten.
Die Replikation beginnt an spezifischen Stellen auf der DNA, den sogenannten **Origins of Replication (ORI)** (➤ Abb. 6.7).

**AUS DEM MEDIZINSTUDIUM** Bei Bakterien gibt es in der Regel nur einen Origin of Replication (ORI), während in eukaryotischen Zellen mehrere ORI vorhanden sind. Grund: Eukaryotische Genome sind sehr viel größer.

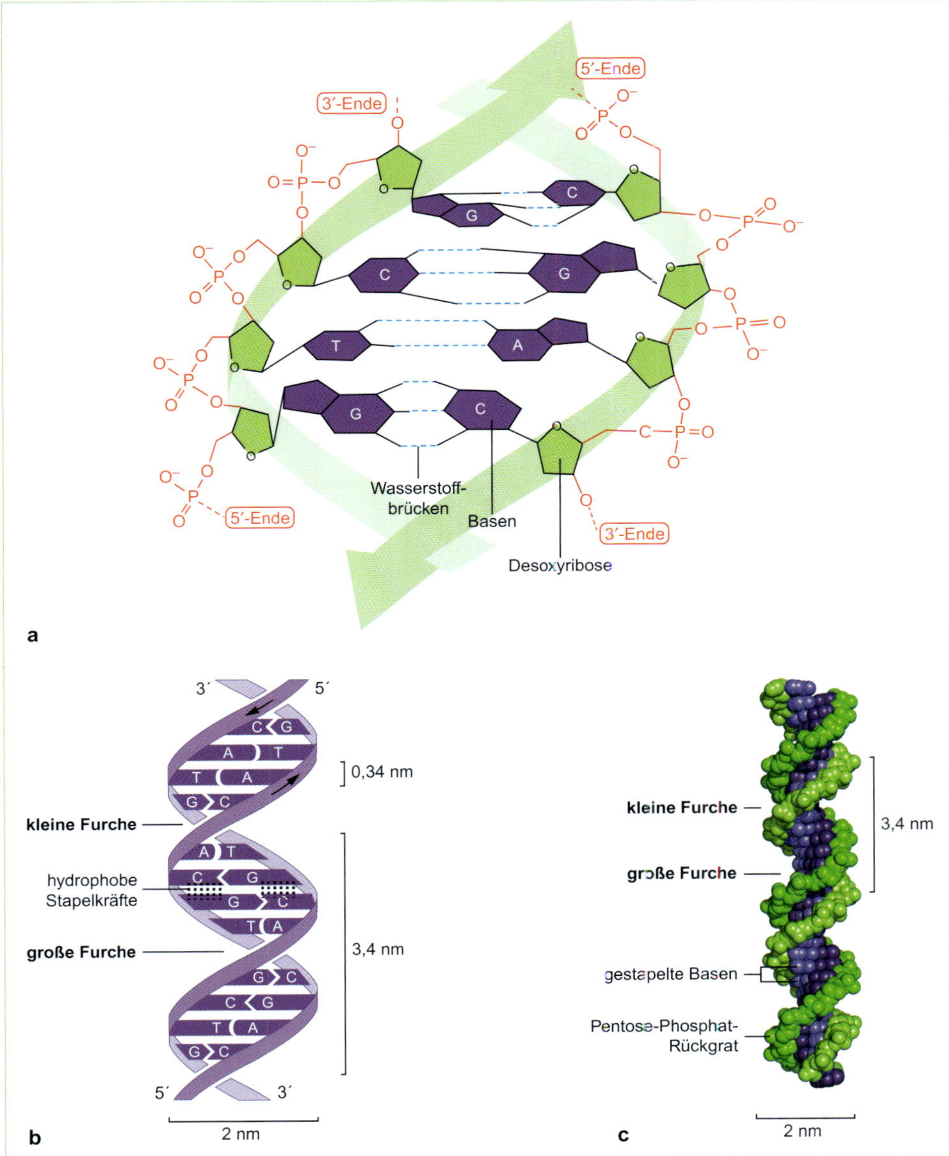


**Abb. 6.5** Form der DNA-Doppelhelix. (a) Komplementäre Basenpaarung. (b) Antiparallele Anordnung (5' und 3' Ende jeweils gemeinsam) der Stränge und hydrophobe Stapelkräfte. Die Ganghöhe beträgt 0,34 nm, während das Zehnfache, 3,4 µm, eine vollständige Windung der Helix definiert. (c) Kugelmodell. [L299, L307, L299]

Wie läuft die Replikation nun vonstatten?
Wenn weder Replikation noch Genexpression (➤ Kap. 6.3) an der DNA stattfinden, liegt diese in einer sogenannten **Superhelix** vor. Das bedeutet, dass sie räumlich stark spiral verdreht und somit für Enzyme, die an ihr arbeiten wollen (➤ Tab. 6.1), verschlossen ist (➤ Abb. 6.8).
Wenn die DNA repliziert werden soll, entspiralisiert das Enzym **Topoisomerase** die Superhelix durch vorübergehende DNA-Strangbrüche (➤ Abb. 6.8b). Dadurch wird es der **DNA-Helikase** wiederum ermöglicht, an die ORI zu wandern und die Doppelhelix zu entwinden. Als Folge dessen werden die beiden DNA-Stränge voneinander getrennt und es entsteht die sogenannte **Replikationsgabel.** Damit sich die getrennten Stränge nicht wieder zusammenlagern, binden **Single-Stranded Binding Proteins (SSBs)** an die Einzelstränge, damit die Replikation ungehindert ablaufen kann.

**AUS DEM MEDIZINSTUDIUM** Den Vorgang der Zusammenlagerung der beiden Einzelstränge nennt man **Annealing.**

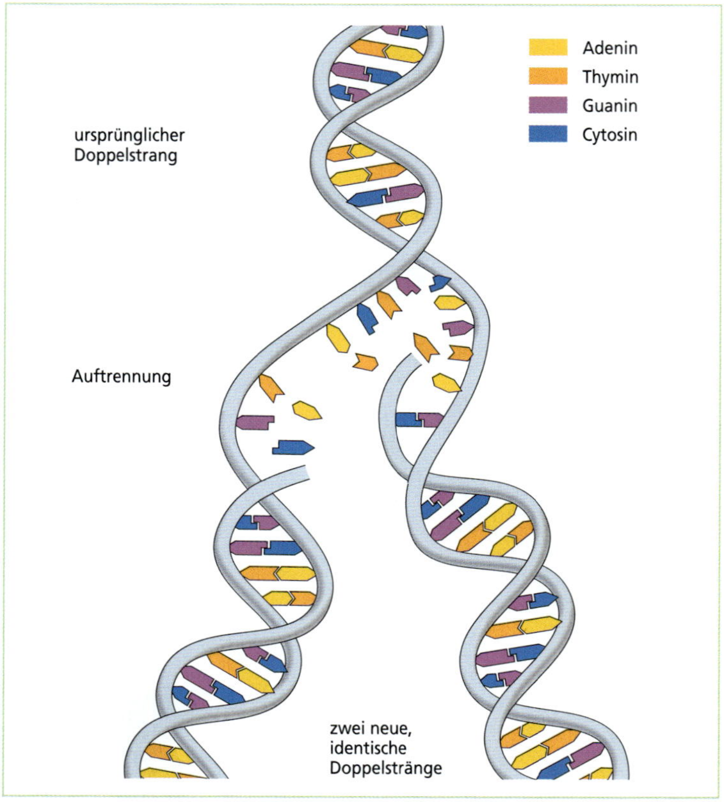


**Abb. 6.6** Semikonservative Replikation der DNA (vereinfacht). Wie ein Reißverschluss wird die DNA in der Mitte zwischen ihren korrespondierenden Basen aufgetrennt. An die freien Basen lagern sich korrespondierende Basen an, die zu einem neuen Strang verknüpft werden, der Mechanismus wird semikonservativ genannt, da jeder Doppelstrang einen alten Strang beinhaltet. [L190]

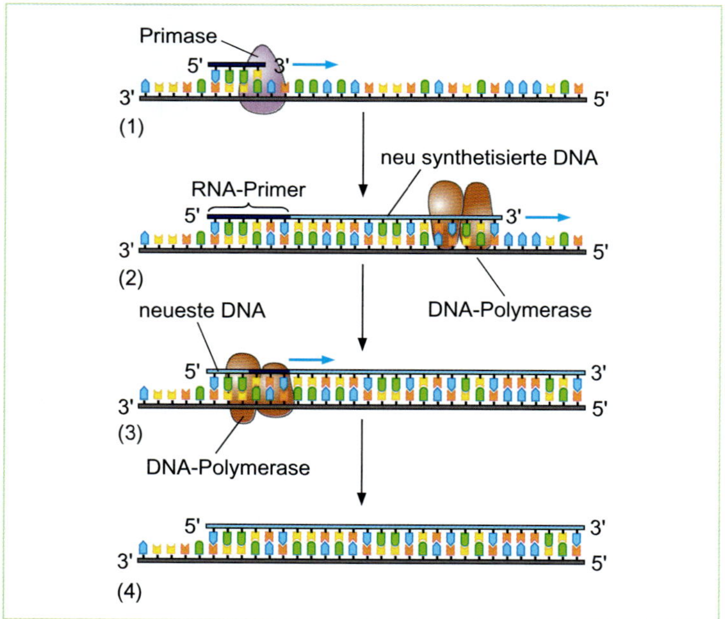


**Abb. 6.7** Replikationsvorgang anhand der Origins of Replication (ORI) [L253]

Die Synthese des neuen DNA-Stranges wird dabei durch das Enzym **DNA-Polymerase** bewerkstelligt. Um ihre Arbeit beginnen zu können, benötigt die DNA-Polymerase eine kurze Startsequenz, einen sogenannten **RNA-Primer.** Das Enzym, das diese Startsequenz zur Verfügung stellt, nennt sich **Primase.** Der RNA-Primer besteht aus wenigen Nukleotiden und bietet der DNA-Polymerase ein freies **3'-OH-Ende,** an dem sie beginnen kann, den neuen DNA-Strang aufzubauen (➤ Abb. 6.9a).

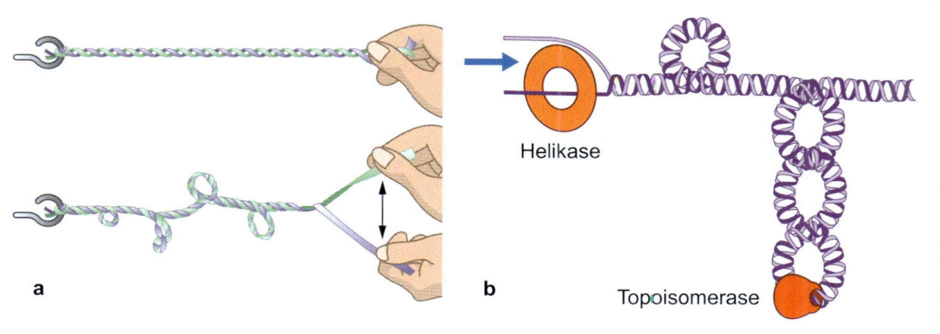


**Abb. 6.8** (a) Entstehung von Torsionsspannungen und superhelikalen Windungen. (b) Topoisomerase kann durch vorübergehende DNA-Strangbrüche die Spannung auf der DNA durch die Superhelix reduzieren, sodass die DNA-Helikase die Doppelhelix entwinden kann. [L138]

**Tab. 6.1** Enzyme der Replikation und ihre Funktionen

| Mechanismus | Stoffe |
|---|---|
| Topoisomerase | Bricht die DNA vorübergehend auf, um sie räumlich für Enzyme zugänglich zu machen |
| DNA-Helikase | Trennt die Doppelhelix und entwindet die DNA-Stränge |
| Primase | Synthetisiert RNA-Primer |
| DNA-Polymerase | Fügt neue Nukleotide in 5' → 3'-Richtung hinzu |
| Single-Stranded Binding Proteins (SSBs) | Stabilisieren die getrennten Einzelstränge und verhindern deren erneutes Zusammenlagern |
| DNA-Ligase | Verknüpft Okazaki-Fragmente auf dem Folgestrang |

Die DNA-Polymerase verknüpft neue Nukleotide entsprechend der komplementären Basenpaarung (A mit T und G mit C). Die Synthese erfolgt immer von **5' in 3'-Richtung,** wobei sie gelegentlich Fehler beim Kopieren der Basensequenz macht. Dem wirkt sie durch ihre sogenannte **Korrekturleseaktivität (Proofreading)** entgegen, mit der sie in der Lage ist, diese Fehler zu erkennen und zu reparieren. Am Ende der Replikation entfernt die DNA-Polymerase den Primer und ersetzt ihn durch DNA. Anschließend verbindet die **DNA-Ligase** die einzelnen Fragmente, sodass ein durchgehender Strang entsteht.

Da die DNA-Polymerase nur von 5' → 3'-Richtung arbeitet, die beiden DNA-Stränge aber **antiparallel** laufen, müssen wir uns nun fragen, was mit dem DNA-Strang, bei dem die DNA-Polymerase nicht **kontinuierlich** durcharbeiten kann, passiert. Dieser sogenannte Folgestrang muss nämlich **diskontinuierlich** und **entgegen der Richtung** der Helikase synthetisiert werden.

Als Lösung existieren sogenannte **Okazaki-Fragmente,** nur 100–200 Nukleotide lange DNA-Abschnitte die jeweils mit einem eigenen RNA-Primer beginnen (➢ Abb. 6.9b). Nachdem auch hier die Primase einen Primer gesetzt hat, knüpft die DNA-Polymerase an dessen 3'-OH-Ende an und synthetisiert ein kurzes DNA-Stück in 5' → 3'-Richtung. Sobald die DNA-Polymerase auf bereits synthetisierte DNA trifft, löst sie sich.

Da die Helikase den Strang weiter öffnet, müssen ständig neue Primer gesetzt und weitere Okazaki-Fragmente repliziert werden. Nach der Synthese werden die RNA-Primer entfernt und die Fragmente durch die DNA-Ligase verbunden. Auf diese Weise entstehen zwei vollständige, identische DNA-Doppelstränge: ein kontinuierlich (Leitstrang) und ein diskontinuierlich synthetisierter Strang (Folgestrang).

**VERSTÄNDNIS+** Die **Okazaki-Fragmente** sind jeweils durch RNA-Primer unterbrochen.

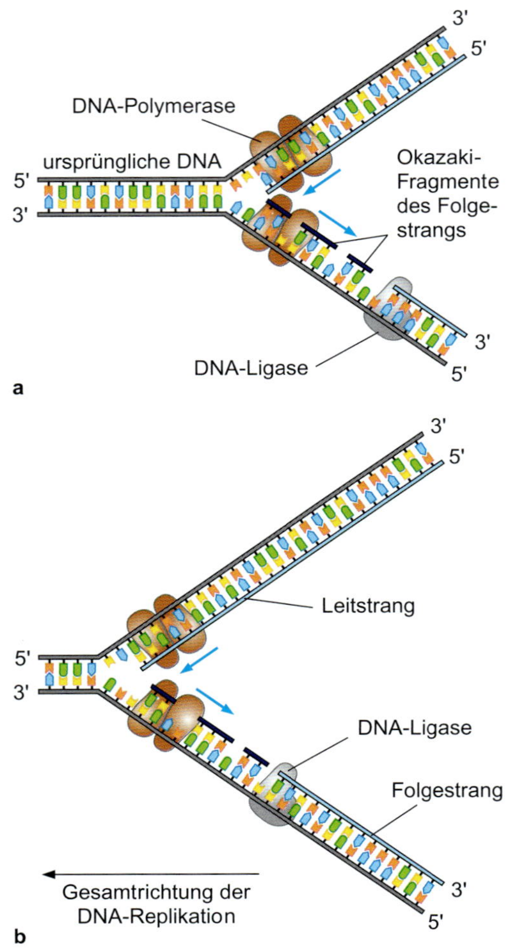


**Abb. 6.9** Replikation der DNA am Leit- und am Folgestrang: (a) Die DNA-Polymerase verlängert den neuen Strang in 5'–3'-Richtung; der Leitstrang wird durchgehend gebildet, am Folgestrang werden kurze Sequenzen in 5'–3'-Richtung synthetisiert, die Okazaki-Fragmente; (b) die DNA-Ligase verbindet die Okazaki-Fragmente. [L253]

## 6.2.3 Reparatur der DNA

**MedAT-Stichwort**
Reparatur

Die **DNA** ist ständig verschiedenen Belastungen ausgesetzt, sei es durch **Umwelteinflüsse** wie **UV-Strahlung,** chemische Substanzen oder durch **Fehler bei der Replikation,** die zu Schäden des Erbgutes sowie Mutationen führen können. Um bleibende Schäden zu vermeiden, verfügen die DNA-Polymerasen der Zellen über mehrere **DNA-Reparaturmechanismen:**

- Basen-Exzisionreparatur
- Nukleotid-Exzisionsreparatur
- Mismatch-Reparatur
- Reparatur von Doppelstrangbrüchen

**AUS DEM MEDIZINSTUDIUM** Es gibt nicht **die eine** DNA-Polymerase, sondern viele verschiedene (➤ Tab. 6.2).

**Tab. 6.2** DNA-Polymerasen

| Prokaryoten | Eukaryoten |
|---|---|
| DNA-Polymerase I | DNA-Polymerase α (Primersynthese) |
| DNA-Polymerase II | DNA-Polymerase β |
| DNA-Polymerase III (Replikation) | DNA-Polymerase γ (DNA-Synthese in Mitochondrien) |
| | DNA-Polymerase δ |
| | DNA-Polymerase ε |

Notizen

**DEFINITIONEN** Eine **glykosidische Bindung** ist eine chemische Bindung zwischen der **Hydroxylgruppe** eines Zuckermoleküls (z. B. Ribose oder Desoxyribose) und einer anderen Molekülgruppe, wie einer **Base** in Nukleotiden oder einem anderen Zucker.
Eine **DNA-Glykosylase** ist ein Enzym, das in der **Basen-Exzisionsreparatur** beschädigte oder falsch eingebaute Basen in der DNA erkennt und entfernt, indem es die **glykosidische Bindung** zwischen der Base und dem Zucker (Desoxyribose) spaltet.
Eine **Endonuklease** ist ein Enzym, das **Phosphodiesterbindungen** innerhalb eines DNA- oder RNA-Strangs spaltet und dadurch spezifische Brüche im Inneren der Nukleinsäure verursacht.

Die **Basen-Exzisionsreparatur** (BER) erkennt und entfernt einzelne beschädigte Basen in der DNA. Dabei wird die betroffene Base durch das Enzym DNA-Glykosylase abgespalten, wonach eine **Endonuklease** das Zucker-Phosphat-Rückgrat an dieser Stelle schneidet. Die entstandene Lücke wird durch die **DNA-Polymerase** aufgefüllt, die das fehlende Nukleotid einfügt. Schließlich verbindet die **DNA-Ligase** das neu synthetisierte Fragment mit dem restlichen Strang, um die Reparatur abzuschließen.

**DEFINITIONEN** Ein **Monomer** ist ein einzelnes, einfaches Molekül, das als Grundbaustein dient, um durch chemische Bindungen größere Strukturen wie **Polymere** oder **Dimere** zu bilden.

Die **Nukleotid-Exzisionsreparatur** (NER) entfernt größere Schäden wie **Thymindimere,** die durch **UV-Licht** verursacht werden. Im Gegensatz zur BER wird hier ein ganzer Abschnitt des beschädigten Strangs entfernt (> Abb. 6.10).

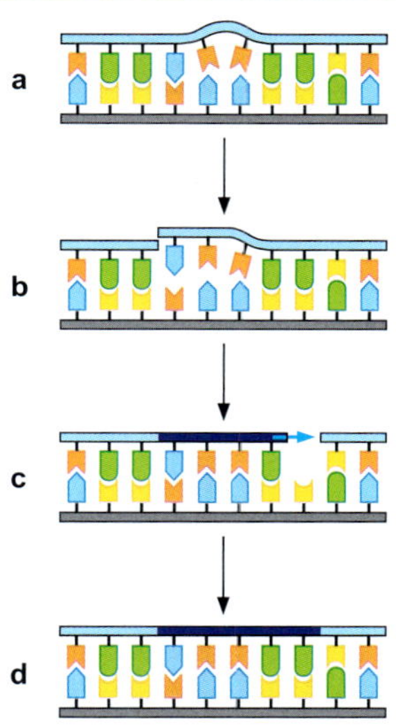


**Abb. 6.10** Nukleotid-Exzisionsreparatur. (a) Der Schaden wird erkannt. (b) Die Nukleotide werden entfernt. (c) Eine neue komplementäre Nukleotidsequenz wird synthetisiert. (d) Eine DNA-Ligase verbindet die neue Sequenz mit dem restlichen Strang. [L253]

**VERSTÄNDNIS+** Dabei wird der Abschnitt nicht von einem einzigen Enzym herausgeschnitten, sondern durch einen großen Enzymkomplex, auf den wir hier aber nicht näher eingehen werden.

Nach dem Herausschneiden der geschädigten Sequenz wird die Lücke durch **DNA-Polymerase** unter Verwendung des unbeschädigten Strangs als Matrize wieder aufgefüllt. Die Verbindung des neuen Abschnitts mit dem restlichen DNA-Strang erfolgt ebenfalls durch die **DNA-Ligase.**
Während der **Replikation** können Fehler wie **Fehlpaarungen** (Mismatch) von Basen entstehen, beispielsweise wenn Guanin statt Adenin eingebaut wird. Die **Mismatch-Reparatur** erkennt diese Fehlpaarungen, indem sie die beiden Stränge miteinander vergleicht. Das falsche Nukleotid wird entfernt, und die entstandene Lücke wird durch **DNA-Polymerase** und **DNA-Ligase** geschlossen.
**Doppelstrangbrüche** sind besonders gefährliche DNA-Schäden, da beide Stränge der DNA betroffen sind (> Abb. 6.11). Die Zelle verfügt über zwei Hauptmechanismen, um diese Schäden zu reparieren:

- **Nicht-homologes End-Joining (NHEJ):** Bei diesem Mechanismus werden die Enden der gebrochenen DNA-Stränge direkt miteinander verknüpft. Dabei kann es jedoch zu kleinen Veränderungen (Insertionen oder Deletionen) an den Bruchstellen kommen.

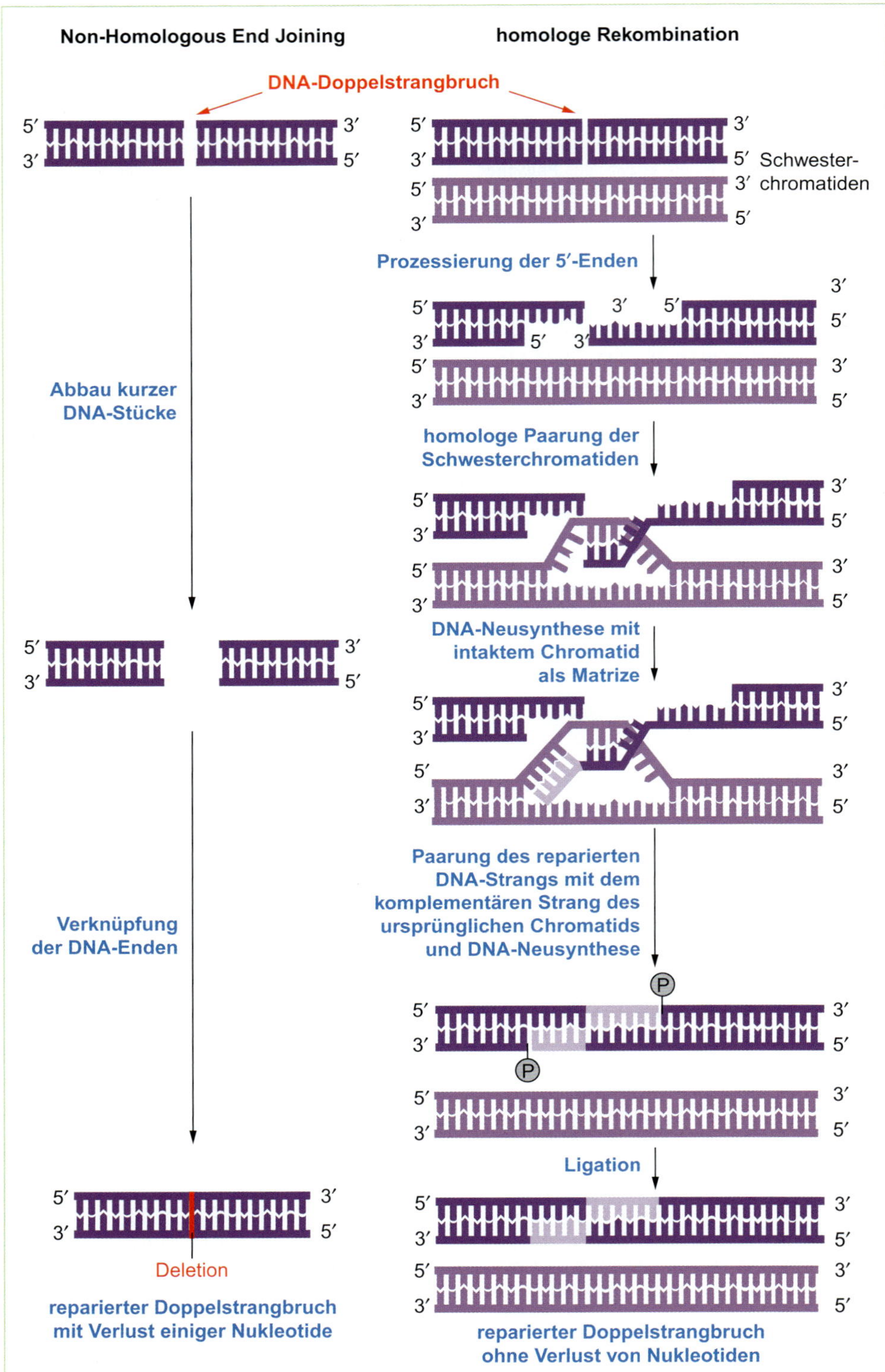


**Abb. 6.11** Reparatur von DNA-Doppelstrangbrüchen [L138]

- **Homologe Rekombination:** Dieser präzisere Mechanismus nutzt die intakte Kopie des DNA-Strangs (z. B. die Schwesterchromatide) als Vorlage, um die Bruchstelle exakt zu reparieren.

**VERSTÄNDNIS+** Wie wichtig DNA-Reparaturmechanismen sind, haben wir bereits in ➤ Kap. 5.8 erfahren, denn Mutationen, die sich in Zellen anhäufen, können diese zu Tumoren werden und im schlimmsten Fall zu Krebs entarten lassen.

Notizen

## 6.3 Wie aus DNA ein Protein wird

**MedAT-Stichwort**
Vom Gen zum Merkmal

Die genetische Information in der DNA wird durch einen Prozess namens **Proteinbiosynthese** in Proteine umgesetzt. Dieser Prozess umfasst zwei Hauptschritte: die **Transkription** und die **Translation.** Bevor wir uns mit dem wichtigen Thema der Proteinbiosynthese befassen, müssen wir uns jedoch zunächst für ein besseres Verständnis der Thematik den **genetischen Code,** den Aufbau der **eukaryotischen Gene** und die **RNA** genauer anschauen.

**VERSTÄNDNIS⁺** Grundsätzlich kann man davon ausgehen, dass ein Gen-Abschnitt der DNA für ein Protein codiert – die **Ein-Gen-ein-Polypeptid-Hypothese** (früher Ein-Gen-ein-Protein-Hypothese). Jedoch haben wir in ➤ Kap. 1 gelernt, dass zumindest Chromosomenabschnitte im Nukleolus ribosomale RNA als Endprodukt kodieren können (rRNA). Deshalb ist der Begriff Proteinbiosynthese nur auf die **Produktion von Proteinen** zu reduzieren, während der allgemeinere Begriff der **Genexpression** die gesamten Prozesse der Nutzung der Informationen eines Gens meint. Um es noch ein wenig klarer zu formulieren:
Die Genexpression umfasst die beiden Hauptschritte Transkription (DNA → RNA) und **gegebenenfalls** Translation (RNA → Protein).
Bei Genen, die **nur für RNA-Produkte** kodieren (z. B. rRNA, tRNA), endet der Prozess **nach der Transkription** (keine Translation).
Die Proteinbiosynthese hingegen bezieht sich ausschließlich auf den Prozess der Herstellung von Proteinen. Sie umfasst sowohl die Transkription **als auch die Translation,** bei der die aus der DNA entstandene mRNA in eine Aminosäuresequenz übersetzt wird.
Darüber hinaus beinhaltet die Genexpression regulatorische Mechanismen, die steuern, wann und wie stark ein Gen exprimiert wird.

### 6.3.1 Der genetische Code

**MedAT-Stichwort**
Genetischer Code

Der **genetische Code** legt fest, wie die Sequenz (= Reihenfolge) der Basen in der DNA (und der daraus abgeleiteten mRNA) in eine Sequenz von **Aminosäuren** übersetzt wird. Er ist ein **Triplet-Code,** was bedeutet, dass jeweils **drei Basen** als **Codon** für eine Aminosäure kodieren. Sie werden traditionell und für eine bessere Übersichtlichkeit in der sogenannten **Code-Sonne** dargestellt (➤ Abb. 6.12).

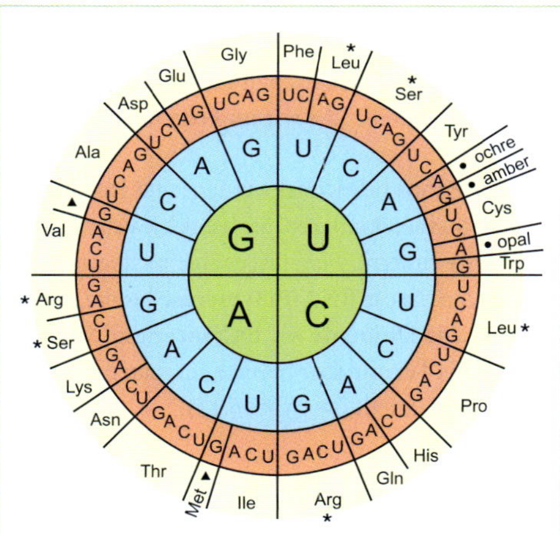


**Abb. 6.12** Die Code-Sonne. Dreiecke kennzeichnen Startcodons, Punkte kennzeichnen Stoppcodons. Die Sternchen machen deutlich, dass die jeweiligen Aminosäuren durch unterschiedliche Codons, die sich in der ersten Base unterscheiden, codiert werden. [L253]

**VERSTÄNDNIS⁺** Aminosäuren sind die **Grundbausteine von allen Proteinen,** zu denen unter vielen anderen auch Membranproteine, Kinasen und sogar Ribosomen gehören. Diese Proteine sind nichts anderes als **lange Aminosäureketten,** die sich im dreidimensionalen Raum durch chemische Anziehungs- und Abstoßungskräfte anordnen. Die Vielgestaltigkeit der Proteine ergibt sich neben der **Länge der Aminosäurekette** auch durch die **unterschiedliche Position der verschiedenen Aminosäuren** in dieser Kette. Würden also zwei Aminosäureketten dieselbe Anzahl an Aminosäuren mit denselben Aminosäuren in exakt den gleichen Positionen in der Kette haben, wären sie auch **identische** Proteine.
Mehr zum (bio-)chemischen Grundaufbau der Aminosäuren gibt es in ➤ Kap. 23.2.1.

Insgesamt gibt es 64 mögliche Codons, die für nur 21 verschiedene Aminosäuren sowie Start- und Stopp-Signale kodieren. Da wir dementsprechend mehr Kombinationsmöglichkeiten haben als proteinogene Aminosäuren, sagt man, dass der genetische Code **degeneriert** ist. Die Konsequenz daraus ist, dass mehrere Codons für die gleiche Aminosäure stehen können (zum Beispiel kodieren UCU, UCA, UCG und UCC alle für Serin). Außerdem ist der genetische Code **universell,** das bedeutet, dass er in allen Organismen identisch ist.

**AUS DEM MEDIZINSTUDIUM** Eine Ausnahme ist die mitochondriale DNA (➤ Kap. 5.3.5), die kleine Abweichungen enthält.

Das **Startcodon** der Translation ist **AUG,** das für **Methionin** codiert, während **Stoppcodons** wie **UAA, UAG** und **UGA** das Ende der Translation signalisieren.

**EPISCHE ESELSBRÜCKEN** **AU**f die Plätze: **G**o! **AUG** ist der Startschuss für die Proteinbiosynthese.

**MedAT-GEHEIMTIPP** Folgende Themen wurden bereits geprüft: Methionin, Definition Gen, Introns, Exons, prozentualer Anteil der Stoppcodons am gesamten Genom (ca. 0,00187 %), DNA-Methylierung (➤ Kap. 6.7) und weitere allgemeine Konzepte der Epigenetik.
Die **Code-Sonne** wurde bereits zweimal geprüft. 2025 hat war die richtige Antwort zu einer Frage dieses Themas, dass verschiedene Basentripletts (Codons) dieselbe Aminosäure codieren können (Degeneration des genetischen Codes).

## 6.3.2 Eukaryotische Gene

**MedAT-Stichwort**
Aufbau eukaryotischer Gene

Wir haben im Genetik-Kapitel den Aufbau des Genoms bei Eukaryoten (➤ Kap. 5.7) behandelt. Nun widmen wir uns dem Aufbau von **eukaryotischen Genen** – nicht verwechseln!

**DEFINITIONEN** Ein **Gen** stellt einen Abschnitt der DNA dar, der in seiner Gesamtheit für **aktive RNAs oder Proteine** codiert.

Ein Gen besteht dabei nicht nur aus der Basenabfolge, die anhand des genetischen Codes in eine Aminosäurekette übersetzt werden kann, sondern enthält weitere Bestandteile, die wir im Folgenden kurz umreißen werden.
Während die tatsächlich **kodierenden Sequenz-Abschnitte** als **Exons** bezeichnet werden, sind **Introns** Abschnitte innerhalb eines Gens, die **nicht für die Synthese von Proteinen kodieren.** Sie befinden sich zwischen den Exons und werden während des **Spleißens** aus der prä-mRNA entfernt. Damit ist es aber nicht getan.
Vor dem eigentlichen Gen befindet sich die **Promotorregion,** an die die **RNA-Polymerase** bindet, um die Transkription zu beginnen. Zusätzlich gibt es hier **regulatorische Elemente** wie **Enhancer** und **Silencer,** die die Genexpression verstärken oder abschwächen können. Als **Terminator** bezeichnet man denjenigen Abschnitt, der das Signal für die Beendigung der Transkription darstellt (➤ Abb. 6.13).

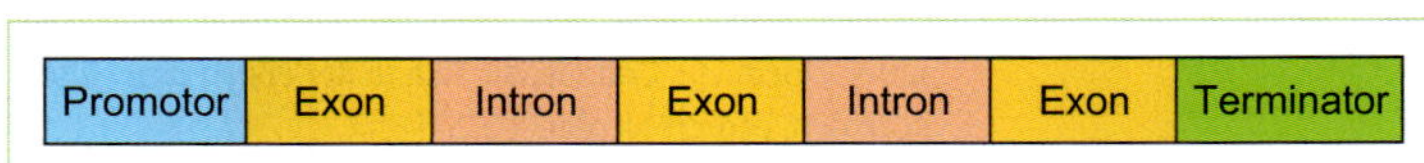


**Abb. 6.13** Schematischer Aufbau eines Gens [L253]

**AUS DEM MEDIZINSTUDIUM** Nur wenige menschliche Gene sind intronlos. Häufig entstehen sie durch Retroposition, bei der reife mRNA über eine Reverse Transkriptase in DNA rückübersetzt und wieder ins Genom eingebaut wird. Viele solcher rückintegrierten Duplikate sind allerdings **Pseudogene** und besitzen **keine funktionellen Promotorregionen.**

## 6.3.3 RNA

**MedAT-Stichwort**
RNA

**MedAT-GEHEIMTIPP** 2023 wurden allgemeine Aussagen zur RNA geprüft (nichts Kompliziertes). 2024 hingegen gab es als Antwortmöglichkeit einer Frage die **RNA-Interferenz.**

**DEFINITIONEN** Die **RNA-Interferenz (RNAi)** ist ein zellulärer Regulationsmechanismus, bei dem kurze, nicht-kodierende RNA-Moleküle (beispielsweise siRNAs oder miRNAs; ➤ Tab. 6.3) an komplementäre mRNA-Sequenzen binden und dadurch die Expression bestimmter Gene herunterregulieren oder komplett unterdrücken.

**Tab. 6.3** Verschiedene RNA-Typen und ihre Funktionen

| RNA | Funktion |
|---|---|
| mRNA (messenger RNA) | Entsteht durch Reifung der pre-mRNA und wird bei der Translation als Vorlage zur Synthese des Proteins genutzt |
| rRNA (ribosomal RNA) | Bestandteil der Ribosomen |
| tRNA (transfer RNA) | Bringt Aminosäuren zum Ribosom |
| hnRNA (pre-mRNA, heterogeneous nuclear RNA) | Unmittelbares Produkt der Transkription |
| Telomerase-RNA | Vorlage für DNA-Synthese an den Enden der Chromosomen |
| snRNA (small nuclear RNA) | Bestandteil des Spleißosoms, hilft bei der Reifung der prä-mRNA |
| snoRNA (small nucleolar RNA) | Helfen bei der Verarbeitung von rRNA |
| lncRNA (long noncoding RNA) | Funktion nicht klar; möglicherweise beteiligt an der X-Inaktivierung |
| miRNA (micro RNA) | Kann Abbau von mRNA auslösen und reguliert auf diese Weise die Proteinsynthese nach der Transkription |
| siRNA (small interfering RNA) | Schalten Gene aus indem sie selektiv die Translation von mRNAs verhindern |
| piRNA (piwi-interacting RNA) | Binden an Piwi-Proteine und schützen die Keimbahn vor Transposons |

Wir haben im Laufe der vorangegangenen Kapitel oft den Begriff RNA verwendet, ohne ihn vollumfänglich zu erklären – das ändert sich hier.
Die **Ribonukleinsäure** (RNS; engl. Ribonucleic Acid; RNA) spielt als Zwischenmolekül von DNA und Protein eine zentrale Rolle bei der Umsetzung genetischer Information, wobei das nicht ihre einzige Funktion ist (➤ Tab. 6.3). Im Gegensatz zur DNA enthält RNA den Zucker **Ribose** und die Pyrimidinbase **Uracil (U)** anstelle von Thymin (T) und ist in der Regel **einzelsträngig** (➤ Abb. 6.14).

**AUS DEM MEDIZINSTUDIUM** Die **Keimbahn** umfasst alle Zellen, die direkt an der Weitergabe des genetischen Materials an die nächste Generation beteiligt sind. Dazu gehören die Vorläuferzellen, die Eizellen und Spermien bilden, sowie die eigentlichen Keimzellen (Gameten).
**Piwi-Proteine** kommen in der Keimbahn vor und spielen eine Schlüsselrolle beim Schutz des Genoms, indem sie mit piRNAs interagieren und die Aktivität von Transposons unterdrücken.
**Transposons,** auch „springende Gene" genannt, sind mobile genetische Elemente, die ihre Position im Genom verändern können und potenziell Mutationen oder genomische Instabilität verursachen. Sie machen einen großen Teil des eukaryotischen Genoms aus und werden oft durch Mechanismen wie piRNAs reguliert.

## 6.3.4 Der Informationsfluss vom Gen zum Protein

Mit dem uns nun angeeigneten Vorwissen können wir uns an das wichtige Thema der Proteinbiosynthese herantrauen.
Kurz zusammengefasst läuft sie wie folgt ab (➤ Abb. 6.15):
Die Umsetzung der genetischen Information in ein funktionelles Protein folgt dem **zentralen Dogma der Molekularbiologie:** DNA → RNA → Protein. Zunächst wird während der **Transkription** die DNA in **prä-mRNA** umgeschrieben. Diese prä-mRNA enthält sowohl Exons als auch Introns. Durch **Spleißen** werden die Introns entfernt, und es entsteht die **reife mRNA.**
Die mRNA verlässt den Zellkern und gelangt zu den **Ribosomen** im Zytoplasma, wo die **Translation** stattfindet. Hier wird die Basensequenz der mRNA in eine **Aminosäuresequenz** übersetzt, aus der das Protein besteht. Nach der Translation kann das Protein noch durch **posttranslationale Modifikationen** weiter verändert und aktiviert werden.

**MedAT-Stichwort**
Informationsfluss Gen → Protein

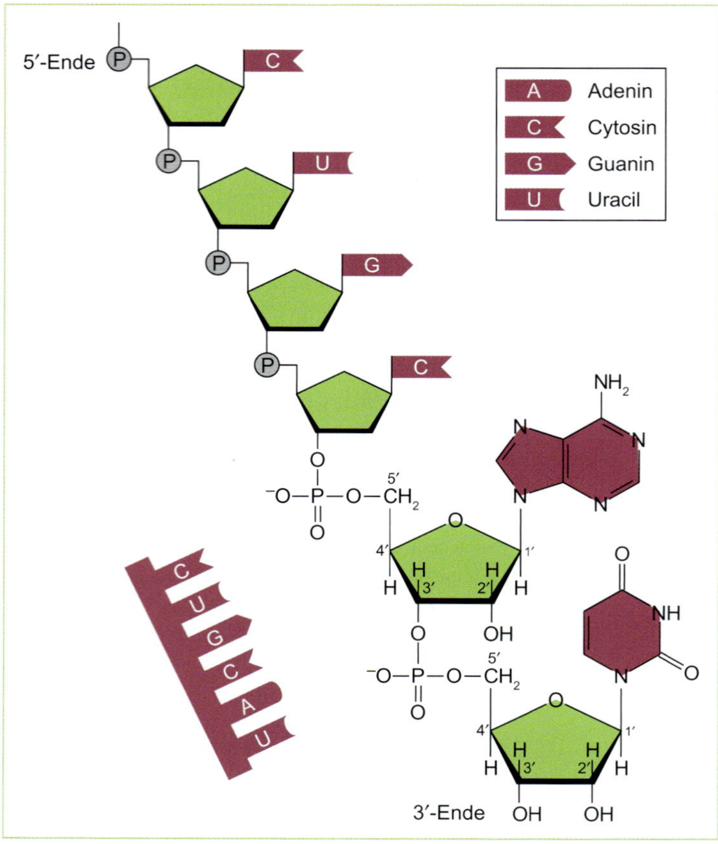


**Abb. 6.14** RNA-Einzelstrang [L253]

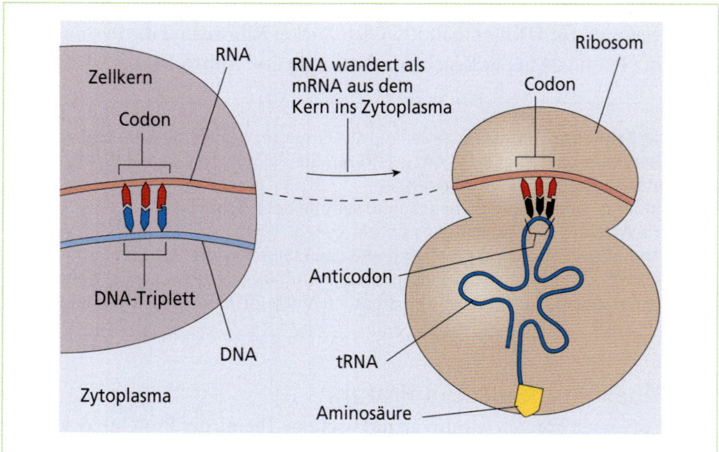


**Abb. 6.15** Zusammenfassung der Proteinsynthese (stark vereinfacht). Die Transkription, bei der eine einsträngige RNA-Kopie der DNA erstellt wird, erfolgt im Zellkern. Die gebildete mRNA verlässt den Kern und wandert ins Zytoplasma, wo sie im Ribosom übersetzt wird (Translation). Die Basentripletts, denn kein Gen besteht ja nur aus einem Triplett, auf der tRNA (Anticodon) sind also wieder identisch mit den Basentripletts auf der DNA. [L190]

## 6.3.5 Proteinbiosynthese: Transkription

**MedAT-Stichwort**
Proteinsynthese

**MedAT-GEHEIMTIPP** Die Themen Transkription und Translation wurden bisher insgesamt sechsmal geprüft. Dabei ging es um das grobe Verständnis des schrittweisen Ablaufs und den Sinn der jeweiligen Vorgänge bei der Proteinbiosynthese.

Notizen

Die **Transkription** ist der Prozess, bei dem die genetische Information der DNA in eine RNA-Sequenz (mRNA) umgeschrieben wird. Dieser Vorgang findet **im Zellkern** statt, wird von der **RNA-Polymerase** durchgeführt und besteht aus drei Teilen:

1. Initiation
2. Elongation
3. Termination

**AUS DEM MEDIZINSTUDIUM** In Eukaryoten gibt es drei RNA-Polymerasen, I, II und III, von denen die RNA-Polymerase II die Transkription von Genen sowie sno-, si-, mi-, lnc- und die meisten snRNAs übernimmt. Die anderen beiden RNA-Polymerasen sind vornehmlich für 5.8S, 18S und 28S rRNAs (I) und 5S rRNAs, tRNAs, manche snRNAs und andere kleine RNAs (II) zuständig.

Bei der **Initiation** bindet die RNA-Polymerase mithilfe von sogenannten **Transkriptionsfaktoren** an den meist 30 Basenpaaren **vor** dem kodierenden Bereich befindlichen **Promotor.**

**DEFINITIONEN** **Transkriptionsfaktoren** sind **Proteine,** die an spezifische DNA-Sequenzen binden und die Transkription von Genen regulieren. Sie erleichtern oder hemmen die Bindung der RNA-Polymerase an die Promotorregion eines Gens und spielen somit eine zentrale Rolle bei der Steuerung, wann, wo und in welcher Menge ein Gen exprimiert wird.

Während der **Elongation** synthetisiert die RNA-Polymerase einen RNA-Strang, indem sie komplementäre RNA-Nukleotide zu einem Einzelstrang zusammenfügt und sich entlang der Matrize bzw. des codogenen Stranges in **5' zu 3'**-Richtung bewegt. Die DNA-Stränge werden dabei von der **Helikase-Aktivität der RNA-Polymerase** vorübergehend entwunden, während in einer sogenannten Transkriptionsblase fortlaufend 10 Basen transkribiert werden (➤ Abb. 6.16). Hinter der RNA-Polymerase schließen sich die Stränge wieder. Die RNA-Polymerase synthetisiert so **50 Basenpaare pro Sekunde.**

Die Transkription endet an spezifischen **Terminationssequenzen** der DNA. Dabei löst sich die RNA-Polymerase von der DNA und entlässt die entstandene **prä-mRNA** in den Zellkern.

### 6.3.6 Proteinbiosythese: RNA-Prozessierung

Die im Anschluss an diesen kleinen Abschnitt noch zu besprechende Translation kann nur an einer **im Zytoplasma befindlichen mRNA** stattfinden, weshalb die prä-mRNA **vor ihrem Austritt** aus dem Nukleus durch die Kernpore verändert werden muss. Diese Veränderungen, die man auch **RNA-Prozessierung** nennt (➤ Abb. 6.17), sind:

1. 5'-Capping
2. Polyadenylierung
3. Spleißen

**MedAT-Stichwort**
RNA und Splicing

Beim **5'-Capping** wird an das 5'-Ende der prä-mRNA eine modifizierte Guanin-Kappe angefügt. Diese Kappe schützt die mRNA vor Abbau durch Enzyme und ist für den Export aus dem Zellkern sowie für die Initiation der Translation verantwortlich.

Die **Polyadenylierung,** bei der ein Poly-A-Schwanz, bestehend aus vielen Adenin-Nukleotiden, an das 3'-Ende der prä-mRNA angehängt wird, erhöht die Stabilität der mRNA und erleichtert ihre spätere Translation im Zytoplasma.

Abschließend findet das **Spleißen** (= Splicing) statt, bei dem die nichtkodierenden Abschnitte (= Introns) aus der prä-mRNA entfernt werden. Die kodierenden Abschnitte (Exons) werden anschließend miteinander verbunden, wobei dieser Prozess vom **Spleißosom,** einem Komplex aus Proteinen und snRNAs, durchgeführt wird.

**EPISCHE ESELSBRÜCKEN** **Ex**ons werden **ex**primiert, **Intron**s nicht, denn sie sind **intro**vertiert!

**AUS DEM MEDIZINSTUDIUM** Durch **alternatives Splicing** können aus einer einzigen prä-mRNA verschiedene mRNA-Varianten entstehen, was zur Synthese unterschiedlicher Proteine aus einem Gen führt. Dies erhöht die Vielfalt der Proteine (siehe auch Proteomik, ➤ Kap. 6.6) und ermöglicht eine komplexe Regulation der Genexpression.

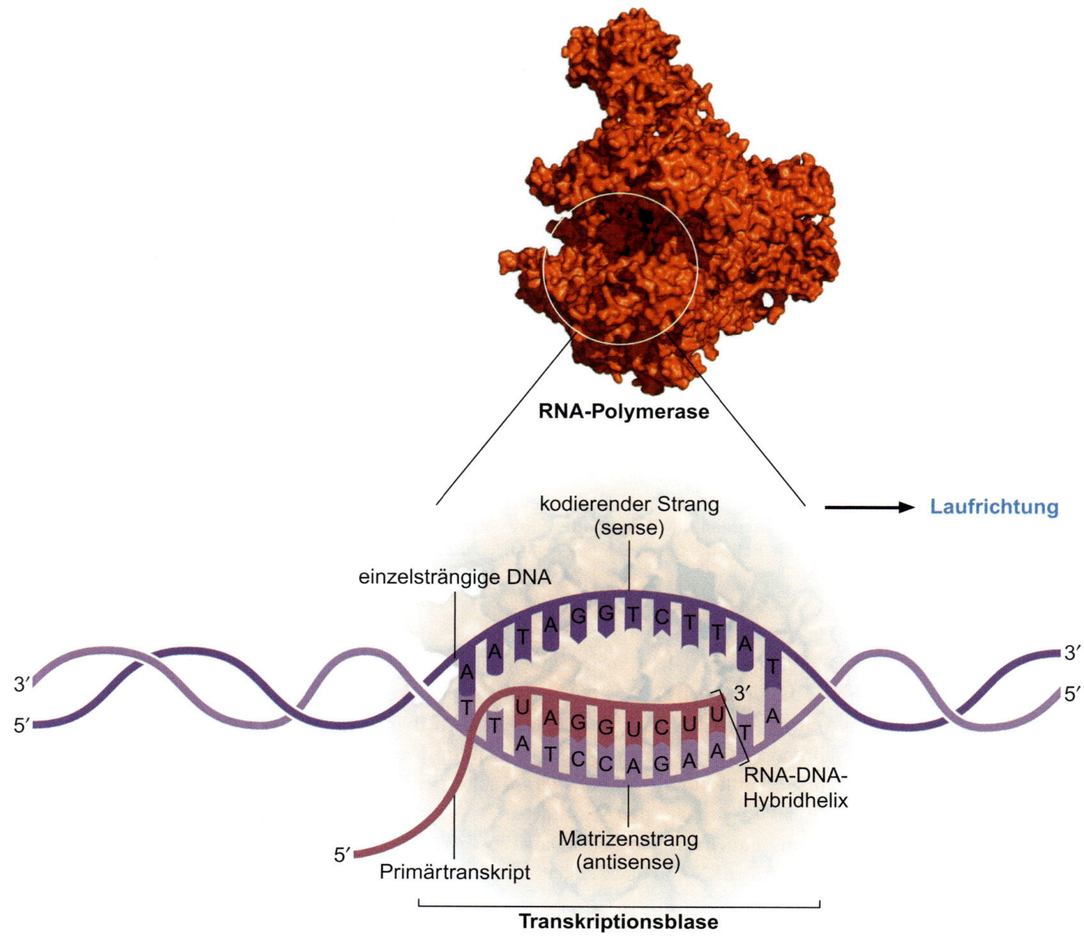


**Abb. 6.16** Transkriptionsblase während der Elongation [L299, P414]

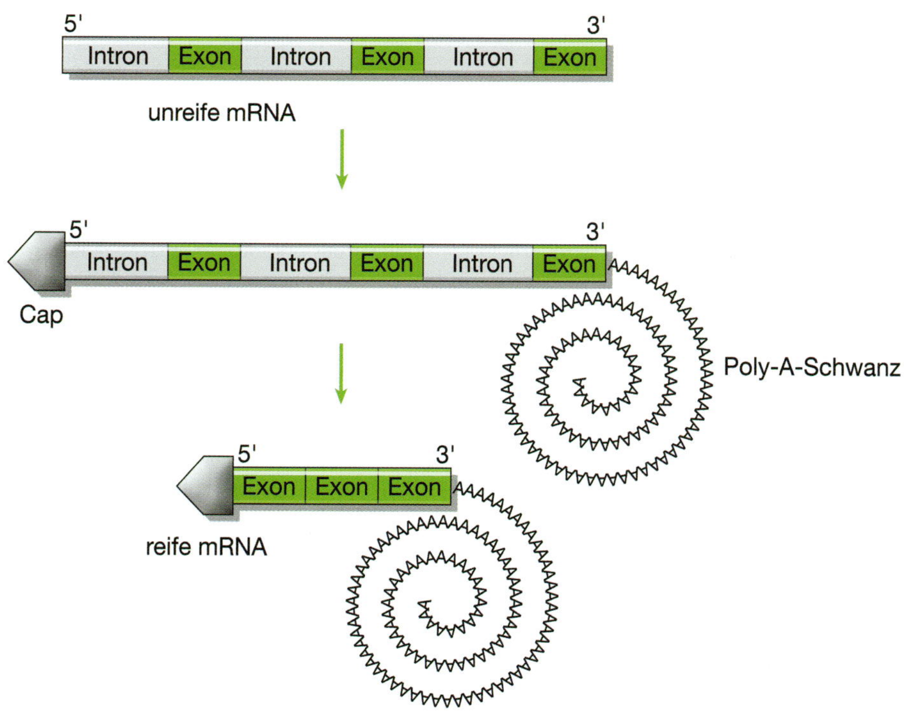


**Abb. 6.17** Mechanismen der RNA-Prozessierung [L253]

Notizen

MedAT-Stichwort:
Proteinsynthese

## 6.3.7 Proteinbiosynthese: Translation

Die **Translation** ist der Prozess, bei dem die mRNA-Sequenz in eine Aminosäuresequenz übersetzt wird. Dieser Vorgang findet an den **Ribosomen** statt und besteht wie die Transkription aus folgenden drei Phasen:

1. Initiation
2. Elongation
3. Termination

**VERSTÄNDNIS+** An dieser Stelle ist es sicher hilfreich, sich noch einmal kurz ➤ Kap. 1.7.2 über die **Ribosomen** durchzulesen.

Damit die Translation vonstattengehen kann, braucht es in unmittelbarer Nähe der mRNA folgende Substanzen:

- Ribosomen (➤ Abb. 6.18)
- tRNAs (➤ Abb. 6.19)
- Aminosäuren (➤ Kap. 23.2.1)

**DEFINITIONEN** **tRNAs** (transfer RNAs) sind kurze RNA-Moleküle, die als Adapter zwischen der mRNA und den Aminosäuren fungieren (➤ Abb. 6.19). Mithilfe ihres **Anticodons** erkennen sie das passende Codon der mRNA, um die richtige Aminosäure gemäß der Code-Sonne in die wachsende Proteinkette einzubauen. Ein Anticodon ist eine aus drei Nukleotiden bestehende Sequenz auf der tRNA, die komplementär zu einem spezifischen Codon auf der mRNA ist.

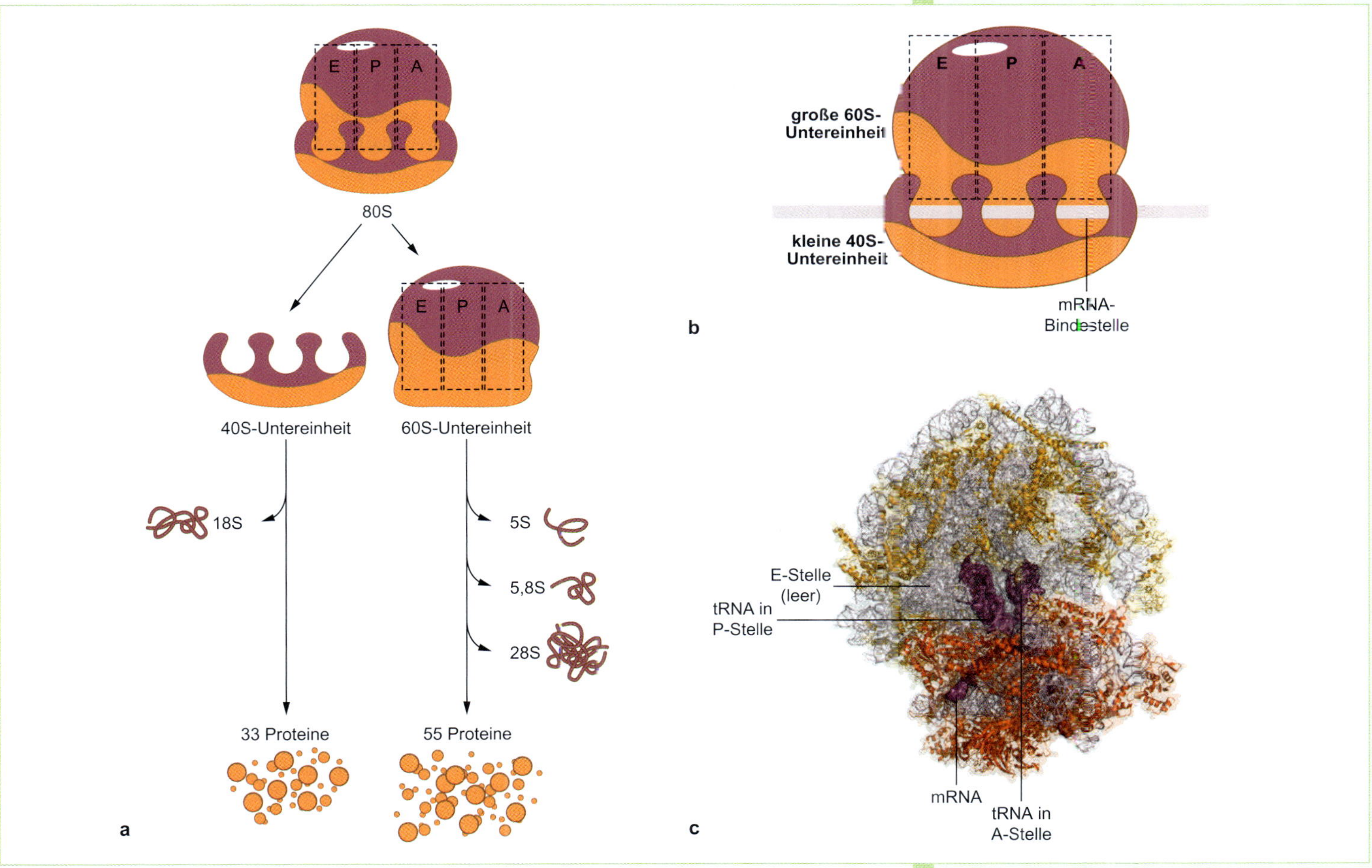


**Abb. 6.18** Eukaryotisches Ribosom. (a) Bestandteile. (b) Schematische Darstellung. (c) Struktur. [L299, P414]

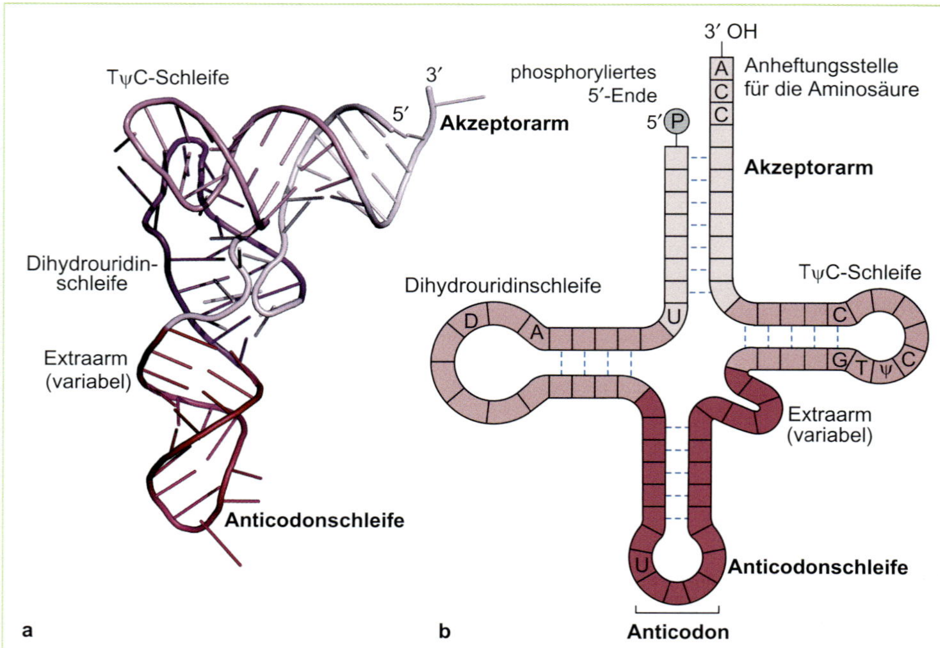


**Abb. 6.19** tRNA (D = Dihydrouridin; ψ [Psi] = Pseudouridin). (a) Räumliche Darstellung. (b) Schematische Darstellung. [L299, P414]

Während der **Initiation** bindet die kleine Untereinheit des Ribosoms an das 5'-Ende der mRNA. Die **Start-tRNA,** die die Aminosäure **Methionin** trägt, bindet an das **Startcodon AUG.** Im Anschluss lagert sich die große Ribosomenuntereinheit ebenfalls an, sodass der Translationskomplex (➤ Abb. 6.20) vollständig ist. In der nachfolgenden **Elongationsphase** bewegt sich das Ribosom entlang der mRNA und verknüpft bei jedem Codon mithilfe der Bindung des entsprechenden **Anticodons** der passenden tRNA eine Aminosäure zunächst an das Methionin und anschließend an die jeweils nächste Aminosäure. Die Aminosäuren werden durch **Peptidbindungen** miteinander verknüpft, wodurch die Polypeptidkette aus Aminosäuren wächst.

**AUS DEM MEDIZINSTUDIUM** Da eine lange Aminosäurekette vorerst in ihrer **Primärstruktur** vorliegt, Proteine und Polypeptide jedoch dreidimensional konfiguriert sind, folgt daraus, dass sich die Aminosäurekette nach ihrer Entstehung korrekt im Raum falten muss.
Weil sie das nicht selbstständig kann, gibt es sogenannte **Chaperone** (franz. für *„Anstandsdame"*), die während und bis kurz nach der Translation das Polypeptid in seiner dreidimensionalen Ausgestaltung (Konformation) unterstützen.

Die **Termination** erfolgt, wenn das Ribosom auf ein **Stoppcodon** (UAA, UAG oder UGA) trifft. Logischerweise gibt es dementsprechend keine tRNA, die zu diesen Codons passt. Das Ribosom zerfällt in seine Untereinheiten, entlässt somit die Aminosäurekette und kann für eine neue Runde der Translation verwendet werden (➤ Abb. 6.20).
Nachdem die Aminosäurekette während der Translation vollständig synthetisiert und vom Ribosom freigesetzt worden ist, ist sie in vielen Fällen noch nicht funktional aktiv. Häufig werden am fertiggestellten Protein noch **posttranslationale Modifikationen** durchgeführt. Dabei handelt es sich um chemische oder strukturelle Veränderungen, die nach der eigentlichen Proteinsynthese an bestimmten Aminosäureresten des Proteins vorgenommen werden.

**AUS DEM MEDIZINSTUDIUM** Zu den wichtigsten posttranslationalen Modifikationen zählen unter anderem die **Phosphorylierung,** bei der Phosphatgruppen an Serin-, Threonin- oder Tyrosinreste angeheftet werden, und die **Glykosylierung,** bei der Zuckerreste an spezifische Aminosäuren wie Asparagin, Serin oder Threonin gebunden werden. Ebenso bedeutend sind **Acetylierungen und Methylierungen,** bei denen Acetyl- oder Methylgruppen an bestimmte Aminosäuren, insbesondere Lysin- oder Argininreste, angeknüpft werden. Diese Modifikationen beeinflussen unter anderem die Interaktion von Proteinen mit DNA und tragen damit maßgeblich zur Regulation der Genexpression bei. Ein weiterer wichtiger Prozess ist die **Ubiquitinylierung,** bei der Proteine durch die Anheftung des kleinen Proteins Ubiquitin an Lysinreste für den Abbau durch das Proteasom markiert werden. Schließlich erlaubt die **Lipidierung,** also das Anfügen von Lipidgruppen an Proteine, deren Verankerung in oder an Membranen und bestimmt damit ihre subzelluläre Lokalisation sowie ihre Funktionalität.

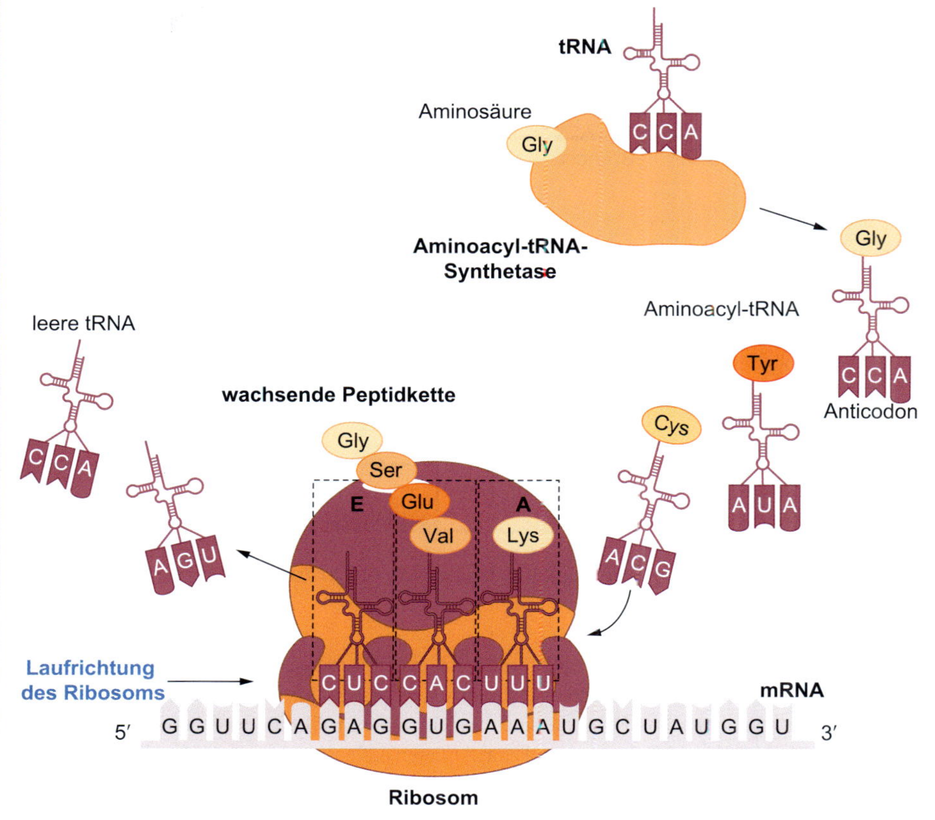


**Abb. 6.20** Ablauf der Translation. Die Translation beginnt, wenn das Ribosom die mRNA liest, beginnend am Startcodon (AUG). In diesem Prozess bindet eine spezifische tRNA mit ihrem Anticodon an das passende Codon der mRNA und bringt die entsprechende Aminosäure mit. Die Aminoacyl-tRNA-Synthetase koppelt zuvor jede tRNA mit der richtigen Aminosäure. Im Ribosom docken die beladenen tRNAs nacheinander an die A-Stelle an. Die Peptidkette wird durch eine Peptidbindung von der tRNA in der P-Stelle auf die neue Aminosäure an der A-Stelle übertragen. Die leere tRNA verlässt das Ribosom über die E-Stelle, während das Ribosom zur nächsten Codon-Position weiterrückt. Dieser Zyklus wiederholt sich, bis ein Stopp-Codon erreicht wird, wodurch die Translation endet und die fertige Peptidkette freigesetzt wird. [L138]

## 6.4 Regulation der Genaktivität bei Prokaryoten und Eukaryoten

Die Proteinbiosynthese, genauer die Genexpression, läuft in Organismen und ihren verschiedenen Zellen nicht kontinuierlich und unkontrolliert ab, sondern muss in einer den Bedingungen der jeweiligen Zelle und ihrer Umgebung angepassten Häufigkeit und Intensität erfolgen. Diese Form der Kontrolle der Genexpression nennt man **Genregulation.**

Die Mechanismen der Genregulation sind sehr vielfältig und unterscheiden sich je nach Organismus (➢ Abb. 6.21). Wir werden sie im Folgenden getrennt nach Prokaryoten und Eukaryoten betrachten.

**MedAT-Stichwort**
Regulation der Genaktivität von Prokaryoten und Eukaryoten

**VERSTÄNDNIS⁺** Die Genregulation ist der Grund, weshalb zum Beispiel Leydig-Zellen im Hoden Proteine für die Testosteronproduktion herstellen, während Zellen der Leber für die Bildung der Proteine der Blutgerinnung verantwortlich sind (et cetera).

### 6.4.1 Prokaryoten

Bei Prokaryoten ist die Regulierung der Genaktivität im Vergleich zu Eukaryoten relativ einfach. Einer der wichtigsten Mechanismen der Genregulation bei Prokaryoten ist die **Kontrolle der Transkription** (➢ Kap. 6.3.5).

Die Transkription wird durch regulatorische Proteine, die sogenannten **Transkriptionsfaktoren,** gesteuert, die an bestimmte DNA-Sequenzen, die sogenannten **regulatorischen Elemente (Enhancer und Silencer),** binden können.

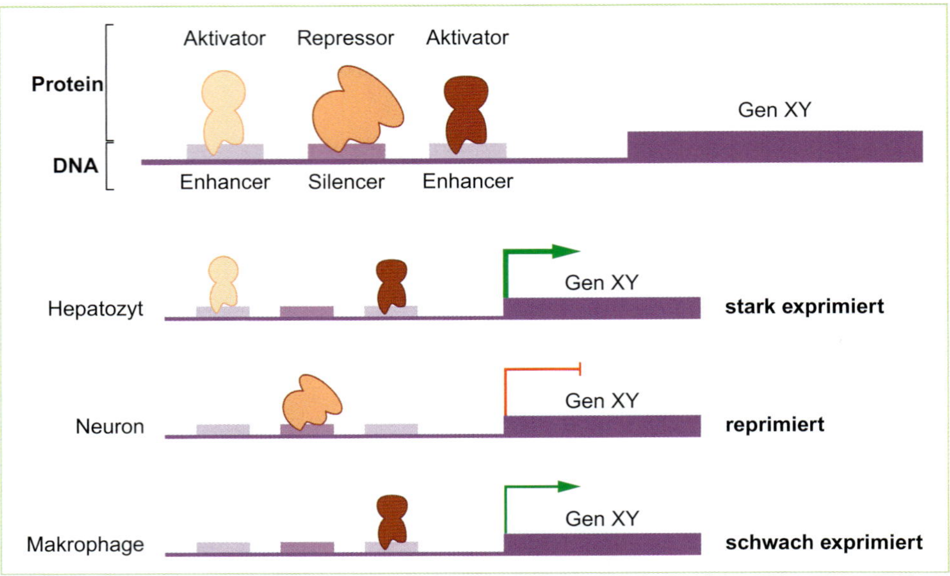


**Abb. 6.21** Schematische Darstellung der Genregulation durch die Kontrolle der Transkription in verschiedenen Zellen [L253]

Diese speziellen DNA-Sequenzen bzw. regulatorischen Elemente können sich sowohl in der Nähe der Promotorregion des Gens befinden, als auch weiter entfernt liegen (sogar in einem anderen Teil des Genoms). Die Funktion der regulatorischen Elemente sind zum einen die **Erhöhung der Wahrscheinlichkeit des Ablaufs der Transkription** (= Enhancer) und zum Anderen das exakte Gegenteil, also die **Verringerung der Wahrscheinlichkeit des Ablaufs der Transkription** (= Silencer).
Die Aktivität von Transkriptionsfaktoren kann durch eine Vielzahl von Faktoren beeinflusst werden, darunter die **Verfügbarkeit von Nährstoffen, Umweltbelastungen** und das Vorhandensein bestimmter **Signalmoleküle.**

**AUS DEM MEDIZINSTUDIUM**

**Substratinduktion**

Das **lac-Operon** bezeichnet einen großen Genabschnitt in Prokaryoten, der für Proteine des Laktosestoffwechsel kodiert. Die Funktion des lac-Operons besteht darin, die Expression von drei bestimmten Genen in Abhängigkeit von der Verfügbarkeit von Laktose in der Umgebung zu regulieren (➤ Abb. 6.22).
Ist Laktose im Prokaryoten enthalten, bindet sie an den sogenannten lac-Repressor und bewirkt, dass Proteine translatiert werden, die am Laktosestoffwechsel beteiligt sind. In Abwesenheit von Laktose bindet das lac-Repressorprotein an die Operatorregion des lac-Operons und verhindert die Transkription der Gene für den Laktosestoffwechsel. Durch diese Unterdrückung der Gene wird sichergestellt, dass die Zelle keine Energie für die Produktion von Enzymen verschwendet, die in Abwesenheit von Laktose nicht benötigt werden.

**Endproduktrepression**

Das **Tryptophan-Operon (trp-Operon)** ist ein genetisches Regulierungssystem, das in einigen Bakterien zu finden ist und die Expression von Genen steuert, die an der Tryptophan-Biosynthese beteiligt sind.
Die Funktion des Tryptophan-Operons besteht darin, die Expression der Gene in Abhängigkeit von der Verfügbarkeit von Tryptophan in der Umwelt zu regulieren. Wenn Tryptophan vorhanden ist, bindet es an ein Regulierungsprotein, den sogenannten Tryptophan-Repressor, damit **keine** Proteine translatiert werden, die an der Tryptophan-Biosynthese beteiligt sind, da genügend Tryptophan vorhanden ist.
Wenn Tryptophan fehlt, ist das Tryptophan-Repressorprotein inaktiv und kann nicht an die Operatorregion des Tryptophan-Operons binden. Dadurch werden Proteine translatiert, die an der Tryptophan-Biosynthese beteiligt sind, und das fehlende Tryptophan kann von dem Bakterium selbst produziert werden.

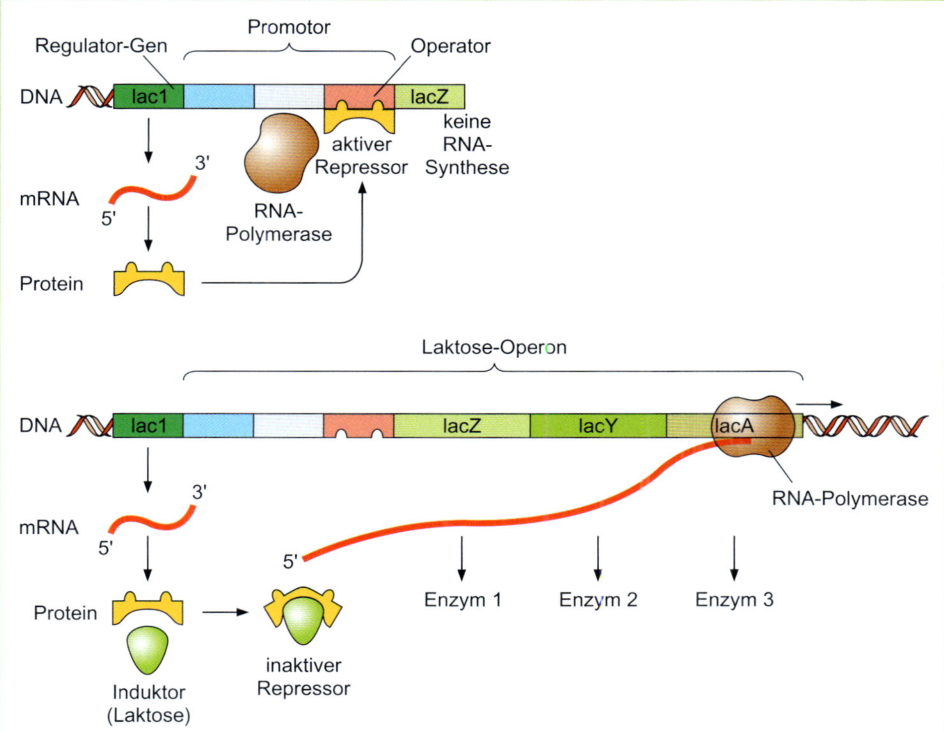


**Abb. 6.22** Substratinduktion am Beispiel des Laktose-Operons [L253]

## 6.4.2 Eukaryoten

In Eukaryoten existieren umfassendere Mechanismen zur Steuerung der Genexpression.
Einer der wichtigsten Mechanismen der Genregulation ist auch in Eukaryoten die **Kontrolle der Transkription** (➢ Kap. 6.3.5, ➢ Abb. 6.23). Dabei unterscheidet sich die grundlegende Funktionsweise nicht von der der Prokaryoten.

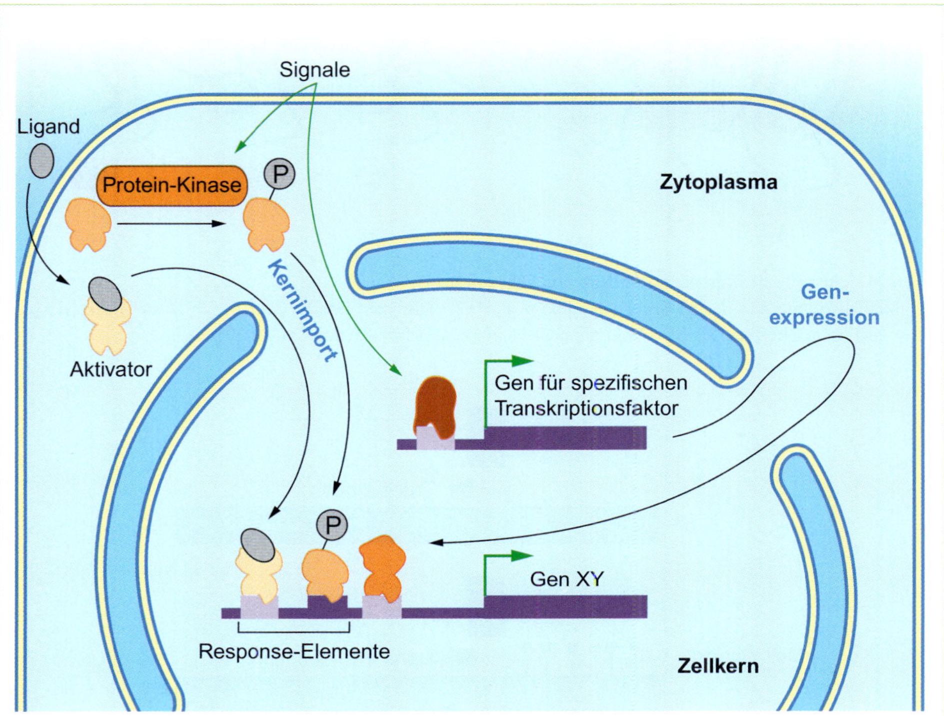


**Abb. 6.23** Regulation von spezifischen Transkriptionsfaktoren durch Ligandenbindung, Phosphorylierung, Transport oder Genexpression [L138]

Notizen



**VERSTÄNDNIS⁺** Noch einmal hier für das absolute Verständnis: Die Regulierung der Genexpression steuert alle Prozesse des Organismus.
Nehmen wir an, ihr geht zum Trainieren in ein Fitnessstudio mit dem Ziel, größere Muskeln zu bekommen. Durch das Training werden Muskeln, Sehnen, Bänder, Herz, Lunge und weitere Teile des Körpers beansprucht. Bei wiederholtem Training produzieren verschiedene Zellen dieser Organe durch die Bindung von beim Training oder der Regeneration freigesetzten Substanzen im Körper **Wachstumshormone,** die wiederum als **Transkriptionsfaktoren** in den Zellkern wandern (z. B. Testosteron). Durch ihre Bindung an den Promotor bewirken diese Hormone dann die Expression von Genprodukten, die Bestandteile von Muskelfasern sind, was wiederum dazu führt, dass diese dicker werden und ihr folglich größere Muskeln bekommt.
Diesen Mechanismus kann man auf beliebig viele Körperfunktionen wie Stress, Hunger, Schlafbedürfnis und viele andere anwenden.

Ein weiterer Mechanismus der Genregulation in Eukaryoten ist die **posttranskriptionelle Modifikation** von RNA nach der Transkription. RNA-Moleküle können z. B. unterschiedlich gespleißt werden (alternatives Splicing), um verschiedene Varianten desselben Gens zu erzeugen, die jeweils eine andere Funktion haben. RNA-Moleküle können auch durch kleinere RNA-Moleküle wie **microRNAs** (➤ Kap. 6.3.3) reguliert werden, die an spezifische RNA-Sequenzen binden und deren Expression hemmen.
Neben der transkriptionellen und posttranskriptionellen Regulation kann die Genexpression auch auf der Ebene der **Translation** reguliert werden (➤ Kap. 6.3.7). Die Translation wird durch eine Vielzahl von Faktoren gesteuert, darunter die **Verfügbarkeit von Ribosomen,** die **Bindung von Translationsfaktoren** an spezifische RNA-Sequenzen und die Aktivität von **regulatorischen Proteinen** wie RNA-bindenden Proteinen.
Schließlich können auch **epigenetische Modifikationen** (➤ Kap. 6.7) wie die Methylierung oder Acetylierung der DNA oder der Histone (➤ Abb. 6.24, ➤ Abb. 6.25, ➤ Kap. 5.4.1) die Genaktivität in Eukaryoten regulieren. Diese Modifikationen können die Zugänglichkeit der DNA für Transkriptionsfaktoren und andere regulatorische Proteine beeinträchtigen und so die Expression von Genen beeinflussen.

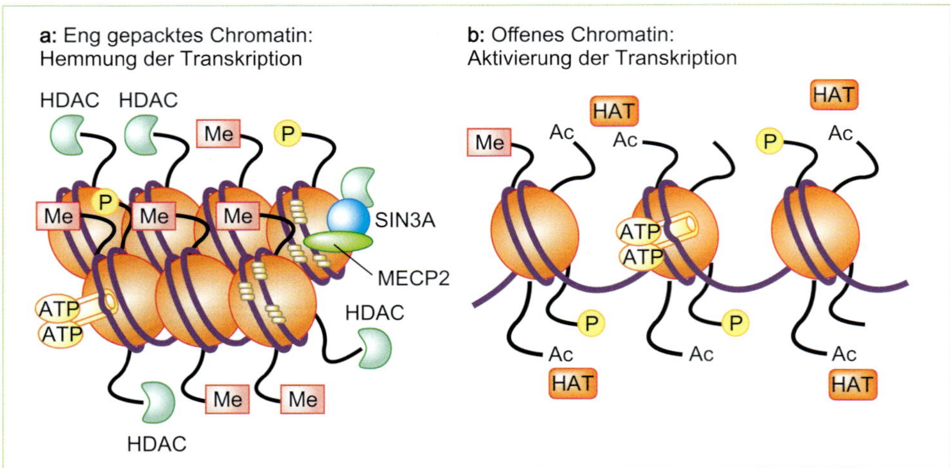


**Abb. 6.24** Schematische Darstellung der Histonmodifikation [L253]
Me = Methyl-Gruppe, Ac = Acetyl-Gruppe, P = Phosphat, HAT = Histonacyltransferase, HDAC = Histon-Deacetylasen, ATP = Adenosintriphosphat, SIN3A = Switch-independent 3A, MECP2 = Methyl-CpG-Bindeprotein 2

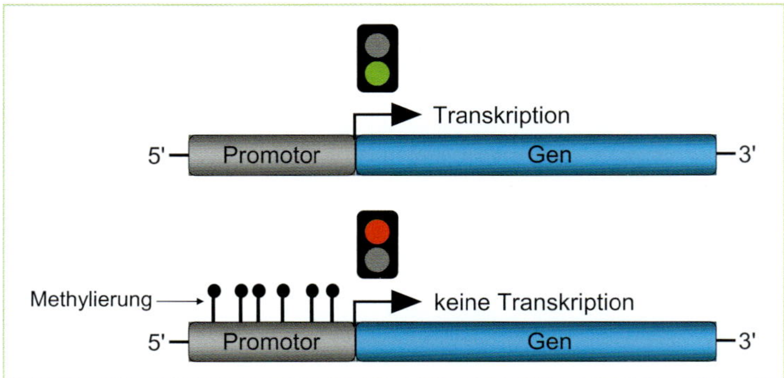


**Abb. 6.25** Regulation der Genexpression durch DNA-Methylierung [L141]

Notizen

## 6.5 Genomik

MedAT-Stichwort
Genomik

Die Genomik ist ein Bereich der Biologie, der sich mit der Struktur, der Funktion und der Entwicklung von Genomen (➤ Kap. 5) befasst. Das Studium der Genomik umfasst die Analyse der DNA-Sequenzen ganzer Genome sowie die Untersuchung, wie Gene in Zellen exprimiert und reguliert werden (➤ Abb. 6.26).
Die Genomik hat zu neuen Erkenntnissen über die Mechanismen der Genexpression sowie zur Entwicklung neuer Methoden für die Diagnose und Behandlung genetischer Störungen geführt. Die Analyse genomischer Daten ermöglichte auch die Entdeckung neuer Gene und regulatorischer Elemente (➤ Kap. 6.4).
Einer der wichtigsten Fortschritte in der Genomik war die Entwicklung von Hochdurchsatz-Sequenzierungstechnologien (Next Generation Sequencing, ➤ Abb. 6.27), die eine schnelle und kostengünstige Sequenzierung ganzer Genome ermöglichen. Dies hat zur Schaffung großer Datenbanken mit genomischen Daten geführt, die zur Untersuchung der genetischen Variation innerhalb und zwischen den Arten (➤ Kap. 7.4) sowie zur **Identifizierung genetischer Mutationen** im Zusammenhang mit **Krankheiten** genutzt werden.

| Ebene | Genom | Transkriptom | Proteom | Metabolom |
|---|---|---|---|---|
| **Modifikationen und Moleküle** | Variation: SNPs<br>Epigenetik: Acetylierung<br>Methylierung | mRNA<br>ncRNA<br>microRNA | Autoantigene<br>Antikörper<br>Zytokine/Chemokine<br>Degradationsprodukte | Aminosäuren<br>Biogene Amine<br>Phosphoglyzeride<br>Sphingolipide... |
| **Methoden** | Sequenzierung<br>Pyrosequenzierung<br>DNA-Verdau mit RE<br>ChIP | Sequenzierung<br>Realtime-PCR<br>Digitale PCR<br>Microarray | ELISA<br>Gelelektrophorese<br>Western Blot<br>Protein-/Peptidchips | GC/MS<br>LC/MS<br>NMR-Spektroskopie<br>Ionenmobilitäts-spektrometrie (IMS) |

**Abb. 6.26** Molekularbiologische Analysen umfassen die genomische (genetische Unterschiede und epigenetische Modifikationen), die transkriptionelle (differenzielle Expression verschiedener RNAs), die Protein- (Diversität in der Proteinexpression) und die metabolische Ebene (Unterschiede in der Menge einzelner Metaboliten). [M959, M960, L231]

## 6.6 Proteomik

MedAT-Stichwort
Proteomik

**DEFINITIONEN** Das **Proteom** ist die Gesamtheit der Proteine, die ein Organismus, ein Gewebe oder eine Zelle produzieren kann. Es umfasst alle unterschiedlichen Proteine, die zu verschiedenen Zeiten und unter verschiedenen Bedingungen exprimiert werden, sowie die verschiedenen Veränderungen, die an diesen Proteinen auftreten können.

Die Proteomik befasst sich mit der Struktur, der Funktion und den Wechselwirkungen von Proteinen. Sie umfasst die Analyse aller Proteine, die von einem Organismus, einem Gewebe oder einer Zelle produziert werden, sowie die Untersuchung, wie diese Proteine reguliert werden und miteinander interagieren.
Genom (➤ Kap. 5.4.1) und Proteom sind eng miteinander verbunden, da die im Genom enthaltenen Informationen bestimmen, welche Proteine von einem Organismus, einem Gewebe oder einer Zelle produziert werden können. Die Beziehung zwischen beiden ist jedoch komplex, und ein und dasselbe Genom kann unter verschiedenen Bedingungen **unterschiedliche Proteome** hervorbringen. Das ist der Tatsache geschuldet, dass die Expression von Genen stark reguliert ist (➤ Kap. 6.4) und dass ein und dasselbe Gen je nach vorherrschenden Bedingungen unterschiedlich stark exprimiert werden kann.
Ein weiterer wichtiger Bereich der Proteomik ist die Untersuchung **posttranslationaler Modifikationen** (➤ Kap. 6.3.7), d. h. chemischer Modifikationen, die nach der Synthese eines Proteins auftreten. Diese Modifikationen können die Funktion und Stabilität von Proteinen verändern und spielen eine wichtige Rolle bei der zellulären Signalübertragung und bei Krankheiten.

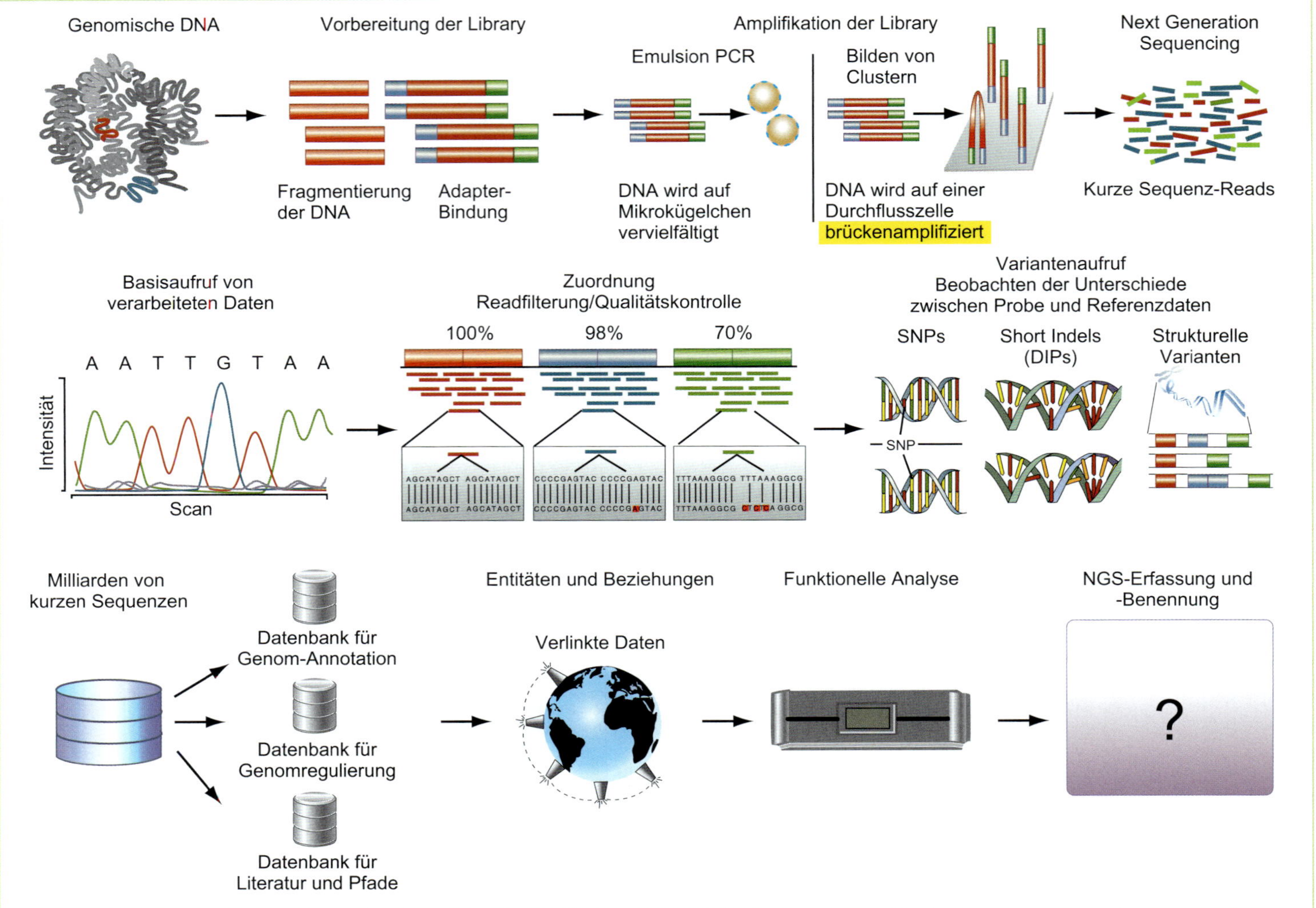


**Abb. 6.27** Next Generation Sequencing [H602-001]

## 6.7 Epigenetik

**MedAT-Stichwort**
Epigenetik

Die Epigenetik ist ein Bereich der Biologie, der sich mit **vererbbaren** Veränderungen der Genexpression befasst, die **ohne Veränderungen** der zugrunde liegenden DNA-Sequenz auftreten. Diese Veränderungen können durch eine Vielzahl von Faktoren verursacht werden, z. B. durch Umwelteinflüsse, Ernährung und Lebensstil, und können erhebliche Auswirkungen auf die Entwicklung, Funktion und Gesundheit von Organismen haben.

Ein zentrales Merkmal ist, dass sie oft über Zellteilungen hinweg stabil bleiben und **sogar an nachfolgende Generationen weitergegeben werden können.** Epigenetische Fehlregulationen stehen in direktem Zusammenhang mit der Entstehung zahlreicher Krankheiten wie etwa Krebs (➤ Kap. 5.10), neurologischen Störungen und Herz-Kreislauf-Leiden.

**VERSTÄNDNIS+** Interessant ist auch, dass seit der Entdeckung der Epigenetik die Lamarck'sche Evolutionstheorie, nach der Merkmale durch Gebrauch oder Nichtgebrauch verändert und vererbt werden können, wieder aufgegriffen wurde.

Einer der wichtigsten Fortschritte auf dem Gebiet der Epigenetik war die Entwicklung von Hochdurchsatztechnologien zur Analyse epigenetischer Veränderungen auf genomweiter Ebene. Diese Techniken haben es den Forschern ermöglicht, Muster epigenetischer Veränderungen zu erkennen, die mit Krankheiten und anderen Zuständen in Verbindung stehen, und neue Strategien zur Prävention und Behandlung dieser Zustände zu entwickeln.

**AUS DEM MEDIZINSTUDIUM** Ein in den letzten Jahren aufgekommenes herausragendes Beispiel für die Anwendung der Epigenetik in der Medizin ist die genomweite DNA-Methylierungsanalyse anhand der **850k-DNA-Methylierung,** welche Tumortypisierungen mit hoher diagnostischer Präzision zulässt (➢ Abb. 6.28). Diese Methode erstellt ein umfassendes Profil der DNA-Methylierungsmuster von Tumoren, die charakteristisch für die jeweilige Tumorentität sind.
Durch die Messung des Methylierungsgrads an über 850.000 CpG-Inseln (Genorte mit häufig Cytosin-Guanin-Dinukleotiden) im gesamten menschlichen Genom bietet diese Hochdurchsatztechnologie Klinikern und Forschern wertvolle Einblicke in die epigenetische Landschaft der Proben von Tumoren, die eine eindeutige Diagnose der Entität zulassen.

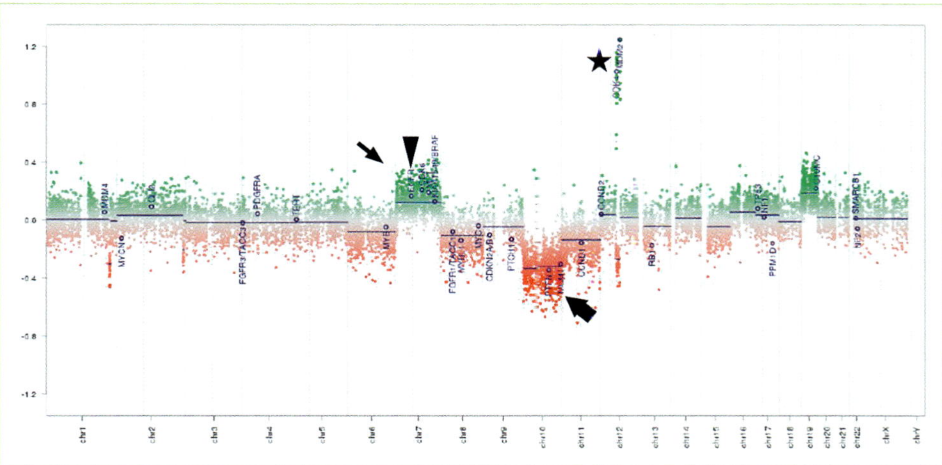

**Abb. 6.28** 850k-Methylierungsanalyse für die Diagnose von Tumoren [G1251]

Notizen

KAPITEL 7

# Die Entstehungsgeschichte des Lebens

Deniz Tafrali

## 7.1 Einführung

MedAT-Stichwort
Entstehung des Lebens

MedAT-Stichwort
Evolution

Wir haben den menschlichen Organismus in seiner Vielschichtigkeit und Komplexität kennengelernt. Vergleicht man z. B. die innere Anatomie eines Menschen (Homo sapiens) mit der von anderen **Säugetieren,** so erkennt man faszinierende Ähnlichkeiten. Wie der Mensch haben auch alle anderen Säugetiere Hirn, Herz und Haare. Sie sind prinzipiell sehr ähnlich aufgebaut: vier Extremitäten (Arme, Beine, Flügel, Flossen), einen Kopf, ein Nervensystem, Verdauungssystem und so weiter. Man kann diese Analogien beliebig weiterdenken. Reptilien wie Krokodile und Schlangen oder Vögel wie Habichte und Adler verfügen genauso wie Menschen und Schimpansen über eine Wirbelsäule, sind also **Wirbeltiere.** Wenn man sich auf die mikroskopische Ebene begibt, sieht man auch, dass prinzipiell sogar gewöhnliche Bananen aus dem Supermarkt über Zellen mit Chromosomen verfügen, die ebenso zur Mitose fähig sind wie menschliche Zellen (> Abb. 7.1).

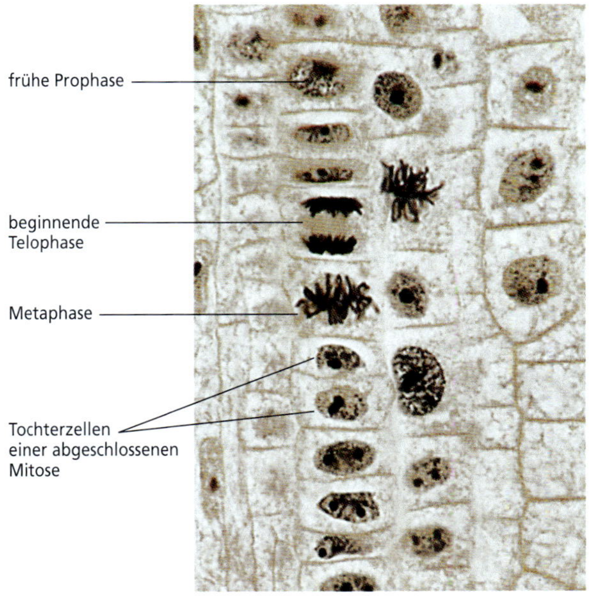


**Abb. 7.1** Verschiedene Mitosestadien sich gerade teilender Zellen, hier an der Wurzelspitze einer Pflanze [M375]

**VERSTÄNDNIS⁺** Obwohl das Beispiel mit den Haaren nicht auf die Säugetierordnung der Wale zutrifft, verfügt diese Ordnung der Tiere über ein Organ, dessen Existenz recht kontraintuitiv erscheint, aber ihre Einordnung als Säugetier rechtfertigt. Weil Wale sich im Laufe ihrer Entwicklung aus landlebenden Säugern entwickelt haben, besitzen sie eine **Lunge** und benötigen daher **Luft zum Atmen.** Sie verfügen also über **keine Kiemen,** wie man aufgrund ihres fischartigen Erscheinungsbildes vermuten würde. Sie haben ihr Fell im Rahmen der Evolution verloren, weil es schlicht und einfach für eine ordentliche Hydrodynamik von Nachteil war.

Notizen

**AUS DEM MEDIZINSTUDIUM** Ein weiteres interessantes Faktum der Evolution stellt das Fehlen von Uteri (Gebärmüttern) bei Lebewesen dar, die ursprünglich im kontinentalen Australien beheimatet sind.
Zu Zeiten der Entwicklung der höheren Säugetiere an der Nordhemisphäre der Erde lag der australische Kontinent auf der Höhe der Antarktis, ohne Verbindung zum Festland (Eurasien). Da sich die Fauna Australiens durch diese geographische Abkapselung unabhängig von der Fauna der anderen Kontinente entwickelte, waren Säugetiere auf ihr eine Rarität (es gab nur einige Arten Fledertiere und Altweltmäuse). Säugetiere wie Kamele und Kaninchen, deren weibliche Tiere bekanntlich Gebärmütter haben, wurden erst im 19. Jahrhundert von Europäern auf den australischen Kontinent gebracht.

Die Lehre, die aus dem Verständnis dieser Gemeinsamkeiten der Lebewesen entstanden ist, nennt man **Evolutionsbiologie.** Sie hat im Laufe der Zeit herausgefunden, dass **jegliche Lebewesen** auf unserem Planeten einen **gemeinsamen Ursprung** haben.
Wir werden uns im Folgenden mit der Frage beschäftigen, wie das Leben genau entstanden ist, um uns darauffolgend die Grundeigenschaften von Lebewesen genauer anzuschauen. Zu guter Letzt befassen wir uns noch mit der wissenschaftlichen Theorie hinter dem Faktum Evolution.

**MedAT-GEHEIMTIPP** Wir werden beim Thema Evolution nur auf die für den MedAT relevanten Themen eingehen und zu weit greifende Details, wie sie z. B. in manchen Schulbüchern aufgelistet werden, der Übersichtlichkeit halber weglassen. Die Testaufgaben des MedAT zum Thema Evolution wurden mit Verständnisaufgaben wie Fragen zu den Kernaussagen der Darwin'schen Theorie (5×), zur Endosymbiontentheorie (2×) und dem Miller'schen Experiment (5×) schon häufig recht oberflächlich gehalten. Fünfmal (zuletzt 2025) wurde jedoch auch nach dem Konzept der Gendrift gefragt.

## 7.2 Beginn des Lebens

**MedAT-Stichwort**
Entstehung des Lebens

Das naturwissenschaftliche Fachgebiet der Chemie teilt die gesamten Moleküle und Verbindungen unserer Welt in zwei Sparten auf: **anorganische** und **organische Stoffe.**
Die organische Chemie befasst sich mit Stoffen, die aus einem **Grundgerüst aus Kohlenstoff** (➤ Kap. 19.3.1 und ➤ Kap. 22.1) bestehen. Das Vermögen des Kohlenstoffs, eine sehr hohe Anzahl an verschiedenartigen Verbindungen eingehen zu können, führt dazu, dass er als **Grundstoff des Lebens** die materielle Basis aller Lebewesen darstellt. Im Umkehrschluss sollte das eigentlich auch bedeuten, dass die anorganische Chemie sich mit allem befasst, was nicht zum Leben fähig ist.
Bis zum Beginn des 19. Jahrhunderts beschäftigte sich die anorganische Chemie dementsprechend lediglich mit Stoffen, die **nicht von organischem Leben erzeugt** werden, also keine Grundsubstanz des Lebens sind. Der Glaube, dass man Organik und Anorganik strikt trennen könne, wurde jedoch im Jahr 1828 erstmals auf die Probe gestellt, als ein Chemiker namens Friedrich Wöhler erstmals Harnstoff, eine organische Substanz, aus einer anorganischen Substanz, dem Ammoniumcyanat, herstellte.
Sollte es also möglich sein, dass Leben aus anorganischem Material entstehen kann?
Nach heutigem Forschungsstand geht man davon aus, dass die ersten Lebensformen aus **chemischen Reaktionen mit unbelebter Materie** (anorganischen Substanzen) entstanden sind. Wenn wir die nur mit physikalischen Gesetzmäßigkeiten erklärbaren Prozesse nach dem Urknall, die genau genommen auch zur chemischen Evolution gehören, vernachlässigen und uns lediglich auf die Prozesse auf der Erde konzentrieren, beginnt alles mit chemischen Reaktionen, die über die Erzeugung von **organischen Substanzen** zur **Entstehung von Biomolekülen** und dadurch zu den **ersten Lebensformen** geführt haben.

### 7.2.1 Die chemische Evolution und das Miller-Urey-Experiment

**MedAT-Stichwort**
Chemische Evolution (+ Versuch von Miller)

**DEFINITIONEN** Die **chemische Evolution** wird als Vorgang der Bildung von biologischen Molekülen und deren Vorläufern aus anorganischen Substanzen verstanden. Sie ist die Bedingung für die Entstehung und folglich auch die Entwicklung des Lebens (biologische Evolution).

Unabhängig voneinander äußerten im Jahr 1924 sowohl der Biochemiker Aleksandr Oparin wie auch sein Kollege, der Biologe John Haldane, die Hypothese, es bestünde die Möglichkeit, dass durch **chemische Reaktionen** in der Uratmosphäre der Urerde **organische Verbindungen** entstanden seien. Die besagte Uratmosphäre bestand damals hauptsächlich aus **Wasser in Form von Dampf** ($H_2O$), **Kohlenstoffdioxid** ($CO_2$), Ammoniak ($NH_3$), Spuren von Schwefelwasserstoff ($H_2S$), Kohlenstoffmonoxid (CO), Methan ($CH_4$), Stickstoff ($N_2$) und Wasserstoff ($H_2$) und verschiedenen Edelgasen wie Helium (He).

**VERSTÄNDNIS+** Fällt euch etwas auf? Genau: **Sauerstoff fehlt!**

Die Energie für besagte Reaktionen bezogen die Substanzen aus den damals vom Universum und der Sonne auf die Erde eintreffenden, extrem starken radioaktiven und UV-Strahlen, vom Vulkanismus und von **energiereichen Blitzen aus heftigen Gewittern.** Die Entstehung der ersten Lebensformen soll sich in den damaligen Ozeanen, der sogenannten Ursuppe, abgespielt haben. Hier setzten sich organische Moleküle, zunächst über die Zwischenform von Biomolekülen, zu den **ersten einfachen Lebensformen** zusammen.

Zwei Naturwissenschaftler behaupten also, alles Leben auf der Welt sei aus chemischen Reaktionen mit anorganischen Stoffen entstanden, die prinzipiell in einfachen Chemiebaukästen vorzufinden sind. Eine sehr vage Hypothese. Um solche Annahmen auf die Probe zu stellen, bedient sich die Wissenschaft gerne dem **Experiment.**

## Das Miller-Urey-Experiment

Um ihre Hypothese der Entstehung des Lebens zu überprüfen, führten die beiden Chemiker Stanley Miller und Harold Urey ein Experiment durch, bei dem sie die **Bedingungen der Uratmosphäre** nachahmten (➤ Abb. 7.2).

Sie nutzten dafür einen Glaskolben, in den sie acht Tage lang kontinuierlich ein Gasgemisch aus **Methan ($CH_4$), Wasserstoff ($H_2$), Kohlenstoffmonoxid (CO), Ammoniak ($NH_3$) und großen Mengen Wasserdampf ($H_2O$)** einleiteten. Während dieser acht Tage fanden im Inneren des Glaskolbens durch einen elektrischen Lichtbogen, analog zu den Blitzen der Uratmosphäre, ständig **elektrische Entladungen** statt. Sehr wichtig war ihnen dabei, dass **unter keinen Umständen Sauerstoff** in die Apparatur gelangte, da die Uratmosphäre ja ebenfalls keinen Sauerstoff enthielt. Die an der Innenseite des Glaskolbens kondensierende Flüssigkeit wurde abgefangen und nach Ende der acht Tage mittels Gaschromatographie untersucht. Das Ergebnis war spektakulär: die Flüssigkeit enthielt **organische Stoffe** wie **Harnstoff, Milchsäure** und sogar **Aminosäuren!**

Urey und Miller hatten es tatsächlich geschafft, **aus anorganischen Molekülen organische Stoffe herzustellen.** Ein faszinierendes Experiment.

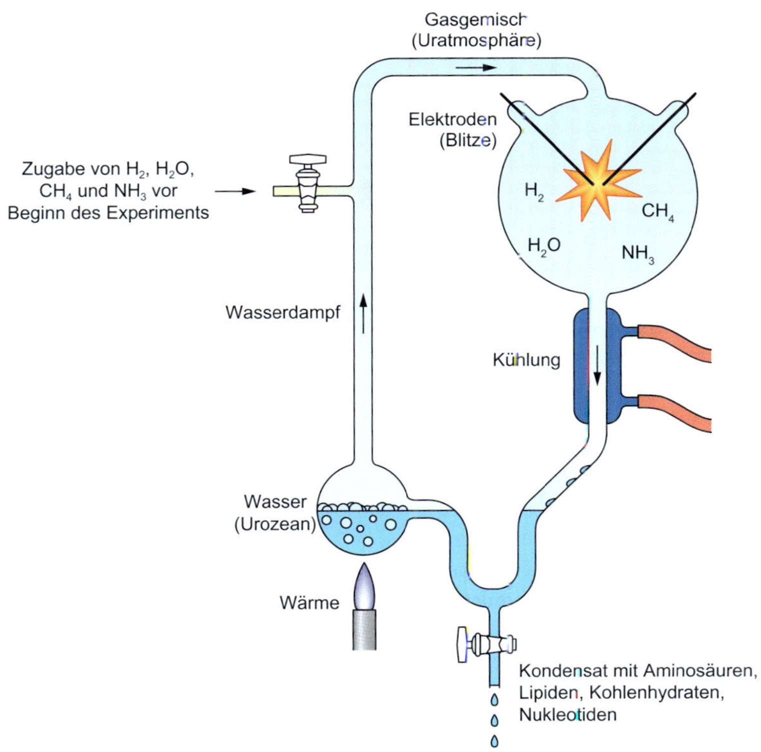


**Abb. 7.2** Miller-Versuch zur abiotischen Synthese von organischen Molekülen [L253]

MedAT-Stichwort
Biogenese und Protobionten



### 7.2.2 RNA-Welt-Hypothese, Biogenese und Protobionten

Bisher haben wir gelernt, dass in der sogenannten Ursuppe organische Stoffe entstanden sind. Aber wie werden aus organischen Stoffen Lebewesen?

Das weiß man bis heute nicht genau. Jedoch gibt es eine interessante Idee zu diesem Thema: die **RNA-Welt-Hypothese.** Diese besagt, dass unserem heutigen Leben eine Welt vorausging, deren Lebewesen **Ribonukleinsäuren (RNA)** anstatt Desoxyribonukleinsäuren (DNA) als Grundbaustein des Lebens zugrunde lagen. Sie nutzten dieses Makromolekül, wie wir heute die DNA, sowohl zur Informationsspeicherung als auch zur Katalyse chemischer Reaktionen.

**AUS DEM MEDIZINSTUDIUM** Es wird angenommen, dass die freie oder zellinterne RNA im Verlauf der Entstehung des Lebens von der chemischen zur biologischen Evolution allmählich durch die chemisch stabilere DNA als Informationsspeicher und durch die biochemisch anpassungsfähigeren Proteine als Reaktionskatalysatoren ersetzt wurde.

Die RNA-Welt-Hypothese wird daher als **Bindeglied** zwischen den Hypothesen der **chemischen Evolution** und der ersten biologischen Selektion im Rahmen der Kooperation mehrerer RNAs bis hin zur heutigen **biologischen Evolution** auf der Basis des DNA-basierten Genoms angesehen. Dieser Gedankenschritt darf jedoch nicht dahingehend missverstanden werden, dass mit der RNA-Welt-Hypothese das RNA-basierte Leben mit der Entstehung zellulären Lebens ein abruptes Ende gefunden hätte. Die fortdauernde Existenz zellulärer Lebewesen auf RNA-Basis, sogenannter **Ribozyme** (ein Kunstwort aus den Begriffen **Ribo**nukleinsäuren und En**zym),** könnte nach heutigem Kenntnisstand bereits in der RNA-Welt begonnen haben.

Besagte Ribozyme gelten umgekehrt auch als Indiz für die Existenz der RNA-Welt. Ihre prominentesten Vertreter sind die **Ribosomen** in unseren Zellen. Diese bestehen nämlich sowohl aus einem RNA-Molekül (rRNA) als auch aus dessen katalytischen Proteineinheiten. Eine ebenso wichtige Säule der Hypothese ist die Abfolge der Biosynthesewege. Die Desoxyribonukleotide, aus denen die DNA besteht, werden in der heutigen Zelle aus Ribonukleotiden (den Bausteinen der RNA) synthetisiert. Die Zelle geht also den Umweg, die DNA aus der RNA aufzubauen, obwohl es biochemisch viel einfacher wäre, die DNA von Anfang an herzustellen. Der Grund dafür liegt wahrscheinlich in der oben beschriebenen zeitlichen Abfolge der Entwicklung von RNA zu DNA.

Im vorhergehenden Abschnitt haben wir gerade gelernt, dass das Leben sehr wahrscheinlich aus anorganischer Materie entstanden ist. In diesem Abschnitt werden wir aber genau das Gegenteil behaupten, und zwar, dass „alles Lebendige [nur] aus Lebendigem" entstehen kann.

Wie lässt sich dieser Widerspruch auflösen? Dazu muss man sich vergegenwärtigen, dass die chemische Evolution **Millionen von Jahren** gebraucht hat, um Leben hervorzubringen. Um mit dem von Louis Pasteur gefestigten Verständnis arbeiten zu können, dass es keine **Spontanerzeugung** von Leben aus totem Material gibt, muss man in viel **kürzeren Zeiträumen** denken.

**VERSTÄNDNIS⁺** Bis Pasteur im Jahr 1861 mit seinen Studien über die Gärung die Welt vom Gegenteil überzeugte, glaubte man, dass Mikroorganismen in organischem Material wie Fleisch **„aus dem Nichts"** bzw. aus unbelebtem Material entstanden. Man nennt diesen Glauben **Spontanerzeugung,** später auch Abiogenese.

Heute ist sichergestellt, dass **Lebewesen andere Lebewesen** hervorbringen. Diesen Vorgang nennt man Fortpflanzung – das sollte mittlerweile jedem von euch ein Begriff sein. Genau darum geht es auch bei der **Biogenese:** Dieser Begriff beschreibt das Entstehen von biologischen Stoffen bzw. neuen Organismen aus **schon bestehenden Lebensformen.**

Als **Protobionten** (➤ Abb. 7.3) bezeichnet man Vorläufer der Prokaryoten. Genau genommen versteht man darunter eine Ansammlung von organischen und Biomolekülen, die von einer Lipidmembran umschlossen sind. Wer das Kapitel der menschlichen Zelle aufmerksam durchgelesen hat, kann jetzt schlussfolgern, dass diese Lipidmembran den Protobionten eine überaus wichtige Eigenschaft verleiht: Sie verschafft der Vorläuferzelle einen **abgeschlossenen Reaktionsraum.** Da für die Substrate einer chemischen Reaktion eine gewisse räumliche Nähe essenziell ist, liegt es nahe, dass ein Vorläuferorganismus durch diesen Raum mit höherer Wahrscheinlichkeit einen Stoffwechsel bildet. Wie wir noch lernen werden, zählt der Stoffwechsel zu einer der **Grundeigenschaften des Lebens.**

Man sieht die Protobionten sozusagen als **Verbindungsstück** zwischen den losen organischen Stoffen der Ursuppe und dem Entstehen der **ersten prokaryotischen Zellen** der Urzeit. Zeitlich können wir die Entwicklung der Protobionten also während bzw. nach der RNA-Welt einordnen, da erst durch einen ordentlichen Informationsspeicher (RNA) die Fortpflanzung von Organismen mit Vererbung ermöglicht wird.

Aus diesen ersten zellähnlichen Strukturen (Protobionten) gingen schließlich die ersten **Prokaryoten** hervor, von denen sich im weiteren Verlauf der Evolution der sogenannte **LUCA (Last Universal Common Ancestor)** entwickelt hat – also jene gemeinsame Stammform, von der letztlich alle heute lebenden Organismen abstammen.

Notizen

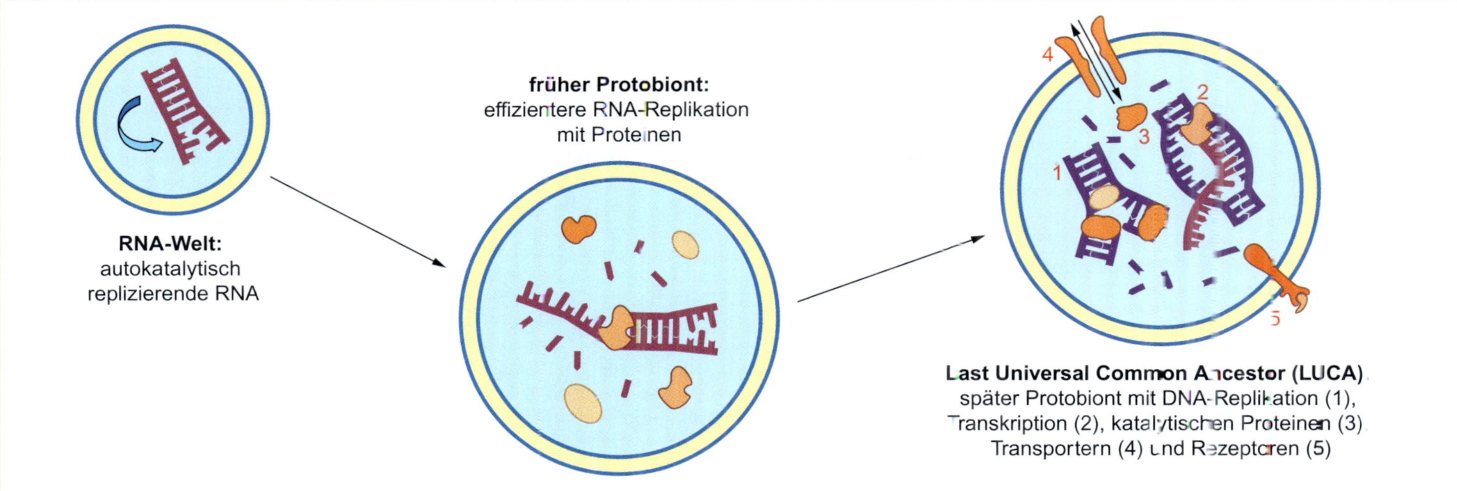


**Abb. 7.3** Mögliche Entstehung eines Protobionten [L138]

### 7.2.3 Die Endosymbiontentheorie

Durch die chemische Evolution formen sich organische Stoffe und Biomoleküle aus anorganischem Material. Diese Substanzen setzen sich zu bedingt lebensfähigen Ribozymen, also RNA mit kleinen Proteinen zusammen, die Biogenese betreiben. Irgendwann im Rahmen der RNA-Welt werden sie von einer Lipidmembran umgeben und bilden sich zu Protobionten. Diese Vorläuferzellen werden durch die Selektion von DNA-produzierenden, chemischen Reaktionen gegenüber der RNA-produzierenden, allmählich zu DNA-haltigen Vorläufern (LUCA) der Prokaryoten. Soviel „wissen" wir bereits.

**MedAT-Stichwort**
Endosymbiontentheorie

**VERSTÄNDNIS⁺** Einige der oben genannten Theorien und Hypothesen sind weit davon entfernt, gesichertes Wissen zu sein. Es ist nach wie vor sehr schwierig, die Bedingungen der frühen Urzeit im Labor zu simulieren und daraus wissenschaftlich gesicherte Ergebnisse zu gewinnen.

Nur wie entstanden eigentlich eukaryotische Zellen, aus denen wir aufgebaut sind?
Mittels der Endosymbiontentheorie versucht man zu erklären, wie **Eukaryoten aus prokaryotischen Vorläuferzellen entstanden** sein könnten. Dabei geht man davon aus, dass es vor der Entstehung der Eukaryoten mindestens zwei Arten von Ernährungstypen bei den prokaryotischen Vorläuferzellen gegeben hat: die Zellen, die ihre Energie durch chemische Reaktionen gewannen **(chemotroph)** und solche, die ihre Energie aus Licht bezogen **(phototroph).**

**AUS DEM MEDIZINSTUDIUM** Betrachtet man das Genom der Plastiden von Pflanzenzellen, weist dieses darauf hin, dass sie von **Cyanobakterien** abstammen, während Mitochondrien wahrscheinlich die Nachfahren von **aeroben Proteobakterien** sind.
Man darf aber nicht glauben, dass heutige Pflanzenzellen keine Mitochondrien haben. Sie besitzen sowohl Mitochondrien als auch Plastiden!

Der springende Punkt der Theorie ist folgender: Die phototrophen und chemotrophen Zellen sind von anderen prokaryotischen Zellen (wahrscheinlich Archaeen) durch **Phagozytose** aufgenommen worden (➤ Abb. 7.4). Jedoch wurden sie nicht verdaut oder lysiert, sondern verharrten lediglich im Inneren der Wirtszelle und gingen dabei ihrem Tagwerk nach. Die Substrate der kleineren prokaryotischen Vorläuferzellen wurden dabei von der größeren phagozytierenden Zelle genutzt und umgekehrt. Den wechselseitigen Nutzen, den die Prokaryoten voneinander ziehen, bezeichnet man als **Symbiose.** Weil dieser Vorgang sich im Inneren der Wirtszelle abspielt, sagt man dazu **Endosymbiose.** Diesen funktionellen Komplex aus beiden prokaryotischen Zellen nennt man dann **eukaryotische Vorläuferzelle.** Im Laufe der Zeit haben sich die phagozytierten prokaryotischen Vorläuferzellen zu den heutigen Zellorganellen **Mitochondrium (tierische Zellen)** und **Plastid (pflanzliche Zelle)** entwickelt, wodurch die **Eukaryoten** entstanden.

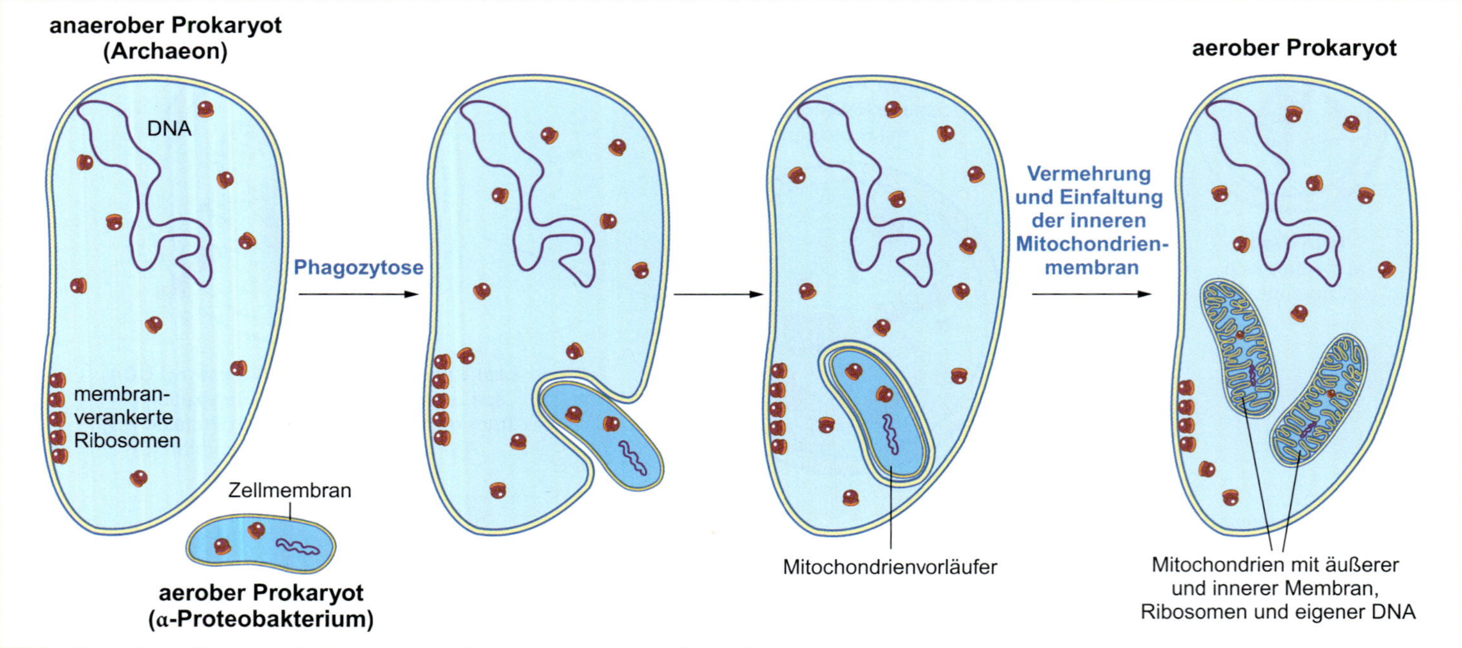


**Abb. 7.4** Endosymbiontentheorie [L253]

**DEFINITIONEN** **Archaeen** (altgr. ἀρχαῖοϛ archaīos für *„uralt, ursprünglich"*) bilden neben Bakterien und Eukaryoten eine der drei Domänen, in die alle zellulären Lebewesen eingeteilt werden. Sie sind einzellige Organismen ohne Zellkern, besitzen zirkuläre DNA-Moleküle im Zellplasma und werden oft als Archaebakterien oder Urbakterien bezeichnet.

Nachfolgend führen wir hier noch ein paar Tatsachen der Zellbiologie auf, die als Indizien für die Endosymbiontentheorie gelten:

- Mitochondrien und Plastide verfügen über eine **eigene DNA,** die der DNA von Bakterien sehr ähnlich ist (Ringstruktur) und auch eigenständige, histonähnliche DNA-Proteine (HLPs = *histone like proteins*) aufweist.
- Wie wir schon gelernt haben, sind Mitochondrien mit einer **Doppelmembran** ausgestattet. Dies ist darauf zurückzuführen, dass sie bei der Phagozytose im Rahmen der Entstehung der Endosymbiose die Membran der Wirtszelle umhüllt bekommen haben, während ihre innere Membran wohl die ursprüngliche Prokaryotenmembran darstellt.
- Die Reproduktion der Mitochondrien wie der Plastide findet losgelöst von der Zellteilung ihrer Wirtszelle statt. Sie **teilen sich** also **autonom.**

## 7.3 Grundeigenschaften des Lebens

**MedAT-Stichwort**
Grundeigenschaften der Lebewesen

Wir haben bisher immer vom Leben gesprochen, ohne je definiert zu haben, was dieser Begriff überhaupt bedeutet. Der Grund dafür ist, dass das gar nicht so einfach ist, wie man denkt. Leben bedeutet nämlich nicht, dass ein Lebewesen über bestimmte wenige Charakteristika verfügt, aus festgelegten Substanzen besteht oder sich in einem bestimmten Zustand befindet. Es bedeutet vielmehr, dass ein Organismus eine Reihe von Eigenschaften besitzt, die zusammengenommen charakteristisch für Lebewesen im Allgemeinen sind (➤ Abb. 7.5). Man nennt sie die **Grundeigenschaften des Lebens.** Diese Eigenschaften sind nachfolgend aufgelistet:

- Lebewesen können ihren Nachfahren ihr Erbgut durch **Vererbung** weitergeben.
- Daraus folgt auch, dass sie zur **Reproduktion** fähig sind, d. h. sich fortpflanzen können.
- Sie können **Reize wahrnehmen** und sind dazu in der Lage, auf chemische und physikalische Veränderungen ihrer Umwelt zu reagieren.
- Lebende Wesen besitzen einen bestimmten Grad an **Struktur, Organisation und Selbstregulation** (Homöostase).
- Eine der wichtigsten Eigenschaften ist ihre Fähigkeit zum **Energie- und Stoffwechsel,** durch den sie in Wechselwirkung mit ihrer Umwelt stehen.
- Zu guter Letzt sind sie auch in der Lage, zu **wachsen** und sich dadurch zu **entwickeln.**

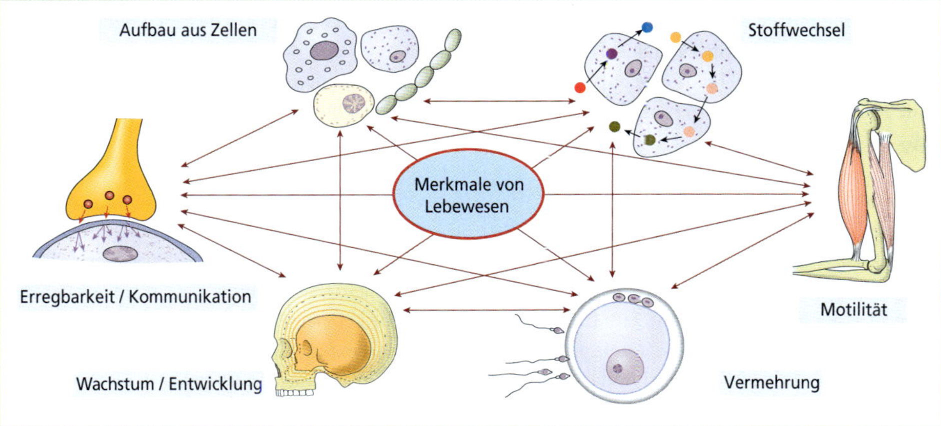


**Abb. 7.5** Die Kennzeichen des Lebens [L190]

Dabei muss nicht jedes dieser Kriterien erfüllt sein, um einen Organismus lebend nennen zu dürfen. Vielmehr ist die Definition eher nebulös gehalten, da z. B. Viren streng genommen keine Lebewesen sind, sie jedoch manche Eigenschaften besitzen, die Lebewesen auch aufweisen.

## 7.4 Evolution

**MedAT-Stichwort**
Evolutionstheorie

Bis zu diesem Punkt haben wir die Entstehung des Lebens nur durch die (metaphorische) Lupe betrachtet. Mit den eukaryotischen Zellen erhielten die ersten mikroskopisch kleinen Lebewesen jedoch die Fähigkeit, sich zu größeren Verbänden zusammenzuschließen und vielzellige Organismen zu bilden. Diese Vielzeller bilden heute wie damals die gesamte Pflanzen- und Tierwelt. Ihre Entwicklung im Laufe der Zeit ist das Hauptarbeitsgebiet der **Evolutionstheorie.**

### 7.4.1 Linné, Lamarck und Darwin

**MedAT-Stichwort**
Darwin

**DEFINITIONEN** Die **Spezies** (Syn.: **Art**) ist ein Begriff, der die Grundeinheit der biologischen Systematik beschreibt. Die Mitglieder einer Spezies besitzen die Fähigkeit, sich untereinander fortzupflanzen und verfügen über bestimmte äußere Merkmale, die sich zu einem gewissen Grad ähnlich sind, sehen also relativ gleichartig aus (➤ Kap. 7.4.2).
Als **Population** wird eine Gruppe von Individuen bezeichnet, die der gleichen Spezies angehören. Diese Individuen sind im Zuge ihrer Entwicklung miteinander verbunden, bilden eine Fortpflanzungsgemeinschaft und befinden sich geografisch am selben Ort.

Noch vor rund 170 Jahren war die Entstehung und Entwicklung der Lebewesen eines der größten Rätsel der Menschheitsgeschichte. Die ungeheure Vielfalt der Tiere und Pflanzen faszinierte viele Naturforscher. Dennoch begnügten sich die meisten dieser frühen Biologen mit einer sehr alten Theorie über die Entstehung des Lebens, der **Schöpfungslehre.**

**AUS DEM MEDIZINSTUDIUM** Zwar wurde angenommen, dass alles Lebendige von einer übernatürlichen Macht namens Gott erschaffen wurde, doch war dies damals (und ist es auch heute noch) eher ein Glaubenssatz als gesichertes Wissen. Der Kreationismus, der von vielen Menschen vertreten wird, die den Lehren der großen Weltreligionen folgen, sollte heute jedoch nicht als naturwissenschaftliche Grundlage zur Erklärung der Entstehung des Lebens herangezogen werden. Vielmehr ist die **wissenschaftliche Methode** mit ihren Hypothesen und Theorien ein probates Mittel, um den Ursprung des Lebens zu erforschen. Sie geht von der Realität aus, die gewonnenen Erkenntnisse sind evidenzbasiert und die daraus abgeleiteten Hypothesen und Theorien werden ständig überprüft, gegebenenfalls korrigiert und verbessert.

Ein Naturforscher, der aus heutiger Sicht ironischerweise studierter Theologe war, räumte ab 1858 in naturwissenschaftlichen Kreisen mit der Sichtweise der Schöpfungslehre auf. Zehn Jahre lang arbeitete er an der Vervollkommnung einer Theorie, die er aus den Naturbeobachtungen seiner Weltreise mit einem Schiff namens HMS Beagle entwickelt hatte. Diese Theorie fasste er 1859 in dem Buch „On the Origin of Species" zusammen (zu Deutsch: „Über die Entstehung der Arten"), ein Jahr nach der Veröffentlichung seiner Ideen. Dieser Mann, der als einer der größten Wissenschaftler aller Zeiten in die Geschichte einging

und mit seinen Ideen über die **natürliche Selektion** und das **Überleben des am besten Angepassten** die Welt veränderte, war **Charles** Robert **Darwin.**
Bevor wir uns aber den Theorien Charles Darwins zuwenden, sei an dieser Stelle auf zwei weitere bedeutende Naturforscher hingewiesen, deren Arbeiten Darwin vorausgingen und gewissermaßen vorbereiteten.

## Carl von Linné (1707–1778)

Carl von Linné war ein schwedischer Naturforscher und Botaniker, der vor allem durch die Entwicklung der binären Nomenklatur bekannt wurde. Diese Methode zur Klassifizierung von Pflanzen und Tieren, die erstmals 1735 in seinem Werk „Systema Naturae" veröffentlicht wurde, bildet die Grundlage der modernen Taxonomie (➤ Kap. 7.5). Linnés Systematik ordnete die Lebewesen nach gemeinsamen Merkmalen und erleichterte so das Verständnis ihrer Beziehungen untereinander.
Carl von Linné wirkte im 18. Jahrhundert und legte mit seiner Taxonomie den Grundstein für die biologische Systematik. Seine Arbeiten waren für Darwin von großer Bedeutung, da sie die Vielfalt der Arten in einem geordneten System darstellten und so die Erforschung ihrer Entstehung erleichterten.

## Jean-Baptiste de Lamarck (1744–1829)

**MedAT-GEHEIMTIPP** Die **Theorie von Lamarck** wurde zum ersten Mal im Jahr 2024 abgeprüft.

Jean-Baptiste de Lamarck war ein französischer Naturforscher, der als einer der ersten Wissenschaftler eine umfassende Theorie der Evolution entwickelte. In seinem 1809 erschienenen Werk *„Philosophie Zoologique"* postulierte Lamarck, dass sich Organismen durch den Gebrauch oder Nichtgebrauch von Organen an ihre Umwelt anpassen und diese Veränderungen an ihre Nachkommen weitergeben. Diese als „Lamarckismus" bekannte Theorie war ein früher Versuch, die Mechanismen der Evolution zu erklären.
Lamarck entwickelte seine Theorie Anfang des 19. Jahrhunderts, nur wenige Jahrzehnte vor Darwin. Obwohl Darwin Lamarcks Mechanismus der Vererbung erworbener Eigenschaften ablehnte, war Lamarck einer der ersten, der die Idee der Veränderlichkeit der Arten populär machte. Darwins Theorie der natürlichen Selektion basiert im Gegensatz zu den Arbeiten von Lamarck auf der genetischen Vererbung und der Variabilität im Genpool von Populationen und unterscheidet sich damit grundlegend von Lamarcks Vorstellungen.

**VERSTÄNDNIS⁺** Interessanterweise hat die **moderne Epigenetik** gezeigt, dass auch Lamarcks Theorien teilweise zutreffend sind. Wir wissen heute, dass Umweltfaktoren tatsächlich die Genexpression beeinflussen und bis zu einem gewissen Grad vererbt werden können (mehr dazu in ➤ Kap. 6.7).
Die Epigenetik bietet somit eine moderne Perspektive auf einige von Lamarcks Ideen und erweitert unser Verständnis der Mechanismen, durch die Evolution und Vererbung stattfinden.

## Charles Darwin (1809–1882)

Charles Darwin war ein britischer Naturforscher, der für seine Theorie der Evolution durch natürliche Selektion bekannt wurde. Darwins Theorie revolutionierte die Biologie und lieferte eine wissenschaftliche Erklärung für die Vielfalt des Lebens auf der Erde.
So schön die Darwin'sche Theorie auch ist: Für den MedAT brauchen wir nur wenige ihrer Kernaussagen. Darwin behauptete, dass jede Art selbst so viele Nachkommen hervorbringt, dass die Population wächst, wenn alle Nachkommen überleben. Darüber hinaus sollen Populationen trotz periodischer Schwankungen zahlenmäßig im Prinzip etwa gleich groß sein, während die Menge der zum Überleben notwendigen Ressourcen, wie z. B. Nahrung, für die Individuen begrenzt ist, aber im Durchschnitt im Prinzip gleichbleibt. Aus diesen Tatsachen folgert Darwin, dass es einen ständigen **Kampf um das Überleben** zwischen den Individuen gibt, der auf die Nahrungsknappheit zurückzuführen ist.
Des Weiteren sagt er, dass die Individuen einer Population sich in ihren Merkmalen und Fähigkeiten innerhalb der Artgrenze deutlich voneinander unterscheiden. Der Grund für diese intraspezifische Variabilität ist erblich. Daraus schließt er, dass Individuen, die weniger gut an die äußeren Umstände bzw. an ihre Umwelt angepasst sind, eine geringere Überlebenschance besitzen und eine geringere Anzahl an Nachkommen produzieren. Wohingegen Mitglieder der Population, die besser an die Umwelt angepasst sind, mit höherer Wahrscheinlichkeit überleben und dadurch mehr Nachkommen zeugen. Diesen Umstand nennt er das **Überleben des am besten Angepassten** (engl.: *Survival of the Fittest*).

**MedAT-GEHEIMTIPP** Vorsicht! Bei diesem Thema wird häufig ein beliebter Stolperstein der Darwin'schen Theorie für die Biologie-Aufgaben des BMS genutzt. Es geht bei Darwin nicht (!) um das Überleben des *Stärksten,* sondern um das Überleben des *am besten Angepassten!*

Die oben erwähnten Merkmale und Fähigkeiten können vererbt werden. Dies hat zur Folge, dass die Nachkommen eines besser angepassten Individuums mit größerer Wahrscheinlichkeit selbst überleben und mehr Nachkommen hervorbringen als Individuen, die diese Eigenschaften nicht vererbt bekommen haben. Man spricht daher von der **natürlichen Selektion** (engl.: *Natural Selection*).
Längerfristig betrachtet führen diese Vorgänge dazu, dass Populationen einer Spezies, die z. B. räumlich von anderen Populationen getrennt werden, sich durch eine Anhäufung der Veränderungen und der daraus resultierenden graduellen Anpassung an ihre Umwelt schließlich zu einer **neuen Spezies formen** können, die sich nicht mehr mit der früheren (jetzt) Stammspezies paaren kann.

## 7.4.2 Art

Wir haben den Begriff der Art (Spezies) oben schon kurz erwähnt. Hier gehen wir nun auf die Bedeutung dieses Begriffs näher ein.
Der klassische Artbegriff wird verwendet, um Lebewesen zu beschreiben, die sich in ihren **grundlegenden Merkmalen gleichen** und untereinander eine **Fortpflanzungsgemeinschaft** bilden. Durch eine geschlechtliche Fortpflanzung zwischen den Individuen einer Population kommt es zur Durchmischung der Gene unter ihnen. Die Gesamtheit der Gene einer Population nennen wir daher zur Vereinfachung **Genpool.** Dass dieser Genpool auch wirklich die Erbmerkmale einer einzigen Population beinhaltet, wird von verschiedenen interspezifischen **Fortpflanzungsschranken** bewerkstelligt. Diese können zum Beispiel auf dem Boden unterschiedlicher Geschlechtsorgane vorhanden sein, mit verschiedenen Paarungszeiten begründet werden oder durch das Ausbleiben einer Gametenreaktion bei artenunspezifischen Ei- und Samenzellen bestehen.

**MedAT-Stichwort**
Artbegriff

## 7.4.3 Die Bildung einer Art

Das Grundprinzip der Artbildung beruht auf der Idee des Stillstands von genetischem Austausch, dem **Genfluss,** zwischen zwei oder mehr Teilen einer Population. Das kann zum einen durch die räumliche Trennung zweier Teilpopulationen passieren. Dann nennt man diese Form der Entstehung neuer Spezies **allopatrische Artbildung.** Zum anderen kann zwischen merkmalsverschiedenen Teilpopulationen eine Fortpflanzungsschranke entstehen, die verhindert, dass ein Genfluss zwischen den beiden Teilen der Population stattfindet. Diesen Vorgang bezeichnet man **sympatrische Artbildung.**

**MedAT-Stichwort**
Artbildung

**AUS DEM MEDIZINSTUDIUM** Zur Veranschaulichung führen wir hier zwei weitere Beispiele an:
Die sogenannten Darwinfinken auf den Galápagos-Inseln sind ein Paradebeispiel für **allopatrische Artbildung.** Da der Galápagos-Archipel vulkanischen Ursprungs ist, müssen die ersten Darwinfinken, mindestens ein Männchen und ein Weibchen oder ein trächtiges Weibchen, durch ein zufälliges Ereignis, wie z. B. einen Sturm oder das Verirren eines Finken auf der Flucht vor einem Angreifer, auf die Inseln gelangt sein. Dort angekommen, hatten sie als **Gründerpopulation** ausreichend Nahrung und keine natürlichen Feinde, sodass sie sich schnell und häufig vermehren konnten. Als mit zunehmender Individuenzahl die Nahrung knapp wurde, begann ein Überlebenskampf nach dem Motto: Wer am besten angepasst ist, zeugt mehr Nachkommen. Isoliert von den ursprünglichen Populationsmitgliedern entstanden durch Mutationen und die darauffolgende natürliche Selektion neue Merkmale dieser Teilpopulation der Darwinfinken. Mit der Zeit unterschieden sie sich immer mehr von der Ursprungspopulation, bis sie schließlich eine **neue Art** bildeten.
Bleiben wir bei den Finken: Beim sogenannten Mittel-Grundfink haben sich innerhalb seiner Population zwei **unterschiedliche Schnabelgrößen** gebildet. Oft passiert eine solche Entwicklung durch die Spezialisierung auf unterschiedliche Nahrungsquellen. Aufgrund der Akustik der unterschiedlichen Schnabelformen hat sich der Gesang der Teilpopulationen so verändert, dass sich die Weibchen jeder Teilpopulation heute nur noch mit Männchen paaren, die einen bestimmten Gesang, also eine bestimmte Schnabelgröße haben. Dies ist ein aktuelles Beispiel für **sympatrische Artbildung.**

Den Vorgang, der den Genpool zweier Teilpopulationen aufteilt, nennen wir schließlich **genetische Separation.**

## 7.4.4 Voraussetzungen für die Evolution

Damit der Genpool einer Population **konstant** bleibt, müssen ihre Individuen bestimmte Voraussetzungen erfüllen. Die Population muss eine **sehr große Anzahl** an Individuen beherbergen, sodass der Tod oder das Zu- und Abwandern von Individuen den Genpool nicht beeinflussen. Des Weiteren muss eine **gleich große Wahrscheinlichkeit für die Fortpflanzung** eines jeden Individuums vorherrschen, es dür-

**MedAT-Stichwort**
Evolutionsfaktoren

fen **keinerlei Mutationen** stattfinden und jedes Individuum muss an die Umwelt gleich gut angepasst sein, also **dieselbe Fitness** haben.

**AUS DEM MEDIZINSTUDIUM** Diese Voraussetzungen werden unter dem sogenannten **Hardy-Weinberg-Gesetz** zusammengefasst.
Das Hardy-Weinberg-Gesetz beschreibt, wie die Allelfrequenzen (Häufigkeit der verschiedenen Formen eines Gens) in einer Population von Generation zu Generation konstant bleiben, sofern die oben beschriebenen Bedingungen erfüllt sind.
Das bedeutet, dass die genetische Variation in der Population stabil bleibt, solange keine evolutionären Kräfte wirken.
Mathematisch wird dies durch die Gleichung

$$p^2 + 2pq^2 + q = 1$$

dargestellt.
Dabei steht:

- p für die Frequenz eines Allels (zum Beispiel das dominante Allel A),
- q für die Frequenz des anderen Allels (zum Beispiel das rezessive Allel a),
- $p^2$ für die Frequenz der Homozygoten für das dominante Allel (AA),
- 2pq für die Frequenz der Heterozygoten (Aa),
- $q^2$ für die Frequenz der Homozygoten für das rezessive Allel (aa).

Ein Beispiel zur Verdeutlichung:
Angenommen, in einer Population sind die Frequenzen der Allele A und a wie folgt:

- $p = 0.7$ (70 % für A)
- $q = 0.3$ (30 % für a)

Die Genotypfrequenzen wären dann:

$$AA\left(p^2\right) = 0.7^2 = 0.49\ (49\,\%)$$

$$Aa\ (2pq) = 2 \cdot 0.7 \cdot 0.3 = 0.42\ (42\,\%)$$

$$aa\left(q^2\right) = 0.3^2 = 0.09\ (9\,\%)$$

**MedAT-GEHEIMTIPP** Das Hardy-Weinberg-Gesetz wurde leider 2025 ebenfalls geprüft.

Wird zumindest eine dieser Bedingungen nicht gewährleistet, kommt es zur Veränderung des Genpools und damit allmählich zur Evolution der Population. Aus den obigen Tatsachen kann man also schlussfolgern, dass es gewisse **Faktoren** gibt, denen die Evolution zugrunde liegt.
Diese sind zum einen **Mutationen,** welche zu neuen Allelen im Genom der Individuen bzw. dadurch auch im Genpool führen. Die Phänotypen dieser Allele können, wenn sie denn vorteilhaft für das Überleben oder die Fortpflanzung des Individuums sind, durch die Reproduktion der Individuen weitervererbt werden und unterliegen daher einer **Selektion,** dem nächsten Evolutionsfaktor.

**VERSTÄNDNIS⁺** Mutation und Selektion sind eng miteinander verzahnt. So führt die Vermischung von mitunter auch mutierten Genen durch die Rekombination im Rahmen der **Neukombination der Chromosomen** bei der geschlechtlichen Fortpflanzung oder auch beim **Crossing-over** zu einer hohen **Variabilität des Genpools.** Diese genetische Variabilität ist eine Grundvoraussetzung der Individuen für die Anpassung an ihre Umwelt, also für ihre Selektion.

**AUS DEM MEDIZINSTUDIUM** Betrachtet man die soziologische Interpretation der Darwin'schen Theorie in der Geschichte Mitteleuropas in der ersten Hälfte des 20. Jahrhunderts und vergleicht sie mit dem oben Gesagten, so muss man unweigerlich zu dem Schluss kommen, dass die sogenannte „Rassenlehre" der faschistischen Ideologien von Grund auf unwissenschaftlich und schlichtweg falsch war. Denn die Schaffung einer besseren Menschenrasse bestand nach Ansicht der damaligen politischen Führer darin, bestimmte Allele einer Population (blondes Haar, blaue Augen) gezielt zu erhalten und in sogenannten *Lebensborns* zu vermehren, um einen „perfekten Menschen" zu schaffen. Unabhängig von der ethischen Problematik dieser Thematik ist jedoch in der Realität die **Mischung möglichst vieler verschiedener Allele** die erste und wichtigste Grundvoraussetzung für die Selektion herausragender Merkmale in einer Population.

Einen weiteren, nicht unwesentlichen Beitrag zur Evolution leistet auch der **Zufall.** Wenn ein Teil einer Population genetisch getrennt wird (z. B. durch eine Naturkatastrophe), kommt es zu einer sogenannten **Gendrift.** Dadurch werden bestimmte Gene, die in dieser Gründerpopulation zufälligerweise vermehrt

Notizen

vorkommen, zum Hauptbestandteil des neuen Genpools dieser Individuen. Die Folge der Prozesse nennt man **Flaschenhalseffekt.**

### 7.4.5 Mutationen im Rahmen der Evolution

**MedAT-Stichwort**
Mutation

Mutationen spielen in der Evolution eine sehr wichtige Rolle. Wenn sich die Gene nämlich nicht ändern, können auch keine Individuen entstehen, die sich an **neue Umstände** ihrer Umwelt **anpassen** können. Daher wundert es nicht, dass bei der Replikation der DNA (➢ Kap. 6.2.2) relativ viele Fehler, also Mutationen (➢ Kap. 5.8) entstehen. Dabei ist zu beachten, dass die wenigsten Mutationen die Fitness des Individuums fördern. Führen sie zum Beispiel zu starken phänotypischen Veränderungen des Individuums, kann **seine sexuelle Fitness,** also seine Möglichkeit zur Fortpflanzung, **verringert** werden.
Mutationen und der daraus folgende Grad an Veränderung müssen sich also für die erfolgreiche Evolution einer Population stets die Waage halten.

### 7.4.6 Die Gendrift

**MedAT-Stichwort**
Gendrift

Auf die Gendrift sind wir schon beim oberen Abschnitt zu den Evolutionsfaktoren (➢ Kap. 7.4.4) eingegangen. Wichtig anzumerken ist dazu noch, dass **kleinere Populationen** von einer Gendrift **stärker beeinflusst** werden als größere.

### 7.4.7 Rekombination von Genen

**MedAT-Stichwort**
Genetische Rekombination

Auch die genetische Rekombination wurde im Zusammenhang mit den Evolutionsfaktoren (➢ Kap. 7.4.4) behandelt. Hier sei noch erwähnt, dass die Neukombination von Chromosomen bei der geschlechtlichen Fortpflanzung dadurch zustande kommt, dass die (diploiden) Chromosomen eines Individuums während der Meiose zufällig auf seine haploiden Keimzellen verteilt werden. Diese werden dann bei der Befruchtung mit einer Keimzelle kombiniert, die eine ebenso zufällige Chromosomenkonstellation aufweist.
Das Thema Crossing-over wurde bereits in ➢ Kap. 5.4.2 behandelt.

### 7.4.8 Entwicklung des Homo sapiens

**MedAT-Stichwort**
Entwicklung des Menschen

Die Stammesgeschichte des Menschen ist wohl eines der interessantesten Themen der Naturwissenschaften. Woher kommen wir? Was ist der Sinn unseres Daseins? Wer sind unsere Vorfahren und was haben sie uns hinterlassen? Das sind alles sehr spannende Fragen. Wir können hier aber leider nur auf die für den MedAT relevantesten Themen eingehen.
➢ Tab. 7.1 zeigt eine Übersicht über die Systematik der Lebewesen; sie ist bewusst schlicht gehalten und entspricht nicht (!) zur Gänze der heutigen Ansicht der Taxonomie. Sie soll lediglich eine Orientierung für die komplizierte Systematik der Lebewesen mit Augenmerk auf den Menschen geben.
Was unterscheidet den Menschen von anderen Säugetieren?
Der wichtigste Unterschied zwischen der Spezies Homo sapiens und allen anderen Tierarten ist sein **hoch entwickelter Verstand.** Die kognitiven Leistungen seines extrem leistungsfähigen Gehirns sind sein Alleinstellungsmerkmal in der Tierwelt. Bis es aber dazu kommen konnte, dass Mitglieder dieser Spezies Bücher über die Gravitation des Universums schrieben und wiederverwertbare Trägerraketen bauten, mussten sie andere Eigenschaften entwickeln.

**Tab. 7.1** Klassifikation der Lebewesen anhand der Gattung Homo

| | | | | | | | | | | |
|---|---|---|---|---|---|---|---|---|---|---|
| **Domäne** | *Eukaryoten* | | | | | | | | Prokaryoten | Archaeen |
| **Reich** | *Tiere* | | | | | | Pflanzen | Pilze | | |
| **Stammgruppe** | *Neumünder* | | | | | Urmünder | | | | |
| **Stamm** | *Chordatiere* | | | | | | | | | |
| **Unterstamm** | *Wirbeltiere* | | | | | | | | | |
| **Klasse** | *Säugetiere* | Vögel | Reptilien | Amphibien | Fische | | | | | |
| **Ordnung** | *Primaten* | | | | | | | | | |
| **Familie** | *Menschenaffen* | | | | | | | | | |
| **Unterfamilie** | *Homininae* | | | | | | | | | |
| **Gattung** | *Homo* | | | | | | | | | |

**AUS DEM MEDIZINSTUDIUM** Die erwähnten Mitglieder unserer Spezies sind **Sir Isaac Newton** mit seinem unglaublichen Werk *Philosophiae Naturalis Principia Mathematica* und der SpaceX-Gründer **Elon Musk** mit seiner Rakete *Falcon 9.*

Zuerst mussten die Vorfahren des Homo sapiens beginnen, auf den Hinterläufen zu gehen. Durch diesen **aufrechten Gang** hatten sie einen besseren Ausblick auf ihre Umgebung und konnten dadurch Raubtiere aus weiter Entfernung erkennen. Außerdem verringerte sich der Energieverbrauch zur Regulierung der Körpertemperatur, da die Sonneneinstrahlung im aufrechten Gang geringer war als im Vierfüßlergang.
Die wichtigste Konsequenz des aufrechten Ganges war das **Freiwerden der oberen Extremität.** Sie wurde seitdem als Greifarme verwendet, die einen opponierbaren Daumen entwickelten. Diese Veränderung wirkte revolutionär: jetzt konnten die Vormenschen ihre Umwelt erkunden, be-greifen und manipulieren. Ihre **Auge-Hand-Koordination** wurde immer besser, da das Sichtfeld der Augen nun auch die Hände im Blickfeld fokussieren konnte. Dadurch veränderten sich viele ihrer Lebensweisen. Sie bauten sich Jagdwerkzeug, fingen effektiver kleinere Tiere und erschlossen damit immer mehr Nahrungsquellen.
Nach der Entdeckung des Feuers nutzte der Homo sapiens das Feuer unter anderem zur Fleischzubereitung, ernährte sich also hochkalorisch und damit schneller. So blieb viel Zeit für soziale Fähigkeiten und kreatives Denken.
Außerdem veränderte sich das Gebiss als Reaktion auf die neue Nahrung, und Mund und Rachen erhielten neue akustische Eigenschaften. Als Folge davon begannen unsere Vorfahren, sich durch zweckgebundene Lautäußerungen zu verständigen und abzusprechen. Die **Sprache** entstand. Da sich durch die neue, leichter und schneller verdauliche Nahrung auch die Kaumuskulatur zurückbildete, wurde im Schädel Platz für das ständig wachsende Gehirn frei. Auf diese Weise nahm das Gehirn in kurzer Zeit eine beachtliche Größe an (➤ Abb. 7.6).

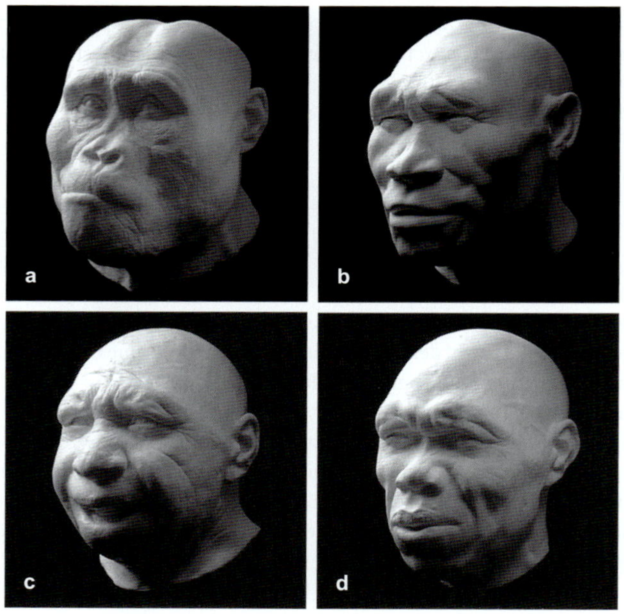


**Abb. 7.6** (Rekonstruierte) Kopfmodelle verschiedener Vorfahren des heutigen Menschen. (a) Australopithecus afarensis. (b) Homo erectus. (c) Homo neanderthalensis. (d) (archaischer) Homo sapiens. [W801]

**VERSTÄNDNIS⁺** Der größte Kaumuskel der Primaten ist der Musculus temporalis, der an der **Fossa temporalis** (und der Fascia temporalis) entspringt und am Unterkiefer ansetzt. Die Fossa temporalis ist eine in den Schädel hineinreichende Grube und befindet sich beidseits der Schläfe, also dort, wo oftmals die ersten Haare beim Menschen ergrauen (lat. *tempus* für *„Zeit“*). Ist dieser Muskel besonders groß, wie z. B. beim Gorilla, ist auch die Fossa sehr tief und reicht weit in den Gehirnschädel hinein. Daraus folgt im Umkehrschluss, dass schmächtigere Kaumuskeln weniger weit in den Gehirnschädel hineinragen und damit der Größe des Gehirns zugutekommen (➤ Abb. 7.6).

Nun kommen wir dem eingangs erwähnten Merkmal, dem Verstand, schon näher. Da durch das Erschaffen der Werkzeuge und der Verwendung der Sprache, gekoppelt mit der verlängerten Freizeit, die nicht mehr zum Essen, sondern zum Denken genutzt wurde, auch das Gehirn gefordert war und wuchs, wurden im Umkehrschluss auch bessere Werkzeuge geschaffen und die Sprache verbessert. Bessere Sprache und bessere Werkzeuge führten wiederum zu einem größeren Gehirn und dadurch zu einem immer höheren Verstand.

Dieses Hin und Her ging so lange, bis die Köpfe der Neugeborenen der menschlichen Vorfahren einfach nicht mehr durch den Geburtskanal passten und so ein Selektionsdruck entstand, die Kinder dieser Individuen **früher zu gebären.** Die **Schwangerschaftsdauer verkürzte sich** und die Neugeborenen mussten länger von ihren Müttern oder den anderen Individuen ihrer sozialen Gruppe (die Vormenschen lebten inzwischen sozial höher organisiert) versorgt werden, weil sie aufgrund der verkürzten Schwangerschaft noch nicht ganz „fertig" waren. Dies förderte aber wiederum das soziale Miteinander.
Sind all diese Merkmale bei einer Art ausgeprägt, spricht man von der abgeschlossenen **Menschwerdung (Hominisation).**

**AUS DEM MEDIZINSTUDIUM** Dieser Prozess ist immer noch im Gange – wir entwickeln uns ständig weiter. Als Beweis dieser Entwicklung zeigen wir euch ein paar interessante Fakten zu euren Körpern auf.
Wir haben Körperteile und Eigenschaften, die vollkommen funktionslos sind und lediglich ein Überbleibsel eines Organs oder Körperteils darstellen, das bei unseren Vorfahren noch eine Funktion gehabt haben muss. Man nennt diese Überbleibsel **Rudimente.** Wir zählen hier einige auf:

- **Körperbehaarung:** Sie ist für uns durch das Tragen von Kleidung schon längst obsolet geworden.
- **Weisheitszähne:** Wie wir gelernt haben, ist unser Gebiss im Laufe der Evolution immer kleiner geworden. Daher ist es für den Menschen nicht mehr notwendig, 4 zusätzliche Backenzähne zu haben. Sie brechen auch erst nach dem 17. Lebensjahr durch und werden daher in der Kindheit nicht gebraucht.
- **Sixpack:** Ob ihr es glaubt oder nicht – die Parzellierung des Musculus rectus abdominis, also des Bauchmuskels, ist zu der Segmentierung eines Regenwurms homolog, hat also einen gemeinsamen Ursprung.
- **Einschlafzuckungen:** Seid ihr auch schon mal kurz vor dem Einschlafen zusammengezuckt? Das liegt daran, dass unsere Vorfahren früher auf Bäumen schliefen und sterben konnten, wenn sie beim Einschlafen vom Baum gefallen wären. Deshalb haben wir im Laufe der Evolution **unwillkürliche (myoklonische) Zuckungen beim Einschlafen** entwickelt, die durch die irrtümlich wahrgenommene Lageveränderung von Körperteilen wie z. B. der Arme im Raum (Tiefensensibilität) ausgelöst werden. Da sich die Muskeln beim Einschlafen entspannen, missversteht das Gehirn die durch die Entspannung gesendeten Reize als Gleichgewichtsverlust und versucht, den Körper durch Zuckungen wieder in die richtige Position zu bringen, um nicht „vom Baum zu fallen".

Rudimente kommen bei so gut wie allen Individuen einer Spezies vor. Jedoch gibt es auch rudimentäre Merkmale, die **nur bei manchen Individuen** einer Spezies vorzufinden sind. Man nennt sie **Atavismen.** Wir nennen hier die zwei spannendsten:

- **Dritte Brustwarze (Polythelie):** Manch eine oder einer hat eine weitere Brustwarze entlang der Milchleiste, ähnlich der Zitzen eines weiblichen Hausschweins.
- **Schwanzwirbelsäule (Vertebra caudalis):** Es gibt Menschen, deren Steißbein aus mehr als nur 3–5 Knochen besteht. Diese Menschen haben einen Schwanz. Im Internet findet man zahlreiche Bilder, wenn man nur nach Atavismus sucht.

Aus welchen Stämmen der Homo sapiens sich wie entwickelt hat, weiß man bis heute noch nicht so genau. Deshalb ersparen wir euch einen großen Fließtext dieses komplizierten Themas. Wir geben euch mit ➤ Abb. 7.7 und einem kurzen Text jedoch eine grobe Orientierung.

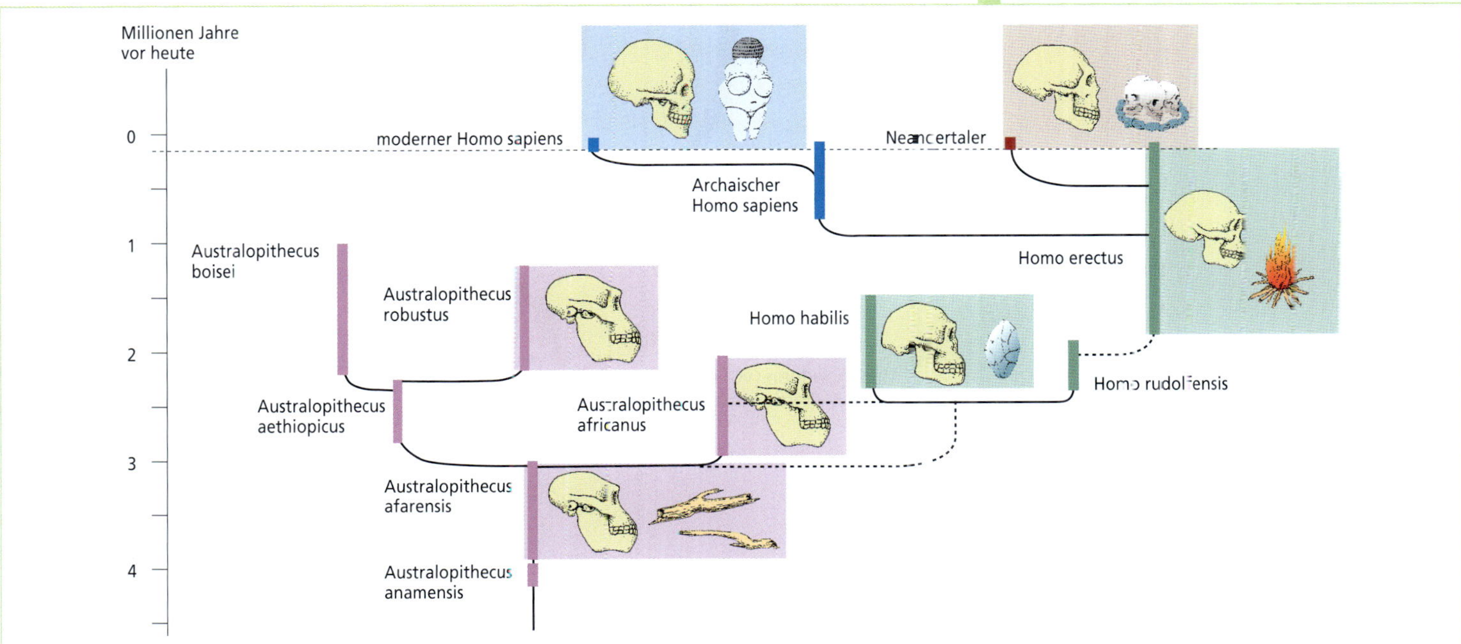


**Abb. 7.7** Entwicklungsgeschichte des Menschen. Dargestellt sind jeweils Schädelform und ein Gegenstand, der, wie man aufgrund von Funden annimmt, typischerweise im Gebrauch war. [L190]

**MedAT-GEHEIMTIPP** Wir lassen dieses Thema auch nicht zuletzt deswegen weg, weil es bisher im MedAT noch nie gefragt wurde. Außerdem ist es sehr unwahrscheinlich, dass in den nächsten Jahren ein fixer Stammbaum der Gattungen Homo und Australopithecus und ihrer Arten festgelegt wird, da bahnbrechende Funde von neuen menschlichen Fossilien sehr selten gemacht werden. Unserer Meinung nach ist es auch sehr unwahrscheinlich, dass die Testersteller erwarten, dass ihr jegliche Variationen der Klassifizierungen in der Systematik der menschlichen Vorfahren kennt.

➢ Abb. 7.7 zeigt, dass die Gattung Australopithecus mit großer Wahrscheinlichkeit der Gattung Homo vorausging. Das Bindeglied zwischen beiden ist **A. afarensis.** Das wohl bekannteste Fossil dieser Art ist Lucy. Die beiden wichtigsten Unterschiede zwischen den Gattungen sind zum einen das unterschiedliche Gehirnvolumen (bei der Gattung Homo meist mehr als ca. 600 $cm^3$) und zum anderen die kräftigeren Backenzähne bei den Australopithecinen.

## 7.5 Phylogenetik

**MedAT-Stichwort**
Phylogenetik

Die Phylogenetik befasst sich mit der Untersuchung **der evolutionären Beziehungen zwischen Organismen** sowie der Rekonstruktion und Analyse ihrer Entwicklungsgeschichte. Den in der Phylogenetik tätigen Biologen geht es darum, die Muster der Abstammung sowie die genetischen, morphologischen und ökologischen Ähnlichkeiten und Unterschiede zwischen den Arten (➢ Kap. 7.4.2) zu verstehen.
Eines der Schlüsselkonzepte der Phylogenetik ist der *Baum des Lebens* (Arbor Vitae; ➢ Abb. 7.8) – eine metaphorische Darstellung der evolutionären Beziehungen zwischen allen lebenden Organismen. Der Baum stellt die gemeinsame Abstammung der Arten dar, wobei jeder Verzweigungspunkt bzw. Knoten den **dichotomen (zweigliedrigen) Ursprung** der Linien von einem gemeinsamen Vorfahren darstellt. Die Spitzen des Baums stellen die heute lebenden Arten dar, während die Äste die Abstammungslinien repräsentieren, die sie mit ihren Vorfahren verbinden. Durch die Analyse der Verzweigungsmuster und Merkmale der Organismen kann man auf die evolutionären Beziehungen zwischen den Arten schließen.
Phylogenetische Analysen können auf verschiedenen Arten von Daten basieren, darunter molekulare, morphologische und Verhaltensmerkmale. Zu den häufig verwendeten Datenquellen gehören:

- **DNA- und Proteinsequenzen:** Der Vergleich der genetischen Sequenzen verschiedener Arten kann Ähnlichkeiten und Unterschiede aufzeigen, die ihre Evolutionsgeschichte widerspiegeln. Je ähnlicher die Sequenzen sind, desto näher sind die Arten wahrscheinlich miteinander verwandt.

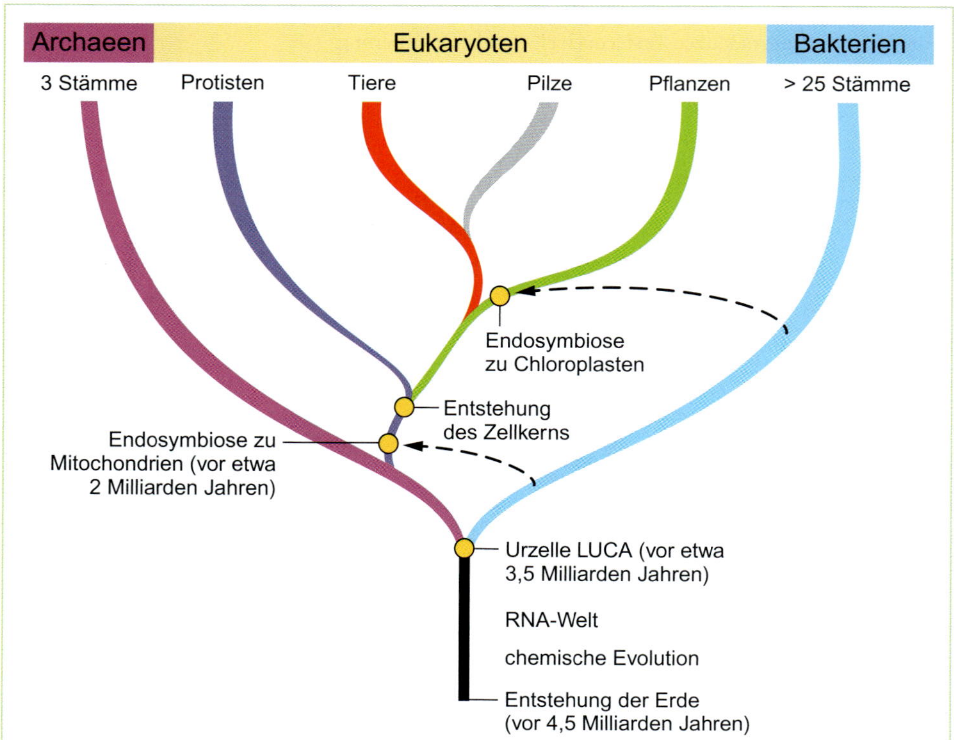


**Abb. 7.8** Arbor Vitae: der hypothetische Stammbaum der Lebewesen [L253]

- **Morphologische Merkmale:** Physische Merkmale wie Knochenbau, Körpergröße und Farbmuster können Aufschluss über die evolutionären Beziehungen zwischen den Arten geben. Morphologische Merkmale können jedoch durch sogenannte konvergente Evolution beeinflusst werden, wenn nicht verwandte Arten aufgrund ähnlicher Umweltbedingungen ähnliche Merkmale entwickeln.
- **Verhaltensmerkmale:** Auch aus Verhaltensmerkmalen wie Paarungsritualen oder sozialer Organisation lassen sich evolutionäre Beziehungen ableiten.

**DEFINITIONEN** **Konvergente Evolution** ist der Prozess, bei dem nicht verwandte Organismen unabhängig voneinander ähnliche Merkmale entwickeln, weil sie ähnlichen Umweltbedingungen und Selektionsdrücker ausgesetzt sind. Das Ergebnis wird als **Analogie** bezeichnet. Ein Beispiel dafür sind die stromlinienförmiger Körper von Haien und Delfinen, die beide an das Leben im Wasser angepasst sind.

## Homologie und Analogie

Zeigen zwei Arten (➢ Kap. 7.4.2) Gemeinsamkeiten, so muss unterschieden werden zwischen **Homologien** und **Analogien.**

Als **Homologie** bezeichnet man die grundsätzliche Übereinstimmung in Körperstrukturen aufgrund der Abstammung von gemeinsamen Vorfahren mit der Bedingung, dass diese Körperstrukturen an die entsprechenden Anforderungen der Umwelt angepasst sind.

So besitzen Wirbeltiere grundsätzlich den gleichen Knochenbau. Allerdings hat sich die obere Extremität bei Vögeln zu Flügeln entwickelt, während auf dem Land lebende Wirbeltiere Arme bzw. Vorderfüße ausgebildet haben.

**Analogien** sind nicht das Ergebnis der Abstammung von gemeinsamen Vorfahren, sondern bilden sich infolge einer Anpassung an **ähnliche Anforderungen** heraus. Beispielsweise fangen sowohl die Augen des Menschen als auch die des Tintenfischs elektromagnetische Strahlung (Licht im sichtbaren Bereich) bzw. visuelle Eindrücke ein und verarbeiten diese. Allerdings zeigen sie mikroskopisch einen unterschiedlichen Aufbau und entstammen mit Blick auf ihre Embryologie aus unterschiedlichen Keimblättern. Eine parallele Entwicklung aufgrund phylogenetischer Verwandtschaft ist also unwahrscheinlich. Die Augen der beiden Arten haben sich stattdessen aufgrund der gleichen Anforderungen der Umwelt lediglich in ähnlicher Weise entwickelt.

Notizen

# KAPITEL 8 Ökologie

Deniz Tafrali

## 8.1 Einführung

MedAT-Stichwort
Ökologie

**DEFINITIONEN** Als **Ökologie** bezeichnet man den Teilbereich der Biologie, der sich mit der Beziehung zwischen den Lebewesen und ihrer Umwelt bzw. der Lebewesen untereinander beschäftigt.

**MedAT-GEHEIMTIPP** Zum Thema Ökologie wurden bisher Fragen zu biotischen Faktoren, dem Lebensraum von Populationen und zur Wechselbeziehung zwischen verschiedenen „Konsumenten" gestellt.
Außerdem in den letzten Jahren häufiger geprüft: Zusammensetzung eines Ökosystems und die Definition der ökologischen Nische.

An diesem Punkt verstehen wir, wie sich aus einer Eizelle und einem Spermium ein ganzer Mensch bildet. Wir haben diesen Menschen von seiner kleinsten Zelle bis zu seiner anatomischen Beschaffenheit und seiner Physiologie abgearbeitet. Des Weiteren haben wir erforscht, wie es überhaupt zu der Ausbildung der Merkmale des Menschen anhand seiner genetischen Beschaffenheit kommen kann. Dann sind wir einen großen Schritt zurück zu den Grundlagen gegangen und haben gelernt, was überhaupt der Ursprung des Lebens ist und wie es sich entwickelt. Jetzt wollen wir wissen, **was es denn bedeutet zu leben.**
Auf unserer heutigen Erde gibt es Milliarden und Abermilliarden von Lebewesen, die in einem ständigen Zustand der gegenseitigen Beeinflussung untereinander und in stetiger Wechselwirkung mit ihrer Umwelt stehen. Auch wir Menschen sind trotz unserer hohen Rate an Urbanisierung Teil dieses Systems.
Mit den Fragen, die beim Nachdenken über dieses Thema auftreten, beschäftigt sich das **Fachgebiet der Ökologie.**

## 8.2 Organismen, Umwelt und ihre Wechselwirkungen

MedAT-Stichwort
Wechselbeziehungen zwischen Organismus und Umwelt

Befinden sich Lebewesen (Organismen) in räumlicher Nähe zueinander, können sie auf verschiedene Art und Weise miteinander interagieren.

### 8.2.1 Symbiose

Als Symbiose bezeichnet man das Zusammenleben zweier Organismen, die **voneinander profitieren.** Gemeinhin bekannt ist die Symbiose zwischen den Putzerfischen und den Haien. Haie erlauben es den Putzerfischen, ganz nah an ihren Körper zu kommen, damit diese den Haikörper von Parasiten befreien, indem sie die Parasiten fressen. Der Putzerfisch gelangt dadurch an eine Mahlzeit und der Haifisch wird von lästigen Kleintieren befreit – eine Win-win-Situation.

### 8.2.2 Parasitismus

Parasiten sind (meist) kleine Organismen, die **auf Kosten anderer Organismen** leben. Man kann sich das so vorstellen, dass das eine Lebewesen dem anderen etwas für sich wegnimmt und diesem gleichzeitig schadet. Ein allseits bekanntes Beispiel sind Moskitos, die Blut saugen, aber gleichzeitig Juckreiz und Krankheiten hinterlassen. Der Profiteur wird **Parasit** genannt, während man den Geschädigten **Wirt** nennt.

### 8.2.3 Kommensalismus

Leben zwei Organismen in Kommensalismus, dann bedeutet das, dass der **eine vom anderen profitiert,** ohne dass dieser einen Nutzen oder einen Schaden davonträgt. Ein gutes Beispiel sind Hyänen und Löwen. Da die Hyänen Aasfresser sind, folgen sie den Löwen, die auf Jagd gehen und die Beute erlegen. Nachdem sich die Löwen satt gegessen haben, fressen die Hyänen die Überreste des erlegten Tieres und profitieren somit von der Jagdarbeit der Löwen. Diese wiederum haben weder einen Nachteil noch einen Vorteil davon, dass die Hyänen die Überreste ihrer Jagdbeute fressen.

## 8.3 Abiotische und biotische Faktoren

**MedAT-Stichwort**
Abiotische Faktoren
Biotische Faktoren

Es gibt viele Begebenheiten der Erde, die auf Lebewesen wirken können. Neben anderen Lebewesen (biotische Faktoren) wirken auch noch unbelebte Dinge (abiotische Faktoren) auf das Dasein von Organismen. Da diese leicht nachzuvollziehen sind, listen wir sie euch einfach in ➢ Tab. 8.1 auf.

**Tab. 8.1** Biotische und abiotische Faktoren

| Biotische Faktoren | Abiotische Faktoren |
|---|---|
| • Konkurrenz innerhalb der Art<br>• Parasitismus<br>• Räuber-Beute-Beziehung<br>• Kommensalismus<br>• Symbiose | • Wasser<br>• Licht<br>• Temperatur<br>• Feuchtigkeit<br>• Atmosphärenzusammensetzung<br>• Bodenzusammensetzung<br>• (Druck- und Schallwellen)<br>• (Gezeiten) |

## 8.4 Die Population und ihr Lebensraum

**MedAT-Stichwort**
Lebensraum und Population

Da wir sehr viele Begebenheiten der Population schon im ➢ Kap. 7.4 abgehandelt haben, gehen wir hier nur auf die wirklich wichtigen Dinge ein.

Als **Population** wird eine Gruppe von Individuen bezeichnet, die der gleichen Spezies angehören. Diese Individuen sind im Zuge ihrer Entwicklung miteinander verbunden, bilden eine Fortpflanzungsgemeinschaft und sind zugleich geographisch an ein und demselben Ort vorzufinden.

An diesem Punkt ist der Begriff der ökologischen Potenz wichtig. Für jede Art gibt es Bereiche, in denen sie abhängig von den jeweiligen biotischen und abiotischen Faktoren gedeihen können. Die Fähigkeit, in einem bestimmten Bereich (ökologische Nische) gedeihen zu können, nennt man **ökologische Potenz.** Sind die Bedingungen eines Bereiches dergestalt, dass eine Art darin schlecht gedeihen und nicht auf Dauer überleben kann, spricht man von einem **Pessimum** (z. B. Vögel im Wasser). Hat ein Bereich im Gegenzug aber Bedingungen, in dem eine Art am besten gedeihen kann, spricht man von einem **Optimum** (z. B. Süßwasserfische im See).

Als Lebensraum bzw. **Biotop** bezeichnet man die kleinste Einheit der Biosphäre (➢ Kap. 8.7). Im Grunde genommen meint man mit dem Biotop den Wohnraum bzw. das konkrete Habitat eines Lebewesens, jedoch wird es auch oft zur Abgrenzung der Wohnräume abhängig von abiotischen Faktoren verwendet, wie z. B. dem Dschungel oder dem Teich.

## 8.5 Ökologische Nischen

**MedAT-Stichwort**
Ökologische Nische

Der Begriff der ökologischen Nische steht für die Ansiedlung eines Organismus, einer Population oder – allgemeiner – einer Art in einem Ökosystem, dessen biotische und abiotische Faktoren in Summe das Überleben der Organismen sichern, während ihnen reichlich Möglichkeiten zur Fortpflanzung zur Verfügung stehen. Wird eine ökologische Nische von Organismen erschlossen, spricht man von einer **Einnischung.**

Es gilt: Zwei Arten, die dieselben Ressourcen des Ökosystems auf die gleiche Art und Weise ausbeuten, haben sich gleichartig eingenischt und können nicht dauerhaft nebeneinander existieren, da sie in stetiger Konkurrenz zueinander stehen. Besagte Ressourcen können sein: Jagdgebiet, Beute und Nistplätze.

Befinden sich zwei Arten zwar in räumlicher Nähe, verbrauchen aber unterschiedliche Ressourcen, können sie sehr wohl **koexistieren.** Das nennt man dann **Konkurrenzvermeidungsprinzip.** Das Gegenteil dieses Prinzips ist, wenn zwei Arten nicht gleichzeitig die identische ökologische Nische besetzen können, ohne dass eine Konkurrenzsituation entsteht, aus der eine Art als Sieger hervorgeht. Diesen Umstand nennt man das **Konkurrenzausschlussprinzip.**

In der **Ökologie** versteht man unter **Konvergenz** das Phänomen, dass **unterschiedliche Arten** unabhängig voneinander ähnliche **Anpassungen** oder **Merkmale** entwickeln, um in ähnlichen Lebensräumen oder unter vergleichbaren Umweltbedingungen zu überleben. Dies führt dazu, dass Arten, die nicht direkt miteinander verwandt sind, ähnliche Eigenschaften aufweisen, da sie auf ähnliche Weise an ihre Umwelt angepasst sind.

**MedAT-GEHEIMTIPP** Die **Konvergenz in der Ökologie** wurde zum ersten Mal im Jahr 2024 abgeprüft.

Ein klassisches Beispiel sind die **Stromlinienformen** von Fischen und Meeressäugern wie Delfinen, die beide für effizientes Schwimmen im Wasser entwickelt wurden, obwohl Fische und Meeressäuger evolutionär weit voneinander entfernt sind. Ein weiteres Beispiel ist die **Kaktusähnlichkeit** bei Kakteen in Amerika und Wolfsmilchgewächsen (Euphorbien) in Afrika, die beide eine dicke, wasserspeichernde Struktur und Dornen entwickelt haben, um in heißen, trockenen Wüstenregionen zu überleben.

## 8.6 Was ist das biologische Gleichgewicht?

**MedAT-GEHEIMTIPP** 2025 wurde geprüft, aus was sich ein Ökosystem zusammensetzt: Aus Biozönose und Biotop.

**MedAT-Stichwort**
Biologisches Gleichgewicht

Das biologische Gleichgewicht ist ein Zustand eines Ökosystems, in dem die Größe der Populationen jeder Art um einen bestimmten Wert schwankt. Die Art und Anzahl der lebenden und nichtlebenden Organismen, die das Ökosystem ausmachen (**Biozönose**), bleiben mehr oder weniger die gleichen, sodass es eine gewisse Form der Stabilität gibt.
Ein solches Gleichgewicht kann gestört werden, wenn Veränderungen in einem der biotischen oder abiotischen Faktoren des Ökosystems auftreten. Ein einfaches Beispiel wäre, wenn man alle Spinnen in einem kleinen Ökosystem wie der eigenen Wohnung nach draußen umsiedelt (weil sie eklig sind) – dann ändert sich der biotische Faktor Räuber-Beute-Beziehung. Sind die Spinnen nämlich weg, gibt es keine Lebewesen mehr, die andere lästige Insekten wie Fliegen in der Wohnung fressen, wodurch das biologische Gleichgewicht aus dem Ruder laufen würde.

## 8.7 Ökosysteme

**MedAT-Stichwort**
Ökosysteme

Als Ökosystem bezeichnet man eine Gemeinschaft lebender Organismen in Verbindung mit den abiotischen Faktoren ihrer Umgebung, die **alle als ein System interagieren.** Diese biotischen und abiotischen Komponenten werden durch Nährstoffkreisläufe und Energieflüsse miteinander verbunden. Ein Paradebeispiel für so einen Kreislauf ist der Stickstoffkreislauf in ➤ Abb. 8.1.
Da Ökosysteme durch das Netzwerk von Interaktionen zwischen Organismen und zwischen Organismen und ihrer Umwelt definiert werden, können sie theoretisch jede Größe haben, umfassen aber normalerweise spezifische, begrenzte Räume. Das bedeutet auf gut Deutsch: Ein Ökosystem sind alle lebenden und

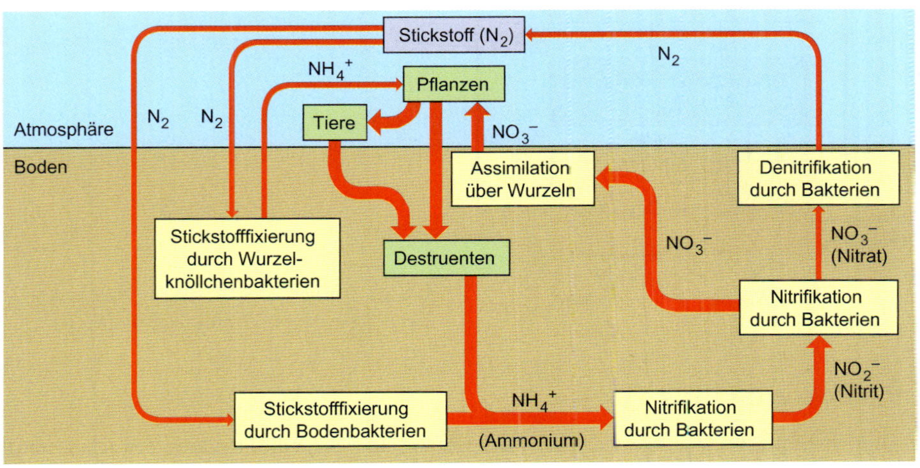


**Abb. 8.1** Der Kreislauf des Stickstoffs [L231]

nichtlebenden Dinge in einem gemeinsamen Bereich. Alle Pflanzen, Tiere und auch Mikroorganismen sind lebende Teile eines Ökosystems, wohingegen Luft, Wasser und Steine nichtlebende Teile eines Ökosystems sind. Zum dritten Mal definiert: Eine biologische Gemeinschaft von wechselwirkenden Organismen und ihrer physischen Umgebung ist ein Ökosystem.
Die Gesamtheit der Ökosysteme auf unserer Erde nennen wir die **Biosphäre.**

## 8.8 Die Nahrungskette und der Energiefluss

**MedAT-Stichwort**
Nahrungsbeziehungen
Energiefluss

Spricht man von der **Nahrungskette,** muss man ein paar andere Begriffe vorab kennen. Die **Primärproduzenten** sind sich selbst ernährende, autotrophe Organismen, die aus anorganischen Verbindungen (➤ Kap. 7.2) energiereiche Biomasse schaffen. Hauptakteur der Produzenten sind die Pflanzen.

**AUS DEM MEDIZINSTUDIUM** Der Vorgang, bei dem Pflanzen aus anorganischen Verbindungen energiereiche Biomasse machen, nennt sich **Fotosynthese.**
Dabei wird in den **Chloroplasten** der Pflanzenzellen aus Kohlenstoffdioxid und Wasser mittels Lichtenergie Glukose ($C_6H_{12}O_6$) gemacht:

$$6\ CO_2 + 12\ H_2O\ (+h\nu) \rightarrow C_6H_{12}O_6 + 6\ O_2 + 6\ H_2O$$

Wobei h das Planck'sche Wirkungsquantum und v die (Licht-)Frequenz darstellt (gemeinsam das Maß für die Energie des Lichts).

Die **(Primär-)Konsumenten** fressen die Produzenten. Weil diese hauptsächlich Pflanzen sind, nennt man die Primärkonsumenten auch Pflanzenfresser (Herbivoren). Die Herbivoren werden bekanntlich von den Fleischfressern (Carnivoren) verspeist. Sie nennt man im Kontext der Ökologie auch **Sekundärkonsumenten.** Sterben Organismen, werden sie selbst und ihre Überreste als **Detritus** bezeichnet. Beispiele dafür sind: Falllaub, tote Algen, Aas (tote Tiere), tote Mikroorganismen, Fäzes (Exkremente), Pollen und extrazelluläre Matrix.
Der Detritus bleibt aber nicht ewig liegen – er wird aufgeräumt. Die Putzteufel, die dafür zuständig sind, nennen wir **Destruenten.** Das sind hauptsächlich Bakterien und Pilze, die das tote organische Material verwerten. Diesen gesamten Prozess des Austauschs der energiereichen Verbindungen, aus denen die Lebewesen bestehen, nennen wir **Energiefluss** (➤ Abb. 8.2).

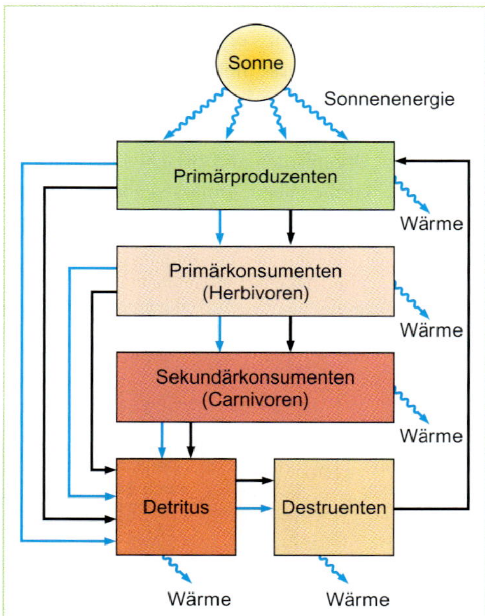


**Abb. 8.2** Dynamik eines Ökosystems. Blaue Linien: Energieflüsse; schwarze Linien: Stoffflüsse [L231]

## 8.9 Umweltschutz

**MedAT-Stichwort**
Umweltschutz

Der Umweltschutz ist eine soziale und politische Bewegung, die sich für die Erhaltung, den Schutz und die Wiederherstellung der natürlichen Umwelt zum Wohle der heutigen und künftigen Generationen einsetzt. Er umfasst verschiedene Disziplinen wie Ökologie, Umweltwissenschaft und Naturschutzbiologie und befasst sich mit Themen wie dem **Treibhauseffekt** (➤ Kap. 8.9.1), dem **Abbau der Ozonschicht** (➤ Kap. 8.9.2), **Fluorchlorkohlenwasserstoffen** (FCKW; ➤ Kap. 8.9.3) und der Einrichtung von **Naturschutzgebieten** (➤ Kap. 8.9.4).

## 8.9.1 Treibhauseffekt

Der Treibhauseffekt ist ein natürlicher Prozess, der auftritt, wenn bestimmte Gase, die sogenannten Treibhausgase, in der Erdatmosphäre Wärme speichern und verhindern, dass diese in das All entweicht. Diese Gase, zu denen **Kohlendioxid** (➤ Kap. 19.4), **Methan** (➤ Kap. 22.2.1) und **Wasserdampf** gehören, lassen das Sonnenlicht durch die Atmosphäre hindurch, **absorbieren** aber die **Infrarotstrahlung** (➤ Kap. 31.1) und strahlen sie **wieder zur Erdoberfläche** zurück. Dieser Effekt ist entscheidend für die Aufrechterhaltung der bewohnbaren Temperatur auf der Erde.

Menschliche Aktivitäten wie die **Verbrennung fossiler Brennstoffe** und die **Abholzung von Wäldern** haben jedoch die Konzentration von Treibhausgasen in der Atmosphäre erheblich erhöht, was den Treibhauseffekt verstärkt und die globale Erwärmung verursacht.

Der verstärkte Treibhauseffekt hat zahlreiche Auswirkungen auf die Umwelt, darunter **steigende globale Temperaturen,** häufigere und schwerere **extreme Wetterereignisse,** das **Abschmelzen der Polkappen und Gletscher** sowie der **Anstieg des Meeresspiegels.** Diese Auswirkungen bedrohen Ökosysteme (➤ Kap. 8.7), die biologische Vielfalt, die menschliche Gesundheit und die Ernährungssicherheit.

## 8.9.2 Ozon

Ozon (➤ Kap. 19.2.2) ist ein aus drei Sauerstoffatomen ($O_3$) bestehendes Molekül, das in der Erdatmosphäre eine entscheidende Rolle spielt. Es kommt vor allem in der **Stratosphäre** vor, einer Atmosphärenschicht etwa 10 bis 50 Kilometer über der Erdoberfläche, wo es die **Ozonschicht** bildet. Diese Schicht ist für das Leben auf der Erde unentbehrlich, da sie die schädliche **ultraviolette (UV-)Strahlung** der Sonne absorbiert und die lebenden Organismen vor ihren schädlichen Auswirkungen schützt.

Ozon wird durch eine Reihe chemischer Reaktionen gebildet, die durch das Sonnenlicht angetrieben werden. In der Stratosphäre spaltet **hochenergetische UV-C-Strahlung** Sauerstoffmoleküle ($O_2$) in einzelne Sauerstoffatome (O). Diese Sauerstoffatome können dann mit anderen Sauerstoffmolekülen reagieren und Ozon ($O_3$) bilden. Ozon wird kontinuierlich in einem dynamischen Gleichgewicht gebildet und zerstört, wobei die höchsten Konzentrationen zwischen **20 und 30 Kilometern über der Erdoberfläche** auftreten.

## 8.9.3 Fluorchlorkohlenwasserstoffe

Fluorchlorkohlenwasserstoffe (FCKW) sind synthetische Chemikalien, die früher in der **Kälte- und Klimatechnik,** in **Aerosolsprays** und in der **Schaumstoffproduktion** weit verbreitet waren. Obwohl sie ungiftig und nicht brennbar sind, sind FCKW starke **ozonabbauende Stoffe.**

Wenn sie in die Atmosphäre gelangen, zersetzen sich FCKW unter dem Einfluss ultravioletter Strahlung (UV) und setzen dabei **Chloratome** frei, die die **Ozonmoleküle** in der Stratosphäre **katalytisch** zerstören (➤ Abb. 8.3). Dieser Prozess führt zum Abbau der Ozonschicht, die die Erdoberfläche vor schädlicher UV-Strahlung schützt.

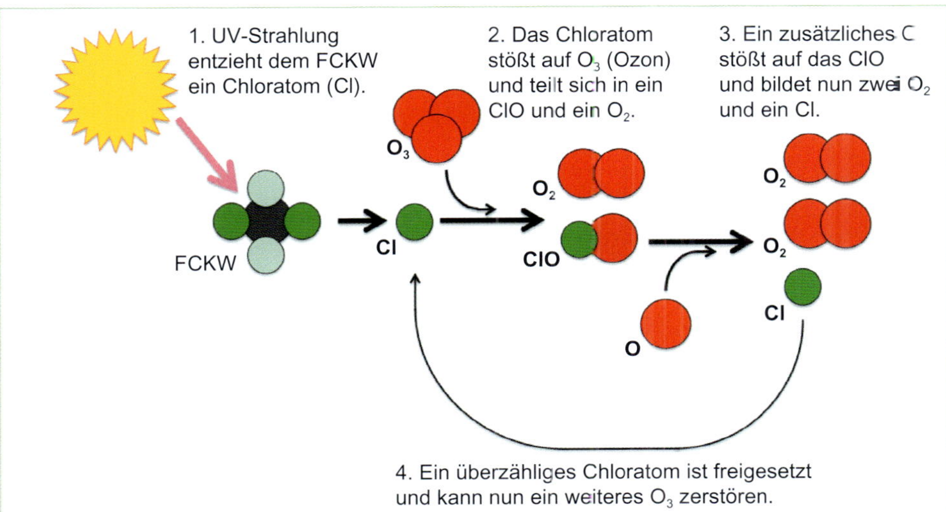


**Abb. 8.3** Zerstörung von Ozon durch Chlor aus Fluorchlorkohlenwasserstoffen [G1252]

Der Abbau der Ozonschicht hat erhebliche Auswirkungen auf die Umwelt und die Gesundheit, wie z. B. die **erhöhte UV-Strahlung an der Erdoberfläche,** die beim Menschen zu einer höheren Rate an **Hautkrebs, Katarakten** und einer **Unterdrückung des Immunsystems** führen kann. Darüber hinaus kann sich die erhöhte UV-Strahlung negativ auf die marinen Ökosysteme, insbesondere auf die Planktonpopulationen, auswirken, die Nahrungskette stören und die weltweite Fischerei beeinträchtigen.

### 8.9.4 Naturschutzgebiete

Bei Naturschutzgebieten handelt es sich um Schutzgebiete, die zur **Erhaltung von Ökosystemen, Lebensräumen und Arten** ausgewiesen sind, wobei der Schwerpunkt häufig auf der Erhaltung der **biologischen Vielfalt** liegt. Sie dienen als wichtige Zufluchtsorte für bedrohte und gefährdete Arten und bieten einen sicheren Zufluchtsort vor der Zerstörung von Lebensräumen, Verschmutzung und anderen vom Menschen verursachten Schäden.

Naturschutzgebiete können auch zur Aufrechterhaltung von Ökosystemleistungen wie **Wasserfilterung, Bestäubung** und **Klimaregulierung** beitragen, die für das menschliche Leben unerlässlich sind.

Die Einrichtung und das Management von Naturschutzgebieten erfordern eine sorgfältige Planung, Überwachung und Zusammenarbeit zwischen verschiedenen Interessengruppen, darunter **Regierungen, Naturschutzorganisationen, lokale Gemeinschaften** und **Wissenschaftlern.**

Notizen

# KAPITEL 9 Immunbiologie

Alexander Schöllkopf

Nachdem wir uns in ➤ Kap. 4.10 bereits einen Überblick über das Immunsystem als Ganzes verschafft haben, betrachten wir im Folgenden das spezifische Immunsystem noch einmal genauer. Im Speziellen interessieren wir uns für die **molekularen Mechanismen hinter der schier unendlichen Vielfalt von Antigenen,** die durch B- und T-Zell-Rezeptoren erkannt werden können.
Dazu besprechen wir zunächst die strukturellen Grundlagen von Antikörpern, um uns im Anschluss mit den molekularen Grundlagen der Antigenvielfalt zu beschäftigen. Die Themenbereiche Impfungen und Blutgruppen, die die Bedeutung der Immunologie für die klinische Praxis unterstreichen, schließen das Kapitel ab.

**MedAT-Stichwort**
Immunbiologie

> **MedAT-GEHEIMTIPP** 2025 wurde nach allgemeinen Aussagen zur Immunbiologie gefragt. Auswahlmöglichkeiten waren unter anderem die korrekte Definition von Allergien, Mechanismus einer HIV-Infektion und Folgen von Autoimmunerkrankungen.

## 9.1 Antikörper

**MedAT-Stichwort**
Antikörper

Antikörper stellen den **humoralen, also den in Körperflüssigkeiten gelösten Teil der erworbenen Immunabwehr** dar. Sie sind nicht nur im Blut zu finden, sondern unter anderem auch in Tränenflüssigkeit, Speichel und Muttermilch.
Antikörper sind das Ergebnis der Aktivierung des erworbenen Immunsystems. Treffen naive B-Lymphozyten auf ihr spezifisches Antigen, so vermehren sie sich klonal und durchlaufen einen Prozess der Differenzierung. Sie entwickeln sich zu **Antikörper-produzierenden Plasmazellen** sowie zu **B-Gedächtniszellen.** Erstere unterstützen die Bekämpfung der akuten Infektion, Letztere sorgen für einen anhaltenden Immunschutz.

> **DEFINITIONEN** Bevor B- und T-Lymphozyten auf ihr spezifisches Antigen treffen, werden sie als **naiv** bezeichnet. Nach Antigen-Kontakt vervielfältigen sie sich im Rahmen der sog. **klonalen Expansion.** Ziel ist die Bildung von Lymphozyten-Klonen mit derselben Antigen-Spezifität wie die der ursprünglich aktivierten Ausgangszelle.

> **MedAT-GEHEIMTIPP** Oft wird im MedAT die Frage nach den Antikörper-produzierenden Zellen gestellt. Die richtige Antwort lautet: Plasmazellen, die aus B-Lymphozyten heranreifen.

Bei der Erkennung und Bindung eines Antigens (➤ Kap. 4.10.3) spielen **B-Zell-Rezeptoren** eine entscheidende Rolle. Es handelt sich dabei um **membrangebundene Antikörper.** Differenzieren sich B-Lymphozyten zu Plasmazellen, so verlieren die Antikörper ihre Membranverankerung und werden in den Extrazellulärraum entlassen.

> **VERSTÄNDNIS+** Plasmazellen können eine unvorstellbar große Zahl von Antikörpern produzieren. In der Spitze erreichen sie **1.000 bis 2.000 Antikörper pro Sekunde,** was rund **100.000 Antikörpern pro Minute** entspricht.

### 9.1.1 Struktur von Antikörpern

Die strukturelle Grundlage von Antikörpern stellt das **Immunglobulin-Molekül** dar, weshalb Antikörper auch als **Immunglobuline (Ig)** bezeichnet werden. Es besteht aus **insgesamt 4 Proteinketten,** die aufgrund ihrer Größenunterschiede in **2 leichte und 2 schwere Ketten** unterteilt werden.

> **VERSTÄNDNIS+** Die **schweren Ketten** werden mit dem Buchstaben **H** abgekürzt, der sich vom englischen Wort „heavy“ (dt.: *schwer*) ableitet. Analog erhalten die **leichten Ketten** die von „light“ (dt.: *leicht*) stammende Abkürzung **L.**

Die **H-Ketten** bestehen aus den **konstanten Abschnitten** $C_{H1}$–$C_{H3}$, die innerhalb einer Antikörperklasse identisch sind. Lediglich der Abschnitt $V_H$ ist je nach Antigen-Spezifität unterschiedlich. Die **L-Ketten** besitzen mit $C_L$ nur eine konstante Domäne, die durch die **variable Domäne** $V_L$ ergänzt wird (➤ Abb. 9.1, ➤ Tab. 9.1).

Die beiden schweren Ketten sind untereinander über **Disulfidbrücken** verbunden. Über denselben Bindungstyp hängen jeweils eine schwere und eine leichte Kette zusammen. Die Disulfidbrücken zwischen den schweren Ketten befinden sich im Bereich der **Gelenkregion,** an der das Immunglobulin-Molekül einen Knick vollzieht.

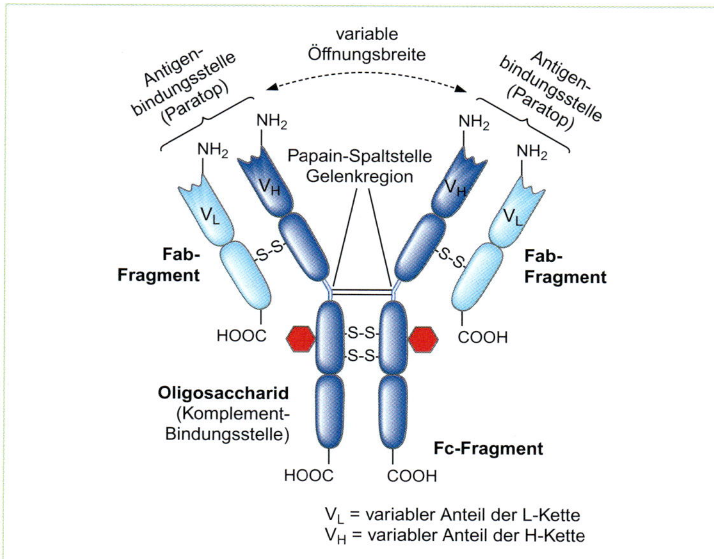


**Abb. 9.1** Grundstruktur eines Antikörpers [L253]

**Tab. 9.1** Schwere und leichte Ketten nach Antikörper-Klassen

| Antikörper-Klasse | Schwere Kette | Leichte Kette |
|---|---|---|
| IgA | α-Kette | κ- oder λ-Kette |
| IgD | δ-Kette | |
| IgE | ε-Kette | |
| IgG | γ-Kette | |
| IgM | μ-Kette | |

> **VERSTÄNDNIS+** Im Englischen bedeutet „hinge“ so viel wie Scharnier oder Gelenk. Dementsprechend wird die Gelenkregion auch als **„hinge region“** bezeichnet. Wie der Name vermuten lässt, ist die Gelenkregion bis zu einem gewissen Grad flexibel. Dies erlaubt beispielsweise die Bindung eines einzelnen Antikörpermoleküls an zwei identische Epitope (➤ Kap. 4.10) auf demselben Antigen.

Versetzt man eine Antikörper-Lösung mit dem **Enzym Pepsin,** so spaltet dieses das Immunglobulin-Molekül im Bereich der Gelenkregion in zwei Teile:

- Die **$F_c$-Region** befindet sich am Carboxy-terminalen Ende des Immunglobulin-Moleküls und besteht aus konstanten Regionen der beiden schweren Ketten. Sie bildet die **Basis des Y-förmigen Immunglobulins.** Die $F_c$-Region legt fest, auf welche Art und Weise ein Antikörper mit dem Rest des Immunsystems interagieren kann, und ist damit unter anderem **entscheidend für die Funktion eines Antikörpers.**
- Die **$F_{ab}$-Region** am aminoterminalen Ende des Immunglobulin-Moleküls besteht aus den variablen Domänen sowie aus jeweils einer konstanten Domäne von schwerer und leichter Kette. Angesichts des Y-förmigen Aufbaus finden wir **zwei identische Antigenbindungsstellen pro Immunglobulin-Molekül.** Die **$F_{ab}$-Region** ist mit seinen stark veränderbaren Abschnitten für die Bindung des Antikörpers an das passende Antigen verantwortlich. Dementsprechend unterscheiden sich die **$F_{ab}$-Regionen** unterschiedlicher Antikörper nicht nur über Antikörper-Klassen hinweg, sondern auch innerhalb dieser Klassen.

**DEFINITIONEN** Das „ab" in $F_{ab}$ steht für **„antigen binding"**, also antigenbindend. Die **Bindung zwischen Antikörper und Antigen** ist **reversibel** und beruht auf **nicht-kovalenten Wechselwirkungen** wie Wasserstoff-brücken-Bindungen, hydrophoben Wechselwirkungen und Van-der-Waals-Kräften.
Betrachten wir die Stärke der Verbindung zwischen einer einzelnen Antigenbindungsstelle und einem Antigen, so sprechen wir von der **Affinität.** Um allerdings auch der Tatsache Rechnung zu tragen, dass ein Antigen mit mehreren Antigenbindungsstellen gleichzeitig interagieren kann, wurde der Begriff der **Avidität** eingeführt. Er bezeichnet die über alle Bindungsstellen hinweg wirkende Verbindung zum Antigen.

Das **Enzym Papain** spaltet das Immunglobulin ebenfalls im Bereich der Gelenkregion, allerdings trennt es auch die beiden Y-Arme voneinander. Es entstehen also insgesamt drei Teilungsstücke.

**MedAT-GEHEIMTIPP** Das **Basiswissen über Antikörper,** also beispielsweise ihren generellen Aufbau, aus welchen schweren und leichten Ketten sie bestehen und mit Hilfe welcher Enzyme man das Immunglobulin-Molekül aufspalten kann, solltet ihr unbedingt parat haben. Fragen nach diesen Themen werden immer wieder im MedAT gestellt. Zuletzt wurden Immunglobuline 2025 geprüft. Die richtige Antwort bei der Frage war hier, dass sie im Menschen sowohl als Dimer als auch als Pentamer vorliegen können (je nach Immunglobulin).

## 9.1.2 Antikörper-Klassen/-Isotypen

Zu welcher der **fünf Antikörper-Klassen bzw. -Isotypen** ein Antikörper gehört, ist einzig und allein **von seiner $F_c$-Region abhängig.** Sie bildet die Basis des Y-förmigen Immunglobulin-Moleküls und entscheidet darüber, mit welchen Bestandteilen des Immunsystems der Antikörper in Wechselwirkung treten kann (> Abb. 9.2).

**VERSTÄNDNIS+** Betrachten wir zum Beispiel Makrophagen, so sehen wir auf ihrer Oberfläche eine hohe Dichte von Rezeptoren für IgM-, nicht aber für IgE-Antikörper. Dringt nun ein Bakterium in den Körper ein, so mag es zwar sowohl IgM- als auch IgE-Antikörper geben, die über ihre $F_{ab}$-Region spezifisch an das Pathogen binden und einen **Antigen-Antikörper-Komplex,** auch **Immunkomplex** genannt, bilden. Mit den Makrophagen können aber im Anschluss nur die Komplexe von Antigen und IgM, nicht aber von Antigen und IgE interagieren. Für IgE fehlen den Makrophagen schlichtweg die passenden Rezeptoren.
Die Interaktion mit den Makrophagen besteht vor allem in der Phagozytose des IgM-gebundenen Antigens und damit in der Beseitigung des Bakteriums aus dem Gewebe. Der Komplex aus Antigen und IgE hingegen verbleibt im Extrazellulärraum.
Wir stellen also fest, dass IgM-Antikörper gut darin sind, Antigene zu opsonieren und sie phagozytierenden Zellen zugänglich zu machen. Immunglobuline vom Typ E hingegen sind dazu nicht in der Lage. Verantwortlich für die funktionellen Unterschiede zwischen den Antikörper-Klassen sind Abweichungen in der Struktur der schweren Ketten des Immunglobulin-Moleküls, die die $F_c$-Region bilden.

**MedAT-GEHEIMTIPP** Was ein **Antikörper-Antigen-Komplex** ist und welche Bedeutung ihm für das Immunsystem zukommt, sollte anhand des Beispiels von Bakterien, Makrophagen und IgM- bzw. IgE-Antikörpern deutlich geworden sein. Er stellt ein zentrales Konzept in der Immunologie dar und wurde unter anderem im MedAT 2024 abgefragt.

Welche Funktionen ein Antikörper erfüllen kann, hängt aber nicht nur von seiner $F_c$-Region ab. Auch die **räumliche Struktur, die Immunglobulin-Moleküle eines Isotyps zueinander einnehmen,** kann Einfluss auf ihre Funktionalität haben.

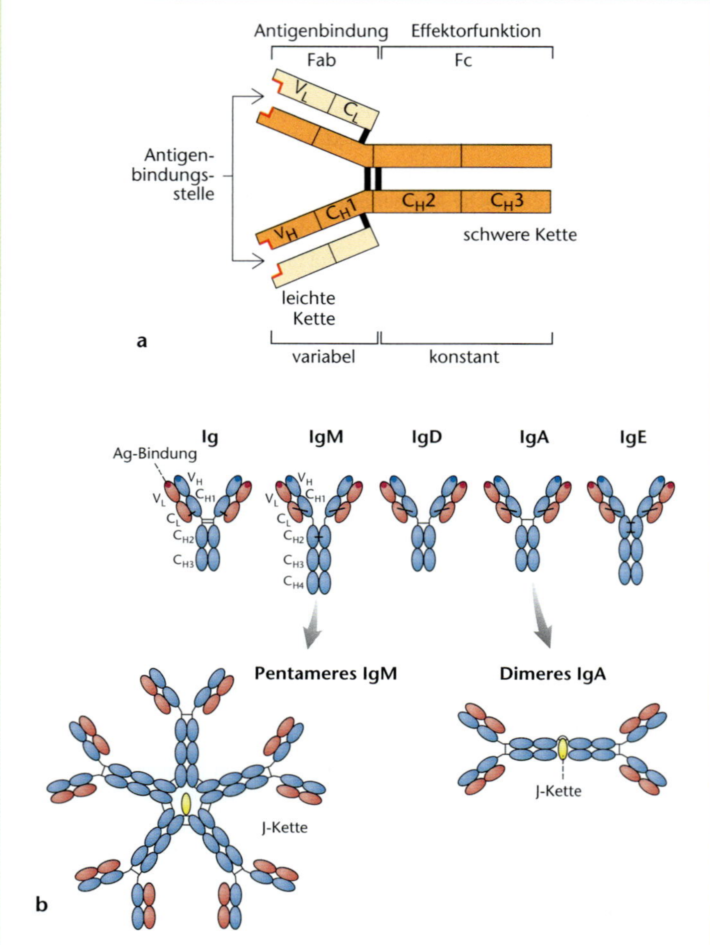


**Abb. 9.2** Antikörper-Klassen/-Isotypen [R513, L106]

So verlangt zum Beispiel die Aktivierung des Komplementsystems eine gewisse Quervernetzung zwischen Antikörper-gebundenen Antigenen. Zu diesem Zweck schließen sich Immunglobulin-Moleküle vom Typ M zusammen und bilden einen aus insgesamt fünf IgM-Molekülen bestehenden, **über eine sog. J-Kette verbundenen Komplex.** Mit insgesamt zehn Antigenbindungsstellen sorgt er für eine effektive Quervernetzung zwischen einzelnen Antigenen.

Andere Antikörper-Klassen, die in Form eines alleinstehenden Immunglobulin-Moleküls vorkommen, haben demzufolge keine oder nur eine geringe Wirkung auf das Aktivitätsniveau des Komplementsystems. Ihnen fehlt durch die geringe Anzahl an Antigenbindungsstellen die quervernetzende Komponente.

**DEFINITIONEN** Um den **Zusammenschluss mehrerer Immunglobulin-Moleküle des gleichen Isotyps** kurz und prägnant beschreiben zu können, bedient sich die Medizin, wie so oft, der griechischen Sprache. Mit Blick auf die Immunglobulin-Moleküle sind die folgenden Begriffe gebräuchlich:

- 1 Immunglobulin-Molekül = **Monomer**
- 2 Immunglobulin-Moleküle = **Dimer**
- 5 Immunglobulin-Moleküle = **Pentamer**

## Immunglobulin M (IgM)

IgM-Antikörper bestehen aus **fünf Immunglobulin-Molekülen (Pentamer) mit insgesamt zehn Antigenbindungsstellen.** Da B-Zell-Rezeptoren naiver B-Lymphozyten vor allem vom IgM-Typ sind, werden sie **im Rahmen einer Immunreaktion als erstes von Plasmazellen ausgeschüttet und sind demzufolge früh im Blut nachweisbar.** IgM-Antikörper sind besonders gut dazu geeignet, das **Komplementsystem zu aktivieren.** Außerdem dienen sie der **Opsonierung von Antigenen.**

Notizen

### Immunglobulin D (IgD)

Auch IgD-Antikörper kommen **auf der Oberfläche naiver B-Zellen** vor. Sie bestehen aus **einem Immunglobulin-Molekül (Monomer) mit zwei Antigenbindungsstellen.** Sie kommen **im Blut und anderen Körperflüssigkeiten nur in geringen Konzentrationen** vor. Ihre Hauptaufgabe liegt in der Weiterleitung von Wachstums- oder Differenzierungssignalen in das Innere der B-Zelle.

### Immunglobulin G (IgG)

IgG-Antikörper bestehen aus **einem Immunglobulin-Molekül (Monomer) mit zwei Antigenbindungsstellen.** Sie sind die Immunglobuline mit der **höchsten Konzentration im Blut.** In erster Linie erfüllen sie die Aufgabe der **Neutralisation,** z. B. von Toxinen. Als **plazentagängige Antikörper** können sie über die Plazenta auf das Kind im Mutterleib übergehen. Durch sie erhält das Ungeborene eine gewisse **Leihimmunität** von der Mutter, die auch noch nach der Geburt anhält. Außerdem werden sie über die **Muttermilch** auf das Kind übertragen und schützen damit das Neugeborene.

> **DEFINITIONEN** Als **Leihimmunität** bzw. **Nestschutz** bezeichnet man die Immunisierung des Kindes im Mutterleib bzw. des Neugeborenen durch Antikörper der Mutter, die über die Plazenta oder die Muttermilch auf das Kind übertragen werden.

### Immunglobulin E (IgE)

Bei IgE handelt es sich um ein **Immunglobulin-Monomer mit zwei Antigenbindungsstellen.** IgE-Antikörper interagieren zum einen mit basophilen Granulozyten sowie Mastzellen und sind auf diesem Weg mitverantwortlich für die **Entstehung allergischer Reaktionen.** Zum anderen sind sie zusammen mit eosinophilen Granulozyten beteiligt an der **Abwehr parasitärer Infektionen.**

### Immunglobulin A (IgA)

IgA kommt als **Monomer mit zwei Antigenbindungsstellen im Blut** sowie als **Dimer mit vier Antigenbindungsstellen auf Schleimhautoberflächen, im Speichel, in der Tränenflüssigkeit und in der Muttermilch** vor. Es stellt eine der ersten immunologischen Barrieren an Eintrittspforten von Krankheitserregern dar. Dort dient es vor allem der **Neutralisation.**

## 9.1.3 Molekulare Grundlagen der Antigen-Vielfalt

> **MedAT-Stichwort**
> Gene der Antikörper

Die Vielfalt von Antigenen, die B- und T-Lymphozyten über ihre Rezeptoren erkennen, ist nahezu grenzenlos. Fälschlicherweise könnte man daraus schlussfolgern, dass es eine ebenso große Anzahl an Genen geben muss, die als Grundlage für die verschiedenen B- und T-Zell-Rezeptoren dient. Zeitgleich wissen wir aber, dass der Mensch insgesamt nur über ca. 20.000 Gene verfügt.

Für zusätzliche Verwirrung sorgt die Tatsache, dass jeder menschliche Chromosomensatz lediglich über **ein Gen für die schwere Kette** sowie **zwei Gene für die beiden Formen der leichten Ketten** verfügt. Abhilfe schaffen jedoch spezielle Mechanismen, mit deren Hilfe es möglich ist, aus dieser kleinen DNA-Menge die für die Rezeptor-Vielfalt nötige Menge unterschiedlicher Genprodukte herzustellen.

### Somatische Rekombination

Betrachten wir das Gen für die schwere Kette auf Chromosom 14, so finden wir dort Gruppierungen von repetitiven Sequenzen vor. Diese Gruppierungen werden mit den Buchstaben V, D, J und C abgekürzt und liegen in ebendieser Reihenfolge auf dem Gen. Dabei kodieren die **Abschnitte V, D und J für die hypervariable Region** der schweren Kette, während der **C-Abschnitt die konstanten Bereiche** abbildet (➤ Abb. 9.3).

> **VERSTÄNDNIS⁺** Die Abkürzungen V, D, J und C stehen für „variable", „diversity", „joining" und „constant". Angesichts seines Namens und seiner Lage auf dem Genlocus würde man den **J-Abschnitt** im Bereich der Verbindung zwischen hypervariabler Region und den konstanten Regionen verorten. Im finalen Genprodukt befindet er sich aber **an der Spitze der $F_{ab}$-Region** und bildet dort zusammen mit dem D-Abschnitt deren Herzstück.

Auf dem Genlocus der schweren Kette stehen rund 40 V-, 25 D- und 6 J-Abschnitte mit jeweils unterschiedlicher Basensequenz zur Verfügung. Im Rahmen der B-Zell-Entwicklung wird **nach dem Zufallsprinzip** die DNA eines beliebiges V-Segments mit der DNA eines ebenso beliebigen D- und J-Abschnitts kombiniert. Die dazwischen und außerhalb davon liegenden DNA-Bereiche werden herausgeschnitten. Auf diesem Weg entstehen **rund 6.000 VDJ-Kombinationen** ($40 \times 25 \times 6$) des variablen Abschnitts der schweren Kette.

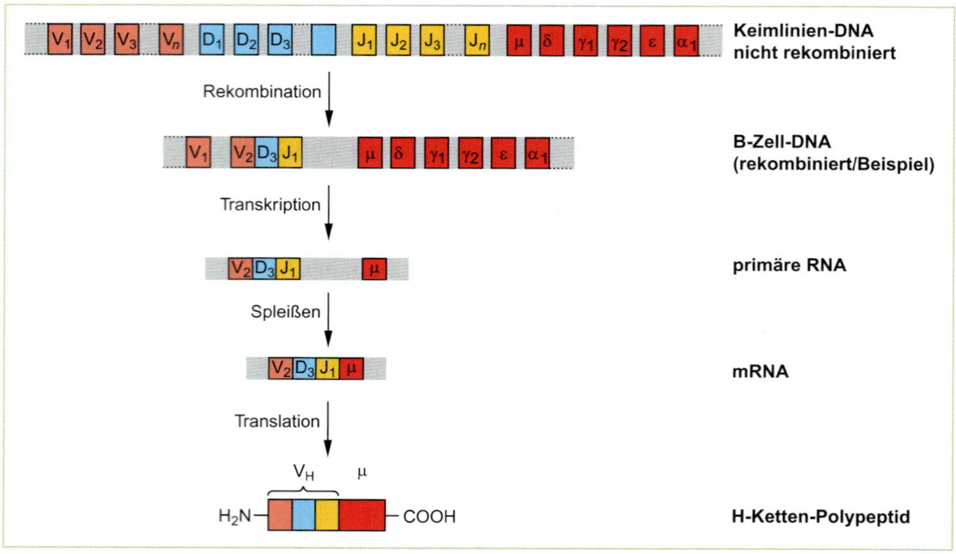


**Abb. 9.3** Somatische Rekombination [L253]

In dieser Form wird die DNA in mRNA transkribiert. Bis jetzt enthält sie noch alle C-Domänen. Sie werden erst durch den Vorgang des **differenziellen Splicings** in der Zahl reduziert und so selektiert, dass sie zur Bildung von IgM- und IgD-Antikörpern führen.

**VERSTÄNDNIS+** Indem Antikörper den sog. **Klassenwechsel** (engl. **„isotype switch", „class switch"**) vollziehen, entstehen mit IgA, IgE und IgG auch die übrigen Isotypen. Dabei bleiben die **VDJ-Kombinationen unverändert.** Lediglich die für die konstanten Regionen zuständigen C-Domänen werden ausgetauscht.
Der Klassenwechsel wird gesteuert durch **Zytokine,** die insbesondere von **T-Helferzellen** ausgeschüttet werden. Sie können die Produktion eines Isotyps begünstigen oder hemmen. Ist der Klassenwechsel einmal vollzogen, ist er **irreversibel.**

Auf die gleiche Art und Weise, wie die somatische Rekombination für eine große Vielfalt schwerer Ketten sorgt, erhöht sie auch die mögliche Anzahl unterschiedlicher leichter Ketten. Zwar enthalten die beiden **Genloci der leichten Ketten keine D-Segmente,** weshalb es weniger Rekombinationsmöglichkeiten gibt. Dennoch entstehen so **hunderte verschiedene leichte Ketten.**

**VERSTÄNDNIS+** Wie wir wissen, wird die antigenbindende Region eines Antikörpers durch die variablen Domänen von schwerer und leichter Kette gebildet. Indem die rund 6.000 möglichen schweren Ketten beliebig mit den hunderten Rekombinationen der beiden leichten Ketten verbunden werden, entstehen **Millionen verschiedener Antigenbindungsstellen.**

Im Übrigen entstehen auch die α- und β-Proteinketten, die gemeinsam den **T-Zell-Rezeptor** bilden, durch Rekombination von V-, D- und J-Segmenten. Die somatische Rekombination ist damit nicht nur für die Antikörper-Vielfalt, sondern auch für die Vielzahl der von T-Lymphozyten erkennbaren Antigene verantwortlich.

### Junktionale Diversität

Dank somatischer Rekombination liegt die Anzahl verschiedener B- und T-Zell-Rezeptoren im Millionenbereich. Ausreichend ist dies aber noch lange nicht, um der Erregervielfalt Herr zu werden. Gesteigert wird das Rezeptor-Potenzial durch die sog. **junktionale Diversität.**
Sie bezeichnet das Phänomen, dass **Ungenauigkeiten bei der Verknüpfung von V-, D-, J- und C- Segmenten** auftreten. So können bei der Verbindung zweier DNA-Abschnitte Nukleotide verloren gehen oder zusätzliche Nukleotide eingefügt werden. Dies geschieht ebenfalls **nach dem Zufallsprinzip.**
Durch den Mechanismus der junktionalen Diversität erhöht sich die Rezeptor-Vielfalt nochmals um ein Millionenfaches. Allerdings hat dies auch seinen Preis: Weil es durch die Ungenauigkeiten bei der Verbindung der Segmente zu **Leseraster-Verschiebungen** kommen kann, entstehen viele dysfunktionale Ketten.

**VERSTÄNDNIS+** Proteine werden ihrer mRNA-Vorlage entsprechend in den Ribosomen synthetisiert. Jede Aminosäure wird dabei durch ein **Basen-Triplett** codiert. Wird ein Vielfaches von drei Basen aus der DNA- bzw. mRNA-Vorlage entfernt oder hinzugefügt, so führt dies zwar zu einer Abweichung vom Original. Abgesehen von den neuen bzw. fehlenden Aminosäuren bleibt die Primärstruktur des restlichen Proteins aber unverändert. Die Funktion bleibt unter Umständen erhalten oder wird sogar noch weiter optimiert.
Bei einer von drei oder deren Vielfachen abweichenden Anzahl an Aminosäuren, die hinzugefügt oder entfernt wird, kommt es zu einer sog. **Leseraster-Verschiebung.** Die Aminosäurensequenz wird gänzlich verändert. Das daraus resultierende Protein verliert in der Regel seine Funktionalität.

Entsteht eine dysfunktionale Kette beim ersten Versuch, kann ein Lymphozyt den Vorgang der somatischen Rekombination und junktionalen Diversität auch auf dem zweiten Allel versuchen. Scheitert dies ebenfalls, so geht die B-Zelle zugrunde.

**VERSTÄNDNIS+** **Somatische Rekombination und junktionale Diversität** finden **vor Antigen-Kontakt** statt. Sie dienen der Erstellung einer nahezu unendlich großen Zahl unterschiedlicher B- bzw. T-Zell-Rezeptoren, um damit möglichst viele verschiedene Antigene binden zu können.
**Nach Antigen-Kontakt** besitzen B-Lymphozyten, nicht jedoch T-Lymphozyten, die Möglichkeit, die Passgenauigkeit zwischen Rezeptor und Antigen sogar noch weiter zu erhöhen. Dazu bedienen sie sich der **somatischen Hypermutation** und der **Affinitätsreifung.**

### Somatische Hypermutation und Affinitätsreifung

Hat ein B-Zell-Rezeptor ein Antigen gebunden, so kann die Stärke der Bindung und damit die Effektivität der Immunreaktion durch **somatische Hypermutation** erhöht werden. Durch **Punktmutationen in der V-Region der hypervariablen Region** entstehen dabei **nach dem Zufallsprinzip** minimal veränderte Versionen des ursprünglichen B-Zell-Rezeptors.
Manche davon binden das Antigen infolge der Veränderungen besser und wiederholen den Prozess der somatischen Hypermutation wieder und wieder. Impulse dafür erhalten sie von **T-Helferzellen.** Andere B-Lymphozyten verlieren jedoch an Bindungskraft zum Antigen und gehen in Apoptose. Auf diese Weise entwickelt sich eine Population von B-Lymphozyten, deren Rezeptoren mit hoher Affinität an das Antigen binden können. Wir sprechen von **Affinitätsreifung.**

**MedAT-GEHEIMTIPP** Nach den Mechanismen, die zur Vielfalt der Rezeptoren von B- und T-Lymphozyten führen, wurde unter anderem im MedAT 2024 gefragt. Prägt sie euch gut ein, denn auch in Zukunft sind Prüfungsfragen aus diesem Bereich denkbar.

## 9.2 Klinische Bedeutung der Immunologie

Auch wenn das Fach der **Immunologie eher forschungslastig** ist, so sind ihre Erkenntnisse aus dem klinischen Alltag nicht mehr wegzudenken. Man nehme nur die vielen Autoimmunkrankheiten, die viele Menschen betreffen und für die es oftmals noch keine zufriedenstellende Therapie gibt.

**VERSTÄNDNIS+** Autoimmunkrankheiten liegt eine **Fehlregulation des Immunsystems hinsichtlich der Erkennung körpereigener Strukturen** zugrunde. Es kommt zur Bildung von Antikörpern bzw. T-Lymphozyten, die gegen ebendiese Strukturen gerichtet sind. Man spricht in diesem Zusammenhang von **Autoreaktivität.**
Ursächlich sind neben einer **genetischen Disposition,** die Betroffene meist mitbringen, **auslösende Faktoren,** wie z. B. Infektionen und eine daraus resultierende überschießende Immunantwort.
Die Symptomatik kann sich in Form von **Allgemeinsymptomen** wie Fieber oder Abgeschlagenheit äußern, aber auch **organspezifisch,** z. B. als Gelenkbeschwerden bei verschiedenen rheumatischen Erkrankungen.

Anhand zweier Beispiele wollen wir die **klinische Bedeutung der Immunologie** veranschaulichen. Mit dem Thema **Impfungen** beleuchten wir eine der größten Errungenschaften der jüngeren Medizin. Zudem werfen wir einen Blick auf unsere **Blutgruppensysteme** und welche Bedeutung sie vor dem Hintergrund der Immunologie haben.

### 9.2.1 Impfungen

Die Idee des Impfens geht auf den englischen Arzt **Edward Jenner** zurück. Dieser beobachtete, dass Personen eine gewisse Immunität gegen die Pocken besaßen, nachdem sie zuvor an den weniger gefährlichen

Kuhpocken erkrankt waren. In Experimenten an Menschen gelang es ihm, diesen Zusammenhang zu replizieren. Die Idee zur Impfung war geboren.
In Anlehnung an die Kuhpocken, die Jenner den entscheidenden Hinweis gaben, gab er dem Prozess der Immunisierung den Namen **„vaccination"** bzw. **Vakzinierung** (lat. *vacca* für *„Kuh"*). Den Impfstoff selbst bezeichnete er als **Vakzin.**

## Aktive und passive Immunisierung

Was Jenner damals tat, bezeichnet man heute als **aktive Immunisierung.** Dabei werden dem Organismus **Bestandteile abgetöteter Pathogene** oder sog. **attenuierte Krankheitserreger** verabreicht.

**DEFINITIONEN** **Attenuierte Krankheitserreger aus Lebendimpfstoffen** sind in ihrer Pathogenität abgeschwächt und können die eigentliche Erkrankung nicht mehr auslösen. Die durch sie hervorgerufene Immunantwort ist dennoch vollumfänglich und umfasst sämtliche Effektormechanismen, die auch bei einer echten Infektion ausgelöst werden.
**Abgetötete Pathogene aus Totimpfstoffen** hingegen rufen nur eine begrenzte Immunantwort hervor. So kann es zum Beispiel sein, dass das Immunsystem zwar zur Bildung von Antikörpern angeregt wird, die T-Zell-Antwort jedoch unvollständig bleibt. Es ist daher nicht überraschend, dass **Lebendimpfstoffe effektiver sind als Totimpfstoffe.**

Sowohl angeborenes als auch erworbenes Immunsystem reagieren auf die eingebrachten Antigene. Es kann zu einer **lokalen Entzündungsreaktion mit Schmerz an der Einstichstelle** oder sogar zu einer **systemischen Entzündungsreaktion mit Fieber** kommen.
Ziel der aktiven Immunisierung ist die Auslösung einer **adäquaten T- und B-Zell-Antwort mit Ausbildung von Effektor- und Gedächtniszellen.** Damit ist das Immunsystem in der Lage, bei einer späteren Infektion mit dem echten Krankheitserreger schneller und effizienter zu reagieren.

**VERSTÄNDNIS⁺** Das Antikörperprofil im Blutserum gibt Aufschluss darüber, ob das Immunsystem bereits Kontakt zu einem Antigen hatte – sei es im Zuge einer Infektion oder durch eine Impfung. Da die B-Zell-Rezeptoren naiver B-Lymphozyten hauptsächlich Antikörpern vom IgM-Typ entsprechen, überwiegt dieser Isotyp bei einer **Primärinfektion** im Blut.
Bei einer **Sekundärinfektion** jedoch sind vor allem Antikörper vom IgG-Typ im Blut zu finden. Grund dafür ist, dass die B-Zellen nach Erstkontakt mit ihrem spezifischen Antigen einen Klassenwechsel vollziehen und die Antigen-Affinität ihrer Rezeptoren durch somatische Hypermutation erhöhen. Dies erlaubt eine effizientere Bekämpfung von Pathogenen.

Bei der **passiven Immunisierung** hingegen erlangt der Organismus die Immunität gegen einen Krankheitserreger durch **Verabreichung der entsprechenden Antikörper oder T-Zellen.** Es handelt sich um eine besondere Form der **Leihimmunität.** In der Regel geschieht dies in **medizinischen Notfällen,** wenn zum Beispiel der Impfstatus einer infizierten Person nicht klar ist. Der Immunschutz ist bei einer passiven Immunisierung nur von kurzer Dauer. Er hält an, bis die Antikörper bzw. T-Zellen abgebaut sind.

**MedAT-GEHEIMTIPP** Präge dir den **Unterschied zwischen aktiver und passiver Immunisierung** gut ein, denn er wird gerne im MedAT abgefragt: Durch eine **aktive Immunisierung** wird der Körper zum eigenständigen Aufbau einer spezifischen Immunabwehr angeregt. Zwar setzt der Schutz nicht sofort mit Verabreichung des Antigens ein, dafür hält er meist über Jahre, zum Teil sogar lebenslang. Eine **passive Immunisierung** hingegen wirkt sofort. Allerdings ist ihre Wirkung durch den allmählichen Abbau von Antikörpern und T-Zellen zeitlich begrenzt.

In bestimmten Situationen bietet es sich an, Patienten **gleichzeitig aktiv sowie passiv zu immunisieren.** Man spricht dann von einer **Simultanimpfung.** Dies geschieht zum Beispiel bei Unklarheit über den Tetanus-Impfstatus einer verletzen Person. Die passive Impfung dient dem Schutz vor der akuten Infektion, während die aktive Komponente die langanhaltende Immunität aufbaut (➤ Abb. 9.4).

## Nebenwirkungen von Impfungen

Im Zuge oder nach einer Impfung kann es zu Nebenwirkungen kommen. Je nach ihrer Schwere wird zwischen **drei Formen von Impf-Nebenwirkungen** unterschieden.

- **Impfreaktionen** treten **innerhalb von zwei Tagen nach der Impfung** auf und sind **normalerweise nicht behandlungsbedürftig. Lokal an der Einstichstelle** können Schmerz, Rötung oder Schwellung auftreten. **Systemisch** kann sich eine Impfung durch erhöhte Temperatur bzw. Fieber sowie durch

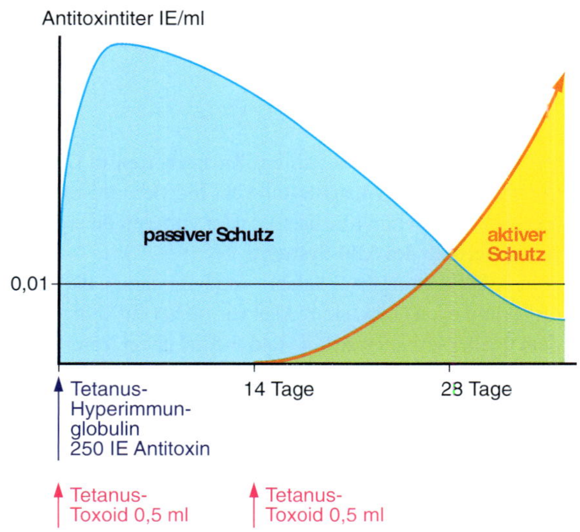


**Abb. 9.4** Simultanimpfung. Passive Immunisierung durch humanes Tetanus-Hyperimmunglobulin, aktive Immunisierung durch Tetanus-Adsorbatimpfstoff [L141]

ein Gefühl von Unwohlsein bemerkbar machen. In seltenen Fällen können **milde Symptome der eigentlichen Krankheit durch die verimpften Erreger** ausgelöst werden. So können zum Beispiel sog. „Impfmasern" nach einer Masernimpfung beobachtet werden – ansteckend sind diese aber nicht.

- **Impfkomplikationen** sind schwerwiegender als Impfreaktionen und **in der Regel behandlungsbedürftig.** Zu ihnen zählen **allergische Reaktionen** auf Bestandteile eines Impfstoffs sowie **vorübergehende Gesundheitsprobleme als Folge einer Impfung.** Darunter fällt zum Beispiel ein Abfall der Thrombozyten nach erfolgter Mumps-Masern-Röteln-Impfung, der zu lebensgefährlichen Blutungen führen kann.
- **Impfschäden** sind **bleibende Gesundheitsschäden mit kausalem Zusammenhang zu einer vorausgegangenen Impfung.** Wird ein Impfschaden als solcher anerkannt, so kann dies weitreichende Konsequenzen haben mit Blick auf potenzielle Entschädigungszahlungen und existenzsichernde Sozialleistungen für die betroffene Person.

**MedAT-GEHEIMTIPP** Die **begriffliche Abgrenzung der möglichen Impf-Nebenwirkungen** solltest du gut verinnerlichen. Sie ist ein **beliebtes Prüfungsthema im MedAT.**

**AUS DEM MEDIZINSTUDIUM** Es ist aber nicht nur wegen der MedAT-Fragen wichtig, dass du dich auf diesem Gebiet auskennst. In den letzten Jahren ist das öffentliche Interesse an Impfungen und ihren Nebenwirkungen enorm gestiegen. Für uns als medizinische Fachleute setzt eine fundierte Auseinandersetzung mit diesen Themen eine gewisse begriffliche Schärfe voraus.

Die **Wahrscheinlichkeiten für das Auftreten von Impf-Nebenwirkungen** variieren je nach Impfstoff und Personengruppe. Allgemeingültige Aussagen lassen sich also nur schwer treffen. Als Faustregel kann man sich folgende Zahlen einprägen:

- Impfreaktion bei 1–10 % aller Impfungen
- Impfkomplikation bei 1–2 ‰ aller Impfungen
- Impfschäden nur in Einzelfällen

## 9.2.2 Blutgruppensysteme

Ein **Blutgruppensystem** ist definiert durch eine **Gruppe von Antigenen auf der Oberfläche von Blutzellen,** die getrennt von den Antigenen anderer Blutgruppensysteme vererbt werden. Am relevantesten sind dabei die **Blutgruppensysteme der Erythrozyten,** von denen der Mensch **knapp 30 verschiedene** besitzt. Die bekanntesten sind das AB0- und das Rhesus-Blutgruppensystem.

**MedAT-Stichwort**
Blutgruppen

**Klinische Bedeutung** haben Blutgruppensysteme insbesondere bei der Gabe von Bluttransfusionen. Diese müssen unter Beachtung der Blutgruppensysteme von Spender und Empfänger verabreicht werden, da es sonst zu sogenannten **Transfusionszwischenfällen** kommen kann.

## AB0-Blutgruppensystem

**MedAT-Stichwort**
Vererbung von Blutgruppen

Bei den Antigenen des AB0-Blutgruppensystems handelt es sich um **Zuckerketten in Glykoproteinen der Erythrozyten-Membran.** Je nachdem, welche Enzymausstattung ein Individuum von seinen Eltern vererbt bekommen hat, werden bestimmte Zuckerketten hinzugefügt oder entfernt. So ergeben sich insgesamt **vier verschiedene Blutgruppen innerhalb des AB0-Systems:**

- **Blutgruppe 0:** Besitzt eine Person zwei 0-Allele, so ergibt sich dann – und nur dann – die Blutgruppe 0.
- **Blutgruppe A bzw. B:** Liegt ein 0-Allel und ein A- bzw. ein B-Allel vor, so hat das Individuum die Blutgruppe A bzw. B. Gegenüber dem 0-Allel verhalten sich A- und B-Allel in der Vererbung **dominant.**
- **Blutgruppe AB:** Bei gleichzeitigem Vorliegen eines A- und eines B-Allels ergibt sich die Blutgruppe AB. Man spricht von einer **kodominanten Vererbung.**

**MedAT-GEHEIMTIPP** Nach dem Vererbungsmodus des AB0-sowie des Rhesus-Blutgruppensystems wird im MedAT oft gefragt. Außerdem solltet ihr die ungefähre prozentuale Verteilung der verschiedenen Blutgruppen im Kopf haben: In Österreich kommen die Blutgruppen A mit leicht über bzw. 0 mit leicht unter 40 % der Gesamtbevölkerung am häufigsten vor. Die Blutgruppe B liegt mit rund 15 % auf Platz 3. Mit unter 10 % bildet die Blutgruppe AB das Schlusslicht.

Relevanz für den klinischen Alltag bekommt das AB0-Blutgruppensystem dadurch, dass der Mensch **Antikörper vom IgM-Typ,** sogenannte **Isoagglutinine bzw. Hämagglutinine,** gegen die Erythrozyten-Antigene bildet, die er selbst nicht besitzt. Zum Beispiel besitzt eine Person mit der Blutgruppe 0 Antikörper gegen die beiden Erythrozyten-Antigene A und B. Eine Person mit der Blutgruppe AB hingegen bildet keine AB0-spezifischen Antikörper (➤ Tab. 9.2).

**Tab. 9.2** Antigen- und Antikörperverteilung im AB0-Blutgruppensystem

| Phänotyp | Genotyp | Erythrozyten-Antigen | Antikörper im Serum |
|---|---|---|---|
| Blutgruppe 0 | 00 | – | Anti-A und Anti-B |
| Blutgruppe A | A0 | A | Anti-B |
| Blutgruppe B | B0 | B | Anti-A |
| Blutgruppe AB | AB | A und B | – |

Interessanterweise kommt jedes Neugeborene ohne Hämagglutinine auf die Welt. Sie entwickeln sich erst mit zunehmender Lebenszeit – und das in der Regel ohne direkten Kontakt mit den Antigenen fremder Blutgruppen. Zur Bildung von Antikörpern kommt es laut aktuellem Wissensstand durch die **Auseinandersetzung des Immunsystems mit Zellwandbestandteilen von Bakterien,** die den Blutgruppenantigenen sehr ähnlich sind.
Erhält nun eine Person mit der Blutgruppe 0 eine Transfusion roter Blutzellen von einer Person mit der Blutgruppe A, so wird eine Immunreaktion ausgelöst. Man spricht von einem **Transfusionszwischenfall,** der potenziell lebensgefährlich ist. Durch IgM-Antikörper kommt es zu einer Quervernetzung bzw. Verklumpung von Erythrozyten, die als **Agglutination** bezeichnet wird. Das Komplementsystem wird aktiviert, Erythrozyten werden in großer Zahl zerstört und es entwickelt sich eine allergische Reaktion (➤ Abb. 9.5).

**DEFINITIONEN** Personen mit der Blutgruppe 0 besitzen keine AB0-relevanten Antigene auf der Oberfläche ihrer Erythrozyten. Ihre roten Blutzellen können also jeder anderen Person verabreicht werden, ohne dass eine Immunreaktion zu erwarten ist. Man spricht von **Universalspendern.**
Personen mit der Blutgruppe AB hingegen besitzen sowohl das A- als auch das B-Antigen. Dafür bilden sie keine Antikörper gegen Antigene des AB0-Blutgruppensystems. Sie können also Erythrozyten von jeder anderen Person erhalten und werden dementsprechend **Universalempfänger** genannt.

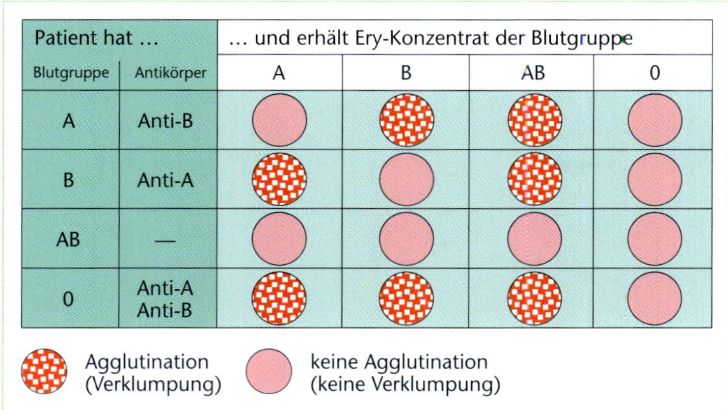


**Abb. 9.5** Blutgruppen-Antigene und Serum-Antikörper im AB0-Blutgruppensystem [L190]

## Rhesus-Blutgruppensystem

Das Rhesus-Blutgruppensystem besteht aus mehreren **Protein-Antigenen,** von denen das **D-Antigen** am wichtigsten ist. Liegt es auf einem oder beiden Allelen vor, so gilt eine Person als **Rhesus-positiv.** Hat ein Individuum auf keinem der beiden Allele das D-Antigen geerbt, so bezeichnet man sie als **Rhesus-negativ.**

**MedAT-Stichwort**
Vererbung des Rhesusfaktors

> **MedAT-GEHEIMTIPP** Auch das solltet ihr für den MedAT parat haben: In Österreich sind rund 80 % der Gesamtbevölkerung Rhesus-positiv und die anderen 20 % Rhesus-negativ.

Im Gegensatz zu den Isoagglutininen des AB0-Systems werden **Rhesus-relevante IgG-Antikörper** erst gebildet, wenn das Immunsystem einer Rhesus-negativen Person Kontakt zum Blut einer Rhesus-positiven Person hatte. Dies kann im Rahmen einer Erythrozyten-Transfusion oder einer **Schwangerschaft bzw. Geburt geschehen.** Klinisch relevant ist dabei vor allem die Konstellation einer Rhesus-negativen Mutter, die ein Rhesus-positives Kind zur Welt bringt und in Zukunft noch weitere Kinder gebären möchte.

> **VERSTÄNDNIS+** Eine Rhesus-negative Mutter muss den Genotyp dd besitzen. Bringt sie ein Rhesus-positives Kind zur Welt, so hat dieses das D-Antigen zwingend vom Vater geerbt. Dieser zeichnet sich also durch den Genotyp DD oder Dd aus.

Gelangen nämlich Erythrozyten eines Rhesus-positiven Kindes, z. B. im Rahmen der Geburt, in den Blutkreislauf der Mutter, so bildet diese Antikörper gegen den Rhesus-Faktor. Für das auf die Welt gekommene Kind ist das in der Regel kein Problem, allerdings können sich spätere Schwangerschaften problematisch gestalten.

Ist die Rhesus-negative Mutter nämlich ein zweites Mal mit einem Rhesus-positiven Kind schwanger, so werden die **Plazenta-gängigen IgG-Antikörper gegen den Rhesus-Faktor** kontinuierlich auf das Kind übertragen. Dort treffen sie auf ihr Antigen und führen zu einer Zerstörung der roten Blutzellen.

Dadurch leidet das Kind zum einen an den Folgen der **Blutarmut (Anämie).** Zum anderen wirken **Abbauprodukte der Erythrozyten toxisch** und können dem Ungeborenen schon im Mutterleib irreversible Schäden zufügen. Man bezeichnet dieses Krankheitsbild als **Morbus haemolyticus neonatorum.**

> **VERSTÄNDNIS+** Um den gravierenden Folgen eines Morbus haemolyticus neonatorum vorzubeugen, wurde die sog. **Rhesus-Prophylaxe** entwickelt. Es handelt sich um eine **passive Immunisierung,** die Rhesus-negative Mütter erhalten, wenn sie ein Rhesus-positives Kind gebären.
> Verabreicht man der Mutter sowohl während der Schwangerschaft als auch nach der Geburt **Antikörper gegen das Rhesus-Antigen,** so führt dies zu einer **Maskierung und Eliminierung der in den Blutkreislauf der Mutter gelangten Erythrozyten-Antigene des Kindes.** Das Immunsystem der Mutter erkennt das fremde Antigen nicht und wird somit auch nicht zur Bildung von Antikörpern angeregt.

# II Chemie

*„Staunen ist der erste Schritt zu einer Erkenntnis.“*
Louis Pasteur

## Fokus-Themen Chemie

Beim altfragenorientierten Lernen solltest du den Fokus auf den Säure-Basen-Haushalt legen, da hier jährlich ca. 14 % der Fragen gestellt werden. Außerdem werden oft Fragen zum Periodensystem und zum Chemischen Gleichgewicht gestellt.

Stichwortliste Chemie, gestaffelt nach den häufigsten Prüfungsthemen

| Stichwort | Prozentsatz |
|---|---|
| Säure-Basen-Haushalt | 14 % |
| Periodensystem | 11 % |
| Chemisches Gleichgewicht | 10 % |
| Organische Chemie | 10 % |
| Naturstoffe | 10 % |
| Elemente und ihre Verbindungen | 9 % |
| Redox-Reaktionen | 9 % |
| Chemische Bindungen | 8 % |
| Aggregatzustände | 6 % |
| Atombau | 5 % |
| Gasgesetze | 4 % |

Die häufigsten Altfragen in der Chemie

| Thema | Häufigkeit |
|---|---|
| • Massenwirkungsgesetz verschiedener Reaktionen aufstellen | 8 × geprüft |
| • Folgen der Reduktion/Oxidation eines Atoms oder Moleküls | 6 × geprüft |
| • Kernladungszahl<br>• Wirkungen von Katalysatoren<br>• Anomalie des Wassers<br>• Carbonsäuren<br>• Suspension, Emulsion, Rauch, Nebel, Gel<br>• Knallgasreaktion | 5 × geprüft |
| • Bestandteile von Nukleinsäuren<br>• Lipophile Vitamine<br>• Ester, Alken, Keton, Aldehyd | 4 × geprüft |

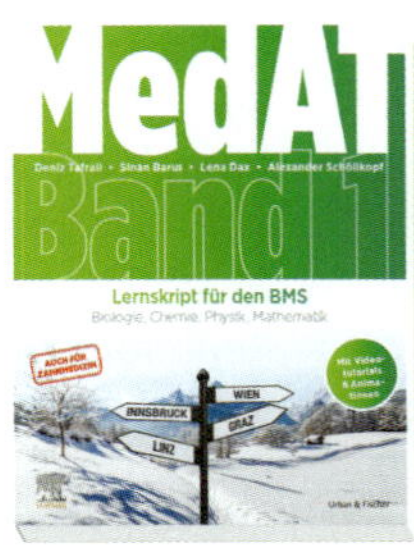


Zahlreiche Übungen zur Chemie findest du in Band 3 „MedAT 1000 BMS-Übungen“

KAPITEL

# 10 Bau des Atoms

Sinan Barus

## 10.1 Elementarteilchen

MedAT-Stichwort
Atombau

**MedAT-GEHEIMTIPP** Begriff wie Isotop, Element etc müsst ihr sicher definieren können, da man oftmals durch Falschantworten versuchen wird, euch zu verwirren. Zudem solltet ihr euch die unterschiedlichen "Zahlen" herleiten können.
Wenn z. B. gesagt wird, dass ein Calcium-Ion zweifach positiv geladen ist (Ca2+), die Ordnungszahl 20 und die Massezahl 40 hat, muss klar sein:
Die Ordnungszahl entspricht der Protonenzahl und der Kernladungszahl (beide 20). Die Massezahl ist die Summe aus Protonen- und Neutronenzahl, also ist die Neutronenzahl ebenfalls 20 (40–20). Da das gesamte Teilchen zweifach positiv geladen ist, muss es zwei Protonen mehr als Elektronen geben. Folglich ist die Elektronenzahl 18 (20–2).
2023 wurde ein Diagram zu verschiedenen Anzahlen an Nukliden geprüft und Fragen dazu gestellt, wann welche Atome mit welcher Neutronen- bzw. Protonenzahl stabil sind.

MedAT-Stichwort
Elementarteilchen

Je mehr wir uns der Grundlage allen Seins nähern, desto mehr überschneiden sich die einzelnen Disziplinen der Naturwissenschaften und verschmelzen zu einer fundamentalen, allgemeinen Betrachtungsweise. So auch hier: Wir wollen uns die Chemie anschauen, beginnen aber mit der Physik und dem Aufbau der Materie, da sich aus dem Grundaufbau letztlich alle Eigenschaften ableiten, die wir später beobachten können. Sicher wisst ihr, dass alles um uns herum aus Atomen besteht. Der Begriff leitet sich vom Griechischen *ἄτομος (átomos)* ab und bedeutet *„unteilbar"*. Ist das wirklich so? Und was macht ein Atom aus? Im klassischen Verständnis gibt es drei elementare Teilchen, die die Struktur und die Eigenschaften eines jeden Atoms bestimmen: **Protonen, Neutronen** und **Elektronen.** Diese drei Teilchen bilden die Grundlage für alles, was wir in der Natur sehen und jede Eigenschaft eines Stoffes, die wir beobachten und untersuchen können.

**Protonen** sind **positiv geladene Teilchen,** die sich im **Atomkern** befinden. Ihre elektrische Ladung wird als **+1** definiert und dient als entscheidendes Kriterium für die chemische Identität eines Elements. Die Anzahl der Protonen, auch **Ordnungszahl** genannt, bestimmt, welches Element wir vor uns haben – Wasserstoff hat ein Proton, Helium zwei, Lithium drei, und so weiter. Protonen sind vergleichsweise schwer: Ihre Masse beträgt etwa **1 u** (atomare Masseneinheit), was fast **2000-mal schwerer ist als die Masse eines Elektrons.**

**Neutronen** hingegen sind **elektrisch neutral,** tragen also keine Ladung. Sie befinden sich ebenfalls im **Atomkern** und haben eine Masse, die **fast identisch** mit der der Protonen ist. Ihre Hauptaufgabe besteht darin, den Kern zusammenzuhalten und durch ihre Anzahl weitere Eigenschaften des Elements festzulegen. Ohne Neutronen würde die abstoßende Kraft zwischen den positiv geladenen Protonen den Kern auseinanderreißen. In Kombination mit den Protonen bestimmen die Neutronen die Massenzahl eines Atoms. Viele Elemente haben Isotope – Atome mit der gleichen Anzahl an Protonen, aber einer **unterschiedlichen Anzahl an Neutronen.**

**Elektronen** sind das dritte klassische elementare Teilchen und in vielerlei Hinsicht das genaue Gegenteil der Protonen. Sie sind winzig, mit einer Masse von etwa **1/2000 der eines Protons,** und tragen eine negative Ladung. Elektronen bewegen sich in der sogenannten Elektronenhülle um den Kern herum, auf Bahnen, die durch Energieniveaus definiert sind. Ihre Anordnung bestimmt die chemischen Eigenschaften eines Atoms, insbesondere wie es mit anderen Atomen reagiert. Elektronen verhalten sich sehr dynamisch und können Energie aufnehmen oder abgeben, indem sie zwischen verschiedenen Energieniveaus springen.

Sind das nun aber wirklich die elementaren Bausteine, aus denen alle Materie aufgebaut ist? Nicht ganz: Obwohl man eine Zeit lang glaubte, dass sie nicht mehr weiter teilbar seien, zeigte sich, dass Protonen und Neutronen selbst nicht elementar sind, sondern aus noch kleineren Teilchen bestehen: den **Quarks.** Ein Proton besteht aus zwei „up"-Quarks und einem „down"-Quark, während ein Neutron zwei „down"-Quarks und ein „up"-Quark enthält. Diese Quarks werden durch **Gluonen** (engl. *to glue* für *„kleben"*) zusammengehalten, die die sog. **starke Wechselwirkung** vermitteln. Elektronen hingegen gehören zu einer anderen Teilchenfamilie, den **Leptonen,** und gelten derzeit als wirklich elementar, da keine Unterstruktur bekannt ist (➤ Abb. 10.1, ➤ Tab. 10.1).

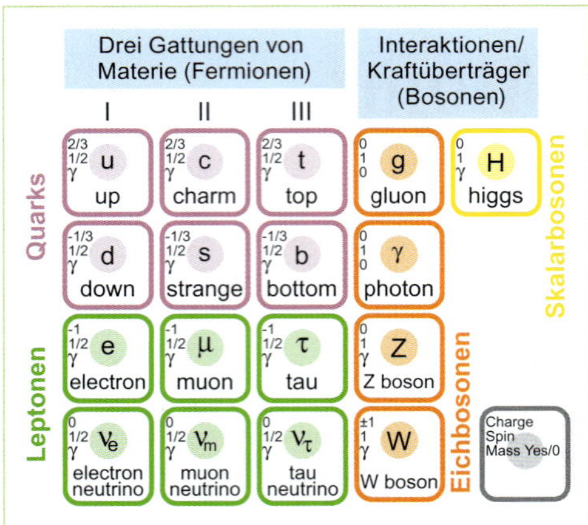


**Abb. 10.1** Das Standardmodell der Elementarteilchen [E1443, L126]

**Tab. 10.1** Übersicht der klassischen Elementarteilchen

| Teilchen | Ladung | Masse | Ort im Atom | Besonderheiten |
|---|---|---|---|---|
| Proton | +1 | $1{,}672 \cdot 10^{-27}$ kg (~ 1 u) | Atomkern | Bestimmt die Ordnungszahl und damit das Element |
| Neutron | 0 | $1{,}675 \cdot 10^{-27}$ kg (~ 1 u) | Atomkern | Stabilisiert den Kern; Anzahl beeinflusst Isotope |
| Elektron | −1 | $9{,}109 \cdot 10^{-31}$ kg (~ 1/2000 u) | Elektronenhülle | Bestimmt die chemischen Eigenschaften des Atoms |

## 10.2 Atomkern

**MedAT-Stichwort**
Atomkern

Stellt euch ein Atom zunächst einfach als **Kugel** vor. In der Mitte dieser Kugel befindet sich der Atomkern (➤ Abb. 10.2), der aus zwei Arten von Teilchen besteht: Protonen und Neutronen, die zusammen als Nukleonen bezeichnet werden. Da die Protonen positiv geladen sind, ist auch der Atomkern insgesamt positiv geladen. Der Atomkern konzentriert auch den allergrößten Teil der Masse eines Atoms, da Protonen und Neutronen um ein Vielfaches schwerer sind als Elektronen.

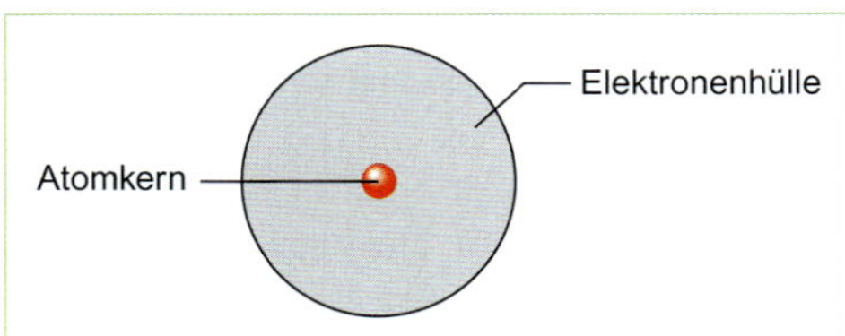


**Abb. 10.2** Vereinfachtes Atom [L253]

**VERSTÄNDNIS+** Zur Verdeutlichung der Größenverhältnisse: Wenn das gesamte Atom so groß wäre wie ein Fußballstadion, dann wäre der Atomkern gerade einmal so groß wie ein Reiskorn auf dem Anstoßpunkt.

Die Anzahl der Protonen im Kern wird als **Ordnungszahl Z** bezeichnet und ist das zentrale Kriterium für die Klassifizierung eines Elements. Beispielsweise hat Wasserstoff (H) ein Proton (Z = 1), Sauerstoff (O) acht Protonen (Z = 8), und Uran (U) hat 92 Protonen (Z = 92) (➤ Abb. 10.3). Gemeinsam mit den Neutronen ergibt sich die **Massenzahl A**, also die Gesamtzahl der Nukleonen im Kern (A = Z + N, wobei N die

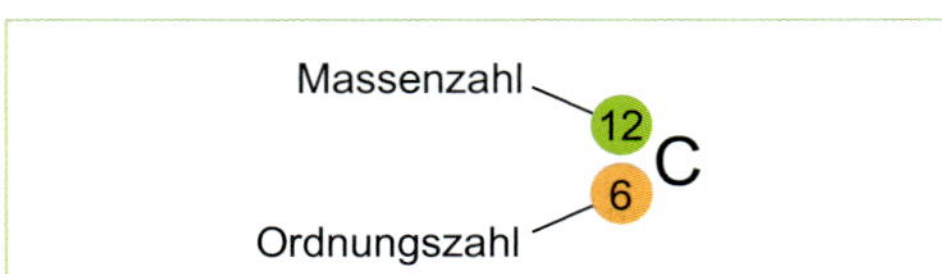


**Abb. 10.3** Ordnungs- und Massenzahl beim Kohlenstoff [L253]

Neutronenzahl ist). All dies bestimmt auch den Aufbau des **Periodensystems der Elemente,** aber dazu an anderer Stelle mehr (➤ Kap. 14).
Indirekt ergibt sich hieraus schon, dass viele Elemente in der Natur in verschiedenen **Varianten** existieren können, die sich nur durch die Anzahl der Neutronen unterscheiden, da diese nicht das Element an sich bestimmen. Diese Varianten nennt man **Isotope.** Wasserstoff beispielsweise hat drei Isotope:

- das häufigste, **Protium,** hat keine Neutronen:

$$^{1}_{1}H$$

- **Deuterium** hat ein Neutron:

$$^{2}_{1}H$$

- **Tritium** hat zwei Neutronen:

$$^{3}_{1}H$$

Isotope eines Elements haben identische chemische Eigenschaften, können sich jedoch in ihrer Stabilität und Anwendung deutlich unterscheiden. So ist Kohlenstoff-12, der Kohlenstoff, den wir alle kennen, stabil und die Grundlage allen organischen Lebens, während Kohlenstoff-14 radioaktiv ist.
Die Stabilität eines Kerns wird durch die **Kernkräfte** gewährleistet. Diese **starke Wechselwirkung** wirkt zwischen den Nukleonen und überwindet die abstoßende elektrische Kraft zwischen den positiv geladenen Protonen, **hält also den Kern zusammen.** Die Balance zwischen Protonen und Neutronen ist entscheidend: Zu wenige oder zu viele Neutronen führen zu einem instabilen Kern: Zu viele und zu dicht konzentrierte Protonen reißen den Kern auseinander, während zu viele Neutronen zwischen den Protonen den Kern zu groß und damit ebenfalls instabil machen.
Wir beschäftigen uns zwar gerade mit dem Atomkern, aber neben den Protonen und Neutronen im Kern spielen auch die Elektronen eine entscheidende Rolle für die Eigenschaften eines Atoms bzw. seines Kerns. Normalerweise ist die Anzahl der Elektronen in der Elektronenhülle gleich der Anzahl der Protonen im Kern, wodurch das Atom insgesamt elektrisch neutral ist. Wenn jedoch Elektronen hinzugefügt oder entfernt werden, entstehen **Ionen** – **elektrisch geladene Teilchen. Kationen** entstehen, wenn ein Atome Elektronen verlieren und dadurch **positiv geladen** werden, während **Anionen** durch die Aufnahme zusätzlicher Elektronen **negativ geladen** werden.

**MedAT-GEHEIMTIPP** Gerne gefragt: Massenzahl, Masse der Protonen und Neutronen und Größenverhältnis von Atomkern zu Atomhülle! 2024 geprüft: Allgemeine Infos zu Nukleonen.

## 10.3 Elektronenhülle

**MedAT-GEHEIMTIPP** Bisher wurde nur 2013 eine Frage über die Energieniveaus und Schalen der Elektronenhülle gestellt und das recht oberflächlich.

**MedAT-Stichwort**
Elektronenhülle

Wir wissen nun, dass sich die Protonen und Neutronen im Atomkern befinden. Was aber ist mit den Elektronen? Die **Elektronenhülle** eines Atoms ist der Bereich, in dem sich die Elektronen bewegen. Obwohl Elektronen winzig sind, bestimmen sie maßgeblich die chemischen Eigenschaften eines Elements. Ihre Verteilung und Dynamik in der Hülle entscheiden darüber, wie ein Atom mit anderen Atomen reagiert und welche Verbindungen es eingehen kann. Wir müssen uns die Elektronenhülle als ein **dynamisches System** vorstellen, das letzten Endes auch die Brücke zwischen Physik und Chemie schlägt. Sie erklärt, warum Elemente des Periodensystems in Gruppen angeordnet sind, warum Edelgase stabil sind und warum Metalle Elektronen leicht abgeben.
Elektronen bewegen sich nicht auf festen Bahnen um den Kern, wie man es früher im Bohr'schen Atommodell vermutete. Stattdessen halten sie sich in bestimmten **Energieniveaus** auf, die Schalen genannt werden. Diese Schalen, auch als Hauptenergieniveaus bezeichnet, werden mit den Buchstaben K, L, M, N oder den Zahlen n = 1, 2, 3, 4 bezeichnet. Die erste Schale (K) liegt dem Kern am nächsten und hat die niedrigste Energie, während die weiter entfernten Schalen (L, M, N) höhere Energieniveaus besitzen (➤ Abb. 10.4).
Die maximale Anzahl von Elektronen, die eine Schale aufnehmen kann, wird durch die Formel $2n^2$ bestimmt. Die **K-Schale** (n = 1) kann also maximal 2 Elektronen aufnehmen, die L-Schale (n = 2) bis zu 8 Elektronen und die **M-Schale** (n = 3) bis zu 18. Allerdings sind die äußeren Schalen häufig nicht voll-

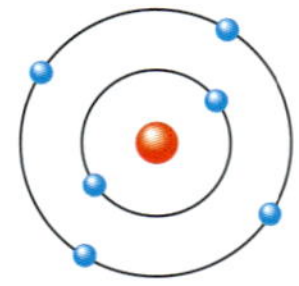

**Abb. 10.4** Schalenmodell des Kohlenstoff-Atoms [L253]

ständig gefüllt. Diese sog. Valenzelektronen bestimmen, wie ein Atom mit anderen Atomen interagiert. Ein Beispiel ist Sauerstoff mit der **Elektronenkonfiguration** $1s^2$, $2s^2$, $2p^4$. Seine äußere L-Schale enthält sechs Elektronen, zwei weniger als die maximale Anzahl, was Sauerstoff sehr reaktionsfreudig macht.
Elektronen können durch die Aufnahme von Energie in höhere Schalen oder Subniveaus springen, was als **angeregter Zustand** bezeichnet wird. Beim Zurückfallen in den energetisch günstigeren Grundzustand geben sie diese Energie in Form von Licht oder Wärme ab. Dieser Mechanismus liegt etwa dem Leuchten von Neonröhren oder der chemischen Fluoreszenz zugrunde.
Noch ein kurzer Exkurs zum Konzept des Orbitalmodells, das wir noch genauer kennenlernen werden: Die **Orbitalstruktur** existiert innerhalb der Schalen. Jede Schale ist in Orbitale unterteilt, die durch die **Nebenquantenzahl l** definiert werden. Diese Orbitale – s, p, d, f – haben charakteristische Formen und Energieniveaus. Beispielsweise ist das s-Orbital kugelförmig, während die p-Orbitale hantelförmig sind. Die Elektronenverteilung folgt dem Aufbauprinzip: Zuerst werden die Orbitale mit der niedrigsten Energie besetzt, bevor Elektronen in höhere Energieniveaus wandern. Für eine detaillierte Beschreibung des Orbitalmodells könnt ihr auch gleich mal zu ➤ Kap. 33 springen.

## 10.4 Masse, Ladung und ihre Relativität

### 10.4.1 Masse der Teilchen

Wenn es um die Masse eines so kleinen Teilchens wie einem Atom geht, wäre es wenig sinnvoll, diese in Kilogramm oder Gramm anzugeben. Die Werte wären derart winzig, dass sie schwer greifbar wären und der Vergleich zwischen verschiedenen Teilchen nahezu unmöglich würde. Deshalb nutzt man in der Naturwissenschaft einen eleganten Trick: Größen werden **relativ zu einer bekannten Referenz** angegeben – man spricht von einer relativen Größe.
Ein anschauliches Beispiel: Wenn man sagt, ein Passagierflugzeug wiegt beim Start bis zu 569.000 kg, sucht man automatisch nach Bezugsgrößen, um diese Zahl einordnen zu können – zum Beispiel, dass das Gewicht etwa 500 Kleinwagen oder 150 Elefanten entspricht. Nach einem ähnlichen Prinzip funktioniert die relative Atommasse. Hier ist die **Referenz 1/12 der Masse eines Kohlenstoffatoms.** Protonen und Neutronen haben jeweils eine relative Masse von etwa 1, während Elektronen mit etwa 1/2000 der Masse eines Protons vernachlässigbar leicht sind. Diese relative Größe macht den Vergleich zwischen Atomen deutlich einfacher und ist eine **dimensionslose Zahl** – sie benötigt keine Einheit. Alternativ kann die Masse eines Atoms auch absolut in Gramm oder Kilogramm angegeben werden, meist in der **Einheit u** (atomare Masseneinheit) oder **Dalton,** die ebenfalls auf der Kohlenstoffreferenz basiert.

### 10.4.2 Ladung der Teilchen

Auch bei den Ladungen der Teilchen hilft das Konzept der Relativität. Protonen sind positiv geladen (+1), Elektronen negativ (–1), und Neutronen sind elektrisch neutral. Statt die Ladung in der absoluten Einheit Coulomb (C) zu messen – was bei einzelnen Teilchen extrem kleine Werte ergibt – verwendet man **relative Ladungen.** Protonen und Elektronen besitzen gleich große, aber entgegengesetzte Ladungen, was ihre **Anziehung** erklärt. Neutronen hingegen sind neutral und interagieren daher nicht elektrisch. Diese einfache Darstellung erleichtert es, die Wechselwirkungen zwischen den Teilchen zu verstehen.
Wenn die Anzahl der Elektronen in einem Atom nicht mit der Anzahl der Protonen übereinstimmt, entsteht ein **Ion** – ein elektrisch geladenes Teilchen. Ein positiv geladenes Kation entsteht durch Elektronenverlust, ein negativ geladenes Anion durch Elektronengewinn.
Die Massenzahl entspricht der Summe von Protonen und Neutronen im Kern und steht in der Regel oben im Elementsymbol. Die Ordnungszahl steht dementsprechend unten im Elementsymbol und gibt die Anzahl der Protonen (und im neutralen Zustand auch der Elektronen) an. Eine einfache Regel hilft: Die Massenzahl kann niemals kleiner sein als die Ordnungszahl, da die Neutronenzahl immer Null oder positiv ist.

**DEFINITIONEN** **Masse** oder **Gewicht** – was denn nun? Beim Unterschied zwischen Masse und Gewicht herrscht oft Verwirrung. Merkt euch: Die Masse eines Körpers ist unabhängig vom Ort im Universum – sie bleibt gleich, ob auf der Erde, dem Mond oder im Weltraum. Das Gewicht hingegen ist die Kraft, die durch ein Gravitationsfeld auf die Masse ausgeübt wird; sie wird in Newton angegeben. Ein Gewicht in Kilogramm zu nennen, ist streng genommen falsch, da Kilogramm eine Einheit der Masse ist.

KAPITEL

# 11 Quantenmechanik – ganz leicht natürlich

Deniz Tafrali

Notizen

MedAT-Stichwort:
Mikrokosmos

MedAT-Stichwort:
Unschärferelation

## 11.1 Heisenberg'sche Unschärferelation

Und es geht weiter mit der Physik. Wir werden in den folgenden drei Unterkapiteln der Quantenmechanik einen Spagat zwischen exakten wissenschaftlichen Aussagen und didaktisch angemessenem Inhalt versuchen.

**VERSTÄNDNIS+** Wer vom Thema Quantenmechanik nicht genug bekommen kann, liest unter ➤ Kap. 32 weiter.

Werner Heisenberg war ein deutscher Physiker, der mit nur 26 Jahren eine der fundamentalsten quantenmechanischen Grundsätze formulierte. Er behauptete, man könne **niemals sowohl den Ort als auch den Impuls eines Teilchens exakt bestimmen.** Dabei sind die Gründe für diesen Umstand nicht etwa mangelhafte Messinstrumente, sondern die Natur der Teilchen. Hat man also den Ort z. B. eines Elektrons bestimmt, wird die gleichzeitige Bestimmung des Impulses desselben Teilchens stets ungenau bzw. **unscharf** sein – daher **Heisenberg'sche Unschärferelation.**

$$\Delta x \cdot \Delta p \geq \frac{h}{4\pi}$$

Hierbei sind:

- $\Delta x$: Unsicherheit im Ort
- $\Delta p$: Unsicherheit im Impuls
- h: Planck'sches Wirkungsquantum

**MedAT-GEHEIMTIPP** Falls eine Frage zur Unschärferelation drankommt, dann mit Sicherheit nur die nach der Kernaussage von Heisenberg, wie es schon 2015 einmal geprüft wurde. Also: Man kann niemals den Impuls und den Ort eines Teilchens exakt bestimmen. 2025 wurde erneut nach der Definition gefragt.

Abstrahiert kann man sagen, dass diese fundamentale Aussage für den **Wellencharakter der Materie** spricht, da man laut der klassischen Newton'schen Mechanik sehr wohl Impuls und Ort von Teilchen gleichzeitig bestimmen kann.

**VERSTÄNDNIS+** Hier noch ein Beispiel für das Verständnis:
Nimmt man das Ende eines Seils und bewegt es völlig ungleichmäßig auf und ab, entstehen fortlaufend Wellen an diesem Seil. Wir nennen die **Gesamtheit der entstandenen Wellenbewegungen am Seil** jetzt einfach **„Wellenkontinuum".** Will man die **Frequenz** der Wellen des „Wellenkontinuums" an einem **bestimmten Ortspunkt des Seils** messen, ist das unmöglich. Man muss die Frequenz über eine größere Strecke als einen Punkt des Seils messen, damit man diese überhaupt bestimmen kann. Jedoch verlieren wir dadurch **Ortspräzision.** Denn wir nehmen an, ihr habt langsam begonnen, seid schneller geworden und anschließend vor Erschöpfung zusammengebrochen. Deshalb sind die Wellen des „Wellenkontinuums" auch nicht immerwährend gleichmäßig in Wellenlänge und Frequenz.
Das heißt also, man kann nicht gleichzeitig eine **beliebig kleine Strecke** am Seil betrachten, wenn man einen **exakten Wert der Frequenz** des „Wellenkontinuums" haben will.

**Notizen**

**MedAT-Stichwort**
Licht/elektromagnetische Strahlung

## 11.2 Licht und elektromagnetische Strahlung

**MedAT-GEHEIMTIPP** Lernt hier besonders die Eigenschaften des Lichts. 2023 sollten die Wellenlängen verschiedener elektromagnetischer Wellen verglichen werden. Die richtige Antwort war: Infrarot hat eine kleinere Wellenlänge als Mikrowellen.

Ein weiteres wichtiges Thema der Quantenmechanik ist das Licht.
Um zu verstehen, was Licht überhaupt ist, muss man sich vor Augen führen, dass Licht zunächst einmal eine **elektromagnetische Welle** ist – jedoch auch ein Teilchen. Zu dieser Eigenartigkeit aber später mehr.
Was ist nun elektromagnetische Strahlung?
Dazu müssen wir ein kleines bisschen ausholen. Als **Feld** bezeichnet man in der Physik die **räumliche Verteilung** einer physikalischen Größe. Ein **elektrisches Feld** ist die **Summe aller Kräfte,** die von einer oder mehreren Ladungen **auf den Raum** wirken (➤ Abb. 11.1). Genauso verhält es sich mit dem magnetischen Feld, wobei ihr jedoch wissen müsst, dass das magnetische Feld mit dem elektrischen eng verzahnt ist. Ein magnetisches Feld kann nämlich nur entstehen, wenn **eine elektrische Ladung bewegt** wird. Seine Feldlinien stehen dann aber **orthogonal bzw. normal zum elektrischen Feld** (also wie die zwei Striche eines +). Bewegen sich diese beiden Felder gemeinsam in irgendeine Richtung, spricht man von **elektromagnetischen Wellen** (➤ Abb. 11.2).

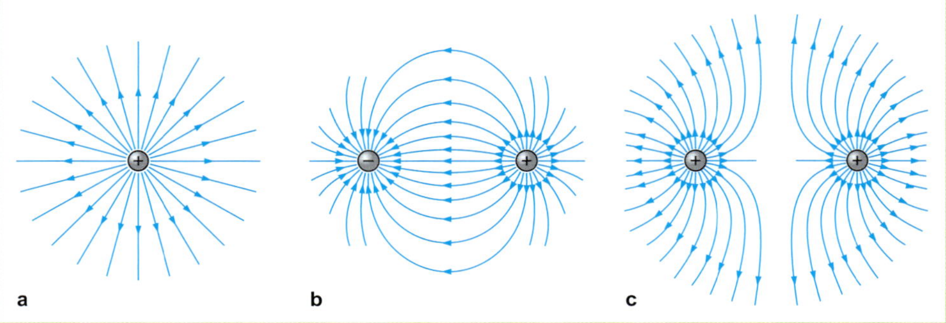


**Abb. 11.1** Das elektrische Feld (a) einer Punktladung, (b) zwischen ungleichnamigen Ladungen und (c) zwischen gleichnamigen Ladungen [L253]

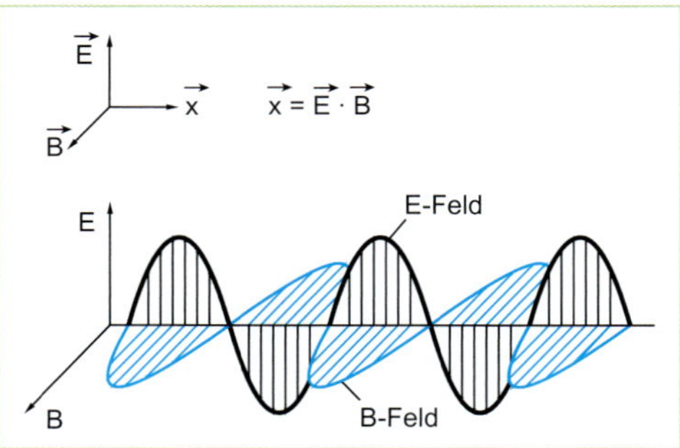


**Abb. 11.2** Richtung (x) der elektrischen (E-Feld) und magnetischen Felder (B-Feld) bei der elektromagnetischen Welle [L253]

**VERSTÄNDNIS⁺** Elektromagnetische Strahlung = elektromagnetische Wellen

Da wir ja eingangs besprochen hatten, dass jedes Atom eine Ladung hat (➤ Kap. 10.4.2), könnt ihr euch vorstellen, dass elektromagnetische Wellen allgegenwärtig sind (➤ Abb. 11.3). Außerdem haben sie noch weitere interessante Eigenschaften. Sie brauchen, anders als z. B. Schallwellen, kein Medium, um sich ausbreiten zu können. Dadurch haben sie auch die Fähigkeit, quer durch das ganze Universum zu fliegen.
Im Vakuum ist die Geschwindigkeit elektromagnetischer Wellen, ungeachtet ihrer Frequenz, stets gleich.

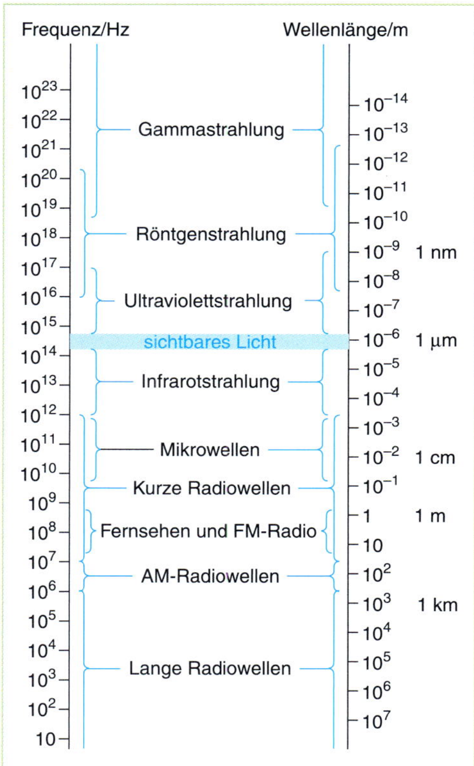


**Abb. 11.3** Das elektromagnetische Spektrum [L253]

**AUS DEM MEDIZINSTUDIUM** Nebeninfo: Lichtgeschwindigkeit sollte eigentlich genauer Geschwindigkeit elektromagnetischer Strahlung genannt werden, da **alle elektromagnetischen Strahlen dieselbe Geschwindigkeit** im Vakuum besitzen!
Die besagte Geschwindigkeit beträgt **ca. 300 Millionen Meter in einer Sekunde,** also knapp eine Milliarde Kilometer pro Stunde! Das entspricht ca. 24.000 Erdumrundungen in 60 Minuten.

Die Wellen werden aber langsamer, wenn sie sich in einem Medium bzw. einer Phase wie z. B. Glas oder Wasser ausbreiten. Das Verhältnis zwischen ihrer Phasengeschwindigkeit im Vakuum und der im entsprechenden Medium wird **Brechungsindex** genannt. Da sie sich in eine Richtung ausbreiten und ihre Felder dabei im 90°-Winkel zu dieser und zueinander schwingen, sind sie **Transversalwellen.**

**VERSTÄNDNIS+** Mehr zu den verschiedenen **Arten der Wellen** unter ➢ Kap. 28.

Was ist Licht?
Für uns ist das Licht diejenige elektromagnetische Strahlung, die wir mittels der Netzhaut unseres Auges in Farben wahrnehmen können. Alle anderen derartigen Wellen entsprechen zwar auch derselben Definition von elektromagnetischer Strahlung, jedoch haben wir uns im Rahmen der Evolution nicht dahingehend entwickelt, diese, zumindest mit unseren Augen, wahrnehmen zu können (➢ Tab. 11.1, ➢ Abb. 11.3).

**Tab. 11.1** Die Wellenlängen der Farben im sichtbaren Bereich

| Farbe | Wellenbereich |
|---|---|
| Rot | 650–700 nm |
| Gelb | 600 nm |
| Grün | 500–550 nm |
| Blau | 450 nm |
| Violett | 420 nm |

Notizen

**AUS DEM MEDIZINSTUDIUM** **Infrarotstrahlung** z. B. ist nichts anderes als Wärmestrahlung. Diese können wir dank unserer Haut sehr wohl wahrnehmen.
Wohingegen man sagen muss, dass die Wärmeempfindung des Menschen nicht auf der objektiv messbaren Temperatur beruht, sondern auf dem **Wärmestrom.** Deswegen heißt es oft auch, es hat „gefühlte" 40 °C, obwohl die empfundene Temperatur sich erheblich von der echten Temperatur unterscheidet.

## 11.3 Der Teilchen-Welle-Dualismus

**MedAT-Stichwort**
Teilchen/Welle Dualismus

**MedAT-GEHEIMTIPP** 2022 wurde auch schon mal etwas zu Antiteilchen geprüft (mehr dazu ➤ Kap. 32.1). Außerdem wurde bereits dreimal das Pauli-Prinzip abgefragt (➤ Kap. 33.1).

Nun zu einem Thema, das beim Verständnis der modernen Physik neben Schrödingers Katze als eines der paradoxesten gehandhabt wird: zum **Teilchen-Welle-Dualismus.**
Schickt man einen monochromatischen (➤ Kap. 31.6.2), also einfarbigen Lichtstrahl z. B. eines Lasers durch eine Blende einer Vorrichtung mit zwei länglichen Spalten (Doppelspalt) auf eine Wand, verhält sich das Licht auf eine besondere Art und Weise. Es erzeugt ein **Interferenzmuster** entlang der Wand. Dieses schon vor langer Zeit entdeckte Verhalten ist **charakteristisch für Wellen.** Hätte das Licht Teilchencharakter, müsste man auf der Wand lediglich die zwei Spalten bzw. Kugeln abgebildet sehen. Stellt euch das so vor: Wenn man Bälle durch einen Spalt auf eine Wand wirft, werden diese in einer geraden Bahn auf die Wand stoßen und mit Sicherheit nicht in Banden bis zu 50 Meter links der Spalte auf die Wand treffen.

**VERSTÄNDNIS⁺** Das Interferenzmuster erscheint dabei wie mehrere längliche Lichtspalten, die auf der Wand dargestellt werden. Das sieht dann ungefähr so aus:

IIIIIIIII

Hätte das Licht Teilchencharakter, sähe es lediglich wie unten dargestellt aus:

. .

Nun könnte schlussfolgern, dass Licht eine Welle ist, oder?
Die wahre Natur des Lichts ist jedoch ein wenig schwieriger zu verstehen. Max Planck wagte mit seiner Hypothese des **Planck'schen Strahlungsgesetzes** den ersten Schritt zur **Teilchen- bzw. Quantentheorie der elektromagnetischen Strahlung.** Er entnahm den Ergebnissen seiner Experimente mit einem schwarzen Strahler, dass die Wärmestrahlung von diesem nicht kontinuierlich, sondern nur in **diskreten Energiewerten** emittiert wird. Das bedeutet so viel wie: Man kann einen kleinsten Wert wie eins und eins zusammenzählen bzw. die Energiewerte können nur den Wert des Vielfachen eines Minimalwerts annehmen. Dadurch entstand das **Planck'sche Wirkungsquantum.** Die Entdeckung dieses Minimalwerts, den elektromagnetische Strahlung annehmen kann, stellt somit auch die **Basis für den Teilchen-Welle-Dualismus** dar, während sie gleichzeitig den Startschuss für die Gründung der Quantenmechanik gab.

**AUS DEM MEDIZINSTUDIUM** Aus Experimenten und mathematischen Beweisen wissen wir, dass Strahlung, die auf ein Objekt wie z. B. ein Proton trifft, auf verschiedene Art und Weise mit diesem interagieren kann. Eine Art der Interaktion ist die **Absorption** der Strahlung, also das Aufnehmen der Strahlung in das Objekt oder den Körper. Außerdem wird von allen Festkörpern, Flüssigkeiten, Plasmen und genügend großen Gasmassen die **Emission** (Aussendung) von Wärmestrahlen betrieben. Diese zwei Vorgänge sind eng miteinander verzahnt. Warum?
Das Kirchhoff'sche Strahlungsgesetz besagt, dass Absorption und Emission von Strahlung bei gegebener Wellenlänge einander entsprechen müssen. Das bedeutet, dass ein Körper, welcher Licht gut absorbiert, dieses auch gut emittiert.
Ein hypothetisches Objekt der Physik ist der **schwarze Körper.** Dieser absorbiert die auf ihn treffende Strahlung (z. B. in Form von elektromagnetischer Strahlung wie Licht) zur Gänze, und zwar egal welcher Wellenlänge. Andere, reale Körper werfen Strahlung immer irgendwie zurück (z. B. in Form von Farbe, bei der alle Wellenlängen des sichtbaren Lichtes der eintreffenden Strahlung vom Körper absorbiert werden, bis auf dasjenige, welches reflektiert wird und in unser Auge gelangt, wo es durch physiologische Prozesse in unserem Auge und unserem Gehirn z. B. als rot erkannt wird). Nach dem Kirchhoff'schen Strahlungsgesetz hat er folglich auch das größtmögliche Vermögen, Strahlung zu emittieren. Doch jetzt der Clou: Der schwarze Strahler sendet als Wärmestrahlung eine elektromagnetische Strahlung aus, die **unabhängig von den Materialeigenschaften und seiner Oberfläche ist und nur von seiner Temperatur abhängt.** Deshalb eignet er sich sehr

gut, um die Eigenschaften von Wärmestrahlen zu untersuchen, da diese Eigenschaften beim schwarzen Körper eben nur von der Temperatur abhängen.
Mit der Wärmestrahlung dieses schwarzen Strahlers (Synonym für schwarzer Körper) experimentierte auch Planck. Dabei entdeckte er, dass die gemessenen Energiewerte nicht etwa ein Kontinuum darstellen, sondern im Gegenteil diskret verteilt waren. Im Rahmen der auf diesen Ergebnissen fußenden Formulierung des Planck'schen Strahlungsgesetzes entstand auch das allgemein bekannte **Planck'sche Wirkungsquantum h**, das dem Licht einen **minimalen Energiewert** zuweist – und zwar **6,626070040 · $10^{-34}$ J · s.**

# KAPITEL

# 12 Die Gasgesetze

Sinan Barus

Notizen

**MedAT-Stichwort**
Gasgesetze

## 12.1 Das Mol

**MedAT-GEHEIMTIPP** Immer mal wieder muss man das Masseverhältnis in Molekülen berechnen, wie z. B. 2023, wo nach ebendiesen bei Eisen(III)Oxid gefragt worden ist, bei gegebenen Molmassen von Eisen und Sauerstoff.

Wenn man angeben möchte, wie viele Teilchen ein Stoff enthält, merkt man schnell, dass die Zahlen unvorstellbar groß werden. Stell dir vor, du müsstest sagen, dass in einem Block Kupfer $1{,}204 \cdot 10^{24}$ Atome enthalten sind – das klingt nicht nur sperrig, sondern ist auch schwer greifbar. Genau hier kommt **das Mol** ins Spiel, das uns das Leben in der Chemie erheblich erleichtert.
Ein Mol ist nichts anderes als eine definierte Menge von $6{,}022 \cdot 10^{23}$ Teilchen, eine Zahl, die als **Avogadro-Konstante** (oder manchmal auch **Lohschmidt-Zahl**) bekannt ist. Anstatt also von astronomischen Teilchenzahlen zu sprechen, können wir einfach sagen: „Das sind zwei Mol Kupferatome." Viel einfacher, oder? Doch Vorsicht: Ein Mol Natrium (Na) bedeutet $6{,}022 \cdot 10^{23}$ **Natriumatome.** Ein Mol Wasser ($H_2O$) enthält jedoch $6{,}022 \cdot 10^{23}$ Moleküle, die wiederum aus **jeweils drei Atomen** bestehen – zwei Wasserstoff- und einem Sauerstoffatom. Das ergibt insgesamt $1{,}806 \cdot 10^{24}$ Atome. Verstanden? Ein Mol ist also einfach nur eine clevere Zusammenfassung, um riesige Zahlen besser handhaben zu können.
Das Mol ist so definiert, dass wir direkt **aus der relativen Atommasse** eines Elements oder Moleküls dessen Masse in Gramm für ein Mol ablesen können. Ein Beispiel: Natrium hat eine relative Atommasse von 23. Das bedeutet, dass ein Mol Natriumatome (also $1{,}806 \cdot 10^{24}$ Atome) genau **23 g** wiegt. Bei Verbindungen funktioniert das genauso: Ein Wassermolekül hat eine relative Masse von 18 (zwei Wasserstoffatome mit je 1 und ein Sauerstoffatom mit 16). Ein Mol Wasser hat damit eine Masse von genau 18 g.
Das Ganze wird besonders praktisch, wenn wir uns mit Gasen beschäftigen. Ein Mol eines idealen Gases nimmt unter Normalbedingungen (0 °C und 1,013 hPa Druck) immer ein **Volumen von 22,4 Litern** ein. Das gilt für alle Gase, die sich wie ideale Gase verhalten, also z. B. Stickstoff oder Sauerstoff. Diese Gesetzmäßigkeit ist enorm hilfreich, um Gasmengen in Experimenten oder Aufgaben schnell berechnen zu können.
Wenn es ans Rechnen geht, begegnen uns oft drei Begriffe: **Molare Masse M, Masse m** und **Stoffmenge n.** Die molare Masse ist die Masse eines Mols eines Stoffs in Gramm pro Mol (g/mol). Sie entspricht zahlenmäßig der relativen Atom- oder Molekülmasse und kann direkt aus dem Periodensystem abgelesen werden. Die Formel, die diese Größen verbindet, lautet:

$$m = n \cdot M$$

Das bedeutet: Wenn wir zum Beispiel wissen wollen, welche Masse 3 Mol Natrium haben, multiplizieren wir die molare Masse (23 g/mol) mit 3. Das ergibt 69 g. Genauso können wir die Formel umstellen, um die Stoffmenge oder die molare Masse zu berechnen:

$$n = \frac{m}{M} \text{ oder } M = \frac{m}{n}$$

## 12.2 Eigenschaften und Verhalten von Gasen

Was genau unterscheidet denn eigentlich Gase von Feststoffen und Flüssigkeiten? Warum sind manche Stoffe fest, manche gasförmig? Und warum können Stoffe alle drei Zustände annehmen? (➤ Abb. 12.1)

Notizen



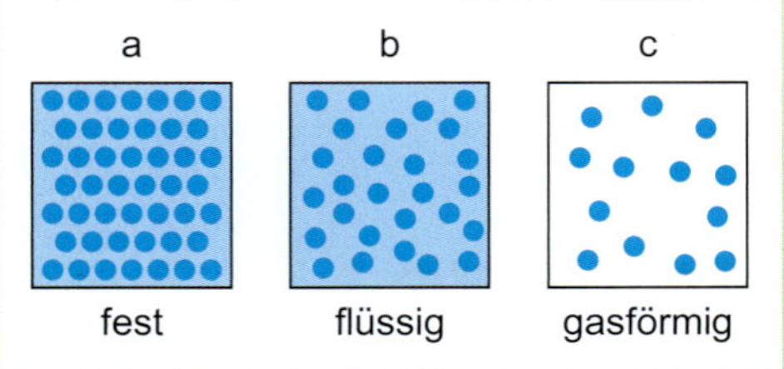


**Abb. 12.1** (a) Fester, (b) flüssiger und (c) gasförmiger Aggregatzustand [L231]

Die Antwort liegt in der Art und Weise, wie die Teilchen eines Stoffs untereinander organisiert sind. In **Feststoffen** sind die **Wechselwirkungen stark** und garantieren, dass die Teilchen praktisch an ihrem Platz bleiben und sich **nur wenig bewegen.** Flüssigkeiten sind ähnlich organisiert, lassen aber schon **etwas mehr Bewegung** zwischen den Teilchen zu. In Gasen hingegen haben sie fast ultimative Freiheit und können sich **frei bewegen.** Gase haben folglich auch keine feste Form, kein definiertes Volumen und sind **komprimierbar.**

Die Teilchen, die sich frei und mit hoher Geschwindigkeit durch den Raum bewegen, stoßen dabei immer wieder gegeneinander oder gegen die Wände ihres Behälters. Diese ständige Bewegung wird als **Brown'sche Molekularbewegung** bezeichnet. Sie sorgt dafür, dass Gase jeden verfügbaren Raum ausfüllen und sich gleichmäßig darin verteilen. Gleichzeitig bedeutet diese Freiheit der Teilchen auch, dass Gase sehr komprimierbar sind. Drückt man beispielsweise einen Kolben zusammen, rücken die Gasteilchen **enger zusammen,** ohne dabei an Beweglichkeit zu verlieren.

Diese Eigenschaften hängen von **Druck, Temperatur** oder **Volumen** ab. Die kinetische Energie der Gasteilchen ist eng mit diesen Faktoren verbunden. Erhöht man die Temperatur eines Gases, nehmen die Teilchen mehr Energie auf und bewegen sich schneller. Dadurch stoßen sie **häufiger** und **mit größerer Wucht** gegen die Wände des Behälters, was den Druck erhöht – sofern das Volumen konstant bleibt. Andersherum sinkt der Druck, wenn man das Gas abkühlt, da sich die Teilchen **langsamer** bewegen.

**VERSTÄNDNIS+** Ein schönes Beispiel für das Verhalten von Gasen im Alltag ist die Luft in einem Ballon. Bläst du einen Ballon auf, verteilen sich die Luftteilchen gleichmäßig und drücken von innen gegen die Ballonwand. Wenn du den Ballon in der Sonne liegen lässt, erwärmt sich die Luft darin, die Teilchen bewegen sich schneller, und der Druck steigt – der Ballon dehnt sich aus. Kühlt der Ballon dagegen ab, nimmt der Druck im Inneren ab, und er schrumpft.

## 12.3 Ideale Gase und Gasgleichung

### 12.3.1 Ideale Gase

**MedAT-Stichwort**
Ideale Gase, Gasgleichung

Wenn wir von Gasen und ihren Gesetzmäßigkeiten sprechen, meinen wir in den seltensten Fällen reale Gase. Vielmehr können wir ein Hilfskonstrukt entwickeln, das eine sehr gute Näherung darstellt: Sogenannte **ideale Gase.**

**Was ist ein ideales Gas?**

Ideale Gase sind eine theoretische Vorstellung, bei der man einige Annahmen über die Gasteilchen trifft:

- **Punktförmigkeit:** Die Gasteilchen haben keine Ausdehnung, sie werden als punktförmig betrachtet.
- **Keine Wechselwirkungen:** Zwischen den Teilchen gibt es weder Anziehung noch Abstoßung – außer bei Kollisionen.
- **Elastische Stöße:** Wenn Teilchen zusammenstoßen oder die Wand des Behälters treffen, bleibt ihre Energie vollständig erhalten.
- **Zufällige Bewegung:** Die Teilchen bewegen sich völlig ungeordnet und gleichmäßig in alle Richtungen.

Natürlich gibt es kein reales Gas, das alle diese Voraussetzungen perfekt erfüllt. Aber viele Gase, wie Sauerstoff oder Stickstoff, verhalten sich unter normalen Bedingungen – also bei moderaten Temperaturen und Drücken – fast wie ideale Gase. Die Gesetzmäßigkeiten, die diese Eigenschaften zusammenfassen, sind in Bezug auf die realen Gase zwar Vereinfachungen, erlauben uns aber, mithilfe des Modells Eigenschaften und Verhalten der Gase zu berechnen.

### 12.3.2 Die allgemeine Gasgleichung

Es gibt mehrere Faktoren, die beschreiben, wie sich ein Gas verhält, und alle hängen miteinander zusammen. Der erste Punkt: Wie viel Gas ist eigentlich in einem bestimmten Volumen? Anstatt die genaue Zahl der Teilchen zu zählen – was bei Milliarden von Molekülen ziemlich umständlich wäre – verwenden wir

die **Stoffmenge n.** Diese gibt an, wie viele Mol Teilchen wir haben, und erlaubt uns, auf einfache Weise mit großen Zahlen zu rechnen.
Das Nächste, was uns interessiert, ist das **Volumen V,** also der Raum, den das Gas einnimmt. Das Volumen wird in $m^3$ angegeben und bestimmt, wie viel Platz die Gasteilchen haben, um sich zu bewegen. Und damit sind wir beim dritten wichtigen Parameter: Dem **Druck p** des Gases. Der Druck entsteht durch die Kollisionen der Gasteilchen mit den Wänden des Gefäßes. Jedes Mal, wenn ein Teilchen die Wand trifft, übt es für einen winzigen Moment eine Kraft aus. Die Summe dieser Kräfte, geteilt durch die Fläche des Gefäßes, ergibt den Druck p, gemessen in $N/m^2$ (auch Pascal, Pa).
Aber wie kann man den Druck erhöhen? Eine Möglichkeit ist, **mehr Teilchen** in das gleiche Volumen zu packen oder **das Volumen zu verkleinern** – das führt zu mehr Kollisionen und damit zu einem höheren Druck. Eine andere Möglichkeit ist, die **Temperatur T** des Gases zu **erhöhen.** Mit steigender Temperatur bewegen sich die Teilchen schneller, ihre Kollisionen mit den Wänden werden heftiger, und der Druck steigt. In der Physik wird die Temperatur in Kelvin K angegeben, wobei 0 K den absoluten Nullpunkt markiert, an dem die Teilchenbewegung vollständig aufhört.
All diese Größen – Druck, Volumen, Stoffmenge und Temperatur – sind in der **allgemeinen Gasgleichung** zusammengefasst:

$$p \cdot V = n \cdot R \cdot T$$

Hierbei ist:
- p: Druck (Pa)
- V: Volumen ($m^3$)
- n: Stoffmenge (in Mol)
- R: Universelle Gaskonstante (8,314 J/mol · K)
- T: Temperatur (K)

Spielen wir ein wenig und stellen beispielsweise nach p um:

$$p = \frac{n \cdot R \cdot T}{V}$$

Das zeigt sofort, wie der Druck durch Änderungen in den anderen Größen beeinflusst wird. Reduzieren wir das Volumen, steigt der Druck, erhöhen wir die Temperatur, führt das ebenfalls zu einem Anstieg des Drucks.

**MedAT-GEHEIMTIPP** 2025 geprüft: Die Formel der idealen Gasgleichung.

**VERSTÄNDNIS⁺** Ihr könnt euch merken, dass ein Mol eines idealen Gases unter Normalbedingungen ein **Volumen von 22,4 l** hat. Warum? Leiten wir uns das ganz einfach aus der Gasgleichung her:
Wir haben 1 Mol eines idealen Gases bei Normalbedingungen (0 °C, also 273,15 K, und 1 atm Druck, also 101,3 kPa) und möchten das Volumen berechnen:

$$p \cdot V = n \cdot R \cdot T$$

Nach Einsetzen ergibt sich:

$$101{,}3 \cdot V = 1 \cdot 8{,}314 \cdot 273{,}15$$

Stellen wir nach V um ergibt sich V ≈ 22,4 l. Dieses Volumen ist unabhängig davon, ob du Sauerstoff, Stickstoff oder Helium betrachtest – es gilt für alle idealen Gase.

## 12.4 Die Gasgesetze im Detail

Nachdem wir die allgemeine Gasgleichung kennengelernt haben, können wir uns jetzt den spezifischen Gesetzmäßigkeiten widmen, die das Verhalten von Gasen unter bestimmten Bedingungen beschreiben. Diese Gasgesetze sind spezielle Fälle der allgemeinen Gasgleichung und treten auf, wenn eine der Größen – Druck, Volumen oder Temperatur – konstant gehalten wird.

**MedAT-GEHEIMTIPP** Die Gasgesetze, deren Formeln und Bezeichnungen sind gern gestellte Prüfungsfragen! Eine Altfrage behandelt die Namen der drei Gasgesetze, die da lauten: Gesetz von Gay-Lussac, Gesetz von Boyle-Mariotte und das Gesetz von Avogadro. Letzteres ist der historische Vorläufer der allgemeinen Gasgleichung. Das wurde schon dreimal geprüft.

MedAT-Stichwort
Gay-Lussac

### 12.4.1 Das Gesetz von Gay und Lussac: Volumen und Temperatur

Das **Gay-Lussac-Gesetz** beschreibt, wie sich das **Volumen** eines Gases ändert, wenn die **Temperatur steigt oder fällt** – vorausgesetzt, der Druck bleibt konstant (**isobare Zustandsänderung**) und die Stoffmenge gleich. Die Grundidee: Erhöht sich die Temperatur, bewegen sich die Gasteilchen schneller und das Gas dehnt sich aus. Andersherum zieht sich das Gas zusammen, wenn die Temperatur sinkt. Mathematisch wird das so ausgedrückt:

$$\frac{V_1}{T_1} = \frac{V_2}{T_2}$$

Hierbei sind:

- $V_1$ und $V_2$: Anfangs- und Endvolumen des Gases
- $T_1$ und $T_2$: Anfangs- und Endtemperatur des Gases

### 12.4.2 Das Gesetz von Boyle und Mariotte: Druck und Volumen

**MedAT-GEHEIMTIPP** 2025 wurde nach der Definition des Drucks gefragt.

MedAT-Stichwort
Boyle-Mariotte

Das **Boyle-Mariotte-Gesetz** beschreibt die Beziehung zwischen Druck und Volumen, wenn die Temperatur konstant bleibt (**isotherme Zustandsänderung**) und die Stoffmenge gleich. Es besagt, dass Druck und Volumen umgekehrt proportional zueinander sind. Das bedeutet: Reduzierst du das Volumen, steigt der Druck, und umgekehrt. Die mathematische Form lautet:

$$p_1 \cdot V_1 = p_2 \cdot V_2$$

Hierbei sind:

- $p_1$ und $p_2$: Anfangs- und Enddruck des Gases
- $V_1$ und $V_2$: Anfangs- und Endvolumen des Gases

**VERSTÄNDNIS⁺** Die beiden Gesetze sind Spezialfälle der allgemeinen Gasgleichung:

- Beim Gay-Lussac-Gesetz bleibt der Druck (isobar) konstant, sodass das Verhältnis von Volumen und Temperatur unverändert bleibt.
- Beim Boyle-Mariotte-Gesetz bleibt die Temperatur (isotherm) konstant, und die Beziehung zwischen Druck und Volumen wird sichtbar.

## 12.5 Absolute Temperatur

MedAT-Stichwort
Absolute Temperatur

In den Naturwissenschaften spielt die Temperatur eine entscheidende Rolle – sei es bei der Beschreibung von Gasen, chemischen Reaktionen oder physikalischen Prozessen. Aber während wir im Alltag oft in Grad Celsius denken, wird in der Physik und Chemie fast immer die **Kelvin-Skala** verwendet. Und das hat gute Gründe.

Stellt euch vor, ihr möchtet Nudeln kochen und macht Wasser heiß. Zu einem Zeitpunkt hat es 50 °C und ein paar Minuten später 100 °C. Würdet ihr sagen, es wird „doppelt so warm"? Rein gefühlsmäßig mag das stimmen, aber physikalisch betrachtet wäre diese Aussage falsch. Der Grund liegt darin, dass **0 °C nicht den absoluten Nullpunkt** darstellt, sondern lediglich den Gefrierpunkt von Wasser. Tatsächlich liegt der absolute Nullpunkt, die tiefstmögliche Temperatur, bei –273,15 °C. An diesem Punkt hören die Teilchen vollständig auf, sich zu bewegen – es gibt keine kinetische Energie mehr.

Da die Celsius-Skala auf der **willkürlichen Festlegung des Gefrierpunkts von Wasser** basiert, ist sie für physikalische Berechnungen ungeeignet, bei denen es um die Bewegung der Teilchen geht. Aus diesem Grund hat man die **Kelvin-Skala** geschaffen, bei der der absolute Nullpunkt als 0 K definiert ist. Die Kelvin-Skala ermöglicht es, Temperaturen direkt mit der kinetischen Energie der Teilchen in Verbindung zu bringen, und liefert so sinnvolle Aussagen über Größenverhältnisse. Wenn die Temperatur beispielsweise von 100 K auf 200 K steigt, bedeutet das tatsächlich, dass die **Teilchen doppelt so viel Energie besitzen.**

Eine gute Nachricht: Obwohl Kelvin und Celsius unterschiedliche Ausgangspunkte haben, ist der **Abstand zwischen den einzelnen Graden identisch.** Eine Temperaturänderung um 1 °C entspricht also einer Änderung um 1 K. Das macht zum Glück auch die Umrechnung zwischen beiden Skalen erfreulich einfach:

- Von Celsius nach Kelvin: **Addiere 273,15**
- Von Kelvin nach Celsius: **Subtrahiere 273,15**

Die Verwendung von Kelvin ist vor allem in der Beschreibung von Gasen unerlässlich. Da die Temperatur in der allgemeinen Gasgleichung direkt mit der kinetischen Energie der Gasteilchen zusammenhängt, darf es **keine negativen Werte geben** – schließlich kann die kinetische Energie nicht negativ sein. Die Kelvin-Skala stellt sicher, dass diese physikalischen Zusammenhänge korrekt abgebildet werden.

**MedAT-GEHEIMTIPP** Wurde schon gefragt: Was ist der Unterschied zwischen Kelvin und Celsius?

Betrachten wir die Bewegung der Gasteilchen, ist die absolute Temperatur der Schlüssel: Je **höher** die Temperatur, desto **schneller** bewegen sich die Teilchen, und desto häufiger und heftiger stoßen sie an die Wände eines Gefäßes – der Druck steigt. Bei 0 K hingegen gibt es keine Teilchenbewegung mehr – der absolute Nullpunkt ist erreicht.

Es gibt außerdem noch eine dritte, sehr geläufige Temperaturskala, nämlich die Fahrenheit-Skala, die wir uns in ➤ Kap. 29 noch genauer anschauen werden. Mehr zur Temperatur und zur Kelvin-Skala findet ihr ebenfalls dort.

**Wie hängen absolute Temperatur und das Volumen eines Gases zusammen?**

Dazu hilft uns ein Blick auf das Gesetz von Gay-Lussac, das den Zusammenhang zwischen Volumen und Temperatur beschreibt. Mathematisch vollständig ausgeschrieben lautet das Gesetz nämlich:

$$V(T) = V_0 \cdot (1 + \gamma_0 \cdot (T - T_0))$$

Auf den ersten Blick sieht das kompliziert aus, aber keine Sorge – wir gehen das Schritt für Schritt durch.

- $T_0$: Das ist die Referenztemperatur von 0 °C, die auf der Kelvin-Skala 273,15 K entspricht.
- T: Die Temperatur, bei der wir das Volumen bestimmen möchten.
- V(T): Das Volumen des Gases bei der Temperatur T.
- $V_0$: Das Volumen des Gases bei $T_0$, also 273,15 K.
- $\gamma_0$: Der sogenannte Volumenausdehnungskoeffizient bei der Referenztemperatur $T_0$. Für ideale Gase gilt in der Regel:

$$\gamma_0 = \frac{1}{T_0}$$

Mit diesen Begriffen können wir das Gesetz besser verstehen: Wenn sich die Temperatur eines Gases verändert, ändert sich sein Volumen proportional zur Temperaturdifferenz $T - T_0$, multipliziert mit $\gamma_0$.

**Was passiert bei 0 Kelvin?** Lasst uns das Gesetz für den absoluten Nullpunkt (0 K) anwenden, bei dem die Bewegung der Gasteilchen theoretisch vollständig stoppt. Wir setzen nun in die Gleichung ein: $T_0$ = 273,15 K, T = 0 K und

$$\gamma_0 = \frac{1}{T_0} = \frac{1}{273{,}15\,K}$$

Dann bekommen wir:

$$V(0\,K) = V_0 \cdot (1 + \gamma_0 \cdot (0 - T_0))$$

Das sieht erst einmal wieder sehr kompliziert aus, aber schauen wir, was passiert:

$$V(0K) = V_0 \cdot \left(1 + \frac{1}{273{,}15\,K} \cdot (-273{,}15\,K)\right)$$

Der Ausdruck

$$\frac{1}{273{,}15\,K} \cdot (-273{,}15\,K)$$

ergibt einfach –1.
Das Volumen wird also:

$$V(0\,K) = V_0 \cdot (1-1) = V_0 \cdot 0 = 0$$

Das bedeutet, dass das Volumen eines Gases bei 0 K **theoretisch Null** wird. Die Gasteilchen wären unendlich dicht zusammengepackt – sie wären praktisch alle an einem Punkt konzentriert. Natürlich ist das nur eine theoretische Vorstellung, denn in der Praxis kann genau deshalb der absolute Nullpunkt **nie erreicht werden.**

**MedAT-GEHEIMTIPP** Auch die Beziehung von Volumen und Temperatur sowie das Volumen am absoluten Nullpunkt wurden schon abgefragt.

KAPITEL

# 13 Zustandsformen der Materie

Sinan Barus

## 13.1 Zustandsformen und Phasen

MedAT-Stichwort
Aggregatzustände

**MedAT-GEHEIMTIPP** Bereits geprüfte Themen zu diesem Stichwort: Was passiert beim Schmelzen? Lernt auch die Definition des osmotischen Drucks und auch, was bei siedendem Wasser passiert, wenn man ihm weiter Energie zuführt (es siedet schneller). Wichtig ist auch die Dampfschubkurve bzw. der Tripelpunkt.

MedAT-Stichwort
Phasen

Stellt euch einen heißen Sommertag vor. Ihr möchtet etwas Kaltes trinken und nehmt einen Eiswürfel aus dem Gefrierfach. Bei Zimmertemperatur beginnt er zu schmelzen und wird schließlich zu Wasser. Würdet ihr ihn weiter erhitzen, würde er zu Wasserdampf. Das sind kurz zusammengefasst die drei klassischen Aggregatzustände der Materie: **Fest, flüssig** und gasförmig. Obwohl sie völlig unterschiedlich wirken, handelt es sich immer um dieselbe Substanz – Wasser. Was also unterscheidet diese Zustände voneinander? Hierzu etwas – wer hätte es gedacht – Physik: Die Phase beschreibt einen Bereich eines Stoffes, in dem die **physikalischen Eigenschaften überall gleich** sind, zum Beispiel die Dichte oder den Aggregatzustand. Die Grenzen zwischen diesen Phasen nennt man **Phasengrenzen.** Diese entstehen, wenn ein Stoff in mehreren Zustandsformen gleichzeitig vorliegt – wie bei einem Eiswürfel in einem Glas Wasser. Die drei klassischen Aggregatzustände unterscheiden sich dabei vor allem in der Anordnung und Beweglichkeit ihrer Teilchen (➤ Abb. 13.1):

- **Feststoff:** Die Teilchen sind eng gepackt und bewegen sich kaum Sie nehmen feste Plätze in einem Kristallgitter ein oder bilden sogenannte amorphe Strukturen. Diese Ordnung gibt Feststoffen ihre feste Form und ein festes Volumen.
- **Flüssigkeit:** Die Teilchen haben keine festen Plätze mehr, bleiben aber durch intermolekulare Kräfte lose miteinander verbunden. Flüssigkeiten haben ein definiertes Volumen, passen sich aber der Form ihres Gefäßes an.
- **Gas:** Die Teilchen bewegen sich frei und unabhängig voneinander. Sie nehmen sowohl die Form als auch das gesamte Volumen des verfügbaren Raums ein. Gase sind komprimierbar, da zwischen den Teilchen viel Platz ist.

**VERSTÄNDNIS⁺** Zusätzlich zu diesen drei klassischen Aggregatzuständen gibt es noch einen vierten, den sogenannten **Plasma-Zustand.** Dieser entsteht, wenn ein Gas so stark erhitzt wird, dass seine Atome in Elektronen und positiv geladene Ionen zerfallen. Plasmen begegnen uns in extremen Umgebungen wie der Sonne oder Blitzen – oder auch im Alltag, etwa in Neonröhren.

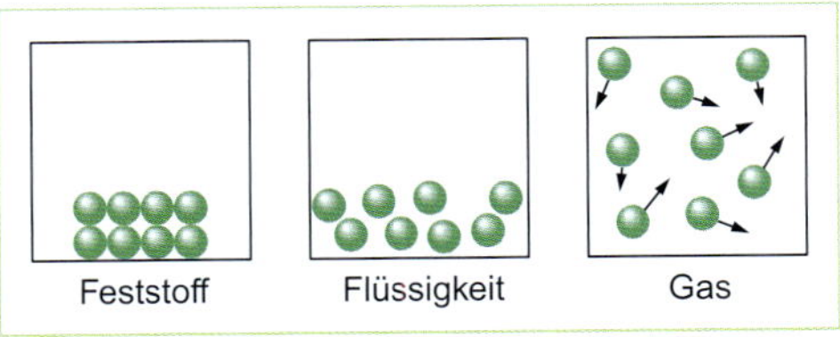


**Abb. 13.1** Die drei Aggregatzustände [L253]

## 13.2 Phasenübergänge

MedAT-Stichwort
Phasenübergänge

Kurz hatten wir es bei den Gasen (➤ Kap. 12) ja schon angeschnitten: Ein und derselbe Stoff kann in unterschiedlichen Aggregatzuständen vorliegen – Wasser kann fest, flüssig oder gasförmig sein. Wir wissen auch schon, dass dies am **Verhalten der Teilchen** liegt, aus denen die jeweilige Materie besteht.

Auch wenn wir es nicht sehen können, bewegen sich die Teilchen eines Stoffes ständig. Selbst in einem Feststoff schwingen die Moleküle an ihren festen Plätzen hin und her, ohne sich jedoch grundlegend zu bewegen, da sie von verschiedenen Wechselwirkungen und Kräften zusammengehalten werden.

**VERSTÄNDNIS⁺** Die Brown'sche Molekularbewegung beschreibt die unregelmäßige und ruckartige Bewegung von Teilchen, die in Flüssigkeiten oder Gasen suspendiert sind. Sie entsteht durch die ständigen, zufälligen Kollisionen zwischen diesen Teilchen und den viel kleineren, unsichtbaren Molekülen des umgebenden Mediums. Diese Moleküle befinden sich aufgrund ihrer kinetischen Energie selbst in dauerhafter Bewegung. Je höher die Temperatur, desto schneller bewegen sich die Moleküle und desto intensiver wird die Brown'sche Bewegung.
Sie heißt übrigens so, da sie 1827 erstmals von Robert Brown beobachtet wurde, als er unter dem Mikroskop beobachtete, wie sich Pollenkörner in Wasser ziellos hin und her bewegten.

Diese Bewegungen sind mit kinetischer Energie verbunden – und diese Energie nehmen wir als Temperatur wahr. Je mehr kinetische Energie die Teilchen besitzen, desto schneller bewegen sie sich. Erhöhen wir die Temperatur, beginnen die Teilchen, ihre festen Plätze zu verlassen, die Ordnung löst sich auf, und der Stoff geht in eine andere Phase über – durchläuft also einen **Phasenübergang** (➤ Abb. 13.2). Ein Eiswürfel schmilzt, Wasser verdampft oder ein Trockeneisblock sublimiert direkt in Gas. Was genau passiert, hängt davon ab, wie viel Energie den Teilchen zugeführt wird und welche Kräfte sie zusammenhalten.

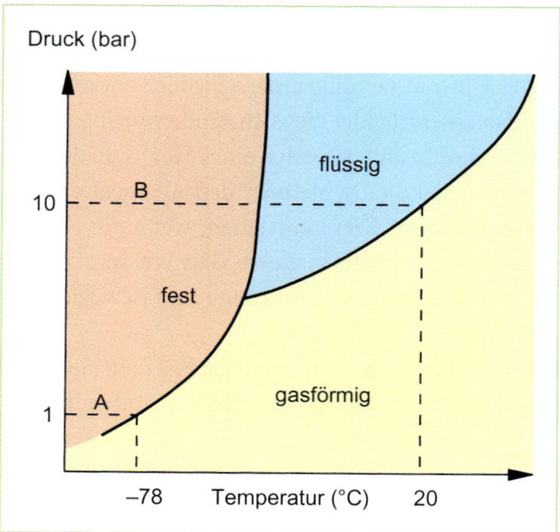


**Abb. 13.2** Beispielhaft das Phasendiagramm von $CO_2$ [L253]

Warum haben Teilchen in einem Feststoff feste Plätze? Das liegt an den Kräften, die sie in Position halten. In Metallen sind das **elektrostatische Anziehungen** zwischen Atomrümpfen und einem Elektronengas, während in Salzen die **Kräfte eines Ionengitters** wirken. In molekularen Verbindungen übernehmen **intermolekulare Wechselwirkungen** – wie **Wasserstoffbrückenbindungen** – diese Aufgabe. Welche Kräfte das genau sind, schauen wir uns gleich noch an; was das bedeutet, können wir allerdings direkt beobachten: Feststoffe haben eine feste Form und lassen sich kaum komprimieren, während Flüssigkeiten sich beispielsweise an die Form ihres Behälters anpassen und Gase frei im Raum verteilen.

## Die wichtigsten Phasenübergänge

Wenn wir die Temperatur eines Stoffes verändern, kann es zu einem **Phasenübergang** kommen – einem Wechsel von einem Aggregatzustand in einen anderen. Durch die zugeführte Energie brechen wir die Kräfte auf, die den Stoff zusammenhalten:

1. **Schmelzen:** Führen wir einem Feststoff Energie zu, beginnen die Teilchen, sich schneller zu bewegen, und überwinden die Bindungen, die sie in ihrer festen Position halten: Der Stoff wird flüssig.
2. **Erstarren:** Wenn wir einer Flüssigkeit Energie entziehen, bewegen sich die Teilchen langsamer und ordnen sich wieder in einem festen Gitter an. Der Stoff wird fest, etwa wenn Wasser zu Eis gefriert.
3. **Verdampfen:** Erhitzen wir eine Flüssigkeit, gewinnen die Teilchen so viel Energie, dass sie die Anziehungskräfte zwischen ihnen überwinden können. Sie verlassen die Flüssigkeit und gehen in die Gasphase über – wie bei kochendem Wasser.
4. **Kondensation:** Der umgekehrte Prozess: Gasförmige Teilchen geben Energie ab, verlangsamen sich und kehren in die flüssige Phase zurück. Wasserdampf kondensiert beispielsweise an kalten Oberflächen zu Wassertropfen.

5. **Sublimation:** Einige Stoffe, wie z. B. Trockeneis, können direkt vom festen in den gasförmigen Zustand übergehen, ohne flüssig zu werden.
6. **Resublimation:** Umgekehrt können Gase auch direkt zu Feststoffen werden, etwa wenn Wasserdampf bei Minusgraden zu Eiskristallen gefriert.

**VERSTÄNDNIS+** Merkt euch: Energie ist der Schlüssel zu jedem Phasenübergang. Damit ein Feststoff schmilzt oder eine Flüssigkeit verdampft, müssen die Teilchen Energie aufnehmen, um die intermolekularen Kräfte zu überwinden. Diese Energie wird oft als latente Wärme bezeichnet, da sie keinen direkten Einfluss auf die Temperatur hat. Solange der Phasenübergang andauert, bleibt die Temperatur konstant. Ein Beispiel: Schmilzt Eis, bleibt die Temperatur bei 0 °C, bis das gesamte Eis zu Wasser geworden ist, erst dann beginnt die Temperatur des Wassers zu steigen.

**MedAT-GEHEIMTIPP** Phasenübergänge werden gerne gefragt, Resublimation beispielsweise schon dreimal!

## 13.3 Intermolekulare Wechselwirkungen

Kurz gesagt: Um einen Wechsel im Aggregatzustand eines Stoffs – also einen Phasenübergang – herbeizuführen, müssen die **Anziehungskräfte** zwischen den Teilchen **teilweise oder ganz überwunden** werden. Es gibt hierbei verschiedene Kräfte und ohne allzu sehr ins Detail zu gehen, wollen wir uns die wichtigsten hier kurz anschauen:

1. **Van-der-Waals-Kräfte:** Diese Wechselwirkungen sind die schwächsten intermolekularen Kräfte und entstehen durch **temporäre Dipole,** die sich bilden, wenn Elektronen sich in einem Molekül zufällig ungleichmäßig verteilen (➤ Abb. 13.3). Sie wirken zwischen allen Molekülen, sind jedoch bei kleinen, unpolaren Molekülen wie beispielsweise Methan besonders dominant.
2. **Dipol-Dipol-Wechselwirkungen:** Diese Kräfte treten bei Molekülen auf, die permanente Dipole haben – also eine ungleiche Ladungsverteilung, wie beispielsweise bei HCl. Die positiven und negativen Pole benachbarter Moleküle ziehen sich an, was die Moleküle enger zusammenhält und höhere Schmelz- und Siedepunkte verursacht als bei unpolaren Molekülen.
3. **Wasserstoffbrückenbindungen:** Eine **besonders starke Art der Dipol-Dipol-Wechselwirkung** ist die Wasserstoffbrückenbindung (➤ Abb. 13.4). Sie tritt auf, wenn ein Wasserstoffatom an ein stark elektronegatives Atom wie Sauerstoff, Stickstoff oder Fluor gebunden ist. Diese Bindung ist verantwortlich für viele der Eigenschaften von Wasser, wie seine hohe Siedetemperatur und die Dichteanomalie (➤ Kap. 19.2.3).

Die Stärke der intermolekularen Kräfte bestimmt, wie viel Energie notwendig ist, um die Teilchen eines Stoffes voneinander zu lösen. Je stärker diese Kräfte sind, desto höher sind die Schmelz- und Siedetemperaturen.

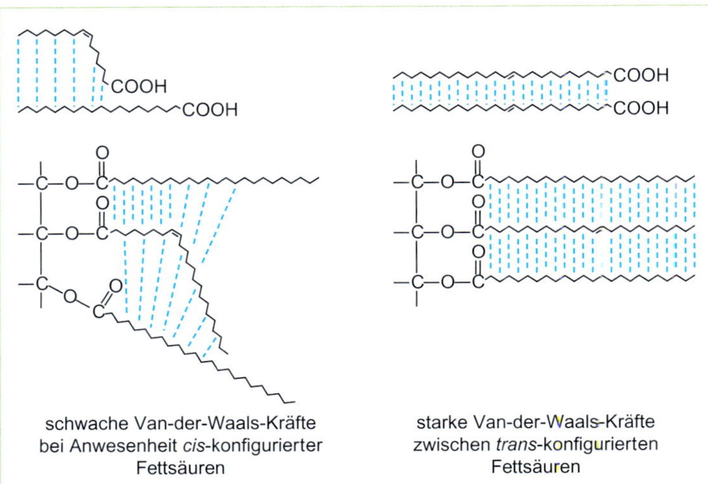


**Abb. 13.3** Van-der-Waals-Kräfte an Fettsäuren [L253]

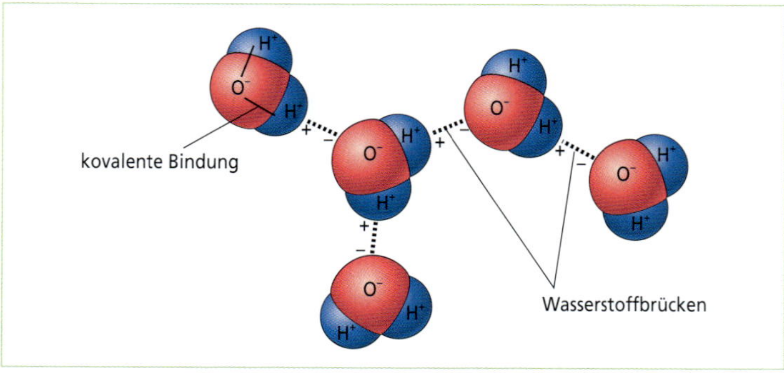


**Abb. 13.4** Fünf Wassermoleküle und die sie verbindenden Wasserstoffbrücken [L190]

**MedAT-GEHEIMTIPP** Zu den Van-der-Waals-Kräften wurden schon Fragen gestellt. Altfrage 2023 (eigentlich in Physik, aber auch hier passend): Wann fängt eine Flüssigkeit an zu sieden? Wenn der Damfdruck dem Luft-(Umgebungs-)druck entspricht.
Im gleichen Jahr wurde ebenfalls gefragt: Wann wird bei Phasenübergängen Energie frei? Bei Kondensation, Erstarren und Resublimation.

## 13.4 Von der Physik zur Chemie

Wie wir gesehen haben, sind die physikalischen Eigenschaften eines Stoffes viel mehr als nur beiläufige Merkmale – sie **beeinflussen maßgeblich,** wie ein Stoff chemisch reagiert und welche Anwendungen er findet. Die beiden Wissenschaften lassen sich somit auch nicht scharf voneinander trennen, je tiefer wir blicken, desto mehr Überschneidungen gibt es.
Ob ein Stoff fest, flüssig oder gasförmig ist, ob er leicht verdampft oder hohe Temperaturen aushält, hängt von grundlegenden physikalischen Eigenschaften der Materie an sich ab, die wiederum eng mit der molekularen Struktur und den Wechselwirkungen zwischen den Teilchen verknüpft sind. Betrachten wir zum Beispiel nochmals die Schmelz- und Siedetemperaturen: Sie geben uns Hinweise darauf, **wie stark die Bindungen** zwischen den Molekülen eines Stoffes sind. **Starke intermolekulare Kräfte,** wie Wasserstoffbrückenbindungen, führen zu **hohen Siedepunkten,** während **schwächere Kräfte,** wie Van-der-Waals-Wechselwirkungen, zu **niedrigeren Werten** führen. Ein Stoff, der leicht verdampft, wie Aceton, hat daher eine völlig andere chemische Rolle als ein Stoff wie Wasser, dessen Siedepunkt durch die starken Bindungen ungewöhnlich hoch ist.
Auch der Aggregatzustand eines Stoffes beeinflusst seine chemische **Reaktivität.** Gase, in denen die Teilchen frei beweglich sind, reagieren oft deutlich schneller als Feststoffe, in denen die Teilchen in mehr oder weniger starren Gitterstrukturen verharren. Flüssigkeiten liegen irgendwo dazwischen – hier können sich die Teilchen zwar frei bewegen, sind aber gleichzeitig durch intermolekulare Kräfte stabilisiert.
Kurz gesagt, die physikalischen Eigenschaften eines Stoffes auf atomarer und molekularer Ebene sind viel mehr als bloße theoretische Konzepte, auch wenn sie uns nicht anders zugänglich sind. Sie bestimmen, wie ein Stoff sich chemisch verhält, welche Reaktionen möglich sind und wie er in der Praxis eingesetzt werden kann.

KAPITEL

# 14 Das Periodensystem der Elemente

Sinan Barus

## 14.1 Einführung

MedAT-Stichwort
Periodensystem

**MedAT-GEHEIMTIPP** Eine fast schon obligatorische Frage beim MedAT ist das Prinzip der Ordnung der chemischen Elemente – nach steigender Kernladungszahl bzw. Protonenzahl. Des Weiteren werden auch gerne aus einem Periodensystem Elemente herausgelöscht, sodass ihr das Element oder die Elemente, die fehlen, wieder einsetzen müsst. Daher ist eine solide Kenntnis des Periodensystems der Elemente für ein gutes Ergebnis beim BMS obligat.
2025 wurden gleich zwei allgemeine Fragen zum Periodensystem der Elemente gestellt.

Der russische Chemiker **Dmitri Mendelejew** entwarf 1869 die erste Version des Periodensystems, indem er die damals bekannten Elemente nach ihrer relativen Atommasse ordnete und dabei bemerkte, dass sich ihre chemischen Eigenschaften in regelmäßigen Abständen **wiederholen.** Dieses Phänomen nannte er die **Periodizität der Elemente.** Mendelejews System war schon damals so gut durchdacht, dass er sogar Voraussagen treffen konnte und Lücken für damals noch unbekannte Elemente ließ. Wie sich später zeigte, waren seine Vorhersagen für deren Eigenschaften oft erstaunlich präzise.
Mit der Entdeckung des **Protons** und der **Ordnungszahl** – also der Anzahl der Protonen im Kern eines Elements – erhielt das Periodensystem seine heutige Form (> Abb. 14.1). Es wird nicht mehr nach Atommasse, sondern nach der Ordnungszahl geordnet. Diese logische Struktur erklärt, warum Elemente innerhalb einer Gruppe (vertikale Spalten) ähnliche chemische Eigenschaften aufweisen: Ihre **Valenzelektronen,** also die Elektronen in der **äußersten Schale,** sind gleich angeordnet. Die **Perioden** (horizontale Reihen) zeigen uns, wie die Elektronenschalen der Elemente **nacheinander aufgefüllt** werden. Die **Gruppen** (vertikale Spalten) hingegen geben uns Aufschluss über die chemischen Eigenschaften und Reaktivität eines Elements. Elemente in der 1. Hauptgruppe (z. B. Natrium und Kalium) reagieren heftig und gerne, während die 8. Hauptgruppe (Edelgase wie Helium und Neon) reaktionsträge (chemisch inert) sind.
Aber schauen wir uns das Ganze etwas genauer an.

## 14.2 Ordnungsprinzip und Gruppen

MedAT-Stichwort
Ordnungsprinzip
Gruppen

Im Zentrum des Periodensystems steht die **Ordnungszahl.** Sie gibt an, wie viele **Protonen** ein Atom im Kern hat – und damit auch, wie viele **Elektronen** ein neutrales Atom besitzt. Die Ordnungszahl steigt von links nach rechts und von oben nach unten – darauf baut die ganze Struktur auf. Warum die Ordnungszahl? Weil die chemischen Eigenschaften eines Elements vor allem durch die Elektronen in der **äußersten Schale,** also die Valenzelektronen, bestimmt werden.
Elemente in der **gleichen Gruppe** (also in der gleichen Spalte) haben die **gleiche Anzahl an Valenzelektronen.** Deswegen verhalten sie sich chemisch ähnlich. Nehmen wir die Alkalimetalle aus der 1. Hauptgruppe: Wasserstoff, Lithium, Natrium und Kalium. Alle haben ein Valenzelektron, geben dieses gerne ab und alle sind genau deshalb extrem reaktionsfreudig.

### Die Haupt- und Nebengruppen

Das Periodensystem ist in Hauptgruppen (1 bis 8) und Nebengruppen unterteilt.
Die **Hauptgruppen** sind besonders wichtig, weil sie die meisten der chemisch relevanten Elemente enthalten, die euch im Alltag oder eben im MedAT begegnen (> Tab. 14.1). Jede Hauptgruppe hat typische Eigenschaften, die sich aus der **Anzahl der Valenzelektronen** ergeben. Beispielsweise befinden sich in der ersten Hauptgruppe die **Alkalimetalle,** sehr reaktive Metalle, die mit Wasser und Sauerstoff sofort reagieren. In der 8. Hauptgruppe hingegen stehen die **Edelgase,** die sehr stabile und damit reaktionsträge (**chemisch inerte**) Elemente sind, weil ihre Valenzelektronenschale **voll besetzt** ist.

## Periodensystem der Elemente

Jeder Kasten enthält: Name, Elementsymbol, Ordnungszahl und relative Atommasse.
Alle Hauptgruppenelemente sind blau unterlegt.

Hauptgruppen: 1, 2, 13–18 · Nebengruppen: 3–12

| | 1 (IA) | 2 (IIA) | 3 (IIIB) | 4 (IVB) | 5 (VB) | 6 (VIB) | 7 (VIIB) | 8 | 9 (VIIIB) | 10 | 11 (IB) | 12 (IIB) | 13 (IIIA) | 14 (IVA) | 15 (VA) | 16 (VIA) | 17 (VIIA) | 18 (VIIIA) |
|---|---|---|---|---|---|---|---|---|---|---|---|---|---|---|---|---|---|---|
| 1. Periode | 1.0079 Wasserstoff 1 H | | | | | | | | | | | | | | | | | 4.0026 Helium 2 He |
| 2. Periode | 6.941 Lithium 3 Li | 9.0122 Beryllium 4 Be | | | | | | | | | | | 10.811 Bor 5 B | 12.011 Kohlenstoff 6 C | 14.007 Stickstoff 7 N | 15.9994 Sauerstoff 8 O | 18.998 Fluor 9 F | 20.180 Neon 10 Ne |
| 3. Periode | 22.990 Natrium 11 Na | 24.305 Magnesium 12 Mg | | | | | | | | | | | 26.982 Aluminium 13 Al | 28.086 Silicium 14 Si | 30.974 Phosphor 15 P | 32.066 Schwefel 16 S | 35.453 Chlor 17 Cl | 39.948 Argon 18 Ar |
| 4. Periode | 39.098 Kalium 19 K | 40.078 Calcium 20 Ca | 44.956 Scandium 21 Sc | 47.88 Titan 22 Ti | 50.942 Vanadium 23 V | 51.996 Chrom 24 Cr | 54.938 Mangan 25 Mn | 55.847 Eisen 26 Fe | 58.933 Cobalt 27 Co | 58.69 Nickel 28 Ni | 63.546 Kupfer 29 Cu | 65.39 Zink 30 Zn | 69.723 Gallium 31 Ga | 72.61 Germanium 32 Ge | 74.922 Arsen 33 As | 78.96 Selen 34 Se | 79.904 Brom 35 Br | 83.80 Krypton 36 Kr |
| 5. Periode | 85.468 Rubidium 37 Rb | 87.62 Strontium 38 Sr | 88.906 Yttrium 39 Y | 91.224 Zirkonium 40 Zr | 92.906 Niob 41 Nb | 95.94 Molybdän 42 Mo | 98.906 Technetium 43 Tc* | 101.07 Ruthenium 44 Ru | 102.91 Rhodium 45 Rh | 106.42 Palladium 46 Pd | 107.87 Silber 47 Ag | 112.41 Cadmium 48 Cd | 114.82 Indium 49 In | 118.71 Zinn 50 Sn | 121.75 Antimon 51 Sb | 127.60 Tellur 52 Te | 126.90 Iod 53 I | 131.29 Xenon 54 Xe |
| 6. Periode | 132.91 Caesium 55 Cs | 137.33 Barium 56 Ba | 57–71 | 178.49 Hafnium 72 Hf | 180.95 Tantal 73 Ta | 183.85 Wolfram 74 W | 186.21 Rhenium 75 Re | 190.2 Osmium 76 Os | 192.22 Iridium 77 Ir | 195.08 Platin 78 Pt | 196.97 Gold 79 Au | 200.59 Quecksilber 80 Hg | 204.38 Thallium 81 Tl | 207.2 Blei 82 Pb | 208.98 Bismut 83 Bi | 208.98 Polonium 84 Po* | 209.99 Astat 85 At* | 222.02 Radon 86 Rn* |
| 7. Periode | 223.02 Francium 87 Fr* | 226.03 Radium 88 Ra* | 89–103 | 261 Rutherfordium 104 Rf* | 262 Dubnium 105 Db* | 263 Seaborgium 106 Sg* | Bohrium 107 Bh* | Hassium 108 Hs* | Meitnerium 109 Mt* | Darmstadtium 110 Ds* | Roentgenium 111 Rg* | Copernicum 112 Cn* | | | | | | |

| | | | | | | | | | | | | | | | |
|---|---|---|---|---|---|---|---|---|---|---|---|---|---|---|---|
| Lanthanoide | 138.91 Lanthan 57 La | 140.12 Cer 58 Ce | 140.91 Praseodym 59 Pr | 144.24 Neodym 60 Nd | 146.92 Promethium 61 Pm* | 150.36 Samarium 62 Sm | 151.97 Europium 63 Eu | 157.25 Gadolinium 64 Gd | 158.93 Terbium 65 Tb | 162.50 Dysprosium 66 Dy | 164.93 Holmium 67 Ho | 167.26 Erbium 68 Er | 168.93 Thulium 69 Tm | 173.04 Ytterbium 70 Yb | 174.97 Lutetium 71 Lu |
| Actinoide | 227.03 Actinium 89 Ac* | 232.04 Thorium 90 Th* | 231.04 Protactinium 91 Pa* | 238.03 Uran 92 U* | 237.05 Neptunium 93 Np* | 244.06 Plutonium 94 Pu* | 243.06 Americium 95 Am* | 247.07 Curium 96 Cm* | 247.07 Berkelium 97 Bk* | 251.08 Californium 98 Cf* | 252.08 Einsteinium 99 Es* | 257.10 Fermium 100 Fm* | 258.10 Mendelevium 101 Md* | 259.10 Nobelium 102 No* | 260.11 Lawrencium 103 Lr* |

* radioaktive Elemente; angegeben ist die Masse eines wichtigen Isotops (soweit bekannt)

**Abb. 14.1** Periodensystem der Elemente. Jeder Kasten enthält: Name, Elementsymbol, Ordnungszahl und relative Atommasse. Alle Hauptgruppenelemente sind blau unterlegt. [L231]

Die **Nebengruppen** enthalten die **Übergangsmetalle,** wie Eisen, Kupfer und Gold. Auch diese Metalle haben spezielle Eigenschaften: Sie sind gut formbar, leiten Strom und Wärme und sind deshalb in der Technik unverzichtbar.

Vielleicht könnt ihr es schon erahnen: Bei den Hauptgruppen entspricht die **Nummer der Gruppe der Anzahl der Valenzelektronen.** Dadurch sind sie gut einzuteilen und in ihren Eigenschaften bis zu einem gewissen Grad sehr berechenbar, da z. B. ihre Reaktivität von der Zahl ihrer Valenzelektronen, also der Elektronen, die für chemische Reaktionen zur Verfügung stehen, abhängt.

Bei den Nebengruppenelementen hingegen ist dies **weniger intuitiv,** denn die chemischen Eigenschaften sind weniger direkt von der Anzahl der Valenzelektronen abhängig. Stattdessen spielen die Elektronen in weiter innen gelegenen Elektronenschalen eine große Rolle. Diese inneren Schalen können unvollständig gefüllt sein, da weiter außen gelegene Schalen oder auch die Schale der Valenzelektronen vorher mit Elektronen besetzt werden können. Die Eigenschaften dieser Elemente sind daher nicht nur von der Zahl der Valenzelektronen abhängig und damit weniger gut vorhersagbar.

**Tab. 14.1** Die Hauptgruppen

| Hauptgruppe | Name |
|---|---|
| I | Alkalimetalle |
| II | Erdalkalimetalle |
| III | Borgruppe |
| IV | Kohlenstoffgruppe |
| V | Stickstoffgruppe |
| VI | Chalkogene (Sauerstoffgruppe |
| VII | Halogene |
| VIII | Edelgase |

**VERSTÄNDNIS+** Um besser zu verstehen, warum die Elektronenbesetzungen der Schalen in Haupt- und Nebengruppen so sind, wie sie sind, hilft es, sich nochmal die **Orbitaltheorie** ins Gedächtnis zu rufen (➤ Kap. 33). Wie wir schon wissen, werden Orbitale „höherer" Schalen unter Umständen vor denen einer „niedrigeren" Schale besetzt, was die unvollständige Besetzung in den Nebengruppen erklärt.
Bei den Hauptgruppenelementen werden die äußersten Orbitale der Elektronenschale aufgefüllt. Diese Orbitale gehören zu den s- und p-Unterschalen, weshalb die Valenzelektronen (Elektronen in der äußersten Schale) der Gruppennummer entsprechen.
Bei den Nebengruppenelementen (Übergangsmetalle) hingegen erfolgt die Elektronenbesetzung in den inneren d-Orbitalen, während die äußere Elektronenschale (Valenzschale) gleichbleibt. Sie haben meist ein oder zwei Valenzelektronen im s -Orbital der äußersten Schale. Die chemische Reaktivität wird jedoch stark von den Elektronen in den d-Orbitalen beeinflusst.

Elemente **streben im Grunde immer nach acht Valenzelektronen** in der äußersten Schale, da dies die stabilste und damit **energetisch günstigste** Konfiguration darstellt. Die Edelgase besitzen diese schon, weshalb sie auch **Edelgaskonfiguration** genannt wird. Die zu verteilenden Elektronen sind bereits perfekt auf die Schalen bzw. Orbitale aufgeteilt, weshalb sie sehr reaktionsträge sind. Je nachdem, wo sich ein Element im Periodensystem befindet, können wir also einschätzen, wie es mit anderen Stoffen reagiert. Dabei gilt:

- **Links im Periodensystem** (z. B. Natrium oder Kalium): Diese Elemente haben nur wenige Valenzelektronen und **geben diese leicht ab,** um stabil zu werden, da die nächstniedrigere Schale dann vollständig gefüllt ist. Das macht sie sehr reaktiv.
- **Rechts im Periodensystem** (z. B. Chlor oder Fluor): Nichtmetalle wie die Halogene haben bereits viele Elektronen in ihrer äußeren Schale und **ziehen Elektronen deshalb stark an,** um ihre Schale zu füllen. Daher reagieren sie besonders gerne mit Metallen, die ihre wenigen Valenzelektronen gerne abgeben.

## 14.3 Perioden und Schalen

Das Periodensystem ist nicht nur **vertikal in Gruppen,** sondern auch **horizontal in Perioden** organisiert. Jede Periode entspricht einer Elektronenschale, die mit Elektronen besetzt wird. Die **Periodennummer** eines Elements zeigt an, **wie viele Schalen das Atom besitzt.** In der 1. Periode (z. B. Wasserstoff und Helium) wird nur die erste Schale (n = 1) aufgefüllt, die maximal zwei Elektronen aufnehmen kann. Mit jeder neuen Periode kommt eine weitere Schale hinzu, wodurch die Atome größer werden (➤ Abb. 14.2). Ein Element wie Uran in der 7. Periode besitzt dementsprechend sieben Elektronenschalen.
Die theoretischen Hintergründe der Elektronenschalen und des Aufbaus der Atome haben wir allerdings schon zur Genüge in ➤ Kap. 10 und ➤ Kap. 13 abgehandelt, weshalb wir euch das an dieser Stelle ersparen möchten.

**MedAT-Stichwort**
Perioden
Schalen

**MedAT-GEHEIMTIPP** Fragen zu einzelnen Elementen werden immer wieder gestellt.

## 14.4 Isotope

Ein Element kann nicht nur eine unterschiedliche Anzahl an Protonen (entsprechend der Kernladungszahl) haben, sondern auch eine unterschiedliche Anzahl an **Neutronen** im Atomkern. So existieren beispielsweise Wasserstoffatome mit einem Neutron, aber auch solche mit drei Neutronen. Diese Varianten eines Elements, die sich in der Neutronenzahl unterscheiden, aber die gleiche Protonenzahl haben, nennt man **Isotope.** Die wichtigsten Isotope ➤ Tab. 14.2.
Von den meisten Elementen gibt es in der Natur mehrere Isotope, die als **Mischelemente** bezeichnet werden. Das erklärt auch, warum die relative Atommasse vieler Elemente im Periodensystem als **Dezimalzahl** angegeben ist. Dieser Wert ist ein Durchschnitt, der aus den Massen der verschiedenen Isotope berechnet wird, gewichtet nach ihrer Häufigkeit in der Natur. Dabei kann es vorkommen, dass keines der Isotope genau der angegebenen Atommasse entspricht, da es sich lediglich um einen **gemittelten Wert** handelt.
Anders ist es bei **Reinelementen.** Diese bestehen nur aus einem einzigen Isotop und werden deshalb auch als isotopenrein bezeichnet. Bei solchen Elementen entspricht die Masse des einzigen Isotops exakt der Atommasse im Periodensystem. Beispiele hierfür sind Elemente wie Fluor oder Natrium.

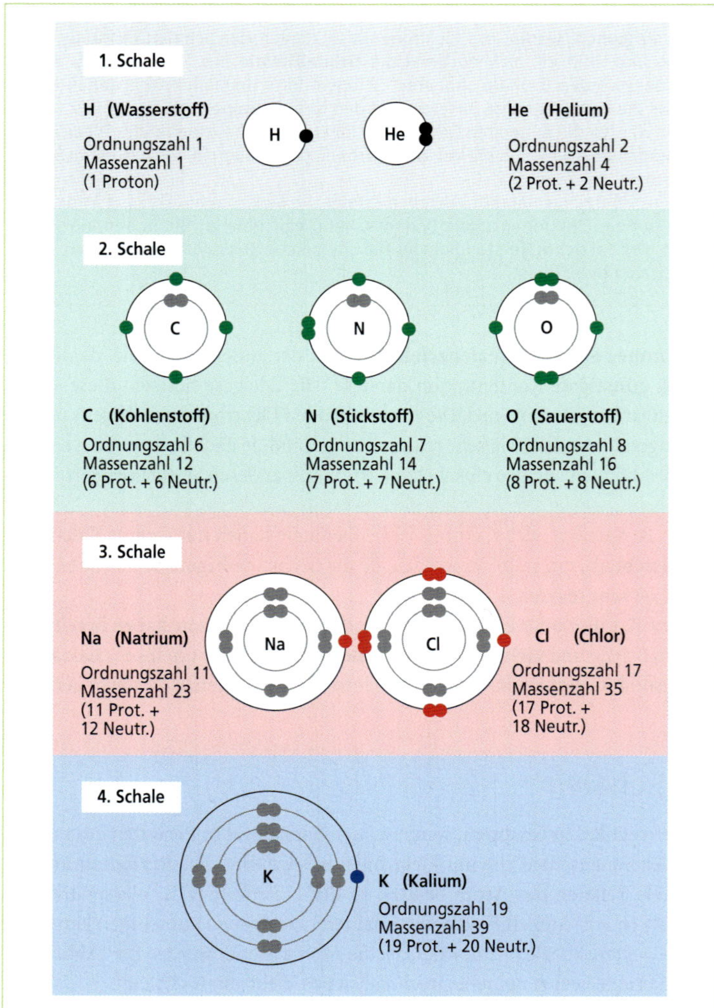


**Abb. 14.2** Aufbau der Elektronenschalen bei einigen wichtigen Elementen. Die Elektronen sind zur Vereinfachung jeweils paarweise abgebildet. [L190]

**Tab. 14.2** Wichtige Isotope

| Isotop | Name und Eigenschaften |
|---|---|
| $^{3}H$ | Tritium |
| $^{14}C$ | C14-Isotop, Radiokarbonmethode |
| $^{99m}Tc$ | Technetium-99 m, nuklearmedizinisch eingesetzter Tracer |
| $^{123}I$ | Radioiod, ebenfalls nuklearmedizinisch eingesetzt, Schilddrüsendiagnostik |

**MedAT-GEHEIMTIPP** Fragen zu Isotopen wurden bereits mehrmals gestellt, beispielsweise zu Unterscheidungsmerkmalen oder dem Verhältnis von Massenzahl und Kernladungszahl. Ebenfalls beliebt: Fragen zu Hauptgruppenelementen und Lokalisation der Nichtmetalle im PSE.
2024 gefragt: Fragen zu Valenzelektronen und zur Position des Sauerstoffs im PSE.
2025 wurde geprüft, was passiert, wenn man zu einem Kohlenstoff-Atom ein Neutron dazugibt – es entsteht ein Isotop.

## 14.5 Oktettregel

Kurz hatten wir es schon angesprochen: Elemente streben im Grunde immer nach acht Valenzelektronen bzw. nach einer voll besetzten äußeren Elektronenschale. **Aber warum ist das so?**
Die Konfiguration einer voll besetzten äußeren Schale ist atomphysikalisch und damit auch chemisch **besonders stabil.** Wie bereits besprochen besitzen die Edelgase diese Konfiguration und sind genau deshalb

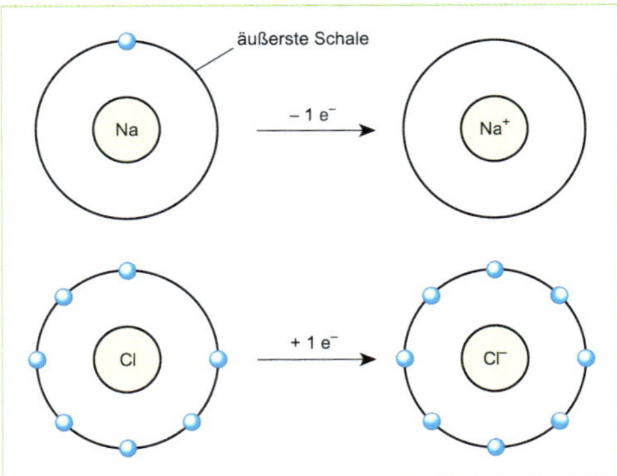


**Abb. 14.3** Natrium und Chlorid als Beispiel für die Oktettregel [L253]

besonders stabil und reaktionsträge. Andere Atome hingegen müssen, um diese Stabilität zu erreichen, Elektronen **abgeben, aufnehmen** oder **teilen.** Elemente der niedrigeren Hauptgruppen, also z. B. Metalle wie Natrium oder Kalium, geben ihre wenigen Valenzelektronen ab, um die Elektronenkonfiguration der vorherigen, „niedrigeren" Edelgasschale zu erreichen. Dabei entstehen positiv geladene Ionen, sogenannte **Kationen.** Natrium (Na) gibt ein Elektron ab und wird zu $Na^+$ (➤ Abb. 14.3), während Kalium (K) auf die gleiche Weise zu $K^+$ wird. Nichtmetalle wie Chlor oder Sauerstoff verhalten sich anders: Der Weg zu einer vollen äußeren Schale ist kürzer, wenn sie Elektronen aufnehmen. Sie bilden dabei negativ geladene Ionen, sogenannte **Anionen.** Chlor (Cl) nimmt ein Elektron auf und wird zu $Cl^-$ (➤ Abb. 14.3), während Sauerstoff ($O_2$) zwei Elektronen aufnimmt, um $O_2^-$ zu werden. Eine dritte Möglichkeit, wie Elemente die Oktettregel erfüllen, ist das Teilen von Elektronen durch kovalente Bindungen. Dabei teilen sich zwei Atome ein oder mehrere Elektronenpaare, um eine volle Valenzschale zu erreichen. Ein klassisches Beispiel dafür ist Wasser, bei dem der Sauerstoff mit jeweils einem Wasserstoffatom ein Elektronenpaar teilt.

## 14.6 Atomradien

Werfen wir einen Blick auf weitere Informationen, die uns das Periodensystem liefert: **Innerhalb einer Gruppe** (also von oben nach unten) **nimmt der Atomradius zu.** Das liegt daran, dass mit jeder neuen Periode eine weitere **Elektronenschale hinzukommt,** wodurch die Atome logischerweise **größer** werden. Das Wasserstoffatom ist beispielsweise mit nur einer Schale relativ klein, während ein großes Element wie Cäsium in der gleichen Gruppe sieben Schalen besitzt und entsprechend viel Platz braucht.

**In einer Periode** (von links nach rechts) werden die **Atomradien hingegen kleiner.** Das scheint erst einmal kontraintuitiv, da die Anzahl der Elektronen innerhalb einer Periode steigt. Allerdings werden diese **in der gleichen Schale untergebracht** und gleichzeitig nimmt die Zahl der Protonen im Kern zu, was die Elektronen stärker anzieht und die Schale enger an den Kern heranzieht – das ganze Atom wird kompakter. Beispielweise hat Lithium einen deutlich größeren Atomradius als Neon, obwohl beide nur zwei Schalen besitzen. Der Unterschied liegt in der stärkeren Kernladung des Neons, die die **Elektronen dichter an den Kern zieht** und das Atom kompakter macht.

Analog dazu gilt das Prinzip auch bei Ionen: Kationen, also positiv geladenen Ionen, haben einen kleineren Atomradius als ein neutrales Atom, weil die äußeren Elektronen stärker an den Kern gezogen werden. Umgekehrt sind Anionen – negativ geladene Ionen – größer, da die zusätzliche Ladung die Abstoßung zwischen den Elektronen erhöht und die Hülle „aufbläht".

## 14.7 Elektronegativität

Die **Elektronegativität** beschreibt die Fähigkeit eines Atoms, Elektronen in einer chemischen Bindung an sich zu ziehen. Einfach gesagt: Sie gibt an, wie **„gierig"** ein Atom nach Elektronen ist. Wenn wir uns in einer Periode **von links nach rechts** bewegen, nimmt die **Elektronegativität zu,** da die Anzahl der Protonen im Kern steigt, während die Elektronen in derselben Schale bleiben (➤ Abb. 14.4). Der stärker positiv geladene Kern zieht die Elektronen also immer stärker an. Elemente wie Fluor oder Sauerstoff am rechten Rand einer Periode haben daher eine **besonders hohe Elektronegativität.** Bewegen wir uns jedoch innerhalb einer Gruppe **von oben nach unten, sinkt die Elektronegativität.** Mit jeder neuen Periode kommt eine Elektronenschale hinzu, wodurch die Valenzelektronen **weiter vom Kern entfernt** sind. Dieser größere Abstand **schwächt die Anziehungskraft** des Kerns, die Elektronen sind viel schwächer gebunden. Ihr seht schon: Die Oktettregel, die Atomradien und die Elektronegativität hängen alle miteinander zusammen.

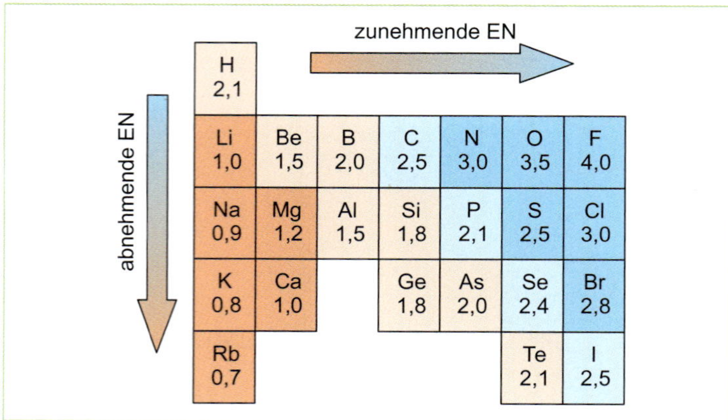


**Abb. 14.4** Elektronegativität wichtiger Hauptgruppenelemente [L253]

Die Elektronegativität wird häufig mithilfe der Pauling-Skala angegeben, benannt nach dem Chemiker Linus Pauling. Fluor, das elektronegativste Element, hat einen Wert von 3,98 (meiste gerundet angegeben mit 4,0), während Elemente wie Francium oder Cäsium mit etwa 0,7 am unteren Ende der Skala stehen.

**MedAT-GEHEIMTIPP** Auch die Elektronegativität war schon Teil der Fragen im MedAT.

## Polare Moleküle

Dass Atome elektrisch neutral und Ionen polar sind, ist klar. Moleküle hingegen können ebenfalls Polarität aufweisen, wenn sich die Ladungsschwerpunkte der Bindung innerhalb des Moleküls verschieben – und das selbst dann, wenn die Bindungspartner **eigentlich elektrisch neutrale Atome** sind. Die Polarität beschreibt also das Vorhandensein eines Ladungsschwerpunkts in einer Bindung oder einem Molekül. Der Grund dafür ist die eben besprochene **Elektronegativität:** Der Ladungsschwerpunkt der Bindung verschiebt sich hin zum elektronegativeren Atom, da dieses Atom innerhalb der Bindung „gieriger" nach Elektronen ist. Das führt dazu, dass die Bindung **partiell geladen** ist. Diese Verschiebung wird durch **Partialladungen** gekennzeichnet (➢ Abb. 14.5): Das elektronegativere Atom erhält eine **negative Teilladung** ($\delta^-$), das weniger elektronegative Atom eine **positive Teilladung** ($\delta^+$).

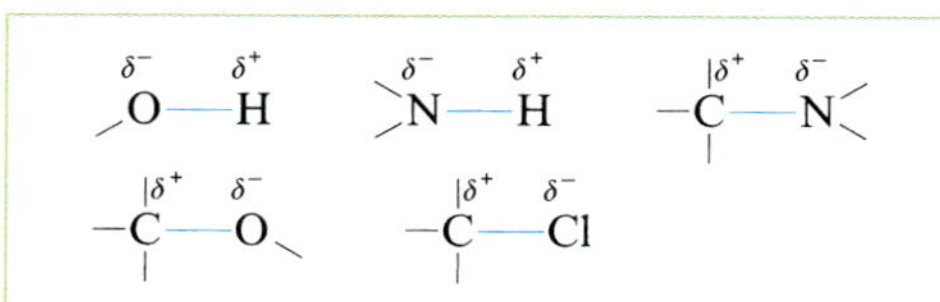

**Abb. 14.5** Polarisierte Atombindungen in organischen Molekülen. δ+ und δ– kennzeichnen die durch die Ladungsverschiebung hervorgerufenen Partialladungen. [L253]

Wenn die **Elektronegativitätsdifferenz** (ΔEN) zwischen den gebundenen Atomen gering ist (ΔEN < 0,4), spricht man von einer apolaren Bindung. Die Elektronen sind hier gleichmäßig zwischen den Atomen verteilt, und es gibt **keinen Ladungsschwerpunkt.** Ein Beispiel hierfür ist das Wasserstoffmolekül.
Liegt die Elektronegativitätsdifferenz jedoch **zwischen 0,4 und 1,7,** entsteht eine **polare Atombindung.** Hier zieht das elektronegativere Atom die Bindungselektronen stärker an, was zu einem Ladungsschwerpunkt führt. Das wahrscheinlich beste Beispiel ist Wasser, bei dem der Sauerstoff negativ und die Wasserstoffatome positiv geladen sind. Von den **Wasserstoffbrückenbindungen** habt ihr ja schon in ➢ Kap. 13.3 gehört: Die auf der Elektronegativität basierende Polarität des Wassermoleküls ist die Erklärung dazu.
Wenn die Differenz der Elektronegativität **größer als 1,7** ist, spricht man von einer **Ionenbindung.** In diesem Fall werden die Elektronen vollständig auf das elektronegativere Atom **übertragen,** wodurch positive und negative Ionen entstehen, die sich durch elektrostatische Kräfte anziehen. Ohne das geläufigste Beispiel würde kaum ein Essen schmecken – Natriumchlorid (NaCl), also **Kochsalz.**
Ein Maß für die Polarität eines Moleküls ist das **elektrische Dipolmoment,** das die Richtung und Stärke der Ladungsverschiebung innerhalb des Moleküls anzeigt. Moleküle mit einem Dipolmoment haben einen positiven und einen negativen Pol, der eben durch die Ladungsverschiebung zustande kommt (➢ Abb. 14.6). So sind polare Stoffe beispielsweise in der Lage, andere polare Stoffe zu binden – ganz nach dem Prinzip: **Gleiches löst sich in Gleichem.** Polare Moleküle **ziehen sich gegenseitig** an, da die positive Seite eines Moleküls von der negativen Seite eines anderen Moleküls angezogen wird.

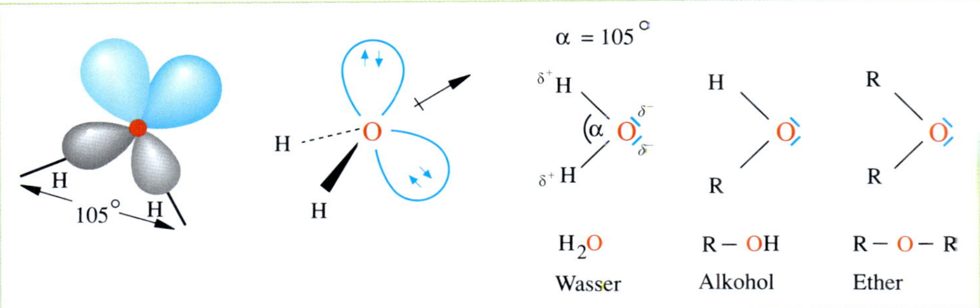


**Abb. 14.6** Polarität des Wassermoleküls, gekennzeichnet durch δ+ und δ−. → = Gesamt-Dipolmoment [L253]

Doch was passiert, wenn Moleküle **keine oder kaum Polarität** besitzen (ΔEN < 0,4)? Solche **apolaren Moleküle** interagieren nur schwach mit polaren Stoffen und bevorzugen den Kontakt mit anderen apolaren Molekülen. Dies führt zu den sogenannten **hydrophilen** („wasserliebenden") und **hydrophoben** („wasserhassenden") Wechselwirkungen. Habt ihr schon einmal versucht, Wasser und Öl zu mischen? **Polare Moleküle,** z. B. Wasser sind **hydrophil** und ziehen andere polare oder geladene Stoffe an. **Apolare Moleküle** hingegen, z. B. Fette und Öle, sind **hydrophob** und ziehen sich gegenseitig vor. Ein kleiner Ausflug zurück in die Biologie: Diese Wechselwirkungen bilden die chemische Grundlage für biologische Strukturen wie Zellmembranen. Hierbei interagieren die hydrophoben Fettsäureschwänze der Membranlipide untereinander, während die hydrophilen Köpfe mit dem wässrigen Zellinneren und der Umgebung in Kontakt stehen und so in der Lage sind, verschiedene Milieus und Reaktionsräume voneinander abzugrenzen (➢ Abb. 14.7).

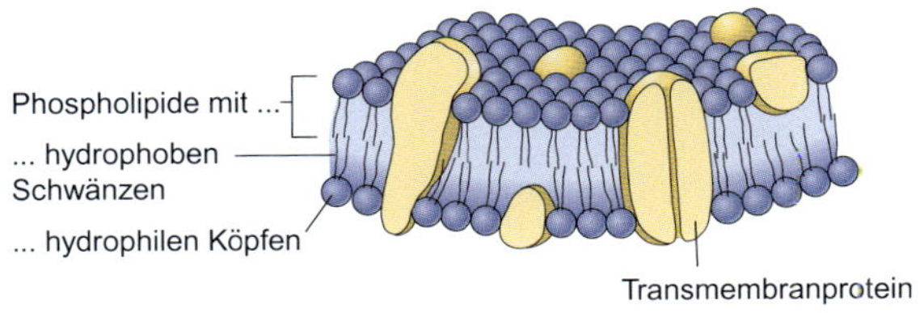


**Abb. 14.7** Membranlipide mit hydrophilen Köpfen und hydrophoben Schwänzen [L190]

KAPITEL

# 15 Bindungen

Sinan Barus

**MedAT-GEHEIMTIPP** Das ganze Kapitel der chemischen Bindungen wird gerne im MedAT auf Verständnis geprüft. Daher empfehlen wir, dieses Kapitel wirklich gut durchzuarbeiten und zu verstehen, damit man auch auf Fragen wie „Welches Element besteht aus einer Ionenbindung?" souverän mit „Kaliumchlorid (KCl)" antworten kann, weil man weiß, dass Chlorid-Anionen mit einer Elektronegativität (EN) von 3,0 eine so starke Bindung mit Kalium, welches nur eine EN von 0,8 hat, eingeht, dass es sich um eine Ionenbindung handeln muss, da die Differenz der Elektronegativität ➤ 1,7 ist.
Ihr seht, ohne Verständnis sind solche Fragen sehr kompliziert, weshalb es angebracht ist, bei diesem Thema auf Verständnis zu lernen.
2025 wurde tatsächlich auch nach ebendieser Bindung gefragt (Kaliumchlorid).

## 15.1 Ionische Bindung

**MedAT-Stichwort**
Chemische Bindung

**MedAT-Stichwort**
Ionenbindung

**MedAT-GEHEIMTIPP** 2024 zum ersten Mal geprüft: ionische Bindungen.

Eine **ionische Bindung** entsteht durch die **elektrostatische Anziehungskraft** zwischen positiv und negativ geladenen Ionen. Diese Art der Bindung bildet sich, wenn ein Atom Elektronen abgibt und ein anderes Atom diese Elektronen aufnimmt. Den Schlüssel dazu kennt ihr bereits: **Elektronegativität.** Ein Atom mit einer geringen Elektronegativität gibt seine Elektronen leicht ab, während ein Atom mit einer hohen Elektronegativität diese gerne aufnimmt, um die **Edelgaskonfiguration** zu erreichen. Klassischerweise sind Reaktionen und Verbindungen von Metallen und Nicht-Metallen, das Produkt nennt man Salze. Die Elektronegativitätsdifferenz zwischen den beiden beteiligten Atomen liegt in der Regel über 1,7. Diese Grenze trennt ionische von **kovalenten Bindungen.**
Beispielhaft die Bildung von Natriumchlorid (NaCl): Das Natriumatom, ein Metall mit nur einem Valenzelektron, gibt dieses Elektron ab, um die stabile Elektronenkonfiguration des Edelgases Neon zu erreichen. Chlor hingegen, ein Nichtmetall, nimmt dieses Elektron auf, um die Edelgaskonfiguration von Argon zu erreichen. Dabei entsteht ein positiv geladenes Natriumion ($Na^+$) und ein negativ geladenes Chloridion ($Cl^-$). Diese entgegengesetzten Ladungen ziehen sich an und bilden ein **stabiles Ionengitter** mit **starken elektrostatischen Anziehungskräften** (➤ Abb. 15.1). Die Kräfte im Gitter sind so stark, dass eine große Menge Energie erforderlich ist, um sie zu überwinden, aufzubrechen und den festen Zustand in eine Schmelze oder Gasphase zu überführen, weshalb Verbindungen in Ionengittern **tendenziell höhere Schmelz- und Siedetemperaturen haben.** Eine Zahl, die man mal gehört haben sollte, sind dabei **400 kJ/mol,** dies ist die ungefähre Bindungsenergie einer ionischen Bindung, also auch die Energie, die benötigt wird, um die Bindung zu spalten.

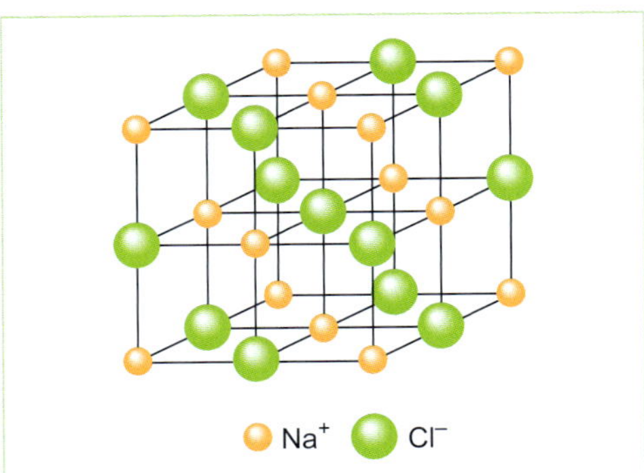


**Abb. 15.1** Ionengitter der Salze (hier: NaCl) [L253]

Notizen



Ein weiteres charakteristisches Merkmal ionischer Verbindungen ist ihre elektrische **Leitfähigkeit.** Auch das ist logisch: Im festen Zustand leiten sie keinen Strom, da die Ionen in ihrem Gitter fixiert sind. Sobald die Verbindung jedoch geschmolzen oder in Wasser gelöst wird, können sich die **Ionen frei bewegen** und Strom leiten. Diese geschmolzenen oder in Wasser gelösten Stoffe nennt man Elektrolyte.

**VERSTÄNDNIS⁺** Wasser leitet nicht. Wie bitte? Ja, destilliertes Wasser leitet nicht und ist sogar ein ziemlich guter Isolator. Erst wenn man zum Beispiel einfaches Kochsalz (oder eben andere leitfähige Elektrolyte) hineinkippt, wird es zum leitfähigen Medium.

**VERSTÄNDNIS⁺** Eine weitere Eigenschaft, die sich direkt aus dem Ionengitter ergibt: Ionische Kristalle sind spröde. Bei mechanischem Druck verschieben sich die Gitterebenen, und gleichnamige Ionen geraten nebeneinander, was zu einer starken Abstoßung und schließlich zum Zerbrechen der Kristallstruktur führt.

### 15.1.1 Salzformeln

Salze werden in den sog. **Salzformeln** notiert. Eine der einfachsten Salzformeln haben wir gerade kennengelernt: NaCl. Etwas komplizierter wird es zum Beispiel bei Kalzium und Chlor. Kalzium, das in der zweiten Hauptgruppe steht, hat zwei Valenzelektronen und möchte diese abgeben, um die Edelgaskonfiguration zu erreichen. Ein Chloratom kann jedoch nur ein Elektron aufnehmen, da es sonst mehr als acht Valenzelektronen hätte – das würde die **Oktettregel** (➤ Kap. 14) verletzen. Deshalb benötigt jedes Kalzium zwei Chloratome, um seine beiden Elektronen vollständig abzugeben. Die resultierende Salzformel ist $CaCl_2$, da ein Kalziumion ($Ca^{2+}$) mit zwei Chloridionen ($Cl^-$) reagiert.
Um die richtige Salzformel aufzustellen, muss man also immer berücksichtigen, wie viele Elektronen die Atome abgeben oder aufnehmen können, und entsprechend das **Verhältnis der Ionen anpassen.** Die Ladungen der Ionen geben dabei den entscheidenden Hinweis auf das richtige Verhältnis.

### 15.1.2 Nomenklatur

Denkt daran: Wenn ihr geladene Teilchen wie $Na^+$ betrachtet, handelt es sich um **Natrium-Ionen** und **nicht um reines Natrium.** Bei Salzen wird das Kation (positiv geladen) mit dem deutschen Namen des Elements benannt, während das Anion (negativ geladen) mit einem lateinischen Namen oder einem Teil davon bezeichnet wird, ergänzt durch die Endung „-id“. Beispiele dafür sind:

- NaCl: Natriumchlor**id**
- $CaF_2$: Kalziumfluor**id**

Besonders wichtig ist die Nomenklatur bei **Übergangsmetallen** (Nebengruppenelementen), da diese als **unterschiedlich geladene Ionen** vorliegen können. Eisen beispielsweise bildet sowohl zwei- als auch dreifach positiv geladene Ionen ($Fe^{2+}$ und $Fe^{3+}$). Um Missverständnisse zu vermeiden, muss die Ladung des Kations im Namen angegeben werden. Dies geschieht in römischen Ziffern, die in Klammern stehen:

- $Fe^{2+}$: Eisen(II)-oxid (gesprochen: Eisen-Zwei-Oxid)
- $Fe^{3+}$: Eisen(III)-oxid (gesprochen: Eisen-Drei-Oxid)

Darüber hinaus gibt es auch Ionen, die aus mehreren Atomen bestehen und häufig aus Säuren entstehen. Da ihre Nomenklatur von der Endung „-id“ abweicht und etwas komplexer ist, werden wir diese Ionen und ihre Benennung an anderer Stelle im Buch besprechen (➤ Kap. 20.8.1).

## 15.2 Metallische Bindung

**MedAT-Stichwort**
Metallbindung

Verbindungen von Metallen und Nichtmetallen sind nun klar. Was aber passiert, wenn sich zwei Metalle verbinden? Anders als bei ionischen oder kovalenten Bindungen **teilen** sich hier alle Metallatome ihre Valenzelektronen in einem gemeinsamen **Elektronengas,** das sich **frei zwischen den positiv geladenen Atomrümpfen bewegen** kann. Aber nochmal langsam: Metallatome geben ihre wenigen Valenzelektronen ab, die daraufhin nicht mehr an einzelne Atome gebunden sind. Stattdessen bewegen sie sich frei zwischen den Atomrümpfen und bilden ein **„Meer“ aus Elektronen,** das die positiv geladenen Atomkerne umgibt. Dieses Meer aus delokalisierten Elektronen nennen wir **Elektronengas** (logischerweise negativ geladen) (➤ Abb. 15.2). Die zurückbleibenden **Atomrümpfe** – die positiv geladenen Kerne samt ihren inneren Elektronen – ordnen sich in einem **regelmäßigen Gitter** an. Das frei bewegliche Elektronengas gleicht die positiven Ladungen der Atomrümpfe aus und sorgt für den Zusammenhalt der Struktur.
Da die atomphysikalischen Gegebenheiten die chemischen Eigenschaften bedingen, erklärt das viele typische Eigenschaften von Metallen. Ihre **elektrische Leitfähigkeit** etwa resultiert aus den frei beweglichen Elektronen, die Strom durch das Metall transportieren können, sobald eine Spannung angelegt wird

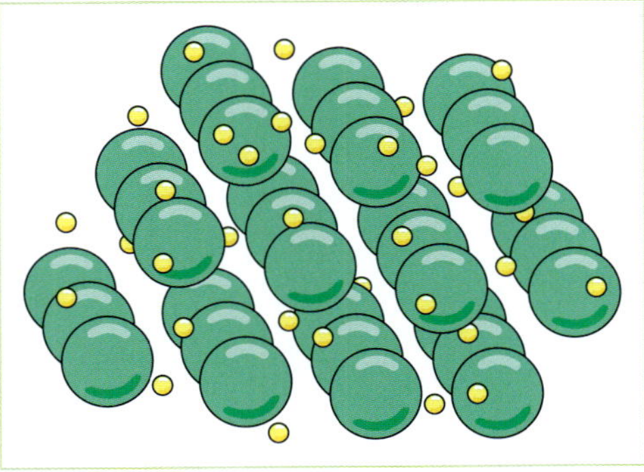

**Abb. 15.2** Elektronengas zwischen Metallatomen [L106

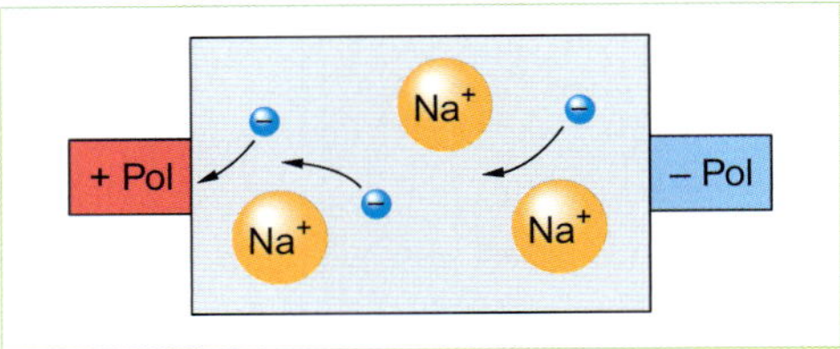


**Abb. 15.3** Spannungsquelle an Metallblock [L253]

(➤ Abb. 15.3). Ähnlich verhält es sich mit der **Wärmeleitfähigkeit:** Die Elektronen bzw. das Elektronengas kann kinetische Energie schnell durch das Metall leiten, wodurch Wärme effektiv übertragen wird. Außerdem sind Metalle **duktil,** das heißt, sie lassen sich leicht verformen. Da die Atomrümpfe im Elektronengas flexibel eingebettet sind, können sie gegeneinander verschoben werden, ohne dass die Bindung bricht (ganz im Gegensatz zu z. B. Ionengittern!).

**MedAT-GEHEIMTIPP** Schon dreimal gefragt: Eigenschaften metallischer Bindungen.

Eine weitere spannende Eigenschaft der metallischen Bindung ist die Möglichkeit, **Legierungen** zu bilden. Hierbei werden zwei oder mehr Metalle (oder auch ein Metall und ein Nichtmetall) **miteinander kombiniert.** Die Atomrümpfe der verschiedenen Elemente teilen sich das gleiche Elektronengas, wodurch die Legierung oft andere und verbesserte Eigenschaften erhält. Ein bekanntes Beispiel ist Stahl, eine Mischung aus Eisen und Kohlenstoff, die härter und widerstandsfähiger ist als reines Eisen.

**VERSTÄNDNIS+** Es gibt noch eine Sonderform der Metalle bzw. ihrer Leitfähigkeit: **Halbleiter** nehmen eine Zwischenstellung zwischen Leitern und Isolatoren ein. Elemente wie z. B. Silizium und Germanium, die entsprechend auch als **Halbmetalle** bezeichnet werden, bilden ein **kristallines Gitter,** in dem die Atome durch kovalente Bindungen verbunden sind, die an sich keine freien Elektronen zur Verfügung stellen. Doch im Gegensatz zu reinen kovalenten Verbindungen können Halbleiter durch äußere Einflüsse wie Wärme oder **Dotierung** (Versetzen des Kristallgitters mit Atomen anderer Elemente) zusätzliche freie Elektronen oder Löcher (fehlende Elektronen) erzeugen, die dann den elektrischen Strom leiten.

## Legierungen

Metallische Bindungen können nicht nur zwischen Metallen desselben Elements entstehen, sondern auch bei einer **Kombination von unterschiedlichen Metallen.** Dabei können zwei oder mehr Metalle (oder ein Metall und ein Nichtmetall) miteinander kombiniert werden, um neue Eigenschaften zu schaffen, die weder das reine Metall noch die anderen Bestandteile allein besitzen. In einer Legierung teilen sich die Atomrümpfe verschiedener Elemente das gleiche Elektronengas.

Das klassische Beispiel ist **Stahl,** eine Legierung aus Eisen und einer kleinen Menge Kohlenstoff. Reines Eisen ist relativ weich und leicht verformbar, doch durch die Zugabe von Kohlenstoff werden die Atome im Gitter **stabilisiert,** was die Härte und Festigkeit des Stahls deutlich erhöht. Abhängig von der genauen Zusammensetzung entstehen unterschiedliche Stahlsorten.

**AUS DEM MEDIZINSTUDIUM** Als angehende Medizinerinnen und Mediziner solltet ihr schon einmal etwas von Amalgamfüllungen für Zähne gehört haben. Diese bestehen aus Legierungen, die unter anderem Quecksilber (Hg) enthalten (➤ Abb. 15.4). Deswegen werden sie auch kaum mehr verwendet.

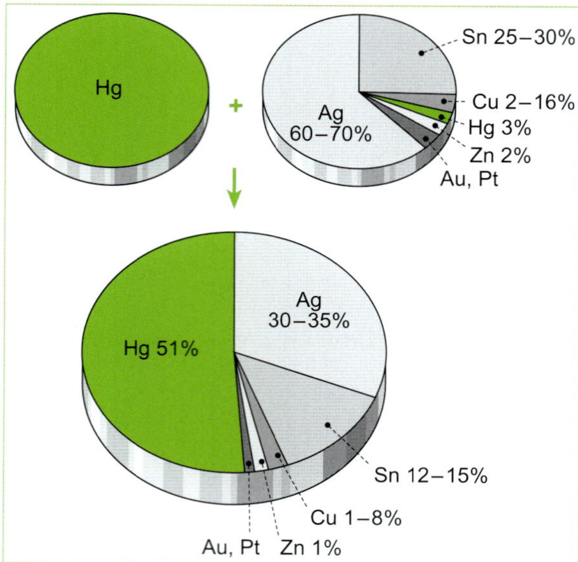


**Abb. 15.4** Bestandteile von Zahnamalgamlegierungen [L106]

## 15.3 Kovalente Bindungen

**MedAT-Stichwort**
Atombindung

Während ionische Bindungen auf der Anziehung entgegengesetzt geladener Ionen basieren und metallische Bindungen durch ein gemeinsames Elektronengas zusammengehalten werden, folgt die **kovalente Bindung** einem anderen Prinzip: Zwei Atome **teilen sich Elektronen,** um eine stabile Elektronenkonfiguration zu erreichen. Besonders Nichtmetalle binden sich auf diese Weise, da sie keine Elektronen vollständig abgeben oder aufnehmen, sondern durch **gemeinsame Nutzung der Elektronen** stabile Verbindungen bilden.

Kovalente Bindungen entstehen, wenn sich zwei Atome so annähern, dass sich ihre **äußeren Elektronenwolken** überlappen. Dabei wird ein **gemeinsames Elektronenpaar** gebildet, das sich zwischen den Atomkernen befindet und beide Atome zusammenhält. Diese Art der Bindung ermöglicht es Atomen, die Edelgaskonfiguration zu erreichen, ohne eine Ionenladung anzunehmen. Schauen wir uns zum Beispiel das **Fluormolekül** ($F_2$) an (➤ Abb. 15.5): Im atomaren Zustand besitzt jedes Fluoratom neben drei gepaarten, freien Elektronenpaaren **ein einzelnes, ungepaartes Elektron.** Wenn sich nun ein anderes Fluoratom annähert (das ja dieselbe Konfiguration hat), gehen die beiden ungepaarten Elektronen eine Bindung ein, bei der die Fluoratome das jeweilig andere Elektron „für sich beanspruchen", damit beide Edelgaskonfiguration erreichen. Durch das Teilen eines gemeinsamen Elektronenpaars entsteht eine stabile Einfachbindung zwischen den beiden Atomen.

$$|\overline{\underline{F}}\cdot \;+\; \cdot\overline{\underline{F}}| \longrightarrow |\overline{\underline{F}} - \overline{\underline{F}}|$$

**Abb. 15.5** Zwei Fluoratome bilden ein Fluormolekül [L253]

**MedAT-GEHEIMTIPP** Fragen zu kovalenten Bindungen sind schon oft gestellt worden!

Hier gibt es noch eine Besonderheit: Wie ihr gerade am Beispiel von Fluor gesehen habt, können Atome auch Bindungen mit anderen Atomen desselben Elements eingehen. So besteht auch Chlorgas nicht aus einzelnen Chloratomen, sondern aus zweifach gebundenen Chlor-Molekülen ($Cl_2$). Da beide Atome identisch sind, spricht man von einem Homodimer – einem Molekül, das aus zwei gleichen Atomen besteht. Vor allem Gase können so vorliegen: **Zweiatomige Gase.**

**AUS DEM MEDIZINSTUDIUM** Als angehende Medizinstudenten solltet ihr wissen, dass einige Elemente in der Natur fast ausschließlich als zweiatomige Moleküle vorkommen. Dazu gehören die Gase Wasserstoff ($H_2$), Stickstoff ($N_2$), Sauerstoff ($O_2$) sowie alle Halogene der 7. Hauptgruppe – also Fluor ($F_2$), Chlor ($Cl_2$), Brom ($Br_2$) und Iod ($I_2$). Diese Moleküle sind besonders stabil, da sie durch kovalente Bindungen eine energetisch günstige Elektronenkonfiguration erreichen (➤ Abb. 15.6).

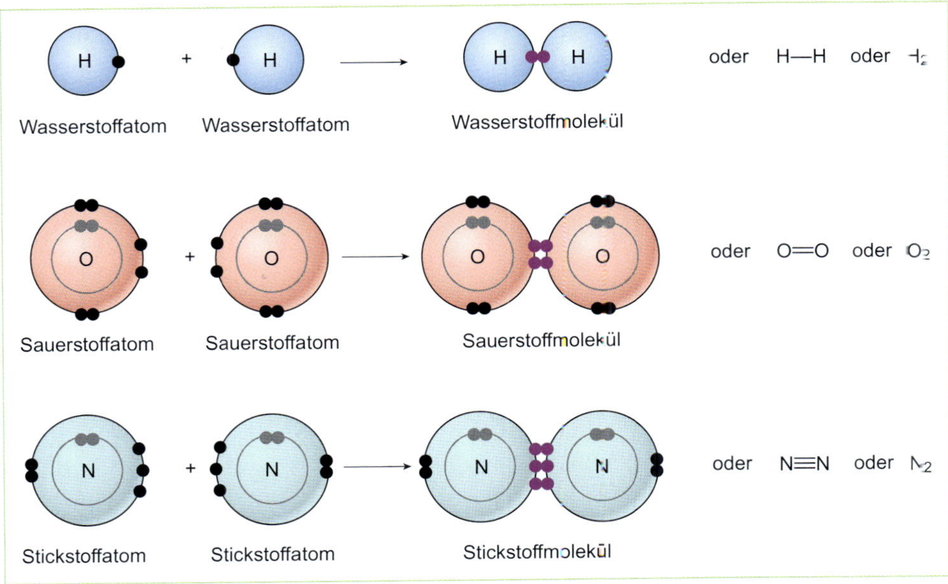


**Abb. 15.6** Entstehung von Wasserstoff-, Sauerstoff- und Stickstoffmolekülen ($H_2$, $O_2$, $N_2$) durch kovalente Bindungen der Atome untereinander [L190]

Je nach Anzahl der geteilten Elektronenpaare unterscheidet man zwischen **Einfach-, Doppel-** und **Dreifachbindungen.** Eine Einfachbindung besteht aus einem gemeinsamen Elektronenpaar, eine Doppel- und Dreifachbindung dementsprechend aus zwei bzw. drei gemeinsamen Elektronenpaaren. Je **mehr Elektronenpaare** geteilt werden, desto stärker und kürzer wird die Bindung.

Neben der Anzahl der geteilten Elektronenpaare beeinflusst auch die **Elektronegativität** der Bindungspartner die Art der kovalenten Bindung. Das Konzept kennt ihr schon und angeschnitten hatten wir es bereits bei der Polarität von Molekülen: Wenn sich zwei Atome mit identischer oder sehr ähnlicher Elektronegativität eine Bindung teilen, entsteht eine **unpolare kovalente Bindung,** da die Elektronen gleichmäßig zwischen beiden Atomen verteilt sind. Das ist beispielsweise beim Sauerstoffmolekül der Fall. Ist jedoch ein Bindungspartner deutlich elektronegativer als der andere, zieht er die gemeinsamen Elektronen stärker an. Dadurch entsteht eine **polare kovalente Bindung,** wie eben beim Wassermolekül. Der Sauerstoff zieht die Elektronen stärker an als die Wasserstoffatome, sodass die Elektronen näher am Sauerstoffkern liegen und dort eine negative Teilladung entsteht, während die Wasserstoffatome eine positive Teilladung erhalten.

Die kovalente Bindung ist besonders wichtig für die **Organische Chemie** (➤ Kap. 22), da Kohlenstoff fast ausschließlich auf diese Weise Verbindungen bildet. Aber so viel sei hier schon gesagt: Diese Fähigkeit von Kohlenstoff, stabile Bindungen mit sich selbst und anderen Elementen einzugehen, ist die Grundlage für organische Moleküle und damit die **Basis für alles Leben** – von einfachen Kohlenwasserstoffen bis hin zu komplexen Biomolekülen wie Proteinen und DNA.

Notizen

KAPITEL

# 16 Grundlagen chemischer Reaktionen

Deniz Tafrali

## 16.1 Symbole in der Chemie

Die chemischen Elementsymbole werden für einzelne Atome eines chemischen Elements verwendet und bestehen entweder aus **einem oder aus zwei Buchstaben.** Dabei wird bei Symbolen, die aus zwei Buchstaben bestehen, der zweite klein geschrieben. Alle anderen unterliegen der Großschreibung.
Die Kürzel der Symbole leiten sich von lateinischen, griechischen, manchmal auch arabischen, indogermanischen oder auch bei den neueren von den englischen Namen der Elemente ab. Das Periodensystem (➤ Abb. 14.1 und ➤ Abb. 16.1) und die ➤ Tab. 16.1 stellen hier reichlich Beispiele zur Verfügung.

**MedAT-Stichwort**
Chemische Reaktionen

**MedAT-Stichwort**
Chemische Symbole

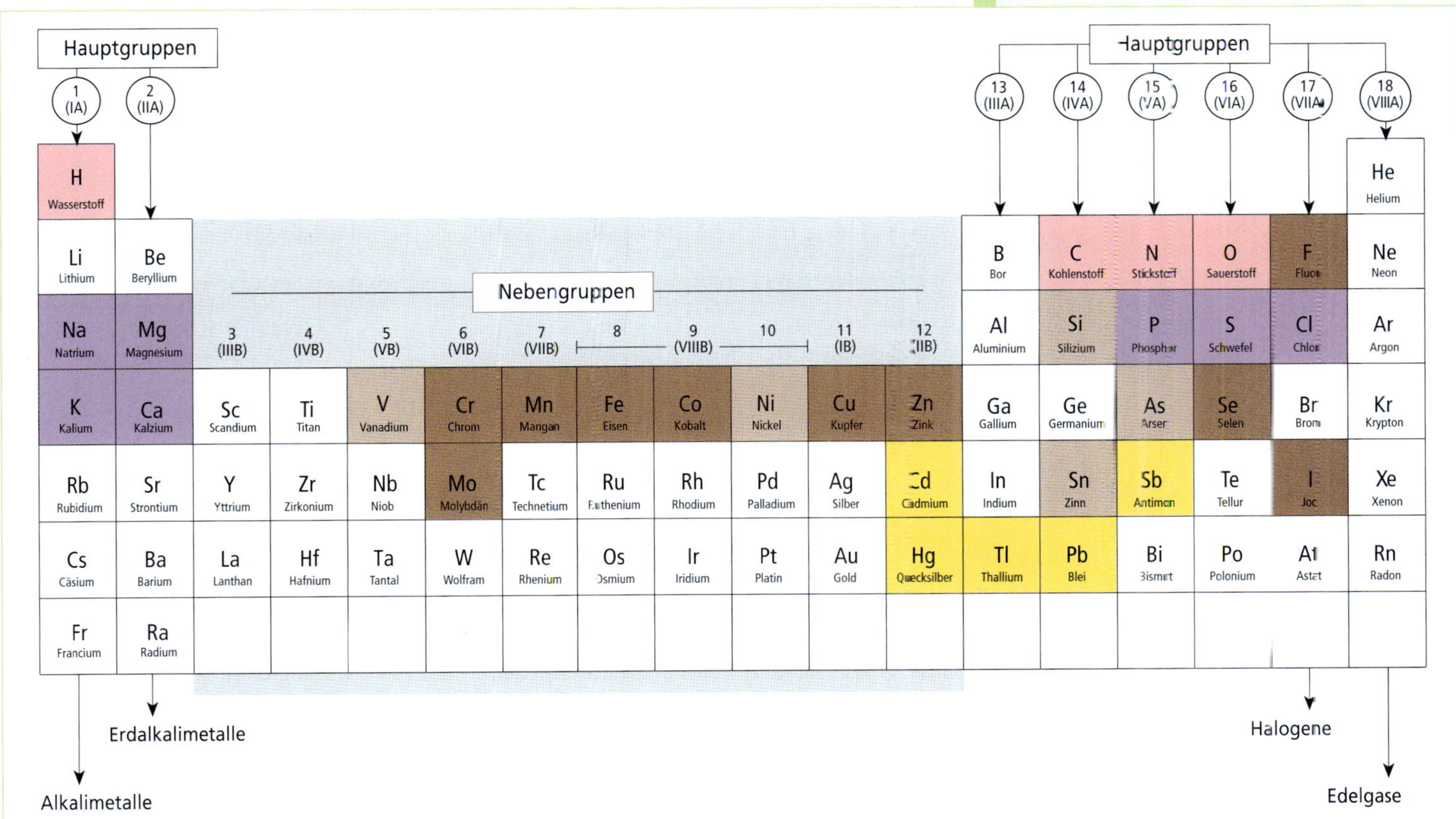


**Abb. 16.1** Periodensystem mit chemischen Symbolen für die Bezeichnungen der verschiedenen Elemente [L190]

**Tab. 16.1** Beispiele einiger Elemente, ihrer chemischen Symbole und der Herleitung der Symbole

| Element | Symbol | Herleitung |
|---|---|---|
| Wasserstoff | H | (lat.) **H**ydrogenium |
| Kohlenstoff | C | (lat.) **C**arboneum |
| Stickstoff | N | (lat.) **N**itrogenium |
| Sauerstoff | O | (lat.) **O**xygenium |
| Natrium | Na | (arab.) **Na**trun |
| Neon | Ne | (altgr.) **Ne**os |
| Gold | Au | (lat.) **Au**rum |

Notizen

**MedAT-Stichwort**
Formelschreibweise

## 16.2 Chemische Formeln

### 16.2.1 Summenformel

Man bedient sich der chemischen Symbole auch, um Verbindungen aufzuzeichnen, die entweder Moleküle sind oder aus zwei oder mehr gleichartigen Elementen bestehen (z. B. Wasserstoff $H_2$). Man gibt zu diesem Zweck alle in der Verbindung vorhandenen Elemente mit ihrem Symbol an, wobei man die Anzahl eines jeden Elements mit einer tiefergestellten Zahl, ihrem **Index,** darstellt. Man nennt diese Schreibweise **Summenformel.** Ist ein Element in einer Verbindung nur einmal enthalten, lässt man die $_1$ für gewöhnlich weg. Ein paar Beispiele sind unter ➢ Tab. 16.2 aufgeführt.

**Tab. 16.2** Summenformeln

| Verbindung | Summenformel |
|---|---|
| Wasser | $H_2O$ |
| Salz | NaCl |
| Blausäure (Zyklon B) | HCN |
| Diacetylmorphin (Heroin) | $C_{21}H_{23}NO_5$ |

Wichtig ist dabei: Die **Reihenfolge der Symbole** richtet sich je nach Art der Verbindung nach unterschiedlichen Gesetzmäßigkeiten. Bei organischen Molekülen benutzt man für gewöhnlich das Hill-System, bei dem man erst die Kohlenstoff-, dann die Wasserstoffatome angibt und die darauffolgenden Symbole der Elemente der Verbindung in streng alphabetischer Reihenfolge folgen. Handelt es sich hingegen um anorganische Moleküle, geht man anders vor: Die Elemente mit der geringsten Elektronegativität in der Verbindung werden am weitesten links geschrieben, die mit der höchsten am weitesten rechts (Beispiele in ➢ Tab. 16.3). Es gibt noch mehr Regeln, jedoch sollten die oben genannten für unsere Zwecke reichen.

**Tab. 16.3** Kompliziertere Summenformeln zur Veranschaulichung der Reihenfolge ihrer einzelnen chemischen Symbole

| Verbindung | Summenformel | Form der Verbindung |
|---|---|---|
| Ammoniumnitrat | $NH_4NO_3$ | anorganisch |
| Phosphorsäure | $H_3PO_4$ | anorganisch |
| Indol | $C_8H_7N$ | organisch |
| Buttersäure | $C_4H_8O_2$ | organisch |

Man kann mit den Summenformeln der Moleküle auch Reaktionsgleichungen aufstellen. Dazu mehr in ➢ Kap. 17.1.1.

Wie ihr euch schon denken könnt, wird die Summenformel mit zunehmender Größe der Verbindungen immer unübersichtlicher. Außerdem gibt sie uns keinerlei Informationen über die Art der Verbindungen der Elemente untereinander. Des Weiteren erfahren wir von ihr auch nichts über die räumliche Anordnung der Elemente in der Verbindung und genauso wenig darüber, wie sich eigentlich die Elektronen in diesen Verbindungen verhalten. Dafür wurden andere Schreibweisen eingeführt.

### 16.2.2 Strukturformel

Mit der **Strukturformel** eines Moleküls können wir weitaus mehr Eigenschaften darstellen als mit der Summenformel. Im Besonderen erhalten wir durch die Strukturformeln auch Informationen über die räumliche Gestalt der Moleküle.

Wir erfahren etwas über die Anzahl der Atome in der Verbindung, ihre Anordnung zueinander, über die Art der Elemente und ihrer Verbindungen. Des Weiteren besteht die Möglichkeit, etwas über die Bindungswinkel und -längen zu erfahren sowie darüber, ob zwischen den Elementen bzw. Atomen eine einfache, doppelte oder dreifache Bindung vorherrscht. Außerdem kann man Elektronen durch Punkte und Striche aufzeichnen. Dabei steht ein Strich für ein Elektronenpaar, während ein Punkt ein einzelnes Elektron charakterisiert.

Bei den Strukturformeln gibt es vier verschiedene Formen:

Die **Valenzstrichformel** zeigt Valenzelektronen-Paare und einfache Bindungen zwischen Elementen als Striche (–) an. Funktionelle Gruppen werden mit ihrer Summenformel, z. B. $^{OH}$, angezeigt. Ist ein Valenzelektron – sagen wir: an einer funktionellen Gruppe zu viel oder zu wenig, wird das entweder mit einem $^+$

oder einem – dargestellt. Doppelbindungen werden mit zwei Strichen (=) und dreifache Bindungen mit drei Strichen (≡) dargestellt. Man kann mit dieser Schreibweise auch die Winkel von Bindungen darstellen.
Die **Elektronenformel** zeigt Valenzelektronen als Punkte (·) an. Man kann mit dieser Schreibweise auch die Winkel von Bindungen darstellen. Funktionelle Gruppen werden mit ihrer Summenformel, z. B. OH, angezeigt.
Die **Skelettformel** wird nur bei organischen Verbindungen herangezogen: Sie zeigt C-Atome als Ecken (^) und die Bindung unter ihnen als einfache Striche (–) an. Das C-Atom, mit dem begonnen wird, ist oftmals keine Ecke, sondern der Anfang des einfachen Strichs. Das gilt auch für das letzte C-Atom, wenn am Ende der Formel keine funktionelle Gruppe vorzufinden ist. Funktionelle Gruppen werden mit ihrer Summenformel, z. B. OH, verbildlicht. Doppelbindungen werden mit zwei Strichen (=) und dreifache Bindungen mit drei Strichen (≡) dargestellt. Verbindungen mit nur einem Kohlenstoff-Atom können nicht mit dieser Strukturformel dargestellt werden.
Die **Keilstrichformel** zeigt keine Valenzelektronen. Einfache Bindungen zwischen Elementen werden mit einem Strich (–), Doppelbindungen mit zwei Strichen (=) und dreifache Bindungen mit drei Strichen (≡) dargestellt. Funktionelle Gruppen werden mit ihrer Summenformel, z. B. OH, angezeigt. Man kann mit dieser Schreibweise auch die Winkel von Bindungen darstellen. Die **gefüllten Keile** ragen bei dieser Darstellung der Moleküle aus der Zeichnung zum Betrachter heraus, während **gestrichelte Keile** in die Zeichnung hineinragen. Sie wird häufig verwendet, um chirale Moleküle zu zeichnen.
Eine übersichtliche Darstellung bieten die ➤ Abb. 16.2, ➤ Abb. 16.3 und ➤ Abb. 16.4.

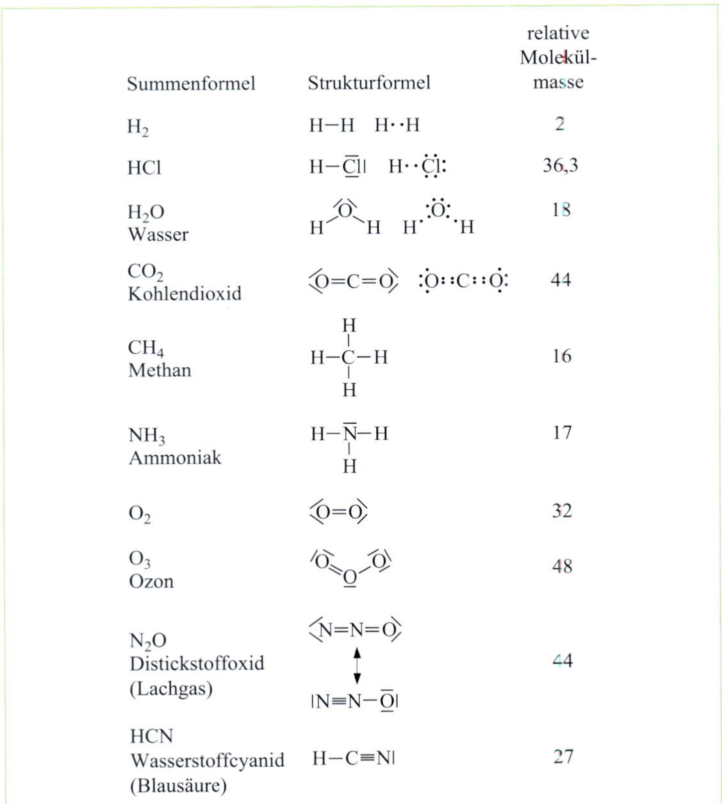


**Abb. 16.2** Hier werden Summen- und Strukturformeln verschiedener Moleküle einander gegenübergestellt. Des Weiteren zeigt uns diese Abbildung zwei von insgesamt vier verschiedenen Möglichkeiten der Strukturformel-Schreibweise an. Dabei wird die linke Schreibweise unter der Überschrift Strukturformel Valenzstrichformel genannt, während die rechte Elektronenformel genannt wird. Gebräuchlicher ist erstere. [L253]

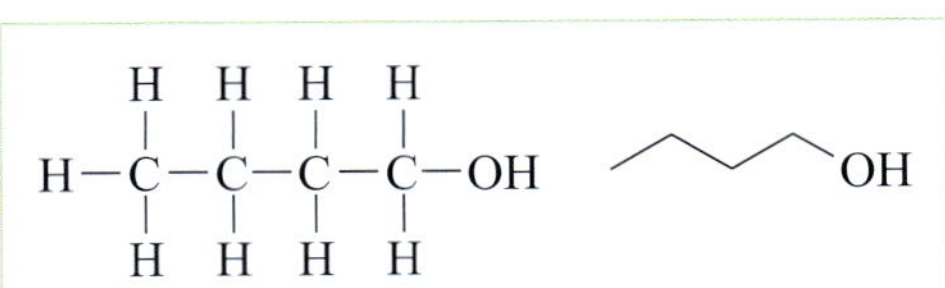

**Abb. 16.3** Butanol als Valenzstrich- und Skelettformel [L253]

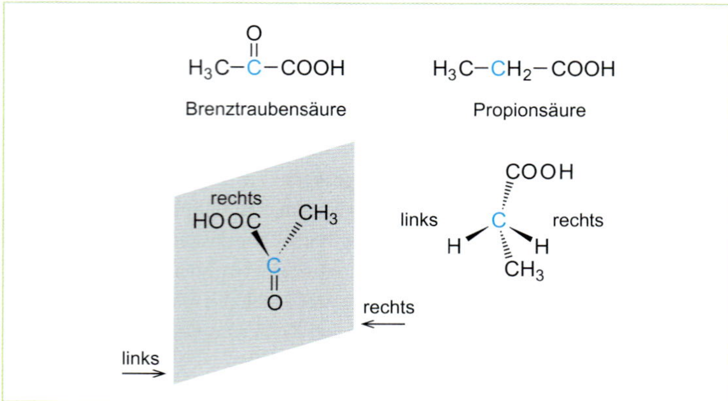


**Abb. 16.4** Vergleich der Valenzstrichformel (oben) mit der Keilstrichformel (unten) [L253]

## 16.2.3 Stereochemie

Man kann sich leicht vorstellen, dass sich Moleküle, die über eine bestimmte Mindestgröße verfügen, in ihrer räumlichen Struktur auch dann unterscheiden können, wenn sie aus genau denselben Atomen bestehen wie das jeweilige andere Molekül. Ihre Summenformeln sind also identisch (➤ Abb. 16.5).

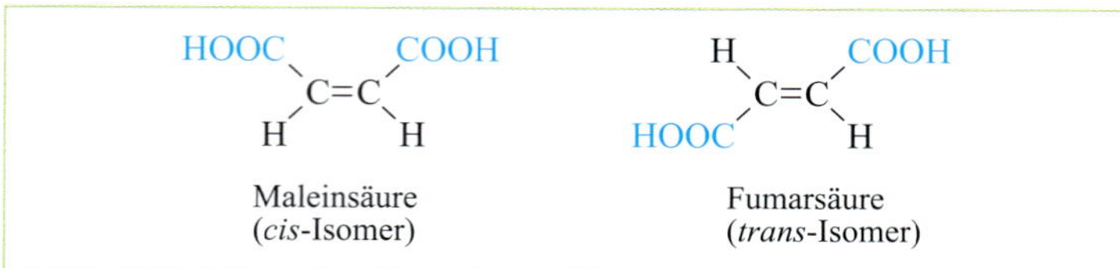


**Abb. 16.5** Sogenannte Konfigurationsisomere [L253]

Jetzt gibt es natürlich viele verschiedene Möglichkeiten, wie sich ein und dieselbe Atomanhäufung, man nennt sie in diesem Rahmen auch **Isomer,** zu einem Molekül im Raum zusammensetzen kann. Wir werden euch deshalb nicht mit den Einzelheiten bombardieren, sondern listen nachfolgend die Definitionen der verschiedenen Stichpunkte auf.

**DEFINITIONEN** Die **Stereochemie** ist ein Fachgebiet der Chemie, welches sich mit dem dreidimensionalen Aufbau der Moleküle befasst, die zwar aus derselben Summenformel bestehen, jedoch eine unterschiedliche Anordnung der Atome aufweisen. Der dreidimensionale Aufbau wird dabei von den drei Faktoren Konstitution, Konformation und Konfiguration bestimmt.
Als **Konstitution** bezeichnet man die Gesamtheit der **Art und Anzahl der Verbindungen** von Atomen in einem Molekül.
Die **Konformation** eines Moleküls gibt im Rahmen der organischen Chemie Auskunft über die **räumliche Anordnung der drehbaren Bindungen** an den Kohlenstoffatomen (z. B. $_{C}/^{H}$ und $^{C}\backslash_{H}$) (➤ Abb. 16.6).
Der Begriff **Konfiguration** hingegen beschreibt die **räumliche Anordnung** von Atomen eines Moleküls, ohne Berücksichtigung der Drehungen um Einfachbindungen.
Eine spezielle Form der Konfigurationsisomerie ist die **cis-trans-Isomerie** (➤ Abb. 16.5 und ➤ Abb. 16.7). Bei ihr unterscheiden sich die Moleküle nur in der Stellung ihrer zwei Substituenten in Bezug auf eine Referenzebene. Sind die Substituenten auf der gleichen Seite (**z**usammen), spricht man von einer cis- oder auch **Z**-Anordnung. Ist die Konfiguration dergestalt, dass die Substituenten an **e**ntgegengesetzten Seiten der Referenzebene vorliegen, heißt die Anordnung trans- oder **E**-Anordnung.

Hier noch eine kleine Zusammenfassung der verschiedenen Isomerformen in ➤ Abb. 16.8.
Hoppla? Was ist denn die Enantiomerie?
Dazu eine kleine Geschichte:
Im Jahr 1954 wurde vom Pharmaunternehmen Grünenthal das Schlaf- und Beruhigungsmittel Contergan mit dem Inhaltsstoff **Thalidomid** (α-Phthalimidoglutarimid) erstmals synthetisiert und anschließend auf den Markt gebracht. Da dieses Medikament unter anderem auch gegen die ungeliebte Emesis gravidarum, also die klassische morgendliche Schwangerschaftsübelkeit half, wurde Thalidomid auch bewusst an Schwangere vermarktet und verschrieben. Klingt erstmal gar nicht so problematisch. Jedoch häuften sich gegen Ende der 1950er-Jahre kindliche Missbildungen in der jungen Bundesrepublik Deutschland. Es kamen Neugeborene teilweise ohne Ohren, mit Klumphänden, ohne Röhrenknochen und sogar mit komplett fehlenden Extremitäten und Organen auf die Welt. Man vermutete, dass es etwas mit der relativ

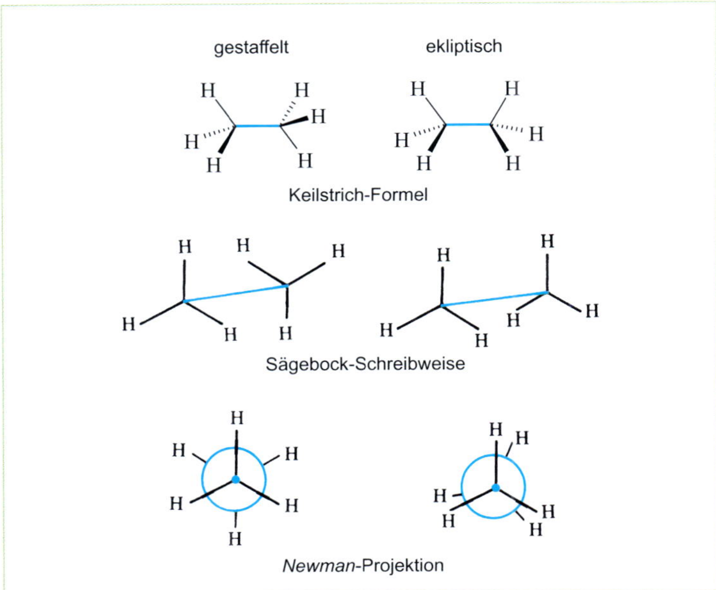


**Abb. 16.6** Die Konformere des Ethans in verschiedenen Darstellungen [L253]

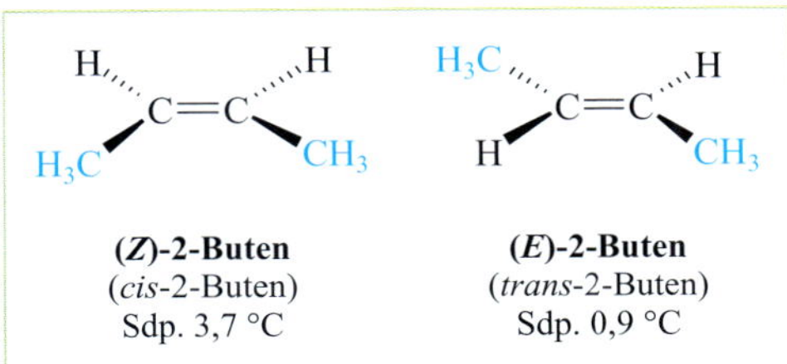


**Abb. 16.7** Konfigurationsisomere des Butens [L253]

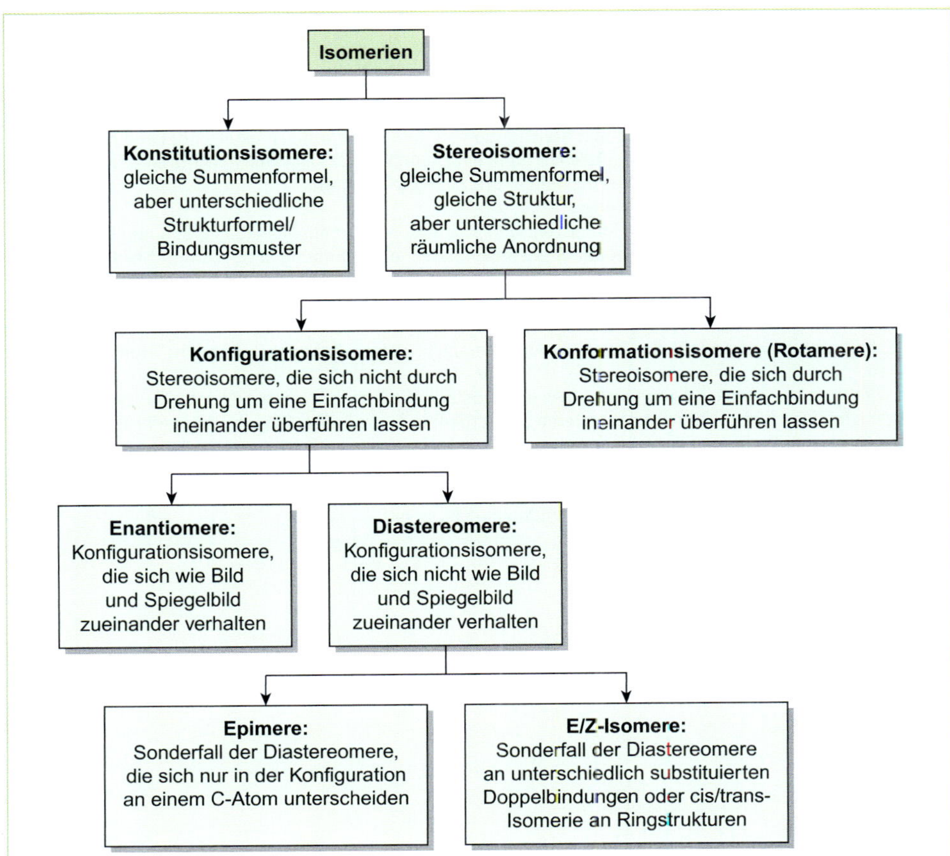


**Abb. 16.8** Übersicht über Isomerien [L253]

neuartigen Kernenergie oder den auf der Oberfläche der Erde stattfindenden Kernwaffentests zu tun haben könnte. Der echte Grund wurde erst Jahre später (1961) von einem australischen Arzt entdeckt.
Das α-Phthalimidoglutarimid lag im Contergan als sogenanntes **Racemat** vor. Das bedeutet, dass es gemischt sowohl zu 50 Prozent das (+)-(R)-Enantiomer als auch zu weiteren 50 Prozent das (-)-(S)-Enantiomer beinhaltet. Das sind zwei Formen des α-Phthalimidoglutarimids, welche in ihrer dreidimensionalen Struktur wie zwei Hände zueinander gebaut sind (chiral), soll heißen: **Sie sind zueinander spiegelbildlich** (➢ Abb. 16.9).

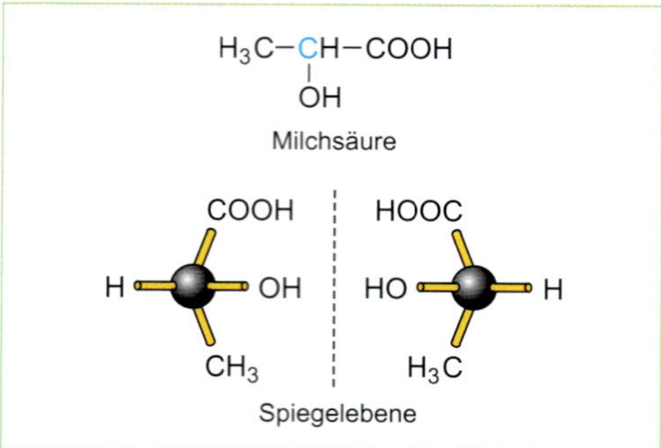


**Abb. 16.9** Enantiomere am Beispiel der Milchsäure [L253]

Jetzt der Clou: Die sedierende, also schlaffördernde Wirkung ist dem rechtsdrehenden (+)-(R)-Enantiomer zuzuschreiben. Die fruchtschädigende bzw. teratogene Wirkung wird aber vom (−)-(S)-Enantiomer bewerkstelligt. Da das Racemat Contergan aber beides beinhaltet, wurden Zehntausende Kinder missgebildet auf die Welt gebracht.
So tragisch diese Geschichte auch gewesen ist, so war sie auch lehrreich. Dieser herausragende Skandal hat zu enormen Reformierungen des Arzneimittelgesetzes und der Zulassung von Medikamenten geführt. Der Erfolg der Arzneimitteltherapien in der heutigen modernen Medizin ist nicht zuletzt auch der Lehre aus dem Contergan-Skandal geschuldet.

**DEFINITIONEN** **Diastereomere** sind im Gegensatz zu Enantiomeren Stereoisomere, die sich nicht wie Bild und Spiegelbild verhalten.

**AUS DEM MEDIZINSTUDIUM** Weil Stoffe, die Enantiomere bilden, oft optisch aktiv sind, kann man sie anhand der Drehrichtung des Lichts klassifizieren. Dreht ein Enantiomer das Licht nach **rechts** im Uhrzeigersinn, wird seinem Stoffnamen ein + vorangesetzt. Ist die Drehrichtung **links,** ein –.
Die R/S-Klassifizierung ist da komplizierter:

- Jedem einzelnen Substituenten am Stereozentrum, also einem Punkt am Molekül mit Substituenten in einer räumlichen Anordnung, die nicht mit ihrer spiegelbildlichen Anordnung in Deckung gebracht werden kann, wird eine Priorität zugeordnet.
- Je größer die Ordnungszahl eines Atoms ist, welches direkt mit dem Zentrum verbunden ist, desto höher ist seine Priorität. Sind zwei Substituenten gleicher Priorität, entscheiden die Substituenten in ihrer Nachbarschaft. Dabei zählen einfach gebundene Atome einfach, während doppelt gebundene Atome doppelt zählen.
- Jetzt dreht man das Molekül dergestalt, dass der Substituent mit der geringsten Priorität aus der Blickrichtung nach hinten weist, während die anderen Substituenten in der Reihenfolge geringerer Priorität betrachtet werden. Dreht man dadurch das Molekül nach **rechts bzw. im Uhrzeigersinn,** dann ist es ein (R)-Enantiomer. Passiert die Drehung nach **links bzw. entgegen des Uhrzeigersinns,** ist es ein (S)-Enantiomer (➢ Abb. 16.10).

Wichtig: Die beiden Klassifizierungen sind nicht identisch!

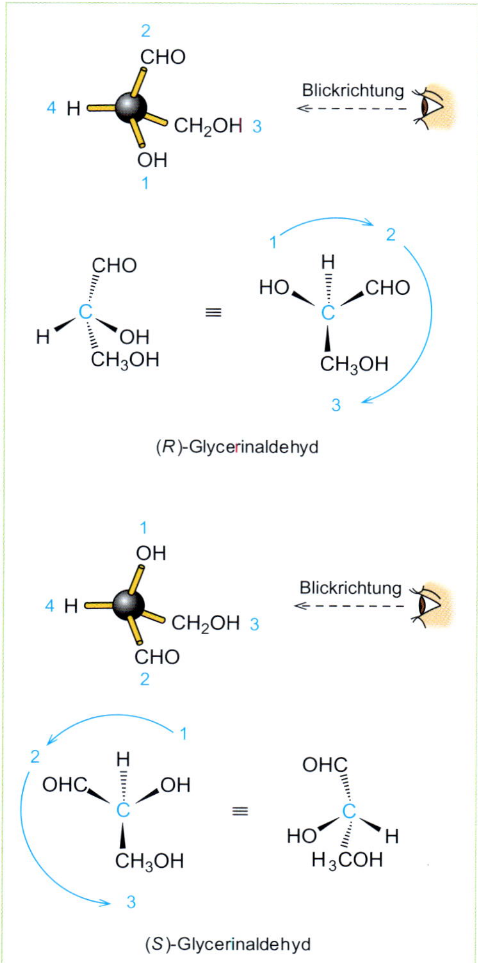


**Abb. 16.10** (R)-Glycerinaldeyd und (S)-Glycerinaldehyd [L253]

KAPITEL

# 17 Reaktionen

Sinan Barus



## 17.1 Reaktionsgleichungen

MedAT-Stichwort
Chemische Reaktionen

Chemische Reaktionen laufen zwar manchmal mehr und manchmal weniger komplex, aber im Grunde immer nach demselben Schema ab und können daher auch standardisiert notiert werden, nämlich mittels **Reaktionsgleichungen.**

Eine Reaktionsgleichung ist eine Art **„Rezept"** für chemische Reaktionen. Sie zeigt an:

1. Welche Stoffe miteinander reagieren (die **Edukte**).
2. Welche Stoffe dabei entstehen (die **Produkte**).
3. In welchem **Mengenverhältnis** die Stoffe reagieren.

Die ganz allgemeine Struktur lautet:
Edukte → Produkte

**MedAT-GEHEIMTIPP** Ein einfaches und bekanntes Beispiel, das auch schon öfter im MedAT geprüft wurde, ist die **Knallgasreaktion,** bei der Wasserstoff ($H_2$) mit Sauerstoff ($O_2$) zu Wasser ($H_2O$) reagiert:

$$2H_2 + O_2 \rightarrow 2H_2O$$

**MedAT-GEHEIMTIPP** Die Formen der Knallgasreaktion ist ein absoluter Liebling unter den Prüfungsfragen! Deshalb wurde dieses Thema bereits fünfmal geprüft, zuletzt 2025.
Außerdem schon mal geprüft: Was bleibt bei chemischen Reaktionen erhalten? Alles. Nichts geht verloren, jedoch wird vieles geändert.

### Masse- und Ladungserhaltung

Da bei chemischen Reaktionen neue Stoffe entstehen können oder ihren Aggregatzustand wechseln, könnte man meinen, dass Stoffe dabei verloren gehen. Das ist allerdings nie der Fall, **alles bleibt erhalten** – nur **umgewandelt.** Eine Reaktionsgleichung ist daher auch mehr als nur eine chemische Kurzschrift – sie folgt festen physikalischen Prinzipien, insbesondere dem Gesetz der **Masseerhaltung.** Dieses besagt, dass die **Gesamtmasse der Edukte immer der Gesamtmasse der Produkte entspricht.** In der Knallgasreaktion beispielsweise enthalten die Edukte (2 Moleküle Wasserstoff und 1 Molekül Sauerstoff) genauso viele Atome wie die Produkte (2 Moleküle Wasser). Das gilt immer.

Darüber hinaus muss die **Ladungserhaltung** beachtet werden: Die Summe der Ladungen auf der linken Seite der Gleichung muss mit der Summe auf der rechten Seite übereinstimmen. Besonders bei Reaktionen mit Ionen ist das entscheidend. Auch das ist logisch, wenn wir uns überlegen, dass nichts verloren gehen kann, somit auch keine Ladungen.

### Das Ausgleichen von Reaktionsgleichungen

Wenn wir eine chemische Gleichung formulieren, passt die Anzahl der Atome auf der linken und rechten Seite einer Gleichung oft zunächst nicht zusammen. Dann müssen wir die Gleichung **„ausgleichen"**, indem wir geeignete Koeffizienten vor die chemischen Formeln setzen. Ein Beispiel:

Die Verbrennung von Methan ($CH_4$) sieht unausgeglichen so aus:

$$CH_4 + O_2 \rightarrow CO_2 + H_2O$$

Links haben wir 4 Wasserstoffatome und rechts nur 2. Um das auszugleichen, setzen wir eine 2 vor das Wasser. Wir erhalten Folgendes:

$$CH_4 + O_2 \rightarrow CO_2 + 2\,H_2O$$

Notizen

Jetzt stimmt der Wasserstoff, aber der Sauerstoff ist noch nicht ausgeglichen. Links haben wir 2 Moleküle Sauerstoff, rechts 4 Atome Sauerstoff. Um das zu korrigieren, setzen wir eine 2 vor das $O_2$:

$$CH_4 + 2\,O_2 \rightarrow CO_2 + H_2O$$

Die Gleichung ist jetzt ausgeglichen: Auf beiden Seiten haben wir 1 Kohlenstoffatom, 4 Wasserstoffatome und 4 Sauerstoffatome.
Schauen wir uns als nächstes eine chemische Reaktion an, bei der Ionen beteiligt sind – zum Beispiel die Redoxreaktion von Eisen(II)-Ionen ($Fe^{2+}$) mit Permanganat-Ionen ($MnO_4^-$) in saurer Lösung, bei der Eisen(III)-Ionen ($Fe^{3+}$) und Mangan(II)-Ionen ($Mn^{2+}$) entstehen:

$$5\,Fe2^{+} + Mn\,O_4^- + 8\,H^+ \rightarrow 5\,Fe^{3+} + Mn^{2+} + 4\,H_2O$$

Keine Angst, **Redoxreaktionen** und komplexe chemische Gleichungen werden wir später noch ausführlich besprechen (➤ Kap. 29), hier geht es uns nur um die Ladungen bzw. den Ladungserhalt im Allgemeinen. Wir prüfen die Ladungen auf beiden Seiten der Gleichung:

- Links:
  - 5 $Fe^2$: 5 · (+2) = +10
  - $MnO_4^-$: –1
  - 8 $H^+$: 8 · (+1) = +8
  - Gesamtladung links: +10–1 + 8 = +17
- Rechts:
  - 5 $Fe^{3+}$: 5 · (+3) = +15
  - $Mn^2$: +2
  - 4 $H_2O$: neutral (0)
  - Gesamtladung rechts: +15 + 2 = +17

Auch hier sehen wir, dass die Ladung auf beiden Seiten der Reaktionsgleichung gleich ist. Dieses Prinzip gilt immer – unabhängig davon, wie komplex die Reaktion ist. Reaktionsgleichungen müssen also nicht nur in Bezug auf Masse ausgeglichen sein, sondern auch in Bezug auf die Ladung. Reaktionsgleichungen und die Masse- und Ladungserhaltung ermöglichen uns auch eine genaue Berechnung der Stoffmengen, genau das schauen wir uns im nächsten Abschnitt an.

## 17.2 Stöchiometrie

**MedAT-GEHEIMTIPP** 2025 wurde danach gefragt, wie viel Gramm CO2 entsteht, wenn 16 Gramm Methan in Sauerstoffüberschuss verbrannt wird. Antwort: 44 g. Ebenfalls 2025 gab es eine simple Frage nach der Definition des Begriffs Stöchiometrie.

**MedAT-Stichwort**
Stöchiometrie

Chemische Reaktionen lassen sich nicht nur qualitativ, sondern auch quantitativ beschreiben – und hier kommt die **Stöchiometrie** ins Spiel. Sie ist das Werkzeug, mit dem wir berechnen können, wie viel von einem Stoff in einer Reaktion benötigt wird oder entsteht. Im Grunde ist die Stöchiometrie die **„Mathematik der Chemie"**: Sie verbindet die chemischen Formeln mit den realen Mengen an Stoffen, die wir messen können. Denn bei einer chemischen Reaktion reagieren natürlich nicht nur einzelne Atome oder Moleküle miteinander, sondern eine unvorstellbar große Zahl davon. Die Reaktionsgleichung ist nur die Vorlage, die unendlich skaliert werden kann.
Wie wissen wir denn aber nun, wieviel Edukte wir brauchen, um eine bestimmte Menge an Produkten zu erhalten? Wir müssen sicherstellen, dass die Ausgangsstoffe in genau den richtigen Mengen vorliegen. Zu viel von einem Stoff verschwendet Ressourcen, während ein Mangel dazu führt, dass die Reaktion nicht vollständig abläuft. Eigentlich haben wir bereits alles, was wir brauchen, nämlich korrekt ausgeglichene Reaktionsgleichungen, die das Verhältnis der Edukte und Produkte angeben. Zum Beispiel zeigt uns die Knallgasreaktion

$$2\,H_2 + O_2 \rightarrow 2\,H_2O$$

dass zwei Moleküle Wasserstoff ($H_2$) mit einem Molekül Sauerstoff ($O_2$) reagieren, um zwei Moleküle Wasser ($H_2O$) zu bilden. Dieses Verhältnis gilt nicht nur für einzelne Moleküle, sondern auch für größere Mengen wie Mol oder Gramm.
Um mit chemischen Reaktionen zu arbeiten, sind drei Größen besonders wichtig, die wir alle schon kennen: Die **molare Masse,** die **Stoffmenge** und die **Masse.**

Diese Größen hängen über die folgende Formel zusammen:

$$n = \frac{m}{M}$$

Angenommen, wir möchten nun wissen, wie viel Sauerstoff benötigt wird, um 4 g Wasserstoff vollständig zu Wasser zu reagieren. Wir gehen Schritt für Schritt vor:

1. Stoffmenge von Wasserstoff berechnen:
   Die molare Masse von Wasserstoff beträgt 2 g/mol (da jedes Molekül aus zwei Wasserstoffatomen besteht). Die Stoffmenge ist:

$$n(H_2) = \frac{m}{M} = \frac{4g}{2g\,/\,mol} = 2\ mol$$

2. Verhältnis aus der Reaktionsgleichung anwenden:
   Aus der Reaktionsgleichung sehen wir, dass 2 Mol Wasserstoff mit 1 Mol Sauerstoff reagieren. Das bedeutet:

$$n(O_2) = \frac{n(H_2)}{2} = \frac{2mol}{2} = 1\ mol$$

3. Masse des Sauerstoffs berechnen:
   Die molare Masse von Sauerstoff beträgt 32 g/mol (da jedes Molekül aus zwei Sauerstoffatomen besteht). Die Masse ist:

$$m(O_2) = n \cdot M = 1\ mol \cdot \frac{32\ g}{mol} = 32\ g$$

   Die molare Masse von Sauerstoff beträgt 32 g/mol (da jedes Molekül aus zwei Also: Für 4 g Wasserstoff werden 32 g Sauerstoff benötigt, um zusammen 36 g Wasser zu bilden.

Wieviel Liter Sauerstoff sind das? Aus ➢ Kap. 16 wissen wir, dass 1 Mol eines idealen Gases unter Normalbedingungen (0 °C und 1 atm) immer ein Volumen von 22,4 Litern einnimmt. Dies vereinfacht Berechnungen mit Gasen enorm. In diesem Fall sehen wir direkt, dass 32 g Sauerstoff ein Volumen von 22,4 Litern einnehmen.

Notizen

KAPITEL

# 18 Gleichgewicht

Sinan Barus

## 18.1 Reaktionsgeschwindigkeit

**MedAT-GEHEIMTIPP** 2025 geprüft: Bei welcher Reaktion wird Energie frei? Bei exothermen natürlich.

**MedAT-Stichwort**
Chemisches Gleichgewicht

Die **Geschwindigkeit** einer chemischen Reaktion bestimmt, wie schnell das, was man reinkippt zu dem wird, was dabei herauskommt, also wie schnell sich **Edukte** in **Produkte** umwandeln. Manche Reaktionen verlaufen in Sekundenbruchteilen, wie die Knallgasreaktion, während andere – etwa das Rosten von Eisen – Jahre benötigen. Doch wovon hängt es ab? Kleiner Spoiler: Es gibt einen Grund, warum beispielsweise Wäsche und Geschirr mit heißem statt mit kaltem Wasser gewaschen bzw. gespült werden.

**MedAT-Stichwort**
Reaktionsgeschwindigkeit

Die **Reaktionsgeschwindigkeit** gibt an, wie viele Teilchen eines Edukts pro Zeiteinheit in Produkte umgewandelt werden. Sie wird in der Regel in der Einheit

$$\frac{\text{mol}}{\text{L} \cdot \text{s}}$$

angegeben, also wie viel Mol eines Stoffes pro Liter Reaktionsgemisch pro Sekunde umgesetzt wird. Hierbei hängt die Geschwindigkeit einer Reaktion davon ab, wie viele Moleküle pro Zeiteinheit miteinander kollidieren und reagieren.

Mathematisch beschreiben können wir die Reaktionsgeschwindigkeit mit der **Geschwindigkeitskonstante k.** Sie ist ein Maß dafür, wie schnell eine Reaktion unter bestimmten Bedingungen abläuft. Allerdings ist sie keine konstante Größe im absoluten Sinne – sie hängt von der **Temperatur** ab. Demnach kann sich die Geschwindigkeit, mit der eine Reaktion abläuft, im zeitlichen Verlauf der Reaktion ändern, während *k* konstant bleibt.

Können wir diese Konstante beeinflussen? Ja! Wie oben schon kurz erwähnt kann man sich die Geschwindigkeit grob als **Wahrscheinlichkeit** vorstellen, mit der Teilchen (Edukte) miteinander kollidieren. Wie wir auch schon wissen, erhöht sich mit steigender Temperatur die Energie und damit die Bewegung der Teilchen. **Höhere Temperaturen** führen zu einer **höheren Geschwindigkeitskonstante,** weil die Teilchen schneller und häufiger zusammenstoßen. Auch **Katalysatoren** beeinflussen *k*, indem sie die **Aktivierungsenergie** der Reaktion herabsetzen und somit die Reaktionsgeschwindigkeit erhöhen. Aber dazu später mehr.

Bei chemischen Reaktionen, besonders bei **Gleichgewichtsreaktionen,** gibt es also zwei wichtige Größen, die **Reaktionsgeschwindigkeit v** und die **Geschwindigkeitskonstante k.** Diese Begriffe sorgen oft für Verwirrung, daher nochmal langsam:

Die **Reaktionsgeschwindigkeit v** gibt an, wie schnell sich die Konzentration der Edukte verringert oder die Konzentration der Produkte zunimmt. Sie beschreibt die zeitliche Veränderung der Stoffmenge während einer Reaktion. Diese Geschwindigkeit kann entweder durch die Abnahme der Edukte oder die Zunahme der Produkte gemessen werden:

$$v = \frac{d\,[\text{Produkt}]}{d\,t} \text{ oder } v = -\frac{d\,[\text{Edukt}]}{d\,t}$$

Das Minuszeichen bei der Abnahme der Eduktkonzentration kommt daher, dass die Konzentration der Edukte während der Reaktion abnimmt und der Wert negativ wäre. Damit die Reaktionsgeschwindigkeit als positive Größe angegeben werden kann, wird dieses Minus in die Gleichung eingefügt.

Die Geschwindigkeitskonstante *k* beschreibt im Gegensatz dazu, wie schnell die Reaktion grundsätzlich ablaufen kann – unabhängig davon, wie viel Edukt oder Produkt gerade vorhanden ist. Sie ist von Faktoren wie der Temperatur, der Aktivierungsenergie und der Anwesenheit eines Katalysators abhängig, bleibt aber für eine gegebene Temperatur **konstant.** Während die Reaktionsgeschwindigkeit direkt pro-

portional zur Konzentration der Reaktanten ist, ist *k* eine Größe, die bestimmt, wie effizient die Moleküle miteinander reagieren können.
Bei Gleichgewichtsreaktionen gibt es sog. **Hin- und Rückreaktionen,** durch die das Gleichgewicht ja erst zustande kommt. Daher gibt es logischerweise Geschwindigkeitskonstanten für sowohl die Hin- wie auch die Rückreaktion, da das Gleichgewicht davon abhängt, wie schnell die Reaktion in beide Richtungen abläuft. Die **Gleichgewichtskonstante K** ergibt sich aus dem **Verhältnis der Geschwindigkeitskonstanten** der Hinreaktion ($k_{hin}$) und der Rückreaktion ($k_{rck}$):

$$K = \frac{k_{hin}}{k_{rck}}$$

Ist $k_{hin}$ groß, tendiert die Reaktion dazu, stark auf der Produktseite zu liegen, und K nimmt große Werte an. Ist hingegen $k_{rck}$ groß, verschiebt sich das Gleichgewicht auf die Seite der Edukte, und K wird kleiner. Die **Lage des Gleichgewichts** spiegelt also das Verhältnis wider, in dem sich die Produkte und Edukte unter den gegebenen Bedingungen einstellen.
Kurz: Wir müssen unterscheiden zwischen der Reaktionsgeschwindigkeit und der Geschwindigkeitskonstante. Während die Reaktionsgeschwindigkeit davon abhängt, wie viele Teilchen gerade vorhanden sind (also von den Konzentrationen der Edukte), bleibt die Geschwindigkeitskonstante für eine gegebene Temperatur konstant. In einer allgemeinen Form kann man die Reaktionsgeschwindigkeit *v* folgendermaßen ausdrücken:

$$v = k \cdot [\text{Edukt}]^n$$

Hierbei ist [Edukt] die Konzentration des reagierenden Stoffes, *n* der Reaktionsordnungsfaktor und *k* die Geschwindigkeitskonstante. Die Reaktionsordnung beschreibt, wie stark sich die Geschwindigkeit verändert, wenn sich die Konzentration des Edukts ändert.
Die Geschwindigkeit einer Reaktion ist jedoch nicht nur von *k* und der Konzentration abhängig. Auch der physikalische Zustand der Reaktanten, der Druck (bei Gasen) und die Anordnung der Moleküle können eine Rolle spielen.

## 18.2 Enthalpie, Entropie und Gibbs freie Energie

**MedAT-Stichwort**
Aktivierungsenergie
exotherm/endotherm
Katalysator

Ob eine chemische Reaktion freiwillig abläuft oder externe Energie benötigt, hängt nicht nur von einem einzelnen Faktor ab, sondern ist das Ergebnis eines Zusammenspiels mehrerer thermodynamischer Größen. Die wichtigsten davon sind die **Enthalpie (Δ)H,** die **Entropie (Δ)S** und die **Gibbs freie Energie (Δ) G.** Zusammen zeigen sie uns, wie ein System seine Energie austauscht, wie geordnet es ist und ob eine Reaktion energetisch günstig ist. Sie bestimmen auch, wo sich das chemische Gleichgewicht einstellt.

### 18.2.1 Enthalpie: Energieaustausch während einer Reaktion

Die **Enthalpieänderung ΔH** gibt an, wie viel Wärme während einer chemischen Reaktion mit der Umgebung ausgetauscht wird. Die Enthalpie beschreibt sozusagen die „Wärmekapazität", die in der Reaktion enthalten oder gespeichert ist. Bei einer **exothermen Reaktion** ($\Delta H < 0$) wird Energie in Form von Wärme freigesetzt, wie bei der Verbrennung von Methan oder der Reaktion von Wasserstoff mit Sauerstoff zu Wasser. Exotherme Reaktionen führen dazu, dass die **Umgebung wärmer wird,** weil Energie freigesetzt wird. Im Gegensatz dazu benötigen **endotherme Reaktionen** ($\Delta H > 0$) eine Energiezufuhr, um ablaufen zu können.
Die Enthalpie allein reicht jedoch nicht aus, um zu bestimmen, ob eine Reaktion freiwillig abläuft. Es gibt viele endotherme Reaktionen, die dennoch spontan verlaufen. Hier kommt die Entropie ins Spiel.

### 18.2.2 Entropie: Das Maß für Unordnung

**MedAT-GEHEIMTIPP** Was passiert eigentlich mit der Entropie, wenn ein Stoff abkühlt, also von einer gasförmigen Phase zu einer flüssigen Phase kondensiert? Sie sinkt.

Die **Entropie (Δ)S** ist ein **Maß die Unordnung oder den Freiheitsgrad eines Systems.** Sie gibt an, wie viele mögliche Anordnungen die Teilchen eines Systems einnehmen können. **Je größer die Entropie, desto größer ist die Unordnung.** Ein einfaches Beispiel ist das Schmelzen von Eis: Im festen Zustand sind die Wassermoleküle in einem festen Gitter geordnet, aber sobald das Eis schmilzt, können sich die Moleküle freier bewegen und es gibt mehr mögliche Anordnungen – **die Entropie nimmt zu.** Grundsätzlich streben alle Stoffe und damit alle Prozesse nach einem Zustand der **maximalen Entropie,** also der maximalen Unordnung, denn um Entropie niedrig zu halten, also einen Zustand höherer Ordnung herzustellen und aufrecht zu erhalten wird Energie benötigt.

**VERSTÄNDNIS+** Als stark vereinfachte Analogie könnt ihr euch merken: Der Mensch ist ein wahnsinnig komplexes System, bei dem viele verschiedene Systeme so organisiert sind, dass sie gut zusammenarbeiten. Die Entropie ist also niedrig. Um nicht zu zerfallen (also zu sterben), was die Entropie erhöhen würde, wird ständig Energie benötigt: Wir müssen essen. Erst durch diese von außen zugeführte Energie wird das natürliche Streben nach maximaler Entropie (zumindest temporär) unterbunden.

Eine Zunahme der Entropie ist häufig mit der **Freisetzung von Gasen verbunden,** da Gasmoleküle sich viel freier bewegen können als Moleküle in einer Flüssigkeit oder einem Feststoff. Deshalb erhöht sich die Entropie, wenn bei einer Reaktion aus wenigen Molekülen viele gasförmige Produkte entstehen.
Allerdings bedeutet eine Zunahme der Entropie nicht automatisch, dass die Reaktion spontan abläuft. Um dies zu bestimmen, muss die Entropie zusammen mit der Enthalpie betrachtet werden. Genau das geschieht über die **Gibbs freie Energie.**

### 18.2.3 Gibbs freie Energie: Die entscheidende Größe für die Spontaneität

Die **Gibbs freie Energie (Δ)G** kombiniert die Enthalpie und die Entropie zu einer einzigen Größe, die bestimmt, ob eine Reaktion spontan abläuft. Die Gleichung, die alle drei Größen kombiniert, heißt **Gibbs-Helmholtz-Gleichung:**

$$\Delta G = \Delta H - T \cdot \Delta S$$

Dabei ist T die Temperatur in Kelvin. Die Gibbs freie Energie gibt an, ob eine Reaktion bei einer bestimmten Temperatur unter den gegebenen Bedingungen **freiwillig verläuft:**

- Wenn **$\Delta G < 0$** ist, läuft die Reaktion **spontan** ab (**exergon**).
- Wenn **$\Delta G > 0$** ist, benötigt die Reaktion eine **externe Energiezufuhr** (**endergon**).
- Wenn **$\Delta G = 0$** ist, befindet sich das System im chemischen Gleichgewicht – die Hin- und Rückreaktionen laufen **mit gleicher Geschwindigkeit** ab.

Das Verhältnis zwischen Enthalpie und Entropie wird stark von der Temperatur beeinflusst. Bei niedrigen Temperaturen dominiert der Enthalpiebeitrag, während bei hohen Temperaturen der Entropieeffekt wichtiger wird.
Ein Beispiel: Eis schmilzt ab 0 °C spontan, da die Zunahme der Entropie den positiven Enthalpiewert (Energieaufnahme) überwiegt. Bei niedrigeren Temperaturen jedoch ist die Entropiezunahme nicht stark genug, um die benötigte Energieaufnahme auszugleichen, und das Eis bleibt fest.
Wenn wir uns die Gibbs freie Energie anschauen, können wir zudem Aussagen zum **chemischen Gleichgewicht** einer Reaktion treffen, da sie bestimmt, wie weit eine Reaktion in Richtung der Produkte oder der Edukte verläuft. Wenn $\Delta G = 0$, befindet sich das System im Gleichgewicht, und die **Konzentrationen der Reaktanten und Produkte bleiben konstant.** Der Zusammenhang zwischen der Gibbs freien Energie und der Gleichgewichtskonstante *k* wird durch die folgende Gleichung beschrieben:

$$\Delta G^0 = -RT \cdot \ln K$$

Hierbei ist $\Delta G^0$ die freie Standardbildungsenergie, *R* die universelle Gaskonstante und *T* die Temperatur in Kelvin. Wenn *K* groß ist, liegt das Gleichgewicht auf der Seite der Produkte, was bedeutet, dass die Reaktion spontan verläuft ($\Delta G < 0$). Ist *K* klein, befindet sich das Gleichgewicht eher auf der Seite der Edukte, und die Reaktion läuft nicht ohne Weiteres ab.
Verstanden? Man muss hier etwas um die Ecke denken, um alle Konzepte ineinander zu integrieren. Also nochmal alles zusammen:
Die Entscheidung, ob eine Reaktion spontan abläuft, hängt vom **Zusammenspiel von Enthalpie, Entropie und Temperatur ab.** Exotherme Reaktionen mit $\Delta H < 0$ sind häufig spontan, vor allem wenn gleichzeitig die Entropie zunimmt ($\Delta S > 0$). Doch auch endotherme Reaktionen können spontan sein, wenn die Entropiezunahme groß genug ist, um die Energieaufnahme zu kompensieren. Ein Beispiel dafür ist das Verdampfen von Wasser: Obwohl Energie benötigt wird, um die Moleküle aus der Flüssigkeit in die Gasphase zu bringen, verläuft die Reaktion spontan, weil die Entropiezunahme dominierend ist. Die Gibbs freie Energie verbindet diese Konzepte und liefert die Grundlage für die Vorhersage, ob eine chemische Reaktion unter gegebenen Bedingungen ablaufen wird und in welche Richtung.

**MedAT-GEHEIMTIPP** Mit den Begriffen exo- und endotherm und Entropie solltet ihr umgehen können, hierzu werden gerne Fragen gestellt.

**VERSTÄNDNIS⁺** Ihr kennt sicher alle die Handwärmer für den Winter, die aus einem flüssigkeitsgefüllten Kissen mit einem darin schwimmendem Metallplättchen bestehen. Sie sind das perfekte Beispiel für die Anwendung und Verdeutlichung der thermodynamischen Konzepte, die wir in diesem Kapitel besprochen haben:
Die Flüssigkeit im Kissen ist eine **übersättigte Natriumacetat-Lösung.** Wenn ihr das Metallplättchen knickt, startet die exotherme Kristallisation des gelösten Natriumacetats ($\Delta H < 0$) an einem dadurch gebildeten Kristallisationskeim, wodurch Wärme freigesetzt wird. Die Ionen, die zuvor frei in der Lösung waren, ordnen sich nun in einem festen Kristallgitter, was zur Abnahme der Entropie ($\Delta S < 0$) führt.
Da die Wärmefreisetzung (negative Enthalpie) den Verlust an Entropie überwiegt, ist die Gibbs freie Energie negativ ($\Delta G < 0$), und die Reaktion läuft spontan ab. Zum Aufladen des Handwärmers wird die Kristallisation durch Erhitzen umgekehrt: Die Wärmeaufnahme ($\Delta H > 0$) führt dazu, dass das feste Natriumacetat wieder in Lösung geht und die Entropie zunimmt ($\Delta S > 0$).

## 18.2.4 Aktivierungsenergie

Nicht jede chemische Reaktion, die laut Gibbs freier Energie spontan verlaufen könnte, läuft auch tatsächlich sofort ab. Manchmal braucht es einen kleinen **„Anstoß“,** um die Reaktion in Gang zu setzen. Dieser „Energieschub“ wird als **Aktivierungsenergie** $E_A$ bezeichnet. Sie ist die **Energiebarriere,** die überwunden werden muss, damit die Reaktanten ihre Bindungen aufbrechen und neue Bindungen bilden können. Denkt an die Verbrennung von Papier: Obwohl diese Reaktion exotherm ist und viel Wärme freisetzt, brennt Papier nicht spontan. Erst durch eine Flamme oder einen Funken wird die notwendige **Aktivierungsenergie** zugeführt, um die chemische Reaktion zu starten. Erst danach wird genügend Wärme freigesetzt, um die Reaktion kontinuierlich am Laufen zu halten.
Chemische Reaktionen lassen sich gut mit dem Überwinden eines Hügels vergleichen: Die Reaktanten müssen genügend Energie besitzen, um den Gipfel zu erreichen – die Barriere der Aktivierungsenergie –, bevor sie „herunterrollen“ und Produkte bilden können. Ohne diese anfängliche Zufuhr von Energie können viele Reaktionen nicht beginnen, weil bestehende Bindungen erst gelöst oder gedehnt werden müssen, bevor neue Bindungen entstehen können.
Die Höhe der Aktivierungsenergie beeinflusst auch, wie schnell eine Reaktion abläuft:

- Reaktionen mit **hoher Aktivierungsenergie verlaufen langsam,** da nur wenige Teilchen genug Energie haben, um die Barriere zu überwinden.
- Reaktionen mit **niedriger Aktivierungsenergie verlaufen schnell,** da viele Teilchen die nötige Energie besitzen.

Je höher die Temperatur, desto mehr Teilchen besitzen die benötigte Energie, um die Aktivierungsbarriere zu überwinden. Genau aus diesem Grund verlaufen Reaktionen bei hohen Temperaturen oft schneller. Grafisch darstellen können wir das anhand sogenannter **Energieprofile.** Ein Energieprofil veranschaulicht, wie sich die Energie während einer chemischen Reaktion verändert. Die Reaktanten starten auf einem bestimmten Energieniveau, überwinden die Aktivierungsenergie und gelangen dann auf das Energieniveau der Produkte (➤ Abb. 18.1). Bei einer **exergonen Reaktion** liegt das Energieniveau der Produkte **niedriger** als das der Reaktanten, da Energie freigesetzt wird. Ein Beispiel hierfür ist die Zellatmung, bei der Glukose oxidiert und dabei chemische Energie in Form von ATP gewonnen wird. Bei einer **endergonen Reaktion** hingegen liegt das Energieniveau der Produkte **höher** als das der Reaktanten. Diese Reaktionen, wie etwa die Photosynthese, benötigen eine kontinuierliche Energiezufuhr, um abzulaufen.

**MedAT-GEHEIMTIPP** ➤ Abb. 18.1 solltet ihr euch gut einprägen, dazu werden gerne Fragen gestellt. Zum Beispiel könnte es sein, dass ihr die Aktivierungsenergie erkennen oder einen Pfeil auswählen müsst, der die frei werdende Energie symbolisiert.

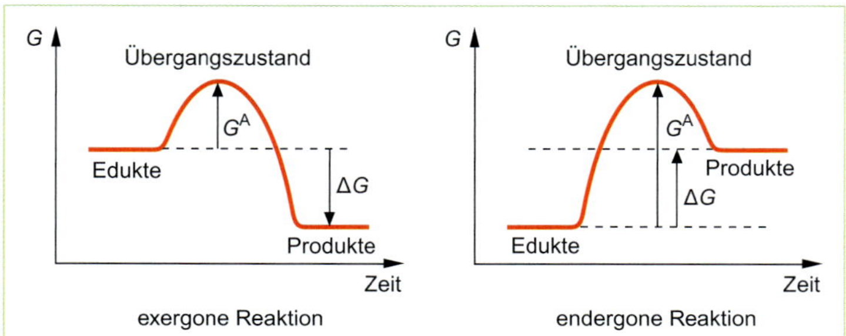


**Abb. 18.1** Energieprofile von exergonen und endergonen Reaktionen [L253]

### Katalysatoren

**MedAT-GEHEIMTIPP** Bereits gefragt worden: Was macht ein Katalysator?

Den Begriff kennt ihr sicher aus dem Auto, aber warum besprechen wir ihn hier? Um Reaktionen schneller ablaufen zu lassen, können Katalysatoren eingesetzt werden. Katalysatoren **senken die Aktivierungsenergie,** indem sie einen alternativen Reaktionsweg bieten, bei dem weniger Energie benötigt wird, um die Bindungen aufzubrechen oder zu dehnen (➢ Abb. 18.2). Dadurch können mehr Teilchen die Energiebarriere überwinden und die Reaktion beschleunigen. Wichtig: Katalysatoren beeinflussen jedoch **nicht die Lage des chemischen Gleichgewichts** – sie ändern nur die Geschwindigkeit, mit der das Gleichgewicht erreicht wird. Sie nehmen formal **nicht an der Reaktion teil** und werden in Reaktionsgleichungen also auch weder auf der Seite der Edukte noch auf der der Produkte gelistet.

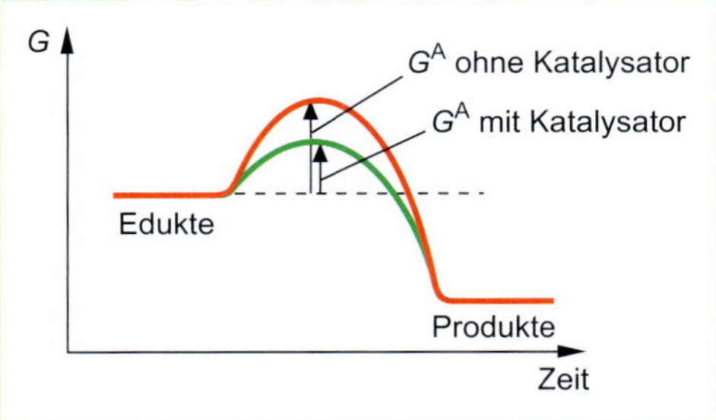


**Abb. 18.2** Energieprofile mit und ohne Katalysator [L253]

**VERSTÄNDNIS+** Ein biologisch wichtiges Beispiel sind Enzyme, die als Katalysatoren in lebenden Organismen fungieren. Sie ermöglichen es, biochemische Reaktionen bei moderaten Temperaturen und milden Bedingungen schnell und gezielt ablaufen zu lassen. Ohne Enzyme wären lebenswichtige Prozesse wie die Verdauung oder die DNA-Replikation viel zu langsam, um das Leben zu erhalten.

## 18.3 Massenwirkungsgesetz

**MedAT-Stichwort**
Massenwirkungsgesetz

**MedAT-GEHEIMTIPP** Hin und wieder muss man im MedAT auch ein Massenwirkungsgesetz zu einer Reaktion aufstellen!

Das **Massenwirkungsgesetz (MWG)** beschreibt den Zusammenhang zwischen den Konzentrationen der Edukte und Produkte im Gleichgewichtszustand einer chemischen Reaktion. Wenn eine Reaktion reversibel ist, laufen Hin- und Rückreaktion gleichzeitig ab. Zu Beginn der Reaktion **dominiert zunächst die Hinreaktion,** da zu diesem Zeitpunkt meist nur Edukte vorhanden sind. Je mehr Produkte jedoch gebildet werden, desto stärker setzt die Rückreaktion ein, bis schließlich ein **dynamisches Gleichgewicht** erreicht wird. In diesem Zustand verlaufen Hin- und Rückreaktion **mit der gleichen Geschwindigkeit,** sodass sich die Konzentrationen der Edukte und Produkte nicht mehr ändern.
Das Massenwirkungsgesetz lässt sich allgemein formulieren als:

$$K = \frac{[\text{Produkte}]^n}{[\text{Edukte}]^m}$$

Hier begegnet uns ein alter Bekannter: Die Gleichgewichtskonstante *K,* die das Verhältnis der Produkt- zu den Eduktkonzentrationen im Gleichgewicht angibt. Die Exponenten *n* und *m* entsprechen den stöchiometrischen Koeffizienten der jeweiligen Stoffe in der Reaktionsgleichung. Dass sie eng mit den Geschwindigkeitskonstanten der Hin- und der Rückreaktion verknüpft ist, hatten wir bereits besprochen (➢ Kap. 18.1).
Betrachten wir die Reaktion zwischen Stickstoff und Wasserstoff zur Bildung von Ammoniak:

$$N_2 + 3H_2 \rightleftharpoons 2NH_3$$

Das Massenwirkungsgesetz lautet in diesem Fall:

$$K = \frac{[NH_3]^2}{[N_2] \cdot [H_2]^3}$$

Die Gleichgewichtskonstante *K* liefert wichtige Informationen darüber, wie die Reaktion verläuft:

- **K ≫ 1:** Das Gleichgewicht liegt auf der Seite der Produkte, d. h., im Gleichgewicht sind **überwiegend Produkte** vorhanden.
- **K ≪ 1:** Das Gleichgewicht liegt auf der Seite der Edukte, und **nur ein kleiner Teil** der Edukte wird in Produkte umgewandelt.
- **K ≈ 1:** Edukte und Produkte liegen in **vergleichbaren Konzentrationen** vor.

Die Größe der Gleichgewichtskonstanten ist spezifisch für jede Reaktion und hängt von der Temperatur ab.

Auch wenn die Konzentrationen der beteiligten Stoffe im Gleichgewicht konstant bleiben, ist das Gleichgewicht dynamisch. Das bedeutet, dass die Hin- und Rückreaktion **ständig ablaufen,** jedoch mit gleicher Geschwindigkeit, sodass sich die Konzentrationen nicht mehr ändern. Ein gutes Beispiel ist die Ammoniaksynthese im Haber-Bosch-Verfahren. Zu Beginn der Reaktion reagieren Stickstoff und Wasserstoff schnell zu Ammoniak, doch sobald die Konzentration des Ammoniaks steigt, setzt die Rückreaktion ein, bei der Ammoniak wieder in die Ausgangsstoffe zerfällt. Im Gleichgewicht bleiben die Konzentrationen von Ammoniak, Stickstoff und Wasserstoff konstant, obwohl auf molekularer Ebene ständig Teilchen umgewandelt werden.

**VERSTÄNDNIS⁺** Das Massenwirkungsgesetz ist auch die Grundlage für das **Prinzip von Le Chatelier,** das beschreibt, wie sich ein Gleichgewicht verschiebt, wenn äußere Bedingungen geändert werden. Wenn beispielsweise die Konzentration eines Reaktanten erhöht wird, verschiebt sich das Gleichgewicht zugunsten der Produkte, um die Änderung auszugleichen. Umgekehrt führt eine Erhöhung der Produktkonzentration dazu, dass die Rückreaktion begünstigt wird.

KAPITEL

# 19 Besondere Elemente und Moleküle

Deniz Tafrali

## 19.1 Elemente des menschlichen Körpers

**MedAT-Stichwort**
Elemente und ihre Verbindungen

**DEFINITIONEN** Ein **Gaschromatograph** ist eine chemische Apparatur, mit der man unbekannte Gase aufgrund von Referenzstoffen im Schlauchsystem der Apparatur erfassen kann.

Könnte man einen kompletten menschlichen Körper verdampfen und durch einen Gaschromatographen schicken, der dann die einzelnen chemischen Bestandteile des Menschen erfassen würde, so sähe die Verteilung der Elemente, aus denen er besteht, wie in ➢ Tab. 19.1 aus.

**Tab. 19.1** Massenanteile der wichtigsten Hauptgruppenelemente im menschlichen Körper

| Element | Symbol | Anteil in % |
|---|---|---|
| Sauerstoff | O | 65 |
| Wasserstoff | H | 18 |
| Kohlenstoff | C | 10 |
| Stickstoff | N | 3 |
| Kalzium | Ca | 1,5 |
| Phosphor | P | 1,0 |
| Schwefel | S | 0,25 |
| Kalium | K | 0,20 |
| Natrium | Na | 0,15 |
| Chlor | Cl | 0,15 |
| Magnesium | Mg | 0,05 |
| Andere | | 0,70 |

Molekular gesehen besteht der menschliche Körper aus ca. 60 % Wasser, während der restliche Teil hauptsächlich aus organischen Molekülen aufgebaut ist, die als Grundbaustein der Kohlenstoff beinhalten (➢ Kap. 19.3.1 und ➢ Kap. 22.1.1).
Es gibt aber noch viele andere Stoffe im menschlichen Körper: Ist der Massenanteil von einem im Körper befindlichen Stoff unter 0,01 %, nennt man ihn **Spurenelement** (➢ Tab. 19.2). Diese Stoffe sind haupt-

**Tab. 19.2** Spurenelemente und einige biologisch wichtige Funktionen, an denen sie beteiligt sind (angegeben ist die Gesamtmenge im Körper eines 70 kg schweren Erwachsenen)

| Element | Symbol | Menge | Funktion |
|---|---|---|---|
| Eisen | Fe | 4–5 g | $O_2$-Transport im Hämoglobin, wichtig bei Redoxvorgängen in der Zelle (Cytochrome) |
| Zink | Zn | 1,4–2,3 g | Wachstum, Reifung, DNA- und RNA-Synthese, Hormonsystem (z. B. in der Speicherform des Insulins enthalten) |
| Kupfer | Cu | 75–150 mg | Bestandteil vieler Oxidasen, beteiligt bei der Melaninsynthese |
| Mangan | Mn | 12–20 mg | Bildung von Kollagen und Glykoaminoglykanen, Blutgerinnung (das Fehlen von Mg verlängert die Prothrombinzeit) |
| Selen | Se | 12–14 mg | Als Selenocystein in Glutathionperoxidase |
| Iod | I | 8–12 mg | Schilddrüsenhormone, Reifung des Nervensystems |
| Molybdän | Mo | 5–9 mg | Atmungskette, Bestandteil der Flavoproteine, Xanthin-Oxidase |
| Cobalt | Co | 1–1,5 mg | Bestandteil von Cobalamin (Vitamin $B_{12}$) |
| Chrom | Cr | 0,6–1,4 mg | Phosphogluco-Mutase, Insulinwirkung |

sächlich Nebengruppenelemente, wie z. B. Metalle. Obwohl sie in so geringer Menge vorhanden sind, haben sie extrem wichtige Aufgaben im Körper. Um das markanteste Beispiel zu nennen, erwähnen wir an dieser Stelle das Eisen, welches Sauerstoff im Hämoglobin bindet, um es mittels der Erythrozyten durch den Körper zu transportieren.
Außerdem ist Fluor (in ➤ Tab. 19.2 nicht aufgezählt) ein wichtiges Element für die Zähne, besonders für den Zahnschmelz, und die Knochen.
➤ Abb. 19.1 und ➤ Abb. 19.2 zeigen noch weitere für das Verständnis wichtige Angaben.

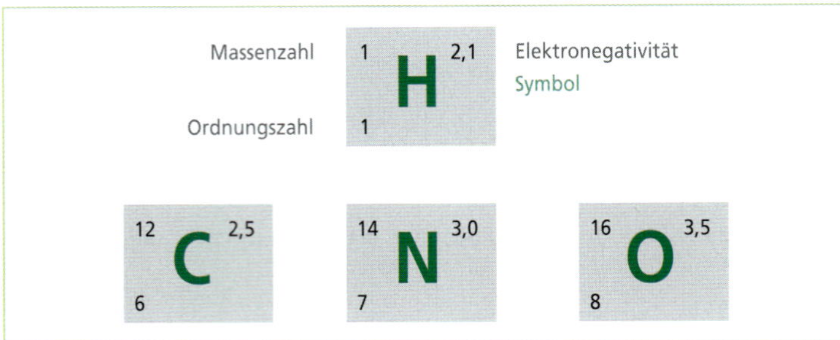


**Abb. 19.1** Symbol, Ordnungszahl, Massenzahl und Elektronegativität am Beispiel der vier „Schlüsselelemente des Lebens" [L190]

| Summenformel | Strukturformel | relative Molekülmasse |
|---|---|---|
| $H_2$ | H–H  H··H | 2 |
| HCl | H–$\overline{\underline{Cl}}$\|  H··Cl | 36,3 |
| $H_2O$ Wasser | H–O–H  H··O··H | 18 |
| $CO_2$ Kohlendioxid | O=C=O  O::C::O | 44 |
| $CH_4$ Methan | H–C(H)(H)–H | 16 |
| $NH_3$ Ammoniak | H–N(H)–H | 17 |
| $O_2$ | O=O | 32 |
| $O_3$ Ozon | O=O–O | 48 |
| $N_2O$ Distickstoffoxid (Lachgas) | N=N=O ↔ \|N≡N–O\| | 44 |
| HCN Wasserstoffcyanid (Blausäure) | H–C≡N\| | 27 |

**Abb. 19.2** Ein paar für dieses Kapitel wichtige chemische Verbindungen [L253]

## 19.2 Wasserstoff, Sauerstoff und Wasser

### 19.2.1 Wasserstoff

MedAT-Stichwort
Wasserstoff

Wasserstoff ist die am häufigsten vorkommende chemische Substanz im Universum und repräsentiert ausgehend von der Gesamtmasse des Universums den größten Anteil der Materie. Das häufigste Isotop von Wasserstoff hat ein Proton und keine Neutronen – ist also das gewöhnliche Wasserstoffatom $^1H$. Weitere Isotope sind das Deuterium $^2H$ und das Tritium $^3H$.
Alle Galaxien und Sterne formten sich ursprünglich aus Wasserstoff und beinhalten auch heute noch größtenteils das leichteste Atom des Periodensystems. Bei Normaltemperatur und -druck ist Wasserstoff sowohl ein farbloses und geruchloses als auch ein geschmacksneutrales Gas. Außerdem ist das zweiatomig vorliegende Wasserstoffgas zwar nicht toxisch, dennoch höchst brennbar. Es hat die Summenformel $\mathbf{H_2}$ (➤ Abb. 19.2).

**MedAT-GEHEIMTIPP** Schon einmal geprüft: allgemeine Aussagen zum Wasserstoff. Wie viele Isotope hat es? Ist es leichter als Luft? Gewicht von H im Vergleich zu anderen Elementen?

Wasserstoff spielt eine besonders wichtige Rolle bei den **Säure-Base-Reaktionen,** da die meisten dieser Reaktionen anhand des Austauschs von Protonen zwischen löslichen Molekülen ablaufen. In ionischen Verbindungen kann es sowohl als Hydrid-Anion als auch als positiv geladenes Teilchen (Kation mit dem Symbol $H^+$) agieren.
Da Wasserstoff mit den meisten nichtmetallischen Elementen leicht kovalente Bindungen eingeht, existiert der größte Teil des Wasserstoffs auf der Erde in molekularen Formen wie Wasser oder organischen Verbindungen. Aber dazu später mehr (➤ Kap. 19.2.3 und ➤ Kap. 22.1.2).

## 19.2.2 Sauerstoff

Das chemische Element Sauerstoff hat die Ordnungszahl 8. Es ist ein überaus reaktives Nichtmetall und ein **Oxidationsmittel,** das mit den meisten Elementen sowie mit verschiedenen Verbindungen leicht **Oxide** (➤ Kap. 19.4) bildet. Moleküle, die Sauerstoff in ihrer Bindung haben, machen die Hälfte der Erdkruste aus – das häufigste Element der Erdkruste ist Eisen. Vom Massenverhältnis her ist Sauerstoff das dritthäufigste Element im Universum (nach Wasserstoff und Helium). Bei Normaltemperatur und -druck verbinden sich zwei Atome des Elements zu **molekularem Sauerstoff** – ein farbloses und geruchloses Gas mit der Formel $O_2$ (➤ Abb. 19.2). Es macht ca. 21 % des Volumens der Erdatmosphäre (Luft) aus (➤ Abb. 19.3).

**MedAT-Stichwort**
Sauerstoff, Wasser

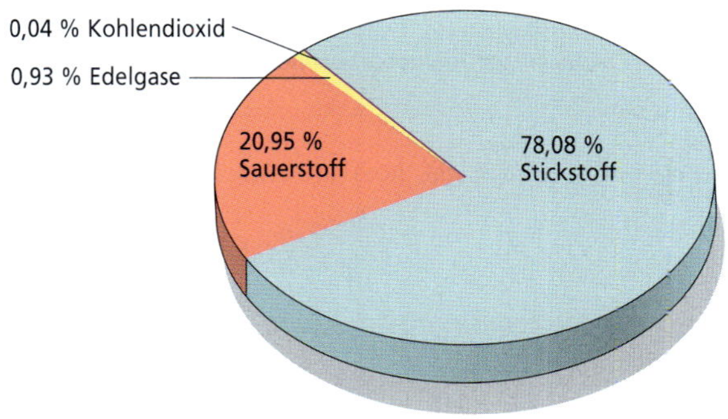


**Abb. 19.3** Zusammensetzung trockener Luft. Normaltemperierte Raumluft enthält außerdem 1–2 % Wasserdampf, Ozon und Staub. [L190]

**MedAT-GEHEIMTIPP** Der Sauerstoff wurde schon mehrmals beim MedAT abgeprüft – jedoch recht oberflächlich, z. B. ob es ein Oxidationsmittel sei und ob alle Dinge nur mithilfe von $O_2$ überhaupt brennen können.
Zu Ersterem: natürlich!
Zu Letzterem: Eigentlich ja, jedoch können sehr wohl auch andere Stoffe ohne Sauerstoff chemisch verbrennen, wie z. B. Fluor und Wasserstoff zu Fluorwasserstoff.

Eine andere Form von molekularem Sauerstoff, **Ozon ($O_3$)** (➤ Abb. 19.2), absorbiert $UV_B$-Strahlung sehr gut. Die Ozonschicht in großer Höhe trägt dazu bei, die lebensnotwendige Biosphäre in großem Stil vor dieser ultravioletten Strahlung zu schützen (➤ Kap. 8.9.2).

**MedAT-GEHEIMTIPP** Altfragenalarm: Nach der Summenformel von Ozon wurde auch schon einmal eine Frage gestellt.

Der Sauerstoff ist ein für das Leben unabdingbares Element. Molekularer Sauerstoff wird auf der Erde von autotrophen Lebewesen wie Pflanzen, Algen und Cyanobakterien durch Photosynthese produziert (➤ Kap. 7.2.1). Aerobe Organismen wie der Mensch benötigen den Sauerstoff für die Energiegewinnung durch Oxidation in den Mitochondrien. Dabei werden Stoffwechselprodukte durch den Sauerstoff hauptsächlich oxidiert, während der Sauerstoff selbst reduziert wird (➤ Kap. 21.1). Das bedeutet, dass sich der elementare Sauerstoff in einem **Fließgleichgewicht** befindet, da er je nach Bedarf von autotrophen Lebewesen produziert wird, um von aeroben Organismen in ihrem Stoffwechsel umgesetzt zu werden. Sie wiederum produzieren Abfallstoffe ($CO_2$), die zum Aufbau von $O_2$ im Rahmen der Photosynthese verwendet werden. Außerdem beinhalten viele Biomoleküle Sauerstoff. Des Weiteren besteht **Wasser** bekanntlich aus einem Sauerstoff- und zwei Wasserstoff-Atomen.

Da Sauerstoff und einige seiner Verbindungen überaus reaktiv sind (hohe Elektronegativität), kann er auch negative Folgen für den Organismus haben. Durch die sogenannten reaktiven Sauerstoffspezies oder kurz ROS (engl. für *Reactive Oxygen Species*) werden zufällige Stoffe in Zellen oxidiert. Dadurch steigt der **oxidative Stress,** der für die Physiologie und Struktur von Zellen schädlich ist und zur **Zellalterung** führt. Die ROS finden aber auch gerade wegen ihrer schädlichen Wirkung in der Immunabwehr als Inhaltsstoffe der Makrophagen Verwendung, wenn sie Erreger abtöten sollen (➤ Abb. 19.4).

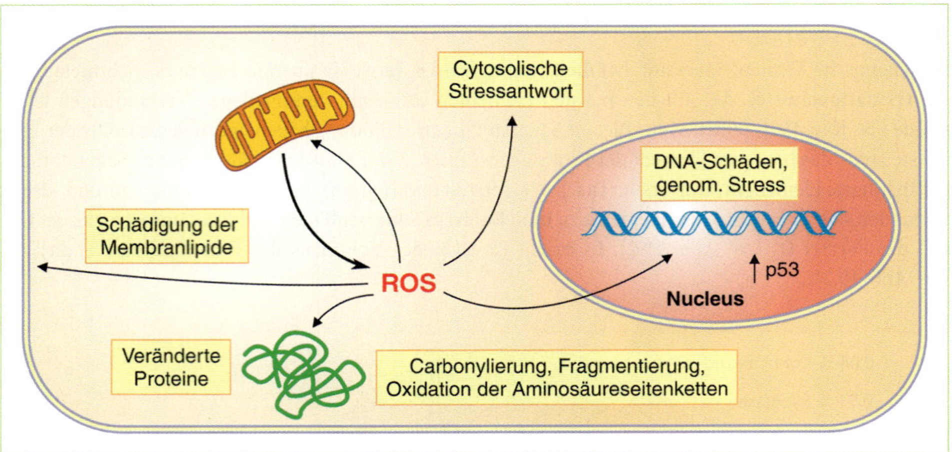


**Abb. 19.4** Schädigende Auswirkungen der reaktiven Sauerstoffspezies (ROS) auf die Zelle [L190]

## 19.2.3 Wasser

**DEFINITIONEN** Als **Alkohol** bezeichnet man in der Chemie organische Verbindungen, die eine oder mehrere Hydroxygruppen (-OH) besitzen, welche an sogenannte aliphatischen Kohlenstoffatome gebunden sind. Alkohole tragen in ihrem Namen oft die Endung **-ol** (z. B. Ethanol).
**Aliphatisch** bezeichnet Kohlenstoffverbindungen die Wasserstoff beinhalten, aber nicht aromatisch sind.

Wasser, chemisch $\mathbf{H_2O}$ (➤ Abb. 19.2), ist eine anorganische Verbindung, die bei Raumtemperatur als geschmacklose und geruchlose Flüssigkeit vorliegt. Es ist das am besten erforschte chemische Molekül und wird als universelles Lösungsmittel, besonders für das Leben auf der Erde, gehandhabt.

Wassermoleküle bilden **Wasserstoffbrücken** (➤ Kap. 13.2) untereinander aus und sind **stark polar** (➤ Abb. 19.5). Diese Polarität erlaubt es ihnen, andere polare Substanzen wie Alkohole und Säuren mit hoher Affinität zu binden. Man sagt, sie werden dadurch „gelöst“. Wasser ist auf der Erde beinahe universell vorhanden und in flüssiger Form so gut wie nicht zu komprimieren, weshalb es hervorragend für verschiedenste Experimente geeignet ist.

Außerdem ist Wasser eine **amphotere Substanz.** Das bedeutet, dass es sowohl eine Säure als auch eine Base ist und deshalb sowohl $H^+$- als auch $OH^-$-Ionen durch Autoprotolyse (➤ Kap 20.1) produzieren kann. Da das Wasser auch ein unheimlich gutes polares Lösungsmittel ist, kommt es in der Realität so gut wie nie als reine Substanz vor, sondern ist stets mit anderen Stoffen „verunreinigt“. Die Eigenschaften von

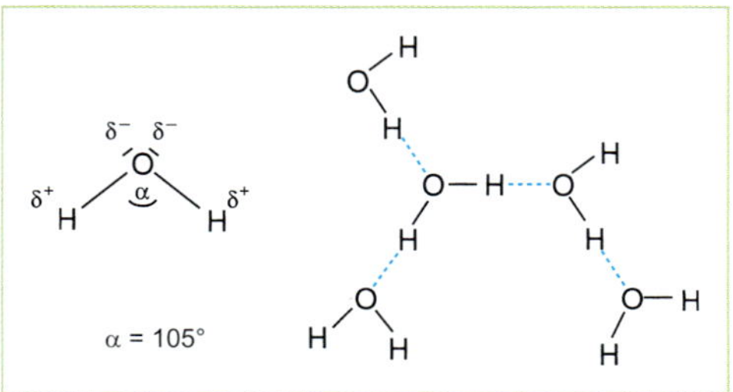


**Abb. 19.5** Partialladungen im Wassermolekül und Wasserstoffbrücken zwischen Wassermolekülen [L253]

derartig undestilliertem Wasser weichen von dem der reinen Form oft ab. Da das Wasser durch den stark elektronegativen Sauerstoff in seiner Verbindung eine sehr hohe Polarität aufweist, ist es in unpolaren Substanzen wie Fetten so gut wie nicht löslich (➤ Abb. 19.5).

**AUS DEM MEDIZINSTUDIUM** Warum sank die Titanic?
Wir wissen, dass Körper, die dichter sind als die Flüssigkeit, in der sie sich befinden, auf den Grund des Behälters absinken, in der sich die Flüssigkeit befindet. Dasselbe gilt natürlich auch für Gase. Denkt z.B. an ungepopptes und gepopptes Popcornmais. Das gepoppte Popcorn schwimmt auf dem Wasser, während das ungepoppte im Wasser absinkt, weil es dichter ist als das gepoppte Popcorn.
Aber wieso sank dann die Titanic? Eis müsste doch dichter als Wasser sein, da es ja kälter ist?
Der Unterschied zwischen der Dichte von Eis und der Dichte von flüssigem Wasser ist der, dass Wasser seine **höchste Dichte bei ca. 4 °C** hat. Wieso?
Wassermoleküle bilden schon im flüssigen Zustand **Wasserstoffbrückenbindungen** (➤ Abb. 19.6) untereinander aus. Ist das Wasser wärmer als 4 °C, spielt das aber keine Rolle, denn die Bewegungsfreiheit der Moleküle ist so groß, dass die Dichte des Wassers mit zunehmender Temperatur abnimmt, während sein Volumen steigt – es zeigt also über diesem Punkt ein normales Verhalten. Bei ca. 4 °C wird ein Zustand erreicht, bei dem die Wassermoleküle gerade so beweglich sind und so wenige H-Brücken ausgebildet haben, dass das Wasser hier das **geringste Volumen** einnimmt und gleichzeitig die **höchste Dichte** hat.
Jetzt der Clou: Wird das Wasser kälter als 4 °C, bilden sich **immer mehr H-Brücken** aus, die dazu führen, dass die Wassermoleküle, die eine solche Bindung eingehen, **einen bestimmten Abstand** voneinander haben (➤ Abb. 19.5 und ➤ Abb. 19.6). Daraus folgt, dass sich das Volumen des flüssigen Wassers von 4 °C bis 0 °C erhöht, während seine **Dichte abnimmt.** Dieser Vorgang geht auch bis in den negativen Bereich der Celsius-Skala, bei dem Wasser ja bekanntlich zu Eis wird. Eis hat molekular gesehen durch die H-Brücken eine kristalline Form (denkt an die Schneeflocken), die ebenfalls viel Raum braucht. Man nennt dieses Phänomen die **Dichteanomalie des Wassers.**
Weil also Eis eine geringere Dichte hat als 4 °C kaltes Wasser, schwimmen Eisberge auf dem Atlantik und können daher von Schiffen wie der Titanic gerammt werden und sie so zum Sinken bringen.

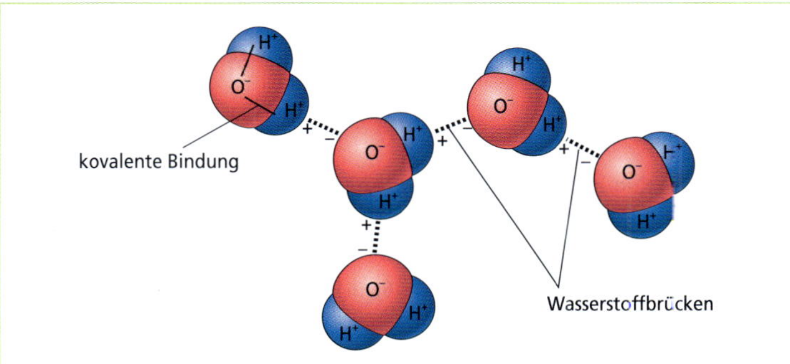


**Abb. 19.6** Fünf Wassermoleküle und die sie verbindenden Wasserstoffbrücken [L190]

**MedAT-GEHEIMTIPP** Zur Anomalie des Wassers werden auch gerne Fragen gestellt.

**AUS DEM MEDIZINSTUDIUM** Warum friert warmes Wasser schneller als kaltes?
Das weiß man bis heute noch nicht genau. Merkwürdig ist auch, dass dieses Phänomen nur bei ca. 30–40 % der Fälle wirklich auftritt. Man hat bis heute nicht geschafft, diesen Vorgang, der **Mpemba-Effekt** genannt wird, zufriedenstellend zu erklären.

## 19.3 Kohlenstoff und Kohlensäure

### 19.3.1 Kohlenstoff

Kohlenstoff ist ein nichtmetallisches Element mit der Ordnungszahl 6 aus der Kohlenstoff-Silicium-Hauptgruppe des Periodensystems. Es hat drei Isotope, die natürlich vorkommen: $^{12}C$, $^{13}C$ und $^{14}C$, wobei Letzteres ein radioaktives Isotop ist. Kohlenstoff bildet gerne kovalente chemische Bindungen aus, was eine Grundvoraussetzung seiner wichtigsten Aufgabe auf der Erde ist: Er ist die **Grundsubstanz des Lebens** (➤ Kap. 22.1.1).

**MedAT-Stichwort**
Kohlenstoff, Oxide, Kohlensäure

Notizen



**AUS DEM MEDIZINSTUDIUM** Die **Radiokarbondatierung** ist eine Methode zur Bestimmung des Alters eines Objekts, das organisches Material beinhaltet. Da lebende Organismen ihren Kohlenstoff durch Aufnahme aus der Umwelt ständig erneuern, haben sie ein gewisses, konstantes Verhältnis von $^{12}C$ und dem radioaktiven $^{14}C$. Stirbt ein Organismus, so kann er seinen Kohlenstoff nicht mehr erneuern und das $^{14}C$ nimmt nach dem Zerfallsgesetz seiner Halbwertszeit entsprechend stetig ab. Aus diesem Verhältnis kann man auf den Todeszeitpunkt des Organismus hochrechnen.

**MedAT-GEHEIMTIPP** Gemeine Altfrage: Was wird bei der Radiokarbonmethode gemessen? Außerdem wurden 2025 die Eigenschaften von Diamanten geprüft.

Die Atome des Kohlenstoffs können sich aber auch zu anorganischen Stoffen formen. Man nennt diese verschiedenen Bindungsformen und ihre Resultate Allotrope des Kohlenstoffs. Die bekanntesten sind Graphit, Diamant und amorpher Kohlenstoff. Die physikalischen Eigenschaften der anorganischen Kohlenstoffverbindungen variieren stark mit der Allotropie; z. B. ist Graphit undurchsichtig und schwarz, während Diamanten transparent sind. Graphit ist so weich, dass man damit auf Papier schreiben kann, während Diamanten die härtesten natürlich vorkommenden Materialien sind. Außerdem ist Graphit ein guter elektrischer Leiter, während Diamanten eine geringere elektrische Leitfähigkeit haben.

**AUS DEM MEDIZINSTUDIUM** Obwohl der Name etwas anderes suggeriert, beinhalten Bleistifte nicht gerade Blei, das haben sie noch nie. Ihre Mine ist vielmehr schon immer aus Graphit hergestellt worden.

Mit fast zehn Millionen bisher beschriebenen Verbindungen bildet Kohlenstoff mehr Verbindungen als jedes andere Element. Trotzdem ist diese Zahl immer noch nur ein Bruchteil der theoretisch möglichen Verbindungen unter Standardbedingungen, was vielleicht erklärt, weshalb die organische Chemie auf den ersten Blick so kompliziert anmutet.

## 19.3.2 Kohlensäure

Die Kohlensäure ist eine chemische Verbindung und eine schwache zweiprotonige Säure mit der Summenformel $\mathbf{H_2CO_3}$. Sie ist das Reaktionsprodukt ihres Säureanhydrids Kohlendioxid ($CO_2$) mit Wasser ($H_2O$). Kohlensäure spielt eine wichtige Rolle in dem Bicarbonat-Puffersystem des Blutes, der die Aufgabe hat, die Säure-Base-Homöostase in bestimmten Grenzen zu halten. $H_2CO_3$ bildet zwei Arten von Salzen: die Carbonate und die Bicarbonate.

**MedAT-GEHEIMTIPP** Merkt euch die Summenformel $H_2CO_3$ und die Tatsache, dass Kohlensäure eine schwache Säure ist.

**AUS DEM MEDIZINSTUDIUM** In dieser Formel seht ihr die Gesamtreaktion der Bildung von Hydrogenkarbonat aus Kohlenstoff und Wasser. Das ist der Stoff, der unser Blut maßgeblich puffert, sodass der Blut-pH in engen Grenzen (7,35–7,45) gehalten wird.

$$CO_2 + H_2O \rightleftharpoons H_2CO_3 \qquad pK = 3{,}1$$
$$H_2CO_3 + H_2O \rightleftharpoons H_3O^+ + HCO_3^- \qquad pK_{s1} = 3{,}3$$
$$\overline{CO_2 + 2\,H_2O \rightleftharpoons H_3O^+ + \underset{\text{Hydrogencarbonat}}{HCO_3^-} \qquad pK_s = 6{,}4}$$

$CO_2$ wird oft fälschlicherweise als Kohlensäure bezeichnet. Richtiger wäre es das Kohlenstoffdioxid, wenn es in Wasser gelöst ist, als **freie Kohlensäure** zu bezeichnen.

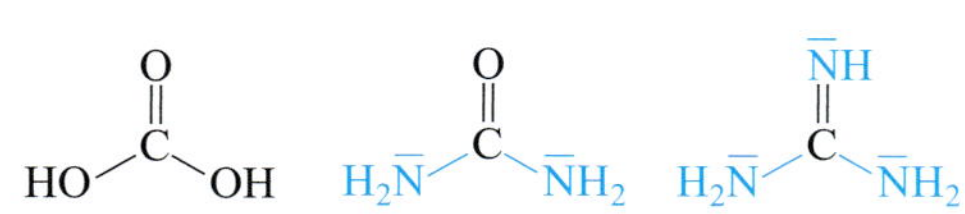


Kohlensäure Harnstoff Guanidin

## 19.4 Oxide

Ein Oxid ist eine chemische Verbindung, die in ihrer chemischen Formel mindestens ein Sauerstoffatom und ein weiteres Element enthält. Die Verbrennung von Kohlenwasserstoffen liefert die zwei Hauptvertreter der Kohlenstoffoxide: **Kohlenmonoxid und Kohlendioxid** (➤ Abb. 19.2).
Kohlenstoffdioxid mit der Summenformel $CO_2$ ist ein häufiges Abbauprodukt von Stoffwechselvorgängen in biologischen Organismen. Außerdem ist es ein überaus wichtiges Treibhausgas der Atmosphäre.
Kohlenstoffmonoxid (CO) hingegen ist ein toxisches Gas, das bei unvollständiger Verbrennung aus kohlenstoffhaltigen Substanzen entsteht.
Prinzipiell können die meisten Stoffe Oxide bilden. Im Besonderen sind an dieser Stelle Metalle wie z. B. das Eisen (II)- und Eisen (III)-oxid zu nennen, die gemeinsam nichts anderes als **Rost** bilden – das Korrosionsprodukt des Eisens. Wir haben die wichtigsten in ➤ Tab. 19.3 zusammengefasst.

**MedAT-GEHEIMTIPP** So hart es auch ist: Es wurde auch schon mal nach der Summenformel von Magnesiumoxid gefragt! Noch härter im Jahr 2023 und 2024: Frage nach der Summenformel von Speisesoda ($NaHCO_3$).

**Tab. 19.3** Verschiedene Oxide und ihre Summenformeln

| Name der Verbindung | Summenformel |
|---|---|
| Aluminiumoxid | $Al_2O_3$ |
| Calciumoxid | CaO |
| Distickstoffmonoxid (Lachgas) | $N_2O$ |
| Eisen-(II)-oxid | FeO |
| Eisen-(III)-oxid | $Fe_2O_3$ |
| Kohlenstoffmonoxid | CO |
| Kohlenstoffdioxid | $CO_2$ |
| Kupfer-(I)-oxid | $Cu_2O$ |
| Kupfer-(II)-oxid | CuO |
| Magnesiumoxid | MgO |
| Schwefeldioxid | $SO_2$ |
| Schwefeltrioxid | $SO_3$ |
| Siliciumdioxid | $SiO_2$ |
| Wasserstoffperoxid | $H_2O_2$ |
| Zinkoxid | ZnO |

## 19.5 Stickstoff

**MedAT-Stichwort**
Stickstoff

**MedAT-GEHEIMTIPP** Wenn Stickstoff geprüft werden sollte, dann sehr wahrscheinlich nur oberflächlich. Beispielsweise könnte gefragt werden, ob seine Oxide gefährliche Umweltgifte bilden können oder ob er der Hauptbestandteil der Atmosphärenluft sei.

Stickstoff ist ein chemisches Element mit dem Symbol N und der Ordnungszahl 7. Es ist das leichteste Element der IUPAC-Gruppe 15 des Periodensystems. Der Name verweist direkt auf die Folgen der übermäßigen Einnahme dieser Substanz. Bei Normaltemperatur und -druck lagern sich zwei Atome des Elements mit einer kovalenten Bindung aneinander, woraufhin das entstehende Molekül **molekularer Stickstoff** (Distickstoff) genannt wird. Es ist farb- und geruchlos und hat die Summenformel $\mathbf{N_2}$.
Stickstoff macht etwa 78 % des Gesamtanteils der Luft aus (➤ Abb. 19.3) und ist damit das am häufigsten vorkommende Element der Erdatmosphäre. Es kommt außerdem in allen lebenden Organismen vor: Vor allem auch in ihren **Aminosäuren** (und damit auch Proteinen), ihren **Nukleinsäuren** (DNA und RNA) und ihrem **Adenosintriphosphat** (ATP).
Da die **Dreifachbindung** des molekularen Stickstoffs sehr reaktionsträge ist, hat man relativ große Schwierigkeiten damit, es in industriell nützliche Verbindungen umzuwandeln, da die Aktivierungsenergie so hoch ist. Nichtsdestotrotz wird es aber in großem Stil zur Produktion von verschiedensten Stoffen verwendet. Der Grund dafür ist, dass die überaus starke Dreifachbindung des $N_2$ bei seiner Verbrennung

oder Zersetzung auch große Mengen an Energie freisetzt, die man auf verschiedenste Art und Weise nutzen kann. Ammoniak, Blausäure (beide ➤ Abb. 19.2) und Nitroglycerin sind z. B. sehr wichtige Substanzen für die Landwirtschaft, die Chemieindustrie und das Militär.
Abgesehen von seiner Verwendung in Düngemitteln und als Energiespeicher ist Stickstoff ein Bestandteil von unzähligen organischen Verbindungen. Es wird in der Rüstungsindustrie für das sogenannte Kevlar verwendet, der Stoff, aus dem z. B. schusssichere Westen gemacht werden. Oder aber auch als Cyanacrylat, dem Inhaltsstoff des Sekundenklebers. Außerdem ist Stickstoff Bestandteil jeder größeren pharmakologischen Arzneimittelklasse, einschließlich den Antibiotika.
Viele Medikamente simulieren natürliche stickstoffhaltige Signalmoleküle, z. B. steuern die organischen Nitrate Nitroglycerin und Nitroprussid den Blutdruck durch Metabolisierung in molekulares Stickoxid (NO), das einen gefäßerweiternden (vasodilatativen) Effekt hat. Darüber hinaus beinhalten viele weitere Stoffe wie Koffein, Morphin oder synthetischen Amphetamine wie das Methamphetamin Stickstoff.

**AUS DEM MEDIZINSTUDIUM** Auch sogenannte Phosphodiesterase-5-Hemmer, besser bekannt als **Viagra oder Cialis,** funktionieren, wie der Name schon sagt, über die Hemmung der Phosphodiesterase V, die unter anderem das cyclische Guanosin-Monophosphat (**cGMP**) abbaut. Fällt der Abbau des cGMP durch die Einnahme des Medikaments weg, so ist es in den Gefäßen vermehrt vorzufinden. Der Clou: Das cGMP wird durch Stickstoffmonoxid aktiviert und führt so zu einer Erweiterung von Blutgefäßen durch die Relaxation der glatten Muskulatur.
Was hat das nun mit dem Penis zu tun?
Der Penis besteht aus Schwellkörpern (➤ Kap. 4.11.2), die sich mit Blut füllen können. Werden die glatten Muskelzellen der Gefäße der Schwellkörper relaxiert, vermehrt sich das Blutvolumen im Schwellkörper, da der Querschnitt des Gefäßes und somit sein Volumen steigt, und der Penis wird erigiert.

Wichtig für das Leben: Der Stickstoff hat einen regelrechten Kreislauf in der Natur (➤ Kap. 8.2). Da es ein wichtiger Teil von Nukleotiden, Proteinen und zahlreichen anderen Biomolekülen ist, befinden sich die Verbindungen, in denen es vorkommt, in einem stetigen Wandel im Ökosystem.

## 19.6 Halogene

**MedAT-Stichwort**
Halogene

Die Halogene stellen die siebte Hauptgruppe im Periodensystem dar und beinhalten die fünf chemisch verwandten Elemente **Fluor (F), Chlor (Cl), Brom (Br), Iod (I) und Astat (At).** In der heutigen Nomenklatur ist diese Gruppe hingegen als IUPAC-Gruppe 17 bekannt (➤ Kap. 14.1).
Die Gruppe der Halogene ist diejenige Elementgruppe, bei der alle drei Aggregatzustände bei Standardtemperatur und -druck von den verschiedenen Elementen angenommen werden. An Wasserstoff gebunden bilden alle Halogene Säuren. Elementare Halogene hingegen sind giftig und können potenziell tödlich sein. Chlor, Brom und Iod werden häufig als Desinfektionsmittel verwendet.
Wenn Halogene mit Metallen reagieren, erzeugen sie eine breite Palette von Salzen, darunter Natriumchlorid (gewöhnliches Tafelsalz). Der Name *„Halogen"* (altgr.) bedeutet daher auch *„salzproduzierend"*.

**MedAT-GEHEIMTIPP** Mögliche Fragen:
Ist es wahrscheinlich, dass Halogene sauerstoffreiche Verbindungen bilden? Ja!
Ist Fluor ein Bestandteil des Zahnschmelzes? Ja!
Ist die Salzsäure eine sauerstoffreiche Verbindung? Natürlich nicht!

## 19.7 Schwefel

**MedAT-Stichwort**
Schwefel

Schwefel ist ein nicht-metallisches chemisches Element mit dem Symbol S und der Ordnungszahl 16. Es ist ein häufig in der Erdkruste, der Atmosphäre und in lebenden Organismen vorkommendes Element.
Schwefel ist bekannt für seine **gelbe Farbe,** seinen niedrigen Schmelzpunkt und seine Fähigkeit, eine Vielzahl von Verbindungen zu bilden, z. B. Sulfide (➤ Kap. 22.4.3), Sulfate und organische Schwefelverbindungen (➤ Abb. 22.12). Seine vielfältigen Eigenschaften machen Schwefel zu einem wichtigen Element in verschiedenen industriellen, ökologischen und biologischen Prozessen.

Schwefel kommt in der Erdkruste in Form von elementarem Schwefel und Sulfidmineralien wie Pyrit vor. Er ist auch in Sulfatmineralien wie Gips und Anhydrit enthalten. Man kann Schwefel aus diesen Mineralien durch Bergbau oder als Nebenprodukt der Erdgas- und Erdölraffination gewinnen, wo er in Form von Schwefelwasserstoff ($H_2S$) vorliegt.

**AUS DEM MEDIZINSTUDIUM** **Disulfidbrücken** sind starke kovalente Bindungen, die sich zwischen zwei Schwefelatomen bilden, in der Regel innerhalb eines Proteinmoleküls. Sie entstehen, wenn zwei Cystein-Aminosäuren (➢ Kap. 23.2.1), die jeweils eine Thiolgruppe (-SH) aufweisen (➢ Abb. 22.12), sich nahekommen und eine Oxidationsreaktion stattfindet, die zur Bildung einer Disulfidbrücke (-S-S-) führt.
Disulfidbrücken spielen eine entscheidende Rolle bei der Stabilisierung der dreidimensionalen Struktur von Proteinen und tragen zur allgemeinen Stabilität, Funktion und Aktivität von Proteinen bei.

Notizen

KAPITEL

# 20 Säuren und Basen

Deniz Tafrali

## 20.1 Säuren und Basen nach Brønsted

**MedAT-GEHEIMTIPP** Wer die Herleitung der folgenden Gesetze nicht logisch nachvollziehen kann oder möchte, muss sich keine großen Sorgen machen. Ihr überlebt den MedAT auch, wenn ihr die Konstanten und hergeleiteten Formeln, die nun folgen, auswendig lernt. Das Verstehen der Zusammenhänge erspart euch allerdings stumpfes Auswendiglernen und ist ein guter Test, ob ihr den bisher behandelten Stoff verstanden habt.
In diesem Kapitel gilt also dasselbe wie auch schon vorher: Schön durcharbeiten und die Thematik, so gut es geht, verstehen, denn zu den Säuren und Basen wird **sehr viel gefragt.**

**DEFINITIONEN** Nach Brønsted ist eine **Säure** ein Molekül, das Protonen ($H^+$-Ionen) abgeben kann, also ein **Protonendonator.** Beispielsweise gibt Salzsäure (HCl) in Wasser ein Proton ab und wird zu $Cl^-$.
Eine **Base** hingegen kann Protonen aufnehmen, ist also ein **Protonenakzeptor.** Zum Beispiel nimmt Ammoniak ($NH_3$) in Wasser ein Proton auf und bildet Ammonium ($NH_4^+$).

**MedAT-Stichwort**
Säure-Basen-Reaktion

**MedAT-Stichwort**
Brönsted-Säuren/Basen

Damit eine Säure-Base-Reaktion stattfinden kann, braucht es neben einem Lösungsmittel, in den meisten Fällen Wasser, immer zwei Parteien – eine Säure und eine Base. Bei dieser Reaktion werden **Protonen übertragen** – das nennt man eine **Protolyse.**
Eine Protolyse kann man wie folgt beschreiben:

$$HA + B^- \rightarrow A^- + HB$$

Dabei steht:
- HA: für die Brønsted-Säure (Protonendonator), die ein Proton abgibt.
- $B^-$: für die Base (Protonenakzeptor), die ein Proton aufnimmt.
- $A^-$: für die konjugierte Base der Säure HA.
- HB: für die konjugierte Säure der Base $B^-$.

Die Säure HA gibt ihr Proton an die Base $B^-$ ab. Dadurch wird die Säure HA zur Base $A^-$, während die Base $B^-$ das Proton aufnimmt und so zur Säure HB wird. Daraus folgt: Jede Säure hat eine ganz spezifische Base, von der sie sich nur durch ein einziges Proton unterscheidet. Diese Paare nennt man **konjugierte Säure-Base-Paare.**

**VERSTÄNDNIS+** Für ein besseres Verständnis der Abläufe auf molekularer Ebene schauen wir uns das Ganze am Beispiel von **Flusssäure** bzw. Fluorwasserstoffsäure (HF) an (➤ Abb. 20.1).
Fluorwasserstoff (HF) dissoziiert im Wasser aufgrund seines Verhaltens als Brønsted-Säure. Auf molekularer Ebene ist die H-F-Bindung **stark polar,** da Fluor eine **sehr hohe Elektronegativität** besitzt und das gemeinsame Elektronenpaar stark zu sich zieht. Dadurch erhält das Wasserstoffatom eine partielle positive Ladung ($\delta^+$). In der wässrigen Lösung wirken die polaren **Wassermoleküle** mit ihrem negativ geladenen Sauerstoff als **Protonenakzeptoren.** Sie ziehen das Proton ($H^+$) von HF an, wodurch ein Hydroniumion ($H_3O^+$) und ein Fluoridion ($F^-$) entstehen:

$$H_2O + HF \rightarrow H_3O^+ + F^-$$

Das entstandene Fluoridion ist aufgrund der hohen Elektronegativität und des kleinen Ionenradius von Fluor besonders stabil, da es das überschüssige Elektronenpaar effektiv aufnimmt. Gleichzeitig wird das Hydroniumion durch Wasserstoffbrückenbindungen mit den umgebenden Wassermolekülen stark gelöst, was die Dissoziation unterstützt. Dennoch dissoziiert HF nur **teilweise,** da die H-F-Bindung **sehr stark** ist und nicht alle HF-Moleküle ihre Protonen abgeben. Daher zählt Flusssäure zu den **schwachen Säuren** (➤ Kap. 20.4).

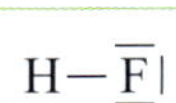

**Abb. 20.1** Fluorwasserstoff [L253]

**MedAT-GEHEIMTIPP** Es wurde schon mal nach der konjugierten Base der Schwefelsäure gefragt (Hydrogensulfat-Anion [$HSO_4^-$]), sowie bereits zweimal nach der Definition von Säuren und Basen nach Brønsted.

### Ampholyte

**Ampholyte** sind chemische Verbindungen, die sowohl als Säure als auch als Base reagieren können. Sie haben die Fähigkeit, Protonen ($H^+$) abzugeben (Säureverhalten) oder aufzunehmen (Baseverhalten), **abhängig von der chemischen Umgebung,** in der sie sich befinden.
Diese Eigenschaft macht Ampholyte besonders wichtig in Puffersystemen und biologischen Prozessen (z. B. im Blut), da sie den pH-Wert regulieren können (➤ Kap. 20.2).

**DEFINITIONEN** Ein **Puffer** (oder **Puffersystem**) ist ein Stoffsystem, das den pH-Wert einer Lösung weitgehend stabil hält, wenn kleine Mengen Säure oder Base zugegeben werden. Typischerweise besteht ein solcher Puffer aus einer **schwachen Säure** und ihrer korrespondierenden **Base** (oder umgekehrt). Das System kann überschüssige Protonen ($H^+$) abfangen oder abgeben, sodass sich der pH-Wert nur geringfügig verändert.

Ein bekanntes Beispiel ist **Wasser** ($H_2O$). Wasser kann als Base wirken, indem es ein Proton aufnimmt und ein Hydroniumion ($H_3O^+$) bildet. Gleichzeitig kann es auch als Säure agieren, indem es ein Proton abgibt, sodass ein Hydroxidion ($OH^-$) entsteht.

**MedAT-GEHEIMTIPP** Wasser als Puffer einer Säure wurde bereits zweimal abgeprüft. 2025 wurde eine allgemeine Frage zu Wasser gestellt, wobei die falsche Antwort gesucht wurde, die da lautete: Wasser kann als Säure reagieren, nicht aber als Base. Außerdem 2025 geprüft: Was ergibt in Wasser keine Säure? Methan!

**AUS DEM MEDIZINSTUDIUM** Ein weiteres Beispiel ist **Hydrogencarbonat** ($HCO_3^-$). Es kann als Säure Protonen abgeben und zu Carbonat ($CO_3^{2-}$) werden. Gleichzeitig kann es als Base ein Proton aufnehmen und zu Kohlensäure ($H_2CO_3$) reagieren.
Auch **Aminosäuren** sind Ampholyte, da sie eine saure Carboxygruppe (–COOH) besitzen, die Protonen abgeben kann, und eine basische Aminogruppe (–$NH_2$), die Protonen aufnehmen kann.

## 20.2 Autoprotolyse des Wassers und pH-Wert

**MedAT-Stichwort**
Autoprotolyse des Wassers

Die Fähigkeit von Wasser, sowohl Protonen aufzunehmen als auch abzugeben, zeigt sich besonders in der **Autoprotolyse.** Dabei reagieren zwei Wassermoleküle miteinander, wodurch ein **Oxonium-Ion** ($H_3O^+$) und ein **Hydroxid-Ion** ($OH^-$) entstehen.
Die Reaktionsgleichung lautet:

$$2\,H_2O \rightleftharpoons H_3O^+ + OH^-$$

**DEFINITIONEN** Der Begriff **Autoprotolyse** leitet sich aus dem Griechischen ab:
- *Auto* bedeutet „selbst"
- *Proto* steht für „Proton"
- *Lyse* bedeutet „Spaltung"

Die Autoprotolyse des Wassers beschreibt also einen Prozess, bei dem ein Wassermolekül ein Proton auf ein anderes Wassermolekül überträgt, wodurch die **Bildung von Ionen** erfolgt.

**VERSTÄNDNIS+** Ein Wassermolekül gibt ein Proton ab, weil chemische Teilchen danach streben, energetisch stabile Zustände zu erreichen. Die H–O-Bindung im Wassermolekül ist **stark polar,** weil Sauerstoff als stark **elektronegatives Atom** die Bindungselektronen deutlich **stärker anzieht** als Wasserstoff. Dadurch wird das Proton ($H^+$) nur schwach gehalten und kann relativ leicht freigesetzt werden. Die **thermische Bewegung der Wassermoleküle** trägt ebenfalls zur Protonenabgabe bei, da ständige Kollisionen die Energie liefern, um die H–O-Bindung zu brechen.
Sobald ein Wassermolekül ein Proton abgibt, wird dieses von einem benachbarten Wassermolekül aufgenommen, das als Base fungiert. Dies führt durch Wasserstoffbrückenbindungen mit den umliegenden Wassermolekülen zur Bildung von **stabilisierten Ionen** – dem Oxonium-Ion ($H_3O^+$) und dem Hydroxid-Ion ($OH^-$).

Für die oben genannte Reaktion kann ein **Massenwirkungsgesetz** (➤ Kap. 18.3) formuliert werden:

$$K = \frac{[H_3O^+] \cdot [OH^-]}{[H_2O]^2}$$

Da die Konzentration von Wassermolekülen in reinem Wasser nahezu konstant bleibt, kann sie aus der Gleichung ausgeklammert werden. Das Ergebnis ist das sogenannte **Ionenprodukt des Wassers:**

$$K_w = [H_3O^+] \cdot [OH^-]$$

**VERSTÄNDNIS⁺** Und was bringt einem das Ionenprodukt jetzt?
Mit ihm kann man die **dynamische Beziehung** zwischen den Konzentrationen der Säure und Base in der Lösung errechnen. Da man sie miteinander multipliziert, muss sich die **Menge der Säure reduzieren,** wenn sich die **Menge der Base erhöht** und vice versa.

In reinem Wasser wurde **experimentell** nachgewiesen, dass die Konzentration von Oxonium-Ionen $H_3O^+$ und Hydroxid-Ionen $OH^-$ jeweils folgende Menge betragen:

$$[H_3O^+] = [OH^-] = 10^{-7} \frac{mol}{L}$$

Da die Mengen von $H_3O^+$ und $OH^-$ in reinem Wasser also gleich sind, ergibt sich das Ionenprodukt:

$$K = [H_3O^+] \cdot [OH^-] = \left(10^{-7} \frac{mol}{L}\right) \cdot \left(10^{-7} \frac{mol}{L}\right)$$

$$K = 10^{-14} \frac{mol^2}{L^2}$$

**MedAT-GEHEIMTIPP** Eben diese **Verteilung von Oxonium- und Hydroxid-Ionen** im Wasser wurde ebenfalls bereits geprüft.
Auch geprüft: Konzentrationen von **Oxonium- und Hydroxid-Ionen** in verschiedenen Säuren.

**VERSTÄNDNIS⁺** An dieser Stelle lohnt es sich, ➤ Kap. 40.7 durchzulesen, um genau zu verstehen, was ein Logarithmus ist!

Wir kennen jetzt die Anzahl der Säure- und Basemoleküle in einem Liter Wasser. Jedoch ist die Schreibweise wegen der sehr geringen Ionenkonzentrationen recht umständlich, weshalb Chemiker nicht direkt mit molaren Konzentrationen (mol/L) arbeiten. Stattdessen verwenden sie den **negativen dekadischen Logarithmus** (➤ Kap. 40.7) **der Konzentration,** was durch ein kleines „p" gekennzeichnet wird. Zum Beispiel entspricht eine $H_3O^+$-Konzentration von $10^{-7}$ mol/L einem **pH-Wert** von **7.**

**DEFINITIONEN** Der **pH-Wert** ist eine logarithmische Größe, die den Säure- oder Basencharakter einer Lösung angibt. Er wird definiert als der negative dekadische Logarithmus der Konzentration von Hydronium-Ionen $H_3O^+$ in der Lösung:

$$pH = -\log_{10} [H_3O^+]$$

Ein niedriger pH-Wert (unter 7) zeigt eine saure Lösung an, ein hoher pH-Wert (über 7) eine basische, während ein pH von 7 eine neutrale Lösung beschreibt.

Die Definitionen für pH und pOH lauten:

$$pH = -\log_{10} [H_3O^+]$$

Notizen

$$pOH = -\log_{10}\left[OH^-\right]$$

Wenn man das gesamte Ionenprodukt des Wassers logarithmiert, ergibt sich die Beziehung:

$$pK = pH + pOH$$

Für reines Wasser gilt:

$$pH + pOH = 7 + 7 = 14$$

Wir sehen: Die Summe aus pH und pOH muss immer 14 sein. Da in reinem Wasser die Anzahl von $OH^-$ und $H_3O^+$-Ionen identisch ist, ist der pH = 7, ebenso wie der pOH.
Wird eine **Säure** in Wasser gelöst, entstehen **verstärkt $H_3O^+$-Ionen.** Die Anzahl an $OH^-$-Ionen nimmt ab, da die Säure so viele Protonen mitbringt, dass für normale Wassermoleküle „kein Grund" besteht, ihre Protonen abzugeben. Der pH-Wert wird kleiner, wobei man alle Lösungen mit pH-Werten, die kleiner als 7 sind, als **sauer** bezeichnet.

**VERSTÄNDNIS+** Warum sinkt der pH-Wert, wenn die Konzentration an $H_3O^+$-Ionen steigt?
Ein pH-Wert von 2 entspricht einer $H_3O^+$-Konzentration von $10^{-2}$ mol/L, während ein pH-Wert von 7 einer Konzentration von $10^{-7}$ mol/L entspricht. Das bedeutet, dass in einer Lösung mit pH 2 **deutlich mehr** $H_3O^+$-Ionen vorhanden sind als in einer mit pH 7. Um vom pH 7 auf einen pH 2 zu gelangen, muss die Konzentration der $H_3O^+$-Ionen um das **10-Fache pro Schritt** zunehmen.
Der Zusammenhang zwischen pH und pOH ergibt sich durch die Formel: 14 = pH + pOH. Bei pH-Werten über 7 ist die Konzentration der $OH^-$-Ionen höher als die der $H_3O^+$-Ionen, wodurch die Lösung als **basisch** oder **alkalisch** bezeichnet wird.

## 20.3 Säurestärke

**MedAT-Stichwort**
Säurestärke

**DEFINITIONEN** Die **Säurestärke** beschreibt, wie gut eine Säure Protonen ($H^+$) **abgeben** kann. Gleichermaßen gibt sie an, wie vollständig eine Säure in einer Lösung in Protonen und ihre konjugierte Base zerfällt. **Je stärker die Säure, desto leichter gibt sie Protonen ab** und desto vollständiger ist ihre Dissoziation.

Ein quantitatives Maß für die Säurestärke ist die **Säurekonstante ($K_s$).** Sie ergibt sich aus dem Massenwirkungsgesetz der Dissoziation:

$$HA + H_2O \rightleftharpoons H_3O^+ + A^-$$

$$K_s = \frac{\left[H_3O^+\right] \cdot \left[A^-\right]}{[HA]}$$

Ein **großer $K_s$-Wert** bedeutet, dass die Säure fast vollständig dissoziiert und damit stark ist, während ein **kleiner $K_s$-Wert** auf eine schwache Säure hinweist. Zur Vereinfachung wird häufig der **$pK_s$-Wert** verwendet, der sich aus dem negativen Logarithmus von $K_s$ ergibt:

$$pK_s = -\log_{10}(K_s)$$

**Kleine $pK_s$-Werte** kennzeichnen starke Säuren, **große $pK_s$-Werte** schwache Säuren (➤ Abb. 20.2). Ab einem $pK_s$-Wert von 4 oder höher gilt eine Säure als schwach.

**VERSTÄNDNIS+** Damit keine Verwirrung herrscht:
- großer $K_s$-Wert = starke Säure
- kleiner $K_s$-Wert = schwache Säure
- großer **p**$K_s$-Wert = schwache Säure
- kleiner **p**$K_s$-Wert = starke Säure

**MedAT-GEHEIMTIPP** Allgemeine Prinzipien zu $pK_s$-Werten wurden bereits dreimal (zuletzt 2024) geprüft!

Notizen

| Säurecharakter (↑ Zunahme der Säurestärke) | $pK_s$ | Säure/konjugierte Base | |
|---|---|---|---|
| stark | −6 | $HCl/Cl^-$ | Chlorwasserstoff/Chlorid |
| | −3 | $H_2SO_4/HSO_4^-$ | Schwefelsäure/Hydrogensulfat |
| | −1,7 | $H_3O^+/H_2O$ | Hydroniumion/Wasser |
| | −1,3 | $HNO_3/NO_3^-$ | Salpetersäure/Nitrat |
| mittelstark | 1,9 | $HSO_4^-/SO_4^{2-}$ | Hydrogensulfat/Sulfat |
| | 2,0 | $H_3PO_4/H_2PO_4^-$ | Phosphorsäure/Dihydrogenphosphat |
| schwach | 4,8 | $CH_3COOH/CH_3COO^-$ | Essigsäure/Acetat |
| | 6,4 | $CO_2/HCO_3^-$ | Kohlendioxid/Hydrogencarbonat |
| | 7,1 | $H_2S/SH^-$ | Schwefelwasserstoff/Hydrogensulfid |
| | 7,2 | $H_2PO_4^-/HPO_4^{2-}$ | Dihydrogenphosphat/Hydrogenphosphat |
| sehr schwach | 9,2 | $NH_4^+/NH_3$ | Ammoniumion/Ammoniak |
| | 9,4 | $HCN/CN^-$ | Blausäure/Cyanid |
| | 10,4 | $HCO_3^-/CO_3^{2-}$ | Hydrogencarbonat/Carbonat |
| | 12,3 | $HPO_4^{2-}/PO_4^{3-}$ | Hydrogenphosphat/Phosphat |
| | 15,7 | $H_2O/OH^-$ | Wasser/Hydroxidion |

**Abb. 20.2** $pK_s$-Werte einiger Säuren, gemessen bei 25 °C [L253]

Analog dazu beschreibt die **Basenkonstante ($K_b$)** die Stärke einer Base. Der $pK_b$-Wert wird ebenfalls durch den negativen Logarithmus der Basenkonstanten definiert:

$$pK_b = -\log_{10}(K_b)$$

Zwischen Säuren und ihren konjugierten Basen besteht eine wichtige Beziehung:
Der $pK_s$-Wert einer Säure und der $pK_b$-Wert ihrer **konjugierten** Base addieren sich zu 14 (bei 25 °C)

$$pK_s + pK_b = 14$$

Das bedeutet, dass eine starke Säure (niedriger $pK_s$-Wert) immer eine **extrem schwache** konjugierte Base (hoher $pK_b$-Wert) hat und umgekehrt. Zum Beispiel hat Salzsäure (HCl) einen $pK_s$-Wert von -6,2 und die konjugierte Base ($Cl^-$) hat einen $pK_b$-Wert von 20,2.
Die Regel lautet:

> Die konjugierte Säure zu einer starken Base ist immer schwach, und die konjugierte Base zu einer starken Säure ist ebenfalls schwach.

Das erklärt, warum Protonen, die von einer starken Säure abgegeben werden, nicht leicht zur Säure zurückkehren – die durch die Dissoziation entstandene Base hat eine geringe Affinität, das Proton wieder aufzunehmen.

## 20.4 Starke und schwache Säuren

**Starke Säuren** sind solche, die in wässrigen Lösungen nahezu **vollständig** in Protonen ($H^+$) und ihre konjugierten Basen **dissoziieren.** Das bedeutet, dass fast alle Moleküle der Säure in Ionen zerfallen, wodurch die **Konzentration der Hydronium-Ionen** ($H_3O^+$) **sehr hoch** ist.
Typische Beispiele für starke Säuren sind **Salzsäure** (HCl), **Schwefelsäure** ($H_2SO_4$) und **Salpetersäure** ($HNO_3$). Für sie kann der pH-Wert einfach durch die Formel

$$pH = -\log_{10}[\text{Säure}]$$

berechnet werden, da sie, wie oben erwähnt, nahezu vollständig dissoziieren.

**Schwache Säuren** hingegen dissoziieren in wässrigen Lösungen nur teilweise, sodass ein großer Teil der Säuremoleküle in der Lösung **undissoziiert** bleibt und nur ein kleiner Anteil Protonen abgibt. Beispiele hierfür sind **Essigsäure** ($CH_3COOH$), **Kohlensäure** ($H_2CO_3$) und **Ammonium-Ionen** ($NH_4^+$). Diese Säuren haben im Vergleich zu starken Säuren einen moderateren pH-Wert, da die Bindung zwischen Wasserstoff und dem restlichen Molekül stabiler ist und die Protonen weniger leicht freigegeben werden.
Für schwache Säuren ist die Berechnung des pH-Werts komplexer, da ihre Protonenabgabe vom **chemischen Gleichgewicht** abhängt. Der pH-Wert wird mit der Formel

$$pH = 0{,}5 \cdot (pK_s - \log_{10}[\text{Säure}])$$

berechnet, wobei $\mathbf{pK_s}$ die Säurestärke beschreibt.

**MedAT-GEHEIMTIPP** Allgemeine Fragestellungen zu schwachen Säuren wurden bereits geprüft!

## 20.5 pH-Wert-Berechnung

**MedAT-Stichwort**
pH-Wert

Der **pH-Wert** wird berechnet als der negative dekadische Logarithmus der Konzentration von Hydronium-Ionen ($H_3O^+$) in der Lösung:

$$pH = -\log_{10}\left[H_3O^+\right]$$

### 20.5.1 Berechnung für starke Säuren

Wie wir oben bereits gelernt haben, entspricht die Konzentration der Hydronium-Ionen ($H_3O^+$) für starke Säuren, die nahezu vollständig dissoziieren, der ursprünglichen Konzentration der Säure. Um den pH-Wert zu berechnen, setzt man diese Konzentration in die obige Formel ein. Dadurch gilt für eine **0,01 mol/L** HCl-Lösung:

$$\left[H_3O^+\right] = 0{,}01\ \text{mol/L} = 10^{-2}\ \text{mol/L}$$

$$pH = -\log_{10}\left(10^{-2}\right) = 2$$

Der pH-Wert entspricht also 2.

### 20.5.2 Berechnung für schwache Säuren

**VERSTÄNDNIS⁺** Die Herleitung der Formel für die Berechnung der Konzentration an Hydroinium-Ionen schwacher Säuren in einer Lösung gestaltet sich wie folgt.
Die Säure zerfällt nach:

$$HA \rightleftharpoons H^+ + A^-$$

Was bedeutet:

- Die Protonen $[H^+]$ und das Anion $[A^-]$ entstehen immer im gleichen Verhältnis.
- Der Rest der Säure [HA] bleibt fast vollständigerhalten.

Die **Säurekonstante $K_a$** beschreibt, wie viel von der Säure tatsächlich zerfällt. Die Formel:

$$K_a = \frac{[H^+] \cdot [A^-]}{[HA]}$$

Da $[H^+] = [A^-]$:

$$K_a = \frac{[H^+]^2}{[HA]}$$

Um $[H^+]$ bzw. $H_3O^+$ zu berechnen, formen wir den Term um:

$$[H^+] = \sqrt{K_a \cdot [\text{Säure}]}$$

Schwache Säuren dissoziieren nur teilweise, weshalb die Konzentration der Hydronium-Ionen ($H_3O^+$) **nicht** direkt der Säurekonzentration entspricht. Um den pH-Wert zu berechnen, verwendet man die Säurekonstante ($K_a$) der Säure und berechnet die $H_3O^+$-Konzentration mit der Formel

Notizen

$$\left[H_3O^+\right] = \sqrt{K_a \cdot [\text{Säure}]}$$

Diese berechnete Konzentration wird anschließend in die pH-Formel eingesetzt:

$$pH = -\log_{10}\left[H_3O^+\right]$$

Hier mal ein Beispiel für eine Essigsäure-Lösung ($K_a = 1{,}8 \cdot 10^{-5}$) mit einer Konzentration von 0,1 mol/L:

$$\left[H_3O^+\right] = \sqrt{1{,}8 \cdot 10^{-5} \cdot 0{,}1} = \sqrt{1{,}8 \cdot 10^{-6}} \approx 1{,}34 \cdot 10^{-3}\,\text{mol}/\text{L}$$

$$pH = -\log_{10}\left(1{,}34 \cdot 10^{-3}\right) \approx 2{,}87$$

### 20.5.3 Berechnung des pH-Werts über den pOH-Wert

Den pH-Wert kann man auch über den pOH-Wert berechnen. Das Prinzip der Berechnung für starke und schwache Basen ist identisch mit dem der Säuren, mit dem Zusatz, dass man den pOH-Wert von 14 subtrahieren muss, um den pH-Wert zu erhalten. Wie das geht, zeigen wir am Beispiel einer starken Base.
Um den pH-Wert über den pOH-Wert zu berechnen, wird zunächst die Konzentration der Hydroxid-Ionen ($OH^-$) in die Formel

$$pOH = -\log_{10}\left[OH^-\right]$$

eingesetzt. Der pOH-Wert beschreibt dabei die basische Stärke der Lösung. Anschließend berechnet man den pH-Wert mit der Beziehung:

$$pH = 14 - pOH$$

da der pH- und pOH-Wert zusammen immer 14 ergeben (bei 25 °C). Auf diese Weise kann der pH-Wert einer basischen Lösung aus der Konzentration der $OH^-$-Ionen ermittelt werden.
Für eine Natriumhydroxid-Lösung mit einer Konzentration von 0,001 mol/L:

$$\left[OH^-\right] = 0{,}001\frac{\text{mol}}{\text{L}} = 10^{-3}\frac{\text{mol}}{\text{L}}$$

$$pOH = -\log_{10}\left(10^{-3}\right) = 3$$

$$pH = 14 - 3 = 11$$

**VERSTÄNDNIS+** Wir ersparen uns die erneute Darstellung der Berechnung des pH-Wertes aus dem pOH-Wert einer **schwachen Base** und gehen davon aus, dass ihr das Prinzip vom vorhergegangenen Kapitel geistig transferieren könnt.

## 20.6 Klassifikation von Säuren

Um Ordnung in das Dickicht aus verschiedenen Säuren zu bekommen, kann man Säuren in **Oxosäuren** und **Nicht-Oxosäuren** unterscheiden.

**DEFINITIONEN** **Oxosäuren** sind solche Säuren, die ein zentrales Nichtmetallatom enthalten, das über Sauerstoffatome mit Wasserstoff verbunden ist, wobei die sauren Protonen an den Sauerstoffatomen gebunden sind (z. B. $H_2SO_4$).
**Nicht-Oxosäuren** sind solche, die **keinen Sauerstoff** enthalten und deren Wasserstoffatome direkt an ein anderes Element wie ein Halogen oder Schwefel gebunden sind (z. B. HCl).

Oxosäuren und Nicht-Oxosäuren unterscheiden sich auf molekularer Ebene grundlegend durch ihre **Struktur** und die **Art der Bindung,** über die Wasserstoffatome mit dem **Zentralatom** verknüpft sind. Diese Unterschiede beeinflussen nicht nur die chemischen Eigenschaften der Säuren, sondern auch ihre **Säurestärke** und **Stabilität.**

**DEFINITIONEN** Ein **Zentralatom** ist das zentrale Element in einer chemischen Verbindung oder einem Molekül, an das andere Atome oder Liganden über chemische Bindungen gebunden sind.
Es bestimmt die Struktur, Geometrie und chemischen Eigenschaften der Verbindung und ist häufig ein Nichtmetall oder Metall mit einer charakteristischen Elektronenkonfiguration.

### 20.6.1 Oxosäuren

In der Struktur von **Oxosäuren** ist der Wasserstoff **nicht direkt** an das zentrale Nichtmetallatom gebunden, sondern **über ein Sauerstoffatom.** Diese Bindung folgt dem Muster Zentralatom–O–H. Die sauren Eigenschaften von Oxosäuren entstehen durch die Möglichkeit, Protonen ($H^+$) von den Sauerstoffatomen abzuspalten. Dabei spielt die **Elektronegativität des Zentralatoms** eine entscheidende Rolle. Je stärker das Zentralatom die Elektronen von den Sauerstoffatomen zu sich zieht, desto schwächer wird die O–H-Bindung und desto leichter wird das Proton abgespalten.

**VERSTÄNDNIS⁺** In der Medizin sind mit überwältigender Mehrheit die Oxosäuren die relevantere Kategorie.

Zusätzlich beeinflusst die **Anzahl der Sauerstoffatome** die **Säurestärke.** Mehr Sauerstoffatome verstärken den elektronenziehenden Effekt, was die Polarität der O–H-Bindung erhöht und die Säure stärker macht, da Protonen leichter abgegeben werden können.

**AUS DEM MEDIZINSTUDIUM** Nach der Protonenabgabe wird das verbleibende Anion durch Resonanzstrukturen stabilisiert, da die negative Ladung über mehrere Sauerstoffatome verteilt wird. Ein Beispiel ist die Schwefelsäure ($H_2SO_4$), bei der Schwefel als Zentralatom Elektronen von den Sauerstoffatomen abzieht, was die Abspaltung von Protonen erleichtert und das entstandene Sulfation ($SO_4^{2-}$) durch Resonanz stabilisiert.

### 20.6.2 Nicht-Oxosäuren

**MedAT-GEHEIMTIPP** 2023 wurde gefragt, welche Säure zu den nicht-sauerstoffhaltigen Säuren gehöre – damals war die richtige Antwort Salzsäure.

Im Gegensatz dazu sind die Wasserstoffatome in **Nicht-Oxosäuren direkt** an das Zentralatom gebunden. Die sauren Eigenschaften ergeben sich aus der **Polarität der Bindung** zwischen Wasserstoff und dem Zentralatom. Diese Polarität wird ebenfalls durch die **Elektronegativität des Zentralatoms** bestimmt:
Je **höher die Elektronegativität** des Zentralatoms, desto stärker wird die Elektronendichte vom Wasserstoffatom weggezogen, wodurch die **Abspaltung eines Protons erleichtert** wird.
Ein Beispiel ist Salzsäure (HCl), bei der Chlor durch seine hohe Elektronegativität die Bindung mit Wasserstoff schwächt und die Freisetzung von $H^+$ erleichtert. Zusätzlich beeinflusst die Größe des Zentralatoms die Säurestärke. **Größere Zentralatome** bilden schwächere Bindungen mit Wasserstoff, was ebenfalls die Protonenabgabe begünstigt.

**AUS DEM MEDIZINSTUDIUM** Nach der Abspaltung eines Protons bleibt ein einfaches Anion zurück, das in der Regel nicht durch Resonanz stabilisiert wird, wie es bei Oxosäuren der Fall ist.

### 20.6.3 Protonigkeit von Säuren

Die **Mehrprotonigkeit** von Säuren beschreibt die Fähigkeit, mehr als ein Proton ($H^+$) schrittweise abzugeben, wobei jede Abgabe einen eigenen **$pK_s$-Wert** (➤ Kap. 20.3) bzw. eine eigene Säurestärke hat. Der erste Protonenabgabe-Schritt ist meist leichter (niedriger $pK_s$-Wert, höhere Säurestärke), während die nachfolgenden Schritte schwieriger werden, da das verbleibende Anion stärker negativ geladen ist.

Ein typisches Beispiel ist **Kohlensäure ($H_2CO_3$),** die zwei Protonen abgeben kann:

1. $H_2CO_3 \rightarrow H^+ + HCO_3^-$ (Hydrogencarbonat)
2. $HCO_3^- \rightarrow H^+ + CO_3^{2-}$ (Carbonat)

Notizen

Ein weiteres Beispiel ist **Phosphorsäure ($H_3PO_4$)**, die sogar drei Protonen abgeben kann:

1. $H_3PO_4 \rightarrow H^+ + H_2PO_4^-$ (Dihydrogenphosphat)
2. $H_2PO_4^- \rightarrow H^+ + HPO_4^{2-}$ (Hydrogenphosphat)
3. $HPO_4^{2-} \rightarrow H^+ + PO_4^{3-}$ (Phosphat)

Mehrprotonige Säuren wie Kohlensäure sind besonders wichtig in Pufferlösungen, wie dem **Bikarbonat-puffer-System** im Blut, das den pH-Wert konstant hält.

**MedAT-GEHEIMTIPP** Diese gezeigten Merkmale von Säuren werden gerne geprüft (bereits 2×).

## 20.6.4 Wichtige Säuren und Basen

**DEFINITIONEN** **Mineralsäuren** sind anorganische Säuren, die keine Kohlenstoff-Wasserstoff-Bindungen enthalten und aus einfachen chemischen Elementen oder deren Verbindungen bestehen. Zu den wichtigsten gehören **Salzsäure (HCl), Schwefelsäure ($H_2SO_4$)** und **Salpetersäure ($HNO_3$).**

**MedAT-Stichwort**
Mineralsäuren

**MedAT-GEHEIMTIPP** 2024 wurde erstmals nach Ammoniak gefragt.

Aufgrund der Relevanz für den MedAT und insbesondere für das Medizinstudium werden wir an dieser Stelle neben Mineralsäuren auch die **Phosphorsäure ($H_3PO_4$)** und die **Kohlensäure ($H_2CO_3$)** besprechen. Darüber hinaus schauen wir uns auch **Natriumhydroxid** (NaOH) und **Ammoniak** ($NH_3$) als wichtige Basen an.
In ➤ Tab. 20.1 findet ihr eine übersichtliche Zusammenstellung.

### Salzsäure

Salzsäure (HCl) ist eine **starke, klare und farblose Säure** mit einem stechenden Geruch. Sie entsteht, wenn gasförmiger **Chlorwasserstoff (HCl)** in Wasser gelöst wird.
Historisch wurde sie durch die Reaktion von Kochsalz (**NaCl**) mit Schwefelsäure hergestellt:

$$NaCl + H_2SO_4 \longrightarrow NaHSO_4 + HCl$$

In Wasser dissoziiert Salzsäure vollständig in **Protonen ($H^+$)** und **Chlorid-Ionen ($Cl^-$),** wodurch sie einen sehr niedrigen pH-Wert erzeugt. Zum Beispiel hat eine 100 mmol/L-Lösung von Salzsäure einen **pH-Wert von etwa 1,0.** Aufgrund dieser vollständigen Dissoziation wird Salzsäure als **starke Säure** bezeichnet.
Salzsäure ist ein wichtiger Bestandteil des **Magensaftes,** der einen pH-Wert von **0,8 bis 1,5** hat. Im Magen unterstützt sie die Verdauung, indem sie **Nahrungseiweiße denaturiert** und Krankheitserreger abtötet. Gleichzeitig aktiviert sie das Verdauungsenzym Pepsin aus seinem Vorläufer Pepsinogen.

**MedAT-GEHEIMTIPP** Wurde schon einmal geprüft: Was passiert, wenn man Salzsäure in Wasser gibt? Richtige Antwort: Sie dissoziiert vollständig in $H_3O^+$- und $Cl^-$-Ionen. Dadurch steigt die $H_3O^+$-Konzentration stark an, und der pH-Wert sinkt deutlich.
Bereits zweimal geprüft: Allgemeine Eigenschaften von HCl.

### Schwefelsäure

Schwefelsäure ($H_2SO_4$) ist eine **farblose bis leicht gelbliche, zähflüssige Säure,** die stark feuchtigkeitsbindend ist. In Wasser dissoziiert sie als **zweiprotonige** Säure in zwei Stufen. Dabei gibt sie nacheinander je ein Proton ($H^+$) ab:

$$H_2SO_4 \longrightarrow H^+ + HSO_4^-$$

$$HSO_4^- \longrightarrow H^+ + SO_4^{2-}$$

Die zugehörigen $pK_s$-Werte betragen **-3,0** (erste Dissoziation) und **1,99** (zweite Dissoziation). Eine 100 mmol/L Lösung von Schwefelsäure hat aufgrund ihrer starken Dissoziation einen sehr niedrigen pH-Wert von etwa 0.

**Notizen**

**Tab. 20.1** Überblick über wichtige Säuren

| Säure | Summenformel | Strukturformel | Protonigkeit | Anionen | Klassifikation |
|---|---|---|---|---|---|
| Salzsäure | $HCl$ | H–Cl | Einprotonig | $Cl^-$ | Nicht-Oxosäure |
| Schwefelsäure | $H_2SO_4$ | 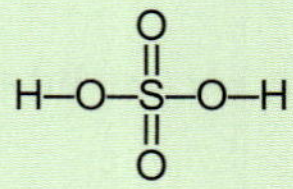 | Zweiprotonig | $HSO_4^-$; $SO_4^{2-}$ | Oxosäure |
| Salpetersäure | $HNO_3$ | 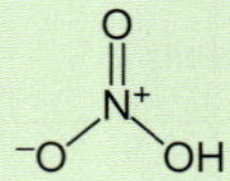 | Einprotonig | $NO_3^-$ | Oxosäure |
| Essigsäure | $C_2H_4O_2$ | 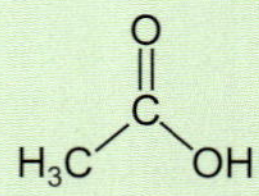 | Einprotonig | $CH_3COO^-$ | Oxosäure |
| Kohlensäure | $H_2CO_3$ | 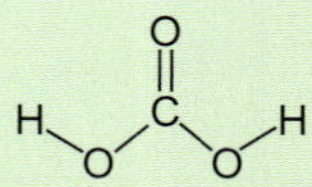 | Zweiprotonig | $HCO_3^-$; $CO_3^{2-}$ | Oxosäure |
| Milchsäure | $C_3H_6O_3$ | 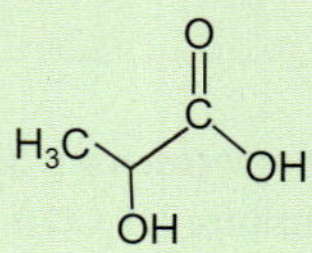 | Einprotonig | $C_3H_5O_3^-$ | Oxosäure |
| Phosphorsäure | $H_3PO_4$ | 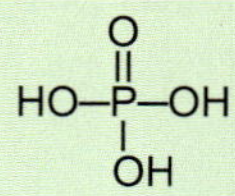 | Dreiprotonig | $H_2PO_4^-$; $HPO_4^{2-}$; $PO_4^{3-}$ | Oxosäure |
| Blausäure | $HCN$ | H—C≡N | Einprotonig | CN- | Nicht-Oxosäure |
| Harnsäure | $C_5H_4N_4O_3$ | 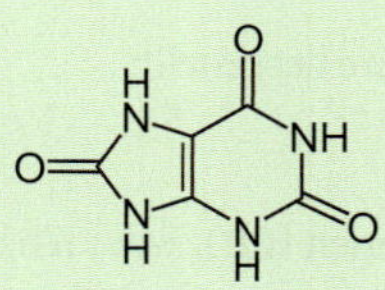 | Mehrprotonig | $C_5H_3N_4O_3^-$ | Oxosäure |
| Oxalsäure | $C_2H_2O_4$ | 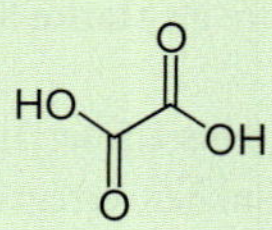 | Zweiprotonig | $COO^-$ | Oxosäure |

**MedAT-GEHEIMTIPP** Das Thema Schwefelsäure wurde schon einmal oberflächlich geprüft!
Schon zweimal (zuletzt 2024) wurde der Entstehungsprozess von **saurem Regen** in der Chemie geprüft. Als „sauren Regen" bezeichnet man Niederschläge (Regen, Schnee oder Nebel), die durch gelöste Luftschadstoffe wie **Schwefeldioxid ($SO_2$)** und **Stickoxide ($NO_x$)** angereichert sind. Diese Gase reagieren in der Atmosphäre mit Wasser zu **Säuren** (z. B. Schwefel- und Salpetersäure), die dann als saurer Regen auf die Erdoberfläche gelangen.

## Salpetersäure

Salpetersäure ($HNO_3$) ist eine **starke, farblose und stark oxidierende Säure,** die sich bei Lichteinwirkung gelblich färben kann, da sie in Stickoxide zerfällt.
In Wasser dissoziiert sie vollständig in Protonen ($H^+$) und Nitrat-Ionen ($NO_3^-$), wodurch sie eine **starke, einprotonige** Säure ist:

$$HNO_3 \rightarrow H^+ + NO_3^-$$

Eine 100 mmol/L-Lösung von Salpetersäure hat einen pH-Wert von 1,3.

### Phosphorsäure

Phosphorsäure ($H_3PO_4$) ist eine **farblose, geruchlose und mittelstarke Säure,** die als feste Kristalle oder als zähflüssige Lösung vorliegt. Sie ist weniger aggressiv und ätzend als starke Säuren wie Schwefel- oder Salpetersäure. Aufgrund ihrer **dreiprotonigen** Natur kann Phosphorsäure schrittweise drei Protonen ($H^+$) abgeben, wodurch sie vielseitig einsetzbar ist.
In Wasser dissoziiert Phosphorsäure in drei Stufen:

1. $H_3PO_4 \rightarrow H^+ + H_2PO_4^-$ (Dihydrogenphosphat)
2. $H_2PO_4^- \rightarrow H^+ + HPO_4^{2-}$ (Hydrogenphosphat)
3. $HPO_4^{2-} \rightarrow H^+ + PO_4^{3-}$ (Phosphat)

Phosphorsäure ist eine essenzielle Verbindung in lebenden Organismen. Ihr Salz ist ein Hauptbestandteil von **ATP (Adenosintriphosphat),** das als Energiewährung der Zelle dient, sowie von DNA, RNA und in Zellmembranen in Form von Phospholipiden.

**AUS DEM MEDIZINSTUDIUM** Sogenannte **Organophosphate,** die als Kampfstoffe entwickelt wurden und früher als Düngemittel dienten, führen zu Vergiftungen beim Menschen, indem sie die **Acetylcholinesterase** hemmen.
Als Folge entsteht eine übermäßige Ansammlung an Acetylcholin in den Synapsen des Nervensystems und der muskulären Endplatten, wodurch cholinerge Rezeptoren übererregt werden. Symptome können vermehrter Tränen- und Speichelfluss, Bradykardie, Bronchospasmus sowie eine **zentrale Atemlähmung** sein, die unbehandelt zum Tod führt.

### Kohlensäure

Kohlensäure ($H_2CO_3$) ist eine **schwache, zweiprotonige Säure** und ist als Hauptakteur des **Bicarbonat-Puffersystems** an der Regulation des Säure-Basen-Haushalts in lebenden Organismen beteiligt, wodurch sie den **pH-Wert im Blut** in einer Spanne zwischen 7,35 bis 7,45 stabilisiert.
Kohlensäure dissoziiert in zwei Schritten, wobei sie Protonen ($H^+$) abgibt und zu Hydrogencarbonat ($HCO_3^-$) und Carbonat ($CO_3^{2-}$) wird:

1. $H_2CO_3 \rightleftharpoons H^+ + HCO_3^-$ (Hydrogencarbonat)
2. $HCO_3^- \rightleftharpoons H^+ + CO_3^{2-}$ (Carbonat)

**MedAT-GEHEIMTIPP** Kohlensäure und ihre Salze wurden bereits **viermal abgeprüft.** Dabei ging es zum einen um die Salze der Kohlensäure (**Hydrogencarbonat** und **Carbonat**) sowie um allgemeine Fragen zur Kohlensäure.

Das Hydrogencarbonat ($HCO_3^-$) kann je nach Bedarf Protonen aufnehmen oder abgeben:

- **Bei pH-Anstieg:** $H_2CO_3$ gibt Protonen ab, um die Lösung zu säuern.
- **Bei pH-Abfall:** $HCO_3^-$ nimmt Protonen auf, um die Lösung zu neutralisieren.

### Natriumhydroxid

Natriumhydroxid (NaOH), auch bekannt als „Ätznatron", ist eine weiße, feste Substanz, die in wässriger Lösung zur **Natronlauge** wird – eine stark ätzende alkalische Flüssigkeit.
Die Reaktion von Natriumhydroxid beruht auf der Dissoziation in wässriger Lösung:

$$NaOH \longrightarrow Na^+ + OH^-$$

Das freiwerdende Hydroxid-Ion ($OH^-$) macht die Lösung stark alkalisch und führt zu einem sehr hohen pH-Wert (z. B. pH-Werte > 13 bei entsprechenden Konzentrationen).
Eine typische 100 mmol/L-Natronlauge (NaOH) weist einen pH-Wert von etwa 13,0 auf.

**MedAT-GEHEIMTIPP** Eine Frage beim MedAT war schon einmal: Was passiert, wenn man NaOH in Wasser gibt?
Beim Lösen von NaOH in Wasser dissoziiert es vollständig zu $Na^+$- und $OH^-$-Ionen. Dadurch steigt die $OH^-$-Konzentration stark an und der pH-Wert wird sehr hoch. Außerdem wird dabei Wärme frei (exothermer Vorgang) und es entsteht **Natronlauge.**
Sehr ähnlich verhält es sich, wenn **andere Basen** in Wasser gegeben werden, was ebenfalls bereits Prüfungsthema war.

Notizen



### Ammoniak

Ammoniak ($NH_3$) ist ein farbloses Gas mit stechendem Geruch. In Wasser reagiert Ammoniak folgendermaßen:

$$NH_3 + H_2O \rightleftharpoons NH_4^+ + OH^-$$

Diese Reaktion ist reversibel und führt zu einem pH-Wert im alkalischen Bereich, jedoch deutlich unterhalb des pH-Wertes starker Basen (z. B. NaOH). Eine typische 100 mmol/L-Ammoniak-Lösung hat einen pH-Wert um etwa 11.

**AUS DEM MEDIZINSTUDIUM** **Ammoniak** ($NH_3$) spielt eine wesentliche Rolle bei **Leberversagen,** weil es normalerweise in der Leber zu **Harnstoff** umgewandelt und über die Nieren ausgeschieden wird. Bei einem Leberversagen ist diese Umwandlung stark eingeschränkt, sodass sich Ammoniak im Blut anreichern kann (Hyperammonämie).
Das überschüssige Ammoniak wirkt besonders auf das **zentrale Nervensystem** toxisch und führt zu Symptomen wie Verwirrtheit, Bewusstseinsstörungen und letztlich zur sogenannten **hepatischen Enzephalopathie.**
Die Verringerung des Ammoniakspiegels im Körper – etwa durch Medikamente oder eine eiweißarme Ernährung – ist daher ein wichtiger Behandlungsansatz bei Leberversagen.

## 20.7 Neutralisation

Die **Neutralisation** ist eine chemische Reaktion zwischen einer Säure und einer Base, bei der die Protonen ($H^+$) der Säure von den Hydroxid-Ionen ($OH^-$) der Base aufgenommen werden. Dabei entstehen Wasser ($H_2O$) und ein **Salz** (➤ Kap. 20.8).
Die Reaktion gleicht die Säure- und Baseneigenschaften der beiden Reaktanten aus, sodass die Lösung **neutral** oder nahezu neutral wird. Ein typisches Beispiel ist die Reaktion von **Salzsäure** (HCl) und **Natriumhydroxid** (NaOH):

$$HCl + NaOH \rightarrow NaCl + H_2O$$

**MedAT-GEHEIMTIPP** Exakt diese Neutralisationsreaktion wurde bereits geprüft.

Während die Protonen der Säure mit den Hydroxid-Ionen zu Wasser reagieren, verbinden sich das Anion der Säure und das Kation der Base zu einem Salz. In wässriger Lösung bleibt das Salz **dissoziiert** und **hydratisiert,** da die Ionen stabil von Wassermolekülen umgeben werden (➤ Abb. 20.4). Erst beim Verdampfen des Wassers bleibt das Salz als Feststoff zurück.
Die **Neutralisation** ist ein **exothermer Prozess,** der Wärme freisetzt (Neutralisationsenthalpie). Interessanterweise ist der Enthalpiewert unabhängig davon, ob eine starke oder eine schwache Säure mit Hydroxid-Ionen reagiert. Die messbare Erwärmung der Lösung kann jedoch variieren, abhängig von der Dissoziationsenergie der Säure und Base.

**AUS DEM MEDIZINSTUDIUM** Die **Neutralisation von Magensäure** ist ein Beispiel aus der Medizin. Magensäure besteht aus Salzsäure mit einem sehr niedrigen pH-Wert von 0,8 bis 1,5.
Überschüssige Magensäure, wie sie bei Stress, Ernährungseinflüssen oder einer Infektion mit Helicobacter pylori entstehen kann, wird oft durch sogenannte **Antazida** neutralisiert. Diese basischen Substanzen, wie **Magnesiumhydroxid, Calciumcarbonat** oder **Aluminiumhydroxid,** reagieren mit der Salzsäure zu neutralem Wasser und einem Salz, wodurch der pH-Wert im Magen **erhöht,** also alkalischer (basischer) wird. Allerdings wirken diese Substanzen nur symptomatisch und beheben nicht die Ursache der Übersäuerung.

## 20.8 Salze

**MedAT-Stichwort**
Salze

**DEFINITIONEN** **Salze** sind chemische Verbindungen, die aus **positiv geladenen Kationen** und **negativ geladenen** Anionen bestehen. Sie werden in kondensierter Form per **ionischer Bindungen** zusammengehalten, wobei das geläufigste Salz Natriumchlorid (NaCl, Kochsalz) ist.

**MedAT-GEHEIMTIPP** Dieses Unterkapitel wird häufig geprüft. Ihr müsst unbedingt die verschiedenen Anionen in ➤ Tab. 20.2 auswendig können, da bisher fast jedes Jahr Aufgaben zu den Summenformeln von Natriumnitrat, Kalkstein oder Phosphaten und vielen anderen gestellt wurden.
Außerdem ist es sicher nicht verkehrt, sich allgemeine Dinge über Salze und ihr Verhalten und im Besonderen auch über Natriumchlorid (Kochsalz) anzueignen.

Salze entstehen durch Neutralisation (➤ Kap. 20.7), bei der eine Säure und eine Base miteinander reagieren, wodurch **Salz** und **Wasser** entstehen.
Sie besitzen eine charakteristische ionische Struktur, bei der Kationen (z. B. $Na^+$, $K^+$, $Ca^{2+}$) und Anionen (z. B. $Cl^-$, $SO_4^{2-}$, $NO_3^-$) in einem Kristallgitter (➤ Abb. 20.3) durch starke elektrostatische Kräfte miteinander verbunden sind. Diese Struktur verleiht ihnen besondere physikalische Eigenschaften. Viele Salze sind wasserlöslich und dissoziieren beim Lösen in ihre Kationen und Anionen, die von Wassermolekülen **hydratisiert** werden (➤ Abb. 20.4).

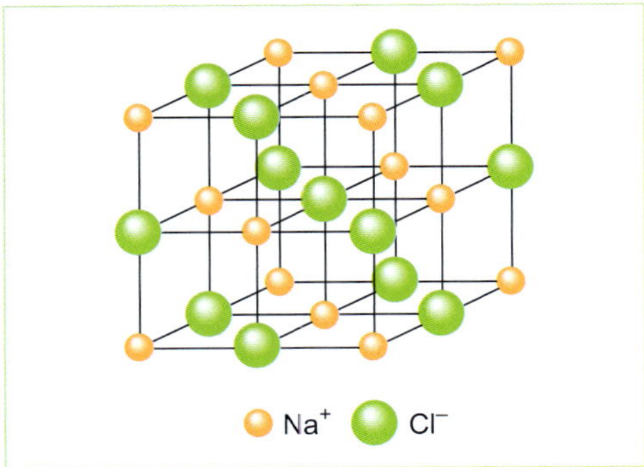


**Abb. 20.3** Ionengitter bei NaCl [L253]

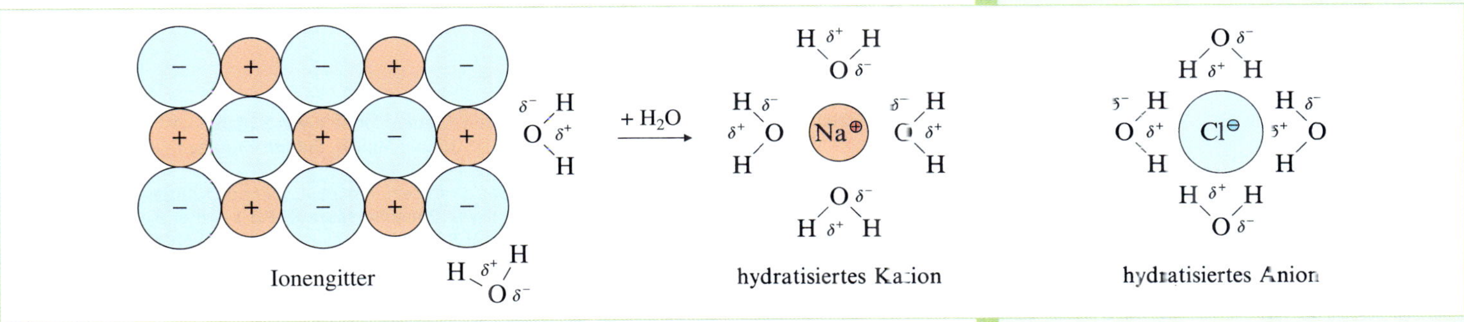


**Abb. 20.4** Hydratisierung von Salzen [L253]

**AUS DEM MEDIZINSTUDIUM** Wenn Säuren mit Metallen reagieren, entsteht ein Salz und Wasserstoffgas, wie es bei der Reaktion von Zink (Zn) mit Schwefelsäure ($H_2SO_4$) der Fall ist, wobei Zinksulfat ($ZnSO_4$) und Wasserstoff ($H_2$) entstehen.
Auch die Reaktion von Metalloxiden mit Säuren führt zur Bildung eines Salzes und Wasser, wie etwa bei der Reaktion von Kupferoxid (CuO) mit Salpetersäure ($HNO_3$), bei der Kupfer(II)-nitrat ($Cu(NO_3)_2$) und Wasser entstehen.
Schließlich reagieren Säuren mit Carbonaten unter Bildung eines Salzes, Wasser und Kohlendioxid, wie bei der Reaktion von Salzsäure mit **Calciumcarbonat** ($CaCO_3$), die Calciumchlorid ($CaCl_2$), Wasser und Kohlendioxid ($CO_2$) erzeugt.

Typische Beispiele sind Natriumchlorid (NaCl) und Kaliumnitrat ($KNO_3$). Wässrige **Salzlösungen leiten elektrischen Strom,** da die Ionen in der Lösung frei beweglich sind, während Salze in fester Form keinen Strom leiten. Außerdem haben Salze aufgrund ihrer starken ionischen Bindungen meist **hohe Schmelz- und Siedepunkte.**

## 20.8.1 Anionen von Säuren

Die Endungen **-it, -id** und **-at** in chemischen Verbindungen beschreiben die Art und Zusammensetzung von Ionen oder Molekülen, insbesondere im Zusammenhang mit Anionen (negativ geladenen Teilchen). Sie geben wichtige Hinweise auf die Anzahl der Sauerstoffatome oder auf die Struktur der Verbindung.

1. **Endung -id:** Diese Endung wird verwendet, wenn es sich um ein einfaches Anion handelt, das nur aus einem einzelnen Element besteht und keinen Sauerstoff enthält. Die meisten dieser Anionen entstehen, wenn ein Atom (oft ein Nichtmetall) Elektronen aufnimmt und so eine negative Ladung erhält. Beispiele sind **Chlorid ($Cl^-$), Sulfid ($S^{2-}$)** und **Nitrid ($N^{3-}$).** Die Endung **-id** weist also darauf hin, dass die Verbindung kein Sauerstoffatom enthält und aus einem einzelnen Nichtmetall besteht.
2. **Endung -it:** Die Endung **-it** wird für **Oxoanionen** verwendet, also Anionen, die Sauerstoff enthalten, aber eine geringere Anzahl von Sauerstoffatomen haben als die entsprechende Verbindung mit der Endung **-at.** Ein Beispiel ist **Nitrit ($NO_2^-$),** das ein Sauerstoffatom weniger besitzt als **Nitrat ($NO_3^-$).** Ebenso ist **Sulfit ($SO_3^{2-}$)** das Oxoanion mit weniger Sauerstoff im Vergleich zu **Sulfat ($SO_4^{2-}$).**
3. **Endung -at:** Diese Endung wird ebenfalls für Oxoanionen verwendet, jedoch mit der **höchsten** Anzahl von Sauerstoffatomen innerhalb einer Gruppe. Beispiele sind **Nitrat ($NO_3^-$)** und **Sulfat ($SO_4^{2-}$).** Die Endung **-at** signalisiert, dass das Anion die maximale Anzahl an Sauerstoffatomen trägt, die für diese Reihe von Verbindungen möglich ist.

**VERSTÄNDNIS⁺** Anionen sind in Bezug auf Säuren wichtig, weil sie die chemische Identität und Eigenschaften der Säuren bestimmen. Wenn eine Säure Protonen ($H^+$) abgibt, bleibt das zugehörige **Anion** zurück, welches oft entscheidend für die Säurestärke, die chemische Reaktivität und die Stabilität des Systems ist. Beispielsweise entstehen beim Zerfall von Schwefelsäure ($H_2SO_4$) das Hydrogensulfat-Anion ($HSO_4^-$) und später das Sulfat-Anion ($SO_4^{2-}$), die beide zur Pufferwirkung und Reaktion der Säure beitragen.

**AUS DEM MEDIZINSTUDIUM** Zusätzlich können Präfixe wie **hypo-** (weniger Sauerstoff) und **per-** (mehr Sauerstoff) verwendet werden, um noch detailliertere Informationen über die Sauerstoffzahl zu geben. Ein Beispiel ist **Hypochlorit ($ClO^-$),** das weniger Sauerstoff enthält als **Chlorit ($ClO_2^-$), Chlorat ($ClO_3^-$)** und **Perchlorat ($ClO_4^-$).**

## 20.8.2 Wichtige Salze

**MedAT-GEHEIMTIPP** Im MedAT 2013 wurde nach den Summenformeln von Sulfaten und Sulfiden gefragt. **Sulfate** enthalten das Anion $SO_4^{2-}$, z. B. in $Na_2SO_4$, $CaSO_4$, und $MgSO_4$. **Sulfide** enthalten das Anion $S^{2-}$, z. B. in FeS, $Na_2S$, und PbS.
2014 nach der Zuordnung verschiedener anderer Salze wie dem Phosphat oder den Nitriten und Nitraten zu ihren Grundsubstanzen. Phosphate sind abgeleitet von **Phosphorsäure ($H_3PO_4$)** und enthalten das Anion $PO_4^{3-}$ oder seine protonierten Formen **$HPO_4^{2-}$** und **$H_2PO_4^-$**. Nitrite sind abgeleitet von **salpetriger Säure ($HNO_2$;** wurde auch mal geprüft) und enthalten das Anion **$NO_2^-$**. Nitrate sind abgeleitet von **Salpetersäure ($HNO_3$)** und enthalten das Anion **$NO_3^-$**.
Außerdem wurde mal nach der **Summenformel** von **Kalkstein** gefragt. Das ist schon sehr gemein, da man den Trivialnamen kennen muss. Hätten die Testersteller 2015 nach dem wissenschaftlichen Namen **Calciumcarbonat** gefragt, wären mit Sicherheit mehr Leute auf die Summenformel **$CaCO_3$** gekommen.
Auch wurde bereits zweimal nach den **allgemeinen Eigenschaften von NaCl** gefragt.

**Chlorate ($ClO_3^-$)** sind Salze der Chlorsäure und enthalten das Chlorat-Anion. Sie sind starke Oxidationsmittel und können bei hohen Temperaturen explosiv reagieren. **Kaliumchlorat ($KClO_3$),** eines der bekanntesten Chlorate und wird in der Herstellung von Streichhölzern, Sprengstoffen und Feuerwerkskörpern eingesetzt.

**Chlorite ($ClO_2^-$)** enthalten das Chlorit-Anion und sind Salze der **chlorigen Säure ($HClO_2$).** Sie sind instabil und zeichnen sich durch ihre starke Oxidationswirkung aus. Ein bekanntes Beispiel ist **Natriumchlorit ($NaClO_2$),** das als Bleich- und Desinfektionsmittel sowie in der Wasseraufbereitung verwendet wird.

**Chloride ($Cl^-$)** sind Salze, die das Chlorid-Anion enthalten. Sie entstehen häufig durch die Neutralisation von **Salzsäure (HCl)** mit Basen. Typische Beispiele sind **Natriumchlorid** (Kochsalz), **Kaliumchlorid** und **Zinkchlorid.**

**Nitrate ($NO_3^-$)** sind Salze der Salpetersäure ($HNO_3$), die das Nitrat-Anion enthalten. Beispiele wie Kaliumnitrat ($KNO_3$) und Natriumnitrat ($NaNO_3$) zeichnen sich durch ihre Stabilität und Wasserlöslichkeit aus und wirken als Oxidationsmittel.

**Nitrite ($NO_2^-$)** sind Salze der salpetrigen Säure ($HNO_2$), die das Nitrit-Anion enthalten. Bekannte Verbindungen wie Natriumnitrit ($NaNO_2$) und Kaliumnitrit ($KNO_2$) sind mäßig stabil und können zu Nitra-

ten oxidiert werden. Sie werden vor allem als Konservierungsmittel in Lebensmitteln (z. B. Pökelmittel) genutzt und sind **krebserregend** (➢ Kap. 5.10).
**Nitride** ($N^{3-}$) enthalten das Nitrid-Anion und basieren auf Stickstoff in der Oxidationsstufe –3. Magnesiumnitrid ($Mg_3N_2$) und Siliziumnitrid ($Si_3N_4$) sind bekannte Beispiele. Nitride sind oft sehr hart und hitzebeständig.
**Phosphate** ($PO_4^{3-}$) sind Salze der **Phosphorsäure** ($H_3PO_4$), die das Phosphat-Anion enthalten. Sie spielen eine zentrale Rolle im Energiestoffwechsel von Lebewesen, insbesondere als Bestandteil von ATP (Adenosintriphosphat) sowie als Bestandteil von Nukleinsäuren (DNA und RNA) und als Kopfteil der Phospholipide der Zellmembran.
**Hydrogenphosphate** ($HPO_4^{2-}$) entstehen, wenn nur ein Wasserstoffatom der Phosphorsäure verbleibt.
**Dihydrogenphosphate** ($H_2PO_4^-$) sind Salze, in denen zwei Wasserstoffatome der Phosphorsäure verbleiben. Ein typisches Beispiel ist **Kaliumdihydrogenphosphat** ($KH_2PO_4$), das in Düngemitteln und als pH-Puffer Anwendung findet.
**Sulfate** ($SO_4^{2-}$) sind Salze der Schwefelsäure ($H_2SO_4$) und enthalten das Sulfat-Anion. Sie sind stabil, häufig wasserlöslich und finden eine breite Anwendung. Beispiele wie **Natriumsulfat** ($Na_2SO_4$) und **Calciumsulfat** ($CaSO_4$) werden in der Bauindustrie (z. B. Gips), in Düngemitteln und in Waschmitteln verwendet.
**Sulfite** ($SO_3^{2-}$) sind Verbindungen, die aus der schwefligen Säure ($H_2SO_3$) abgeleitet sind und das Sulfit-Anion enthalten. Beispiele sind **Natriumsulfit** ($Na_2SO_3$) und **Kaliumsulfit** ($K_2SO_3$).
**Sulfide** ($S^{2-}$) enthalten das Sulfid-Anion und basieren auf Schwefel in der Oxidationsstufe –2. Beispiele wie **Eisensulfid (FeS), Zinksulfid (ZnS)** und **Bleisulfid (PbS)** zeichnen sich durch ihre geringe Löslichkeit (➢ Kap. 20.8.3) aus.
➢ Tab. 20.2 führt die Salze wichtiger Säuren auf.

**Tab. 20.2** Überblick über Salze wichtiger Säuren

| Salz | Summenformel | Säure |
|---|---|---|
| Bromid-Ion | $Br^-$ | Bromwasserstoffsäure (HBr) |
| Carbonat-Ion | $CO_3^{2-}$ | Kohlensäure ($H_2CO_3$) |
| Chlorid-Ion | $Cl^-$ | Salzsäure (HCl) |
| Nitrat-Ion | $NO_3^-$ | Salpetersäure ($HNO_3$) |
| Nitrit-Ion | $NO_2^-$ | Salpetrige Säure ($HNO_2$) |
| Phosphat-Ion | $PO_4^{3-}$ | Orthophosphorsäure ($H_3PO_4$) |
| Sulfat-Ion | $SO_4^{2-}$ | Schwefelsäure ($H_2SO_4$) |
| Sulfit-Ion | $SO_3^{2-}$ | Schweflige Säure ($H_2SO_3$) |
| Sulfid-Ion | $S^{2-}$ | Schwefelwasserstoff ($H_2S$) |

## 20.8.3 Löslichkeit

**DEFINITIONEN** Die **Löslichkeit eines Stoffes** gibt an, wie gut er sich im Lösungsmittel unter gleichmäßiger Verteilung in Form von Atomen, Molekülen oder Ionen auflösen kann. In den meisten Fällen ist das Lösungsmittel eine Flüssigkeit, wobei es aber auch Gase und Feststoffe gibt, die als Lösungsmittel fungieren können. Wasser ist das häufigste Lösungsmittel, da es aufgrund seiner Polarität und seiner Fähigkeit, Wasserstoffbrückenbindungen zu bilden, eine **außergewöhnlich hohe Lösungskraft** besitzt.

Die **Löslichkeit von Salzen** beschreibt, wie gut sich ein Salz in einem Lösungsmittel wie Wasser auflösen kann, wobei Salze dabei in **Ionen** zerfallen. Ein Beispiel ist Kochsalz (**NaCl**), das sich in Wasser in **Natrium-Ionen** ($Na^+$) und **Chlorid-Ionen** ($Cl^-$) aufteilt. Sobald ein Salz in Wasser gelöst wird, entsteht ein **Gleichgewicht** zwischen den gelösten Ionen und dem ungelösten Salz. Die Salzmenge, die sich in einer bestimmten Wassermenge maximal lösen lässt, wird als **Sättigungsgrenze** bezeichnet. Wird diese Grenze überschritten, fällt das überschüssige Salz aus.
Die **Löslichkeit** von Salzen hängt von mehreren Faktoren ab. Einer der wichtigsten ist die **Gitterenergie,** also die Energie, die benötigt wird, um das **Kristallgitter** des Salzes aufzubrechen. Ein weiterer entscheidender Faktor ist die **Hydratationsenergie,** die frei wird, wenn die Ionen des Salzes von **Wassermolekülen** umgeben und stabilisiert werden. Eine hohe Hydratationsenergie fördert die Löslichkeit eines Salzes, da die gelösten Ionen im Wasser stabil bleiben.
Auch eine höhere Temperatur hat großen Einfluss auf die Löslichkeit, da die zusätzlichen **Wärmebewegungen** das Aufbrechen des Kristallgitters erleichtern und die Hydratation unterstützen.

Notizen

# KAPITEL 21 Reduktions-Oxidations-Reaktionen

Deniz Tafrali

## 21.1 Oxidation und Reduktion

**MedAT-GEHEIMTIPP** Hier gilt wie bei den chemischen Bindungen und dem Säure-Base-Haushalt: Lernen und verstehen. So löst man die Aufgaben beim MedAT zu diesen Themen eigentlich recht einfach.
Es wurde hier schon **sechsmal** nach den Folgen der Reduktion/Oxidation eines Atoms oder Moleküls gefragt und, genauer, sowohl nach der Redoxreaktion von Salzsäure und Zink, als auch nach dem allgemeinen Oxidations-/Reduktionsverhalten von Säuren und Basen.
Bezüglich Letzterem ist zu sagen, dass Säuren als Protonendonatoren (im Brønsted-Sinn) erstmal nichts mit Oxidations- oder Reduktionsreaktionen zu tun haben. Betrachtet man sie jedoch im Sinne einer **Lewis**-Säure (bzw. Base) sind Säuren **Elektronenpaar-Akzeptoren,** während Basen **Elektronenpaar-Donatoren** sind. Diese Definition erweitert das Säure-Base-Konzept auf Fälle, in denen **keine Protonen ausgetauscht** werden. Eine Lewis-Säure bindet ein freies Elektronenpaar einer Lewis-Base und bildet so eine koordinative Bindung. Beispiele sind Metallionen (z. B. $Fe^{3+}$) als Lewis-Säuren oder Liganden wie $NH_3$ (Ammoniak) als Lewis-Basen.
2024 wurde nach dem Molekül Ozon als Oxidations-/Reduktionsmittel gefragt.
2025 wurde geprüft, in welcher der gegebenen Verbindungen Chlor die höchste Oxidationszahl hat. Die korrekte Antwort war in Perchlorsäure. Ebenfalls 2025 wurde nach der Oxidationszahl von Wasserstoff gefragt – diese beträgt –1.

**MedAT-Stichwort**
Redox-Reaktionen

**MedAT-Stichwort**
Oxidation, Reduktion

Der Begriff „Redox" setzt sich aus den Prozessen Oxidation und Reduktion zusammen, die stets gekoppelt auftreten. **Gibt** ein Stoff **Elektronen ab,** wird er **oxidiert. Nimmt** ein Stoff **Elektronen auf,** wird er **reduziert.** Da Elektronen in der Natur nicht frei existieren, erfolgt der Elektronenübergang immer in Form einer **Redox-Reaktion.**

**DEFINITIONEN** Ein Stoff, der Elektronen abgibt (Oxidation), fungiert als **Reduktionsmittel,** während ein Stoff, der Elektronen aufnimmt (Reduktion), als **Oxidationsmittel** wirkt.

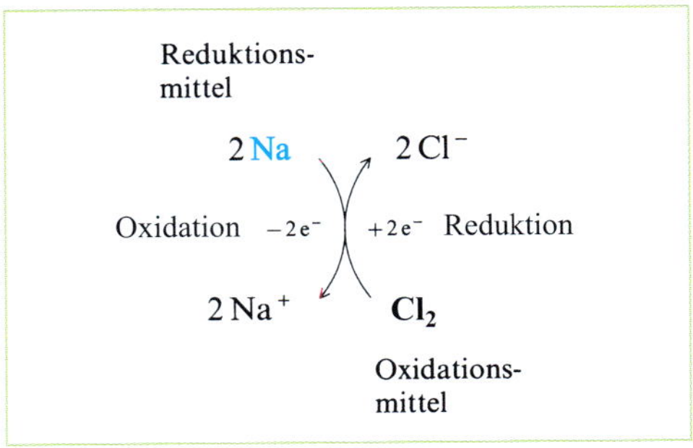


**Abb. 21.1** Redoxreaktion bei der Entstehung von Kochsalz [L253]

Ein Beispiel für eine einfache Redox-Reaktion ist die Reaktion zwischen **Natrium** und **Chlor** zur Bildung von **Natriumchlorid** (Kochsalz) (➤ Abb. 21.1).
Ein weiteres MedAT-relevantes Beispiel ist die Redoxreaktion zwischen **Salzsäure** (HCl) und **Zink** (Zn). Sie führt zur Bildung von **Zinkchlorid** ($ZnCl_2$) und **Wasserstoffgas** ($H_2$):

$$Zn + 2HCl \rightarrow ZnCl_2 + H_2$$

Zink gibt zwei Elektronen ab und wird zu Zinkionen oxidiert:

$$Zn \rightarrow Zn^2 + 2e^-$$

Notizen

**MedAT-Stichwort**
Oxidationszahlen

Wasserstoffionen ($H^+$) aus der Salzsäure nehmen Elektronen auf und werden zu Wasserstoffgas reduziert:

$$2H^+ + 2e^- \rightarrow H_2$$

Die Elektronenbilanz wird ausgeglichen, sodass die Gesamtreaktion wie oben gezeigt entsteht. Das Produkt ist eine Lösung von **Zinkchlorid** ($ZnCl_2$) sowie freigesetztem **Wasserstoffgas** ($H_2$).

## 21.2 Oxidationszahlen

**MedAT-GEHEIMTIPP** Beim Thema Oxidationszahlen wird gerne nach der **Veränderung der Oxidationszahl** bei Oxidation und Reduktion gefragt (bereits 2×), sowie nach den Oxidationszahlen sowohl in $O_2$ als auch **H** in $H_2O$ und nach der Oxidationszahl in Chlor.
2024 wurde nach der höchsten Oxidationszahl von Kohlenstoff in Butanon, Butanal, Butanol, Butan oder Buten gefragt.

Um die Bewegung von Elektronen bei Redox-Reaktionen zwischen Atomen und Molekülen besser nachzuvollziehen, bedient man sich der sogenannten **Oxidationsstufe,** die in sogenannten **Oxidationszahlen** angegeben wird.

**DEFINITIONEN** Die **Oxidationszahl** ist eine formale Zahl, die angibt, wie viele Elektronen ein Atom in einer chemischen Verbindung im Vergleich zu seinem neutralen Zustand abgegeben (positive Oxidationszahl) oder aufgenommen (negative Oxidationszahl) hätte, wenn alle Bindungen vollständig ionisch wären.
Sie dient als Hilfsmittel, um Redoxreaktionen zu analysieren und Reaktionsgleichungen aufzustellen und wird als kleine Zahl über dem Elementsymbol notiert.

Eine elegante Art, Oxidationszahlen zu bestimmen, ist, die **Strukturformel** zu **zeichnen.** Wir erinnern uns: Atome werden in Molekülen durch gemeinsame Elektronenpaare verbunden. Dabei gilt, dass wir im Rahmen der Bestimmung von Oxidationszahlen geteilte Elektronenpaare immer zum elektronegativeren Element zeichnen müssen. Hat man das getan, muss man nur noch für jedes Atom die ihm zugeordneten Elektronen mit der Anzahl an Elektronen im elementaren Zustand vergleichen und **die Differenz** eintragen. Wir machen das mal anhand des Beispiels von Wasserstoffperoxid (➤ Abb. 21.2).
Wasserstoff hat in Verbindungen üblicherweise die Oxidationszahl **+1.** Sauerstoff hat normalerweise die Oxidationszahl **–2,** aber in Peroxiden wie $H_2O_2$ liegt eine Ausnahme vor:
Hier hat jedes Sauerstoffatom die Oxidationszahl **–1.** Das liegt daran, dass die beiden Sauerstoffatome über eine Einfachbindung verbunden sind, wodurch sie jeweils ein Elektron „behalten".
Da die beiden Wasserstoffatome zusammen **+2** beitragen, während die beiden Sauerstoffatome zusammen die Oxidationszahl **–2** haben, heben sich die Werte auf, sodass die Gesamtladung des Moleküls **null** ist, was auch der Realität von Wasserstoffperoxid entspricht.

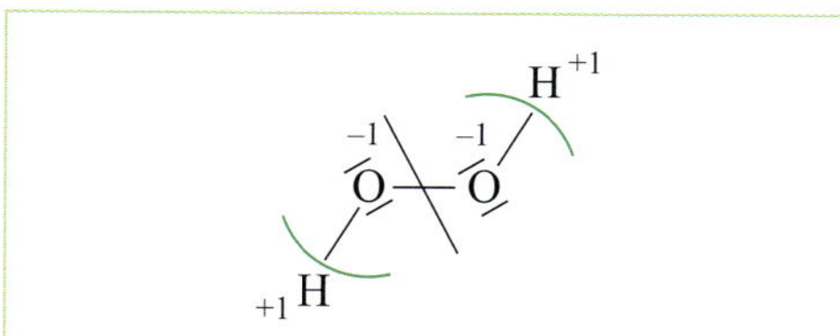


**Abb. 21.2** Wasserstoffperoxid [L253]

| | |
|---|---|
| Elemente: (Oxidationsstufe 0) | $\overset{0}{H_2}$, $\overset{0}{O_2}$, $\overset{0}{Cl_2}$, $\overset{0}{Na}$, $\overset{0}{Zn}$ |
| Einfache Ionen: (Oxidationsstufe = Ladung) | $\overset{+1}{Na^+}$, $\overset{-1}{Cl^-}$, $\overset{+2}{Zn^{2+}}$, $\overset{+2}{Fe^{2+}}$, $\overset{+3}{Fe^{3+}}$ |
| Komplexe Ionen: | $\overset{-3}{N}H_4^+$, $\overset{+5}{N}O_3^-$, $\overset{+6}{S}O_4^{2-}$, $H\overset{+5}{P}O_4^{2-}$, $\overset{+7}{Mn}O_4^-$ |
| Moleküle: | $\overset{-3}{N}H_3$, $\overset{+2}{N}O$, $\overset{-4}{C}H_4$, $\overset{-2}{C}H_3OH$, $\overset{+4}{C}O_2$ |

**Abb. 21.3** Beispiele für Oxidationszahlen von Elementen, in Ionen und in Molekülen [L253]

Ist einem das alles zu kompliziert, kann man sich auch einfach an folgende Regeln halten (➤ Abb. 21.3):

1. Elemente im elementaren Zustand haben die Oxidationszahl 0.
2. Für einfache Ionen entspricht die Oxidationszahl der Ionenladung.
3. In Molekülen addieren sich die Oxidationszahlen zu 0.
4. In komplexen Ionen ergibt die Summe der Oxidationszahlen der einzelnen Bausteine die Gesamtladung des Ions.
5. Fluor hat stets die Oxidationszahl –1.
6. Sauerstoff hat in Verbindungen meist die Oxidationszahl –2, Wasserstoff +1.
7. Die Alkalimetalle erhalten die Oxidationszahl +1, Halogene –1.
8. Erdalkalimetalle erhalten die Oxidationszahl +2.

## 21.3 Redox-Potenzial und elektrochemische Spannungsreihe

**MedAT-Stichwort**
Redox-Potenzial

**MedAT-GEHEIMTIPP** Zu diesem Thema wurden bisher Fragen zum **negativen Redox-Potenzial**, zum **Redox-Potenzial unedler Metalle** und zum **Normalpotenzial** gestellt.
2024 wurde nach dem Redoxpotenzial edler Metalle gefragt.

**DEFINITIONEN** Das **Redox-Potenzial** ist ein Maß für die Tendenz eines Stoffes, **Elektronen abzugeben** oder **aufzunehmen.** Es wird in **Volt** gemessen und gibt an, wie stark eine Substanz als Oxidations- oder Reduktionsmittel wirkt.

**VERSTÄNDNIS⁺** Durch ein Reduktionsmittel wird die Oxidationszahl eines Stoffes **reduziert** (weniger, –), während es selbst **oxidiert** wird. Ein **Oxidationsmittel oxidiert** folglich Stoffe und wird selbst **reduziert.**
Für das grundlegende Verständnis ist es hilfreich, sich daran zu erinnern, dass Sauerstoff (**Oxygen**) eine **hohe Elektronegativität** hat, was bedeutet, dass es sehr gerne Elektronen zu sich zieht. Dadurch **oxidiert** Sauerstoff sehr gerne Stoffe, nimmt ihnen also die Elektronen weg, während es selbst reduziert wird.
Welcher Stoff ist ein noch größerer Elektronendieb und somit stärkeres Oxidationsmittel als Sauerstoff?
Richtig: **Fluor!**

Ein **negatives Redox-Potenzial** weist darauf hin, dass ein Stoff Elektronen besonders leicht abgibt. Stoffe mit stark negativem Potenzial, wie Lithium (–3,05 V) oder Natrium (–2,71 V), sind daher starke **Reduktionsmittel.** Sie werden oft in chemischen Reaktionen eingesetzt, um andere Substanzen zu reduzieren. Ein **positives Redox-Potenzial** hingegen zeigt, dass ein Stoff Elektronen besonders leicht aufnimmt. Stoffe mit hohen positiven Potenzialen, wie Fluor (+2,87 V) oder Sauerstoff (+1,23 V), sind starke **Oxidationsmittel.** Sie ziehen Elektronen stark an und oxidieren andere Substanzen.

**VERSTÄNDNIS⁺** Das **Redox-Potenzial** misst im Grunde, wie sehr ein Stoff Elektronen anziehen oder abgeben möchte.

- **Hoher Wert** (z. B. +0,8 V): Der Stoff zieht Elektronen stark an und ist damit ein starkes Oxidationsmittel (er „reißt“ Elektronen zu sich).
- **Niedriger Wert** oder **gar negativer Wert** (z. B. –0,76 V): Der Stoff „drückt“ eher Elektronen weg und ist ein gutes Reduktionsmittel.

Dieser Wert ist immer relativ zu einer Referenzelektrode (z. B. der **Standard-Wasserstoffelektrode**).

Die Werte für Standard-Redox-Potenziale werden gegen die Standardwasserstoffelektrode (SHE) gemessen, deren Potenzial bei 0 V liegt. **Standard-Redox-Potenziale** beziehen sich auf Messungen unter Standardbedingungen: 25 °C, 1 atm Druck und 1 mol/L Konzentration.

**DEFINITIONEN** Das **Standard-Redox-Potenzial** ist eine Messgröße, die angibt, wie stark eine Substanz unter Standardbedingungen Elektronen aufnimmt (reduziert wird) oder abgibt (oxidiert wird). Es dient als Referenzwert, um die Elektronenflussrichtung und die Spontaneität von Redoxreaktionen vorherzusagen.
Das **Normalpotenzial** ist ein Synonym für das Standard-Redox-Potenzial unter den festgelegten Standardbedingungen.

Notizen

| | Ox | | | Red | | $E^0$ (Volt) |
|---|---|---|---|---|---|---|
| geringe Oxidationskraft | | | | | hohe Reduktionskraft | |
| | $Na^+$ | + $e^-$ | $\rightleftarrows$ | Na | | −2,71 |
| | $Mg^{2+}$ | + 2 $e^-$ | $\rightleftarrows$ | Mg | | −2,40 |
| | $Zn^{2+}$ | + 2 $e^-$ | $\rightleftarrows$ | Zn | | −0,76 |
| | $Fe^{2+}$ | + 2 $e^-$ | $\rightleftarrows$ | Fe | | −0,44 |
| | 2 $H_3O^+$ | + 2 $e^-$ | $\rightleftarrows$ | $H_2$ + 2 $H_2O$ | | 0,00 |
| | $Cu^{2+}$ | + 2 $e^-$ | $\rightleftarrows$ | Cu | | +0,35 |
| | $I_2$ | + 2 $e^-$ | $\rightleftarrows$ | 2 $I^-$ | | +0,58 |
| | Chinon + 2 $H_2O^+$ | + 2 $e^-$ | $\rightleftarrows$ | Hydrochinon + 2 $H_2O$ | | +0,70 |
| | $Fe^{3+}$ | + $e^-$ | $\rightleftarrows$ | $Fe^{2+}$ | | +0,77 |
| | $Ag^+$ | + $e^-$ | $\rightleftarrows$ | Ag | | +0,81 |
| | $Hg^{2+}$ | + 2 $e^-$ | $\rightleftarrows$ | Hg | | +0,86 |
| | $O_2$ + 4 $H_3O^+$ | + 4 $e^-$ | $\rightleftarrows$ | 2 $H_2O$ + 4 $H_2O$ | | +1,24 |
| | $Cl_2$ | + 2 $e^-$ | $\rightleftarrows$ | 2 $Cl^-$ | | +1,36 |
| | $F_2$ | + 2 $e^-$ | $\rightleftarrows$ | 2 $F^-$ | | +2,86 |
| hohe Oxidationskraft | | | | | geringe Reduktionskraft | |

**Abb. 21.4** Ausschnitt aus der Spannungsreihe; angegeben sind die Normalpotenziale einiger Redoxpaare (Ox: oxidierte Form, Red: reduzierte Form) [L253]

Die **elektrochemische Spannungsreihe** (➤ Abb. 21.4) ordnet Elemente nach ihrem Normalpotenzial und somit danach, wie leicht sie Elektronen abgeben (oben: leicht oxidierbar, „unedel") oder behalten (unten: schwer oxidierbar, „edel"). Dabei steigt die Oxidationskraft von oben nach unten, weil stark elektronegative Elemente wie Fluor gut Elektronen anziehen. Umgekehrt nimmt die Reduktionskraft ab, da diese Stoffe kaum Elektronen abgeben.
In der Spannungsreihe ist die **oxidierte Form** eines Stoffes **links** und die **reduzierte Form rechts.**

**VERSTÄNDNIS⁺** **Edelmetalle** (z. B. Gold, Silber) stehen weit unten in der Spannungsreihe und geben nur ungern Elektronen ab.
**Unedle Metalle** (z. B. Natrium) stehen weiter oben und geben ihre Elektronen leicht ab.

Reagieren Stoffe, so fließen Elektronen vom unedleren (oben) zum edleren Stoff (unten) Dabei gilt: **Je größer der Abstand** in der Spannungsreihe zwischen den beiden Stoffen, **desto stärker** ist **die Reaktion** und desto mehr Energie wird dabei frei.

## 21.4 Galvanisches Element

**MedAT-Stichwort**
Galvanisches Element

**MedAT-GEHEIMTIPP** Bisher wurden zu diesem Thema folgende Sachverhalte geprüft: allgemeine Fragen zum **galvanischen Experiment** (bereits 2×) und **Spannungsreihe mit Daniell-Element.**

**VERSTÄNDNIS⁺** **Luigi Galvani** (1737–1798) war ein italienischer Arzt und Naturforscher, der mit seinen Experimenten zur sogenannten „tierischen Elektrizität" maßgeblich die Grundlagen für die Entwicklung des galvanischen Elements legte. Er beobachtete bei Versuchen mit Froschschenkeln, dass sich Muskeln zusammenzogen, wenn sie in Kontakt mit Metallen standen – ein Phänomen, das er zunächst als elektrischen Impuls innerhalb des tierischen Körpers deutete. Seine Entdeckungen weckten das Interesse anderer Forscher, insbesondere von Alessandro Volta, der daraufhin das erste **„galvanische Element"** (auch **Volta-Säule** genannt) entwickelte (➤ Abb. 21.5).

Ein galvanisches Element, auch galvanische Zelle genannt, ist eine Vorrichtung, die **chemische Energie** in **elektrische Energie** umwandelt. Das geschieht durch eine spontane Redox-Reaktion, bei der Elektronen über einen äußeren Stromkreis von einer Elektrode zur anderen fließen.

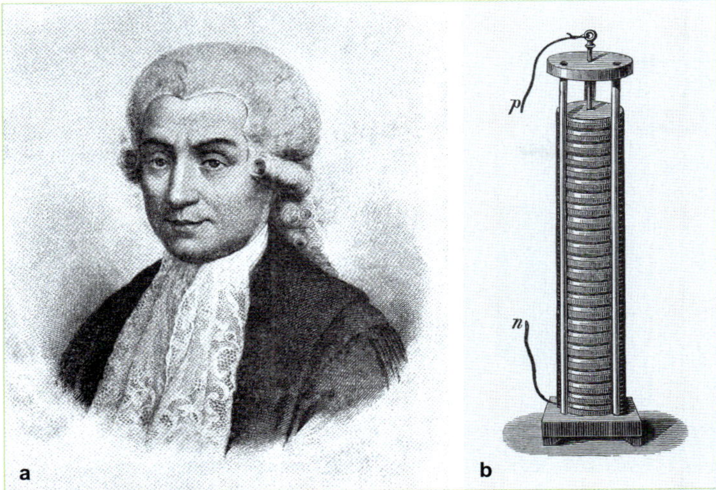


**Abb. 21.5** (a) Luigi Galvani [J751-133] (b) Volta-Säule [J751-134]

**DEFINITIONEN** Ein **Stromkreis** ist eine geschlossene, leitende Verbindung, in der sich elektrische Ladungsträger (z. B. Elektronen) kontinuierlich bewegen können.
Eine **Elektrode** ist ein elektrisch leitfähiges Bauteil, das in Kontakt mit einem Elektrolyten (z. B. einer Ionenlösung) steht. In elektrochemischen Zellen dient eine Elektrode entweder als **Anode** (Ort der Oxidation, Elektronenabgabe) oder als **Kathode** (Ort der Reduktion, Elektronenaufnahme).
Eine **Halbzelle** besteht typischerweise aus einer Elektrode (Metall oder anderer leitfähiger Stoff) und einer dazugehörigen Elektrolytlösung. Sie ist der Teil einer elektrochemischen Zelle, in dem entweder die Oxidation oder die Reduktion abläuft. In einer voll funktionsfähigen galvanischen Zelle gibt es zwei solcher Halbzellen, die über eine **Salzbrücke** (oder eine andere Verbindung zum **Leiten von Ionen**) miteinander verbunden sind, sodass insgesamt ein Ladungs- und Elektronenfluss (Strom) entstehen kann.

Ein galvanisches Element besteht aus zwei **Halbzellen,** die jeweils eine **Elektrode** (Anode oder Kathode) und eine **Elektrolytlösung** enthalten. Die Halbzellen sind durch eine **Salzbrücke** oder eine permeable Membran verbunden, die den **Ladungsausgleich** durch die Bewegung von Elektronen zum elektronegativeren Element zwischen den Zellen ermöglicht.
**An der Anode** erfolgt die Oxidation, bei der das unedlere Metall (geringeres Redox-Potenzial) Elektronen abgibt, während in der Halbzelle mit der **Kathode,** an den Ionen in der Lösung die Reduktion erfolgt, die sich dann als reine Elemente an die Kathode lagern. Die **Elektronen** aus der Anode werden also von Ionen in der Kathodenlösung aufgenommen, nicht von der Kathode direkt.

**EPISCHE ESELSBRÜCKEN** Anode – **O**xidation (fängt beides mit einem Vokal an)
Kathode – **R**eduktion (fängt beides mit einem Konsonanten an)
Oder: Das **A** und **O** ist, dass um die **Kathode** die **Reduktion** erfolgt.

**VERSTÄNDNIS+** **Galvanisches Element** ist ein Oberbegriff für jede elektrochemische Zelle, in der eine spontane chemische Reaktion elektrische Energie liefert.
Das **Daniell-Element** hingegen ist eine **spezielle Form** eines galvanischen Elements.

Die **Daniell-Zelle** (➤ Abb. 21.6) besteht aus einer **Zink-Halbzelle** und einer **Kupfer-Halbzelle** mit einer **Salzbrücke** als Verbindung der beiden Halbzellen. In der Zink-Halbzelle befindet sich ein Stück metallisches Zink (Zn) in einer Zinksulfatlösung ($ZnSO_4$). Dieses System fungiert als **Anode,** an der die Oxidation stattfindet. Konkret reagiert dabei Zink zu Zinkionen, indem Zinkatome Elektronen abgeben und als $Zn^{2+}$-Ionen in die Lösung übergehen ($Zn(s) \rightarrow Zn^{2+} + 2\ e^-$). Durch diesen Prozess reichert sich die Zinklösung mit $Zn^{2+}$-Ionen an, während die freien Elektronen über die Salzbrücke abfließen.
Die zweite Halbzelle ist die Kupfer-Halbzelle, bestehend aus einer Kupferelektrode (Cu), der **Kathode,** in einer Kupfersulfatlösung ($CuSO_4$). Aus der Lösung werden $Cu^{2+}$-Ionen zu elementarem Kupfer reduziert, indem sie die aus der Zink-Halbzelle kommenden Elektronen aufnehmen ($Cu^{2+}(aq) + 2\ e^- \rightarrow Cu(s)$). Die Kupferelektrode gewinnt dadurch an Masse, da sich das neu entstehende Kupfer an ihr abscheidet.

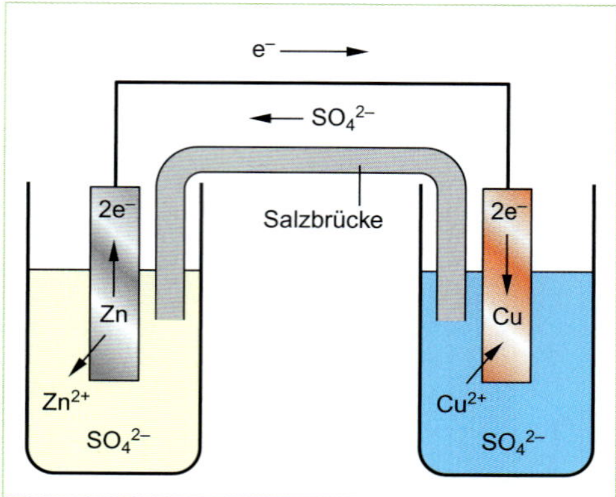


**Abb. 21.6** Elektrochemische Zelle (Daniell-Element) aus Zn/Cu [L253]

**VERSTÄNDNIS⁺** Wie kann es sein, dass die Kupferelektrode an Masse zunimmt, wenn Elektronen in die Kupfer-Halbzelle fließen?
Das liegt daran, dass die $Cu^{2+}$-Ionen positiv geladen sind und dadurch leicht mit den polaren Wassermolekülen (oder Sulfat) eine Bindung eingehen. Erhalten sie aber Elektronen und werden elektrisch neutral, so gesellen sie sich lieber an den Metallrumpf der Kupferkathode, da diese im Gegensatz zu den Wassermolekülen (oder Sulfat) relativ **unpolar** ist.

KAPITEL

# 22 Organik

Deniz Tafrali

## 22.1 Organische Verbindungen

MedAT-Stichwort
Organische Chemie

MedAT-Stichwort
Organische Verbindungen allgemein

**MedAT-GEHEIMTIPP** Themen, die bereits geprüft worden sind: Allgemeine Fragen zu organischen Verbindungen (6×), vollständige Verbrennung von Methan (2×), Nonan und 2-Methyl-3-Ethylpentan.

Die Chemie unterteilt die gesamten Moleküle und Verbindungen unserer Welt in zwei Sparten: **anorganische** und **organische** Stoffe. Die organische Chemie beschäftigt sich mit Stoffen, die aus einem Grundgerüst aus **Kohlenstoff** (➤ Kap. 22.2) bestehen. Die hohe Affinität des Kohlenstoffs für die Bildung einer Vielzahl unterschiedlicher Verbindungen führt dazu, dass er als Grundstoff des Lebens die materielle Basis aller Lebewesen darstellt.

**VERSTÄNDNIS⁺** Jedoch zählt man nicht alle Verbindungen mit Kohlenstoff zu den organischen Stoffen – **Kohlenstoffoxide** ($CO$, $CO_2$), **Graphit** und **Cyanide** gehören beispielsweise zur anorganischen Chemie.

Organische Verbindungen enthalten neben Kohlenstoff auch **Wasserstoff** und oft Heteroatome wie **Sauerstoff, Stickstoff, Schwefel** oder **Halogene,** die ihre chemischen Eigenschaften bestimmen.
Kohlenstoffverbindungen lassen sich in **Kohlenwasserstoffe** (z. B. Alkane, Alkene, Aromaten) und **funktionelle Gruppen** (z. B. Alkohole, Amine, Ester) einteilen. Die Struktur der Kohlenstoffgerüste – linear verzweigt oder zyklisch – und die Art der funktionellen Gruppen bestimmen die **Polarität, Reaktivität** und **Löslichkeit** der Verbindungen.

## 22.2 Kohlenstoff

**Kohlenstoff** ist das zentrale Element der organischen Chemie und bildet die Grundlage für alle lebenden Organismen auf der Erde, indem es das Grundgerüst für Kohlenhydrate, Proteine, Lipide und Nukleinsäuren bereitstellt. Es zeichnet sich durch seine Fähigkeit aus, stabile **chemische Bindungen mit einer Vielzahl von Elementen** einzugehen.
Darüber hinaus können Kohlenstoffatome sowohl **Einfach**-, **Doppel**- als auch **Dreifachbindungen** eingehen. **Einfachbindungen** ($\sigma$-Bindungen; $\sigma$ = Sigma) sind **stabil,** während **Doppel**- und **Dreifachbindungen** ($\sigma$- und $\pi$-Bindungen) **reaktiv** sind.

**VERSTÄNDNIS⁺** Warum? Weil in Doppel- und Dreifachbindungen eine **höhere Dichte an Elektronen** in einem kleinen Raum vorherrscht, wodurch an dieser Stelle eher Reaktionen mit **positiv geladenen** Atomen und Molekülen stattfinden können.

**MedAT-GEHEIMTIPP** Altfragenalarm: Für eine Chemie-Aufgabe war im Jahr 2023 das grundlegende Verständnis der organischen Chemie essenziell. Es wurde nämlich gefragt, welche wichtige Eigenschaft **Alkene** (➤ Kap. 22.3.3) und **Alkine** (➤ Kap. 22.3.4) als Folge ihrer Doppel- bzw. Dreifachbindung aufweisen – sie sind **reaktionsfreudiger!**

**AUS DEM MEDIZINSTUDIUM** Kohlenstoffatome können entweder $sp^3$-, $sp^2$- oder sp-hybridisiert sein. Die Art der Hybridisierung beeinflusst dabei die räumliche Struktur:

- **$sp^3$-Hybridisierung:** Tetraedrische Geometrie mit einem Bindungswinkel von 109,5°. Beispiel: Methan ($CH_4$).
- **$sp^2$-Hybridisierung:** Planare Struktur mit einem Bindungswinkel von 120°. Beispiel: Ethen ($C_2H_4$).
- **sp-Hybridisierung:** Lineare Geometrie mit einem Bindungswinkel von 180°. Beispiel: Ethin ($C_2H_2$).

Kohlenstoffatome werden je nach Anzahl der anderen C-Atome, mit denen sie direkt verbunden sind, als **primär, sekundär, tertiär** oder **quartär** bezeichnet (➤ Abb. 22.1)

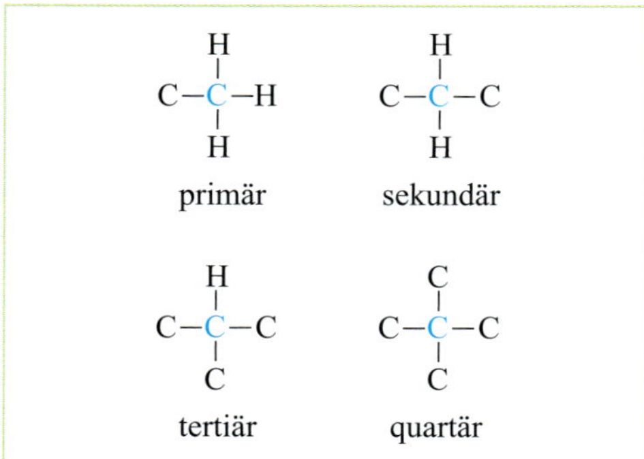


**Abb. 22.1** Einordnung der Kohlenstoffatome nach Anzahl der C-Atome [L253]

**MedAT-GEHEIMTIPP** Einmal wurde gefragt, wie viele Bindungspartner denn ein **sekundärer Kohlenstoff** haben kann. Antwort: **zwei.**

Am häufigsten bindet Kohlenstoff aber an **Wasserstoff.** Da sich die Elektronegativitäten von Wasserstoff und Kohlenstoff nur geringfügig unterscheiden, ist die **C-H-Bindung** nahezu **unpolar.** Diese Eigenschaft macht Verbindungen, die nur aus Kohlenstoff- und Wasserstoffatomen bestehen, wie beispielsweise Alkane, **unpolar** und chemisch wenig reaktiv. Auch die Bindungen zwischen Kohlenstoffatomen untereinander sind **unpolar,** was die Stabilität der Kohlenstoffgerüste weiter erhöht.

**VERSTÄNDNIS⁺** Falls ihr nicht zu 100 % versteht, was die **Polarität** mit der **Reaktivität von Molekülen** zu tun hat, lest euch unbedingt das ➤ Kap. 14.7 noch einmal durch und versucht das Thema **Elektronegativität** zu verstehen!

Neben Kohlenstoff- und Wasserstoffatomen spielen auch **Heteroatome** eine zentrale Rolle in der organischen Chemie. Heteroatome sind andere Atome als Kohlenstoff, die durch ihre oft deutlich höhere Elektronegativität im Vergleich zu Kohlenstoff polarere Bindungen eingehen können. Dies führt zu einem **Ladungsschwerpunkt** innerhalb der Bindung, wodurch Moleküle **polar** werden und reaktionsfreudiger sind. Typische Heteroatome sind:

- **Sauerstoff** führt in Verbindung mit Kohlenstoff oder Wasserstoff zu polaren Gruppen, wie den Hydroxygruppen (–OH) in Alkoholen oder den Carbonylgruppen (C=O) in Ketonen und Aldehyden.
- **Stickstoff** bildet funktionelle Gruppen wie Amine ($-NH_2$), die häufig basische Eigenschaften aufweisen.
- **Schwefel** tritt in Gruppen wie Thiolen (–SH) oder Sulfiden (–S–) auf und beeinflusst sowohl den Geruch als auch die Reaktivität von Verbindungen maßgeblich.
- **Halogene** wie Fluor, Chlor, Brom und Iod machen Moleküle, beispielsweise Halogenalkane, chemisch vielseitig und oft biologisch aktiv.

Die Anwesenheit von Heteroatomen führt häufig zur Bildung sogenannter **funktioneller Gruppen** (➤ Kap. 22.4), die die chemischen Eigenschaften eines Moleküls entscheidend bestimmen.

Weil es im Studium, insbesondere in der Biochemie, überaus wichtig ist, zu verstehen, wie verschiedene organische Moleküle in der Zelle verarbeitet werden (z. B. bei der Verwertung von Glukose oder Fettsäuren), sollte man die grundlegenden chemischen Reaktionen des Kohlenstoffes kennen. Zwei dieser Reaktionen sind zum einen die **vollständige** und zum anderen die **unvollständige Verbrennung.**

**MedAT-GEHEIMTIPP** Nicht zuletzt auch deswegen, weil die vollständige und unvollständige Verbrennung von Kohlenstoffverbindungen sehr gerne beim MedAT geprüft werden! Deshalb: Beide lernen!

Bei der **vollständigen Verbrennung** von Kohlenwasserstoffen wie Methan ($CH_4$) entsteht Kohlenstoffdioxid ($CO_2$) und Wasser:

$$CH_4 + 2\,O_2 \rightarrow CO_2 + 2\,H_2O$$

Bei **unvollständiger Verbrennung** kann elementarer Kohlenstoff (Ruß) oder Kohlenstoffmonoxid (CO) gebildet werden:

$$CH_4 + O_2 \rightarrow C + 2\,H_2O$$

Beide Reaktionen sind exotherm, wobei die vollständige Verbrennung weitaus mehr Energie freisetzt, als die unvollständige.

## 22.3 Kohlenwasserstoffe

**MedAT-GEHEIMTIPP** Auch dieses Thema wird sehr gerne geprüft!

**MedAT-Stichwort**
Kohlenwasserstoffe

**Kohlenwasserstoffe** sind die einfachsten organischen Verbindungen, sie bestehen ausschließlich aus **Kohlenstoff**- und **Wasserstoffatomen** und dienen als Grundgerüst für viele komplexere organische Verbindungen. Aufgrund ihrer Struktur und Bindungstypen lassen sich Kohlenwasserstoffe in verschiedene Gruppen unterteilen.

**DEFINITIONEN** **Gesättigte Bindungen** sind Einfachbindungen, bei denen alle Bindungsmöglichkeiten eines Atoms vollständig genutzt werden (in der Regel mit Wasserstoff oder einem weiteren Kohlenstoff), was die Moleküle besonders stabil macht. Ein Beispiel hierfür sind die Alkane, die ausschließlich aus Einfachbindungen zwischen Kohlenstoffatomen bestehen.
**Ungesättigte Bindungen** enthalten Doppel- oder Dreifachbindungen, die durch ihre höhere Elektronendichte reaktionsfreudiger sind und chemische Reaktionen wie Addition ermöglichen. Beispiele sind Alkene mit einer Doppelbindung und Alkine mit einer Dreifachbindung.

### 22.3.1 Alkane

**MedAT-GEHEIMTIPP** Gibt es Moleküle, die lediglich Kohlenstoff und Wasserstoff enthalten? Klar, z. B. Alkane!

**Alkane** bilden die erste Stoffklasse, die in der organischen Chemie betrachtet wird. Sie zeichnen sich dadurch aus, dass sie ausschließlich **Einfachbindungen** zwischen den Kohlenstoffatomen besitzen. Alkanmoleküle folgen der allgemeinen Summenformel

$$C_nH_{2n+2}$$

Alkane zeichnen sich durch ihre **Unpolarität** aus, die auf den stabilen C-H-Bindungen und der geringen Polarität beruht. Dadurch sind sie in Wasser **unlöslich.** Ihre **Reaktivität** ist vergleichsweise gering, was sie zu stabilen Verbindungen macht, die ideal für Anwendungen wie Schmierstoffe geeignet sind. Unter Sauerstoffzufuhr verbrennen Alkane **vollständig** zu Kohlenstoffdioxid ($CO_2$) und Wasser ($H_2O$) was sie zu einer wichtigen **Energiequelle** macht.
Ein einfaches Beispiel für ein Alkan ist **Methan** ($CH_4$), das nur aus einem zentralen Kohlenstoffatom besteht, welches von vier Wasserstoffatomen umgeben ist. Fügt man ein weiteres Kohlenstoffatom hinzu, entsteht **Ethan** ($C_2H_6$), bei dem die zusätzlichen Bindungen ebenfalls durch Wasserstoffatome ergänzt werden (➤ Abb. 22.2). Das kann man beliebig oft machen, wodurch immer komplexere Moleküle entstehen, die man in einer **homologen Reihe** auflisten kann.

**DEFINITIONEN** Eine **homologe Reihe** beschreibt eine systematische Aufeinanderfolge von Kohlenwasserstoffen (wie den Alkanen), bei der sich jedes Molekül von dem vorhergehenden durch eine zusätzliche **$CH_2$-Gruppe** unterscheidet.

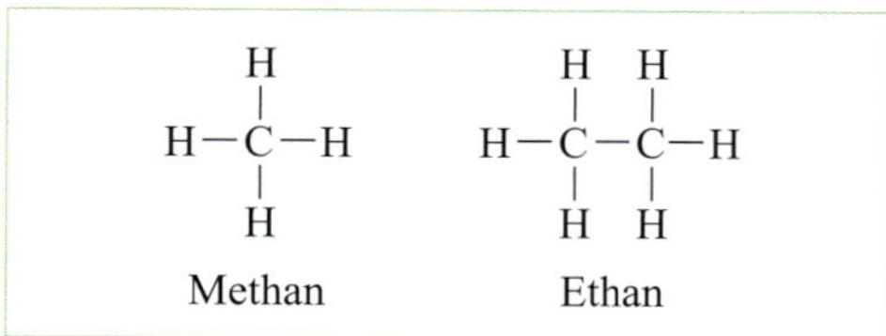

**Abb. 22.2** Methan und Ethan [L253]

Die homologe Reihe der Alkane ist in ➤ Tab. 22.1 zusammengefasst.

**Tab. 22.1** Homologe Reihe der Alkane

| Name | Summenformel | Siedepunkt bei Normaldruck in °C |
|---|---|---|
| Methan | $CH_4$ | −162 |
| Ethan | $C_2H_6$ | −89 |
| Propan | $C_3H_8$ | −42 |
| Butan | $C_4H_{10}$ | 0 |
| Pentan | $C_5H_{12}$ | 36 |
| Hexan | $C_6H_{14}$ | 69 |
| Heptan | $C_7H_{16}$ | 87 |
| Octan | $C_8H_{18}$ | 126 |

**MedAT-GEHEIMTIPP** Leider werden Siedepunkte verschiedener Kohlenwasserstoffe immer wieder gefragt (z. B. von Pentan und Butan). Es hilft daher, wenn ihr versteht, wie die Siedetemperatur mit den verschiedenen Kohlenwasserstoffen korreliert:
Die Siedetemperatur von Alkanen hängt von den intermolekularen **Van-der-Waals-Kräften** ab. Diese entstehen durch vorübergehende Ladungsverschiebungen (temporäre Dipole), die benachbarte Moleküle anziehen. Größere Alkane mit längeren Ketten besitzen mehr Elektronen und eine größere Molekülоberfläche, was die Stärke dieser temporären Wechselwirkungen erhöht und die Bewegung dieser Moleküle folglich einschränkt. Das bedeutet, dass mehr Energie erforderlich ist, um die Moleküle voneinander zu trennen und den gasförmigen Zustand zu erreichen. Daher sind kurze Alkane wie Propan **gasförmig,** während lange Alkane durch stärkere Van-der-Waals-Kräfte **flüssig** oder **fest** werden.
Außerdem: Es wurde bereits nach **Nonan** und **2-Methyl-3-Ethylpentan** gefragt. Und 2025 wurde erneut nach den Siedepunkten verschiedener Alkane gefragt.

Ab der Kettenlänge von Butan treten sogenannte **Konstitutionsisomere** auf, was bedeutet, dass manche Moleküle die gleiche Summenformel haben, jedoch unterschiedliche Strukturformeln aufweisen können. Ein Beispiel für ein verzweigtes Alkan ist **2-Methylpropan ($C_4H_{10}$),** bei dem die Kohlenstoffatome nicht in einer linearen Kette, sondern verzweigt angeordnet sind (➤ Abb. 22.3).

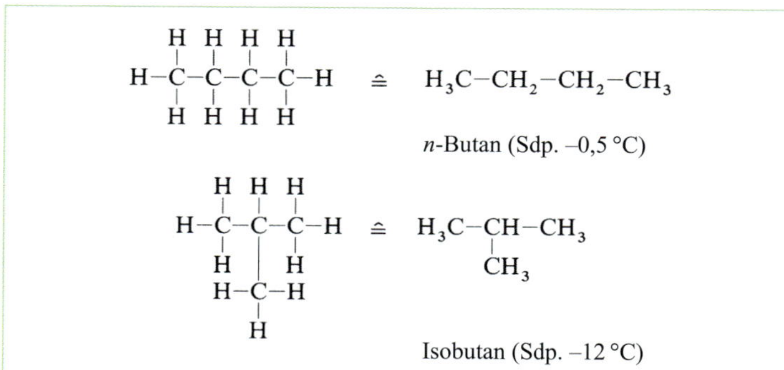

**Abb. 22.3** n-Butan und Isobutan [L253]

## 22.3.2 Cycloalkane

**Cycloalkane** sind eine spezielle Untergruppe der Alkane, bei der die Kohlenstoffatome in einem **geschlossenen Ring** angeordnet sind. Sie entstehen, wenn ein Alkan an jedem Ende seiner Kette ein H-Atom abspaltet und eine neue C-C-Bindung ausbildet. Durch diese Ringbildung fehlen im Vergleich zu den offenen Kettenalkanen zwei Wasserstoffatome, wodurch die allgemeine Summenformel

$$C_nH_{2n}$$

lautet. Die Benennung der Cycloalkane erfolgt durch Bestimmung der Anzahl der C-Atome im Ring, gefolgt vom Namen des entsprechenden Alkans, dem die Vorsilbe **„Cyclo"** vorangestellt wird (z. B. „Cyclopentan" bei fünf C-Atomen).
Falls Seitenketten am Ring vorhanden sind, werden sie so nummeriert, dass die Reste die kleinstmöglichen Zahlen erhalten. Hat der Ring nur eine Seitenkette, ist keine Nummerierung notwendig.
Beispiele für Cycloalkane sind **Cyclopropan ($C_3H_6$), Cyclobutan** ($C_4H_8$) und **Cyclohexan ($C_6H_{12}$).**

**VERSTÄNDNIS⁺** Das kleinste mögliche Cycloalkan ist **Cyclopropan,** da Alkane mit weniger als drei C-Atomen nicht zu einem Ring gefaltet werden können.

**AUS DEM MEDIZINSTUDIUM** Die physikalischen und chemischen Eigenschaften von Cycloalkanen ähneln denen der linearen Alkane, weisen jedoch aufgrund der Ringstruktur einige Unterschiede auf. Wie lineare Alkane sind Cycloalkane **unpolar** und daher in Wasser unlöslich, lösen sich jedoch gut in **unpolaren Lösungsmitteln.** In Bezug auf ihre Reaktivität zeigen kleinere Ringe wie Cyclopropan oder Cyclobutan eine **erhöhte Reaktivität**, da sie durch die Ringspannung instabiler sind. Größere Ringe wie Cyclohexan sind dagegen **stabiler,** da sie spannungsfrei vorliegen und energiearme Konformationen einnehmen können.

## 22.3.3 Alkene

**MedAT-GEHEIMTIPP** Ethen wurde auch schon geprüft.
**Ethen ($C_2H_4$),** auch bekannt als **Ethylen,** ist das einfachste **Alken** und gehört zu den ungesättigten Kohlenwasserstoffen. Es enthält eine **Doppelbindung** zwischen den beiden Kohlenstoffatomen, wodurch es reaktiv ist.

**Alkene** sind eine Klasse von Kohlenwasserstoffen, die sich durch mindestens eine **Doppelbindung** zwischen zwei Kohlenstoffatomen auszeichnen. Diese Doppelbindung macht Alkene zu **ungesättigten Verbindungen** und unterscheidet sie von den gesättigten Alkanen. Aufgrund der Doppelbindung besitzen Alkene eine erhöhte **Reaktivität** im Vergleich zu Alkanen.
Die allgemeine Summenformel der Alkene lautet

$$C_nH_{2n}$$

was bedeutet, dass Alkene im Vergleich zu Alkanen zwei Wasserstoffatome weniger haben. Die Doppelbindung ist der **reaktivste Teil** der Alkene. Die häufigsten Reaktionen von Alkenen sind die **Hydrierung,** die **Halogenierung** und die **Hydratisierung.** Bei der Hydrierung wird Wasserstoff an die Doppelbindung des Alkens addiert, wodurch ein Alkan entsteht. Die Halogenierung hingegen beschreibt die Addition von Halogenen wie Brom oder Chlor, was zur Bildung von Dihalogenverbindungen führt. Bei der Hydratisierung wird Wasser an die Doppelbindung addiert, wodurch Alkohole entstehen.

**VERSTÄNDNIS⁺** Die Aufzählung der homologen Reihe der Alkene (und Alkine) sparen wir uns, da sie nach dem gleichen Prinzip wie bei den Alkanen abläuft.

**AUS DEM MEDIZINSTUDIUM** Die π-Elektronen der Doppelbindung sind leicht zugänglich, was Alkene besonders anfällig für **elektrophile Additionsreaktionen** macht. Eine **elektrophile Additionsreaktion** ist eine chemische Reaktion, bei der ein **Elektrophil** (eine positiv geladene oder elektronenarme Spezies) an eine ungesättigte Verbindung wie eine Doppelbindung oder Dreifachbindung in einem Alken oder Alkin addiert wird. Diese Reaktion führt zur Auflösung der Mehrfachbindung und zur Bildung einer gesättigten oder weniger stark ungesättigten Verbindung.
Die Kohlenstoffatome, die an der Doppelbindung beteiligt sind, sind **$sp^2$-hybridisiert,** was zu einer **planaren Struktur** führt. Der Bindungswinkel beträgt etwa **120°,** was für die flache Geometrie der Moleküle verantwortlich ist.
Alkene zeigen **cis-trans-Isomerie,** auch bekannt als **E/Z-Isomerie,** aufgrund der eingeschränkten Rotationsfreiheit der Doppelbindung.

- Liegen die beiden Substituenten an den Kohlenstoffatomen der Doppelbindung auf der gleichen Seite, wird das als **cis-Isomer** bezeichnet.
- Liegen die Substituenten auf gegenüberliegenden Seiten, nennt man die Doppelbindung hingegen **trans-Isomer.**

Ein Beispiel ist **2-Buten ($C_4H_8$),** das sowohl als **cis-2-Buten** als auch als **trans-2-Buten** existiert.

## 22.3.4 Alkine

**MedAT-GEHEIMTIPP** Einmal wurde auch eine allgemeine Frage zu Alkinen gestellt.

**Alkine** sind eine Klasse von Kohlenwasserstoffen, die sich durch mindestens eine **Dreifachbindung** zwischen zwei Kohlenstoffatomen auszeichnen. Diese Dreifachbindung macht Alkine zu **ungesättigten Verbindungen** und unterscheidet sie von den Alkene und gesättigten Alkanen. Aufgrund der Dreifachbindung besitzen Alkine eine noch **höhere Reaktivität** im Vergleich zu Alkenen.
Die allgemeine Summenformel der Alkine lautet

$$C_nH_{2n-2}$$

was bedeutet, dass Alkine im Vergleich zu Alkanen **vier Wasserstoffatome weniger** haben.
Auch hier ist dieses Mal wieder die Mehrfach- genauer Dreifachbindung der **reaktivste Teil der Alkine.**

**AUS DEM MEDIZINSTUDIUM** Die **π-Elektronen der Dreifachbindung** machen Alkine besonders anfällig für **elektrophile Additionsreaktionen.**
Die Kohlenstoffatome, die an der Dreifachbindung beteiligt sind, sind **sp-hybridisiert,** was eine lineare Struktur zur Folge hat. Der **Bindungswinkel beträgt 180°,** was die gestreckte Geometrie der Moleküle erklärt. Ein einfaches Beispiel ist **Ethin ($C_2H_2$),** auch bekannt als Acetylen (➤ Abb. 22.4), das häufig als Brenngas verwendet wird.

$$H-C\equiv C-H$$

Ethin

**Abb. 22.4** Ethin (Acetylen) [L253]

## 22.3.5 Aromaten

**Aromaten** sind eine besondere Klasse von Kohlenwasserstoffen, die durch ihre Stabilität und einzigartige elektronische Struktur gekennzeichnet sind. Sie besitzen ein ringförmiges, konjugiertes System von sogenannten π-Elektronen, das die Moleküle besonders **reaktionsträge** macht. Die bekannteste Verbindung dieser Stoffklasse ist **Benzol ($C_6H_6$;** ➤ Abb. 22.5).
Neben Benzol gibt es zahlreiche andere Aromaten. Zu den einfachen aromatischen Verbindungen gehören **Toluol (Methylbenzol)** mit einer Methylgruppe am Benzolring und **Anilin (Aminobenzol)** mit einer Aminogruppe.
In der Biochemie sind aromatische Ringe wichtige Bestandteile von Biomolekülen, beispielsweise in den Aminosäuren **Phenylalanin** und **Tyrosin** oder den Nukleinbasen **Adenin** und **Guanin.**

**AUS DEM MEDIZINSTUDIUM** Aromaten zeichnen sich durch eine planare Struktur aus, bei der alle Kohlenstoffatome des Rings in einer Ebene liegen. Zusätzlich besitzen sie ein durchgehendes System von **p-Orbitalen,** in denen die Elektronen delokalisiert sind. Sie erfüllen die sogenannte **Hückel-Regel,** die besagt, dass Aromaten **(4n+2) π-Elektronen** enthalten müssen (n ist eine natürliche Zahl). Ein Beispiel hierfür ist Benzol mit seinen 6 π-Elektronen (n = 1), das diese Regel erfüllt.
**Polycyclische aromatische Kohlenwasserstoffe (PAKs),** wie **Naphthalin** mit zwei kondensierten Benzolringen oder **Anthracen** und **Phenanthren** mit drei kondensierten Benzolringen, erweitern die Vielfalt dieser Stoffklasse.
Während sie in der Pharmakologie als Ausgangsstoffe für Medikamente eine wichtige Rolle spielen, sind sie aufgrund ihrer **toxischen, mutagenen und krebserregenden Eigenschaften** auch gesundheitlich bedenklich. Im Körper können sie durch Enzyme in reaktive Metaboliten umgewandelt werden, die die DNA schädigen und die Entstehung von Krebs fördern. Ihre lipophile Natur führt zudem dazu, dass sie sich im Gewebe anreichern, was die toxischen Effekte verstärkt. PAKs entstehen vor allem bei **unvollständigen Verbrennungsprozessen** wie Tabakrauch, Autoabgasen oder gegrilltem Fleisch.

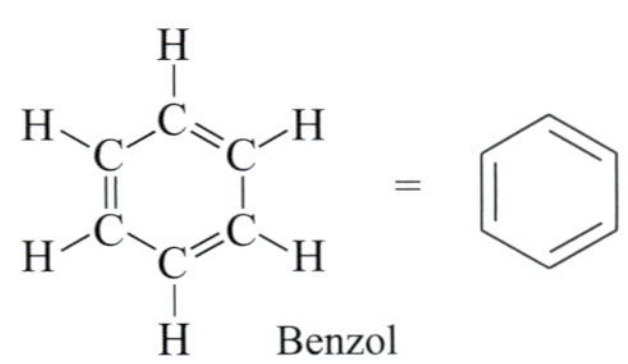

Benzol

**Abb. 22.5** Benzolring [L253]

## 22.4 Funktionelle Gruppen

MedAT-Stichwort
Funktionelle Gruppen

Die Vielfalt und die chemischen Eigenschaften organischer Verbindungen werden maßgeblich durch das Vorhandensein von **funktionellen Gruppen** bestimmt. Funktionelle Gruppen enthalten sogenannte **Heteroatome** – Elemente, die sich in ihrer Elektronegativität deutlich vom Kohlenstoff unterscheiden, wie etwa **Sauerstoff, Stickstoff** oder **Schwefel.** Diese Atome können Bindungen polarisieren, indem sie Elektronenpaare zu sich ziehen. Das führt zu einer asymmetrischen Ladungsverteilung innerhalb der Bindung, wobei eine lokale negative Ladung am elektronegativeren Atom und eine positive Ladung am Bindungspartner entsteht.

Diese Polarisierung macht Moleküle mit funktionellen Gruppen deutlich **reaktiver** als solche ohne. Funktionelle Gruppen prägen den Charakter einer Verbindung so stark, dass Moleküle mit identischen funktionellen Gruppen in **bestimmte Stoffklassen** eingeordnet werden können. Es ist zudem möglich, dass ein Molekül **mehrere funktionelle Gruppen** enthält, was seine Reaktionsmöglichkeiten weiter erhöht.

**MedAT-GEHEIMTIPP** Ihr solltet euch im Besonderen ➤ Abb. 22.6 einprägen, da sich die Fragen in der Vergangenheit häufig darum gedreht haben, welche funktionellen Gruppen welche **Summen-** oder **Strukturformel** haben (zuletzt 2024).

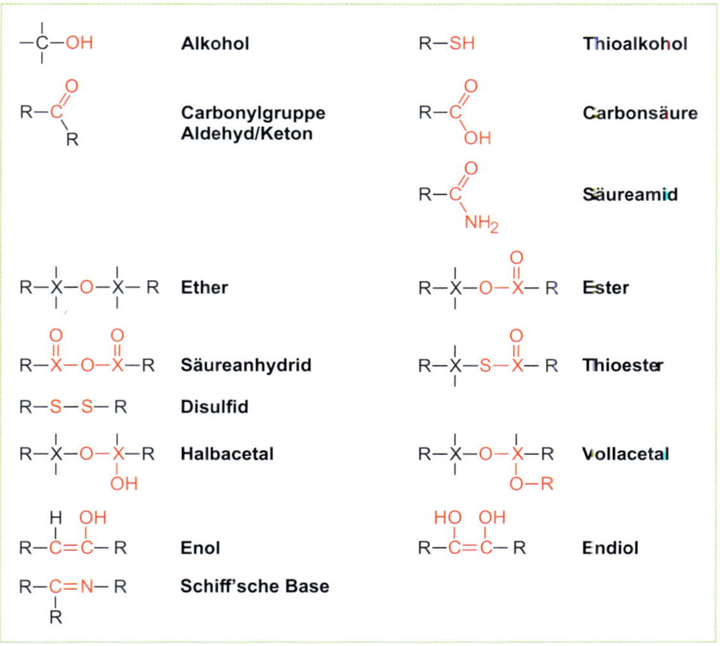


**Abb. 22.6** Funktionelle Gruppen [L253]

### 22.4.1 Sauerstoffhaltige funktionelle Gruppen

Sauerstoff ist eines der häufigsten Heteroatome in organischen Verbindungen und Bestandteil vieler funktioneller Gruppen. Seine **hohe Elektronegativität** führt zu einer **starken Polarisierung** der Bindungen, die er eingeht, was die Reaktivität dieser Verbindungen entscheidend beeinflusst. Sauerstoff besitzt **sechs Valenzelektronen,** von denen **zwei freie Elektronenpaare** bilden, wobei die restlichen vier an **kovalenten Bindungen** beteiligt sind.

#### Hydroxygruppe und Alkohole

**MedAT-GEHEIMTIPP** Strukturformeln von Alkoholen musste man bereits zweimal erkennen.

Eine **Hydroxygruppe** (–OH) besteht aus einem Sauerstoffatom, das an ein Wasserstoffatom und ein Kohlenstoffatom gebunden ist. Verbindungen mit Hydroxygruppen nennt man **Alkohole.** Die Nomenklatur erfolgt durch Anhängen der Endung „-ol" an den Namen des entsprechenden Alkans. Beispielsweise wird aus **Methan** der Alkohol Methan**ol.**

Alkohole lassen sich weiter unterteilen in **primäre, sekundäre** und **tertiäre** Alkohole (➤ Abb. 22.7):

1. Bei **primären Alkoholen** ist die Hydroxygruppe an ein Kohlenstoffatom gebunden, das maximal einen weiteren Kohlenstoff trägt.
2. **Sekundäre Alkohole** hingegen zeichnen sich dadurch aus, dass das Kohlenstoffatom, an dem die Hydroxygruppe sitzt, mit zwei weiteren Kohlenstoffatomen verbunden ist.
3. **Tertiäre Alkohole** schließlich besitzen ein Kohlenstoffatom, das mit der Hydroxygruppe sowie drei weiteren Kohlenstoffatomen verknüpft ist.

Die starke Polarisierung der Hydroxygruppe bewirkt die Ausbildung von **Wasserstoffbrückenbindungen,** die Alkoholen vergleichsweise hohe Siedepunkte und eine gute Löslichkeit in Wasser verleihen – insbesondere bei kurzkettigen Vertretern.

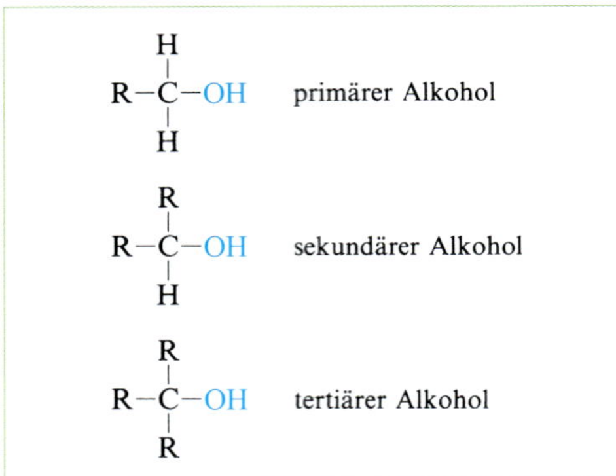


**Abb. 22.7** Primärer, sekundärer und tertiärer Alkohol; R steht hier für Rest, also für weitere C-Atome. [L253]

## Carbonylgruppen

**MedAT-GEHEIMTIPP** Carbonylgruppen wurden bereits dreimal geprüft!

Die **Carbonylgruppe** (C=O) besteht aus einem Kohlenstoffatom, das durch eine Doppelbindung an ein Sauerstoffatom gebunden ist (➤ Abb. 22.8).

**Aldehyde** besitzen eine Carbonylgruppe, die sich am **Ende der Kohlenstoffkette** befindet. Sie werden mit der Endung „**-al**" bezeichnet, wie beispielsweise Ethan**al,** auch bekannt als Acetaldehyd.

**Ketone** hingegen unterscheiden sich dadurch, dass die Carbonylgruppe **innerhalb** der Kohlenstoffkette liegt. Diese Verbindungen erhalten die Endung „**-on**", ein bekanntes Beispiel ist **Propanon,** besser bekannt als Acet**on.**

Die Polarisierung der Carbonylgruppe macht Aldehyde und Ketone zu **reaktiven Verbindungen,** die leicht mit Nukleophilen reagieren können.

**DEFINITIONEN** **Nukleophile** sind Teilchen (Atome, Moleküle oder Ionen), die eine hohe Elektronendichte besitzen und daher andere, elektronenarme Spezies angreifen können. Sie reagieren mit **elektrophilen** Zentren, die eine positive Ladung oder eine Elektronenlücke aufweisen.

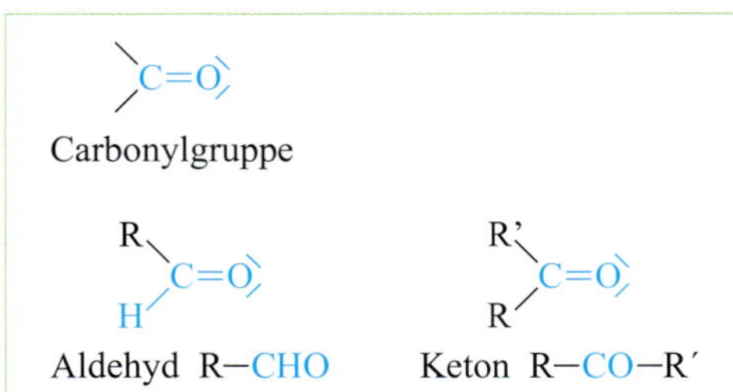


**Abb. 22.8** Carbonylgruppe, Aldehyd und Keton [L253]

## Carboxygruppen

**MedAT-GEHEIMTIPP** Carbonsäuren wurden bereits fünfmal geprüft!

Die **Carboxygruppe** (-COOH) (Synonyme: **Carboxylgruppe,** auch **Carbonsäuregruppe**) vereint eine Carbonylgruppe und eine Hydroxygruppe (➢ Abb. 22.9). Verbindungen mit einer Carboxygruppe werden als **Carbonsäuren** bezeichnet und mit der Endung „-säure" benannt, z. B. **Ethansäure** (Essigsäure). Carboxygruppen können Protonen abgeben, wodurch sie als **Säuren** wirken. Die resultierende negative Ladung am Sauerstoffatom wird durch Mesomerie stabilisiert.

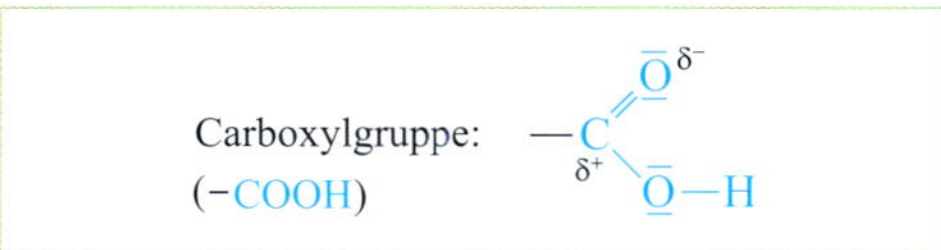


**Abb. 22.9** Carboxygruppe [L253]

## Ester und Ether

**Ester** entstehen aus der Reaktion von **Carbonsäuren** mit **Alkoholen.** Die funktionelle Gruppe (-COOR) enthält ein Carbonylkohlenstoffatom, das an einem Sauerstoffatomrest gebunden ist. Sie haben oft angenehme Gerüche und finden sich in Fruchtaromen sowie Fetten. Ein Beispiel ist Ethylacetat ($CH_3COOCH_2CH_3$).

**Ether** enthalten eine Sauerstoffbrücke (-O-) zwischen zwei organischen Resten. Sie sind **weniger reaktiv** als Alkohole, zeichnen sich durch **geringe Polarität** und **niedrige Siedepunkte** aus und werden häufig als Lösungsmittel verwendet. Ein bekanntes Beispiel ist Diethylether ($C_2H_5OC_2H_5$).

## Phosphorsäure

Phosphorsäure kann mit Alkoholen reagieren und dabei **Ester** bilden. Dank ihrer drei Hydroxygruppen ist sie in der Lage, bis zu drei Esterbindungen auszubilden (➢ Abb. 22.10). Je nach Anzahl der gebundenen Alkoholreste unterscheidet man zwischen Monophosphat-, Diphosphat- und Triphosphat-Verbindungen:

1. **Monoester** entstehen, wenn eine der Hydroxygruppen der Phosphorsäure mit einem Alkohol reagiert und dabei unter Abspaltung von Wasser eine Esterbindung bildet.
2. **Diester** werden gebildet, indem zwei der Hydroxygruppen verestert werden, wodurch zwei Esterbindungen entstehen.
3. Reagieren alle drei Hydroxygruppen mit Alkoholmolekülen, so entsteht ein **Triester,** der durch die Bildung von drei Esterbindungen charakterisiert ist.

**MedAT-GEHEIMTIPP** 2023 wurde die Phospho**diester**bindungen geprüft!

**VERSTÄNDNIS⁺** Phosphorsäureester kommen in **ATP** (Adenosintriphosphat) und **DNA** sowie **RNA** als Mono- bzw. Diester vor.

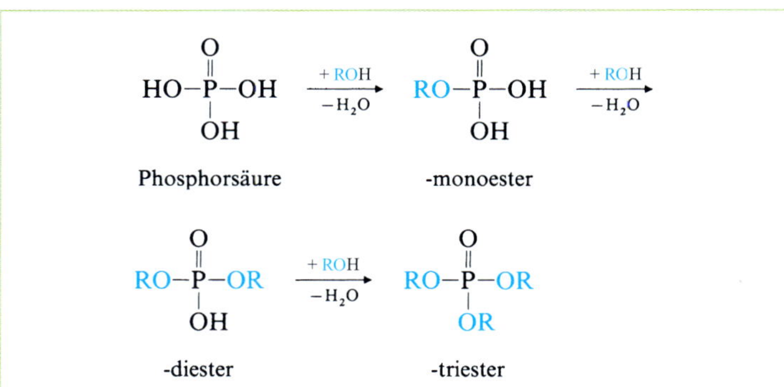


**Abb. 22.10** Phosphorsäureester [L253]

## 22.4.2 Stickstoffhaltige funktionelle Gruppen

Stickstoff, ein Element der fünften Hauptgruppe, besitzt **fünf Valenzelektronen.** Diese Elektronen ermöglichen ihm, **drei kovalente Bindungen** einzugehen und ein **freies Elektronenpaar** zu behalten, was ihn zu einem vielseitigen Bindungspartner macht. Stickstoffhaltige Gruppen sind **besonders reaktiv** und beeinflussen die physikalischen und chemischen Eigenschaften der Verbindungen erheblich.

### Aminogruppe

Eine zentrale stickstoffhaltige Gruppe ist die **Aminogruppe** (-$NH_2$), die sich vom **Ammoniak** ($NH_3$) ableitet (➤ Abb. 22.11). Sogenannte **Amine** entstehen, wenn mindestens eines der Wasserstoffatome von Ammoniak durch einen organischen Rest (R) ersetzt wird. Je nach Anzahl der ersetzten Wasserstoffatome werden Amine in drei Kategorien unterteilt:

1. **Primäre Amine** entstehen, wenn ein Wasserstoffatom des Ammoniaks durch eine organische Gruppe ersetzt wird, wie beispielsweise bei Methylamin ($CH_3NH_2$).
2. **Sekundäre Amine** bilden sich, wenn zwei Wasserstoffatome durch organische Gruppen ersetzt werden, wie es bei Dimethylamin $(CH_3)_2NH$ der Fall ist.
3. **Tertiäre Amine** schließlich entstehen, wenn alle drei Wasserstoffatome durch organische Gruppen ersetzt werden, wie beim Trimethylamin $(CH_3)_3N$.

**VERSTÄNDNIS+** **Amine** zeigen basische Eigenschaften, da sie **Protonen aufnehmen** können.

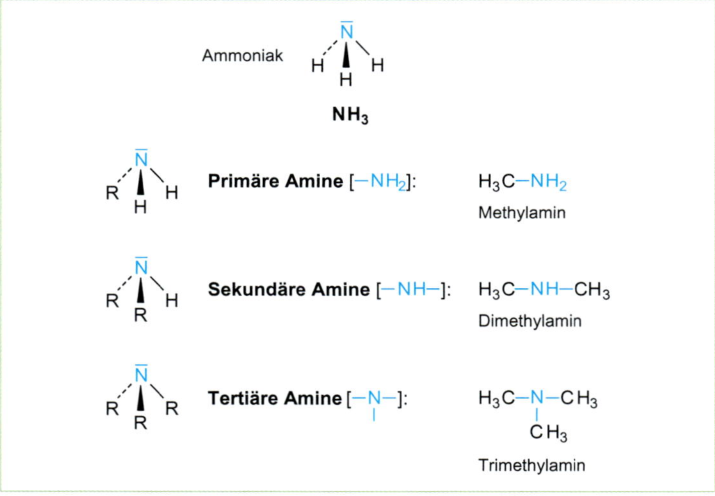


**Abb. 22.11** Ammoniak und Klassifizierung der Amine [L253]

## 22.4.3 Schwefelhaltige funktionelle Gruppen

Schwefelhaltige funktionelle Gruppen sind eng mit den sauerstoffhaltigen Gruppen verwandt, da Schwefel zur **gleichen Hauptgruppe** wie Sauerstoff gehört. Schwefel besitzt ebenfalls **sechs Valenzelektronen** und strebt in der Regel **zwei Bindungen** an. Ein Molekül, das analog zu Wasser aufgebaut ist, aber Schwefel enthält, ist der gasförmige **Schwefelwasserstoff** ($H_2S$; ➤ Abb. 22.12).

**VERSTÄNDNIS+** Wenn Schwefelwasserstoff so starke Ähnlichkeit mit Wasser hat, wieso ist es dann gasförmig und nicht flüssig?
Das liegt daran, dass Schwefel weniger elektronegativ ist als Sauerstoff, wodurch sich deutlich schwächere **Wasserstoffbrückenbindungen** ausbilden können. Dies führt dazu, dass schwefelhaltige Verbindungen im Vergleich zu ihren sauerstoffhaltigen Gegenstücken **niedrigere Schmelz-** und **Siedepunkte** aufweisen.

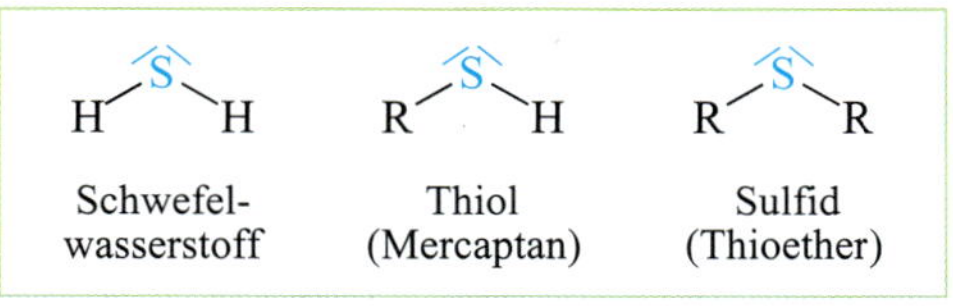


**Abb. 22.12** Schwefelwasserstoff, Thiol und Sulfid [L253]

**Thiole** (➤ Abb. 22.12) enthalten eine Sulfhydrylgruppe (–SH), die der Hydroxygruppe der Alkohole ähnelt, jedoch Schwefel anstelle von Sauerstoff enthält und einen **niedrigeren Schmelzpunkt** hat.
Schwefel kann auch an der Bildung anderer funktioneller Gruppen beteiligt sein, die sich analog zu sauerstoffhaltigen Gruppen verhalten. Dazu zählen:

1. **Thioether** (-S-) sind das Schwefelanalogon zu Ethern, bei denen ein Schwefelatom zwei Kohlenstoffatome miteinander verbindet.
2. **Thioester** (-C(=O)-S-) hingegen sind analog zu Estern aufgebaut, wobei ein Schwefelatom anstelle eines Sauerstoffatoms vorhanden ist. Besonders bemerkenswert ist, dass in Thioesterbindungen eine erhebliche Menge Energie gespeichert ist, die in chemischen Reaktionen freigesetzt und genutzt werden kann.
3. **Disulfide** (-S-S-) entstehen durch die Oxidation von Thiolen und spielen eine wichtige Rolle in der Faltung von Proteinen.

**AUS DEM MEDIZINSTUDIUM** Zwei Thiole können unter Abgabe von zwei Wasserstoffatomen oxidiert werden, wobei eine **kovalente Disulfidbrücke** (-S-S-) entsteht. Diese Bindung spielt eine wichtige Rolle in der Stabilisierung der tertiären und quartären Proteinstruktur.

$$\underset{\text{Thiol}}{2\,\mathrm{RS{-}H}} \;\underset{\substack{-2\,\mathrm{H} \\ \text{Oxidation}}}{\overset{\substack{\text{Reduktion} \\ +2\,\mathrm{H}}}{\rightleftarrows}}\; \underset{\text{Disulfid}}{\mathrm{RS{-}SR}}$$

**MedAT-GEHEIMTIPP** 2025 geprüft: Welche funktionelle Gruppe hat ein Thiol? Eine Sulfhydrylgruppe. Außerdem wurde 2025 eine Frage zu Thioestern gestellt.

# KAPITEL 23 Substanzen der Natur

Deniz Tafrali

Notizen

## 23.1 Kohlenhydrate

**MedAT-GEHEIMTIPP** Bei der Thematik dieses Kapitels werden die Prüfungsfragen für gewöhnlich sehr allgemein gehalten. Ausnahmen sind mit weiteren Geheimtipp-Boxen gekennzeichnet.

**MedAT-Stichwort**
Naturstoffe

**MedAT-Stichwort**
Kohlenhydrate

**Kohlenhydrate** gehören zu den wichtigsten Naturstoffen und spielen in zahlreichen biologischen Prozessen eine zentrale Rolle. Chemisch lassen sich zumindest die einfachsten Vertreter – die **Monosaccharide** – durch die allgemeine Summenformel $\mathbf{C_n(H_2O)_m}$ beschreiben. Man kann sich das so vorstellen, dass jedem Kohlenstoffatom (C) gewissermaßen ein Wassermolekül ($H_2O$) zugeordnet ist – daher auch der Name *Kohlenhydrat.* Das Grundgerüst sind dabei stets einzelne Zuckerbausteine, die sich wiederum zu größeren Einheiten wie **Disacchariden, Oligosacchariden** und **Polysacchariden** zusammenfügen können.

### 23.1.1 Einfachzucker

Monosaccharide bestehen, wie ihr Name schon sagt, aus nur einem Zuckermolekül. Jede dieser Zuckerstrukturen trägt eine **Carbonylgruppe:** Entweder liegt sie am Ende der Kette und bildet eine **Aldehydgruppe** (man nennt solche Zucker *Aldosen*), oder sie befindet sich an einem Kohlenstoffatom in der Mitte der Kette und bildet eine **Ketogruppe** (solche Zucker heißen *Ketosen*).
Ein weiteres Unterscheidungskriterium von Monosacchariden ist die Kettenlänge, also die Anzahl an Kohlenstoffatomen. Man unterscheidet beispielsweise:

- **Triosen** (3 C-Atome), z. B. Glycerinaldehyd
- **Tetrosen** (4 C-Atome)
- **Pentosen** (5 C-Atome), z. B. Ribose
- **Hexosen** (6 C-Atome), z. B. Glukose

Kombiniert man nun die beiden Merkmale *Aldehyd/Keton* und *Anzahl der C-Atome,* ergibt sich die entsprechende Klassifizierung. So spricht man bei Glukose von einer **Aldohexose,** da Glukose (1) sechs Kohlenstoffatome besitzt und (2) eine Aldehydgruppe in ihrer offenen Kettenform trägt.
Monosaccharide liegen in wässriger Lösung häufig als **Ringstrukturen** vor. Dabei unterscheidet man zwischen **α-** und **β-Konfiguration,** je nachdem, wie die OH-Gruppe am sogenannten anomeren Zentrum (dem früheren Carbonyl-C-Atom) angeordnet ist (➤ Abb. 23.1)

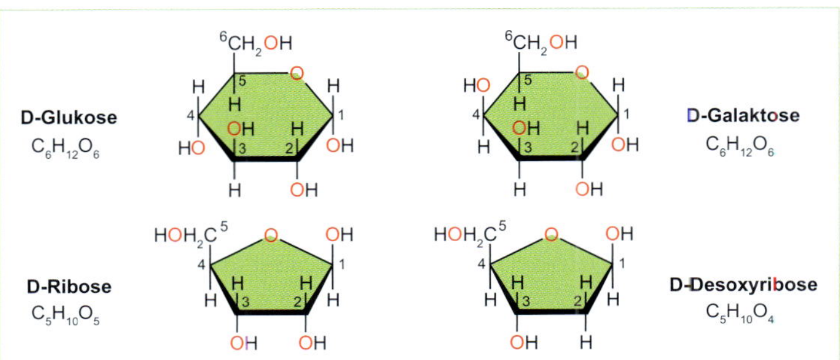


**Abb. 23.1** Wichtige Monosaccharide in der Ringform [L253]

## 23.1.2 Zweifachzucker

**DEFINITIONEN** Die **anomere OH-Gruppe** ist die Hydroxylgruppe (–OH), die am neu gebildeten chiralen Zentrum (dem anomeren Kohlenstoff) eines cyclischen Zuckers sitzt. Dieser Kohlenstoff entsteht bei der Ringbildung aus dem ursprünglichen Carbonylkohlenstoff der offenen Kettenform. Die Stellung dieser OH-Gruppe bestimmt, ob es sich um das **α-** oder **β-Anomer** eines Zuckers handelt.

Dass sich Monosaccharide miteinander verbinden können, liegt an der **glykosidischen Bindung,** die bei der Verknüpfung von zwei (oder mehr) Zuckerbausteinen entsteht. Dabei reagiert die anomere OH-Gruppe des einen Monosaccharids mit einer OH-Gruppe des anderen – es entsteht eine kovalente Verbindung unter Abspaltung von Wasser. Die Bezeichnung als **α-** oder **β-glykosidische Bindung** hängt wiederum davon ab, ob die anomere OH-Gruppe in α- oder β-Stellung steht.
Zur präzisen Kennzeichnung einer Disaccharidstruktur gibt man häufig an,

1. welche Zucker sich verbinden (z. B. Glukose + Fruktose),
2. an welchen Kohlenstoffatomen die Bindung erfolgt (z. B. 1,4- oder 1,2-Bindung),
3. ob es sich um eine α- oder β-Bindung handelt.

Einige der wichtigsten Disaccharide sind (➤ Abb. 23.2):

- **Maltose (Malzzucker):** Besteht aus zwei Glukose-Molekülen, die über eine α-1,4-glykosidische Bindung verknüpft sind.
- **Laktose (Milchzucker):** Setzt sich aus Galaktose und Glukose zusammen, ebenfalls durch eine β-1,4-glykosidische Bindung verbunden.
- **Saccharose (Haushaltszucker):** Hier sind Glukose und Fruktose über eine α-1,2-glykosidische Bindung verknüpft.

**MedAT-GEHEIMTIPP** 2021 wurde gefragt, in welchem Disaccharid Fruktose ein Bestandteil ist – richtige Antwort: Saccharose.

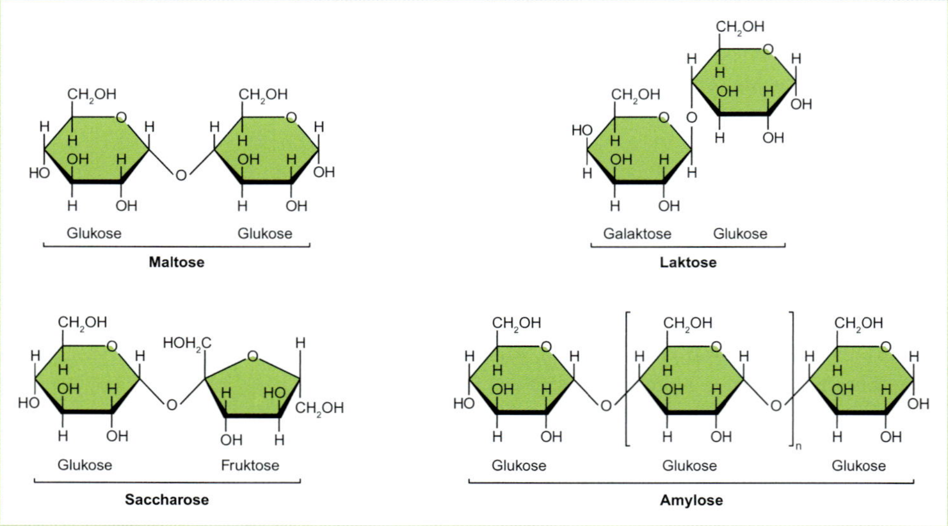


**Abb. 23.2** Wichtige Di- und Polysaccharide [L253]

## 23.1.3 Mehrfachzucker

Werden viele Monosaccharide zu langen Ketten oder verzweigten Strukturen verknüpft, entstehen **Polysaccharide.** Diese kommen in der Natur in großer Vielfalt vor und erfüllen unterschiedlichste Funktionen. Bekannte Vertreter sind zum Beispiel (➤ Abb. 23.2):

- **Stärke** (in Pflanzen als Energiespeicher),
- **Glykogen** (in Tieren als rasch verfügbarer Energiespeicher in Leber und Muskeln),
- **Cellulose** (in pflanzlichen Zellwänden als Stütz- und Struktursubstanz).

All diese Verbindungen beruhen auf glykosidischen Bindungen, die in verschiedenen Positionen (z. B. 1,4- oder 1,6) und Konfigurationen (α oder β) auftreten können. Dadurch ergibt sich eine große Variationsbreite in den strukturellen und funktionellen Eigenschaften der jeweiligen Polysaccharide.

## 23.2 Proteine

**MedAT-GEHEIMTIPP** Bereits zweimal geprüft: Bestandteile von Proteinen? Natürlich Aminosäuren.

**MedAT-Stichwort:** Proteine

Proteine gehören zu den wichtigsten biologischen Makromolekülen und erfüllen eine Vielzahl von Funktionen in lebenden Organismen. Sie bestehen aus langen Ketten von **Aminosäuren,** die durch **Peptidbindungen** miteinander verbunden sind. Diese Peptidbindungen entstehen durch die Kondensation der Aminogruppe (-$NH_2$) einer Aminosäure mit der Carboxygruppe (-COOH) einer anderen Aminosäure unter Abspaltung von Wasser. Die Abfolge der Aminosäuren in einer Proteinstruktur wird als **Primärstruktur** bezeichnet.

### 23.2.1 Aminosäuren

**Aminosäuren** (allgemeine Formel: **$H_2N$–CHR–COOH**) zeichnen sich dadurch aus, dass sie sowohl eine **Carboxygruppe** (–COOH) als auch eine **Aminogruppe** (–$NH_2$) tragen (> Abb. 23.3). Die für den Menschen besonders wichtigen Aminosäuren sind die **20 proteinogenen Aminosäuren,** die im Körper zum Aufbau von Proteinen verwendet werden. Ihr gemeinsames Grundgerüst besteht aus:

- einem **zentralen α-Kohlenstoffatom** (Cα),
- einer **Carboxygruppe (–COOH),**
- einer **Aminogruppe (–$NH_2$),**
- einem **Wasserstoffatom (H),**
- und einem variablen **Rest (R),** der die Aminosäurechemie bestimmt.

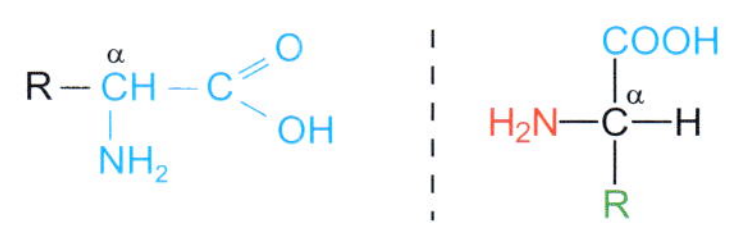


**Abb. 23.3** Aminosäuren – allgemeine Formel, zwei verschiedene Darstellungen [L253]

#### Proteinogene Aminosäuren

**MedAT-GEHEIMTIPP** Obwohl sie Thema des MedAT sind, wurden einzelne Aminosäuren bisher **noch nie** geprüft!

Die **20 proteinogenen Aminosäuren** lassen sich basierend auf ihren **Seitenketten (R-Gruppen)** in verschiedene Kategorien einteilen (> Abb. 23.4).

**Neutrale Aminosäuren,** die unpolare oder schwach polare Seitenketten besitzen, umfassen Vertreter wie Glycin, Alanin, Valin, Leucin, Isoleucin, Serin und Threonin.

**Saure Aminosäuren** und ihre Amide zeichnen sich durch negativ geladene oder stark polare Seitenketten aus, wie beispielsweise Glutamat (Glu), Aspartat (Asp), Glutamin (Gln) und Asparagin (Asn).

**Basische Aminosäuren,** die positiv geladene Seitenketten haben, umfassen Lysin (Lys) und Arginin (Arg).

Zu den **schwefelhaltigen Aminosäuren** gehören Cystein (Cys) und Methionin (Met), deren Schwefelanteil spezifische chemische Eigenschaften ermöglicht.

Schließlich gibt es **aromatische und heterocyclische Aminosäuren,** wie Phenylalanin (Phe), Tyrosin (Tyr), Tryptophan (Trp), Histidin (His) und Prolin (Pro), die durch ihre ringförmigen Seitenketten charakterisiert sind.

Einige dieser Aminosäuren sind für den Menschen **essen**ziell. Das bedeutet, dass der Körper sie nicht selbst synthetisieren kann und sie daher über die Nahrung aufgenommen (ge**essen**) werden müssen (z. B. Valin, Leucin, Isoleucin, Methionin, Phenylalanin, Threonin Tryptophan, Lysin und zum Teil auch Histidin).

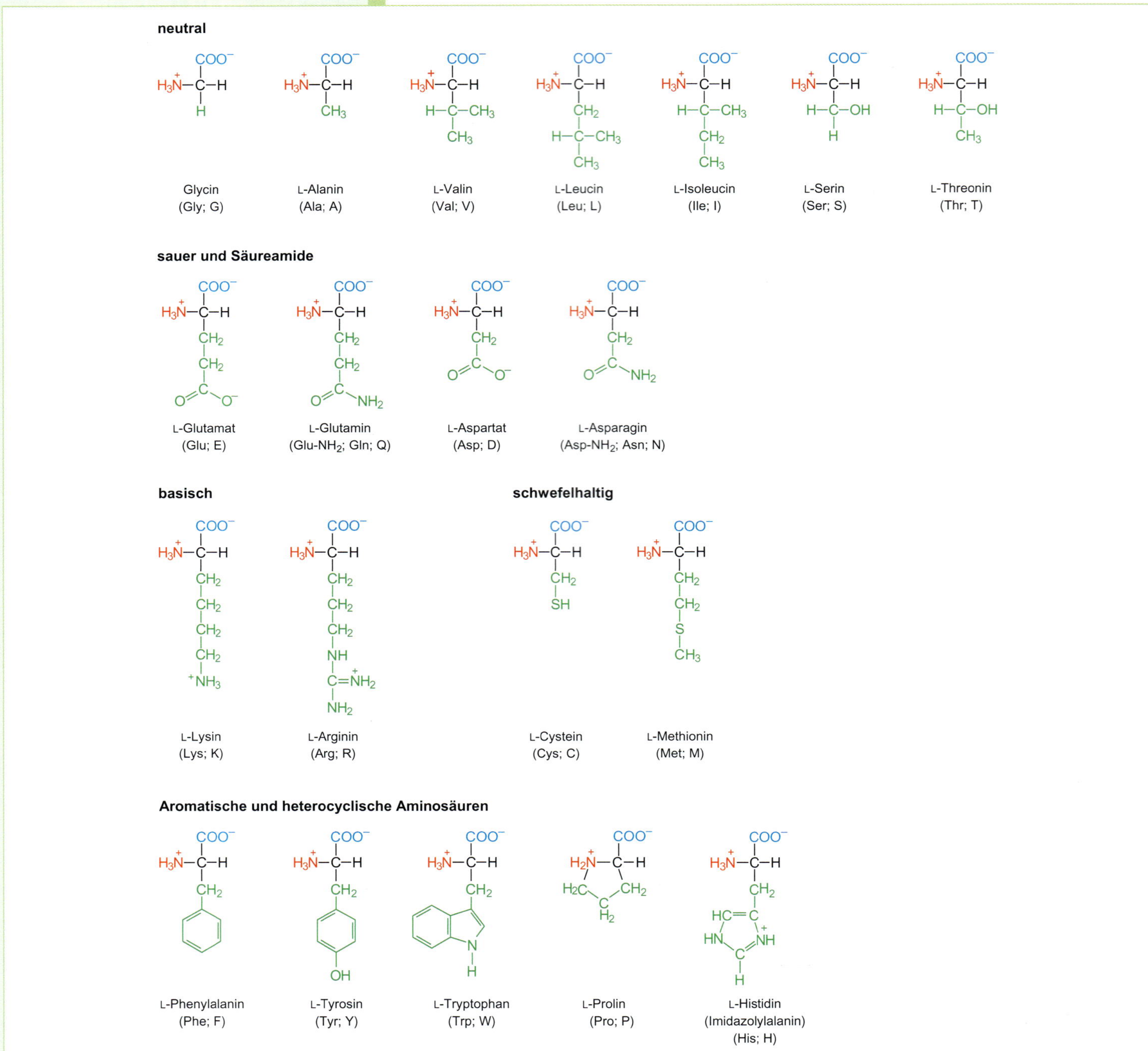


**Abb. 23.4** Proteinogene Aminosäuren [L253]

**AUS DEM MEDIZINSTUDIUM** Wenn es proteinogene Aminosäuren gibt, muss es auch **nicht proteinogene Aminosäuren** (➤ Abb. 23.5) geben. Sie spielen eine wichtige Rolle in verschiedenen Stoffwechselprozessen, obwohl sie nicht direkt in Proteine eingebaut werden.
**Ornithin** und **Citrullin** sind Zwischenprodukte des Harnstoffzyklus, der überschüssigen Stickstoff aus dem Körper entfernt.
**γ-Aminobuttersäure (GABA)** ist ein wichtiger Neurotransmitter im zentralen Nervensystem, der hemmende Signale überträgt und so die neuronale Erregbarkeit reguliert.
**β-Alanin** ist ein Baustein für die Synthese von Carnosin, das als pH-Puffer in Muskeln dient.
**Homocystein** ist ein Zwischenprodukt im Methionin-Stoffwechsel und spielt eine Rolle bei der Regulation von Schwefel- und Methylgruppen.

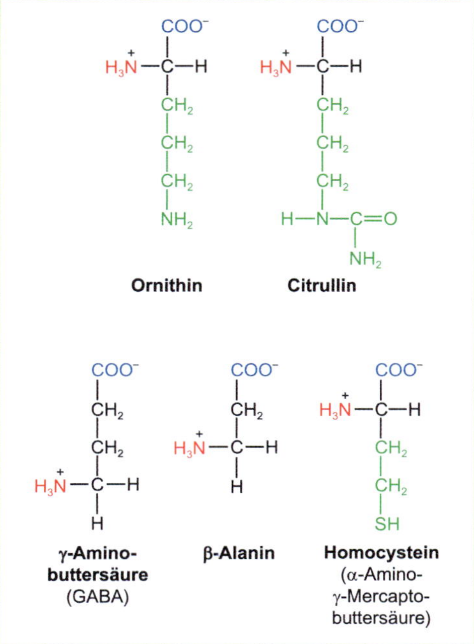


**Abb. 23.5** Strukturformeln wichtiger nicht proteinogener Aminosäuren [L253]

## 23.2.2 Peptidbindung

Damit sich mehrere Aminosäuren zu längeren Ketten (Peptiden und letztlich Proteinen) verknüpfen können, reagieren jeweils die **Carboxygruppe** (–COOH) einer Aminosäure mit der **Aminogruppe** ($-NH_2$) einer zweiten Aminosäure unter **Wasserabspaltung.** Die resultierende Bindung zwischen beiden Aminosäuren nennt man eine **Peptidbindung** (–CO–NH–).

**Aminosäure$_1$ + Aminosäure$_2$ → Dipeptid + $H_2O$**

Diese Peptidbindung ist die Grundlage für den Aufbau sämtlicher **Peptide** und **Proteine.** Die Kette hat dabei stets ein **N-Terminus** (freie Aminogruppe) und ein **C-Terminus** (freie Carboxygruppe), wobei die Aminosäuresequenz immer von **N** nach **C** angegeben wird (➤ Abb. 23.6).

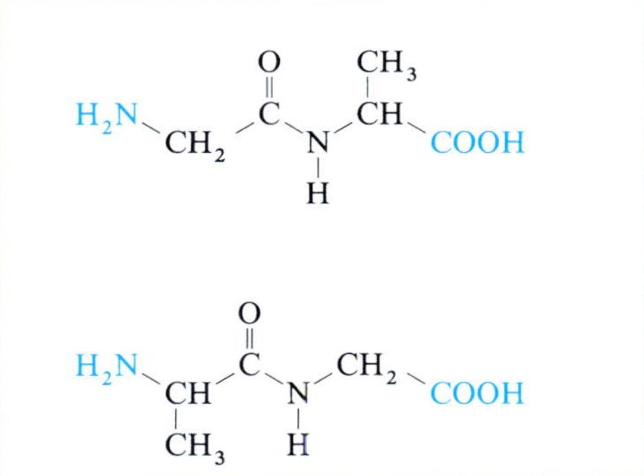


**Abb. 23.6** Dipeptide aus Alanin und Glycin [L253]

## 23.2.3 Peptid und Protein

**MedAT-GEHEIMTIPP** 2025 wurden einfache Fragen zu Proteinen gestellt.

**DEFINITIONEN** Ein **Peptid** ist eine organische Verbindung, die aus zwei oder mehr Aminosäuren besteht, die durch **Peptidbindungen** verknüpft sind.
Ein **Protein** besteht aus einem oder mehreren Polypeptiden, die eine definierte räumliche Struktur annehmen und spezifische biologische Funktionen erfüllen.

Notizen



**Tab. 23.1** Kategorisierung von Aminosäureketten

| Anzahl der Aminosäuren | Bezeichnung |
|---|---|
| 2 | Dipeptid |
| 3 | Tripeptid |
| ≥ 10 | Oligopeptid |
| 20–100 | Polypeptid |
| > 100 | Protein |

Ob man letztlich von einem **Peptid** oder einem **Protein** spricht, hängt im Wesentlichen von der **Länge** beziehungsweise der Anzahl der verknüpften Aminosäuren ab. Die Richtwerte dafür ➤ Tab. 23.1.
In der Natur finden sich jedoch selten lange, unverzweigte Ketten – **Proteine falten sich** in ganz charakteristischer Art und Weise und erhalten dadurch ihre Funktionalität. Dabei gibt es verschiedene Ebenen, in denen sich diese räumliche Ordnung ausbildet (➤ Abb. 23.7):

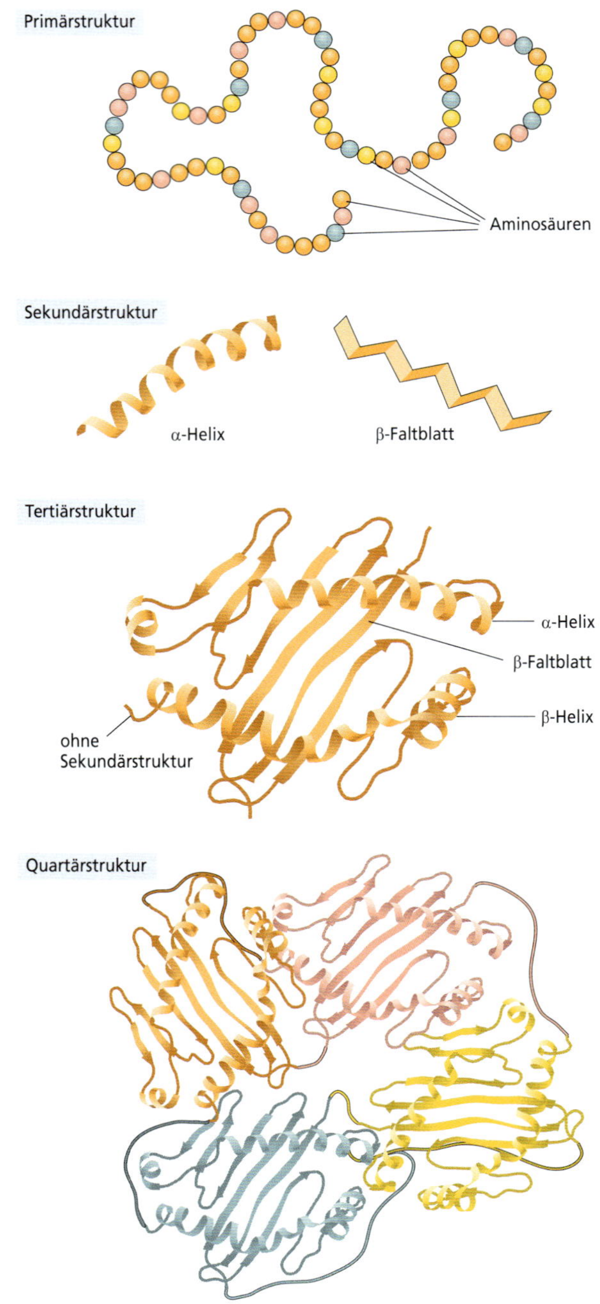


**Abb. 23.7** Proteinstruktur [L190]

Notizen

### Primärstruktur

Die **Primärstruktur** eines Proteins beschreibt die **Aminosäuresequenz,** also die Reihenfolge der Aminosäuren entlang der Kette. Diese wird anhand des genetischen Codes durch die Nukleinsäuresequenz der Basentripletts der DNA (➤ Kap. 6.2) festgelegt und ist die Basis für alle höheren Strukturebenen.

### Sekundärstruktur

Die **Sekundärstruktur** eines Proteins beschreibt regelmäßige, lokal organisierte Faltungsmuster innerhalb der Aminosäurekette, die durch **Wasserstoffbrückenbindungen** zwischen den Peptidbindungen stabilisiert werden (➤ Abb. 13.4). Die beiden häufigsten Elemente der Sekundärstruktur sind:

- Die **α-Helix** als eine schraubenförmige Struktur, die durch Wasserstoffbrücken zwischen der Carbonylgruppe einer Aminosäure und der Aminogruppe einer anderen Aminosäure, vier Positionen weiter entlang der Kette, stabilisiert wird.
- Das **β-Faltblatt** hingegen ist eine flache, gefaltete Struktur, bei der Wasserstoffbrücken zwischen Peptidbindungen benachbarter, paralleler oder antiparalleler Stränge gebildet werden.

### Tertiärstruktur

In der **Tertiärstruktur** kommt es zu Wechselwirkungen zwischen den **Seitenketten** der Aminosäuren. Diese Wechselwirkungen können hydrophobe Wechselwirkungen, elektrostatische Anziehungskräfte, Wasserstoffbrücken oder Disulfidbrücken sein. Sie bewirken eine spezifische räumliche Anordnung des gesamten Proteins, das sich dadurch zu einer **dreidimensionalen Struktur** faltet.

### Quartärstruktur

Die **Quartärstruktur** beschreibt die Anordnung von mehreren Untereinheiten zu einem funktionellen Protein. Diese Struktur tritt nur auf, wenn ein Protein aus mehr als einer Polypeptidkette besteht. Die Untereinheiten können identisch oder unterschiedlich sein und werden durch **nicht-kovalente Wechselwirkungen** oder **Disulfidbrücken** zusammengehalten.

**AUS DEM MEDIZINSTUDIUM** Ein bekanntes Beispiel ist **Hämoglobin,** das aus vier Untereinheiten besteht und für den Sauerstofftransport im Blut verantwortlich ist.

## 23.3 Fette

**MedAT-Stichwort:**
Fette

**MedAT-GEHEIMTIPP** Bereits viermal wurde nach dem grundlegenden Aufbau und den Bestandteilen von Fetten gefragt, zuletzt 2023.
Auch relevant: Der Aufbau der Zellmembran und welche Membranlipide in ihr vorkommen!

**Fette (Lipide)** gehören zu den grundlegenden Naturstoffen und übernehmen vielfältige Aufgaben im Körper. Sie sind nicht nur **Energielieferanten,** sondern spielen auch eine wichtige Rolle als **Bestandteile von Zellmembranen** und bei der **Signalübertragung.** Lipide sind weitgehend **wasserunlöslich** (hydrophob) und werden aufgrund ihrer chemischen Struktur und Funktion in verschiedene Gruppen unterteilt. Zum einen kann man sie in **verseifbare** und **nicht verseifbare Lipide** unterteilen.

**DEFINITIONEN** **Verseifung** ist eine chemische Reaktion, bei der **Ester** (z. B. Fette oder Öle) in Gegenwart einer Lauge (z. B. Natronlauge, NaOH, oder Kalilauge, KOH) hydrolysiert werden. Dabei entstehen **Fettsäuresalze** (Seifen) und ein Alkohol (z. B. Glycerin) (➤ Abb. 23.8).
**Fett (Triglycerid) + NaOH → Glycerin + Fettsäuresalz (Seife)**

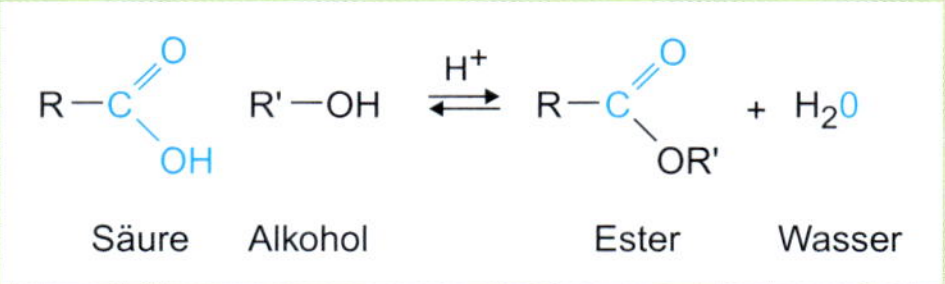


**Abb. 23.8** Esterbildung [L253]

**Verseifbare Fette** enthalten Esterbindungen und können durch eine Verseifungsreaktion mit Laugen (Basen) in **Glycerin** und **Fettsäuresalze (Seifen)** zerlegt werden. Beispiele sind

- Triacylglyceride
- Phospholipide
- Wachse

**Nicht verseifbare Fette** enthalten keine Esterbindungen und reagieren daher nicht mit Laugen. Beispiele sind

- Steroide (z. B. Cholesterin)
- Terpene
- fettlösliche Vitamine (A, D, E, K)

Verseifbare Fette dienen vor allem als **Energiespeicher,** während nicht verseifbare Fette **strukturelle** und **regulatorische Funktionen** haben.

**MedAT-GEHEIMTIPP** Mit was verseift man Lipide? Mit Basen! Das wurde schon zweimal geprüft.

Des Weiteren kann man Fette anhand ihrer Strukturmerkmale in sieben großen Gruppen einteilen:

1. Fettsäuren
2. Triacylglyceride
3. Phospholipide
4. Sphingolipide
5. Wachse
6. Lipopolysaccharide
7. Isoprenoide

Anhand dieser Einteilung werden wir nun die verschiedenen Fette durcharbeiten.

### 23.3.1 Fettsäuren

**Fettsäuren** sind die Grundbausteine vieler größerer Lipide. Sie bestehen aus einer langen Kohlenwasserstoffkette mit einer **Carboxygruppe (–COOH)** am Ende. Sie haben eine amphiphile Struktur – mit einem hydrophilen Kopf (Carboxygruppe) und einem hydrophoben Schwanz (Kohlenwasserstoffkette).

Fettsäuren können entweder als **gesättigte** oder **ungesättigte** Fettsäuren vorliegen. Während **Stearinsäure** und **Palmitinsäure** Beispiele für gesättigte Fettsäuren (➤ Abb. 23.9) sind, gehören **Ölsäure** (eine Doppelbindung), **Linolsäure** (zwei Doppelbindungen) und **Linolensäure** (drei Doppelbindungen) zu den ungesättigten Fettsäuren (➤ Abb. 23.10).

**AUS DEM MEDIZINSTUDIUM** Einige ungesättigte Fettsäuren, wie **Linolsäure** und **α-Linolensäure,** sind für den Menschen **essenziell,** da sie nicht vom Körper synthetisiert werden können und über die Nahrung aufgenommen werden müssen.
Ungesättigte Fettsäuren können weiter in **cis-** und **trans-**Konfiguration unterschieden werden, abhängig von der räumlichen Anordnung der Wasserstoffatome an der Doppelbindung. Cis-Fettsäuren sind häufiger in der Natur und zeichnen sich durch eine „Knick"-Struktur aus.
**Gesättigte Fettsäuren** können die LDL-Cholesterinwerte („schlechtes Cholesterin") erhöhen und damit das Risiko für Arteriosklerose und Herzerkrankungen steigern. **Trans-Fettsäuren,** die durch industrielle Härtung von Fetten entstehen, sind ungesund, da sie Entzündungen fördern und das Verhältnis von LDL- zu HDL-Cholesterin negativ beeinflussen.

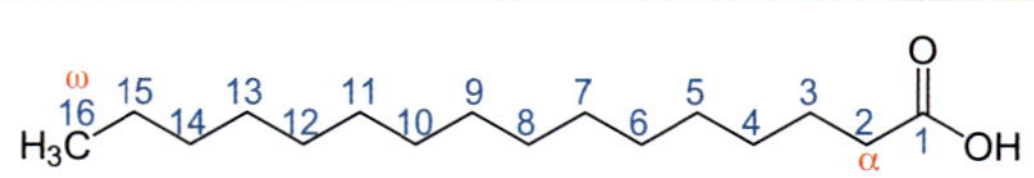


**Abb. 23.9** Gesättigte Fettsäure (Palmitinsäure) [L141]

Notizen

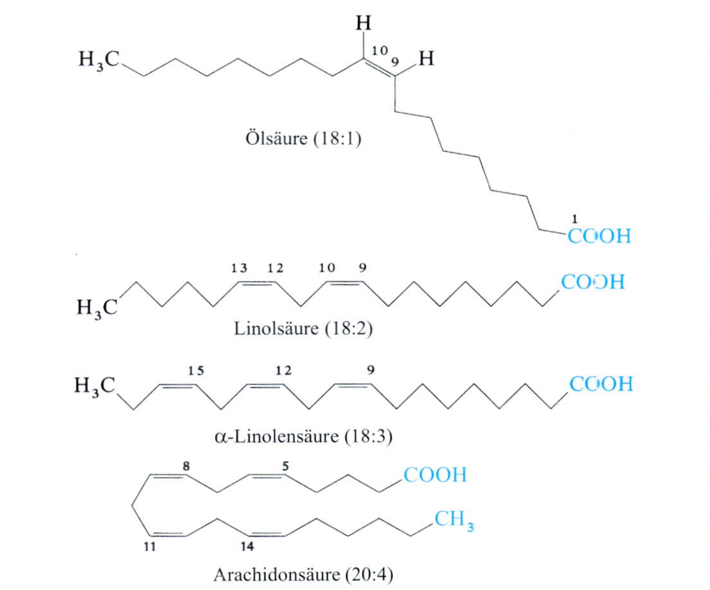


**Abb. 23.10** Ungesättigte Fettsäuren [L253]

## 23.3.2 Triacylglyceride

**MedAT-GEHEIMTIPP** Triacylglyceride wurden bereits zweimal geprüft.

**Triacylglyceride (TAG),** auch als Triglyceride bekannt, sind die häufigste Speicherform von Fetten in Lebewesen (> Abb. 23.11). Sie bestehen aus einem Molekül **Glycerin,** das mit drei Fettsäuren verestert ist. Diese Lipide dienen als Energiespeicher und sind in der Lage, pro Gramm mehr als doppelt so viel Energie bereitzustellen wie Kohlenhydrate oder Proteine.
Die Eigenschaften von Triacylglyceriden, z. B. Schmelzpunkt und Verdaulichkeit, hängen von der Art der anhängenden Fettsäuren ab. Triacylglyceride mit gesättigten Fettsäuren sind bei Raumtemperatur meist **fest** (z. B. tierische Fette), während solche mit ungesättigten Fettsäuren **flüssig** sind (z. B. Pflanzenöle).

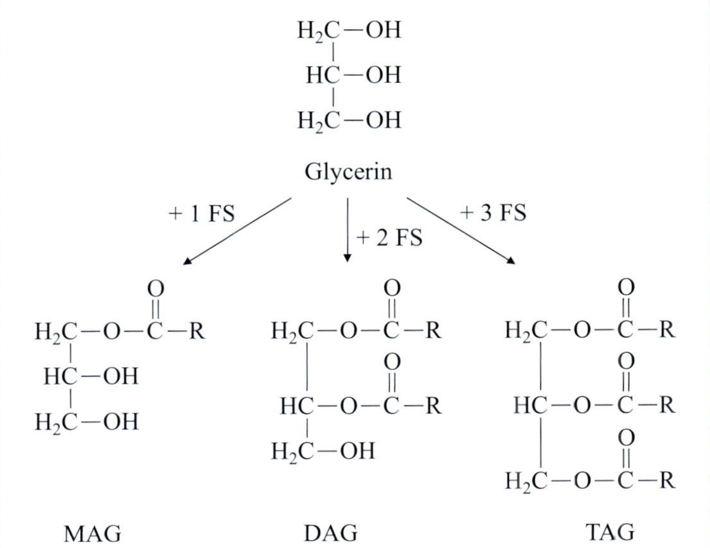


**Abb. 23.11** Glycerin und Acylglyceride [L253]

### 23.3.3 Phosphoglyceride

**Phosphoglyceride** sind ein wichtiger Bestandteil von Zellmembranen. Chemisch gesehen bestehen sie aus einem Molekül **Glycerin,** zwei Fettsäuren, die mit Glycerin verestert sind, und einer **Phosphatgruppe,** die oft noch mit einem zusätzlichen Molekül (z. B. Cholin oder Ethanolamin) verknüpft ist.

Sie besitzen einen **hydrophoben** Teil (Fettsäuren) und einen **hydrophilen** Teil (Phosphatgruppe). Diese Eigenschaft ermöglicht ihre Anordnung zu **Lipid-Doppelschichten** in Membranen, wobei die hydrophoben Schwänze nach innen und die hydrophilen Köpfe nach außen zeigen.

Wichtige Vertreter der Phosphoglyceride sind in ➤ Abb. 23.12 aufgeführt.

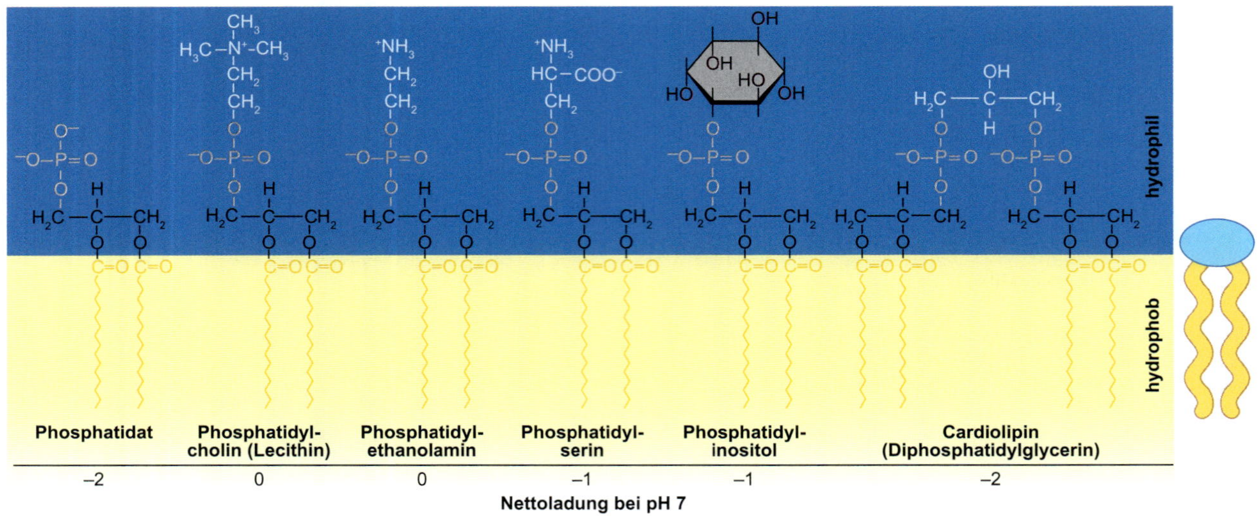


**Abb. 23.12** Wichtige Phosphoglyceride in biologischen Membranen [L253, L307]

### 23.3.4 Sphingolipide, Wachse, Lipopolysaccharide und Isoprenoide

**Sphingolipide** enthalten den Alkohol **Sphingosin** als Grundbaustein, an den eine Fettsäure und eine funktionelle Kopfgruppe (z. B. Phosphocholin oder Zucker) gebunden sind. Sie sind ebenfalls Bestandteile von Zellmembranen, insbesondere in Nervenzellen.

Ein bekanntes Sphingolipid ist **Sphingomyelin,** das in den Myelinscheiden von Nervenzellen vorkommt (➤ Abb. 23.13b).

**Wachse** bestehen aus langkettigen Fettsäuren, die mit ebenso langkettigen Alkoholen verestert sind. Diese Lipide sind wasserabweisend und finden sich oft als Schutzschicht auf Blättern, Früchten oder der Haut von Tieren.

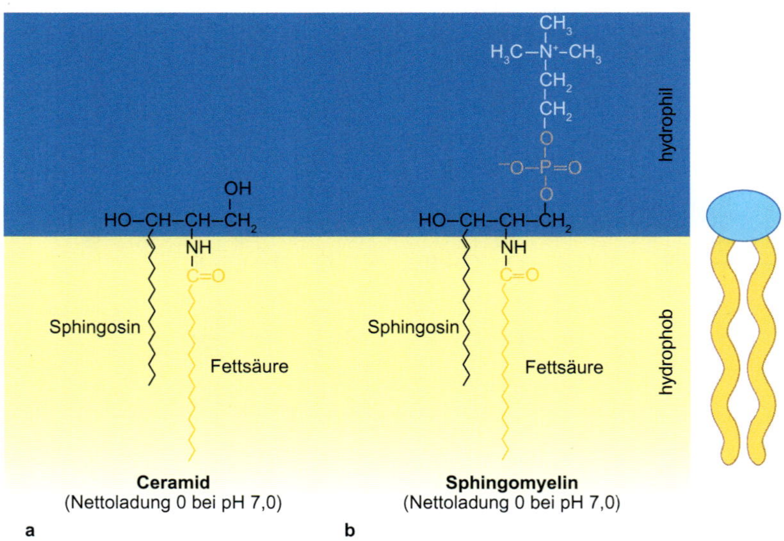


**Abb. 23.13** Sphingolipide. (a) Ceramid (b) Sphingomyelin [L253]

**Lipopolysaccharide (LPS)** kommen in der Zellwand gramnegativer Bakterien vor. Sie bestehen aus einem Lipidanteil, das in der Membran verankert ist, und einem Polysaccharidanteil, der nach außen ragt. LPS spielen eine Rolle in der Immunantwort und sind Bestandteil von **Endotoxinen.**

**DEFINITIONEN** **Endotoxine** sind giftige Moleküle, die ein Bestandteil der äußeren Membran gramnegativer Bakterien sind. Sie werden während des normalen Wachstums der Bakterien freigesetzt oder bei deren Zerstörung (z. B. durch Antibiotika). Der wichtigste Bestandteil von Endotoxinen ist das Lipopolysaccharid (LPS).

**Isoprenoide,** auch Terpene genannt, basieren auf dem Baustein **Isopren** (➤ Abb. 23.14). Sie umfassen eine Vielzahl von Verbindungen wie **Vitamine** (z. B. Vitamin A und K), **Steroide** (z. B. Cholesterin) und **Hormone.**

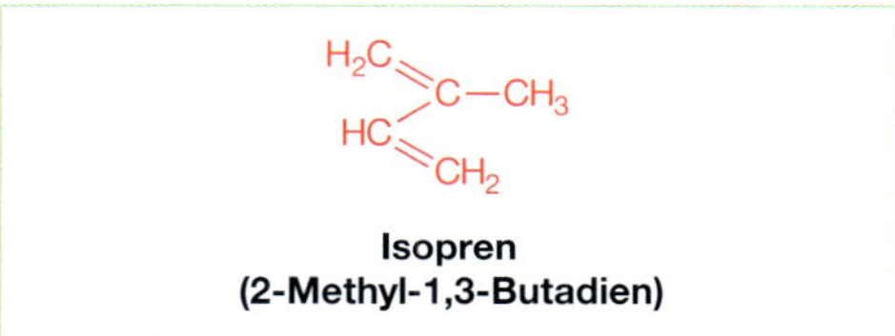


**Abb. 23.14** Isopren [L253]

## 23.3.5 Cholesterin

**MedAT-GEHEIMTIPP** 2022 wurde nach der Strukturformel von Cholesterin gefragt.

**VERSTÄNDNIS⁺** Obwohl Cholesterin zu den Isoprenoiden gerechnet wird, werden wir es aufgrund seiner Wichtigkeit für den menschlichen Organismus (und für den MedAT) trotzdem hier besprechen.

**Cholesterin** gehört zur Gruppe der **Steroide,** die wiederum eine Untergruppe der **Isoprenoide** sind. Die chemische Struktur von **Cholesterin** basiert auf einem **Steroidgerüst** mit vier miteinander verbundenen **Kohlenstoffringen,** die aus drei **Sechsringen** und einem **Fünfring** bestehen. Zu den wichtigsten funktionellen Gruppen des Cholesterins gehören eine **Hydroxygruppe** (–OH) am dritten Kohlenstoffatom, die Cholesterin **amphiphil** macht, sowie ein **hydrophober Kohlenwasserstoffrest,** der den Großteil der Struktur ausmacht. Die **Summenformel** von Cholesterin lautet $C_{27}H_{46}O$.
Cholesterin ist ein wichtiger Bestandteil der **Zellmembranen,** wo es deren **Fluidität** und **Stabilität** beeinflusst (➤ Abb. 23.15). Es liegt zwischen den **Phospholipiden** der Doppelschicht und sorgt dafür, dass die Membran auch bei unterschiedlichen Temperaturen flexibel bleibt.
Darüber hinaus dient Cholesterin als Vorstufe für die Synthese von **Steroidhormonen** wie **Cortisol** das als **Stresshormon** bekannt ist, **Aldosteron,** das den **Salzhaushalt** reguliert, sowie **Testosteron** und **Östrogen.**

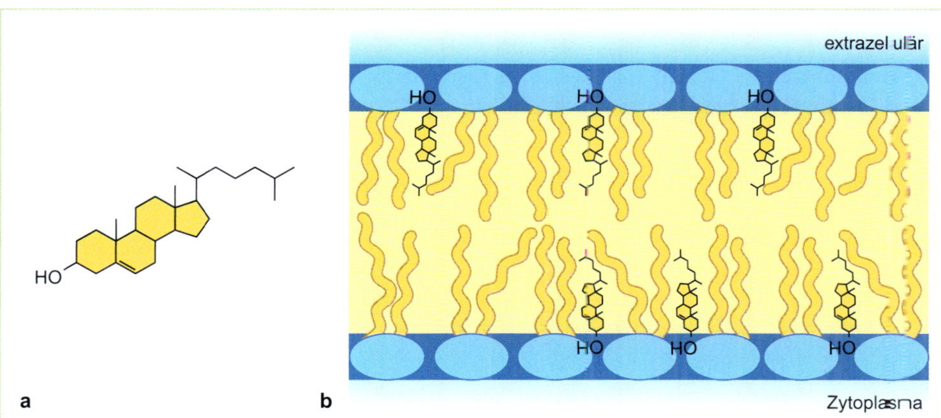


**Abb. 23.15** (a) Strukturformel von Cholesterin (b) Zellmembran mit Cholesterin [L253]

In der **Leber** wird Cholesterin in **Gallensäuren** umgewandelt, die für die **Fettverdauung** im **Dünndarm** notwendig sind. Diese Gallensäuren **emulgieren Fette** und ermöglichen deren enzymatische Spaltung. Unter Einfluss von **UV-Strahlung** wird Cholesterin in der **Haut** zudem in **Vitamin D** umgewandelt, das eine zentrale Rolle im **Kalziumstoffwechsel** und der **Knochengesundheit** spielt.
Da Cholesterin zum größten Teil **wasserunlöslich** ist, wird es im Blut an **Lipoproteine** (➢ Abb. 23.16) gebunden.

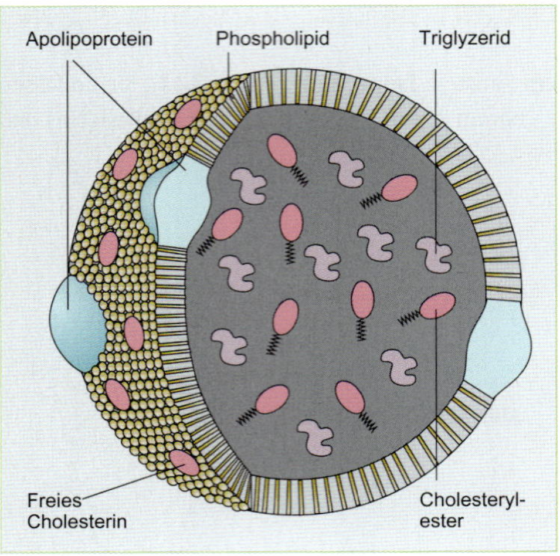


**Abb. 23.16** Lipoproteinstruktur [L157]

**AUS DEM MEDIZINSTUDIUM** Diese Lipoproteine unterscheiden sich in ihrer **Dichte** und ihren Aufgaben. Das **Low-Density Lipoprotein (LDL)** transportiert Cholesterin von der Leber zu den **Körperzellen.** Ein Überschuss an **LDL-Cholesterin** wird jedoch mit der Entstehung von **Arteriosklerose,** also Gefäßverkalkung, in Verbindung gebracht und daher oft als **„schlechtes Cholesterin"** bezeichnet.
Im Gegensatz dazu transportiert das **High-Density Lipoprotein (HDL)** überschüssiges Cholesterin aus den Zellen zurück zur **Leber,** wo es abgebaut wird. Aus diesem Grund wird **HDL** als **„gutes Cholesterin"** angesehen, da es zur **Senkung des Cholesterinspiegels** beiträgt.

## 23.4 Nukleinsäuren

**MedAT-Stichwort**
Nukleinsäuren

**MedAT-GEHEIMTIPP** Eine Frage in der Vergangenheit galt den Bestandteilen von Nukleinsäuren.

**Nukleinsäuren** sind Moleküle, die die genetische Information in allen Lebewesen speichern und weitergeben. Sie bestehen aus Ketten von **Nukleotiden,** die durch chemische Bindungen miteinander verknüpft sind. Es gibt zwei Haupttypen von Nukleinsäuren: **DNA** und **RNA** (➢ Kap. 6.2 und ➢ Kap. 6.3).

### 23.4.1 Nukleinbasen

Die **Nukleinbasen** sind die fundamentalen Bausteine der Nukleinsäuren und werden in zwei Gruppen unterteilt:

- **Pyrimidinbasen** (➢ Abb. 23.17) bestehen aus einem einzigen Ring. Zu ihnen gehören **Cytosin (C)** und **Thymin (T),** wobei Letzteres ausschließlich in der DNA vorkommt, und **Uracil (U),** das nur in der RNA vorkommt.

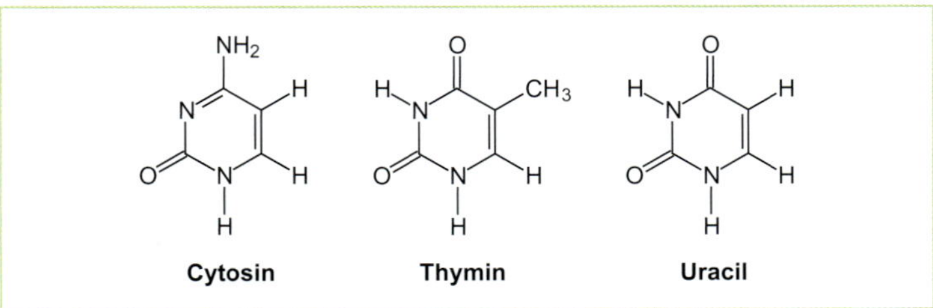


**Abb. 23.17** Pyrimidinbasen [L253]

- **Purinbasen** (➢ Abb. 23.18) basieren auf einem doppelten Ringsystem aus einem Pyrimidin- und einem Imidazolring. Die Purinbasen sind **Adenin (A)** und **Guanin (G).**

Die Basen spielen eine wichtige Rolle in der Bildung von Wasserstoffbrücken, die die Struktur von DNA und RNA stabilisieren. In der DNA paaren sich **Adenin** mit **Thymin** (über zwei Wasserstoffbrücken) und **Guanin** mit **Cytosin** (über drei Wasserstoffbrücken). In der RNA paart sich **Uracil** ebenfalls mit Adenin.

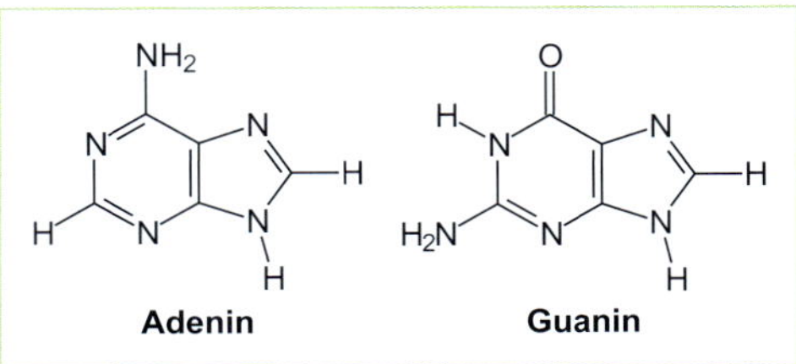


**Abb. 23.18** Purinbasen [L253]

## 23.4.2 Nukleoside und Nukleotide

Ein **Nukleosid** besteht aus einer Nukleinbase, die über eine **N-glykosidische Bindung** an einen Zucker (Pentose) gebunden ist. Dieser Zucker ist entweder (➢ Abb. 23.19):

- **Ribose** in der RNA oder
- **2-Desoxyribose** in der DNA.

Wenn ein oder mehrere Phosphate an den Zucker des Nukleosids gebunden werden, entsteht ein **Nukleotid.** Die Bindung zwischen Zucker und Phosphat erfolgt über eine **Esterbindung.**

Nukleotide sind die Bausteine der Nukleinsäuren und spielen auch andere wichtige Rollen, wie bei der Speicherung und Übertragung von Energie (z. B. **Adenosintriphosphat, ATP**).

Nukleotide tragen spezifische Namen, die sich aus ihrer Base und der Anzahl der Phosphatreste zusammensetzen (➢ Abb. 23.20). Ein Nukleotid mit **einem** Phosphat wird **Mono**phosphat, mit **zwei** Phosphaten **Di**phosphat und mit drei Phosphaten **Tri**phosphat genannt.

**MedAT-GEHEIMTIPP** Im MedAT 2023 wurde geprüft: Was ist (ein) Bestandteil der DNA? Eine Phosphodiesterbindung.

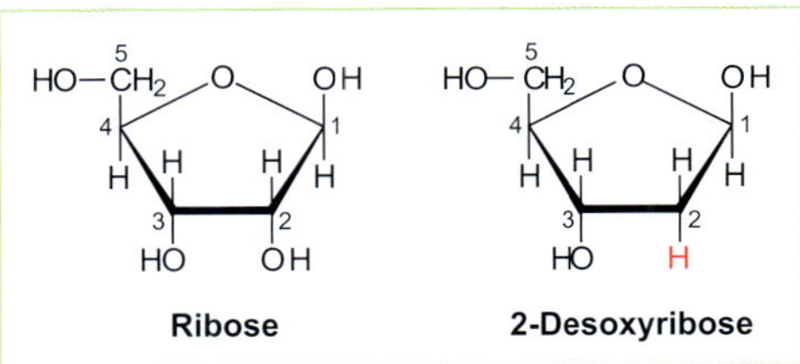


**Abb. 23.19** Ribose und 2-Desoxyribose [L253]

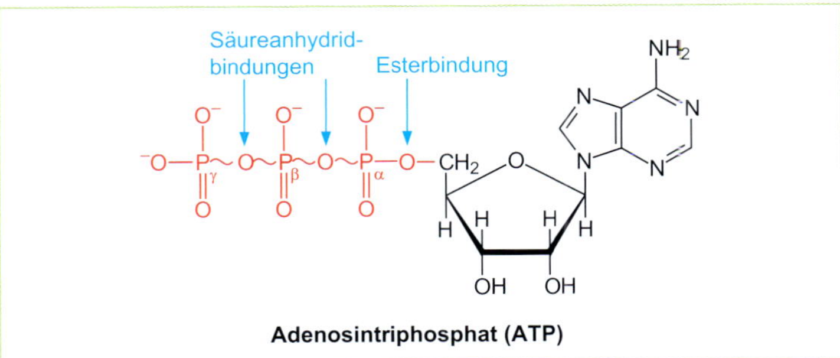


**Abb. 23.20** ATP mit seinen drei energiereichen Phosphat-Gruppen [L253]

Notizen



### 23.4.3 Nukleinsäureketten

Nukleotide verbinden sich zu langen **Nukleinsäureketten,** indem sie über ein **Zucker-Phosphat-Rückgrat** miteinander verknüpft werden. Dabei bindet die **3'-OH-Gruppe** eines Zuckers an die **5'-Phosphatgruppe** des nächsten Nukleotids. Diese Verbindung verleiht der Kette eine Richtung, die durch die freien Enden definiert wird:

- Das **5'-Ende** trägt eine freie Phosphatgruppe.
- Das **3'-Ende** trägt eine freie Hydroxygruppe.

Die DNA bildet in der Regel eine **Doppelhelix,** bei der zwei Ketten **antiparallel** verlaufen und durch Wasserstoffbrücken zwischen den komplementären Basen stabilisiert werden. Die RNA hingegen ist meist **einsträngig** und übernimmt verschiedene Aufgaben, wie die Übertragung von genetischer Information und die Unterstützung bei der Proteinsynthese (➤ Abb. 23.21).

In der DNA stabilisieren die Basenpaarungen die Struktur: Adenin paart sich mit Thymin und Guanin mit Cytosin (➤ Abb. 23.22). In der RNA übernimmt Uracil die Rolle des Thymins.

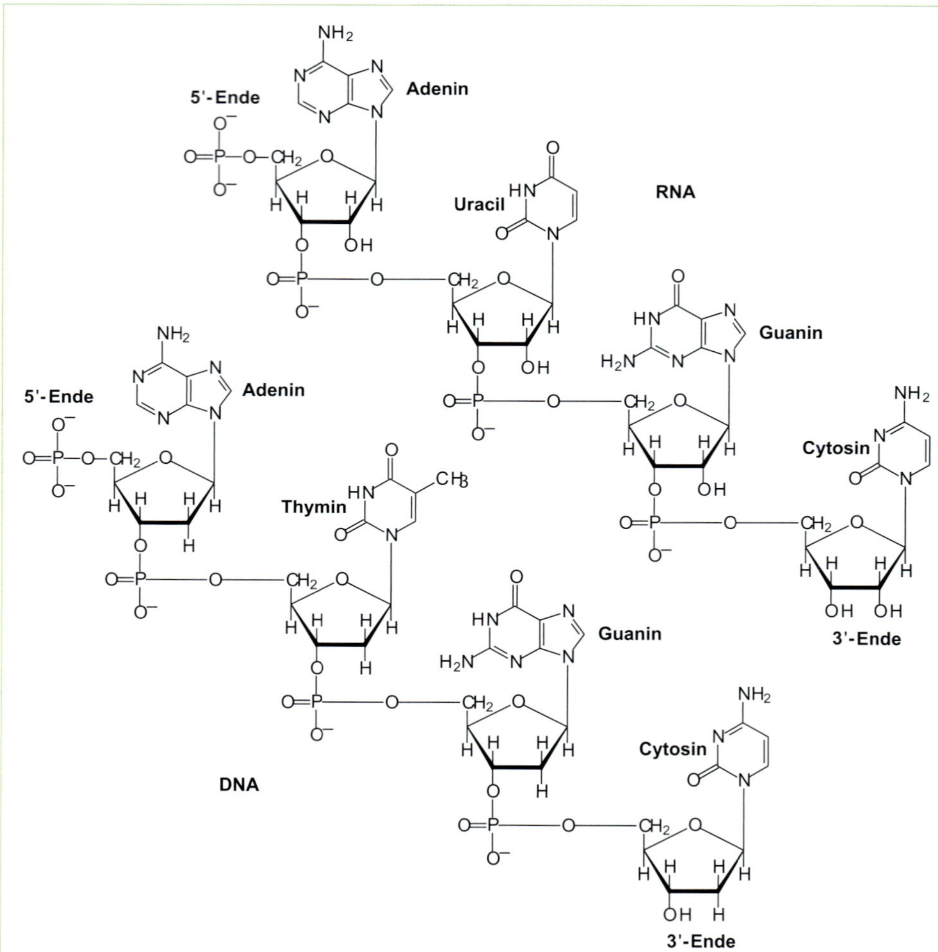


**Abb. 23.21** RNA- und DNA-Strang [L253]

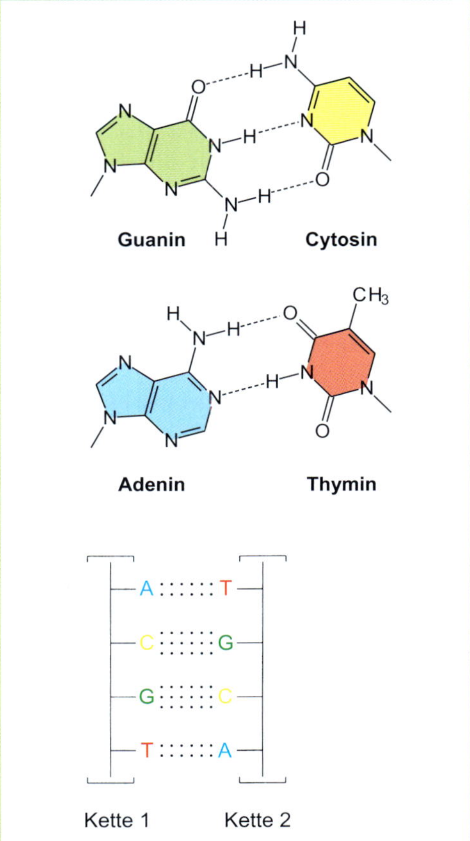


**Abb. 23.22** Basenpaarungen in der DNA [L253]

## 23.5 Vitamine

**DEFINITIONEN** **Vitamine** sind organische Verbindungen, die der Körper benötigt, aber in nicht ausreichender Menge selbst synthetisieren kann. Sie übernehmen lebenswichtige Funktionen, insbesondere als Cofaktoren für enzymatische Prozesse.
Ein **Coenzym** ist eine kleine organische Verbindung, die sich reversibel an ein Enzym bindet und dessen **katalytische Aktivität** unterstützt. Coenzyme sind häufig aus **Vitaminen** abgeleitete Moleküle, die nach ihrer Bindung an das Enzym als **Cofaktoren** wirken.

**MedAT-Stichwort**
Vitamine

Man unterscheidet zwischen **wasserlöslichen** und **fettlöslichen Vitaminen.** Zu den wasserlöslichen Vitaminen zählen die **B**-Vitamine, Vitamin **C, H** sowie **Fol**- und **Pantothensäure,** während die Vitamine **A, D, E** und **K** fettlöslich sind (➤ Tab. 23.2).

**EPISCHE ESELSBRÜCKE** Eselsbrücke je nach Nationalität: **ADEK** oder **EDeKA** für fettlösliche Vitamine.

**AUS DEM MEDIZINSTUDIUM** Eine Fettverdauungsstörung kann die Aufnahme fettlöslicher Vitamine erheblich beeinträchtigen!

**VERSTÄNDNIS+** Was ist eigentlich mit den „fehlenden“ B-Vitaminen?
Die meisten fehlenden Zahlen waren schon mal vergeben, aber man fand bei vielen dieser vermeintlichen Vitamine irgendwann heraus, dass diese entweder gar nicht lebensnotwendig sind oder doch vom Körper synthetisiert werden können.

**Tab. 23.2** Übersicht über die Vitamine

| Vitamin | Name | Löslichkeit | Funktion | Krankheitsbild bei Mangel |
|---|---|---|---|---|
| A | Retinol | Fett | Dunkelsehen, Zellwachstum, u. a. | Nachtblindheit, Xerophthalmie, Infektanfälligkeit |
| D | Cholecalciferol | Fett | Kalziumhaushalt und Knochenmineralisierung | Rachitis, Osteomalazie |
| E | Tocopherol | Fett | Antioxidans | Neuropathien und Ataxien, Myo- und Retinopathien, Ablagerungen von Lipofuscin, hämolytische Anämie |
| K | Phyllochinon/ Menachinon | Fett | Carboxylierungen der Gerinnungsfaktoren II, XII, IX und X sowie Protein C und S | Störung der Blutgerinnung |
| $B_1$ | Thiamin | Wasser | Decarboxylierungen | Beri-Beri, Wernicke-Korsakow |
| $B_2$ | Riboflavin | Wasser | Elektronenübertragungen als prosthetische Gruppe FMN oder FAD | Erkrankungen von Epithelgeweben |
| $B_3$ | Niacin | Wasser | Elektronenübertragungen als Cofaktor NAD oder NADP | Pellagra |
| $B_5$ | Pantothensäure | Wasser | Bestandteil von Coenzym A | Womöglich Burning-Feet-Syndrome |
| $B_6$ | Pyridoxin | Wasser | Transaminierung und Decarboxylierung v. a. im Aminosäurenstoffwechsel als Pyridoxalphosphat (PALP) | Limer-Krankheit bei Kindern |
| $B_9$ | Folsäure | Wasser | Übertragungen von Methyl- und Methylengruppen | Makrozytäre/hyperchrome Anämie, Neuralrohrdefekte beim Embryo |
| $B_{12}$ | Cobalamin | Wasser | Isomerisierungen | Perniziöse (makrozytäre/hyperchrome) Anämie, Funikuläre Myelose (ZNS-Schädigung) |
| C | Ascorbinsäure | Wasser | Antioxidans | Skorbut |
| H/$B_7$ | Biotin | Wasser | Carboxylierung | Hautdefekte, Depression, Haarausfall u. a. |

**MedAT-GEHEIMTIPP** Vitamine werden beim Thema Naturstoffe am genauesten geprüft, wobei es auch recht allgemeine Fragen zu diesem Thema gibt. Besonders wichtig: Ihr solltet **fettlösliche** und **wasserlösliche** Vitamine trennen können, wissen, dass Vitamine so definiert sind, dass man sie von außen zuführen muss, und die chemischen Namen der Vitamine (z. B. Ascorbinsäure für Vitamin C) dürft ihr euch auch gleich merken. 2024 wurde nach der Zuordnung von Vitaminen zur B-Familie gefragt (Thiamin = $B_1$, Riboflavin = $B_2$, Niacin = $B_3$, Panthothensäure = $B_5$, Pyridoxin = $B_6$, Biotin = $B_7$, Folsäure = $B_9$, Cobalamin = $B_{12}$).

## 23.5.1 Vitamin A

Vitamin A umfasst **Retinol, Retinal** und **Retinsäure** und gehört zu den fettlöslichen Vitaminen. Es spielt eine Schlüsselrolle bei der **Sehkraft,** dem **Zellwachstum** sowie der **Immunfunktion.**

**Retinal** ist Bestandteil des Sehpigments **Rhodopsin,** das für das Sehen bei Dunkelheit wichtig ist. **Retinsäure** reguliert die Genexpression und unterstützt die Zelldifferenzierung. Zudem stärkt Vitamin A die Schleimhautbarrieren und fördert das Immunsystem.

Der Körper wandelt **Beta-Carotin** aus pflanzlichen Quellen im Darm in **Retinal** und dann zu **Retinol** um. Dieses wird in der **Leber** gespeichert und bei Bedarf in aktive Formen überführt (➤ Abb. 23.23).

**AUS DEM MEDIZINSTUDIUM** Vitamin A wird über **Chylomikronen** im Blut transportiert.
Ein Mangel führt zu Nachtblindheit, trockenen Augen, erhöhter Infektionsanfälligkeit und im schlimmsten Fall zur **Erblindung.**
Eine Überdosierung kann Übelkeit, Kopfschmerzen, Leberschäden und bei Schwangeren Fehlbildungen des Fetus verursachen.

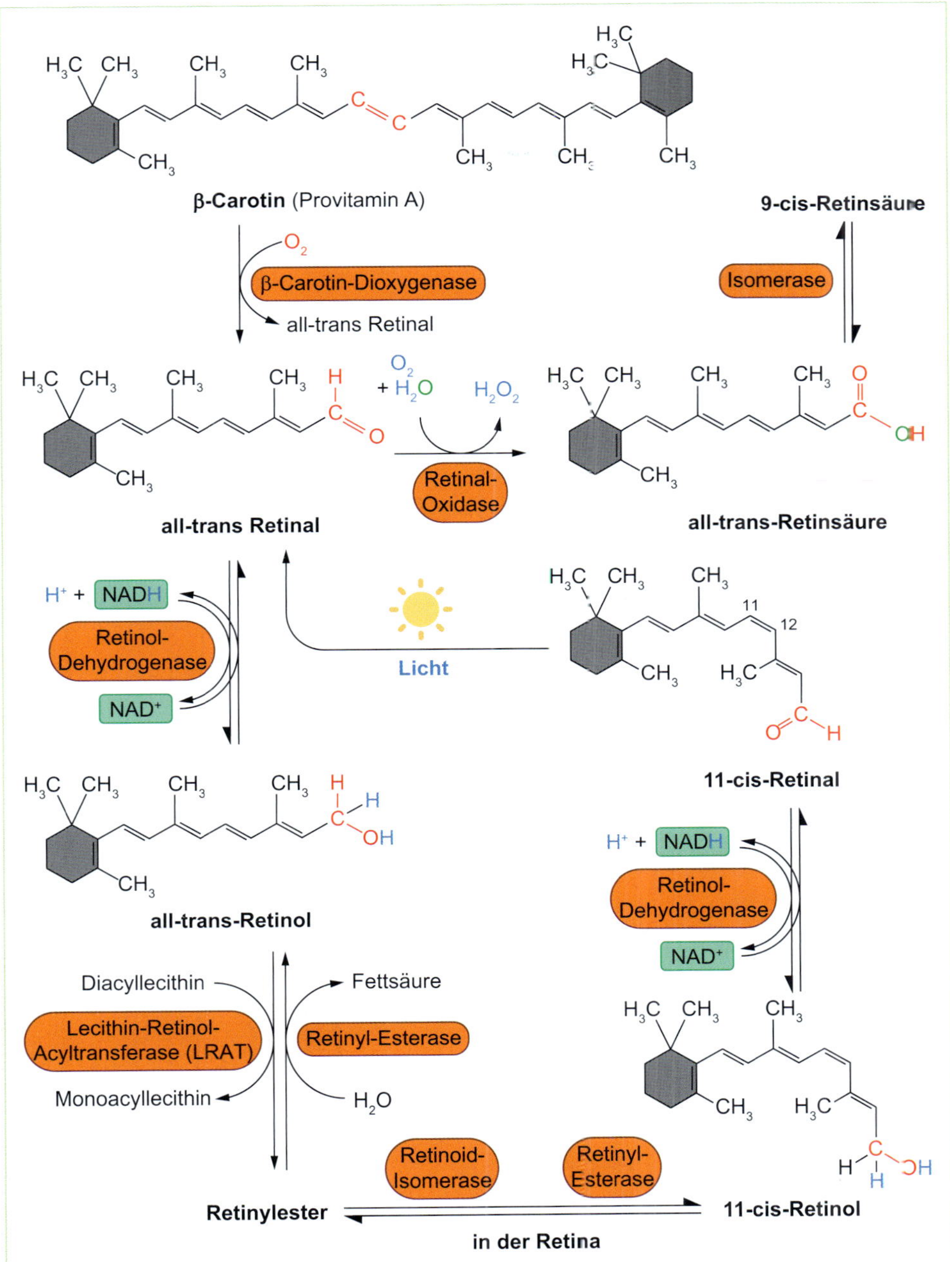


**Abb. 23.23** Vitamin-A-Stoffwechsel [L299]

## 23.5.2 Vitamin $B_1$

Vitamin $B_1$, auch bekannt als **Thiamin,** gehört zu den wasserlöslichen Vitaminen.
Es fungiert als **Coenzym** in wichtigen Stoffwechselreaktionen, insbesondere beim **Abbau von Kohlenhydraten.** Nach der Aufnahme wird Thiamin in den Zellen phosphoryliert und zur aktiven Form **Thiaminpyrophosphat (TPP)** umgewandelt (➤ Abb. 23.24).

**AUS DEM MEDIZINSTUDIUM** TPP unterstützt enzymatische Prozesse wie die Decarboxylierung von α-Ketosäuren im Citratzyklus und trägt zur **Nervenfunktion** bei.
Ein Mangel kann zu **Beriberi** führen, einer Erkrankung, die Nervenschäden, Muskelschwäche, Herzprobleme und Verwirrtheit verursacht.

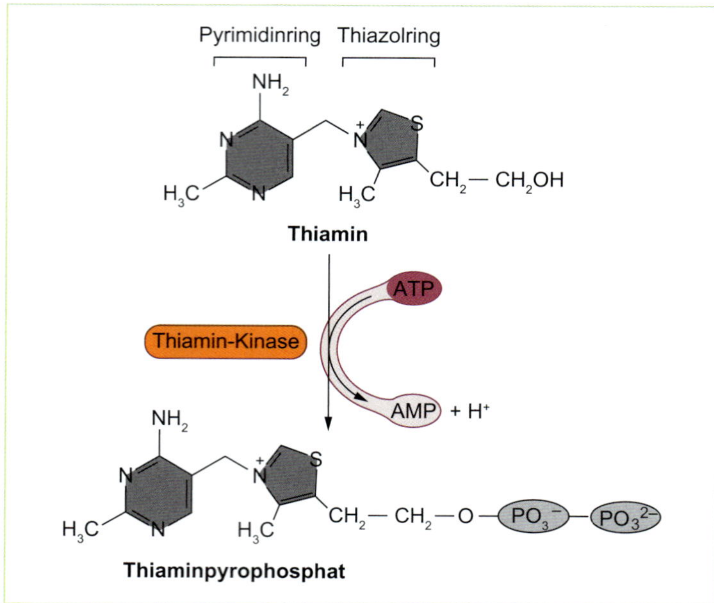


**Abb. 23.24** Synthese von Thiaminpyrophosphat [L271]

## 23.5.3 Vitamin $B_2$

Vitamin $B_2$, auch bekannt als **Riboflavin,** ist ein wasserlösliches Vitamin.
Riboflavin ist die Vorstufe zu den aktiven Coenzymen **Flavinmononukleotid (FMN)** und **Flavinadenindinukleotid (FAD),** wobei Riboflavin nach der Aufnahme in Zellen zu FMN und weiter zu FAD phosphoryliert wird (➢ Abb. 23.25).
Diese Coenzyme spielen eine zentrale Rolle bei **Redoxreaktionen** im Energiestoffwechsel und sind Bestandteil zahlreicher Enzyme. Sie tragen zur Umwandlung von Nährstoffen in Energie bei und unterstützen die **Zellatmung.**

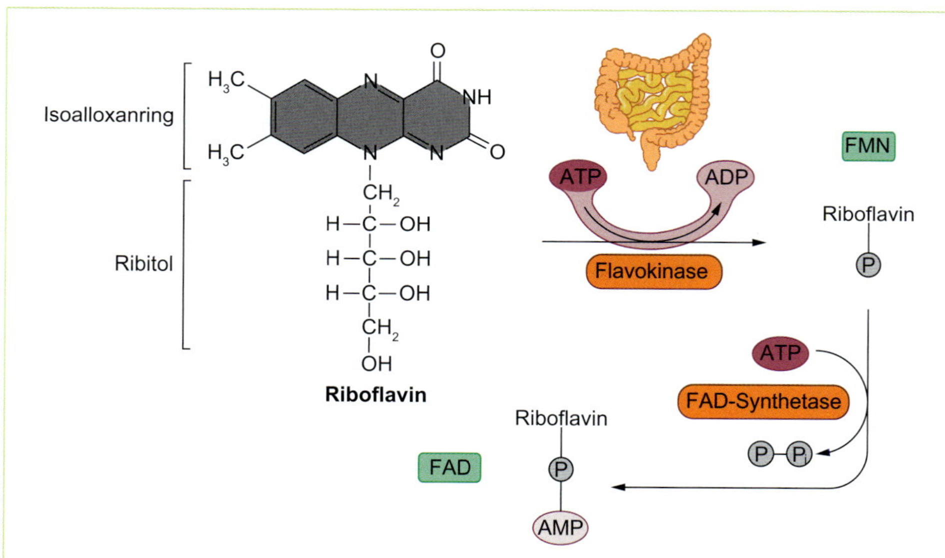


**Abb. 23.25** Riboflavinstoffwechsel [L271]

## 23.5.4 Vitamin $B_3$

Vitamin $B_3$ ist auch unter den Namen **Niacin** oder **Nicotinsäure** und **Nicotinamid** bekannt und gehört zu den wasserlöslichen Vitaminen (➢ Abb. 23.26).
Vitamin $B_3$ dient als Vorstufe für die Coenzyme **NAD** (Nicotinamidadenindinukleotid) und **NADP** (Nicotinamidadenindinukleotidphosphat), wobei Niacin nach der Aufnahme in den Zellen zu **NAD** und **NADP** umgewandelt wird.

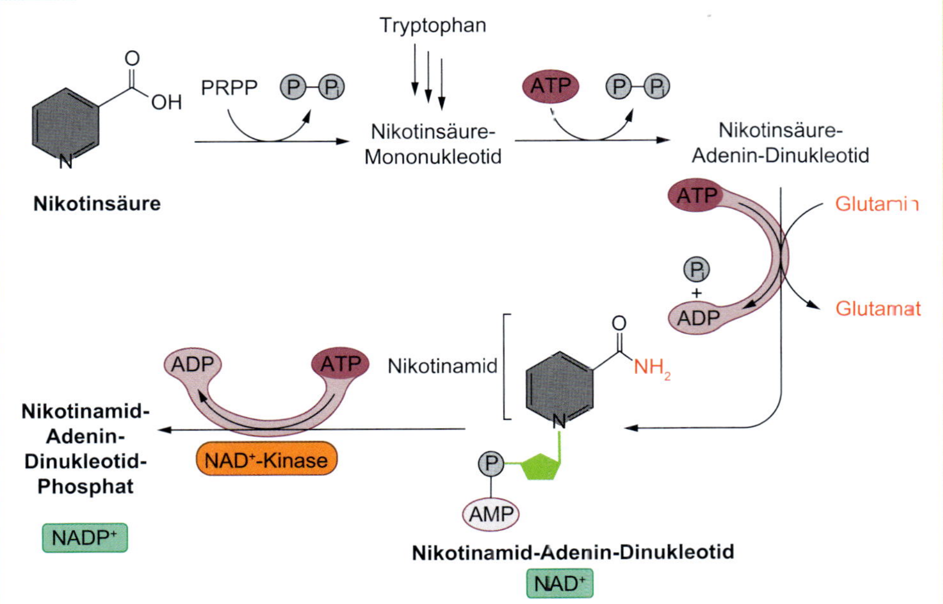


**Abb. 23.26** Niacin [L271]

Diese Coenzyme sind zentral für **Redoxreaktionen** im Energiestoffwechsel und spielen eine wichtige Rolle bei der Umwandlung von Nährstoffen in Energie. Sie sind zudem an der **DNA-Reparatur** und Signaltransduktion beteiligt.

**AUS DEM MEDIZINSTUDIUM** Ein Mangel führt zu Pellagra, einer Erkrankung mit (3D-)Symptomen wie **D**ermatitis, **D**urchfall und neurologischen Störungen (**D**ementia), z. B. Verwirrtheit und Gedächtnisverlust.
Hohe Dosen können Hautrötungen (Flush), Juckreiz, Magen-Darm-Beschwerden und in seltenen Fällen Leberschäden verursachen.

## 23.5.5 Vitamin $B_5$

Vitamin $B_5$, auch bekannt als **Pantothensäure,** gehört zu den wasserlöslichen Vitaminen.
Pantothensäure ist eine Vorstufe für die Synthese von **Coenzym A (CoA)** (➤ Abb. 23.27) und des **Acylträgerproteins.** Diese Coenzyme sind zentral für den **Fettstoffwechsel,** die **Kohlenhydrat-** und **Proteinstoffwechselwege** sowie die Synthese von Fettsäuren. Sie spielen zudem eine Rolle bei der Produktion von **Neurotransmittern** wie Acetylcholin.

## 23.5.6 Vitamin $B_6$

Vitamin $B_6$ umfasst die Verbindungen **Pyridoxin, Pyridoxal** und **Pyridoxamin** und ist ein wasserlösliches Vitamin (➤ Abb. 23.28).
Vitamin $B_6$ wird in seiner aktiven Form **Pyridoxal-5-phosphat (PALP)** benötigt, die als **Coenzym** in vielen Stoffwechselprozessen dient. PLP unterstützt unter anderem den **Aminosäurestoffwechsel,** die Synthese von **Neurotransmittern** und die **Bildung von Häm.**

**AUS DEM MEDIZINSTUDIUM** Ein Mangel kann zu Symptomen wie Reizbarkeit, Depressionen, Anämie und Neuropathien führen, da Vitamin $B_6$ für den Aminosäurestoffwechsel und die Hämoglobinproduktion verantwortlich ist.
Eine Überdosierung kann zu neurologischen Störungen wie sensorischer Neuropathie und Taubheitsgefühlen führen, insbesondere bei langfristig hohen Dosen.

## 23.5.7 Vitamin $B_7$ bzw. H

Vitamin H oder Vitamin $B_7$, auch bekannt als **Biotin,** ist ein wasserlösliches Vitamin, das als **prosthetische Gruppe** in vielen Proteinen vorkommt (➤ Abb. 23.29a).

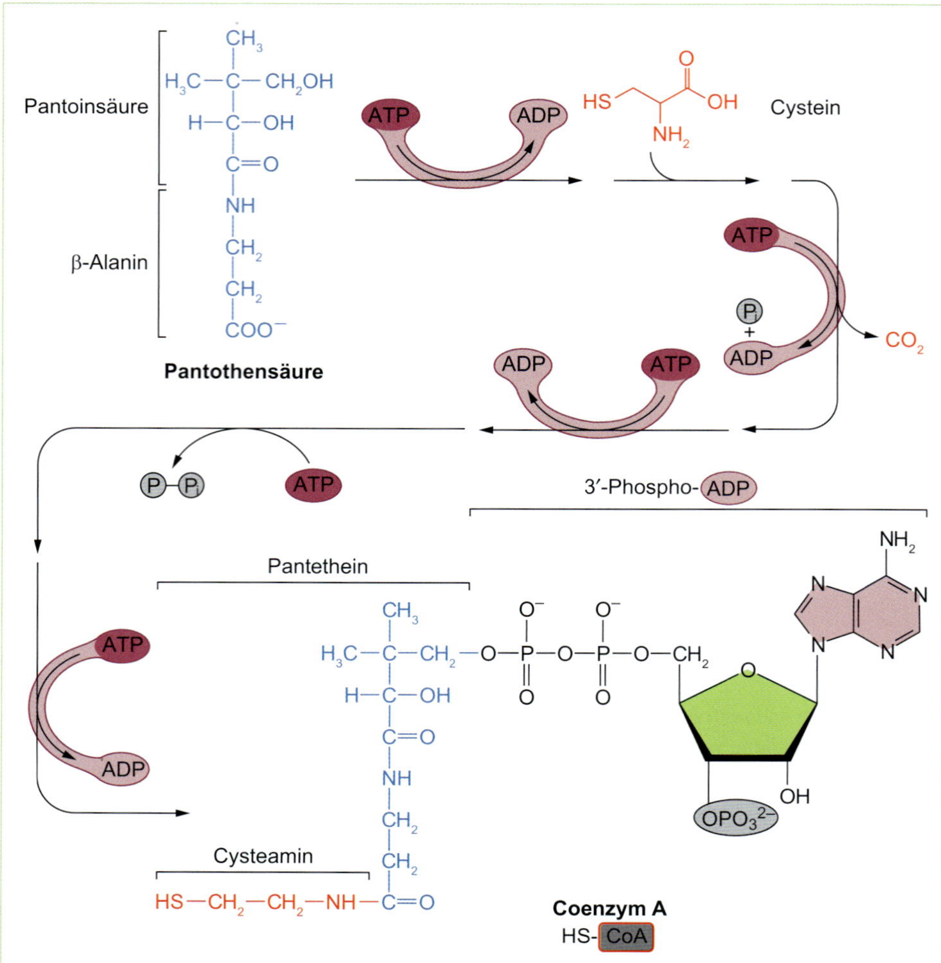


Abb. 23.27 Synthese von Coenzym A [L299, L307]

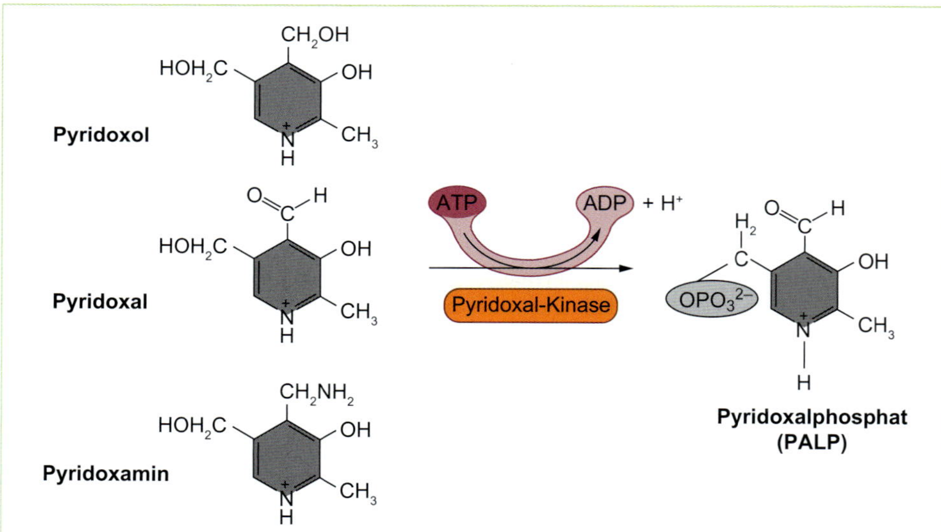


Abb. 23.28 Formen von Vitamin $B_6$ [L271]

**DEFINITIONEN** Eine **prosthetische Gruppe** ist ein fest mit einem Protein (meist einem Enzym) verbundenes, nicht-proteinartiges Molekül, das für dessen Funktion elementar ist, wie z. B. Häm in Hämoglobin.

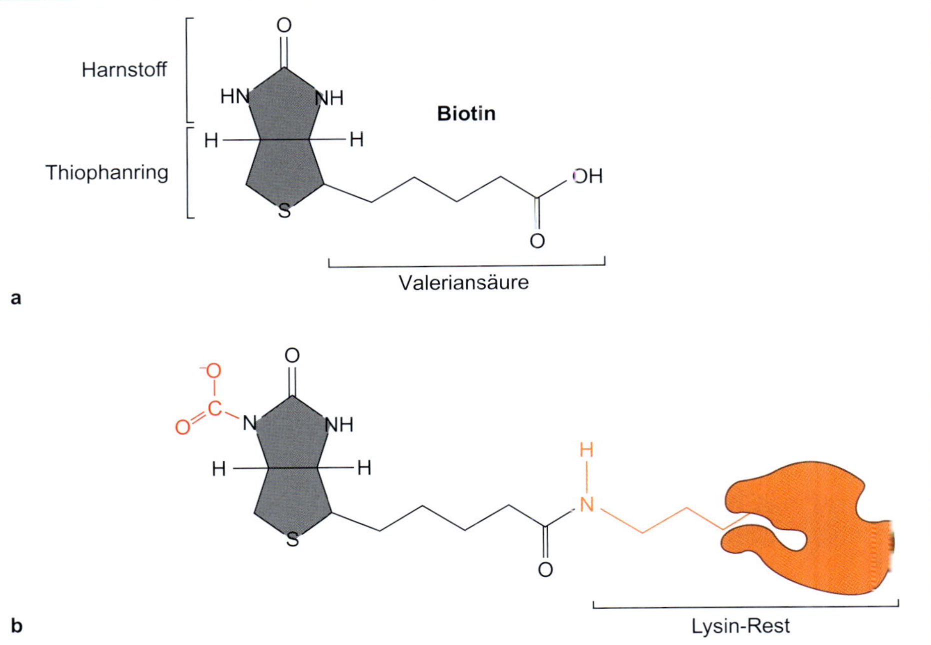


**Abb. 23.29** (a) Biotin, (b) an die Carboxylase gebundenes Carboxy-Biotin [L271]

Biotin wirkt als **Cofaktor** für Carboxylase-Enzyme, die am **Fett-**, **Kohlenhydrat-** und **Proteinstoffwechsel** beteiligt sind (➤ Abb. 23.29b). Es unterstützt wichtige Reaktionen wie die Carboxylierung von Propionyl-CoA und Pyruvat.

> **AUS DEM MEDIZINSTUDIUM** Ein Biotinmangel kann durch den Verzehr **roher Eier** entstehen, da das im Eiweiß enthaltene **Avidin** Biotin sehr stark bindet und dessen Verfügbarkeit hemmt.

## 23.5.8 Vitamin $B_9$

Vitamin $B_9$, bekannt als **Folat** in natürlichen Quellen und als **Folsäure** in synthetischen Präparaten, ist ein wasserlösliches Vitamin (➤ Abb. 23.30).

Vitamin $B_9$ ist für die **DNA-Synthese**, die **Zellteilung** und das **Wachstum** von immenser Wichtigkeit. Es fungiert als Vorstufe für die aktiven Formen wie **Tetrahydrofolat (THF)**, die als **Cofaktoren** in der Bildung von **Aminosäuren** und **Nukleotiden** dienen.

> **AUS DEM MEDIZINSTUDIUM** Ein Mangel kann zu megaloblastärer Anämie, Müdigkeit, Schwäche und bei Schwangeren im 1. Trimester zu Neuralrohrdefekten beim Fetus führen.
> Eine Überdosierung ist selten, kann jedoch einen Vitamin-$B_{12}$-Mangel maskieren und in hohen Dosen Magen-Darm-Beschwerden auslösen.

## 23.5.9 Vitamin $B_{12}$

Vitamin $B_{12}$, auch bekannt als **Cobalamin,** ist ein wasserlösliches Vitamin, das mehrere aktive Formen umfasst (➤ Abb. 23.31). Es spielt eine zentrale Rolle bei der **DNA-Synthese,** der **Nervenfunktion** und der **Bildung von roten Blutkörperchen.**

Nach der Aufnahme wird Cobalamin im Magen an den **Intrinsic Factor** gebunden, was für die Resorption im Ileum wesentlich ist. Anschließend wird es über den Blutkreislauf zu den Zellen transportiert und dort in seine aktiven Formen umgewandelt.

In den Zellen wird Vitamin $B_{12}$ zu den aktiven Formen **Methylcobalamin** und **Adenosylcobalamin** umgewandelt. Diese Coenzyme agieren als **Cofaktoren** in wichtigen enzymatischen Reaktionen, beispielsweise im **Folsäurestoffwechsel** und im Abbau von Fettsäuren. Sie unterstützen zudem die Synthese von **Myelin** und tragen zur normalen Funktion des Nervensystems bei.

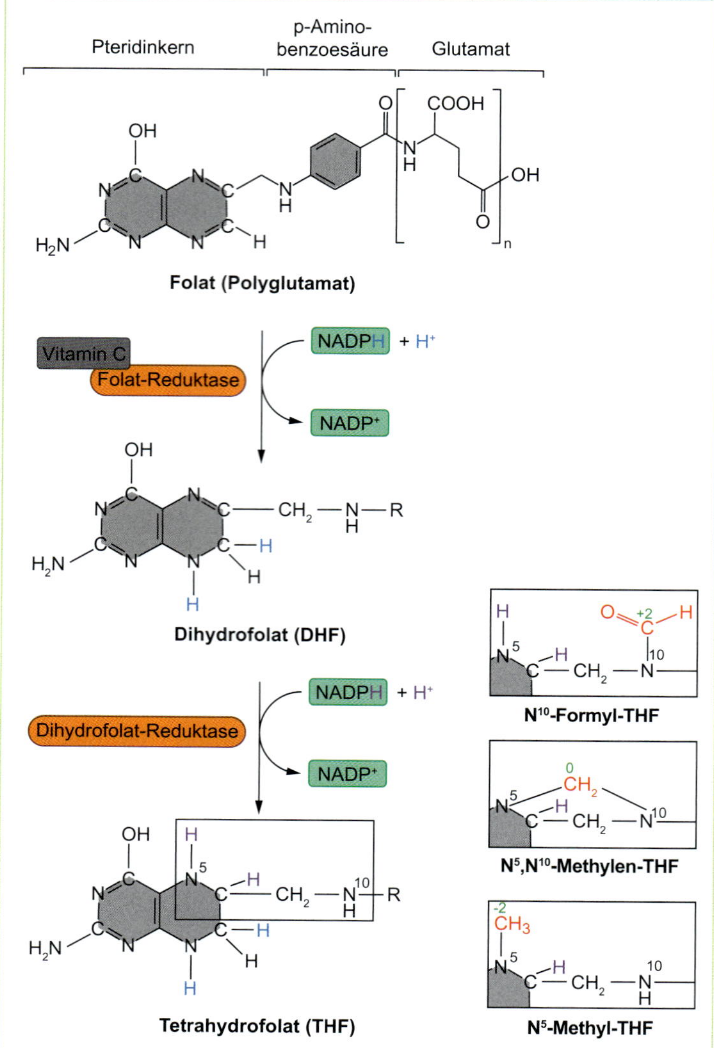


**Abb. 23.30** Formen der Folsäure [L299]

**AUS DEM MEDIZINSTUDIUM** Ein Mangel kann zu **perniziöser Anämie,** Glossitis (Zungenentzündung), neurologischen Störungen wie Taubheitsgefühlen, Gedächtnisproblemen und Muskelschwäche bis hin zu **funikulärer Myelose** (Querschnittslähmung) führen.
Eine Überdosierung ist sehr selten, da überschüssiges Vitamin $B_{12}$ meist problemlos ausgeschieden wird, doch hohe Dosen können in seltenen Fällen Hautreaktionen wie Juckreiz oder Akne verursachen.

## 23.5.10 Vitamin C

**MedAT-GEHEIMTIPP** 2024 wurde nach dem Synonym für Vitamin C gefragt – Antwort: Ascorbinsäure.

Vitamin C, auch bekannt als **Ascorbinsäure,** ist ein wasserlösliches Vitamin.
Nach der Aufnahme wird Ascorbinsäure über den Blutkreislauf zu den Zellen transportiert, wo sie als **Cofaktor** in enzymatischen Reaktionen wirkt (➤ Abb. 23.32).
Ascorbinsäure wirkt als **Antioxidans,** unterstützt die **Kollagensynthese** und verbessert die **Eisenaufnahme.** Sie ist an zahlreichen Enzymreaktionen beteiligt, die für den **Stoffwechsel** und das **Immunsystem** wichtig sind.

Notizen

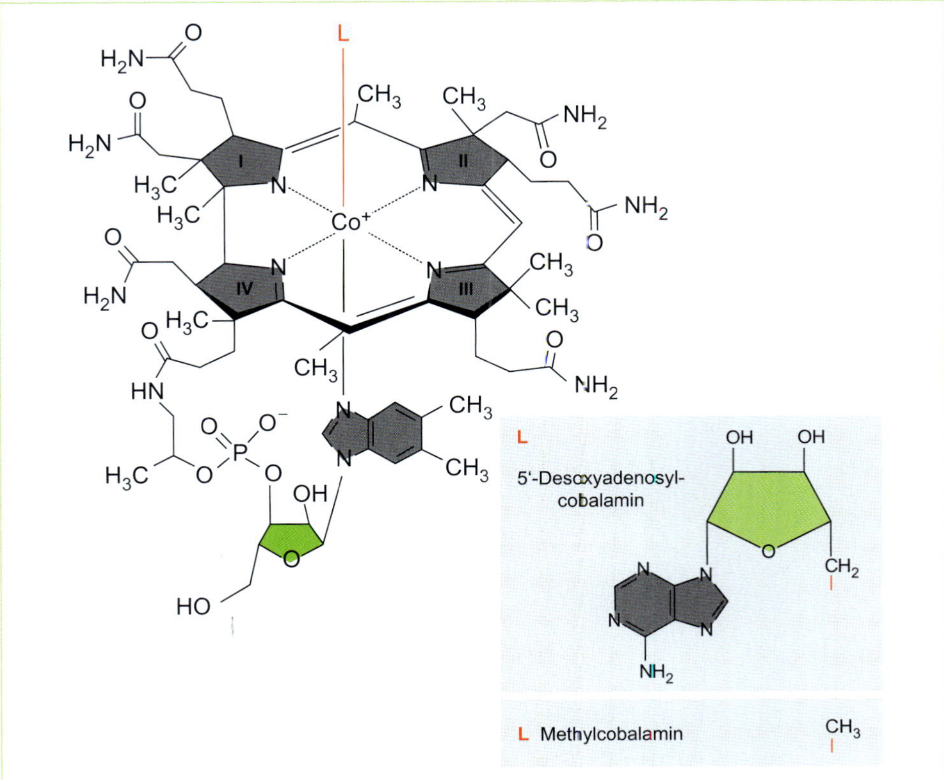


**Abb. 23.31** Vitamin $B_{12}$ [L307]

**AUS DEM MEDIZINSTUDIUM** Ein Mangel führt zur Seemannskrankheit **Skorbut,** einer Erkrankung mit Symptomen wie Zahnfleischbluten, Zahnausfall, Müdigkeit und verzögerter Wundheilung, da Vitamin C für die **Kollagenbildung** unabdingbar ist.

## 23.5.11 Vitamin D

Vitamin D umfasst hauptsächlich **Cholecalciferol (Vitamin $D_3$)** und **Ergocalciferol (Vitamin $D_2$)** und gehört zu den fettlöslichen Vitaminen. Es wird über die Nahrung sowie durch **$UV_B$-Strahlung** in der Haut synthetisiert.
Vitamin D spielt eine zentrale Rolle im **Kalzium- und Phosphatstoffwechsel,** was für den **Knochenaufbau** und die **Knochengesundheit** entscheidend ist. Es bindet an den **Vitamin-D-Rezeptor** in Zellen und reguliert die Genexpression zahlreicher Proteine, darunter Kalziumbindungsproteine.
Nach der Aufnahme und Synthese wird Vitamin D in der Leber zu **25-Hydroxyvitamin D** und anschließend in der Niere zu seiner aktiven Form **1,25-Dihydroxyvitamin D (Calcitriol)** hydroxiliert. Calcitriol wirkt als **Hormon,** das die Kalziumabsorption im Darm sowie die Kalziumfreisetzung aus den Knochen reguliert (➤ Abb. 23.33).

**AUS DEM MEDIZINSTUDIUM** Ein Mangel kann zu **Rachitis** bei Kindern und **Osteomalazie** bei Erwachsenen führen, was durch weiche, deformierte Knochen und Muskelschwäche gekennzeichnet ist.
Eine Überdosierung (Hypervitaminose D) kann zu **Hyperkalzämie** führen, was Übelkeit, Erbrechen, Nierensteine und in schweren Fällen Nierenschäden verursachen kann.

## 23.5.12 Vitamin E

**MedAT-GEHEIMTIPP** 2025 geprüft: Wie nennt man Vitamin E noch? Richtig: Tocopherol.

Vitamin E umfasst eine Gruppe von Verbindungen, hauptsächlich **Tocopherole** und **Tocotrienole,** wobei **α-Tocopherol** als die biologisch aktivste Form gilt (➤ Abb. 23.34).
Es gehört zu den fettlöslichen Vitaminen und wird in Zellmembranen und im Körperfett gespeichert.

Notizen



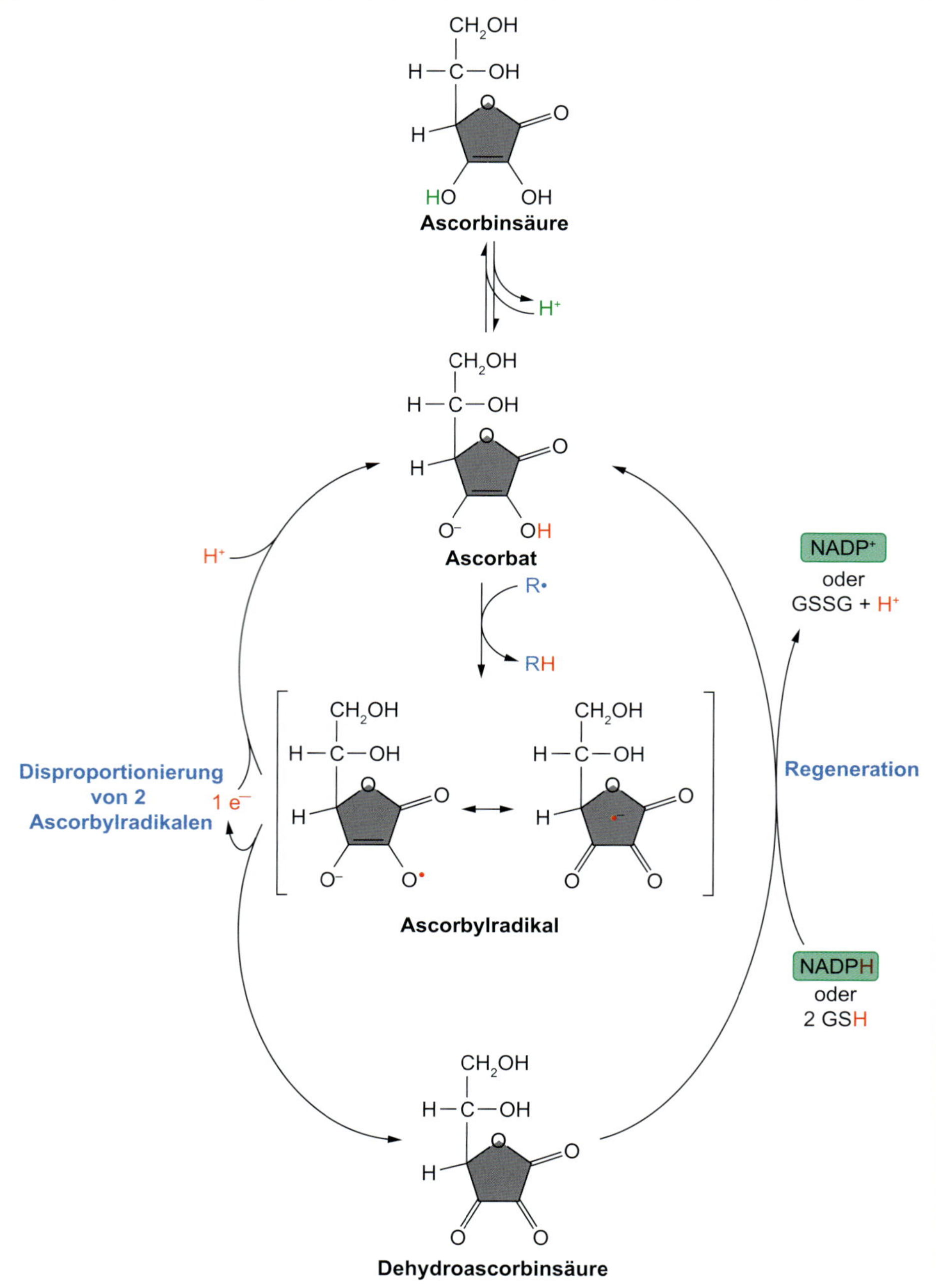


**Abb. 23.32** Oxidation und Regeneration von Vitamin C [L271]

**DEFINITIONEN** Freie Radikale sind Atome oder Moleküle, die ein oder mehrere **ungepaarte Elektronen** besitzen. Diese ungepaarten Elektronen machen sie sehr **reaktiv,** da sie versuchen, Elektronen von anderen Molekülen zu stehlen, um ihre Elektronenhülle zu vervollständigen.

Vitamin E wirkt vor allem als **Antioxidans** und schützt **Zellmembranen** vor oxidativem Stress. Es stabilisiert Lipide und verhindert die Schädigung von Fettsäuren durch **freie Radikale.** Damit unterstützt es auch das **Immunsystem** und die **Zellgesundheit.**

Nach der Aufnahme wird Vitamin E in den Darmzellen zusammen mit anderen Fetten verstoffwechselt und über Lipoproteine transportiert. Die aktive Form, **α-Tocopherol,** wird gezielt in Geweben eingelagert, während andere Formen schneller abgebaut werden. Diese aktive Form wirkt als **Cofaktor** in verschiedenen Schutzmechanismen der Zellen.

Notizen

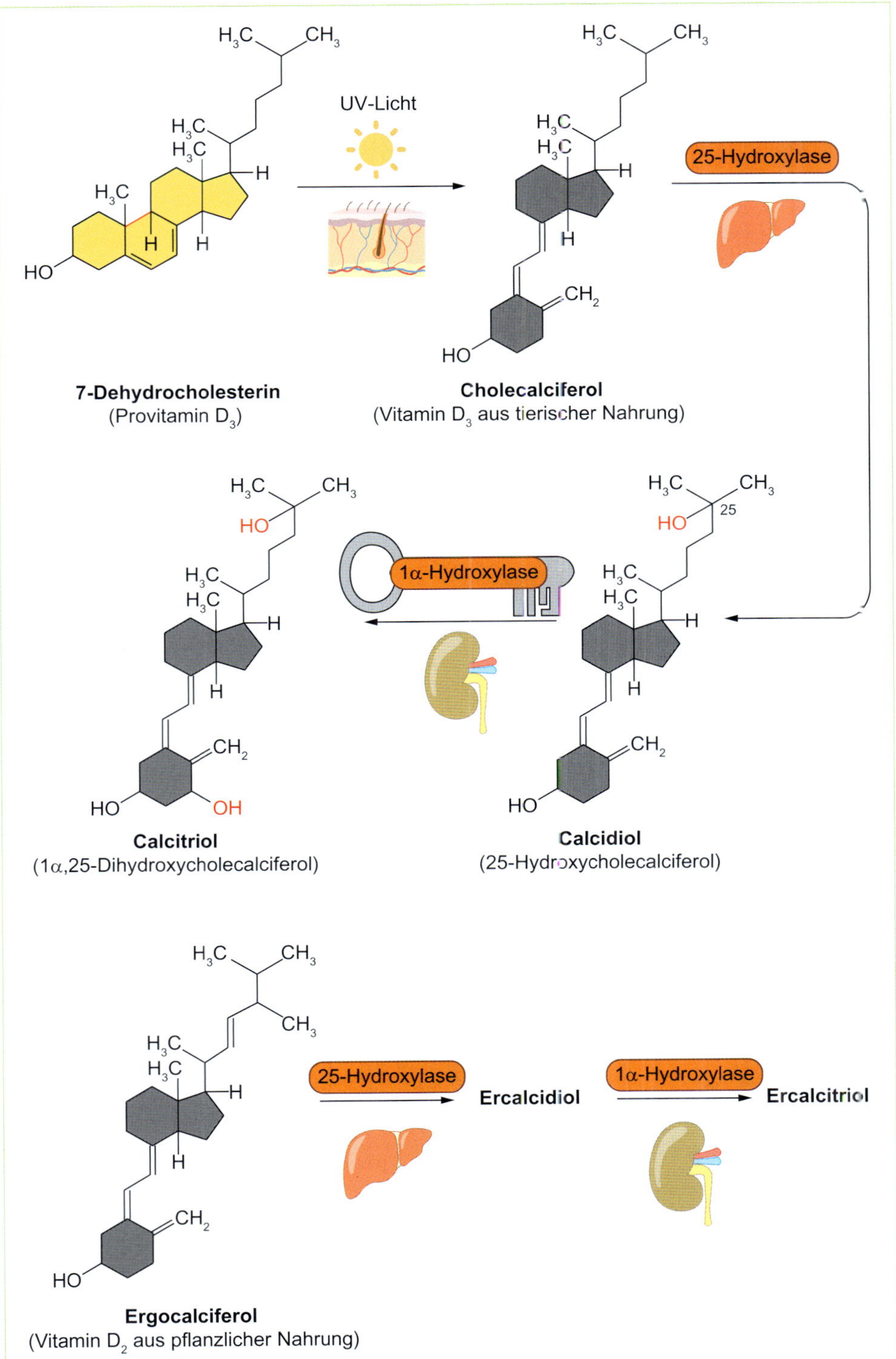


**Abb. 23.33** Synthese von Calcitriol [L299]

## 23.5.13 Vitamin K

Vitamin K umfasst hauptsächlich **Phyllochinon ($K_1$)** und **Menachinon ($K_2$)** und gehört zu den fettlöslichen Vitaminen (➢ Abb. 23.35). Es wird sowohl über die Ernährung als auch durch bakterielle Synthese im Darm bereitgestellt. Aufgrund der Fettlöslichkeit wird Vitamin K in Leber und Fettgewebe gespeichert. Vitamin K ist zentral für die **Blutgerinnung,** da es an der Synthese von Gerinnungsfaktoren beteiligt ist. Zudem spielt es eine Rolle beim **Knochenstoffwechsel** durch Modulation von Osteocalcin.

Nach der Aufnahme wird Vitamin K in den Darmzellen mit anderen Fetten verarbeitet und über Lipoproteine in den Blutkreislauf transportiert. Die aktiven Formen wirken als **Cofaktoren** für γ-Glutamylcarboxylase, die an der Carboxylierung von Gerinnungsproteinen beteiligt ist (➢ Abb. 23.36).

Notizen



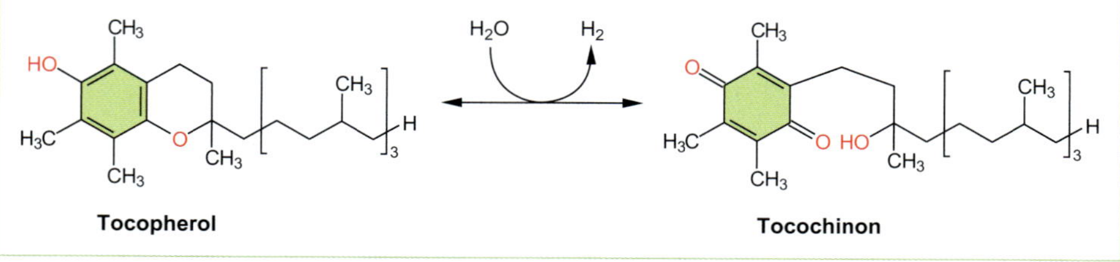


**Abb. 23.34** Tocopherol und Tocochinon [L253]

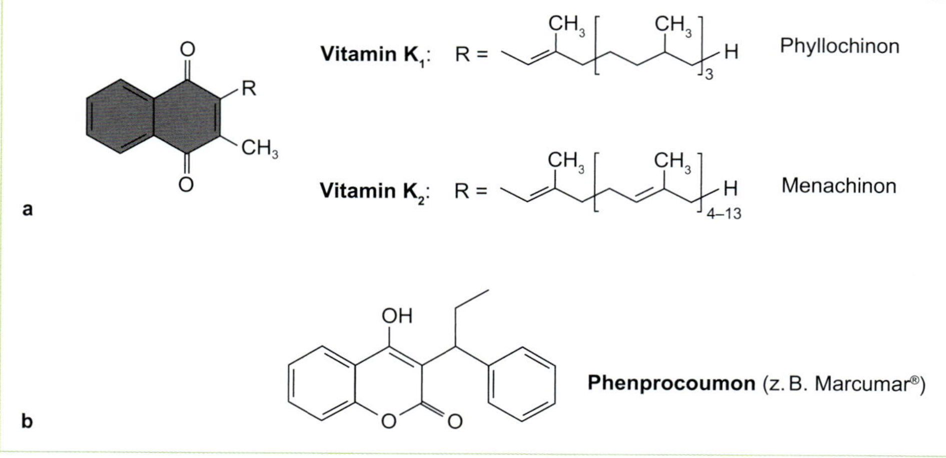


**Abb. 23.35** Vitamin K. (a) Formen (b) Marcumar® [L271]

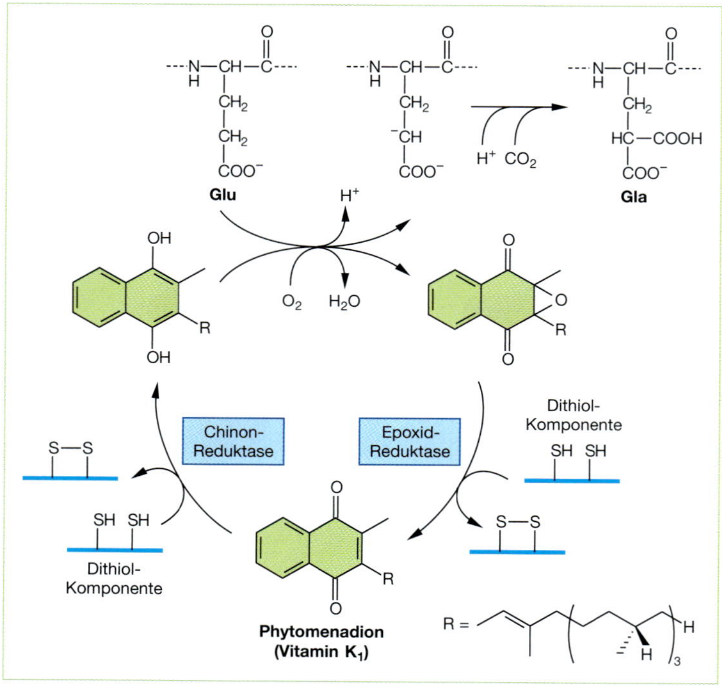


**Abb. 23.36** Vitamin-K-abhängige γ-Carboxylierung [L253]

**AUS DEM MEDIZINSTUDIUM** Ein Mangel an Vitamin K kann zu **Blutgerinnungsstörungen** führen, was sich durch verlängerte Blutungszeiten und eine erhöhte Neigung zu Blutungen äußert.
Eine Überdosierung ist selten, kann jedoch bei sehr hohen Dosen synthetischer Formen (z. B. Menadion) zu Leberschäden oder Hämolyse führen, insbesondere bei Neugeborenen.

KAPITEL

# 24 Formelsammlung Chemie

Deniz Tafrali

## Umrechnungen von Stoffmengen

$$m = n \cdot m$$

Masse (m), Stoffmenge (n) und molare Masse (M)

## Allgemeine Gasgleichung

$$p \cdot V = n \cdot R \cdot T$$

Druck (p), Volumen (V), Stoffmenge (n), allgemeine Druckkonstante und Temperatur (T)

## Gay-Lussac

$$V \sim T$$

$$\frac{V}{t} = \text{konst.}$$

$$\frac{V_1}{V_2} = \frac{T_1}{T_2}$$

(direkt proportional) Volumen (V) und Temperatur (T)

## Boyle-Mariotte

$$p \sim \frac{1}{V}$$

$$p \cdot V = \text{konst.}$$

$$\frac{p_1}{p_2} = \frac{V_2}{V_1}$$

(indirekt proportional) Druck (p) und Volumen (V)

## Gibbs-Helmholtz-Gleichung

$$\Delta G = \Delta H - T \cdot \Delta S$$

Gibbs freie Energie (G), Enthalpie (H), Temperatur (T) und Entropie (S)

## Formel für den Gleichgewichtszustand

$$\Delta G^0 = -R \cdot T \cdot \ln K$$

Gibbs freie Energie (G) im Gleichgewicht, allgemeine Gaskonstante (R), Temperatur (T) und Gleichgewichtskonstante (K)

## Massenwirkungsgesetz

$$K = \frac{k^{hin}}{k^{rück}} = \frac{c(C) \cdot c(D)}{c(A) \cdot c(B)}$$

Gleichgewichtskonstante (K), Konzentration (c), Edukte (A & B) und Produkte (C & D)

# III Physik

*„Wissenschaft ist wie Sex. Manchmal kommt etwas Sinnvolles dabei raus – das ist aber nicht der Grund, warum wir es tun."*
Richard Feynman

## Fokus-Themen Physik

Beim altfragenorientierten Lernen solltest du den Fokus auf die Elektrizitätslehre legen, da hier jährlich ca. 21 % der Fragen gestellt werden. Außerdem werden oft Fragen zu Schwingungen und Wellen und zur Mechanik gestellt.

Stichwortliste Physik, gestaffelt nach den häufigsten Prüfungsthemen

| Stichwort | Prozentsatz |
|---|---|
| Elektrizitätslehre | 21 % |
| Schwingungen und Wellen | 17 % |
| Mechanik | 16 % |
| Größe und Einheiten | 14 % |
| Wärmelehre | 14 % |
| Optik | 14 % |
| Atomphysik | 14 % |

Die häufigsten Altfragen in der Physik

| Thema | Häufigkeit |
|---|---|
| • SI-Einheiten | 8 × geprüft |
| • Allgemeines zu den Charakteristika von Elektronen | 4 × geprüft |
| • Pico, Nano, Femto und Giga<br>• Huygen'sches Prinzip<br>• Berechnungen der Wellenlänge anhand von Frequenz und Geschwindigkeit<br>• Allgemeines zur Siedetemperatur<br>• Energie einer elektromagnetischen Welle<br>• Allgemeines zu den Charakteristika von Elektronen<br>• Photoelektrischer Effekt<br>• Formel für die Arbeit<br>• Frage über das Auge<br>• Eigenschaften der starken Wechselwirkung | 3 × geprüft |

Zahlreiche Übungen zur Physik findest du in Band 3 „MedAT 1000 BMS-Übungen“

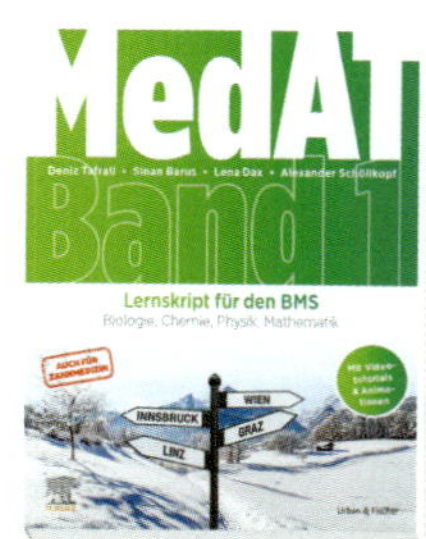

Notizen

# KAPITEL 25 Physikalische Größen, Einheiten und Definitionen

Deniz Tafrali

## 25.1 Grundgrößen und abgeleitete Größen in der Physik

**MedAT-Stichwort**
Größen und Einheiten

**MedAT-Stichwort**
Grundgrößen
Abgeleitete Größen

**MedAT-GEHEIMTIPP** 2022 wurde erstmals nach abgeleiteten Größen gefragt, die auf der Grundgröße Länge basieren. 2023 wurde nach der Einheit von Druck gefragt.

In der Physik geht es darum, die mit seinen Sinnen und technischen Apparaten wahrnehmbaren natürlichen Phänomene zu erklären. Hierzu muss man die Eigenschaften der Materie (➤ Kap. 25.3), seiner Bewegung und seinem Verhalten in Raum und Zeit beschreiben können. Physiker nutzen hierzu am liebsten sogenannte **Größen.**

**DEFINITIONEN** Die physikalische Größe ist eine **Eigenschaft** eines Vorgangs, Körpers oder eines Zustands, die durch eine Messung quantifiziert werden kann.

Das Folgende ist wichtig für das Verständnis der ganzen Physik:
Man definiert **Basisgrößen (Grundgrößen)** (1) und **abgeleitete Größen** (2).

1. Die sieben Basisgrößen, die hierfür genutzt werden sind **Länge, Masse, Zeit, Stromstärke, thermodynamische Temperatur, Stoffmenge und die Lichtstärke** (➤ Tab. 25.1).
2. Als abgeleitete Größen (➤ Tab. 25.3) bezeichnet man alle Größen, die entweder durch die **Umformung der Basisgröße** gebildet werden (z. B. Frequenz = $\frac{1}{\text{Zeit}}$), oder durch die **Zusammensetzung von zwei oder mehr Basisgrößen** (z. B. Kraft = Länge · Masse : Zeit). Man kann sich vorstellen, dass es eine sehr große Anzahl an verschiedenen abgeleiteten Größen gibt.

**AUS DEM MEDIZINSTUDIUM** Grundlage dieser Größen ist das internationale Größensystem (ISQ).

**Tab. 25.1** Basisgrößen und -einheiten

| Basisgröße | | Basiseinheit | |
|---|---|---|---|
| **Name** | **Formelzeichen** | **Name** | **Abkürzungszeichen** |
| Länge | l (*longueur*) | Meter | m |
| Masse | m (*masse*) | Kilogramm | kg |
| Zeit | t (*temps*) | Sekunde | s |
| Stromstärke | I (*intensité de courant*) | Ampere | A |
| Thermodynamische Temperatur | T (*température*) | Kelvin | K |
| Stoffmenge | N (*nombre*) | Mol | mol |
| Lichtstärke | $I_v$ (*illuminer*) | Candela | cd |

Jetzt kann man aber nachvollziehen, dass es überaus schwer ist, nur mit Größen eine exakte Beschreibung der Umwelt und ihrer Begebenheiten anzustellen. Man stelle sich nur vor, jemand antwortet auf die Frage „Wie weit ist es noch bis nach Hause?“ mit „Lang“. Da weiß man eher nicht, wie viele Schritte man noch gehen muss, oder wie lange es noch dauert, bis man ankommt. Daher bietet es sich an, **Einheiten** für die Beschreibung der Natur anzuwenden.

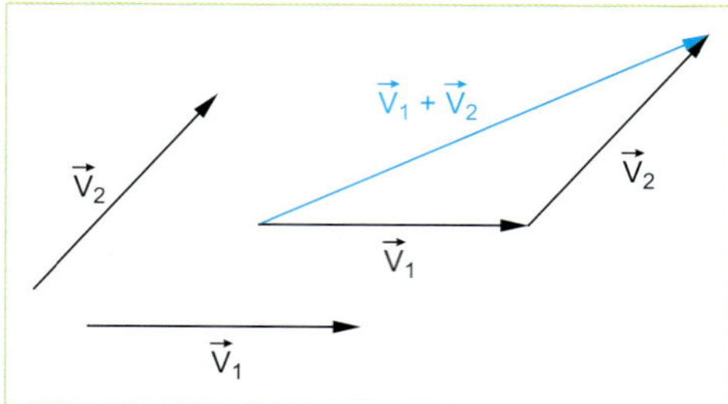


**Abb. 25.1** Addition von Vektoren [L253]

**DEFINITIONEN** Als **Vektoren** bezeichnet man gerichtete Größen, die einen Betrag und eine Richtung haben (➤ Kap. 41). Der **Ortsvektor** eines Punktes ist ein Vektor vom Ursprung des Koordinatensystems zum Ort des besagten Punktes.
Will man die physikalische Größe einer **vektoriellen Größe** bestimmen, ist für sie, neben der Angabe des Zahlwerts und der Einheit der Größe, auch noch die Angabe einer Richtung notwendig (z. B. der Impuls p).
**Skalare Größen** hingegen begnügen sich lediglich damit, über einen Zahlenwert und eine Einheit zu verfügen (z. B. die Masse m oder die Temperatur T)
Zusammenfassend also:
- Skalare: Zahlenwert + Einheit
- Vektoren: Zahlenwert + Einheit + Richtung.

**VERSTÄNDNIS+** Noch eine Sache zur **Vektoraddition** (➤ Kap. 41.3):
Vektoren werden grafisch als **Pfeile** dargestellt. Der **Betrag** des Vektors ist dabei stets seine Länge – egal ob der Zahlenwert positiv oder negativ ist. Die Vektoraddition erfolgt dadurch, dass man den Anfang eines Vektors ($V_2$) an das Ende des anderen Vektors ($V_1$) verschiebt, ohne dabei die Winkel der Vektoren (zueinander) zu verändern (➤ Abb. 25.1).
Der verschobene Vektor ($V_2$) liegt also parallel zu seinem Ursprungsvektor (auch $V_2$) am anderen Vektor ($V_1$). Die Länge vom Anfangspunkt des ersten Vektors ($V_1$) zum Endpunkt des verschobenen, zweiten Vektors ($V_2$) ist die Summe der Vektoren.

## 25.2 Internationales Einheitensystem

**MedAT-Stichwort**
Einheiten

Im Jahr 1960 haben Physiker beschlossen, sich für die internationale wissenschaftliche Kommunikation auf ein einheitliches System von Einheiten zu einigen, dem *Système internationale d'unités* (zu Deutsch: Internationales Einheitensystem). In ➤ Tab. 25.1 sind die **sieben Basiseinheiten** des SI-Systems aufgezählt. ➤ Tab. 25.2 zeigt die Präfixe von Yotta bis Yokto, die den entsprechenden Einheiten vorangestellt werden.
Um eine Größe exakt angeben zu können, benutzt man einen **Zahlenwert,** multipliziert ihn mit einer **Einheit** und erhält dadurch den **Größenwert.** Hier ein Beispiel:
Usain Bolz ist mit 44,0 km/h der schnellste Mensch der Welt.

$$44{,}0\ (\textbf{Zahlenwert}) \cdot \frac{\text{Kilometer (Einheit)}}{\text{Stunde (Einheit}})= 44{,}0\ \frac{\text{km}}{\text{h}}\ (\textbf{Größenwert})$$

So kann jeder verstehen, um was es sich handelt. Um echte Wissenschaft zu betreiben, muss man aber analog zu den abgeleiteten Größen die Basiseinheiten ebenfalls ableiten. Die oben im Beispiel verwendete Geschwindigkeit **km/h** ist so eine **abgeleitete Einheit.** Die Herleitung aller abgeleiteten Einheiten des SI-Systems aufzuzählen, wäre in diesem Buch unangebracht und würde außerdem den Rahmen dieses Kapitels sprengen. Deshalb haben wir euch 19 wichtige abgeleitete SI-Einheiten in ➤ Tab. 25.3 aufgelistet.

**Tab. 25.2** Namensgebung der Präfixe nach dem Internationalen Einheitensystem (SI)

| Präfix | Yotta | Zetta | Exa | Peta | Tera | Giga | Mega | Kilo | Hekto | Deka |
|---|---|---|---|---|---|---|---|---|---|---|
| Zehnerpotenz | $10^{24}$ | $10^{21}$ | $10^{18}$ | $10^{15}$ | $10^{12}$ | $10^{9}$ | $10^{6}$ | $10^{3}$ | $10^{2}$ | $10^{1}$ |
| Präfix | Dezi | Zenti | Milli | Mikro | Nano | Piko | Femto | Atto | Zepto | Yokto |
| Zehnerpotenz | $10^{-1}$ | $10^{-2}$ | $10^{-3}$ | $10^{-6}$ | $10^{-9}$ | $10^{-12}$ | $10^{-15}$ | $10^{-18}$ | $10^{-21}$ | $10^{-24}$ |

**Tab. 25.3** Beispiele für abgeleitete Größen und Einheiten mit ihren Definitionen.[1]

| Abgeleitete Größe | Formelzeichen | Definition | SI-Einheit | Abgeleitete Größe |
|---|---|---|---|---|
| Fläche | $A$ | $l_1 \cdot l_2$ | $m^2$ | |
| Volumen | $V$ | $l_1 \cdot l_2 \cdot l_3$ | $m^3$ | $1.000\ cm^3 = 1$ Liter (L)<br>$1\ cm^3 = 1$ ml |
| Dichte | $\rho$ | $\rho = \frac{m}{V}$ | $\frac{kg}{m^3}$ | Auch: $\frac{g}{cm^3}$ |
| Geschwindigkeit | $\vec{v}$ | $\vec{v} = \frac{\Delta \vec{s}}{\Delta t}$ | $\frac{m}{s}$ | |
| Beschleunigung | $\vec{a}$ | $\vec{a} = \frac{\Delta \vec{v}}{\Delta t}$ | $\frac{m}{s^2}$ | |
| Impuls | $\vec{p}$ | $\vec{p} = m \cdot \vec{v}$ | $\frac{kg \cdot m}{s}$ | |
| Kraft | $\vec{F}$ | $\vec{F} = m \cdot \vec{a}$ | $\frac{kg \cdot m}{s^2}$ | = 1 Newton (N) |
| Arbeit (Energie) | $W$ | $W = \vec{F} \cdot \vec{s}$ | $N \cdot m$ | = 1 Joule (J) |
| Drehmoment | $\vec{M}$ | $\vec{M} = \vec{r} \cdot \vec{F}$ | $N \cdot m$ | Die Einheit ist auch Nm, das Drehmoment wird aber nicht in Joule angegeben. |
| Leistung | $P$ | $P = \frac{\Delta W}{\Delta t}$ | $\frac{J}{s}$ | = 1 Watt (W) |
| Druck | $P$ | $P = \frac{\vec{F}}{\vec{A}}$ | $\frac{N}{m^2}$ | = 1 Pascal (Pa)<br>$1\ Pa = 10^{-5}\ kg \cdot cm^{-2} = 10^{-5}\ bar$<br>1 Torr = 1 mmHg = 1,334 mbar |
| Elektrische Spannung | U | $U = \frac{W}{Q}$ | $\frac{kg \cdot m^2}{s^3 \cdot A}$<br>$U = \frac{W}{A}$ | = 1 Volt (V) |
| Elektrische Ladung | $Q$ | $Q = I \cdot t$ | $A \cdot s$ | = 1 Coulomb (C) |
| Elektrische Kapazität | $C$ | $C = \frac{Q}{U}$ | $\frac{C}{V}$ | = 1 Farad (F) |
| Elektrischer Widerstand | R | $R = \frac{U}{I}$ | $\frac{kg \cdot m^2}{s^3 \cdot A^2}$<br>$\frac{V}{A}$ | = 1 Ohm (Ω) |
| Leitwert | G | $G = \frac{1}{R}$ | $\frac{s^3 \cdot A^2}{kg \cdot m^2}$<br>$\frac{A}{V}$ | = 1 Siemens (S) |
| Schallstärke | $L$ | $L = 10 \cdot \log\left(\frac{I}{I_0}\right)$ | dB | Dezibel (wichtig ist hier die Definition über den Logarithmus) |
| Brechkraft | $\Phi$ | $\Phi = \frac{1}{f}$ | $\frac{1}{m}$ | = 1 Dioptrie (dpt) |
| Aktivität | $A$ | $\frac{\text{Zerfälle}}{\text{Sekunde}}$ | $\frac{1}{s}$ | = 1 Becquerel (Bq) |

1) Wichtig ist hierbei, dass die Formelzeichen der Größen und die Abkürzungszeichen der Einheiten zu unterscheiden sind (*s* als Größe steht für Strecke, während es bei den Einheiten für Sekunde steht! Genauso verhält es sich bei *W* als Größe für Arbeit, während es als Einheit das Watt hat).

**VERSTÄNDNIS⁺** Die Umrechnungen der Zehnerpotenzen bei Flächen und Volumen stellen erfahrungsgemäß große Probleme beim Lernen der Physik und Mathematik dar. Deswegen gehen wir sie hier mit euch durch: Dazu benutzen wir die SI-Basiseinheit **Meter.** Um 1 m in andere Zehnerpotenzen umzuwandeln, muss man ihn lediglich (Na, wer kann es erraten?) mit 10 multiplizieren (➤ Tab. 25.2).
Also sind ein Dekameter 1 m · 10 = 10 m = 1 dam (Dekameter). Multipliziert man einen Dekameter wieder mit 10, erhält man einen Hektometer (1 hm = 100 m). Macht man es noch einmal, erhält man den allseits bekannten Kilometer:
1 m · 10 · 10 · 10 = 1000 m = 1 km
1 hm · 10 = 10 hm = 1 km
1 dam · 10 · 10 = 100 dam = 1 km
Also ist im Umkehrschluss auch:

$$1\,\text{m} = \frac{1}{(10 \cdot 10 \cdot 10)}\,\text{km} = 0{,}001\,\text{km}$$

So. Das war bis jetzt sehr einfach. Jedoch wird es, wenn schlecht erklärt, bei der Flächen- und Volumenberechnung (Definitionen aus der ➤ Tab. 25.3 zu entnehmen) komplizierter.
Stellt euch auf eurem Tisch oder auf dem Boden einfach ein Quadrat vor, das einen Meter lang und einen Meter breit ist. (Wer nicht weiß, was ein Quadrat ist, wird dazu eingeladen, im Abschnitt „Mathematik" das ➤ Kap. 38 vorzulernen.)
Der Flächeninhalt des Quadrates beträgt dann 1 $m^2$, da 1 m · 1 m = 1 $m^2$ ergibt. Jetzt das Knifflige: Mit obiger Logik müssten 1 $m^2$ = 0,001 $km^2$ ergeben – jedoch ist das **falsch!** Es sind ist nämlich **1 $m^2$ = 0,000001 $km^2$ = 1 · $10^{-6}$ km.**
Wie kann das sein?
Stellt euch einfach vor, ihr wollt mit ganz vielen 1-$m^2$-Quadraten ein 1-$km^2$-Quadrat ausfüllen. Beziehungsweise, da es leichter zu handhaben ist, könnt ihr euch auch umgekehrt vorstellen, dass ihr das aufgezeichnete 1-$m^2$-Quadrat mit 1-$mm^2$-Quadraten ausfüllt. Wenn ihr also von der Annahme 1 $mm^2$ = 0,001 $m^2$ ausgeht, werdet ihr merken, dass ihr mit 1000 1-$mm^2$-Quadraten lediglich einen Bruchteil des 1-$m^2$-Quadrats ausfüllen könnt. Legt ihr auf einer beliebigen Seite (Breite oder Länge) des 1-$m^2$-Quadrats 1000 1-$mm^2$-Quadrate hintereinander, werdet ihr wiederum merken, dass sich diese Aneinanderreihung für die gesamte Länge der Seite perfekt ausgeht.
Jetzt der Clou: Da man das für Länge wie Breite gleichmäßig machen kann, probiert doch einfach mal, 1000 und 1000 zu multiplizieren, wie es die Definition der Fläche an sich vorgibt:
1000 · 1000 = 1.000.000
Aha! Also ergeben **eine Million 1-$mm^2$-Quadrate ein einziges 1-$m^2$-Quadrat!** Dadurch gilt auch, dass 1$mm^2$ = 0,000001 $m^2$ ist!
Das bedeutet für uns, dass wir bei Flächenumrechnungen den **Unterschied der Zehnerpotenz** (hier ist die Differenz zwischen Meter ($10^0$) und Millimeter ($10^{-3}$) →**$10^3$**) des SI-Systems aus ➤ Tab. 25.2 einfach **mit sich selbst multiplizieren,** also hoch $^2$ nehmen müssen ($10^3 \cdot 10^3 = 10^{(3)\cdot 2} = 10^{3+3} = \mathbf{10^6}$)!
Ein weiteres Beispiel:
Laut ➤ Tab. 25.2 ist ein Femtometer (fm) = 1 · $10^{-15}$ m und ein Mikrometer (μm) = 1 · $10^{-6}$ m.
Für die Aufgabe bitten wir euch, **1 $fm^2$ in 1 $\mu m^2$ umzurechnen!**
Wir nehmen also 15–6 = 9. Das bedeutet, wir haben den Zehnerpotenzunterschied eine Milliarde (1 · $10^9$ = 1.000.000.000). Multipliziert man 1 · $10^9$ mit sich selber, erhält man
$(1 \cdot 10^9) \cdot (1 \cdot 10^9) = 1 \cdot 10^{9+9} = \mathbf{1 \cdot 10^{18}}$
eine Trillion: also eine 1 mit 18 Nullen. Das bedeutet, die Lösung von obiger Aufgabe ist
1 $fm^2$ = 0,000000000000000001 $\mu m^2$.
Oder besser: **1 $fm^2$ = 1 · $10^{-18}$ $\mu m^2$**
Um euch unnötige Lesearbeit zu ersparen, sagen wir zur **Volumenumrechnung** nur so viel:
Wendet das oben erklärte System bei der Berechnung von Volumen auf genau dieselbe Art und Weise an, jedoch mit einem einzigen Unterschied: Statt die Differenz der Zehnerpotenzen lediglich mit sich selbst zu multiplizieren, müsst ihr sie **hoch $^3$** nehmen, also mit sich selber und dann noch einmal mit sich selber multiplizieren!
Übt diese Art von Aufgaben mit diesem System bitte intensiv. Dadurch könnt ihr dann, wenn es hart auf hart kommt, auch mit dem Stress am Testtag die Antworten ganz locker aus dem Handgelenk schütteln.

**MedAT-GEHEIMTIPP** Größen und Einheiten sind für den MedAT sehr, sehr wichtig.
Es werden jedes Jahr mehrmals grundlegende Dinge zu diesem Thema gefragt wie „Was sind physikalische Einheiten?". Bei dieser Frage muss man wissen, dass SI-Basiseinheiten ≠ physikalische Einheiten sind. Ein Beispiel für eine physikalische Einheit ist das Gramm, während das Kilogramm eine SI-Basiseinheit ist. Wer schon *Implikationen erkennen* gelernt hat, weiß, dass SI-Einheiten im Gegenzug aber sehr wohl auch physikalische Einheiten sind.
Des Weiteren solltet ihr unbedingt die Umrechnungen von abgeleiteten Größen kennen. Das ist zwar sehr mühsam, liefert aber sowohl sehr viele Punkte beim MedAT als auch ein solides Grundverständnis für die Bearbeitung der nachfolgenden Kapitel.
Ihr solltet außerdem wissen, dass man z. B. Joule nicht in Watt umrechnen kann, wie man eindimensionale, zweidimensionale und dreidimensionale Größenangaben zwischen Zehnerpotenzen umrechnet und wie man ganz allgemein Basisgrößen und abgeleitete Größen zu ihren Einheiten und abgeleiteten Einheiten zuordnet. Deshalb solltet ihr euch ➤ Tab. 25.3 unbedingt gut einprägen und so viel wie möglich üben.

## 25.3 Definitionen

An diesem Punkt erschien es uns sinnvoll, Definitionen von Schlüsselbegriffen zu sammeln, die in der Lehre der Physik oft einfach vorausgesetzt werden. Der häufigste Grund, warum jemand etwas nicht versteht, kommt dadurch zustande, dass er sich unter den einzelnen Vokabeln des Fachchinesisch einfach nichts vorstellen kann. Ihr müsst die Definitionen nicht jetzt durchlesen. Es ist eher so gedacht, dass, wenn ihr mal etwas im Laufe der Lektüre des Lernskripts nicht versteht, an diesen Ort zurückkehren könnt, um die vielleicht fehlende Begriffsdefinition nachzulesen.
Außerdem haben wir für alle, die wie wir unbedingt wissen müssen, wie die griechischen Buchstaben heißen, mit denen die Physik ihre Gleichungen benennt, das griechische Alphabet in ➤ Tab. 25.4 aufgeführt.
Genug Spannung aufgebaut: hier die für das vermeintliche Verständnis der Physik notwendigen Definitionen.

**Tab. 25.4** Griechisches Alphabet

| Buchstabe | Bezeichnung | Buchstabe | Bezeichnung |
|---|---|---|---|
| Α, α | Alpha | Ν, ν | Ny |
| Β, β | Beta | Ξ, ξ | Xi |
| Γ, γ | Gamma | Ο, ο | Omikron |
| Δ, δ | Delta | P, φ oder Π, π | Pi |
| Ε, ε | Epsilon | Ρ, ρ | Rho |
| Ζ, ζ | Zeta | Σ, σ | Sigma |
| Η, η | Eta | Τ, τ | Tau |
| Θ, θ | Theta | Υ, υ | Ypsilon |
| Ι, ι | Iota | Φ, φ | Phi |
| Κ, κ | Kappa | Χ, χ | Chi |
| Λ, λ | Lambda | Ψ, ψ | Psi |
| Μ, μ | My | Ω, ω | Omega |

**DEFINITIONEN** **Kausalität** beschreibt in der Wissenschaft den Zusammenhang zwischen Ursache und Wirkung. Sie legt fest, dass ein bestimmtes Ereignis oder Zustand (die Ursache) für das Auftreten eines anderen Ereignisses oder Zustands (die Wirkung) verantwortlich ist. Einfach gesagt: Wenn A geschieht, führt dies zu B.
Als **Hypothese** bezeichnet man eine logische Vermutung, die nicht bewiesen ist. Somit sind Hypothesen Gegenstände wissenschaftlicher Forschung, die mittels wissenschaftlicher Methoden zu beweisen oder zu widerlegen sind. Gilt eine Hypothese durch genügend Beweise und Belege als verifiziert, kann sie zur Theorie werden.
Ein **Experiment** ist ein kontrollierter Vorgang, bei dem unter festgelegten Bedingungen Daten gesammelt werden, um eine Hypothese zu testen oder ein Phänomen zu untersuchen. Dabei wird gezielt eine oder mehrere Variablen manipuliert, während andere konstant gehalten werden, um Ursache-Wirkungs-Beziehungen zu identifizieren.
Die **Theorie** ist ein logisch-deduktives System von Aussagen, die bezogen auf ihren Anwendungsbereich (z. B. die Evolution) Regeln aufstellt, die die Realität so genau wie möglich beschreiben und aus diesen Beschreibungen objektiv wahre Schlussfolgerungen ziehen lassen.
Für gewöhnlich werden Theorien verwendet, um wissenschaftliche Modelle zu konstruieren, die auf dem Boden der Prinzipien und Annahmen der Theorie eine breite Reihe von Beobachtungen interpretieren.
Ein **wissenschaftliches Modell** ist die vereinfachte Abbildung eines realen Systems in Rahmen einer oder mehrerer wissenschaftlicher Theorien.
Die **wissenschaftliche Methode** ist ein systematischer Ansatz zur Erforschung von Phänomenen, der auf empirischen Beobachtungen, Experimenten und logischer Analyse basiert. Sie dient dazu, Hypothesen zu formulieren, diese durch kontrollierte Experimente zu testen und auf dieser Grundlage Theorien zu entwickeln oder anzupassen. Ziel ist es, objektives und verlässliches Wissen zu gewinnen, das unabhängig von persönlichen Meinungen oder Vorurteilen ist.
Die Schritte der wissenschaftlichen Methode umfassen typischerweise:

1. **Beobachtung:** Identifizierung eines Phänomens oder Problems.
2. **Fragestellung:** Formulierung einer spezifischen Forschungsfrage.
3. **Hypothese:** Aufstellen einer überprüfbaren Annahme als vorläufige Erklärung.
4. **Experiment:** Durchführung von Tests unter kontrollierten Bedingungen.
5. **Datenanalyse:** Auswertung der gesammelten Daten.
6. **Schlussfolgerung:** Bestätigung oder Widerlegung der Hypothese.
7. **Veröffentlichung:** Präsentation der Ergebnisse zur Prüfung durch die wissenschaftliche Gemeinschaft.
8. **Replikation:** Wiederholung der Experimente durch andere Forscher zur Validierung der Ergebnisse.

Das **Falsifizierungsprinzip** ist ein zentrales Konzept der Wissenschaftstheorie, das vom Philosophen Karl Popper entwickelt wurde. Es besagt, dass wissenschaftliche Theorien und Hypothesen grundsätzlich falsifizierbar sein müssen, das heißt, sie müssen so formuliert sein, dass sie durch Beobachtungen oder Experimente widerlegt werden können. Eine Theorie gilt nicht als endgültig bewiesen, sondern behält ihren wissenschaftlichen Wert, solange sie **nicht falsifiziert** wurde.

**DEFINITIONEN** Als **Raum** bezeichnet man in der Physik die Gesamtheit aller (Raum-)Punkte (Koordinaten), die durch drei jeweils senkrecht zueinander liegende Achsen (im kartesischen Koordinatensystem), die theoretisch unendlich lang sein können, definiert werden. Man sagt, der Raum ist **dreidimensional.**
Als **Dimension** bezeichnet man (in der Mathematik) die Anzahl der Freiheitsgrade einer Bewegung, also die Ausbreitungsmöglichkeit entlang der Achsen.
Den **eindimensionalen** Systemen ist der Freiheitsgrad 1 zugeordnet, was bedeutet, dass sich eine Bewegung lediglich in zwei Richtungen ausbreiten kann – nach positiv oder negativ, ausgehend vom Startpunkt (0) der Bewegung.
**Zweidimensionale Systeme** haben den Freiheitsgrad 2, können deshalb sowohl nach positiv und negativ, als auch senkrecht zur eindimensionalen Richtung nach positiv und negativ bewegt werden. Der Einfachheit halber nutzt man die Bezeichnung x-Achse für die waagrechte Achse im kartesischen Koordinatensystem und y-Achse für die vertikale Achse. Bei der Auftragung von Funktionen verwendet man für y auch f(x) (➤ Abb. 25.2).
Das **dreidimensionale System** fügt dem Koordinatensystem noch eine dritte Achse, je nach Benennung z-Achse oder $x_1$-Achse, hinzu, wodurch das System 3 Freiheitsgrade bekommt. Es wird wichtig, wenn man mit Vektoren arbeitet.
Die Bezeichnung **dimensionslos** hingegen wird für eine reine Zahl genutzt, die ohne Maßeinheit angegeben werden kann.
Der **Feldbegriff** ist kompliziert. Stellt euch einen Raum bzw. Teile eines Raumes vor, dessen **Raumpunkten bestimmte Werte** zugeordnet sind (z. B. Kraftvektoren). Die Gesamtheit dieser Werte ist ein Feld, wobei die Einheit (Größe) dieser Werte beim Feldbegriff auch allgemein als Feldgröße bezeichnet wird. Beim elektrischen Feld ist die Feldgröße z. B. das Coulomb.
Die **Amplitude** ist der maximale Ausschlag einer Welle oder Schwingung vom Gleichgewichtspunkt und beschreibt die Stärke der Welle. Sie ist der Abstand von der Mittellinie bis zum höchsten oder tiefsten Punkt einer Schwingung, wie sie etwa bei Schall- oder Lichtwellen auftritt.

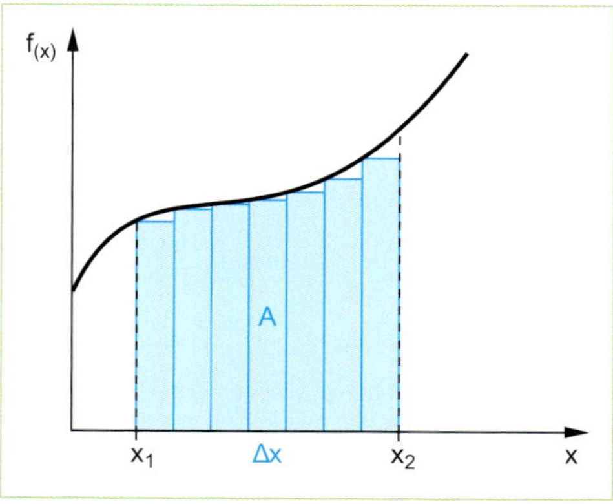


**Abb. 25.2** Beispiel eines kartesischen Koordinatensystems anhand der Auftragung einer Integralfunktion [L143]

**DEFINITIONEN** Die **Materie** ist die Gesamtheit aller beobachtbaren Dinge im Universum, die eine **Masse** haben und durch ihr **Volumen** Raum einnehmen.
Der Begriff **Vakuum** ist ein physikalischer Ausdruck für einen Raum, der keinerlei Materie beinhaltet. In einem (theoretisch) perfekten Vakuum befinden sich deshalb keine Atome oder Moleküle. In der Praxis ist dieser Zustand aber unmöglich zu erreichen.
Der Begriff **Körper** bezeichnet in der Physik etwas, das sowohl eine **Masse** hat, als auch **Raum** einnimmt.
Ein **Teilchen** (ehem. Korpuskel) ist ein kleines Objekt im Raum, dem mehrere physikalische oder chemische Eigenschaften wie Volumen oder Masse zugeschrieben werden können.

**DEFINITIONEN** **Plasma** bezeichnet einen Zustand der Materie, bei der ein atomar-molekulares Gasgemisch teilweise bis ganz ionisiert vorliegt und freie Elektronen beinhaltet. Durch diese Ionisierung wird das Plasma von elektromagnetischen Feldern beeinflusst, die das Verhalten des Plasmas maßgeblich bestimmen. Das Plasma wird nach fest, flüssig und gasförmig als **vierter Aggregatzustand** bezeichnet.
Als **Energie** bezeichnet man entweder die **Fähigkeit eines Körpers, Arbeit zu verrichten,** oder die allgemeine Fähigkeit, einen **Körper zu erwärmen.**

**DEFINITIONEN** Das Wort **System** vom altgr. *sýstēma* (= *„aus mehreren Einzelteilen zusammengesetztes Ganzes“*) bezeichnet im allgemeinen Sinn eine **Gesamtheit von einzelnen Bestandteilen,** die miteinander „verbunden“ sind. Sie bilden gemeinsam eine strukturierte Ganzheit.
Ein Beispiel in der Physik sind alle Atome bzw. Moleküle eines Gases, die sich in einem abgeschlossenen Gefäß befinden.
Eine **Wechselwirkung** ist die gegenseitige Interaktion physikalischer Systeme aufeinander.

**DEFINITIONEN** In der Physik bezeichnet ein **offenes System** ein solches, das mit seiner Umwelt in Wechselwirkung steht, also **sowohl Energie als auch Materie** mit ihr **austauschen** kann.
Ein **geschlossenes System** tauscht hingegen zwar Energie mit seiner Umgebung aus, jedoch **keine Materie.**
Das **isolierte** (abgeschlossene) **System** ist ein solches, das keiner Wechselwirkung mit seiner Umgebung unterliegt, also **weder Materie noch Energie** mit ihr **austauscht.** In der Realität sind solche Systeme nicht vorzufinden.

**DEFINITIONEN** Der Begriff **Pol** ist für die Naturwissenschaften extrem wichtig. Man bezeichnet je zwei sich im Raum entgegengesetzte Orte als Pol. Beispiele sind der Nord- und der Südpol. Ein weiteres Beispiel für die Entstehung und das Verschwinden von Polen sind die Repolarisation und die Depolarisation in der Nervenzelle (➤ Kap. 4.5).
**Proportionalität** zwischen zwei veränderlichen Größen setzt voraus, dass zwischen den besagten Größen immer dasselbe Verhältnis herrscht. Wird die Größe $A_{prop}$ verdoppelt, (verdreifacht), so verdoppelt (verdreifacht) sich auch die zu $A_{prop}$ proportionale Größe $B_{prop}$. In einer Gleichung sieht die Proportionalität wie folgt aus:

$$A_{prop} \cdot x = B_{prop} \cdot x$$

Wobei x einen beliebigen Term darstellt.
Bei der **indirekten Proportionalität** ist die Größe $A_{prop}$ hingegen zum Kehrwert der Größe $B_{prop}$ proportional:

$$A_{prop} = \frac{1}{B_{prop}}$$

Der Begriff **kontinuierlich** bezeichnet die ununterbrochene Fortsetzung von Werten oder Ähnlichem. Eine **diskrete** Verteilung von Werten hingegen basiert immer auf eine Aneinanderreihung von Werten, die zahlen- bzw. wertmäßig unterbrochen sind.

**DEFINITIONEN** Wir versuchen an diesem Punkt auch einen eigenen Begriff in die Welt zu setzen: den der **naturwissenschaftlichen Reziprozität** (lat. *reciprocus* für *„wechselseitig"*). Im Rahmen der Lektüre des Lernskripts werdet ihr oft Sachverhalten begegnen, bei denen zwei physikalische Größen in einem wechselseitigen Verhältnis zueinanderstehen. Hydrophob und hydrophil, positiv und negativ, Kraft und Gegenkraft – wir fassen diesen Umstand mit dem besagten Begriff zusammen.

Notizen

KAPITEL

# 26 Klassische Mechanik

Sinan Barus

## 26.1 Einführung in die Mechanik

MedAT-Stichwort
Mechanik

Die klassische Mechanik stellt einen Grundpfeiler der Physik dar und beschreibt die Bewegungen und Wechselwirkungen von Körpern unter dem Einfluss von Kräften. Ihre wesentlichen Grundlagen wurden im 17. Jahrhundert von **Isaac Newton** geschaffen und bilden bis heute die Basis für zahlreiche technische und naturwissenschaftliche Anwendungen.

Die klassische Mechanik entstand in einer Zeit, in der Wissenschaftler begannen, die Bewegungen von Planeten, fallenden Gegenständen und Schwingungen systematisch zu untersuchen. Isaac Newton formulierte die drei grundlegenden **Axiome,** welche bis heute als Grundlagen der Mechanik gelten. Obwohl die klassische Mechanik zu extrem kleinen (Quantenmechanik) oder extrem schnellen (Relativitätstheorie) Systemen erweitert worden ist, ist sie noch immer von großer Bedeutung für die Physik.

Die Mechanik liefert Erklärungen für alltägliche und medizinische Phänomene. Wie wir noch sehen werden, können mit ihren Gesetzen beispielsweise die Funktionsweise einer Bremse oder die Balance einer Wippe erklärt werden. Für euch als angehende Mediziner ist sie auch in der Medizin von essenzieller Bedeutung für das Verständnis von **Biomechanik,** beispielsweise im Hinblick auf die Funktionsweise von Gelenken, des Blutflusses oder der Stabilität von Implantaten. Die klassische Mechanik stellt deshalb ein zentrales Prüfungsthema des MedAT dar, da sie grundlegendes physikalisches Wissen vermittelt.

**MedAT-GEHEIMTIPP** Im Rahmen des MedAT werden Inhalte der klassischen Mechanik häufig in Form von Fragen zu Kräften, Bewegungen oder Energieverhältnissen geprüft. Dabei stehen nicht nur Rechenaufgaben im Vordergrund, sondern auch das Verständnis von grundlegenden Konzepten wie der Energieerhaltung oder dem Hebelgesetz. Die sichere Beherrschung dieser Konzepte sollte es euch ermöglichen, sowohl Multiple-Choice-Fragen als auch komplexere Aufgaben zu lösen.
Zuletzt wurde z. B. danach gefragt, was passiert, wenn eine Kraft auf einen Körper wirkt, dieser sich aber nicht bewegt? Der Körper bleibt in Ruhe, solange die Kraft kleiner als die maximale Reibungskraft ist.

In den nächsten Kapiteln lernt ihr die wichtigsten Begriffe und Gesetze der Mechanik kennen. Ihr werdet sehen, wie Kräfte und Bewegungen zusammenhängen, welche Energieformen es gibt und wie sich Impuls und Drehmoment in physikalischen Systemen verhalten.

## 26.2 Basisgrößen und Grundgesetze

MedAT-Stichwort
Grundgrößen und Grundgesetze der Mechanik

Die klassische Mechanik basiert im Grunde auf drei Größen, die als **Basisgrößen** bezeichnet werden und deren jeweilige Definitionen im Folgenden dargelegt werden. Dies sind die fundamentalen Größen **Masse, Länge und Zeit.** Diese Größen bilden die Grundlage für alle weiteren physikalischen Größen der Mechanik. In Kombination mit den Grundgesetzen, den sogenannten **Newton'schen Axiomen,** erlauben sie eine umfassende Beschreibung von Bewegungen und Kräften.

Die Basisgrößen besitzen in der Physik universelle Gültigkeit und werden durch definierte **SI-Einheiten** beschrieben, welche weltweit einheitlich genutzt werden. Ihre Definitionen sind nicht nur praktisch, sondern auch wissenschaftlich präzise (> Tab. 26.1).

**MedAT-GEHEIMTIPP** Fragen zu Einheitsgrößen und SI-Einheiten wurden in der Vergangenheit schon häufig gestellt. Gleiches gilt für die Einheiten, auch die der abgeleiteten Größen.

Diese Basisgrößen sind unverzichtbar für die Beschreibung physikalischer Vorgänge und dienen als Ausgangspunkt für alle mechanischen Berechnungen. Zusammen mit den Newton'schen Axiomen bilden sie die Grundlagen der klassischen Mechanik. Axiome sind hierbei grundlegende Prinzipien, die **ohne Be-**

**Tab. 26.1** Basisgrößen der klassischen Mechanik

| Basisgröße | SI-Einheit | Klassische Definition | Neue Definition |
|---|---|---|---|
| Masse | Kilogramm (kg) | Entspricht der Masse des internationalen Kilogrammprototyps. | Definiert durch die Planck-Konstante *h*, mit einem festen Wert von $6{,}626 \cdot 10^{-34}$ *Js*. |
| Länge | Meter (m) | Der zehnmillionste Teil der Strecke vom Nordpol zum Äquator entlang des Erdmeridians. | Die Strecke, die Licht im Vakuum in $\frac{1}{299.792.458}$ s zurücklegt. |
| Zeit | Sekunde (s) | Der $\frac{1}{86.400}$. Teil eines mittleren Sonnentages. | Basierend auf der Schwingungszahl von *9.192.631.770 Übergängen* in einem Cäsium-133-Atom. |

**weis als wahr angenommen werden.** In der Mechanik dienen sie als universelle Ausgangspunkte zur Beschreibung physikalischer Phänomene. Isaac Newton formulierte die drei Axiome, die heute die Basis für fast alle mechanischen Berechnungen bilden. Sie definieren die grundlegenden physikalischen Konzepte und ermöglichen es, komplexe Bewegungen und Kräfte mathematisch zu beschreiben.
Die **drei Newton'schen Axiome** sind:

1. **Trägheitssatz (1. Axiom):**
   Ein Körper verbleibt in Ruhe oder bewegt sich mit konstanter Geschwindigkeit weiter, sofern keine äußere Kraft auf ihn einwirkt.
2. **Dynamisches Grundgesetz (2. Axiom):**
   Die auf einen Körper wirkende Kraft $F$ ist das Produkt aus seiner Masse $m$ und seiner Beschleunigung $a$: $F = m \cdot a$
3. **Wechselwirkungsgesetz (3. Axiom):**
   Übt ein Körper A eine Kraft $F$ auf einen Körper B aus, so übt Körper B eine gleich große, aber entgegengesetzte Kraft $-F$ auf Körper A aus (Aktion = Reaktion bzw. *Actio = Reactio*).

Die Basisgrößen Masse, Länge und Zeit hängen eng mit den Newton'schen Axiomen zusammen:

- Bewegung wird durch Länge und Zeit beschrieben.
  *Beispiel:* Geschwindigkeit $v = \frac{s}{t}$
- Die Kraft hängt direkt von der Masse ab.
  Die Gewichtskraft ist zum Beispiel $F = m \cdot g$.

Die Axiome sind auch Grundlage für viele weitere mechanische Konzepte, wie zum Beispiel für Energie, Impuls und Drehmoment.

## 26.3 Energie und Erhaltungssätze

### 26.3.1 Energie

**MedAT-Stichwort**
Energie

Machen wir weiter mit dem Begriff der **Energie.** Sie beschreibt grob gesagt die **Fähigkeit eines Systems, Arbeit zu verrichten oder Wärme abzugeben.**
Der Begriff **Energie** lässt sich als abstrakte Größe definieren und beschreibt die Fähigkeit eines Systems, Arbeit zu verrichten oder Wärme abzugeben. Sie ist keine direkt messbare Größe, sondern ergibt sich aus den Auswirkungen, die sie auf ein System hat.
Energie manifestiert sich in verschiedenen Formen, beispielsweise als kinetische Energie, potenzielle Energie, Wärmeenergie oder chemische Energie (➤ Abb. 26.1, ➤ Tab. 26.2).

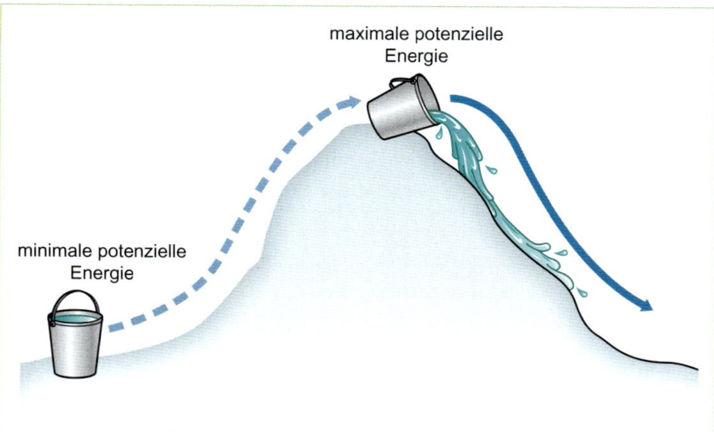


**Abb. 26.1** Kinetische und potenzielle Energie [E1445]

Notizen

**Tab. 26.2** Definitionen, Formeln und Einheiten von Energie, Arbeit, Leistung und Impuls

| Größe | Definition | Formel | Einheit |
|---|---|---|---|
| Energie | Fähigkeit, Arbeit zu verrichten | Kinetisch: $E_{kin} = \frac{1}{2} \cdot m \cdot v^2$<br>Potenziell: $E_{pot} = m \cdot g \cdot h$ | Joule (J) |
| Arbeit | Kraft über eine Strecke | $W = F \cdot s \cdot \cos(\alpha)$ | Joule (J) |
| Leistung | Arbeit pro Zeit | $P = \frac{W}{t}$ | Watt (W) |
| Impuls | Bewegungszustand eines Körpers | Linear: $p = m \cdot v$<br>Drehimpuls: $L = I \cdot \omega$ | **Linear:** $kg \cdot \frac{m}{s}$<br>**Drehimpuls:** $kg \cdot \frac{m^2}{s}$ |

- Die **kinetische Energie** $E_{kin}$ bezeichnet diejenige Energie, welche einem Körper aufgrund seiner Bewegung innewohnt. Die Formel lautet:

$$E_{kin} = \frac{1}{2} \cdot m \cdot v^2$$

- **Potenzielle Energie** bezeichnet die Energie eines Körpers, die durch seine Position in einem Kraftfeld, beispielsweise durch die Gravitation, verursacht wird. Die entsprechende Formel lautet:

$$E_{pot} = m \cdot g \cdot h$$

Die Einheit der Energie ist das **Joule** (J).

## 26.3.2 Der Energieerhaltungssatz

Im Rahmen eines abgeschlossenen Systems ist eine Umwandlung von Energie in eine andere Form möglich, jedoch ist eine Erzeugung oder Vernichtung von Energie nicht möglich. Dies wird als **Energieerhaltungssatz** bezeichnet.

*Beispiel:* Wenn ein Ball von einer Höhe fällt, wird seine potenzielle Energie in kinetische Energie umgewandelt. Beim Aufprall wird ein Teil der Energie in Wärme oder Verformungsenergie umgewandelt. Die Energie ist dabei abhängig von der Höhe.

$$\Sigma E_{kin} + \Sigma E_{pot} = \text{konst.}$$

**MedAT-Stichwort**
Erhaltungssätze der Mechanik

## 26.3.3 Arbeit

**Arbeit W** beschreibt den Energieumsatz, der stattfindet, wenn eine Kraft auf einen Körper wirkt und dieser sich in Richtung der Kraft bewegt. Arbeit ist das Produkt aus Kraft *F* und der in Richtung der Kraft zurückgelegten Strecke *s* (➤ Tab. 26.2). Die Formel lautet:

$$W = F \cdot s \cdot \cos(\alpha)$$

**MedAT-Stichwort**
Arbeit

Dabei bezeichnet α den Winkel zwischen der Kraftrichtung und der Bewegung (➤ Abb. 26.2). Lediglich die Komponente der Kraft, die in Bewegungsrichtung wirkt, leistet Arbeit.

**MedAT-GEHEIMTIPP** Die Formel für Arbeit wurde schon zweimal geprüft. 2025 wurde geprüft, was die Definition für mechanische Arbeit ist.

Die Einheit der Arbeit ist das **Joule (J),** welches definiert ist als das Produkt aus der Kraft in Newton (N) und dem Weg in Metern (m):

$$1\,J = 1\,N \cdot m$$

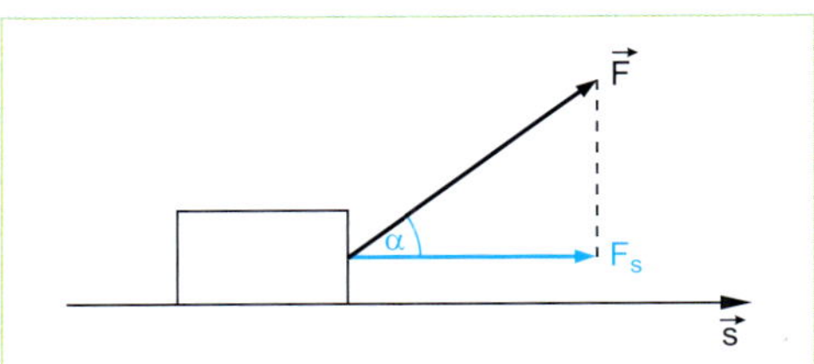


**Abb. 26.2** Arbeit [L253]

**MedAT-Stichwort**
Leistung

### 26.3.4 Leistung

Die Größe **Leistung P** gibt an, wie schnell Arbeit verrichtet oder Energie umgesetzt wird. Sie definiert sich daher über die Arbeit pro Zeiteinheit (> Tab. 26.2). Die Formel lautet:

$$P = \frac{W}{t}$$

Die Einheit der Leistung ist das Watt:

$$1\,W = \frac{1\,J}{s}$$

**MedAT-Stichwort**
Impuls

### 26.3.5 Impuls und Drehimpuls

Der **Impuls p** beschreibt den Bewegungszustand eines Körpers und kombiniert Masse und Geschwindigkeit zu einer einheitlichen Größe. Er wird definiert als das Produkt aus Masse m und Geschwindigkeit v (> Tab. 26.2). Die Formel lautet:

$$p = m \cdot v$$

Die Einheit des Impulses ist

$$kg \cdot \frac{m}{s}$$

Der **Drehimpuls L** ist die rotatorische Entsprechung des linearen Impulses. Im Gegensatz hierzu beinhaltet er eine rotatorische Komponente, um Drehbewegungen beschreiben zu können.
Er wird definiert als das Produkt aus Trägheitsmoment I und der Winkelgeschwindigkeit ω. Die Formel lautet:

$$L = I \cdot \omega$$

Die Einheit des Drehimpulses ist

$$kg \cdot \frac{m^2}{s}$$

### 26.3.6 Impulserhaltung

Der Impuls eines Systems stellt eine konservierte Größe in der Mechanik dar. Der Gesamtimpuls eines abgeschlossenen Systems bleibt **erhalten,** auch wenn sich die Impulse einzelner Körper innerhalb des Systems ändern.

$$\Sigma\, p_{vorher} = \Sigma\, p_{nachher} \text{ oder einfach } \Sigma\, p = \text{konst.}$$

Gleiches gilt auch für den **Drehimpuls,** auch er bleibt in geschlossenen Systemen erhalten, auch wenn sich Einzeldrehimpulse ändern.

$$\Sigma\, L_{vorher} = \Sigma\, L_{nachher} \text{ oder einfach } \Sigma\, L = \text{konst.}$$

**MedAT-Stichwort**
Translation, Rotation

## 26.4 Translations- und Rotationsbewegungen

Bewegungen in der klassischen Mechanik lassen sich grob in zwei Kategorien einteilen: **Translationsbewegungen,** bei denen sich ein Körper entlang einer Linie bewegt, und **Rotationsbewegungen,** bei denen ein Körper um eine Achse rotiert. In diesem Kapitel lernen wir die Unterschiede, Gemeinsamkeiten und physikalischen Gesetzmäßigkeiten beider Bewegungsarten kennen.

### 26.4.1 Translationsbewegung

Bei einer Translationsbewegung bewegen sich alle Punkte eines Körpers **parallel** zueinander, d. h., sie haben die gleiche Geschwindigkeit und Beschleunigung.
Arten der Translationsbewegung:

1. **Geradlinige Bewegungen:** Eine geradlinige Bewegung liegt dann vor, wenn keine Beschleunigung **quer zur Bewegungsrichtung** auftritt. Zusätzlich wird sie als gleichförmig bezeichnet, wenn überhaupt keine Beschleunigungen auftreten.
2. **Beschleunigte Bewegungen:** Von einer beschleunigten Bewegung spricht man, wenn **sich die Geschwindigkeit eines Körpers ändert,** sei es durch Zunahme (positive Beschleunigung) oder Abnahme (negative Beschleunigung, auch Verzögerung genannt). Hierbei wird unterschieden zwischen:

- **Gleichmäßiger Beschleunigung:** Die Geschwindigkeit ändert sich in gleichen Zeitintervallen um denselben Betrag.
- **Ungleichmäßiger Beschleunigung:** Die Geschwindigkeit ändert sich unregelmäßig, d. h., die Beschleunigung ist nicht konstant.

Um die Translationsbewegung und ihr Zustandekommen besser zu verstehen, bedarf einiger weiterer Grundbegriffe, die wir uns im Folgenden anschauen wollen.

## Geschwindigkeit

Die **Geschwindigkeit v** stellt eine der grundlegenden Größen in der Translationsbewegung dar. Sie gibt Auskunft über die Geschwindigkeit, mit der ein Körper seinen Ort verändert, sowie über die Richtung dieser Veränderung. Die Geschwindigkeit eines Körpers kann definiert werden als die **pro Zeiteinheit erfolgte Änderung seines Ortes.**

Die Durchschnittsgeschwindigkeit lässt sich gemäß der folgenden Formel berechnen:

$$v = \frac{s}{t}$$

Dabei stellt s die zurückgelegte Strecke und t die dafür benötigte Zeit dar.

Die Einheit der Geschwindigkeit lässt sich nach dieser Formel auch recht einfach als m/s (und mittels Umrechnungsfaktoren zahlreiche weitere SI-konforme Einheiten) herleiten.

Zur Veranschaulichung folgendes, sehr simples Beispiel: Bei einer Fahrleistung von 100 Kilometern in einer Stunde beträgt die Durchschnittsgeschwindigkeit des Fahrzeugs 100 km/h. Logisch.

Die **Momentangeschwindigkeit** beschreibt die Geschwindigkeit zu einem bestimmten Zeitpunkt, beispielsweise auf dem Tacho eines Fahrzeugs. Im Gegensatz dazu wird die **Durchschnittsgeschwindigkeit** über eine längere Zeitspanne gemittelt.

## Beschleunigung

Die **Beschleunigung a** beschreibt, wie schnell sich die Geschwindigkeit eines Körpers ändert. Sie tritt auf, wenn eine Kraft auf einen Körper wirkt und seine Bewegung beeinflusst. Die Beschleunigung ist definiert als die Änderung der Geschwindigkeit pro Zeiteinheit. Die zugehörige Formel lautet:

$$a = \frac{\Delta v}{\Delta t}$$

Dabei ist:

- $\Delta v$: Geschwindigkeitsänderung
- $\Delta t$: die dafür benötigte Zeit

Hieraus ergibt sich auch die Einheit der Beschleunigung, die sich aus den Einheiten von Geschwindigkeit und Zeit zusammensetzt:

$$[a] = \frac{\frac{m}{s}}{s} = \frac{m}{s^2}$$

Wir unterscheiden zusätzlich zwischen **positiver** und **negativer** Beschleunigung: Eine positive Beschleunigung tritt auf, wenn ein Körper schneller wird, während eine negative Beschleunigung (Verzögerung) ihn langsamer macht.

Klassische Beispiele hierfür sind **Anfahren** (positive Beschleunigung) und **Bremsen** (negative Beschleunigung).

## Kraft

Der Begriff der **Kraft** ist uns bei den Newton'schen Axiomen bereits begegnet (➤ Kap. 26.2). Hier wollen wir etwas genauer darauf eingehen. Die **Kraft F** ist der Auslöser für jede Änderung des Bewegungszustandes und somit auch der Beschleunigung. Ohne eine wirkende Kraft würden Körper laut dem Trägheitsgesetz weiter ruhen oder sich in gleicher Weise bewegen. Sie beschreibt also eine Wechselwirkung, die den Bewegungszustand eines Körpers verändert.

Kraft ist das Produkt aus Masse m und Beschleunigung a:

$$F = m \cdot a$$

Dabei ist:

- m: Masse des Körpers
- Beschleunigung, die durch die Kraft hervorgerufen wird

Die Einheit der Kraft ist das Newton (N):

$$1\ \mathrm{N} = 1\ \mathrm{kg} \cdot \frac{\mathrm{m}}{\mathrm{s}^2}$$

Um einen Einkaufswagen mit einer Masse von 10 kg mit einer Beschleunigung von 2 $m/s^2$ zu bewegen, ist also eine Kraft von 20 N erforderlich.

### 26.4.2 Rotationsbewegung

Im Gegensatz zu Translationsbewegungen treten **Rotationsbewegungen** auf, wenn sich alle Punkte eines Körpers **um eine feste Achse drehen.** Beispiele sind ein rotierender Reifen oder eine sich drehende Eiskunstläuferin.
Auch hier gibt es bestimmte Grundbegriffe, die diese Art der Bewegungen beschreiben und zum Verständnis notwendig sind. Beginnen wir mit einer Art Übergang zwischen Translations- und Rotationsbewegungen, dem Drehmoment und den Hebelgesetzen. Diese sind keine klassischen Rotationsbewegungen, lassen sich allerdings auch nicht zweifelsfrei den linearen Bewegungen zuordnen.

#### Drehmoment

**MedAT-GEHEIMTIPP** Drehmoment und Hebelgesetz wurden 2024 zum ersten Mal geprüft. 2025 wurde eine weitere allgemeine Frage zum Drehmoment gestellt. Ebenfalls 2025 wurde geprüft, was der Masse für die Translation in der Rotation entspricht. Korrekte Antwort: die Trägheit.

Das **Drehmoment** und das **Hebelgesetz** beschreiben, wie Kräfte Bewegungen um einen Drehpunkt oder eine Achse verursachen. Während sich die Translationsbewegung auf lineare Kräfte konzentriert, analysiert das Drehmoment die Wirkung von Kräften, die einen Körper in Rotation versetzen können. Dies ist besonders wichtig in Situationen, in denen Hebelarme oder Rotationsachsen eine Rolle spielen.
Ein Drehmoment entsteht, wenn eine Kraft auf einen Hebelarm wirkt und dadurch eine Drehung um einen festen Punkt oder eine Achse erzeugt. Das Drehmoment hängt sowohl von der Stärke der Kraft als auch von der Länge des Hebelarms ab.
Das **Drehmoment M** ist das Produkt aus der aufgebrachten Kraft F und dem senkrechten Abstand l zwischen dem Angriffspunkt der Kraft und dem Drehpunkt.
Die Formel lautet:

$$\mathrm{M} = \mathrm{F} \cdot \mathrm{I}$$

Die Einheit lässt sich hieraus wieder einfach ableiten und wird als Nm (Newtonmeter) bezeichnet:

$$1\ \mathrm{Nm} = \frac{\mathrm{kg}^2}{\mathrm{m}^2}$$

Dabei ist:

- M: Drehmoment (Nm)
- F: Kraft (N)
- l: Hebelarm (m)

Je größer die Kraft oder der Hebelarm, desto stärker ist das Drehmoment. Beispielsweise ist es leichter, eine schwere Tür zu öffnen, wenn man weiter außen (größerer Hebelarm) am Griff zieht als nahe an den Scharnieren.
Damit ein Drehmoment entsteht, muss die Kraft nicht nur eine Stärke haben, sondern auch unter einem bestimmten Winkel angreifen. Entscheidend ist der senkrechte Abstand zwischen der Richtung der Kraft und dem Drehpunkt. Dieser senkrechte Abstand wird als Hebelarm bezeichnet.
Wenn die Kraft senkrecht zum Hebelarm wirkt (90°), ist das Drehmoment maximal, da die gesamte Kraft zur Drehung beiträgt.
Wenn die Kraft in einem anderen Winkel (α) anliegt, wird nur der senkrechte Anteil der Kraft wirksam. Die Formel hierfür lautet dann:

$$\mathrm{M} = \mathrm{F} \cdot \mathrm{I} \cdot \sin(\alpha)$$

## Hebelgesetz

Das **Hebelgesetz** beschreibt das Gleichgewicht von Drehmomenten an einem Hebel. Es erklärt, wie Kräfte so verteilt werden können, dass ein System im Gleichgewicht bleibt.
Hierbei ist ein Hebel im **Gleichgewicht,** wenn die Summe der Drehmomente auf beiden Seiten des Drehpunkts gleich groß ist. Mathematisch ausgedrückt sieht dies folgendermaßen aus:

$$F_1 \cdot I_1 = F_2 \cdot I_2$$

Dabei ist:
- $F_1$, $F_2$: Kräfte, die an den jeweiligen Hebelarmen wirken
- $l_1$, $l_2$: Längen der Hebelarme

Ein klassisches und anschauliches Beispiel ist eine **Wippe:** Sie besteht aus einem starren Balken, der um einen zentralen Drehpunkt – oft als Auflagepunkt oder Fulcrum bezeichnet – rotieren kann. Die Kräfte, die auf beiden Seiten der Wippe wirken, erzeugen Drehmomente, die die Bewegung oder das Gleichgewicht der Wippe bestimmen. Das Hebelgesetz besagt, dass die Wippe im Gleichgewicht ist, wenn die Summe der Drehmomente, die links vom Drehpunkt wirken, gleich der Summe der Drehmomente rechts vom Drehpunkt ist.

Angenommen, zwei Personen sitzen auf einer Wippe:
- Person A wiegt 60 kg und sitzt 2 m vom Drehpunkt entfernt
- Person B wiegt 30 kg und sitzt 4 m vom Drehpunkt entfernt

Die Gewichtskraft ($F = m \cdot g$) der Personen beträgt:
- $F_A = 60 \cdot 9{,}81\ N \approx 588{,}6\ N$
- $F_B = 30 \cdot 9{,}81\ N \approx 294{,}3\ N$

Das Drehmoment, das Person A erzeugt, ist:
$M_A = F_A \cdot l_A = 588{,}6\ N \cdot 2\ m = 1177{,}2\ Nm$
Das Drehmoment, das Person B erzeugt, ist:
$M_B = F_B \cdot l_B = 294{,}3\ N \cdot 4\ m = 1177{,}2\ Nm$
Da $M_A = M_B$, ist die Wippe im Gleichgewicht, obwohl die Personen unterschiedlich schwer sind. Die unterschiedliche Verteilung der Hebelarme kompensiert den Unterschied in den Kräften.
**Was passiert nun, wenn die Wippe nicht im Gleichgewicht ist?**
Wenn das Produkt aus Kraft und Hebelarm auf einer Seite größer ist als auf der anderen, dreht sich die Wippe in Richtung der Seite mit dem **größeren Drehmoment.**

Wieder sitzen zwei Personen auf der Wippe:
- Person A wiegt 60 kg und sitzt wieder 2 m vom Drehpunkt
- Person B wiegt ebenfalls 60 kg, sitzt aber nur 1,5 m vom Drehpunkt entfernt

Die Drehmomente sind:
$M_A = 588{,}6\ N \cdot 2\ m = 1177{,}2\ Nm$
$M_B = 588{,}6\ N \cdot 1{,}5\ m = 882{,}9\ Nm$
Hier überwiegt das Drehmoment von Person A, und die Wippe kippt in ihre Richtung.

Um die Wippe wieder ins Gleichgewicht zu bringen, gibt es mehrere Möglichkeiten:
1. Änderung des Hebelarms:
   Person B könnte **sich weiter vom Drehpunkt entfernen,** um ihren Hebelarm zu vergrößern. Um das Gleichgewicht herzustellen, müsste sie einen Hebelarm von:

   $$I_B = \frac{M_A}{F_B} = \frac{1177{,}2\ Nm}{588{,}6\ N} = 2{,}0\ m$$

   einnehmen.
2. Änderung der Gewichtskraft:
   Person B könnte **zusätzliches Gewicht** hinzufügen (z. B. durch einen Rucksack), um ihre Gewichtskraft zu erhöhen, ohne ihre Position zu ändern.

Im menschlichen Körper wirken **Muskeln** oft als Hebelsysteme, wobei die Knochen die Hebel darstellen. Ein Beispiel ist der Unterarm, der um den Ellenbogen rotiert. Die Muskelkraft wirkt dabei nahe am Drehpunkt, während die Last (z. B. ein Gewicht in der Hand) am anderen Ende des Hebels angreift (➤ Abb. 26.3).

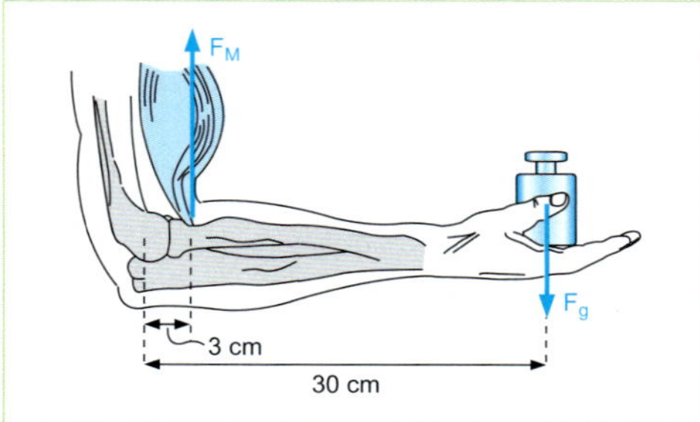


**Abb. 26.3** Einarmiger Hebel am Beispiel des menschlichen Unterarms. Hier wirkt ein Drehmoment. [L253]

Um eine schwere Last zu halten, muss der Bizeps eine viel größere Kraft aufbringen, da der Hebelarm des Muskels kürzer ist als der Hebelarm der Last.
Das Drehmoment beschreibt also die rotatorische Wirkung einer Kraft, während das Hebelgesetz die Bedingungen für das Gleichgewicht von Drehmomenten festlegt.

## Bahn- und Winkelgeschwindigkeit

Die **Bahngeschwindigkeit und die Winkelgeschwindigkeit** sind Größen, die die Bewegung eines Körpers auf einer **Kreisbahn** beschreiben. Während die Bahngeschwindigkeit die lineare Geschwindigkeit eines Punktes entlang der Kreisbahn angibt, beschreibt die Winkelgeschwindigkeit, wie schnell sich der Körper um den Mittelpunkt der Kreisbahn dreht. Beide Größen stehen bei der Beschreibung der Dynamik von Rotationsbewegungen in engem Zusammenhang.
Die **Bahngeschwindigkeit v,** auch als Tangentialgeschwindigkeit bezeichnet, gibt an, wie schnell sich ein Punkt eines Körpers entlang der Kreisbahn bewegt. Sie entspricht der Geschwindigkeit eines Körpers, wenn er die Kreisbahn verlassen würde, da sich dieser aufgrund seiner Trägheit in einer geraden Linie **tangential weiterbewegen** würde. Daher ist sie eine lineare Größe und hängt sowohl von der **Winkelgeschwindigkeit ω** als auch vom **Radius r** der Kreisbahn ab.
Die Bahngeschwindigkeit ist die Geschwindigkeit, die ein Punkt auf einer Kreisbahn in tangentialer Richtung hat. Sie gibt an, wie weit der Punkt in einer bestimmten Zeitspanne entlang der Bahn zurücklegt. Die Formel lautet:

$$v = \omega \cdot r$$

Dabei ist:

- v: Bahngeschwindigkeit (m/s)
- ω: Winkelgeschwindigkeit (rad/s)
- r: Radius der Kreisbahn in (m)

Die Bahngeschwindigkeit hängt also direkt von der Winkelgeschwindigkeit und dem Radius der Kreisbahn ab. Punkte auf der gleichen Kreisbahn haben bei gleichmäßiger Drehbewegung dieselbe Winkelgeschwindigkeit, aber **unterschiedliche Bahngeschwindigkeiten** – abhängig von ihrer **Entfernung zur Rotationsachse.**
Ein Beispiel: Stell dir ein Karussell vor. Ein Punkt am äußeren Rand hat eine größere Bahngeschwindigkeit als ein Punkt näher am Zentrum, da der äußere Punkt eine längere Strecke in derselben Zeit zurücklegen muss, um mit der Rotation des Karussells Schritt zu halten.
Die **Winkelgeschwindigkeit ω** beschreibt die Rotationsgeschwindigkeit eines Körpers und ist unabhängig von der Position eines Punktes auf der Kreisbahn. Sie gibt an, wie schnell sich ein Körper um die Rotationsachse dreht. Sie ist damit definiert als die **Änderung des durchlaufenen Winkels Δφ pro Zeit Δt.** Die Formel lautet:

$$\omega = \frac{\Delta\phi}{\Delta t}$$

Dabei ist:

- ω: Winkelgeschwindigkeit (rad/s)
- Δφ: durchlaufener Winkel (rad)
- Δt: benötigte Zeit (s)

Die Winkelgeschwindigkeit ist für **alle Punkte eines rotierenden starren Körpers gleich,** unabhängig von ihrer Entfernung zur Rotationsachse. Sie kann **konstant** (bei gleichförmiger Drehung) oder **veränderlich** (bei ungleichförmiger Drehung) sein.

Die Bahn- und Winkelgeschwindigkeit sind durch den **Radius der Kreisbahn** miteinander verknüpft. Während die Winkelgeschwindigkeit beschreibt, wie schnell sich ein Körper um die Achse dreht, gibt die Bahngeschwindigkeit an, wie schnell sich ein bestimmter Punkt auf der Kreisbahn bewegt. Sind über die obenstehende Formel $v = \omega \cdot r$ **direkt proportional zueinander.** Je größer der Radius, desto größer ist die Bahngeschwindigkeit. Dies bedeutet, dass Punkte weiter außen auf der Kreisbahn schneller sind als Punkte näher an der Achse, **obwohl alle Punkte dieselbe Winkelgeschwindigkeit** haben.
Auch hier ein Beispiel: Betrachten wir ein Fahrrad. Die Reifen des Fahrrads drehen sich mit einer bestimmten Winkelgeschwindigkeit, die an der Radnabe und am äußeren Rand des Reifens identisch ist. Allerdings bewegt sich ein Punkt am Rand des Reifens schneller entlang der Straße (größere Bahngeschwindigkeit), da der Radius an dieser Stelle größer ist.

## Zentripetal- und Zentrifugalkraft

In der Rotationsbewegung sind Kräfte entscheidend, um einen Körper auf einer Kreisbahn zu halten. Zwei wichtige Begriffe sind dabei die **Zentripetalkraft** und die **Zentrifugalkraft.** Die Zentripetalkraft ist eine **reale,** physikalische Kraft, die den Körper **zur Mitte der Kreisbahn zieht** und ihn auf der Bahn hält. Die Zentrifugalkraft hingegen ist eine **scheinbare Kraft,** die aufgrund der Trägheit des Körpers in einem rotierenden Bezugssystem auftritt (➤ Abb. 26.4).

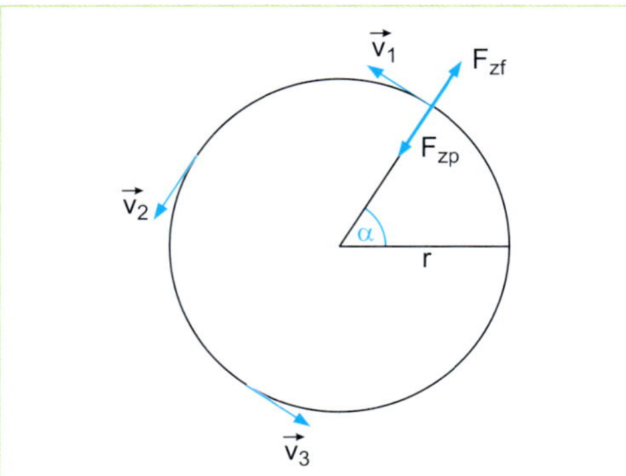


**Abb. 26.4** Kreisbewegung, Zentrifugalkraft ($F_{zf}$) und Zentripetalkraft ($F_{zp}$) [L253]

Die **Zentripetalkraft** $F_{zp}$ ist die Kraft, die einen Körper auf einer Kreisbahn hält, indem sie ihn ständig in Richtung des Mittelpunkts zieht. Umgangssprachlich wird sie deshalb auch die **„nach innen gerichtete Kraft"** genannt. Ohne diese Kraft würde der Körper die Kreisbahn verlassen und sich tangential – gemäß seiner Trägheit – in einer geraden Linie weiterbewegen. Die Zentripetalkraft ist die Kraft, die erforderlich ist, um die Richtung der Bewegung eines Körpers ständig zu ändern und **ihn auf einer Kreisbahn zu halten.** Die Formel lautet:

$$F_{zp} = m \cdot \frac{v^2}{r} = m \cdot \omega^3 \cdot r$$

Dabei ist:

- $F_{zp}$: Zentripetalkraft (N)
- M: Masse des Körpers (kg)
- v: Bahngeschwindigkeit (m/s)
- ω: Winkelgeschwindigkeit (rad/s)
- r: Radius der Kreisbahn (m)

Die Zentripetalkraft wächst mit der Masse und der Geschwindigkeit des Körpers sowie umgekehrt proportional zum Radius. Sie wird durch unterschiedliche physikalische Kräfte bereitgestellt, z. B. durch die Reibung bei einem Auto in der Kurve.
Ein Beispiel: Ein Auto mit 2000 kg Masse fährt mit 20 m/s durch eine Kurve mit einem Radius von 50 m. Die erforderliche Zentripetalkraft beträgt:

$$F_{zp} = 2.000 \cdot \frac{20^2}{50} = 16.000\ N$$

Die **Zentrifugalkraft** $F_{zf}$ ist keine echte Kraft, sondern eine **Trägheitsscheinwirkung,** die in einem rotierenden Bezugssystem auftritt. Aus Sicht eines Beobachters, der mit dem rotierenden Körper „mitfährt",

scheint eine **nach außen gerichtete Kraft** zu wirken, die der Zentripetalkraft entgegengesetzt ist. Tatsächlich ist dies jedoch nur die Trägheit des Körpers, der weiterhin linear (tangential) bewegt werden möchte. Die Zentrifugalkraft ist daher nur eine **Scheinkraft,** die in rotierenden Bezugssystemen wahrgenommen wird und scheinbar vom Mittelpunkt der Kreisbahn weg wirkt. Sie ist das Gegenstück zur Zentripetalkraft. Hierbei ist die Zentrifugalkraft immer gleich groß wie die Zentripetalkraft, jedoch entgegengesetzt gerichtet. Sie existiert außerdem nur aus der Perspektive eines rotierenden Bezugssystems.
Beispielsweise fühlt sich eine Person in einem Karussell nach außen gedrückt, obwohl die tatsächliche Kraft, die Zentripetalkraft, nach innen wirkt und sie auf der Kreisbahn hält. Dieses „nach außen Drücken" ist die Wahrnehmung der Zentrifugalkraft.

### Frequenz und Periodendauer

In der Rotationsbewegung beschreiben die **Frequenz** und die **Periodendauer** die zeitlichen Aspekte einer Drehung. Beide Größen sind eng miteinander verbunden und geben an, wie oft sich ein Körper dreht (**Frequenz**) oder wie lange eine vollständige Umdrehung dauert (**Periodendauer**). Diese Größen sind sowohl in der Theorie als auch in der Praxis unverzichtbar, um Bewegungen auf Kreisbahnen zu analysieren.
Die **Frequenz f** beschreibt, wie oft ein Körper eine vollständige Umdrehung innerhalb einer Sekunde vollzieht. Sie wird in der Einheit Hertz (Hz) angegeben, wobei 1 Hz einer Umdrehung pro Sekunde entspricht. Die Frequenz ist damit definiert als die Anzahl der vollständigen Umdrehungen, die ein Körper in einer Sekunde durchführt. Die Formel lautet:

$$f=\frac{1}{T}$$

Dabei ist:

- f: Frequenz (Hz)
- T: Periodendauer (s)

Ein Beispiel: Ein Rotor, der sich mit 120 Umdrehungen pro Minute dreht, hat eine Frequenz von

$$F=\frac{120}{60}=2\ Hz$$

Die **Periodendauer T** ist die Zeit, die ein Körper benötigt, um eine vollständige Umdrehung zu vollziehen. Sie ist das zeitliche Gegenstück zur Frequenz – **je höher die Frequenz, desto kürzer die Periodendauer.** Die Periodendauer gibt an, wie lange ein Körper für eine vollständige Umdrehung braucht:

$$T=\frac{1}{f}$$

Analog zur Frequenz ein Beispiel: Wenn sich ein Karussell mit einer Frequenz von 0,5 Hz dreht, beträgt die Periodendauer

$$T=\frac{1}{0{,}5}=2\ s$$

Die Frequenz und die Periodendauer sind eng mit der Winkelgeschwindigkeit (ω in rad/s) verknüpft:

$$\omega=2\pi\cdot f$$

**Je höher die Frequenz, desto größer ist die Winkelgeschwindigkeit.** Gleichzeitig wird die Zeit für eine vollständige Umdrehung (Periodendauer) kleiner.

## 26.5 Gravitation

**MedAT-Stichwort**
Gravitation

Jeder von uns kennt die Gravitation – wir spüren sie jeden Tag, immer und überall. Sie sorgt dafür, dass wir auf der Erde bleiben, dass Planeten ihre Bahnen ziehen und dass Gezeiten entstehen. Obwohl die Gravitation im Vergleich zu anderen physikalischen Kräften wie der elektromagnetischen Wechselwirkung relativ schwach ist, ist sie aufgrund ihrer universellen Reichweite in der Mechanik wichtig.
Die **Gravitation,** auch als Schwerkraft bezeichnet, ist eine anziehende Kraft, die zwischen allen Massen wirkt. Jedes Objekt im Universum zieht jedes andere Objekt an – ob ein kleiner Stein oder ein massiver Planet. Die Stärke dieser Anziehung hängt von zwei wesentlichen Faktoren ab: der **Masse** der Objekte und ihrem **Abstand** zueinander. Größere Massen erzeugen stärkere Anziehungskräfte, während die Kraft mit zunehmendem Abstand schnell abnimmt.

Dies drückt sich im **Newton'schen Gravitationsgesetz** aus, das Isaac Newton im 17. Jahrhundert formulierte:

$$F = G \cdot m_1 \cdot \frac{m_2}{r^2}$$

Dabei ist:
- F: Gravitationskraft (N)
- G: Gravitationskonstante ($6{,}674 \cdot 10^{-11}$ $Nm^2/kg^2$)
- $m_1$, $m_2$: Massen der beiden Objekte (kg)
- r: Abstand zwischen den Schwerpunkten der Massen (m)

**MedAT-GEHEIMTIPP** Die obige Formel wurde bereits 2016 einmal geprüft.

Die Gravitation ist nicht nur auf der Erde, sondern **im gesamten Universum** wirksam. Sie sorgt beispielsweise dafür, dass die Erde die Sonne umkreist und dass Galaxien in ihrer Struktur zusammengehalten werden. Die Abhängigkeit vom Quadrat des Abstands bedeutet, dass die Gravitation mit der Entfernung schnell schwächer wird, was erklärt, warum entfernte Himmelskörper weniger stark zueinander gezogen werden.
Auch auf der Erde zeigt sich die Gravitation in vielen alltäglichen Phänomenen, am deutlichsten in der Gewichtskraft. Diese ist die Kraft, mit der ein Objekt auf die Erdoberfläche gezogen wird. Sie hängt von der **Masse des Objekts und der Erdbeschleunigung** ab:

$$F_g = m \cdot g$$

Dabei ist:
- $F_g$: Gewichtskraft (N)
- m: Masse des Objekts (kg)
- g: Erdbeschleunigung ($\approx 9{,}81\ m/s^2$)

Die **Gewichtskraft** unterscheidet sich jedoch von der **Masse.** Während die Masse eines Objekts eine universelle Eigenschaft ist, die **überall gleichbleibt, variiert die Gewichtskraft** je nach Gravitation. Auf dem Mond beispielsweise, wo die Schwerkraft etwa ein Sechstel der Erdgravitation beträgt, wiegt ein Objekt weniger, obwohl seine Masse unverändert bleibt.
Ein gutes Beispiel für die Wirkung der Gravitation auf der Erde ist der freie Fall. Wenn ein Objekt aus der Ruhe fällt, wird es – unabhängig von seiner Masse – allein durch die Gravitationskraft beschleunigt. Diese Beschleunigung, die Erdbeschleunigung g, beträgt etwa $9{,}81\ m/s^2$. In der Praxis wird der Fall von Objekten durch den Luftwiderstand beeinflusst, doch in einem Vakuum würden alle Objekte unabhängig von ihrer Masse gleich schnell fallen.

**AUS DEM MEDIZINSTUDIUM** In unserem Kontext relevant: Die Gravitation beeinflusst auch unser Leben auf der Erde und in der Medizin. Beispielsweise ist sie entscheidend für den Blutkreislauf, da das Herz gegen die Schwerkraft arbeiten muss, um das Blut in den Kopf zu pumpen und unterschiedliche Drücke im (venösen) Blutsystem herrschen – je nachdem, in welcher Position sich der Körper befindet und an welcher Stelle man diese misst.

## 26.6 Reibung

**MedAT-Stichwort**
Reibung

Auch die **Reibung** sollte uns allen vertraut sein. Sie ist verantwortlich dafür, dass wir gehen können, Autos bremsen und Maschinen effizient arbeiten – oder eben nicht. Obwohl sie gerade in der Mechanik oft als lästige Kraft betrachtet wird, die Bewegungen hemmt, ist Reibung unverzichtbar. Ohne sie könnten wir weder Gegenstände bewegen noch kontrolliert anhalten. In diesem Abschnitt schauen wir uns an, wie Reibung entsteht, welche Arten von Reibung es gibt und warum sie so wichtig ist.
Reibung ist eine Kraft, die der Bewegung oder der beabsichtigten Bewegung zweier Oberflächen **entgegenwirkt,** die miteinander in Kontakt stehen. Auf mikroskopischer Ebene entstehen Reibungskräfte durch Unebenheiten auf den Oberflächen, die miteinander verzahnen oder aneinander haften. Selbst scheinbar glatte Materialien haben solche Unebenheiten, die für die Entstehung von Reibung entscheidend sind. Reibung wirkt dabei immer in die **entgegengesetzte Richtung der Bewegung** oder der beabsichtigten Bewegung. Sie kann sowohl hemmend wirken, wie beim Schieben eines schweren Objekts, als auch stabilisierend, wie beim Gehen, wo die Reibung verhindert, dass wir ausrutschen.

Es gibt verschiedene Arten von Reibung, die je nach Situation und Bewegungsart auftreten. Jede dieser Reibungskräfte hat eigene Eigenschaften und Gesetzmäßigkeiten:

- **Haftreibung** ($F_H$):
  Haftreibung tritt auf, wenn zwei Oberflächen in Kontakt stehen, sich jedoch nicht relativ zueinander bewegen. Sie ist die Kraft, die überwunden werden muss, um eine Bewegung zu starten.

  $$F_H \leq \mu_H \cdot F_N$$

  Dabei ist:
  - $F_H$: Haftreibungskraft (N)
  - μH: Haftreibungskoeffizient (materialspezifisch, dimensionslos)
  - $F_N$: Normalkraft (N)
- **Gleitreibung** ($F_G$):
  Gleitreibung tritt auf, wenn sich zwei Oberflächen relativ zueinander bewegen. Diese Kraft ist in der Regel kleiner als die Haftreibung, weshalb es mehr Kraft erfordert, ein ruhendes Objekt in Bewegung zu setzen als es anschließend in Bewegung zu halten.

  $$F_G = \mu_G \cdot F_N$$

  Dabei ist:
  - $F_G$: Gleitreibungskraft (N)
  - $\mu_G$: Gleitreibungskoeffizient (dimensionslos)
- **Rollreibung** ($F_R$):
  Rollreibung tritt auf, wenn ein Objekt über eine Oberfläche rollt, z. B. ein Rad oder eine Kugel. Sie ist deutlich kleiner als Haft- oder Gleitreibung, was unter anderem der Grund dafür ist, dass Räder in vielen Anwendungen genutzt werden, um Bewegungen effizienter zu machen. Die Rollreibungskraft hängt von der Verformung der Oberflächen und der Größe der Kontaktfläche ab. Es gibt keine allgemeingültige Formel wie bei der Haft- und Gleitreibung.

Die Stärke der Reibung hängt von mehreren Faktoren ab, die sowohl von den Oberflächen als auch von den äußeren Bedingungen bestimmt werden:

- **Oberflächenbeschaffenheit:** Rauere Oberflächen haben in der Regel höhere Reibungskoeffizienten, da sie mehr Unebenheiten aufweisen, die miteinander verzahnen können.
- **Normalkraft:** Die Reibungskraft ist direkt proportional zur Normalkraft, die senkrecht auf die Kontaktfläche wirkt. Je größer die Normalkraft (z. B. durch das Gewicht eines Objekts), desto stärker ist die Reibung.
- **Materialien:** Unterschiedliche Materialkombinationen haben unterschiedliche Reibungskoeffizienten. Zum Beispiel hat Gummi auf Asphalt eine höhere Reibung als Eis auf Metall.
- **Geschwindigkeit:** Die Gleitreibung bleibt über einen großen Bereich relativ konstant, nimmt jedoch bei extrem hohen Geschwindigkeiten durch Effekte wie Luftreibung oder Schmierfilmbildung ab.

## 26.7 Schiefe Ebene und Hangabtriebskraft

Die soeben besprochenen Konzepte der Gravitation und der Reibung müssen wir nun in Kombination anwenden, um die Mechanik von Körpern auf der schiefen Ebene beschreiben und berechnen zu können. Es treten hier mehrere Kräfte auf, die miteinander im Gleichgewicht sein können oder eine Bewegung des Körpers verursachen. Ein besonderes Augenmerk liegt dabei auf der Hangabtriebskraft, der Normalkraft und der Reibung (➤ Abb. 26.5).

Auf einen Körper auf einer schiefen Ebene wirken mehrere Kräfte:

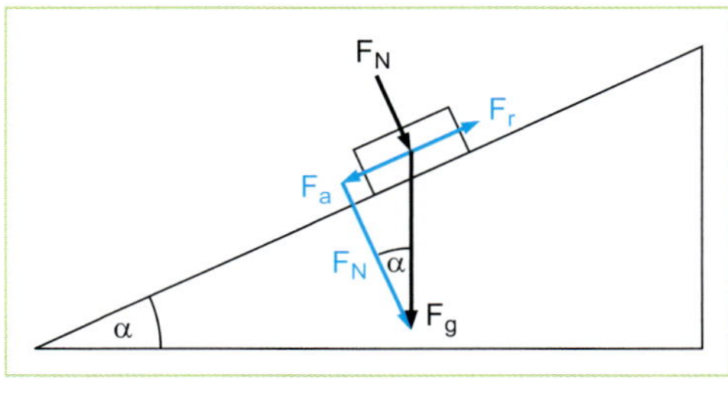


**Abb. 26.5** Abtriebs- (Fa), Reibungs- ($F_R$), Normal- ($F_N$) und Schwerkraft ($F_G$) an der schiefen Ebene [L253]

- Die **Gewichtskraft** $F_G$: Wir kennen sie bereits als universelle Gravitationskraft. Auf der Erde beträgt sie annähernd 9,81 $m/s^2$
  Da der Körper auf einer schiefen Ebene liegt, teilt sich die senkrecht nach unten wirkende Gewichtskraft in zwei Kräfte auf, die ein Kräfteparallelogramm aufspannen:
- Die **Hangabtriebskraft** $F_H$: Diese Kraft wirkt parallel zur schiefen Ebene und ist dafür verantwortlich, dass das Objekt die Neigung hinunterrutscht. Sie wird berechnet durch:

$$F_H = F_G \cdot \sin(\alpha)$$

  Dabei ist:
  - $F_G = m \cdot g$: Die Gewichtskraft des Körpers
  - α: Der Neigungswinkel der schiefen Ebene
- Die **Normalkraft** $F_N$: Diese Kraft wirkt senkrecht („normal") zur schiefen Ebene und drückt das Objekt gegen die Oberfläche. Sie wird berechnet durch:

$$F_N = F_G \cdot \cos(\alpha)$$

  Die Hangabtriebskraft $F_H$ versucht, das Objekt entlang der geneigten Fläche nach unten zu bewegen, während die $F_N$ den Kontakt zur Oberfläche aufrechterhält.
- **Reibungskraft** $F_R$: Sie wirkt der Hangabtriebskraft entgegen und wirkt je nach Bewegungszustand des Körpers als Haftreibung (bei ruhendem Körper) oder als Gleitreibung (bei rutschendem Körper).

## 26.8 Hydrodynamik

Die Hydrodynamik befasst sich mit der **Bewegung von Flüssigkeiten** sowie deren Wechselwirkung mit der sie umgebenden Materie. Sie stellt ein Teilgebiet der Strömungsmechanik dar und liefert die theoretischen Grundlagen, um Strömungsphänomene von Flüssigkeiten zu erklären.

### 26.8.1 Volumen und Volumenstromstärke

Wieviel Flüssigkeit fließt durch einen bestimmten Bereich? Wie groß ist dieser Bereich? Dies wird durch die Begriffe **Volumen** und **Volumenstromstärke** beschrieben.
Das Volumen einer Flüssigkeit beschreibt, wie viel Raum sie einnimmt. Es wird in der Regel in Kubikmetern $m^3$ oder Litern ($1\ L = 10^{-3}\ m^3$) gemessen. Flüssigkeiten sind nahezu **inkompressibel,** was bedeutet, dass ihr Volumen bei Druckänderungen in der Praxis konstant bleibt. Diese Eigenschaft erleichtert die Modellierung von Strömungen erheblich, da das Flüssigkeitsvolumen während der Bewegung nicht verändert wird.
Die **Volumenstromstärke Q** gibt an, wie viel Flüssigkeit in einer bestimmten Zeit durch eine Fläche fließt. Sie wird in Kubikmetern pro Sekunde ($m^3/s$) gemessen.
Die Volumenstromstärke wird definiert durch:

$$Q = A \cdot v$$

Anders ausgedrückt kann auch das verschobene Volumen pro Zeiteinheit beschrieben werden:

$$Q = \frac{V}{t}$$

Dabei ist:
- Q: Volumenstromstärke ($m^3/s$)
- A: Querschnittsfläche der Strömung ($m^2$)
- v: mittlere Strömungsgeschwindigkeit (m/s)
- t: Zeit (s)

Die erste Gleichung zeigt, dass der Volumenstrom davon abhängt, wie **schnell die Flüssigkeit** fließt und wie **groß der Querschnitt** ist, durch den sie sich bewegt. Ein breiterer Querschnitt oder eine höhere Geschwindigkeit führt zu einem größeren Volumenstrom. Die zweite Gleichung sollte intuitiv verständlich sein und definiert die Stromstärke über das pro Zeiteinheit verschobene Volumen.
Eine wichtige Eigenschaft des Volumenstroms ist, dass er **in einem geschlossenen System konstant bleibt,** sofern keine Flüssigkeit hinzugefügt oder entfernt wird. Dies wird durch die **Kontinuitätsgleichung** beschrieben, die wir gleich noch detaillierter behandeln werden (➤ Kap 26.8.3). Sie stellt sicher, dass bei einer Verengung des Querschnitts die Geschwindigkeit der Strömung zunimmt, damit der Volumenstrom erhalten bleibt.

**MedAT-Stichwort**
Dichte

## 26.8.2 Dichte

Generell gilt für Stoffe, dass sie unterschiedliches Volumen einnehmen können und unterschiedliche Formen und Volumina haben können. Darüber hinaus können sie sogar unterschiedliches Gewicht haben, je nachdem, wie stark die lokale Gravitation ist. Beispielsweise wiegt ein Astronaut auf der Erde weniger als auf dem Mond, weil die Gravitation auf dem Mond bedeutend schwächer ist. All diese Faktoren können unberücksichtigt bleiben, wenn wir die **Dichte ρ** eines Stoffes oder Körpers betrachten. Sie beschreibt, wie viel Masse ein Stoff pro Volumeneinheit besitzt. Die Dichte wird definiert als das Verhältnis von Masse m zu Volumen V:

$$\rho = \frac{m}{V}$$

Dabei ist:

- ρ: Dichte ($kg/m^3$)
- m: Masse der Flüssigkeit (kg)
- V: Volumen der Flüssigkeit ($m^3$)

Die Dichte gibt also an, **wie kompakt** die Materie in einem bestimmten Volumen konzentriert ist.
Flüssigkeiten haben im Vergleich zu Gasen eine deutlich höhere Dichte, da ihre Moleküle eng gepackt sind. Die Dichte hängt von der Temperatur und, in geringem Maße, vom Druck ab. Mit steigender Temperatur nimmt die Dichte von Flüssigkeiten ab, da sich die Moleküle durch thermische Bewegung weiter voneinander entfernen. Die Dichte von Wasser beträgt bei 4 °C etwa 1000 $kg/m^3$ und wird oft als Standardwert genutzt. Andere Flüssigkeiten, wie zum Beispiel Alkohol (≈ 800 $kg/m^3$) haben geringere Dichten, was sich auf ihre Strömungseigenschaften auswirkt.

## 26.8.3 Strömungsgeschwindigkeit und Kontinuitätsgleichung

Die Begriffe **Strömungsgeschwindigkeit** und die **Kontinuitätsgleichung** können wir aus allen bereits besprochenen Größen und Konzepten herleiten. Sie beschreiben, wie schnell sich eine Flüssigkeit bewegt und wie sich die Geschwindigkeit in Abhängigkeit vom Querschnitt des Strömungsweges verändert.
Die **Strömungsgeschwindigkeit v** gibt an, wie schnell sich eine Flüssigkeit durch ein bestimmtes Volumen bewegt. Sie wird in der Einheit Meter pro Sekunde (m/s) gemessen. Die Geschwindigkeit hängt dabei von der treibenden Kraft, den Eigenschaften der Flüssigkeit und den geometrischen Bedingungen des Strömungskanals ab.
Wie wir bereits in ➤ Kap. 26.8.1 gelernt haben, kann die **Volumenstromstärke** sowohl als verschobenes Volumen pro Zeiteinheit als auch in Abhängigkeit der Strömungsgeschwindigkeit angegeben werden. Die **Kontinuitätsgleichung** beschreibt nun die Erhaltung der Masse in einem Strömungssystem. In einem geschlossenen System bleibt der Volumenstrom konstant, unabhängig davon, ob der Querschnitt des Strömungskanals variiert (➤ Abb. 26.6). Dies bedeutet, dass eine Flüssigkeit in einem engeren Abschnitt schneller fließen muss, um dieselbe Menge an Flüssigkeit pro Zeit durchzuleiten.
Analog zur Definition der Volumenstromstärke ergibt sich daher die Gleichung:

$$Q = A_1 \cdot v_1 = A_2 \cdot v_2$$

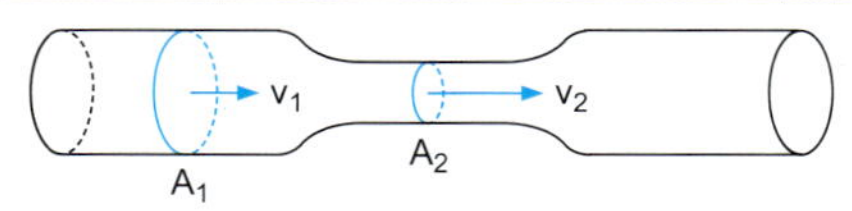


**Abb. 26.6** Kontinuität der Volumenstromstärke [L253]

Aus der Gleichung wird ersichtlich, dass sich die Geschwindigkeit v umgekehrt proportional zur Querschnittsfläche A verhält. Wenn sich der Querschnitt halbiert, verdoppelt sich die Strömungsgeschwindigkeit. Die Produkte müssen dabei konstant bleiben, da der Volumenstrom in einem geschlossenen System unabhängig vom Querschnitt konstant bleibt.

## 26.8.4 Hydrodynamisches Paradoxon: Das Gesetz von Bernoulli

**MedAT-Stichwort**
Gesetz von Bernoulli

**MedAT-GEHEIMTIPP** Auch hierzu gab es schon Prüfungsfragen. Zum Beispiel musste man einmal ein Diagramm zur Strömungsgeschwindigkeit im Verhältnis zum Durchmesser der Rohröffnungen interpretieren.

Das **hydrodynamische Paradoxon,** auch bekannt als das **Gesetz von Bernoulli,** beschreibt den Zusammenhang zwischen Druck, Strömungsgeschwindigkeit und der Höhe in einem Flüssigkeitssystem und basiert auf dem Prinzip der Energieerhaltung. Die Erklärung für dieses scheinbar paradoxe Verhalten – dass ein erhöhter Flussdruck mit einer niedrigeren Geschwindigkeit einhergeht und umgekehrt – wollen wir uns im Folgenden anschauen.

Das Gesetz von Bernoulli beschreibt die **Energieerhaltung** in einer strömenden Flüssigkeit. Es besagt, dass die Summe aus Druckenergie, kinetischer Energie und potenzieller Energie entlang eines Stromfadens konstant bleibt, solange keine äußeren Kräfte wie Reibung oder zusätzliche Energiezufuhr die Strömung beeinflussen.

Die Bernoulli-Gleichung lautet:

$$p+\frac{1}{2}\cdot\rho v^2+\rho gh=\text{konstant}$$

Dabei ist:

- p: statischer Druck (Pa)
- ρ: Dichte der Flüssigkeit ($kg/m^3$)
- v: Strömungsgeschwindigkeit (m/s)
- g: Erdbeschleunigung (≈ 9,81 $m/s^2$)
- h: Höhe über einem Referenzpunkt (m)

Die einzelnen Terme repräsentieren die verschiedenen Energieformen:

- **Druckenergie** (p): Energie aufgrund des Drucks der Flüssigkeit
- **Kinetische Energie** ($\frac{1}{2}\cdot\rho v^2$): Energie durch die Bewegung der Flüssigkeit
- **Potenzielle Energie** (ρgh): Energie durch die Lage der Flüssigkeit im Gravitationsfeld

**Was ist nun das Paradoxe daran?**

Das hydrodynamische Paradoxon beschreibt, dass eine Erhöhung der Strömungsgeschwindigkeit in einer Flüssigkeit zu einem **Druckabfall** führt. Dies erscheint auf den ersten Blick widersprüchlich, ist jedoch eine direkte Folge der Bernoulli-Gleichung.

Wenn die Strömungsgeschwindigkeit v zunimmt, muss der Term ½ · $\rho v^2$ größer werden, um die Energieerhaltung sicherzustellen. Da die **Summe konstant** bleibt, verringert sich der statische Druck p, um den Zuwachs der kinetischen Energie auszugleichen.

Beispielsweise nimmt in einem Rohr mit wechselndem Querschnitt die Strömungsgeschwindigkeit in einer Verengung zu (➤ Kap. 26.8.3). Laut Bernoulli bedeutet dies, dass der Druck in der Verengung sinkt. Geläufig sind euch vielleicht folgende Beispiele:

- **Flugzeugflügel und Auftrieb:**
  Die spezielle Form eines Flugzeugflügels sorgt dafür, dass die Luft über die Oberseite des Flügels schneller strömt als auf der Unterseite. Dadurch ist der Druck auf der Oberseite geringer, was zu einem Auftrieb führt, der das Flugzeug in der Luft hält.
- **Venturi-Effekt:**
  In einem Venturi-Rohr, das eine Verengung aufweist, wird die Bernoulli-Gleichung genutzt, um die Strömungsgeschwindigkeit und den Druckunterschied zu berechnen. Dieser Effekt findet Anwendung in Messgeräten wie dem Venturimeter zur Bestimmung des Volumenstroms.
- **In der Medizin:**
  In der Kardiologie wird der Bernoulli-Effekt genutzt, um Druckunterschiede in verengten Blutgefäßen (Stenosen) zu messen. Wenn sich das Blut durch eine Verengung bewegt, steigt die Geschwindigkeit und der Druck sinkt, was zu diagnostischen Zwecken genutzt werden kann.

**VERSTÄNDNIS⁺**

Das Bernoulli-Gesetz gilt nur unter idealisierten Bedingungen:

- Die Strömung muss reibungsfrei sein (keine Viskosität).
- Die Dichte der Flüssigkeit muss konstant sein (inkompressible Flüssigkeit).
- Es dürfen keine Energieverluste durch Reibung oder Wärme auftreten.

## 26.8.5 Auftrieb

Warum schwimmt ein Schiff, obwohl es aus Stahl besteht? Warum geht ein Block aus Stahl hingegen unter? Und warum schwimmt Holz? Dies erklärt der **Auftrieb** – eine Kraft, die Körper entgegen der Schwerkraft nach oben drückt. Beschrieben wird der Auftrieb im Archimedischen Prinzip.

**MedAT-Stichwort**
Auftrieb

Das **Archimedische Prinzip** beschreibt den Zusammenhang zwischen der verdrängten Flüssigkeitsmenge und der Auftriebskraft. Es besagt, dass ein Körper, der vollständig oder teilweise in eine Flüssigkeit eintaucht, eine Auftriebskraft erfährt, die **gleich dem Gewicht der von ihm verdrängten Flüssigkeit** ist. Die Auftriebskraft $F_A$ wird berechnet durch:

$$F_A = \rho_{Fl} \cdot g \cdot V_K$$

Die Gewichtskraft $F_g$ wird berechnet durch:

$$F_g = \rho_K \cdot g \cdot V_K$$

Dabei ist:

- $F_A$: Auftriebskraft (N)
- $\rho_{Fl}$: Dichte der verdrängten Flüssigkeit ($kg/m^3$)
- $\rho_K$: Dichte des Körpers
- g: Erdbeschleunigung ($\approx 9{,}81\ m/s^2$)
- $V_K$: Volumen des Körpers und damit der verdrängten Flüssigkeit ($m^3$)

Das Archimedische Prinzip gilt für alle Körper in Flüssigkeiten und Gasen. Entscheidend ist dabei, dass die Auftriebskraft von der Dichte der verdrängten Flüssigkeit und **nicht von der Dichte des Körpers** abhängt. Der Auftrieb ist direkt mit der Dichte der verdrängten Flüssigkeit verbunden. Flüssigkeiten mit höherer Dichte erzeugen eine größere Auftriebskraft.

Ob ein Körper in einer Flüssigkeit schwebt, sinkt oder aufsteigt, hängt vom Verhältnis zwischen der Auftriebskraft $F_A$ und der Gewichtskraft $F_g$ ab:

- **Schwebender Zustand:**
  Wenn $F_A = F_g$, schwebt der Körper. Dies ist der Fall, wenn die Dichte des Körpers gleich der Dichte der Flüssigkeit ist.
- **Aufsteigen:**
  Wenn $F_A > F_g$, steigt der Körper auf. Das passiert, wenn die Dichte des Körpers geringer ist als die der Flüssigkeit (z. B. bei einem Stück Holz im Wasser).
- **Sinken:**
  Wenn $F_A < F_g$, sinkt der Körper. Dies ist der Fall, wenn die Dichte des Körpers größer ist als die der Flüssigkeit (z. B. ein Metallstück im Wasser).

**MedAT-GEHEIMTIPP** Es gab schon einige Fragen zum Auftrieb. Unter anderem: Definition der Auftriebskraft, Auftrieb eines schwimmenden Körpers oder zum Verhältnis von Auftrieb und Dichte.

Notizen

KAPITEL

# 27 Schwingungen

Deniz Tafrali

## 27.1 Einführung

MedAT-Stichwort
Schwingungen und Wellen

Nachdem wir nun die klassische Mechanik behandelt haben, können wir uns Bewegungen widmen, bei denen die Beschleunigung proportional zur Auslenkung aus einem Gleichgewichtszustand ist. Solche Bewegungen nennen wir **Schwingungen** oder auch **Oszillationen.** Zu Beginn stellen wir euch eine kleine Tabelle (➤ Tab. 27.1) vor. Auch wenn sie jetzt vielleicht noch nicht vollständig verständlich ist, wird sie im Laufe des Kapitels hilfreich sein, um einen Überblick über die Inhalte zu gewinnen.
Wir beginnen mit einem ganz „einfachen" Beispiel einer Schwingung: dem **Pendel.**

**Tab. 27.1** Grundgrößen der Schwingungslehre

| Name der Größe | Formelzeichen | Einheit |
|---|---|---|
| Amplitude | $y_0$ | Meter (m) |
| Periodendauer | T | Sekunde (s) |
| Frequenz | $f = \frac{1}{s}$ | Hertz (Hz) |

## 27.2 Pendel

MedAT-Stichwort
Pendel

**MedAT-GEHEIMTIPP** Gern gefragt werden Faden- und Federpendel sowie Oberschwingungen und -wellen.

Stellt euch vor, ihr steht in einem Raum und betrachtet eine Bleikugel, die mit einem Faden an der Decke befestigt ist. In unserer Vorstellung befindet sie sich in Ruhe, also in einer **Gleichgewichtslage.** Wird sie bewegt, wandelt sich ihre potenzielle Energie ($E_{pot}$) lediglich in kinetische ($E_{kin}$) um. Die potenzielle Energie ist dabei maximal, wenn die Kugel an den Umkehrpunkten ist, während die kinetische Energie maximal in der Mitte der Schwingung ist. Daraus folgt, dass die **Gesamtenergie** des Systems immer **gleich** bleibt, obwohl sich $E_{pot}$ und $E_{kin}$ ändern. Man sagt, das Fadenpendel ist ein **harmonischer Oszillator** – aber dazu später mehr.
Erfährt das Fadenpendel jetzt eine Kraft oder wird es um einen bestimmten **Winkel α** ausgelenkt, schwingt es periodisch hin und her. Die Zeitspanne, die die Kugel braucht, um einmal hin und wieder zurück zu schwingen, nennt man die **Periodendauer T.** Die Periodendauer ist definiert als

$$T = 2 \cdot \pi \sqrt{\left(\frac{l}{g}\right)}$$

Wobei **g** die Erdbeschleunigung (auch Gravitationskraft) darstellt und **l** die **Länge des Fadens** ist.
Ihr könnt euch vorstellen, dass das Fadenpendel sich irgendwann wieder in Ruhe befinden wird. Warum ist das so?
In einem realen Pendel tritt durch Luftwiderstand und Reibung allmählich ein Energieverlust auf, wodurch die Schwingung allmählich abnimmt. Ohne diese Dämpfung würde das Pendel unendlich schwingen.
Um die genaue Dynamik zu verstehen, müssen wir ein bisschen ausholen und uns außerdem der Mathematik bedienen (die genaue Antwort gibt ➤ Kap. 27.3). Ein **mathematisches Fadenpendel** (➤ Abb. 27.1c) besteht aus einer **Punktmasse m,** also der idealisierten Form der obigen Kugel, die wir jetzt einfach als einen minimal kleinen Punkt betrachten, der eine Masse hat. Dieser Punkt hängt an einem Faden der **Länge l.** Jetzt kann man behaupten, dass die **Trägheitskraft** der Punktmasse m gleich der **Rückstellkraft** des Pendels ist.
Aber was genau ist die Rückstellkraft?

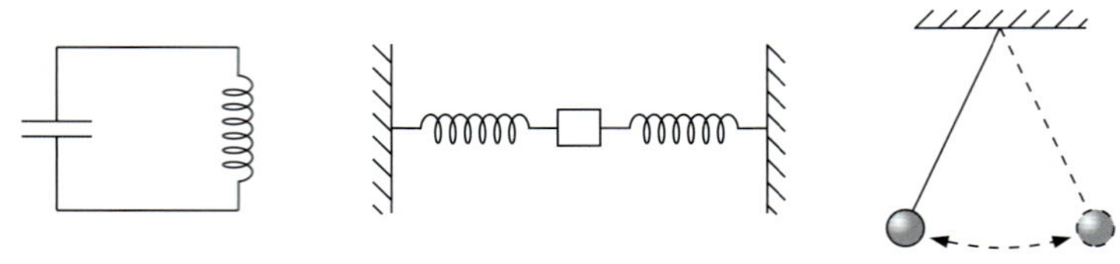


**Abb. 27.1** Schwingungsfähige Systeme: (a) elektrischer Schwingkreis, (b) Federpendel und (c) Fadenpendel [L253]

### 27.2.1 Federpendel

Dazu müssen wir uns eine andere Form des Pendels anschauen – das **Federpendel** (➤ Abb. 27.1b).

**DEFINITIONEN** Eine **Feder** ist, grob gesagt, ein in Schraubenform gewickelter Draht, der sich elastisch in Längsrichtung verformen lässt.

In unserem speziellen Fall handelt es sich um ein **horizontales Federpendel** (➤ Abb. 27.1b). Wir behaupten jetzt einfach, dass beide Federn aus demselben Material sind und dieselbe Länge haben. Deshalb haben sie auch dieselbe Anzahl an Windungen und denselben Durchmesser – wir nehmen einfach weiter an: sie sind identisch. All die erwähnten Eigenschaften einer Feder werden in einer Konstanten zusammengefasst: der **Federkonstanten D.**

Die Herleitung der Federkonstante ersparen wir euch an dieser Stelle und nehmen die Konstante einfach als Zahlenwert mit der **Einheit N/m** an. Für jede unterschiedliche Feder gilt eine andere Federkonstante, für unsere **identischen Federn** gilt dadurch dieselbe Federkonstante D. Warum das wichtig ist? Das zeigt sich gleich.

In Ruhe gilt für beide Federn, dass sie bestrebt sind, sich zusammenzuziehen und deshalb mit einer identischen Kraft F versuchen, die Masse m an sich zu ziehen. Man kann also sagen, dass die Kraft der linken ($\mathbf{F_1}$) und der rechten Feder ($\mathbf{F_2}$) gleich sein muss – sonst würde die Masse entweder nach links oder rechts verschoben werden. Als Gleichung sieht das so aus:

$$F_1 = F_2$$

und

$$F_{ges} = F_1 - F_2 = 0 \text{ Nm}$$

→ Das System ist in Ruhe. ($F_{ges}$ steht für die gesamte Kraft des Systems.)

Lenkt man die Masse in eine Richtung aus, wird sie sich eindimensional hin und her bewegen. Warum eigentlich? Wenn man etwas irgendwohin bewegt, sollte es ja auch dort bleiben. Dieser Umstand ist der **Rückstellkraft** der Feder geschuldet. Die Feder möchte ihren **ursprünglichen Zustand** wieder annehmen und wendet dafür eine Kraft auf. Wie stark die Kraft ist, hängt von den Eigenschaften der Feder ab. Wer mitgedacht hat, weiß, dass mit besagten Eigenschaften die Federkonstante **D** gemeint ist.

Des Weiteren kann die Masse an der Feder ja nicht unendlich weit ausgelenkt werden – die Strecke **s** ist also auch ein Faktor für die Rückstellkraft $\mathbf{F_0}$. Packt man alles in eine Formel, erhält man

$$F_0 = -D \cdot s$$

Auch bekannt als **Hook'sches Gesetz.**

Wirkt also eine Kraft auf die Masse von links nach rechts, wird die Masse um eine bestimmte Strecke **s** nach rechts ausgelenkt. Gemäß dem zweiten Newton'schen Axiom (➤ Kap. 26.2) wirkt die Kraft in entgegengesetzter Richtung als „negative" Kraft. Mathematisch ausgedrückt ist das:

$$F_1 = -D_1 \cdot s$$
$$F_2 = -D_2 \cdot (-s) = D_2 \cdot s$$

(Wichtig ist hier das –s!)

Wenn oben galt $F_{ges} = F_1 - F_2$, dann gilt hier entsprechend:

$$F_{ges} = F_1 - F_2 = -D_1 \cdot s - D_2 \cdot s$$

bzw.

$$F_{ges} = s(-D_1 - D_2) = -s(D_1 + D_2) = -s \cdot D_{ges}$$
$$F_{ges} = -s \cdot D_{ges}$$

Und das entspricht ebenfalls dem **Hook'schen Gesetz!**

## 27.2.2 Fadenpendel 2.0

Wir rekapitulieren: Wir haben ein Fadenpendel, an dem die **Punktmasse m** an einem Faden der **Länge l** hängt. Wenn man jetzt behauptet, dass die **Trägheitskraft** der Punktmasse m gleich der **Rückstellkraft** des Pendels ist, macht das um einiges mehr Sinn. Außerdem dürfen wir die Gewichtskraft nicht vergessen, die ja universell auf alles, was eine Masse hat wirkt. Wir rechnen also noch die **Gravitationskraft g** als hinzukommenden Faktor mit, die die Masse auf den Boden ziehen möchte.
Wenn man das Fadenpendel jetzt in einem **Winkel α** (sagen wir nach rechts) ablenkt, dann bewegt sich die Punktmasse m um eine **Strecke s** nach rechts, aber auch nach oben. Mit einer geradlinigen Verbindung zwischen dem neuen Ort nach der Krafteinwirkung (Auslenkungsort) und dem Ruheort der Masse, sieht diese Bewegung der Masse in unserer Vorstellung ja schon wie ein Dreieck aus (➤ Kap. 38.3.2). Wir betrachten bei der ausgelenkten Masse jetzt aber die auf sie vertikal nach unten wirkende Gewichtskraft $F_g$ am Auslenkungsort als **Hypotenuse** und ignorieren die Verbindungslinie zwischen dem Auslenkungs- und dem Ruheort der Masse. Legt man den Winkel α an beiden Seiten der besagten Hypotenuse an, erhält man an der zur Ruheposition gelegenen Seite die Rückstellkraft $F_0$ als Seite eines Dreiecks und die von der Ruheposition weg weisende Kraft $F_L$ als die Seite eines anderen, gleich aussehenden Dreiecks. Letztere Seite stellt dabei eine Verlängerung des Fadens dar. Zeichnet es euch auf, dann ergibt es noch mehr Sinn. Jetzt sehen wir auch, dass nach den trigonometrischen Gesetzmäßigkeiten der Kraftvektor der Rückstellkraft $F_0$ (also die erste der beiden Seiten) unsere **Gegenkathete** sein muss. Und was weiß man als Mathematik-Fan dann sofort? Dass **Sinus gleich Gegenkathete durch Hypotenuse** ist:

$$\sin(\alpha) = \frac{\text{Gegenkathete}}{\text{Hypotenuse}} = \frac{F_0}{F_g}$$

Umgeformt ergibt das

$$F_0\,(\text{Rückstellkraft}) = F_g \cdot \sin(\alpha)$$

Doch kein Mathematik-Fan? Dann müssen wir wohl an diesem Punkt uns noch grundlegenderes Vorwissen aneignen. Es geht weiter mit den **harmonischen Schwingungen.**

## 27.2.3 Harmonische Schwingungen

> **MedAT-GEHEIMTIPP** 2024 musste man die höchste Frequenz an verschiedenen Schwingungen erkennen.

> **MedAT-Stichwort**
> Harmonische Schwingungen

Gedankenexperiment: Stellt euch vor, ihr nehmt einen Bleistift in die Hand und zeichnet auf einem Blatt Papier, das auf eurem Tisch liegt, auf die y-Achse eines Koordinatensystems immer und immer wieder pro Sekunde eine 2 cm lange, vertikale Gerade auf und ab. Euer bester Freund kommt euch genau zu diesem Zeitpunkt besuchen, weil ihr gemeinsam lernen wolltet, was denn ein Sinus ist. Als er euch so sieht, ist er erst einmal verwirrt und zieht daher das Blatt Papier mit der Geschwindigkeit von 1 cm/s geradlinig von euch weg und betrachtet es. Zu seiner Verwunderung sieht die Linie auf dem Blatt Papier genauso aus wie die Sinuskurve aus dem Lernskript (➤ Abb. 27.2).
Was ist passiert?
Eure anfallsartige Auf- und Abbewegung beim Zeichnen der Geraden ist eine **periodische Schwingung.** Wir nehmen an, euer Freund hätte das Blatt Papier genau zu dem Zeitpunkt begonnen wegzuziehen, als die Bleistiftspitze sich auf dem Punkt $P_0(0|0)$ im Koordinatensystem befunden hat und ihr gerade die Hälfte einer ganzen Gerade gezeichnet hattet. Da ihr den Bleistift jetzt 1 cm nach oben bewegt und euer Freund das Blatt in 1 Sekunde 1 cm nach rechts zieht, erhaltet ihr eine nach rechts offene Kurve mit dem Maximum bei $P_{max}(1|1)$. Da euer Freund das Blatt in dieselbe Richtung weiterzieht, ihr jetzt aber nach unten zeichnet, schließt sich die Kurve in dem Moment, wo ihr die x-Achse schneidet. Da ihr jetzt noch 1 cm nach unten zeichnet, erhalten wir darüber hinaus noch eine Kurve mit dem Minimum $P_{min}(2|-1)$. Zeichnet ihr dann wieder 1 cm nach oben, dann ist auch die negative Kurve geschlossen und wir haben eine einzige, komplette **harmonische Schwingung.** Sie ist dasselbe wie eine **Sinuskurve.**
Dabei ist der Betrag von der x-Achse zum Maximum bzw. Minimum die **Amplitude $y_0$** der periodischen Bewegung bzw. Schwingung. Die Geschwindigkeit, mit der euer Freund das Blatt wegzieht, ist auch wich-

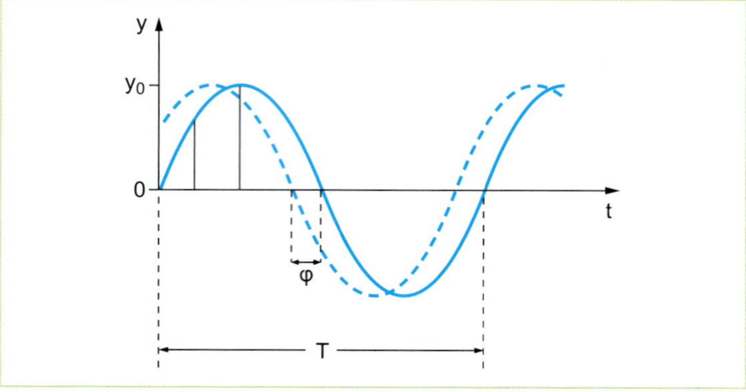


**Abb. 27.2** Verlauf einer harmonischen Schwingung der Form [L253]

tig für das Aussehen der Sinuskurve. Würde er sie nämlich mit Lichtgeschwindigkeit wegziehen, dann wäre nur eine horizontale Linie auf oder parallel der x-Achse auf dem Blatt Papier zu sehen. Zieht er sie hingegen mit der Geschwindigkeit der Kontinentaldrift (ca. 10 cm pro Jahr), dann wären die Berge und die Täler der Sinuskurve ganz, ganz eng beieinander. Diese Eigenschaft der Sinuskurve nennt man auch die Kreis- bzw. die Winkelfrequenz. Sie ist definiert durch

$$\omega = 2 \cdot \pi \cdot f$$

Wobei **ω** (Omega) die **Winkelfrequenz,** π bekanntlich die Kreiszahl und f die Frequenz (1/s) darstellt. Amplitude und Winkelfrequenz zusammengenommen ergibt den **Momentanwert $y_{(T)}$** der Schwingung

$$Y_{(T)} = Y_0 \cdot \sin(\omega T + \phi)$$

**T** ist, wie wir schon gelernt haben, die **Periodendauer** (hier 1 s). Das **φ** (Phi) ist der **Phasenwinkel.** Ein Wert, der die Verschiebung auf der Zeitachse angibt, wenn zwei Schwingungen zeitlich versetzt auf das gleiche Koordinatensystem aufgetragen werden bzw. an einem anderen Startpunkt als $P_0(0|0)$ beginnen – hat also mit dem obigen Beispiel nichts zu tun, wurde aber der Vollständigkeit halber in die Formel eingefügt. Wir werden darauf in ➤ Kap. 28.4 zurückkommen.
Aber was hat das alles mit einem Fadenpendel zu tun?

## 27.2.4 Fadenpendel 3.0

Weil wir es jetzt so intensiv abgehandelt haben, prüfen wir nun, ob das Fadenpendel harmonisch schwingt. Wo waren wir stehengeblieben? Bei

$$F_0 = F_g \cdot \sin(\alpha)$$

Wie wir beim Federpendel gesehen haben, sind **harmonische Schwingungen** mit dem **Hook'schen Gesetz** beschreibbar. Deswegen müssen wir die obige Formel jetzt umformen. Statt dem Winkel α wünschen wir uns deshalb erstmal eine Strecke s, wie sie auch beim Hook'schen Gesetz vorkommt.
Dafür muss man wissen, wie man die Länge eines Kreisbogens, die hier durch die Bewegung des Fadenpendels beschrieben wird, berechnet. Das **Bogenstück** ist diejenige geschwungene Linie, die man erhält, wenn man die exakte Bewegung der Punktmasse von seinem Ruheort zu seinem Auslenkungsort nachzeichnet. Die Formel für die **Länge des Kreisbogens s** ist:

$$\mathbf{s = 2 \cdot \pi \cdot L \cdot \left(\frac{\alpha}{2 \cdot \pi}\right)}$$

**VERSTÄNDNIS+** Dazu eine Erläuterung:
Der Kreisumfang U ist bekanntlich durch 2 · π · r gegeben. In diesem Fall ist der Radius r die **Länge L des Fadenpendels,** also

$$U = 2 \cdot \pi \cdot L$$

Mit dieser Formel beschreibt man aber die gesamte Kreislänge, also den Umfang, den eine gesamte Umdrehung des Fadenpendels hätte. Wir wollen aber nur die Strecke s, die lediglich ein **Teil des Umfangs** ist. Diese Strecke hat hier denselben Anteil am Umfang 2 · π · L wie der Winkel α an der Kreislänge 2 · π. Genauer bedeutet das, dass s dasselbe Verhältnis zu U hat, wie α zu 2 · π. Deshalb multipliziert man U einfach mit dem Verhältnis (α/2 · π) und bekommt dadurch genau die Strecke s, deren Anteil am Kreisumfang den wir uns wünschen.
Des Weiteren verändert sich logischerweise auch das Verhältnis nicht, wenn man den Radius des Kreises verändert. Bei der Berechnung, wenn man sie denn täte, wäre es wichtig, für α das Bogenmaß (nicht den Winkel) einzusetzen, da Winkelgeraden nicht dasselbe wie Strecken sind.

Notizen

Das kann man kürzen

$$s = 2 \cdot \pi \cdot L \cdot \left(\frac{\alpha}{2\pi}\right) = L \cdot \alpha$$

und umformen, dann wird aus $\mathbf{s = L \cdot \alpha}$

$$\alpha = \frac{s}{L}$$

Was man dann wiederum in

$$F_0 = F_g \cdot \sin(\alpha)$$

einsetzen kann:

$$F_0 = F_g \cdot \sin\left(\frac{s}{L}\right)$$

Jetzt haben wir aber ein Problem: Die Rückstellkraft $F_0$ ist beim Fadenpendel nicht wie beim Hook schen Gesetz ($F_0 = -D \cdot s$) proportional zu s, sondern zu sin(s). Das bedeutet, dass das Fadenpendel **nicht harmonisch** schwingt. Unsere Prüfung, ob das Fadenpendel harmonisch schwingt, ergibt also: nein!

**AUS DEM MEDIZINSTUDIUM** Mathematiker „schummeln" gerne. Für ganz kleine Auslenkungen ist nämlich auch das Fadenpendel harmonisch. Denn wenn man für α bei sin(α) einen kleinen Wert (< 10°) eingibt, so ist $\alpha \approx \sin(\alpha)$.

Das bedeutet dann aber, dass

$$F_0 = F_g \cdot \sin\left(\frac{s}{L}\right) \approx Fg \cdot \frac{s}{L}$$

Da bekanntlich die Gravitationskraft $F_g = m \cdot g$ ist, gilt

$$F_0 \approx m \cdot g \cdot \frac{s}{L}$$

Wenn wir uns jetzt vor Augen führen, dass die Federkonstante D die Einheit N/m hat

$$D = \frac{m}{t^2}$$

Wobei **m** für Masse steht und **t** für Zeit. Rechnet man das in Einheiten um, heißt es

$$D = \frac{kg}{s^2}$$

Da die Fallbeschleunigung die Einheit (9,81) $m/s_2$ hat, gilt

$$g = \frac{m}{s^2}$$

Damit hat man für

$$m \cdot g \rightarrow kg \cdot \frac{m}{s^2}$$

Setzt man das nun in $N(F_0)$ ein, wobei N für Newton steht, erhält man

$$N\,(F_0) \approx \left(\frac{kg}{s^2}\right) \cdot \frac{m^2}{m} \approx m \cdot \frac{kg}{s^2}$$

bzw.

$$F_0 \approx D \cdot s$$

→ Wieder das Hook'sche Gesetz!

Damit ist die Schwingung des Fadenpendels bei genügend kleinen Auslenkungen **doch harmonisch.**

Wir geben zu: Das war jetzt doch nicht ganz so „einfach" wie angekündigt. Jedoch werden die nächsten Kapitel mit diesem großen Basiswissen sicherlich leichter zu bewältigen sein.

**MedAT-Stichwort**
Gedämpfte Schwingungen

## 27.3 Gedämpfte Schwingungen

**MedAT-GEHEIMTIPP** Hier werden gerne Fragen zur Resonanz gestellt (2×; zuletzt 2024). 2025 wurde geprüft, was sich im Verlauf der Zeit bei einer harmonisch gedämpften Schwingung verändert - nur die Amplitude.

Warum schwingt das Fadenpendel in der Realität nicht harmonisch?
Harmonische Oszillatoren setzen einzig und allein potenzielle in kinetische Energie um. Da das Fadenpendel aber ebenso vom **Luftwiderstand** beeinflusst wird, sieht seine Kurve nicht eindeutig wie eine Sinuskurve aus, sondern wie in ➤ Abb. 27.3. Man sagt, die Schwingung wird durch den Luftwiderstand (linear) **gedämpft** – denn das System verliert Energie durch die Reibung am Luftwiderstand!
Die obigen Aussagen (und die ➤ Abb. 27.3) zeigen uns, dass die Amplitude $\mathbf{y_0}$ der Schwingung mit jeder Periode abnimmt. Genau genommen nimmt sie eigentlich kontinuierlich ab.

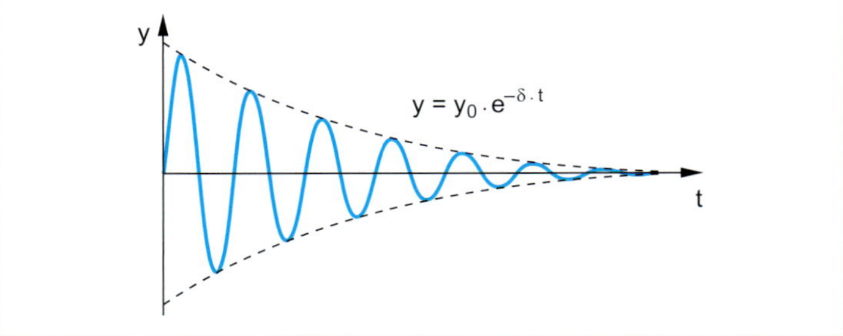


**Abb. 27.3** Zeitabhängiger Verlauf einer gedämpften Schwingung [L253]

Will man noch genauer sein und den **Momentanwert bzw. den gesamten Abklingvorgang** $\mathbf{y_{(t)}}$ einer gedämpften Schwingung herausfinden, muss man sich der Exponentialfunktion aus der ➤ Abb. 27.3 bedienen.
Geht man noch weiter, ist die Zeit**abhängigkeit** $y_{(T)}$ der gedämpften Schwingung

$$y_{(t)} = y_0 \cdot \sin(\omega t + \phi) e^{-\delta t}$$

Dabei ist $\mathbf{y_0}$ wie gesagt die Amplitude der Schwingung(en), $\boldsymbol{\omega}$ die Eigenfrequenz des gedämpften Systems, **t** die Schwingungsdauer, $\boldsymbol{\varphi}$ der Phasenwinkel und **e** bekanntlich das Kürzel der Exponentialfunktion (➤ Kap. 40.6), während $\boldsymbol{\delta}$ (Delta) die Abklingkonstante ist.
Für Letztere gilt $\boldsymbol{\delta > 0}$. Außerdem besteht sie aus dem Produkt der ungedämpften Eigenkreisfrequenz $\boldsymbol{\omega_0}$ und dem (Lehr'schen) Dämpfungsmaß **D,** welches ein Zahlenwert (also dimensionsloses Maß) für die Dämpfung einer Schwingung ist:

$$\delta = D \cdot \omega_0$$

Man versteht unter der ungedämpften Eigenkreisfrequenz $\omega_0$ die Eigenkreisfrequenz am Zeitpunkt t = 0, da die Dämpfung logischerweise ja erst mit Beginn der Schwingung anfangen kann.

## 27.4 Erzwungene Schwingungen (Resonanz)

Bleiben wir beim Fadenpendel. Jetzt stellen wir uns aber vor, dass das Fadenpendel als Masse statt der Bleikugel einen Tennisball hat. Es ist zwar irrelevant, aus welchem Stoff die Masse besteht und theoretisch auch, wie schwer sie ist, jedoch kann man sich Folgendes mit einem Tennisball besser vorstellen:
Stellt euch vor, ihr steht unter dem Tennisball-Fadenpendel und habt einen Tennisschläger in der Hand. Ihr haltet den Schläger mit seiner breiten Fläche parallel zu eurem Oberkörper vor euer Gesicht und schlagt den Ball sekündlich immer mit der gleichen Kraft von euch weg.
Ihr mit eurem Tennisschläger seid nun eine äußere periodische Kraft, die eine **Schwingung** des Fadenpendels **erzwingt.** Jetzt könnt ihr euch aber denken, dass der Ball vielleicht länger als 1 s braucht, um die ihm von euch aufgebürdete kinetische Energie wieder komplett als Ruheenergie innezuhaben. Deshalb **steigt die kinetische Energie** des schwingungsfähigen Systems (Ball plus Faden). Das merkt ihr daran, dass der Ball bei jedem Schlag immer weiter fliegt. Dieses Phänomen nennt man **erzwungene Schwingung** bzw. auch **Resonanz.**

**VERSTÄNDNIS⁺** Der Unterschied zur **harmonischen Schwingung** ist der, dass bei der harmonischen Schwingung keine periodische Kraft auf sie einwirkt. Stattdessen wird das schwingungsfähige System einmal angeregt und schwingt infolgedessen harmonisch.
Jedoch kann es sein, dass die erzwungene Schwingung zur harmonischen wird, wenn sie sich mit einer Sinuskurve beschreiben lässt (➤ Kap. 27.4.1).

## 27.4.1 Perfekte (maximale) Resonanz

Die **perfekte (maximale) Resonanz** ist gegeben, wenn ihr dem Ball mit eurem Schlag diejenige kinetische Energie mitgebt, die es beim Zurückkommen wieder verliert. Dadurch wird nämlich die Frequenz des Fadenpendels ($\omega_0$) mit der Frequenz eures Schlages ($\omega$) **identisch**

$$\omega_0 = \omega$$

**MedAT-GEHEIMTIPP** Im MedAT würde man zum Beispiel fragen, wann denn die Resonanz maximal ist.

Die Amplituden der beiden schwingenden Systeme ($\omega$ und $\omega_0$) bleiben dabei **konstant.**
Jedoch dürft ihr nicht vergessen, dass ihr den Ball zu Beginn ja aus dem Ruhezustand geholt habt und es dann bis zu einer perfekten Resonanzschwingung ohne Energieverlust vom schwingungsfähigen System **hochgeschlagen** habt. Deshalb ist auch eine perfekte Resonanz **nicht genau dasselbe** wie eine sofortig auftretende **harmonische Schwingung.**

## 27.4.2 Resonanzkatastrophe

Was passiert aber, wenn ihr den Ball, wie zu Beginn erläutert, mit einer konstanten Kraft pro Sekunde weiter bearbeitet? Seine **Amplitude wächst** immer weiter an, und er trifft wahrscheinlich irgendwann die Decke.
Jedoch kann das konstante Zufügen von größerer Schwingungsenergie schwerwiegendere Folgen haben als ein Tennisball, der die Decke trifft. Stellt euch vor, ihr steht an einem Metallgeländer irgendeiner x-beliebigen Treppe und führt nachfolgendes Experiment durch:
Ihr umgreift den horizontalen Handlauf des Geländers, der aus einem elastischen Material geschweißt ist und beginnt ihn **mit konstanter Frequenz** hin und her zu schwingen. Ihr werdet dabei merken, dass es immer leichter wird, das Material zu bewegen, da es die kinetische Energie beibehält, die ihr ihm konstant zuführt. Mit jedem Hin und Her fügt ihr dem Material aber stets ein Stückchen Energie zu, wodurch die **gesamte kinetische Energie** des schwingungsfähigen Systems **immer größer** wird. Dadurch wird auch die Amplitude der Schwingung immer größer bis zu dem Punkt, da das System den schwingungsfähigen Amplitudenbereich verlässt. Die kinetische Energie der Schwingung ist dann so groß, dass das Material nicht mehr elastisch genug ist und schlicht und einfach bricht. Dieses Phänomen nennt man **Resonanzkatastrophe.**

**AUS DEM MEDIZINSTUDIUM** Ein interessanter Hinweis für diejenigen, die sich eventuell schon für ein Jurastudium eingeschrieben haben:
Der Absatz (6) des § (Paragraph) 27 der deutschen StVO (Straßenverkehrs-Ordnung) untersagt den Marsch im Gleichschritt auf Brücken.
Warum? Wegen der Gefahr einer **Resonanzkatastrophe!**

Zu guter Letzt ist noch zu erwähnen, dass auch solche Systeme dem Luftwiderstand oder anderen Dämpfungen unterliegen, sodass man eine Resonanzkatastrophe durch verschiedene Maßnahmen unterbinden kann. Man kann z. B. die Dämpfung verstärken, die äußere periodisch einwirkende Kraft verringern oder gleich ganz weglassen, woraufhin sich das schwingungsfähige System wie eine gedämpfte Schwingung verhält und irgendwann in einen Gleichgewichtszustand verfällt.

Notizen

KAPITEL

# 28 Wellen

Deniz Tafrali

## 28.1 Einführung

Was Schwingungen sind, haben wir in ➤ Kap. 27 exzessiv ausgearbeitet.

**MedAT-Stichwort**
Schwingungen und Wellen

**DEFINITIONEN** Schwingungen, die sich **im Raum ausbreiten,** bezeichnet man als **Welle.** Sie können sich in **ein-, zwei-** und **dreidimensionaler** Richtung ausbreiten.

Die Welle kann man in zwei verschiedene Formen klassifizieren (➤ Abb. 28.1):

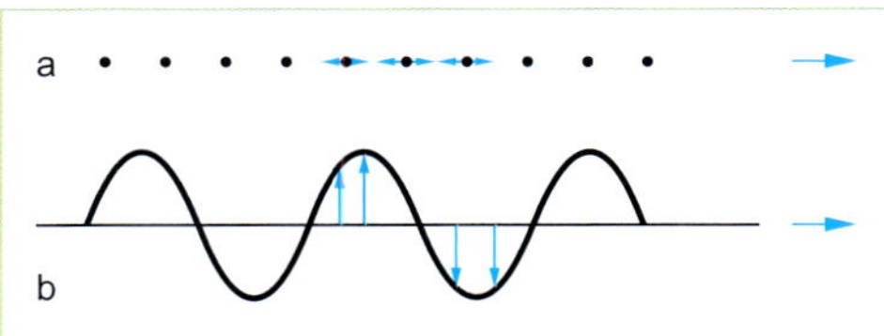


**Abb. 28.1** (a) Longitudinalwellen und (b) Transversalwellen [L253]

### 28.1.1 Longitudinalwellen

Man bezeichnet diejenigen Wellen als longitudinal (Längswellen), die in ihre **Ausbreitungsrichtung schwingen.** Das klassische Beispiel ist der Schall, dessen Ausbreitung in ➤ Kap. 28.3 beschrieben wird. Analog dazu könnt ihr euch auch einen geradlinigen Faustschlag vorstellen, der die Luftmoleküle an den Fingerknöcheln und den Grundgliedern der Finger in longitudinale Richtung einmalig zur Schwingung anregt, welche wiederum ihre Schwingung an die nächstliegenden Luftmoleküle weitergeben.

### 28.1.2 Transversalwellen

Die Transversalwelle hingegen schwingt **senkrecht zur Ausbreitungsrichtung.** Hier ist das Paradebeispiel das Schwingen der Saite einer Gitarre. Anschaulicher ist aber die Bewegung, die man mit der Hand macht, wenn man eine klassische Wasserwelle nachahmt.

### 28.1.3 Geschwindigkeit von Wellen

Außerdem kann man die **Geschwindigkeit einer Welle** mit einer sehr einfachen Formel beschreiben. Als Formelzeichen der Ausbreitungsgeschwindigkeit ist das **c** gebräuchlich.
Die Ausbreitungsgeschwindigkeit ist das Produkt aus der Wellenlänge **λ** (Lambda) und der Frequenz **f** einer Welle. So wie jegliche Geschwindigkeiten hat auch die Geschwindigkeit der Welle die Einheit m/s.

$$s = f \cdot \lambda$$

$$f = \frac{1}{s} = s^{-1}$$

$$[c] = [f] \times [\lambda] = s^{-1} \cdot m = \frac{m}{s}$$

**AUS DEM MEDIZINSTUDIUM** Man bezeichnet die Ausbreitungsgeschwindigkeit als **Phasengeschwindigkeit $v_p$.** Für unsere Zwecke reicht aber der gebräuchliche Name Ausbreitungsgeschwindigkeit c.

Wenn man eine Formel für die Geschwindigkeit einer Welle beschreibt, kann man sich denken, dass es unterschiedliche Geschwindigkeiten von Wellen geben muss. Diese sind abhängig von dem sogenannten **Medium,** in der sich die Welle befindet. Stellen wir uns einen Lichtstrahl vor, der aus der Luft in ein anderes Medium (sagen wir Glas) übergeht. Es ändert sich bei diesem Übergang seine Ausbreitungsgeschwindigkeit c – sie wird geringer. Die Abnahme von c ist dabei der **Änderung der Wellenlänge λ** geschuldet, während die Frequenz f der Welle unverändert bleibt.
Die meisten Arten von Wellen brauchen ein Medium, um sich ausbreiten zu können. Solche Medien können zum Beispiel die Luft, das Wasser oder Glas sein. Ausgenommen von dieser Regel ist das Licht, welches sich auch im Vakuum ausbreiten kann. Als ein Gegenbeispiel sind die Schallwellen zu nennen, die nichts anderes sind als die Schwingung von Luftmolekülen und sich daher nicht im Vakuum ausbreiten.

**MedAT-GEHEIMTIPP** Zur Amplitude, Frequenz und Ausbreitungsgeschwindigkeit von Wellen werden gerne Fragen gestellt. Die obige Formel ($c = f \cdot \lambda$) wird dabei stets vorausgesetzt.

**MedAT-GEHEIMTIPP** Gerne wird auch das allgemeine Verständnis der Wellenlehre überprüft. Aufgaben dazu könnten wie folgt aussehen:
Sind Schallwellen Transversalwellen? (Nein.)
Breiten sich Schallwellen im Wasser schneller aus als in der Luft? (Ja! Die Moleküle von Flüssigkeiten befinden sich nämlich räumlich in geringerem Abstand zueinander als die von Gasen. Dadurch pflanzt sich die Schwingung der Schallwelle effizienter fort.)
Sind Transversal- oder Longitudinalwellen unabhängig vom Medium? (Das kann man pauschal nicht sagen, also ist das auch falsch.)
2022 wurde auch eine Frage zum Doppler-Effekt gestellt. 2023 wurde geprüft, was die Wellenlänge beschreibt: Abstand zweier Punkte gleicher Wellenphase. 2024 wurde nach Synonymen des Begriffs Transversalwelle gefragt (= Quer-, Schub- oder Scherwelle).

## 28.2 Huygen'sches Prinzip (Elementarwelle)

**MedAT-Stichwort**
Elementarwellen

Betrachtet man die Ausbreitung von Wellen, hat sich in der Vergangenheit das Huygen'sche Prinzip behauptet. Es besagt, dass jeder Punkt auf einer Wellenfront selbst die Quelle von kleinen, sphärischen Wellen ist. Man nennt sie die **Elementarwellen.** Sie breiten sich theoretisch mit genau **derselben Geschwindigkeit** aus wie die Wellenfront.

**MedAT-GEHEIMTIPP** Gern geprüft wird auch die Hauptaussage des Huygen'schen Prinzips, die da lautet: Jeder Punkt der Wellenfront stellt den Ausgangspunkt einer Elementarwelle dar. Und im Jahr 2023: Wann spricht man von einer desktruktiven Interferenz? Bei einer Phasenverschiebung von $\lambda/2$.

Nehmen wir eine Wellenfront mit der Geschwindigkeit c an, die sich in einem Medium (sagen wir Luft) von links nach rechts bewegt. Vereinfacht kann man sie als vertikale Linie betrachten, die sich nach rechts ausbreitet (➤ Abb. 28.2).

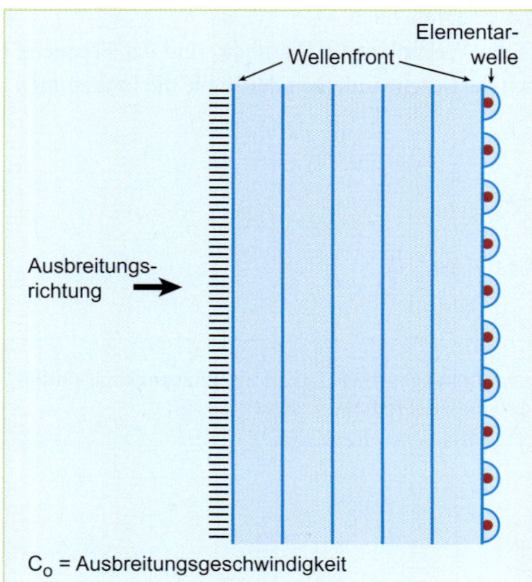


**Abb. 28.2** Ausbreitung einer Wellenfront ohne Brechung oder Verlangsamung [P605, L126]

Trifft die Wellenfront mit ihren Elementarwellen nun auf ein anderes Medium (sagen wir Glas), in dem es sich **langsamer ausbreitet** als in der Luft, laufen auch die Elementarwellen langsamer (➤ Abb. 28.3).
Ist die Eintrittsgerade (bei 2D-Wellen) bzw. -fläche (bei 3D-Wellen) parallel zur Wellenfront bzw. orthogonal (normal bzw. senkrecht) zur Ausbreitungsrichtung, ändert sich die Ausbreitungsrichtung der Welle **nicht.**
Ist die Eintrittsgerade bzw. -fläche jedoch **nicht parallel** zur Wellenfront, sondern z. B. schräg nach oben, dann trifft die **unterste** Elementarwelle der Wellenfront als **erstes** auf das neue Medium und bewegt sich dadurch auch vor allen anderen Elementarwellen mit der langsameren Geschwindigkeit des neuen Mediums (➤ Abb. 28.4).
Die anderen Wellen hingegen haben in derselben Zeit einen größeren Weg zurückgelegt, weshalb sie später in das neue Medium eintreten. Darum sind sie in der Wellenfront nun **weiter „hinten"** als die unterste Elementarwelle. Daraus ergibt sich eine im Vergleich zur vorher betrachteten Ebene **schräge Wellenfront.**
Dieses Phänomen bezeichnet man als **Brechung.**

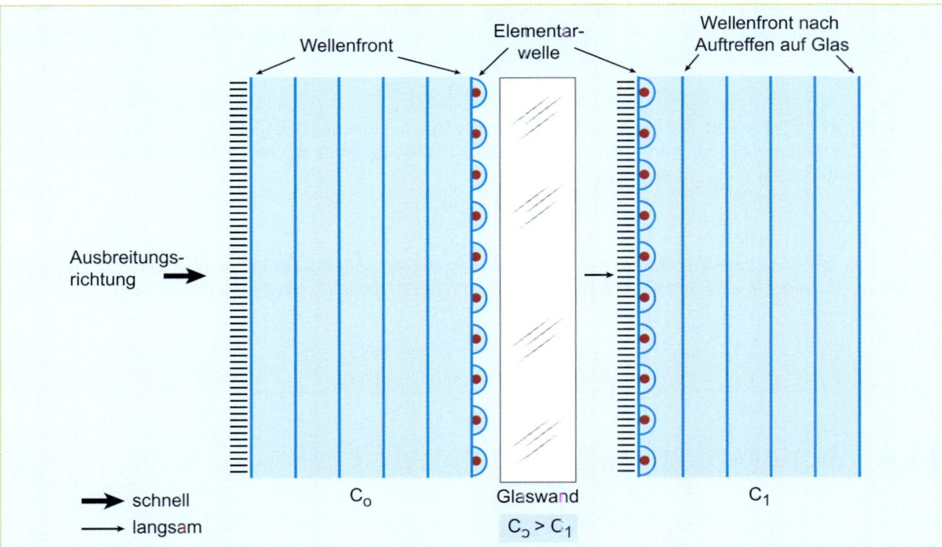


**Abb. 28.3** Trifft die Wellenfront auf ein Medium, dessen Eintrittsgerade (2D) bzw. -fläche (3D) parallel zur Wellenfront bzw. orthogonal zur Ausbreitungsrichtung der Welle liegt, ändert sich die Ausbreitungsrichtung der Welle nicht – es verändert sich lediglich die Geschwindigkeit der gesamten Wellenfront. [P605, L126]

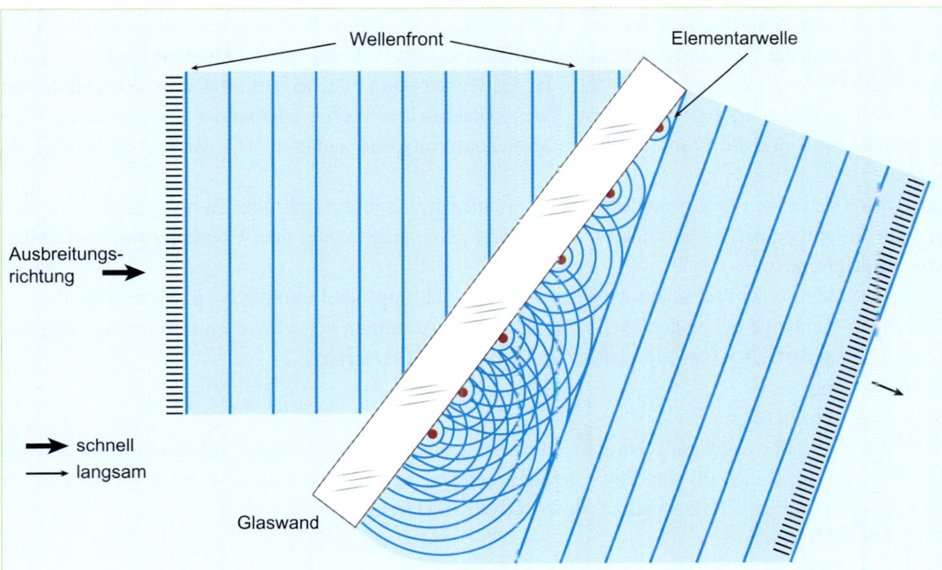


**Abb. 28.4** Ist die Eintrittsgerade bzw. -fläche nicht parallel zur Wellenfront, trifft die unterste Elementarwelle der Wellenfront als erstes auf das neue Medium und bewegt sich dadurch auch vor allen anderen Elementarwellen mit der langsameren Geschwindigkeit des neuen Mediums. Die anderen Wellen haben in derselben Zeit zwar einen größeren Weg zurückgelegt, treten aber später in das neue Medium ein, weshalb sie sich in der Wellenfront nun weiter „hinten" bewegen. Daraus ergibt sich eine schräge Wellenfront. [P605, L126]

Notizen



## 28.3 Harmonische Wellen

MedAT-Stichwort
Harmonische Wellen

Harmonische Wellen sind solche Wellen, die ihren Ursprung in der periodischen Anregung von Teilchen haben (z. B. durch das wiederholte Zupfen der Saite einer Gitarre). Das periodische Zupfen einer Saite regt die Teilchen in ihrer Umgebung zu einer **harmonischen Schwingung** um ihre jeweilige Gleichgewichtslage an, welche wiederum die umliegenden Luftmoleküle zu derselben Art von Schwingung anregen. Dieser Vorgang, der **eine Schallwelle** beschreibt, breitet sich wellenförmig aus, weshalb er eine **harmonische (longitudinale) Welle** darstellt (➤ Abb. 28.1a).

**AUS DEM MEDIZINSTUDIUM** Erinnert ihr euch an das Seil im Chemie-Teil (➤ Kap. 11.1)?
Betrachten wir dasselbe Seil, jedoch diesmal unter den Bedingungen, dass ihr das Seil **gleichmäßig** auf und ab bewegt, sodass **harmonische Wellen** auf ihm entstehen.
Man kann das Verhalten der Wellen an einem ausgewählten Punkt mit der **Wellengleichung** beschreiben. Wir kennen die Formel

$$y_{(T)} = y_0 \cdot \sin(\omega T + \phi)$$

schon aus ➤ Kap. 27.2.3.
Weil man analog zur Winkelfrequenz ω der Schwingungen bei Wellen die Wellenzahl k nutzen muss, ändert sich die Formel des Momentanwerts $y_{(T)}$ einer Schwingung zur Ortsabhängigkeit $\mathbf{y_{(x)}}$ der Welle

$$y_{(x)} = y_0 \cdot \sin(k \cdot X + \phi)$$

Wobei das **x** den Ort angibt. Bei dieser Formel ist die vertikale Auslenkung des Seiles gegen die y-Achse eines Koordinatensystems aufgetragen – wodurch man die Ortsabhängigkeit $y_{(x)}$ **an einem Punkt der Welle** bekommt. Auch noch wichtig zur Wellenzahl **k** zu wissen:

$$k = 2 \cdot \frac{\pi}{\lambda}$$

Dabei ist λ, wie wir schon wissen, die Wellenlänge. Will man jetzt aber die **räumliche** (x) und die **zeitliche** (T) Änderung der Welle in einer Formel haben, muss man die schon erwähnte **Wellengleichung** aufstellen

$$y_{(x,T)} = y_0 \cdot \sin(k \cdot X - \omega T + \phi)$$

## 28.4 Überlagerung von Wellen (Interferenz)

MedAT-Stichwort
Überlagerung von Wellen

**MedAT-GEHEIMTIPP** Es wurden bisher drei Fragen zur Interferenz gestellt: einmal etwas zur Reflexion von Wellenbergen und einmal eine sehr allgemein gehaltene Verständnisfrage. 2025 wurde nach dem Vorgang gefragt, der passiert, wenn ein Lichtstrahl an zwei Medien gebrochen wird.

Stellt euch zwei Wellen im Wasser vor, die von entgegengesetzten Richtungen aufeinander zu laufen. Nehmen wir an, die Wellen hätten dieselbe Geschwindigkeit, Wellenlänge und Frequenz.
Was passiert, wenn sie aufeinandertreffen? Ist das Wasser dann plötzlich still, weil ihre Geschwindigkeit der jeweils anderen entgegengesetzt ist? Oder klatschen die Wellen aneinander und verstärken ihre Amplitude, weil sich die Kräfte (Impulse) beim Zusammenstoß addieren? Die Antwort ist: sowohl als auch.
Überlagern sich zwei Wellen an einem Ort, so verändern sich ihre Amplituden in Abhängigkeit der Zeit und der Amplitude der jeweils anderen Welle. Dieses Phänomen nennt man **Überlagerung von Wellen** bzw. **Interferenz.**
Laufen zwei identische Wellen aus entgegengesetzten Richtungen aufeinander zu, passiert Folgendes:
Sind die Wellenberge bei beiden Wellen in Ausbreitungsrichtung vorne, werden sich ihre Amplituden beim Aufeinandertreffen (bei 1π) addieren (**konstruktive Interferenz**).
Bei 0 π ➤ Abb. 28.5.
Bei 1 π ➤ Abb. 28.6.
Geht man eine halbe Kreisumdrehung (bei 2π) weiter, stehen die Wellenberge auf den Wellentälern. Sie addieren sich auch – jedoch sind ihre Vorzeichen entgegengesetzt, weshalb sie sich bei Wellen gleicher Wellenlänge und Frequenz auslöschen (**destruktive Interferenz**).
Bei 2 π ➤ Abb. 28.7.
Bei 3 π ➤ Abb. 28.8.
Bei 4 π ➤ Abb. 28.9.

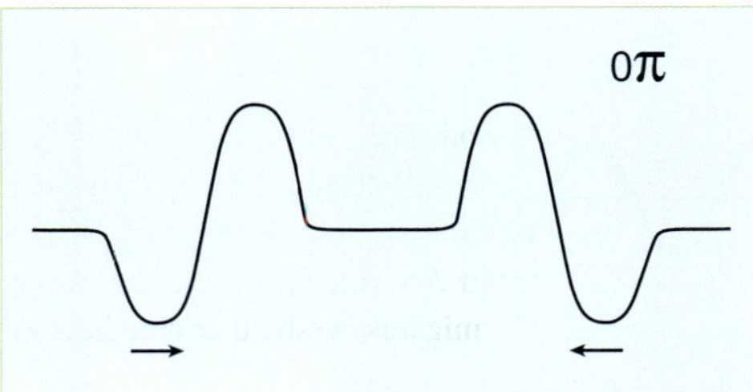


**Abb. 28.5** Anbahnung einer Interferenz bei aufeinander zulaufenden Wellen bei 0 π. [P605, L126]

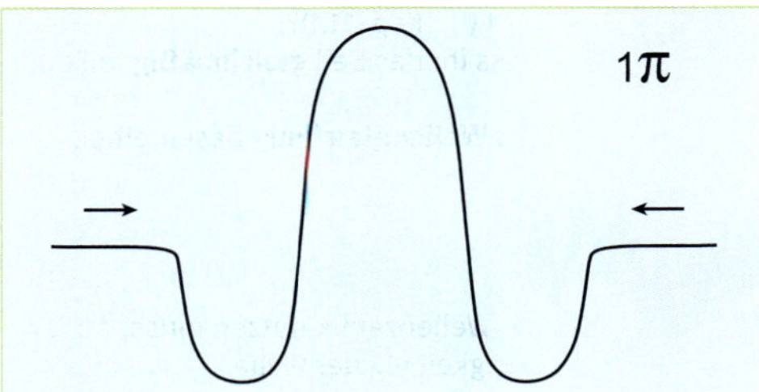


**Abb. 28.6** Konstruktive Interferenz bei 1 π [P605, L126]

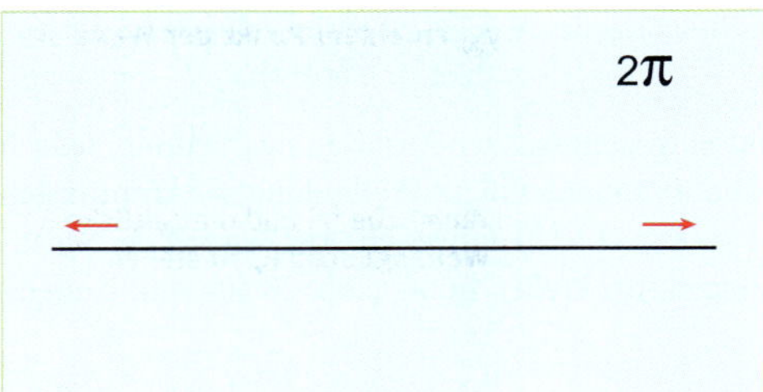


**Abb. 28.7** Destruktive Interferenz bei 2 π [P605, L126]

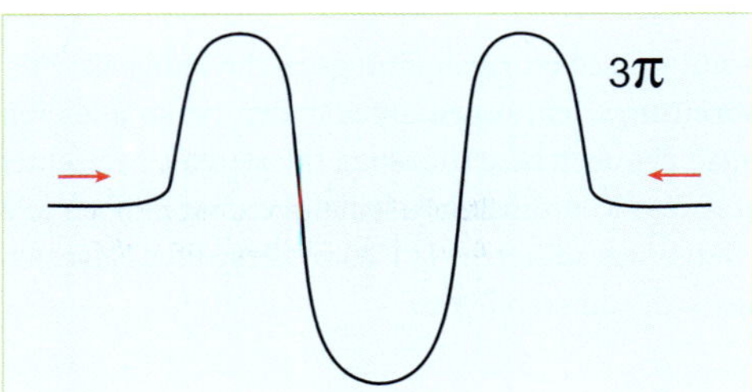


**Abb. 28.8** Erneute konstruktive Interferenz bei 3 π [P605, L126]

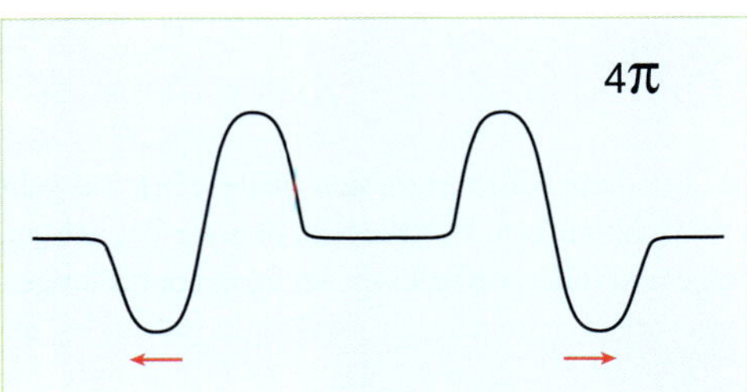


**Abb. 28.9** Entgegenlaufende Wellen [P605, L126]

Zusammengenommen ist beim Zusammentreffen am Zeitpunkt π die Amplitude der Wellenberge in der **doppelten Amplitude** der überlagerten Welle repräsentiert. Beim Zeitpunkt 2 π, wenn die Berge auf den Tälern stehen, **löschen sich die Wellen** gegenseitig **aus.**

**VERSTÄNDNIS⁺** Wichtig: Die Länge 1π ist gleichzusetzen mit der **halben Wellenlänge.** Das bedeutet, dass 2π eine **ganze Wellenlänge** ist.
Daraus könnt ihr auch direkt schlussfolgern, dass je ein **Wellenberg** bzw. **-tal** gleich eine halbe Wellenlänge sein muss.

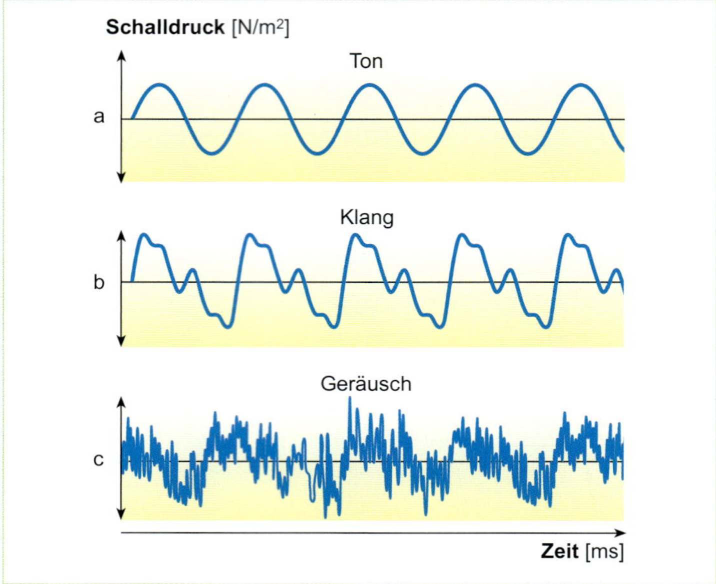


**Abb. 28.10** Formen von Schallwellen. (a) Sinusschwingung als Grundlage des Tons; (b) aus mehreren Tönen zusammengesetzter Klang; (c) chaotisch frequentiertes Geräusch [L106]

In obigem Beispiel sind es zwei identische Wellen mit entgegengesetzter Ausbreitungsrichtung. Jedoch interferieren in der Realität natürlich auch Wellen, die **unterschiedliche Wellenlängen, Amplituden** und **Frequenzen** oder auch **Phasenverschiebungen** (➤ Kap. 27.2.3) aufweisen. Am Beispiel der Schallwellen sind derartige vermischt-konstruktive und -destruktive Wellen in ➤ Abb. 28.10b und c aufgeführt.

## 28.5 Stehende (stationäre) Welle

Laufen zwei **identische harmonische Wellen** (also mit derselben Ausbreitungsgeschwindigkeit, Frequenz und Amplitude) mit **entgegengesetzten Ausbreitungsrichtungen** aufeinander zu, so addieren und subtrahieren sich ihre Wellenberge und -täler gemäß der oben beschriebenen Interferenz. Betrachtet man einen beliebig großen Ort dieser Interferenz auf einem Koordinatensystem, sagen wir einfach je 6 Wellenberge und -täler, dann sieht man, dass erst die Berge sich addieren ($1\pi$), dann Berge und Täler sich auslöschen ($2\pi$) und schließlich die Berge **und** die Täler sich addieren ($3\pi$).

**VERSTÄNDNIS⁺** Wichtig zu unterscheiden: In ➤ Kap. 28.4 haben wir **nur einen** Wellenberg und **ein** Wellental betrachtet. Bei obigen Erläuterungen gehen wir aber von mehreren (eigentlich unendlich vielen) **aufeinanderfolgenden Wellenbergen und -tälern** aus!

Daraufhin löschen sich die Berge und Täler wieder aus ($4\pi$), dann addieren sie sich wieder ($5\pi$). Das geht so lange weiter, bis keine Wellenberge und -täler mehr nachkommen. Der Bereich, den wir betrachten, also sechs-beliebige, aufeinander zulaufende Wellenberge und -täler, verhält sich bei unserem bisherigen Wissen kontraintuitiv, also nicht erwartungsgemäß.
Warum?
Da sich die Wellen durch ihre entgegengesetzte Ausbreitungsrichtung stets addieren und wieder auslöschen, entstehen auf dem Koordinatensystem fixe Punkte, die durch das Ineinanderlaufen der Wellen nicht verändert werden – man nennt sie **Schwingungsknoten** bzw. **Wellenknoten.** Der Bereich von einem Schwingungsknoten zum anderen ist in unserem Beispiel mit der Länge $1\pi$ (halbe Wellenlänge) gegeben. Dieser Bereich wiederum **ändert** stets seine **Amplitude** aufgrund der durch ihn entgegengesetzt durchlaufenden Wellen – je nachdem ob es Wellentäler oder -berge sind. Diese Veränderlichkeit der Amplituden bei fixen Knotenpunkten spiegelt das Verhalten einer **stehenden (stationären) Welle** dar.
Experimentell kann man dieses Phänomen mit einem Seil nachprüfen. Man bindet das Seil an einem Ende fest und beginnt es am losen Ende periodisch auf und ab zu bewegen. Da das Seil ein festes Ende hat, werden die vom losen Ende ausgehenden Wellen am festen Ende reflektiert, was zu einer Interferenz der neu entstehenden Wellen mit den reflektierten Wellen führt. Betrachtet man einen ausreichend langen

Abschnitt des Seils, wird man sehen, dass sich die Wellenberge und -täler der verschiedenen Wellen am Seil in der Manier einer stehenden Welle überlagern und auslöschen.

**MedAT-GEHEIMTIPP** 2015 wurde auch mal nach den Eigenschaften einer stehenden Welle gefragt. Merkt euch dazu einfach die Unveränderlichkeit der Wellenknoten und die Variabilität der Amplituden der Bereiche zwischen diesen Punkten.
Außerdem wurde schon einmal nach der Entstehung harmonischer Wellen gefragt.

## 28.6 Polarisation von Wellen

Die Polarisation einer Welle beschreibt die **geometrische Ausrichtung** ihrer Schwingung im **dreidimensionalen Raum.** Da **Longitudinalwellen** in ihre Ausbreitungsrichtung schwingen, ist die geometrische Ausrichtung ihrer Schwingung gleich ihrer Ausbreitungsrichtung. Daher kann man an ihnen **keine Polarisation** beobachten.
Transversalwellen hingegen schwingen senkrecht zu ihrer Ausbreitungsrichtung, weshalb ihre geometrische Ausrichtung ungleich ihrer Ausbreitungsrichtung ist. Die ➤ Abb. 28.1b zeigt eine Transversalwelle, die orthogonal (senkrecht) zur Ausbreitungsrichtung schwingt. Wenn man sich dieses Bild im dreidimensionalen Raum vorstellt, schwingt die Transversalwelle auch dann senkrecht, wenn die Richtung der Schwingung (auf einer gedachten z-Achse) zum Auge des Lesers hin und vom Auge des Lesers weg liegt – denn der **Winkel zur x-Achse** bleibt dadurch ja trotzdem ein **90°-Winkel.**
Schwingt nun eine Welle in verschiedene Richtungen der z-Achse (oder auch Ebenen), nennt man sie unpolarisiert. Schwingt sie hingegen (wie in ➤ Abb. 28.1) lediglich in **einer Richtung bzw. Ebene,** dann spricht man von **(linearer) Polarisation.**
Zur Verdeutlichung kann man sich eine Vorrichtung mit vertikalen Gitterstäben (wie im Gefängnis) vorstellen. Schickt man eine unpolarisierte Transversalwelle mit verschiedenen Schwingungsrichtungen durch die Gitterstäbe, gelangen nur diejenigen Schwingungen durch die Gitterstäbe hindurch, die auch parallel zu den Gitterstäben orientiert sind. Die Welle ist dann **polarisiert.**
Stellt man sich vor, dass man eine unpolarisierte Welle betrachtet, die direkt auf einen zukommt, dann sehen ihre unpolarisierten Schwingungsrichtungen (-ebenen) wie die Strahlen eines Sterns aus (➤ Abb. 28.11a).
Die Welle würde sich bei dieser Betrachtungsweise aus dem Buch heraus in unser Auge bewegen. Schickt man diese unpolarisierten Wellen durch die vertikalen Gitterstäbe (➤ Abb. 28.11b), wird aus dem Stern eine vertikale Gerade (Ebene; ➤ Abb. 28.11c) und somit eine **polarisierte Welle.**

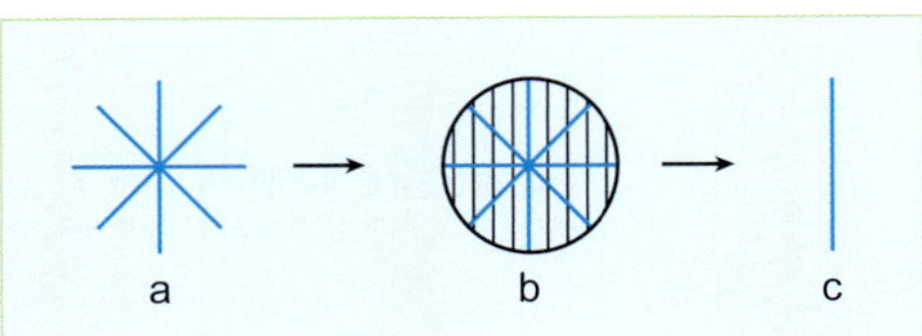


**Abb. 28.11** (a) Unpolarisierte Welle. (b) Unpolarisierte Welle beim Auftreffen auf ein Gitter. (c) Polarisierte Welle. [P605, L126]

**AUS DEM MEDIZINSTUDIUM** Dieser Mechanismus wird bei sogenannten **Polarisationsfiltern** angewendet.

Wir betrachten ein weiteres Mal ein Seil als Beispiel. Bewegt man das Seil nur auf und ab und nach links und rechts, so beschreibt man auf dem Seil Wellen, die **linear polarisiert** sind (wie in ➤ Abb. 28.1). Würde man das Seil an einem Ende nehmen und in seiner Querausrichtung **drehen,** dann würden sich Wellen je nach Drehrichtung rechtshändig oder linkshändig zum anderen Seilende (in Ausbreitungsrichtung) ausbreiten. In diesem Fall spricht man von **zirkular polarisierten Wellen** (➤ Abb. 28.12).

**AUS DEM MEDIZINSTUDIUM** **Elliptisch polarisierte Wellen** sind eine Mischform von polarisierten Wellen, die elliptisch in Ausbreitungsrichtung schwingen.

**MedAT-GEHEIMTIPP** Auch schon mal gefragt: In wie vielen Raumebenen schwingen linear polarisierte Wellen?

Notizen

**MedAT-Stichwort**
Polarisation

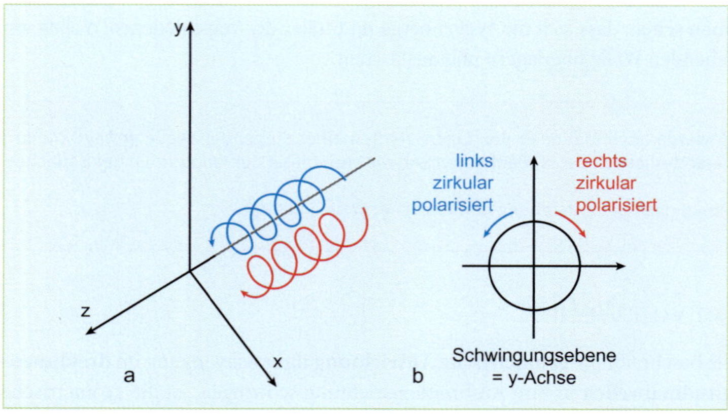


**Abb. 28.12** Zirkulär polarisierte Wellen (a) im dreidimensionalen kartesischen Koordinatensystem dargestellt: links zirkular polarisierte Welle (blau), rechts zirkular polarisierte Welle (rot); (b) im zweidimensionalen kartesischen Koordinatensystem dargestellt: zirkulare Polarisierung von Wellen [P605, L126]

Notizen

KAPITEL

# 29 Thermodynamik

Sinan Barus

## 29.1 Einleitung

**MedAT-Stichwort**
Wärmelehre

Habt ihr euch jemals gefragt, warum euer Kaffee abkühlt, wenn ihr ihn zu lange stehen lasst, oder warum ein Topfdeckel beim Kochen plötzlich anfängt zu klappern? Die Antwort auf solche Fragen liefert die **Thermodynamik** – die Wissenschaft, die sich mit **Energie, Wärme und Arbeit** beschäftigt. Sie erklärt, wie Energie zwischen Objekten fließt, warum manche Prozesse von allein ablaufen und andere nicht, und wie die grundlegenden Gesetze der Natur unsere Welt formen.
Thermodynamik klingt zunächst vielleicht nach einem trockenen Thema, doch sie ist überall um uns herum. Ob es um die Funktionsweise von Motoren geht, die Leistung einer Wärmepumpe, das Verhalten von Gasen oder die Bedeutung von Wasser in der Natur – die Thermodynamik steckt hinter all diesen Phänomenen. Sie hilft uns zu verstehen, wie Energie gespeichert, übertragen und genutzt wird, sei es in Kraftwerken, in der Medizin oder in deinem täglichen Leben, wenn du beispielsweise eine kalte Cola aus dem Kühlschrank holst.
Im Zentrum der Thermodynamik stehen Konzepte wie **Temperatur, Wärme und Arbeit.** Sie beschreibt, wie sich Materie in verschiedenen Zuständen verhält, wie Energie in einem System erhalten bleibt und wie sich natürliche Prozesse immer in Richtung von mehr Unordnung – oder Entropie – bewegen. Auch zunächst kompliziert klingende Phänomene wie Diffusion, Osmose oder der Auftrieb von Luftballons lassen sich mit den Prinzipien der Thermodynamik erklären.

## 29.2 Temperatur

**MedAT-Stichwort**
Temperatur

Die **Temperatur** ist ein Begriff, den wir aus dem Alltag gut kennen – sei es das Messen der Außentemperatur, das Überprüfen der Backofentemperatur oder das Fiebermessen bei einer Krankheit. Doch in der Thermodynamik hat die Temperatur eine sehr präzise und wissenschaftliche Bedeutung: Sie ist ein **Maß für die mittlere kinetische Energie** der Teilchen in einem System. Einfacher ausgedrückt beschreibt sie, wie schnell sich die Moleküle oder Atome eines Stoffes bewegen.
Die Teilchen eines Stoffes – ob Gas, Flüssigkeit oder Feststoff – sind ständig in Bewegung. In einem Gas bewegen sich die Moleküle frei und schnell, stoßen aneinander und ändern ihre Richtung. In einem Feststoff hingegen schwingen die Moleküle an ihren festen Positionen. Die Geschwindigkeit oder Intensität dieser Bewegungen hängt von der Temperatur ab: Je höher die Temperatur, desto schneller bewegen sich die Teilchen, und desto größer ist ihre kinetische Energie (➤ Abb. 29.1).

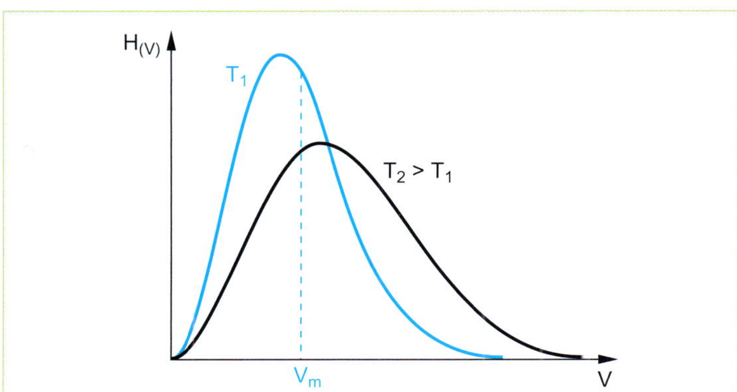


**Abb. 29.1** Häufigkeitsverteilung $H_{(v)}$ der Geschwindigkeit der Moleküle eines Gases bei unterschiedlichen Temperaturen. $v_m$ ist die mittlere Geschwindigkeit. [L253]

Notizen

Dies erklärt auch, warum Gase sich bei höheren Temperaturen **ausdehnen:** Die Teilchen bewegen sich schneller und benötigen mehr Platz. In Flüssigkeiten und Feststoffen wirkt sich die Temperatur auf die Schwingungsamplitude der Moleküle aus, was letztlich auch Materialeigenschaften wie Volumen und Dichte beeinflusst.

Die Temperatur wird mit **Thermometern** gemessen und kann in verschiedenen Einheiten ausgedrückt werden. Die drei gebräuchlichsten Temperaturskalen sind (➤ Abb. 29.2):

- **Celsius** (°C): Diese Skala basiert auf den Gefrier- und Siedepunkten von Wasser bei Normaldruck. 0 °C entspricht dem Gefrierpunkt, 100 °C dem Siedepunkt. Celsius ist die gebräuchlichste Einheit im Alltag und in vielen wissenschaftlichen Anwendungen.
- **Kelvin** (K): Die Kelvin-Skala ist die SI-Einheit für Temperatur und beginnt beim absoluten Nullpunkt (0 K), der bei −273,15 °C liegt. Sie wird vor allem in der Physik und Chemie verwendet, da sie absolute Werte für Temperatur liefert, ohne negative Zahlen.
- **Fahrenheit** (F): Diese Skala ist in den USA und einigen anderen Ländern gebräuchlich. Der Gefrierpunkt von Wasser liegt bei 32 F, der Siedepunkt bei 212 F.

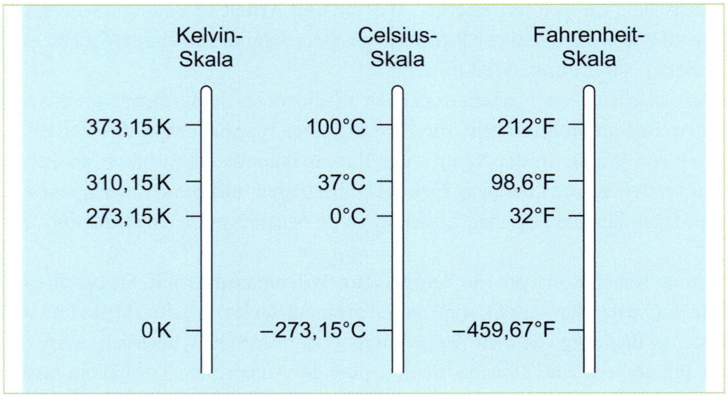


**Abb. 29.2** Die drei verschiedenen Temperaturskalen [L231]

Hierbei ist der **absolute Nullpunkt** für das Verständnis besonders wichtig: Er stellt die **theoretisch niedrigste Temperatur** dar, die ein System erreichen kann. Am absoluten Nullpunkt bewegen sich die Teilchen eines Systems nicht mehr, und ihre kinetische Energie ist minimal. Obwohl dieser Zustand in der Praxis nie vollständig erreicht werden kann, dient er in der Wissenschaft als Bezugspunkt für viele thermodynamische Gleichungen.

Die Kelvin-Skala ist direkt mit der **kinetischen Energie der Teilchen** verknüpft, was sie für wissenschaftliche Berechnungen besonders geeignet macht. Ein Temperaturunterschied von 1 K entspricht exakt einem Unterschied von 1 °C, was die Umrechnung zwischen den beiden Skalen erleichtert:

$$T_K = T_C + 273{,}15$$

Die Temperatur als Konzept ist die treibende Kraft bei der Erklärung von **Energieübertragungen.** Wärme fließt immer von einem System mit höherer Temperatur zu einem System mit niedrigerer Temperatur, bis ein Gleichgewicht erreicht ist. Dies erklärt alltägliche Phänomene wie das Abkühlen eines heißen Getränks oder das Aufheizen eines Raumes durch eine Heizung. Temperaturunterschiede sind die Grundlage für Wärmeübertragung und viele thermodynamische Prozesse.

In der Technik werden Temperaturunterschiede gezielt genutzt, um Energie nutzbar zu machen. Beispielsweise funktioniert ein Wärmekraftwerk, indem es Wärme von einem heißen Reservoir (z. B. durch Verbrennung) auf ein kaltes Reservoir überträgt und dabei Arbeit leistet.

## 29.3 Wärme

**MedAT-Stichwort**
Arbeit und Wärme

**MedAT-GEHEIMTIPP** Wärme und Temperatur sind häufige Prüfungsthemen. Beispielsweise: Unterschied zwischen Wärme und Temperatur, Fragen zu den Temperaturskalen und Allgemeines zur Siedetemperatur. Die spezifische Wärmekapazität ist auch ein gern geprüftes Thema, zuletzt 2025.

Ihr wisst bereits aus vorherigen Kapiteln, dass **Wärme** eine Form der Energie ist. Die Begriffe Wärme und Temperatur werden im Alltag zwar oft synonym verwendet und die Wärme ist auch tatsächlich eng mit der Temperatur verbunden, aber dennoch ein eigenständiger Begriff. Während die Temperatur den Zu-

stand eines Systems beschreibt, steht Wärme für die Energie, die aufgrund eines **Temperaturunterschieds** zwischen zwei Systemen übertragen wird. Wärme ist also ein **Prozess, keine Zustandsgröße.** Sie tritt auf, wenn Energie von einem wärmeren auf ein kälteres System übergeht – ein Phänomen, das wir in unserem Alltag ständig beobachten.
In der Thermodynamik wird Wärme als eine Form von Energie verstanden, die durch den Temperaturunterschied zwischen zwei Systemen oder innerhalb eines Systems fließt. Diese Energieübertragung erfolgt immer spontan **von einem System mit höherer Temperatur zu einem System mit niedrigerer Temperatur.** Der Energiefluss hört erst auf, wenn ein thermisches Gleichgewicht erreicht ist, das heißt, wenn beide Systeme dieselbe Temperatur haben.
Wärme fließt nie „von allein" in die entgegengesetzte Richtung – von einem kälteren zu einem wärmeren System. Dafür ist externe Arbeit erforderlich, wie es beispielsweise in Kühlschränken oder Klimaanlagen geschieht.
Die Menge an Wärme, die ein System aufnimmt oder abgibt, wird in **Joule (J)** gemessen (sie ist eine Form von Energie!). Eine andere gebräuchliche Einheit ist die Kalorie (cal), die früher oft für Wärmeberechnungen verwendet wurde:
Die Wärmeübertragung hängt von mehreren Faktoren ab:

- **Masse** des Stoffes
- **spezifische Wärmekapazität** (c) des Materials
- Temperaturänderung ($\Delta T$)

Die übertragene Wärmemenge kann durch die folgende Formel berechnet werden:

$$Q = m \cdot c \cdot \Delta T$$

Dabei ist:

- Q: Wärmeenergie (J)
- m: Masse des Stoffes (kg)
- c: spezifische Wärmekapazität ($\frac{J}{kg \cdot K}$)
- $\Delta T$: Temperaturänderung (K oder °C)

Die spezifische Wärmekapazität eines Materials gibt an, wie viel Energie benötigt wird, um 1 kg des Materials um 1 K zu erwärmen. Wasser hat eine besonders hohe Wärmekapazität

$$\frac{4{,}18\ J}{g \cdot K}$$

… weshalb es in vielen Anwendungen als Wärmespeicher dient.
Wärme kann auf drei unterschiedliche Arten übertragen werden:

1. **Leitung**
   Wärmeleitung tritt auf, wenn Wärme durch den direkten Kontakt von Teilchen innerhalb eines Materials oder zwischen Materialien übertragen wird. In Metallen, die gute Wärmeleiter sind, erfolgt dieser Prozess durch die Bewegung von freien Elektronen.
2. **Konvektion**
   Bei der Konvektion wird Wärme durch die Bewegung eines Fluids (Flüssigkeit oder Gas) übertragen. Warme Bereiche eines Fluids steigen aufgrund ihrer geringeren Dichte auf, während kältere Bereiche absinken. Dies erzeugt Konvektionsströme, die den Wärmefluss fördern. Beispielsweise erwärmt sich die Luft in einem beheizten Raum und steigt zur Decke, während kühlere Luft nach unten sinkt.
3. **Strahlung**
   Wärme kann auch in Form von elektromagnetischen Wellen (hauptsächlich Infrarotstrahlung) übertragen werden, ohne dass ein Medium erforderlich ist. Dies ist der Mechanismus, durch den die Sonne Wärme zur Erde überträgt.

**VERSTÄNDNIS⁺** Wärme und Arbeit sind zwei Seiten derselben Medaille: Beide sind Formen der Energieübertragung. Während Wärme durch Temperaturunterschiede fließt, erfolgt Arbeit durch mechanische Kräfte oder Volumenänderungen. In thermodynamischen Prozessen können Wärme und Arbeit ineinander umgewandelt werden, wie bei der Expansion eines Gases in einem Zylinder, das Arbeit an einem Kolben verrichtet, während es Wärme aufnimmt.

## 29.4 Wärmekraftmaschinen

So viel zur trockenen Theorie. In der Praxis finden die besprochenen Konzepte ihre Anwendung zum Beispiel in sog. **Wärmekraftmaschinen.** Dies sind technische Systeme, die Wärmeenergie in mechanische Arbeit umwandeln und gleichzeitig ein praktisches Beispiel für die Anwendung der thermodynami-

**MedAT-Stichwort**
Wärmekraftmaschinen

schen Prinzipien. Ob Dampfmaschine, Verbrennungsmotor oder Gasturbine – Wärmekraftmaschinen nutzen Temperaturunterschiede, um Energie nutzbar zu machen.

Das Grundprinzip jeder Wärmekraftmaschine basiert auf der Aufnahme von Wärmeenergie aus einem heißen Reservoir, der Umwandlung eines Teils dieser Energie in mechanische Arbeit und der Abgabe der restlichen Wärme an ein kaltes Reservoir. Dieser Prozess folgt den Gesetzen der Thermodynamik, die wir im folgenden Abschnitt noch kennenlernen werden (➤ Kap. 29.5).

Eine Wärmekraftmaschine arbeitet in einem thermodynamischen Kreisprozess, der typischerweise aus vier Schritten besteht:

1. **Aufnahme von Wärme:**
   Wärme wird aus einem heißen Reservoir (z. B. durch Verbrennung von Treibstoff oder durch Dampf) aufgenommen.
2. **Expansion:**
   Ein Arbeitsmedium (z. B. ein Gas oder Dampf) dehnt sich aus und verrichtet dabei Arbeit an einem beweglichen Bauteil, wie einem Kolben oder einer Turbine.
3. **Abgabe von Wärme:**
   Ein Teil der Energie wird an ein kälteres Reservoir abgegeben, oft in Form von Abwärme.
4. **Kompression oder Rückführung:**
   Das Arbeitsmedium wird wieder in seinen Ausgangszustand zurückgeführt, wodurch der Kreisprozess geschlossen wird.

Wahrscheinlich habt ihr sogar direkt daran gedacht: Die **Dampfmaschine** ist eines der ältesten Beispiele für eine Wärmekraftmaschine. Sie nutzt den Dampf, der durch das Erhitzen von Wasser erzeugt wird, um einen Kolben zu bewegen. Dieser Prozess revolutionierte im 18. und 19. Jahrhundert die Industrie und legte den Grundstein für die industrielle Revolution. Aber auch der klassische **Ottomotor** ist eine Wärmekraftmaschine: Dieser Motor verbrennt ein Gemisch aus Kraftstoff und Luft in einem Zylinder, wodurch die Wärmeenergie freigesetzt wird, die den Kolben bewegt.

Wärmekraftmaschinen arbeiten unterschiedlich effizient: Die Effizienz einer Wärmekraftmaschine gibt an, wie viel der aufgenommenen Wärmeenergie in Arbeit umgewandelt werden kann. Sie hängt stark von der Temperaturdifferenz zwischen dem heißen und kalten Reservoir ab. Der französische Physiker Sadi Carnot entwickelte ein ideales Modell – den Carnot-Prozess –, das die **maximale theoretische Effizienz** einer Wärmekraftmaschine beschreibt:

$$\eta = 1 - \frac{T_{kalt}}{T_{heiß}}$$

Dabei ist:

- $\eta$: Wirkungsgrad (Effizienz) der Maschine
- $T_{kalt}$: Temperatur des kalten Reservoirs (in Kelvin)
- $T_{heiß}$: Temperatur des heißen Reservoirs (in Kelvin)

Dieser ideale Wirkungsgrad kann in der Praxis nicht erreicht werden, da immer Verluste durch Reibung, unvollständige Verbrennung und Wärmeabstrahlung auftreten. Der Quotient $T_{kalt}/T_{heiß}$ ist daher stets kleiner als 1.

## 29.5 Die Hauptsätze der Thermodynamik

**MedAT-GEHEIMTIPP** Hin und wieder kommt auch eine Frage zu den Hauptsätzen der Thermodynamik. Besonderes Augenmerk solltet ihr auf die Tatsache legen, dass Wärme immer von einem wärmeren auf einen kälteren Körper übergeht, die Entropie also stetig steigt (2. Hauptsatz der Thermodynamik).

**MedAT-Stichwort**
Hauptsätze der Wärmelehre
Innere Energie

Die **Hauptsätze der Thermodynamik** bilden das theoretische Fundament dieser Wissenschaft. Sie definieren die grundlegenden Prinzipien, nach denen Energie in einem System umgewandelt, übertragen und gespeichert wird (➤ Tab. 29.1).

### Der erste Hauptsatz der Thermodynamik: Energieerhaltung

Der **erste Hauptsatz** ist im Wesentlichen das thermodynamische Pendant zum Energieerhaltungssatz der Mechanik. Er besagt, dass Energie **weder geschaffen noch vernichtet** werden kann – sie kann nur von einer Form in eine andere umgewandelt oder zwischen Systemen übertragen werden. Die Formel lautet:

$$\Delta U = Q - W$$

Notizen

**Tab. 29.1** Die Hauptsätze der Thermodynamik

| Hauptsatz | Kernaussage |
|---|---|
| Erster Hauptsatz | Energie wird erhalten: Wärme und Arbeit ändern die innere Energie eines Systems. |
| Zweiter Hauptsatz | Natürliche Prozesse laufen in Richtung größerer Entropie ab. |
| Dritter Hauptsatz | Die Entropie eines perfekten Kristalls ist bei 0 K null, der absolute Nullpunkt ist unerreichbar. |

Dabei ist:
- $\Delta U$: Änderung der inneren Energie des Systems (J)
- Q: zugeführte Wärmeenergie (J)
- W: geleistete Arbeit (J)

Dieser Satz beschreibt, wie Energie in einem thermodynamischen System bilanziert wird:
- Wärme (Q) **erhöht** die innere Energie des Systems.
- Arbeit (W) **verringert** die innere Energie, wenn das System Arbeit an seiner Umgebung verrichtet.

### Der zweite Hauptsatz der Thermodynamik: Entropie und die Richtung von Prozessen

Der **zweite Hauptsatz** beschreibt die **Richtung,** in der thermodynamische Prozesse ablaufen, und führt das Konzept der Entropie (S) ein. Er besagt, dass die Entropie in einem abgeschlossenen System niemals abnimmt. Das bedeutet, dass natürliche Prozesse immer in Richtung einer größeren Unordnung oder eines größeren Gleichgewichts verlaufen.
Die gängigste Form des zweiten Hauptsatzes lautet:

$$\Delta S \geq 0$$

- In abgeschlossenen Systemen nimmt die Entropie zu oder bleibt konstant (im Gleichgewicht).
- Reversible Prozesse ($\Delta S = 0$) sind idealisiert und in der Realität nicht erreichbar.
- Irreversible Prozesse ($\Delta S > 0$) sind die Norm.

Das haben wir schon einmal gehört: Wärme fließt immer von einem heißen zu einem kalten Objekt. Jetzt wisst ihr, dass dies daher kommt, dass die **Entropie dabei zunimmt.**
Der zweite Hauptsatz erklärt, warum Energieumwandlungen niemals vollständig effizient sind. Ein Teil der Energie wird immer in Form von Abwärme an die Umgebung abgegeben, was die Effizienz von Maschinen begrenzt.

### Der dritte Hauptsatz der Thermodynamik: Der absolute Nullpunkt

Der **dritte Hauptsatz** beschreibt das Verhalten von Systemen in der Nähe des absoluten Nullpunkts (0 K). Er besagt, dass die Entropie eines perfekten Kristalls im absoluten Nullpunkt den Wert null erreicht. Praktisch gesehen ist der absolute Nullpunkt jedoch **unerreichbar.**
Der dritte Hauptsatz liefert eine absolute Skala für die Entropie und ermöglicht die Berechnung thermodynamischer Eigenschaften bei sehr niedrigen Temperaturen. Er zeigt außerdem, dass die thermodynamischen Prozesse mit abnehmender Temperatur immer langsamer ablaufen, da molekulare Bewegungen nahezu zum Stillstand kommen.

**VERSTÄNDNIS⁺** Es gibt noch einen nullten Hauptsatz der Thermodynamik, der später formuliert wurde und eigentlich nur einen theoretischen Überbau darstellt. Er besagt: Befinden sich zwei Systeme jeweils im thermischen Gleichgewicht mit einem dritten System, dann stehen auch die beiden Systeme miteinander im thermischen Gleichgewicht. Das bedeutet, dass alle drei Systeme die gleiche Temperatur haben.

## 29.6 Zustandsgrößen und Phasenübergänge

Die Zustandsgrößen und Phasenübergänge kennen wir aus der Chemie (➤ Kap. 12) – die Inhalte und Aussagen decken sich. Wir wollen an dieser Stelle deshalb nicht nochmals genauer darauf eingehen.
Nur kurz zur Erinnerung: Zustandsgrößen wie Druck, Volumen, Temperatur und Entropie beschreiben den thermodynamischen Zustand eines Systems und sind entscheidend, um dessen Verhalten zu analysieren. Sie hängen voneinander ab und stehen in direkten Beziehungen, die durch Zustandsgleichungen beschrieben werden, wie z. B. das ideale Gasgesetz.
Phasenübergänge sind Veränderungen des Aggregatzustands, wie Schmelzen, Verdampfen oder Kondensieren. Sie treten auf, wenn ein Stoff bestimmte Temperatur- oder Druckgrenzen überschreitet (➤ Abb. 29.3). Diese Prozesse sind mit Energieübertragungen verbunden, wie der latenten Wärme, ohne dass dabei die Temperatur des Systems verändert wird.

**MedAT-Stichwort**
Aggregatzustände der Materie
Zustandsgleichung

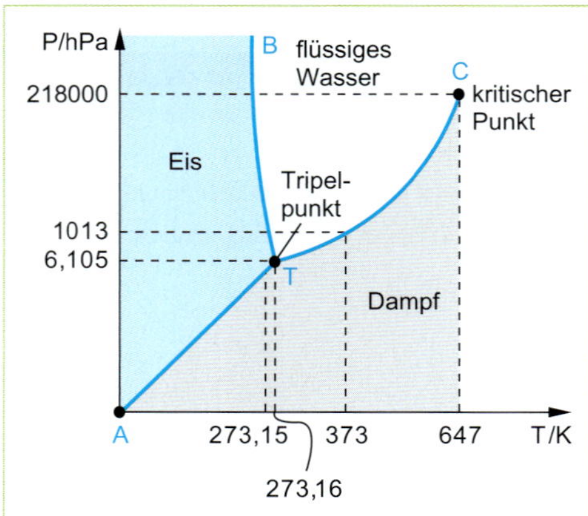


**Abb. 29.3** Phasendiagramm des Wassers [L253]

## 29.7 Diffusion und Osmose

Diffusion und Osmose sind für den **Stoff- und Energieaustausch** in der Natur und in technischen Systemen verantwortlich. Sie beschreiben die Bewegung von Teilchen und Lösungsmitteln entlang von Konzentrations- oder Druckgradienten.

### 29.7.1 Diffusion

**Diffusion** bezeichnet die spontane Bewegung von Teilchen, die darauf abzielt, einen Konzentrationsunterschied auszugleichen. Sie tritt in Gasen, Flüssigkeiten und Feststoffen auf und ist eine direkte Folge der thermischen Bewegung der Moleküle. Diffusion verläuft immer **in Richtung eines Konzentrationsausgleichs,** wobei die Teilchen von einem Bereich hoher Konzentration zu einem Bereich niedriger Konzentration wandern. Dieser Prozess ist ungerichtet, folgt jedoch makroskopisch betrachtet einem klaren Muster.

#### Thermische Bewegung und Konzentrationsgradient

Die thermische Bewegung der Moleküle ist das Ergebnis der **kinetischen Energie,** die durch die Temperatur definiert wird. Teilchen, die sich schneller bewegen, durchqueren häufiger die Grenzen zwischen Bereichen unterschiedlicher Konzentrationen, wodurch ein Nettofluss entsteht. Der **Konzentrationsgradient** ist die treibende Kraft der Diffusion: Je steiler der Gradient, desto schneller erfolgt der Stofftransport.

#### Fick'sche Gesetze der Diffusion

Die Geschwindigkeit und der Verlauf der Diffusion werden durch die **Fick'schen Gesetze** beschrieben. Das **erste Gesetz** gibt den **Diffusionsfluss J** an:

$$J = D \cdot \frac{\Delta c}{\Delta x}$$

Dabei ist:

- J: Diffusionsfluss ($\frac{mol}{m^2 \cdot s}$)
- D: Diffusionskoeffizient ( $\frac{m^2}{s}$ )
- $\Delta c/\Delta x$: Konzentrationsgradient ($\frac{mol}{m^3}$)

Das **zweite Fick'sche Gesetz** beschreibt den zeitlichen Verlauf der Diffusion und zeigt, wie sich die Konzentration in einem Medium mit der Zeit verändert:

$$\frac{\vartheta c}{\vartheta t} = D \cdot \frac{\vartheta^2 c}{\vartheta x^2}$$

Diese Gleichungen machen deutlich, dass der Diffusionsprozess sowohl vom Gradienten als auch von den Materialeigenschaften des Mediums abhängt. Der Diffusionskoeffizient ist spezifisch für das Medium und die diffundierende Substanz und steigt mit zunehmender Temperatur.

#### Eigenschaften der Diffusion

1. **Zeitlicher Verlauf:**
   Diffusion ist ein vergleichsweise langsamer Prozess, insbesondere über größere Distanzen. In Gasen ist sie schneller als in Flüssigkeiten, da die Moleküle weniger Interaktionen aufweisen. In Feststoffen ist sie am langsamsten.

2. **Temperaturabhängigkeit:**
   Die Geschwindigkeit der Diffusion nimmt mit der Temperatur zu, da die kinetische Energie der Moleküle steigt. Dies führt zu einer intensiveren Bewegung und schnelleren Verteilung.
3. **Nicht-lineare Dynamik:**
   Diffusion verläuft nicht gleichmäßig über die Zeit, sondern folgt einer Wurzel-Zeit-Abhängigkeit. Die Strecke, die Teilchen diffundieren, nimmt proportional zur Quadratwurzel der Zeit zu.

### 29.7.2 Osmose

**Osmose** ist ein spezieller Fall der Diffusion, bei dem ein Lösungsmittel, meist Wasser, durch eine semipermeable Membran diffundiert. Diese Membran ist nur für das Lösungsmittel durchlässig, nicht jedoch für die gelösten Stoffe. Osmose tritt auf, wenn zwei Lösungen unterschiedlicher Konzentration durch eine solche Membran getrennt sind.

**MedAT-Stichwort**
Osmotischer Druck

#### Treibende Kraft: Osmotischer Druck

**MedAT-GEHEIMTIPP** Es gab bereits eine Prüfungsfrage zum osmotischen Druck. Dabei ging es um eine Versuchsapparatur, bei der in einem U-förmigen Rohr links und rechts zwei verschiedene Flüssigkeiten vorhanden waren, die durch eine semipermeable Membran getrennt waren. Die linke Flüssigkeit beinhaltete relativ große Mengen Albumin. Zum Zeitpunkt t=0 haben sie dasselbe Volumen. Was passiert ab dem Zeitpunkt t>0 mit den Volumina der Flüssigkeiten? Antwort: Das Volumen der rechten Flüssigkeit sinkt, während das der linken steigt.

Die Osmose wird durch den **Unterschied in der Konzentration** der gelösten Teilchen angetrieben, der einen sogenannten osmotischen Druck erzeugt. Dieser Druck sorgt für einen Nettofluss des Lösungsmittels in die Richtung der höheren Konzentration, um das **chemische Potenzial** auszugleichen. Der osmotische Druck kann mit der van-'t-Hoff-Gleichung beschrieben werden:

$$\Pi = c \cdot R \cdot T$$

Dabei ist:
- $\Pi$: osmotischer Druck (Pa)
- c: Konzentration der gelösten Teilchen ($\frac{mol}{l}$)
- R: universelle Gaskonstante ($8{,}314 \frac{J}{mol \cdot K}$)
- R: absolute Temperatur (K)

#### Charakteristika der Osmose

1. **Flüssigkeitsbewegung:**
   Wasser bewegt sich immer in Richtung der höheren Konzentration gelöster Stoffe, was zur Volumenänderung der beteiligten Flüssigkeiten führt.
2. **Gleichgewichtszustand:**
   Osmose hört auf, wenn der osmotische Druck ausgeglichen ist, entweder durch eine Volumenänderung oder durch den Aufbau eines hydrostatischen Drucks.
3. **Membraneigenschaften:**
   Die Osmose hängt stark von der Selektivität der Membran ab. Eine semipermeable Membran lässt nur das Lösungsmittel durch, während andere Moleküle blockiert werden.

Während also die Diffusion den Stofftransport allgemein beschreibt, ist die Osmose spezifisch auf das Lösungsmittel durch eine Membran begrenzt (➤ Abb. 29.4). Beide Prozesse basieren jedoch auf denselben thermodynamischen Prinzipien und der Bewegung entlang eines Gradienten.

## 29.8 Gasgesetze

Stehen zwar hier der Vollständigkeit halber, werden aber in der Chemie (➤ Kap. 12) ausführlich behandelt.

**MedAT-Stichwort**
Gasgesetz

### 29.8.1 Besondere Eigenschaften von Wasser

Stellt euch vor, ihr beobachtet im Winter, wie ein See langsam zufriert. Aber anstatt zu sehen, wie sich eine Eisschicht von unten nach oben ausbreitet, beginnt der Prozess an der Oberfläche. Fische schwimmen weiterhin im flüssigen Wasser unter der Eisdecke, Pflanzen und Tiere überleben im winterlichen Gewässer. Denn zum Glück macht Wasser etwas völlig Ungewöhnliches: Es friert von oben nach unten. **Aber warum?**

**MedAT-Stichwort**
Anomalie des Wassers

Notizen

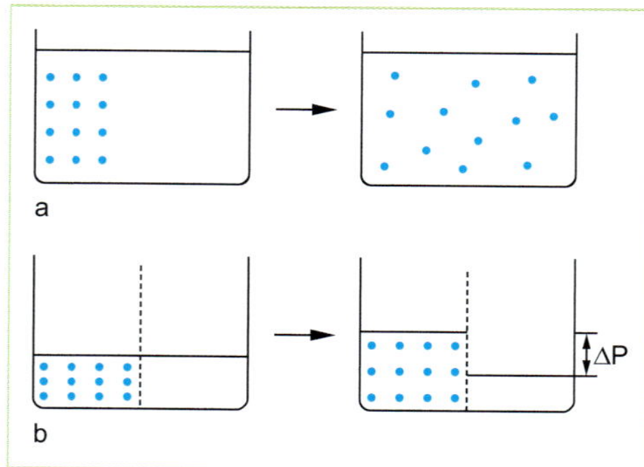


**Abb. 29.4** Konzentrationsausgleich durch Diffusion (a) und Osmose (b) [L253]

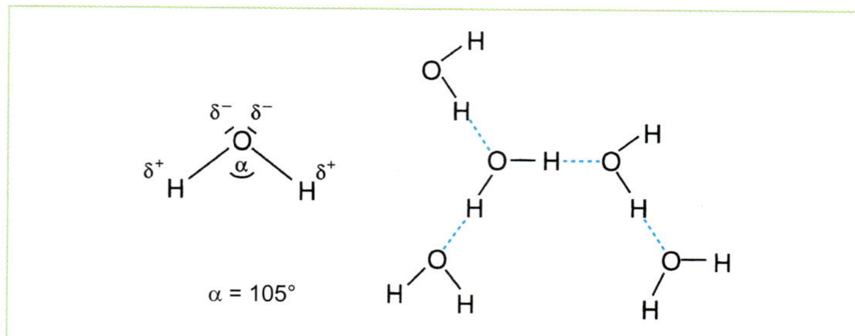


**Abb. 29.5** Bau des Wassermoleküls (links) und Wasserstoffbrückenbindung zwischen einzelnen Wassermolekülen (rechts) [L253]

Im Gegensatz zu den meisten Stoffen verhält sich Wasser bei Temperaturschwankungen **nicht linear.** Während andere Substanzen mit sinkender Temperatur dichter werden, bis sie schließlich gefrieren, spielt Wasser ab 4 °C sein eigenes Spiel. Es erreicht bei genau dieser Temperatur seine **maximale Dichte** – und wird danach wieder weniger dicht, wenn es weiter abkühlt. Das führt dazu, dass Eis auf Wasser schwimmt, anstatt wie ein schwerer Stein auf den Grund zu sinken.

**Warum passiert das?**

Die **Dichteanomalie** lässt sich durch die molekulare Struktur von Wasser erklären. Ein Wassermolekül ($H_2O$) besteht aus zwei Wasserstoffatomen, die mit einem Sauerstoffatom kovalent verbunden sind (➢ Abb. 29.5). Diese Verbindung ist **polar,** was bedeutet, dass die Moleküle wie winzige Magnete wirken. Durch diese Polarität bilden sich zwischen benachbarten Molekülen sogenannte Wasserstoffbrücken.

- **Bei höheren Temperaturen:**
  Die Moleküle bewegen sich schnell, sodass die Wasserstoffbrücken immer wieder aufbrechen und neu entstehen. In diesem Zustand können sich die Moleküle dicht aneinander packen, wodurch die Dichte zunimmt.
- **Das Maximum der Dichte bei 4 °C:**
  Bei genau 4 °C ist das Gleichgewicht zwischen Molekülbewegung und Wasserstoffbrückenbindung am effizientesten. Die Moleküle sind so dicht gepackt wie möglich, bevor die Struktur beginnt, mehr Raum einzunehmen. Das ist der Grund, warum Wasser bei dieser Temperatur seine höchste Dichte hat.
- **Beim Abkühlen:**
  Mit sinkender Temperatur werden die Moleküle langsamer, und die Wasserstoffbrücken stabilisieren sich. Die Moleküle beginnen, sich in einer speziellen Anordnung zu organisieren – einer hexagonalen Struktur, die Platz zwischen den Molekülen lässt. Diese Struktur benötigt mehr Raum und führt dazu, dass Wasser beim Gefrieren weniger dicht wird. Deshalb schwimmt Eis auf flüssigem Wasser.

Die **Dichteanomalie** ist eine direkte Folge der Wechselwirkung zwischen Molekülbewegung und Wasserstoffbrücken. Sie ist in dieser Form einzigartig, da sie von der speziellen Struktur und Polarität des Wassermoleküls abhängt. Die hexagonale Struktur, die beim Gefrieren entsteht, ist nicht nur stabil, sondern auch energieeffizient, was dazu führt, dass Wasser bei niedrigen Temperaturen weniger dicht wird – ein Verhalten, das bei den meisten anderen Stoffen nicht auftritt.

KAPITEL 30

# Elektrizität und Magnetismus

Sinan Barus

## 30.1 Elektrizität und Magnetismus – zwei Seiten einer Medaille

MedAT-Stichwort
Elektrizitätslehre

Sie scheinen auf den ersten Blick unterschiedliche Welten zu sein: **Elektrizität** lässt deine Lampen leuchten, während **Magnetismus** dafür sorgt, dass ein Kompass immer nach Norden zeigt. Doch bei genauerem Hinsehen sind sie wie zwei Seiten derselben Medaille. Ohne Elektrizität gäbe es keinen Magnetismus – und umgekehrt. Diese Verbindung bildet das Fundament für viele der Technologien, die unser modernes Leben bestimmen.

Die Reise zu unserem heutigen Verständnis begann vor Jahrhunderten. Schon in der Antike war bekannt, dass Bernstein durch Reiben kleine Objekte anziehen kann – ein Phänomen, das heute als **Elektrostatik** bezeichnet wird. Magnetismus war ebenfalls bekannt: Magnetit, ein natürlich vorkommendes Gestein, konnte Eisen anziehen. Doch es dauerte bis ins 19. Jahrhundert, dass Wissenschaftler erkannten, dass Elektrizität und Magnetismus tief miteinander verknüpft sind:

- Charles-Augustin de Coulomb legte die Grundlagen der Elektrostatik, indem er die Kraft zwischen elektrischen Ladungen beschrieb.
- Hans Christian Ørsted entdeckte 1820, dass ein elektrischer Strom ein Magnetfeld erzeugen kann – ein Durchbruch für die Elektrodynamik.
- Michael Faraday zeigte, dass Magnetfelder elektrische Ströme erzeugen können – das Prinzip der elektromagnetischen Induktion.
- James Clerk Maxwell fasste schließlich alle Erkenntnisse in einem eleganten mathematischen Rahmen zusammen: den Maxwell-Gleichungen, die die Wechselwirkung von elektrischen und magnetischen Feldern beschreiben.

Die Verbindung von Elektrizität und Magnetismus ist überall um uns herum: von der Glühbirne über Elektromotoren bis hin zur drahtlosen Datenübertragung. Ohne diese Phänomene gäbe es keine Smartphones, keine Züge, keine Stromnetze – kurz gesagt, unser Leben sähe vollkommen anders aus.

## 30.2 Elektrostatik: Ladungen, Felder und Spannung

### 30.2.1 Elektrische Ladung

MedAT-Stichwort
Elektrische Ladungen

**MedAT-GEHEIMTIPP** Fragen zur elektrischen Ladung sind recht häufig. Beispiel: Wie ist ein Coulomb definiert? Welchen Wert hat die Elementarladung?

Die **elektrische Ladung** ist für alle elektrischen und magnetischen Phänomene verantwortlich. Ohne elektrische Ladung gäbe es keine Elektrizität, keine Magnetfelder und keine chemischen Bindungen. Ladungen bestimmen, wie Objekte und Teilchen miteinander interagieren, und sind daher essenziell für die physikalische und chemische Struktur unserer Welt.

Elektrische Ladungen bestimmen, wie Atome und Moleküle zusammengehalten werden, und sind die Quelle vieler physikalischer Phänomene. Protonen im Atomkern tragen eine positive Ladung und sind durch die starke Kernkraft miteinander verbunden. Elektronen, die den Kern umgeben, tragen eine negative Ladung und bestimmen die chemischen Eigenschaften eines Atoms (➤ Kap. 10). Das Gleichgewicht dieser Ladungen innerhalb eines Atoms ist für die Stabilität der Materie entscheidend (➤ Abb. 30.1).

Auch in der Makrowelt spielen Ladungen eine zentrale Rolle. Geladene Körper, ob in Form eines Kondensators oder einer elektrostatischen Aufladung, zeigen, wie elektrische Kräfte in der Praxis wirken. Die mathematische Beschreibung dieser Kräfte erlaubt es, präzise Berechnungen durchzuführen, die in der Technik, der Physik und der Chemie Anwendung finden.

**Was also ist eine elektrische Ladung?**

Eine elektrische Ladung ist eine Eigenschaft bestimmter Teilchen, die dazu führt, dass diese elektrischen Kräfte aufeinander ausüben können. Elektrische Ladungen treten in zwei Formen auf:

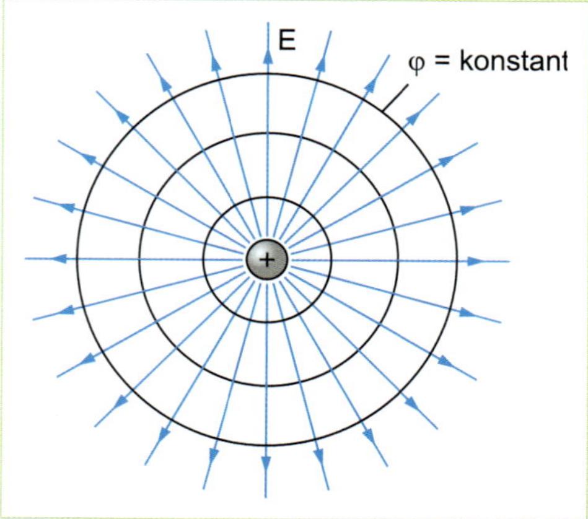


**Abb. 30.1** Eine Punktladung im Schnittbild [L253]

- **Positive Ladung:** Diese wird durch Protonen im Atomkern verursacht.
- **Negative Ladung:** Diese wird durch Elektronen, die den Atomkern umkreisen, getragen.

Die Ladung eines Protons und die Ladung eines Elektrons sind **betragsmäßig gleich groß,** jedoch entgegengesetzt. Dies sorgt dafür, dass Protonen und Elektronen einander anziehen. Ein Atom ist im Normalzustand elektrisch neutral, da die Anzahl der Protonen und Elektronen identisch ist. Wird dieses Gleichgewicht gestört – etwa durch den Verlust oder die Aufnahme von Elektronen – entsteht eine elektrische Aufladung. Die elektrische Ladung wird in der **Einheit Coulomb (C)** gemessen. Die kleinste Ladungseinheit ist die sogenannte **Elementarladung (e),** die der Ladung eines einzelnen Protons oder Elektrons entspricht:

$$e = 1{,}602 \cdot 10^{-19}$$

Dies bedeutet, dass ein Coulomb einer Ladungsmenge entspricht, die von etwa $6{,}242 \cdot 10^{18}$ Elektronen getragen wird. Diese riesige Zahl verdeutlicht, wie klein die Ladungen einzelner Teilchen sind.
Die Gesamtladung eines Systems kann mit der folgenden Formel berechnet werden:

$$Q = n \cdot e$$

Dabei ist:

- Q: die Ladung (C)
- N: die Anzahl der überschüssigen oder fehlenden Ladungsträger
- e: die Elementarladung ($1{,}602 \cdot 10^{-19}$ C)

In jedem physikalischen System gilt das Prinzip der **Ladungserhaltung:** Die Gesamtladung in einem abgeschlossenen System bleibt immer **konstant.** Ladungen können weder erschaffen noch zerstört werden – sie können lediglich von einem Körper auf einen anderen übertragen werden. Dies geschieht etwa durch Reibung, Leitung oder Induktion. Dieses Gesetz ist universell und gilt für alle physikalischen und chemischen Prozesse.
Ladungen üben Kräfte aufeinander aus, die durch das **Coulomb-Gesetz** beschrieben werden. Dieses Gesetz beschreibt die Stärke und Richtung der Kraft, die zwischen zwei Punktladungen wirkt:

$$F = k \cdot \frac{Q_1 \cdot Q_2}{r^2}$$

Dabei ist:

- F: die elektrische Kraft (N)
- $Q_1$, $Q_2$: die Ladungen der beiden Objekte (C)
- r: der Abstand zwischen den Ladungen (m)
- k: die Coulomb-Konstante ($8{,}987 \cdot 10^9$ $Nm^2/C^2$)

Die Kraft zwischen zwei Ladungen ist direkt **proportional** zu ihren Beträgen und umgekehrt proportional zum Quadrat ihres Abstands.

**DEFINITION** Anziehung und Abstoßung:
- Gleichnamige Ladungen stoßen einander ab.
- Ungleichnamige Ladungen ziehen einander an.

Die Richtung der Kraft wirkt immer entlang der Verbindungslinie zwischen den beiden Ladungen.

Notizen

## 30.2.2 Elektrische Felder

**MedAT-GEHEIMTIPP** Lernt hier unbedingt die Definition von Feldlinien und das Verhältnis der Feldstärke zum Abstand der Ladung!

MedAT-Stichwort
Elektrisches Feld

Jede elektrische Ladung erzeugt ein unsichtbares Kraftfeld um sich herum – das **elektrische Feld.** Dieses Feld vermittelt die Kräfte, die zwischen Ladungen wirken. Elektrische Felder sind nicht nur ein theoretisches Konzept, sondern lassen sich auch messen, visualisieren.

**Was ist ein elektrisches Feld?**

Ein elektrisches Feld ist eine Region im Raum, in der auf eine elektrische Ladung eine Kraft wirkt (➤ Abb. 30.2). Es wird durch die Anwesenheit einer Ladung erzeugt und beschreibt, wie stark und in

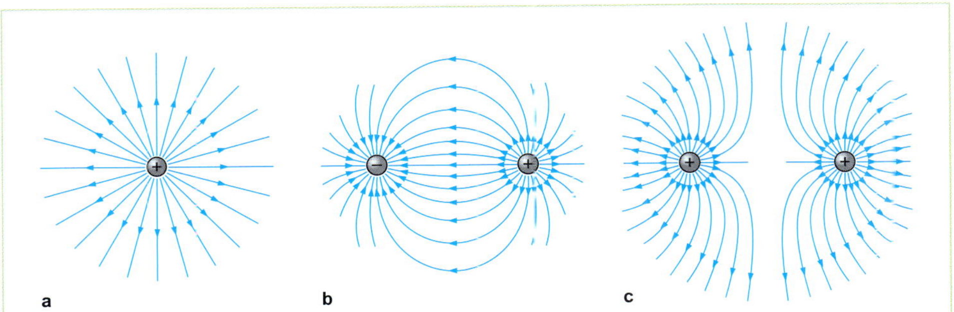


**Abb. 30.2** Das elektrische Feld (a) einer Punktladung, (b) zwischen ungleichnamigen Ladungen und (c) zwischen gleichnamigen Ladungen [L253]

welche Richtung die Kraft auf andere Ladungen in diesem Bereich wirkt.

Die Stärke des elektrischen Feldes (E) wird definiert als die Kraft (F), die auf eine Testladung (q) wirkt, geteilt durch die Größe dieser Testladung:

$$E = \frac{F}{q}$$

Dabei ist:

- E: elektrische Feldstärke (N/C oder V/m)
- F: Kraft auf die Testladung (N)
- q: Testladung (C)

Das elektrische Feld ist also eine **vektorielle Größe,** die sowohl eine Stärke als auch eine Richtung besitzt.

Elektrische Felder werden von Ladungen erzeugt:

- **Positive Ladungen:** Erzeugen ein Feld, das radial nach außen gerichtet ist.
- **Negative Ladungen:** Erzeugen ein Feld, das radial nach innen gerichtet ist.

Die Stärke des Feldes nimmt mit der Entfernung zur Quelle ab und folgt dabei dem Coulomb-Gesetz:

$$E = k \cdot \frac{|Q|}{r^2}$$

Dabei ist:

- Q: Ladung, die das Feld erzeugt (C)
- r: Abstand von der Ladung (m)
- k: Coulomb-Konstante ($8{,}987 \cdot 10^9\ Nm^2/C^2$)

**DEFINITION** Feldlinien sind eine grafische Darstellung elektrischer Felder. Sie zeigen die Richtung und Stärke des Feldes an:

- Richtung: Die Linien verlaufen von positiven zu negativen Ladungen.
- Dichte: Je dichter die Linien, desto stärker ist das Feld in diesem Bereich.

Eigenschaften von Feldlinien:

- Feldlinien beginnen und enden immer an Ladungen (positiv oder negativ).
- Sie schneiden sich nie – an jedem Punkt im Raum gibt es nur eine eindeutige Richtung für das Feld.
- In einem homogenen Feld (z. B. zwischen zwei parallelen Platten) sind die Feldlinien parallel und gleichmäßig verteilt.)

Notizen



Ein elektrisches Feld übt eine Kraft auf jede Ladung in seinem Einflussbereich aus. Diese Kraft (F) wird durch die elektrische Feldstärke (E) und die Größe der Ladung (q) bestimmt:

- Positive Ladungen bewegen sich **in Richtung** der Feldlinien.
- Negative Ladungen bewegen sich **entgegengesetzt** zu den Feldlinien.

Man kann unterscheiden zwischen **homogenen** und **inhomogenen** Feldern. In einem homogenen Feld sind die Feldlinien parallel und gleichmäßig verteilt. Ein typisches Beispiel ist das Feld zwischen zwei parallelen, gleichmäßig geladenen Platten. Hier ist das elektrische Feld in jedem Punkt gleich stark. Inhomogene Felder hingegen entstehen um Punktladungen oder ungleichmäßig verteilte Ladungen. Stärke und Richtung des Feldes variieren je nach Abstand von der Quelle.

### 30.2.3 Elektrische Spannung

**MedAT-GEHEIMTIPP** Ab und zu muss man beim MedAT auch die Spannung zwischen zwei Objekten ungefähr abschätzen können, was aber mit den u.g. Formeln nicht wirklich schwer sein sollte. 2022 musste man berechnen, wie lange es dauert, bis ein Akku mit einer Kapazität von 4000 mAh bei einer Stromstärke von 2 A aufgeladen ist (2 h bei 2 A).

**MedAT-Stichwort**
Elektrische Spannung

Die **elektrische Spannung** ist die treibende Kraft hinter dem elektrischen Strom und beschreibt, wie viel Energie benötigt oder freigesetzt wird, um Ladungen zu bewegen. Doch um Spannung vollständig zu verstehen, betrachten wir zunächst den Zusammenhang zwischen der potenziellen Energie im elektrischen Feld und der mechanischen Arbeit.

Die **potenzielle Energie** ($E_{pot}$) einer Ladung im elektrischen Feld lässt sich mit Hilfe der klassischen Mechanik (➤ Kap. 26) verstehen. Kurze Wiederholung: In einem Gravitationsfeld ist die potenzielle Energie eines Objekts durch die Formel $E_{pot} = m \cdot g \cdot h$ gegeben, wobei g die Kraft und h die zurückgelegte Strecke ist. Dieses Konzept lässt sich direkt auf das elektrische Feld übertragen.

Im elektrischen Feld wird die Kraft auf eine **Ladung q** durch die **elektrische Feldstärke E** definiert:

$$F = E \cdot q$$

Die potenzielle Energie ergibt sich dann als:

$$E_{pot} = F \cdot s = (E \cdot q) \cdot s$$

Somit lautet die Formel für die potenzielle Energie einer Ladung im elektrischen Feld:

$$E_{pot} = q \cdot E \cdot s$$

Dabei ist:

- $E_{pot}$: potenzielle Energie (J)
- q: Ladung (C)
- E: elektrische Feldstärke (V/m)
- s: zurückgelegte Strecke im Feld (m)

Die elektrische Spannung ist direkt mit der **Änderung der potenziellen Energie** einer Ladung verknüpft. Spannung wird definiert als die Arbeit, die erforderlich ist, um eine Ladung zwischen zwei Punkten zu bewegen, geteilt durch die Größe der Ladung:

$$U = \frac{W}{q}$$

Da **Arbeit W** im elektrischen Feld gleich der Änderung der potenziellen Energie ist, ergibt sich:

$$U = \frac{\Delta E_{pot}}{q}$$

Setzen wir die Formel für $E_{pot}$ ein, erhalten wir:

$$U = \frac{q \cdot E \cdot s}{q} = E \cdot s$$

Somit ist die Spannung im elektrischen Feld **direkt proportional zur Feldstärke** und zur zurückgelegten Strecke:

$$U = E \cdot s$$

Dies verdeutlicht, dass die Spannung ein Maß dafür ist, wie viel Energie pro Ladungseinheit zwischen zwei Punkten verfügbar ist.
Die elektrische Spannung beschreibt die **Potenzialdifferenz** zwischen zwei Punkten in einem elektrischen Feld. Sie gibt an, wie viel Energie benötigt wird, um eine Ladung von einem Punkt zum anderen zu bewegen. Mathematisch wird die Spannung definiert als:

$$U = \frac{W}{q}$$

Dabei ist:

- U: elektrische Spannung (V)
- W: Arbeit (J)
- q: Ladung (C)

Eine Spannung von 1 V liegt vor, wenn 1 J Arbeit erforderlich ist, um 1 C Ladung zwischen zwei Punkten zu bewegen.
Die Spannung kann auch über das **elektrische Potenzial φ** definiert werden. Das Potenzial gibt die Energie pro Ladungseinheit an einem bestimmten Punkt im elektrischen Feld an. Die Potenzialdifferenz zwischen zwei Punkten bestimmt die Spannung:

$$U = \varphi_1 - \varphi_2$$

Dabei ist:

- $\varphi_1$: höheres Potenzial
- $\varphi_2$: niedrigeres Potenzial

Ladungen bewegen sich immer vom höheren zum niedrigeren Potenzial, wodurch Energie freigesetzt wird.

# 30.3 Gleichstrom: Grundlagen der Elektrodynamik

## 30.3.1 Elektrische Leiter

MedAT-Stichwort
Elektrische Leiter

Bevor es richtig losgeht, noch ein kleiner Einschub: **Was leitet überhaupt?**
**Elektrische Leiter** sind Materialien, die den Stromfluss besonders gut ermöglichen. Sie zeichnen sich dadurch aus, dass ihre Atome frei bewegliche Ladungsträger – in der Regel Elektronen – besitzen, die sich durch den Leiter bewegen können, wenn eine **Spannung** angelegt wird.
Die bekanntesten Leiter sind Metalle wie Kupfer, Aluminium und Silber, die aufgrund ihrer hohen Leitfähigkeit häufig verwendet werden. Kupfer ist dabei der Standard in der Elektrotechnik, da es sowohl exzellent leitet als auch relativ günstig ist. Silber leitet zwar noch besser, wird aber wegen seiner Kosten nur in Spezialanwendungen genutzt.
Neben Metallen gibt es auch flüssige Leiter wie Salzlösungen, in denen die Ionen (positive und negative Ladungsträger) für den Stromfluss verantwortlich sind, sowie gasförmige Leiter, wie sie in bestimmten Entladungslampen vorkommen. Diese leiten jedoch nur unter speziellen Bedingungen, beispielsweise bei hoher Spannung.
Schließlich gibt es Materialien wie Halbleiter, die weder perfekte Leiter noch Isolatoren sind. Ihre Leitfähigkeit kann durch äußere Einflüsse wie Temperatur oder Licht **gezielt verändert** werden, was sie ideal für elektronische Bauteile macht. Die Wahl des Leitermaterials hängt also von den spezifischen Anforderungen der Anwendung ab – sei es hohe Leitfähigkeit, Flexibilität oder Kosten.
Die Fähigkeit eines Materials, Strom zu leiten, wird durch zwei Größen beschrieben:

- **Elektrische Leitfähigkeit σ:**
  Die Leitfähigkeit gibt an, wie gut ein Material den Stromfluss ermöglicht. Sie wird in Siemens pro Meter (S/m) gemessen. Ein hoher Wert bedeutet, dass der Strom leicht durch das Material fließen kann.
- **Spezifischer Widerstand ρ:**
  Der spezifische Widerstand ist das Gegenstück zur Leitfähigkeit und beschreibt die Schwierigkeit, mit der sich der Strom durch das Material bewegt. Er wird in Ohm-Meter (Ω m) gemessen. Ein kleiner Wert deutet auf einen guten Leiter hin.

Der Zusammenhang zwischen diesen beiden Größen ist:

$$\sigma = \frac{1}{\rho}$$

Das bedeutet: Je geringer der spezifische Widerstand, desto besser ist die Leitfähigkeit.

## 30.3.2 Elektrischer Strom

**MedAT-GEHEIMTIPP** Es wurde einmal nach der Stromstärke bei Reihenschaltung von Widerständen gefragt! 2025 wurde eine allgemeine Frage zu elektrischem Strom gestellt.

Der elektrische **Strom I** beschreibt den Fluss von elektrischen Ladungen durch einen Leiter. Dieser Fluss entsteht, wenn eine **Potenzialdifferenz** (Spannung) zwischen zwei Punkten angelegt wird, wodurch freie Ladungsträger – meist Elektronen – in Bewegung gesetzt werden.
Der elektrische Strom wird definiert als die Menge der Ladungen, die in einer bestimmten Zeit durch einen Querschnitt des Leiters fließen:

$$I = \frac{Q}{t}$$

Dabei ist:

- I: Stromstärke (A)
- Q: transportierte Ladung (C)
- t: Zeit (s)

Eine Stromstärke 1 A von bedeutet, dass 1 C Ladung pro Sekunde durch den Leiter fließt.
In technischen Darstellungen wird der Stromfluss als Bewegung positiver Ladungsträger vom höheren zum niedrigeren Potenzial (von Plus nach Minus) dargestellt – der sogenannte technische Stromfluss. Tatsächlich bewegen sich in Metallen jedoch die negativen Elektronen vom Minus- zum Pluspol. Dieser reale Fluss wird als elektronischer Stromfluss bezeichnet.

## 30.3.3 Widerstand

**MedAT-GEHEIMTIPP** Bitte hier unbedingt die Einheit des Widerstands lernen und verschiedene Rechnungen mit Beziehungen zu Spannung und Stromstärke üben. 2022 wurde sogar nach Widerständen bei Metallen gefragt. 2023 gab es eine Frage nach der Einheit des spezifischen elektrischen Widerstands. Die richtige Antwort lautet: Ω x m.

**MedAT-Stichwort**
Ohm'scher Widerstand

Wenn Ladungen durch einen Leiter fließen, stoßen sie auf Widerstände, die den Fluss hemmen. Der **elektrische Widerstand R** ist eine Materialeigenschaft, die beschreibt, wie stark ein Leiter den Strom behindert. **Aber wie kommt der Widerstand überhaupt zustande und warum gibt es ihn?**
Stellt euch vor, ihr seid frisch geladene Elektronen und müsst durch einen Draht sprinten. Klingt einfach, oder? Doch der Weg ist alles andere als frei: Überall Atome und andere Elektronen (> Abb. 30.3)! Hinzu kommen Temperatur und Materialeigenschaften, die das Ganze noch komplizierter machen. Chaos – wie in einer vollen Fußgängerzone zur Rushhour. Jeder Schritt ist ein Balanceakt zwischen Ausweichen, Abbremsen und dem Versuch, euren Weg fortzusetzen.
Das ist – vereinfacht gesagt – Widerstand.

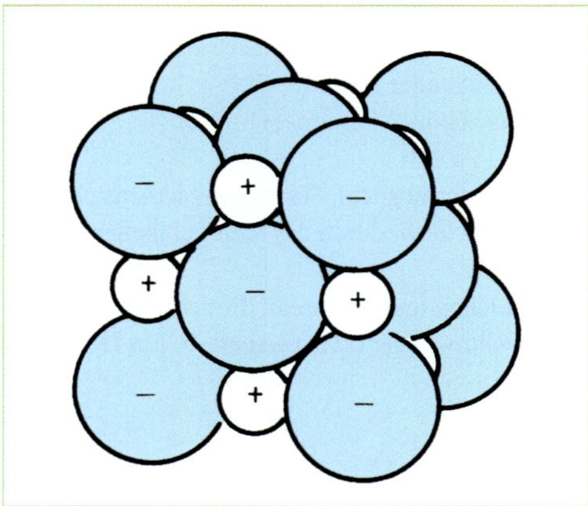


**Abb. 30.3** Hindernisse durch den Bau der Atome und deren Struktur, hier am Beispiel von Kochsalz (NaCl) [L253]

Notizen

MedAT-Stichwort
Ohm'sches Gesetz

### Ohm'sches Gesetz

Das **Ohm'sche Gesetz** beschreibt den Zusammenhang zwischen **Spannung U, Strom I** und **Widerstand R:**

$$U = R \cdot I$$

Dabei ist:
- U: Spannung (V)
- R: Widerstand (Ω)
- I: Stromstärke (A)

**EPISCHE ESELSBRÜCKE** Die klassische Eselsbrücke: **URI:** U gleich R mal I!

**MedAT-GEHEIMTIPP** Altfrage: Berechnung des Widerstands bei gegebenen Volt und Ampere. 2025 wurde darüber hinaus geprüft, was mit einem Ohm'schen Widerstand geschieht, wenn er erwärmt wird. Antwort: Die Spannung im Widerstand steigt.

Der Widerstand eines Leiters hängt von mehreren Faktoren ab:
- **Material:** Unterschiedliche Materialien haben unterschiedliche spezifische Widerstände ρ.
  Manche Materialien sind wie ein breiter, leerer Gang – die Elektronen können sich fast frei bewegen. Andere Materialien sind eher wie ein vollgestellter Kellerraum, in dem es ständig zu Zusammenstößen kommt. Kupfer zum Beispiel ist ein ausgezeichneter Leiter mit wenig Widerstand, während Eisen oder Konstantan deutlich mehr Hindernisse bietet.
- **Länge des Leiters l:** Der Widerstand steigt mit der Länge.
- **Querschnitt des Leiters A:** Ein größerer Querschnitt reduziert den Widerstand.
  Ein längerer Leiter ist wie ein endloser Marathon für die Elektronen – mehr Strecke, mehr Hindernisse. Ein schmaler Leiter ist dagegen wie ein enger Tunnel: Wenig Platz und viele Zusammenstöße. Daher gilt: Je kürzer und dicker der Leiter, desto leichter haben es die Elektronen.
- **Temperatur:**
  Je wärmer ein Leiter wird, desto mehr zittern die Atome in ihrem Gitter. Für die Elektronen wird es schwieriger, zwischen ihnen hindurchzukommen – der Widerstand steigt. Es ist, als würde der Hindernisparcours plötzlich lebendig und sich ständig bewegen.

Die Formel für den Widerstand eines Leiters lautet:

$$R = \rho \cdot \frac{l}{A}$$

Dabei ist:
- ρ: spezifischer Widerstand des Materials
- l: Länge des Leiters (m)
- A: Querschnittsfläche des Leiters ($m^2$)

## 30.3.4 Stromkreise

### Unverzweigte Stromkreise

Ein **unverzweigter Stromkreis** ist die einfachste Form eines elektrischen Kreises und bietet die perfekte Grundlage, um die grundlegenden Gesetze der Elektrotechnik zu verstehen. Hier fließt der Strom in einer einzigen geschlossenen Schleife – ohne Abzweigungen, ohne Umwege, einfach von der Spannungsquelle zu den Verbrauchern und zurück. Diese Klarheit macht unverzweigte Stromkreise besonders geeignet, um wichtige Größen wie Strom, Spannung und Widerstand zu analysieren.

Stellt euch einen unverzweigten Stromkreis als eine Art **Rennstrecke** vor: Eine Spannungsquelle treibt den „Strom" an, der durch den Leiter fließt und verschiedene Hindernisse – in diesem Fall Verbraucher wie Widerstände oder Glühlampen – passiert. Am Ende kehrt der Strom wieder zur Spannungsquelle zurück, um den Kreis zu schließen.

Bei der **technischen Stromrichtung** verhält es sich übrigens genau umgekehrt – in der Elektrotechnik wird die Stromrichtung traditionell als der Fluss von positiven Ladungsträgern vom positiven Pol der Spannungsquelle zum negativen Pol definiert. Diese sogenannte technische Stromrichtung wurde **historisch** festgelegt, bevor das eigentliche Verhalten der Ladungsträger in Leitern bekannt war. Als die Begriffe für Ladung und Stromrichtung im 18. Jahrhundert definiert wurden, war die Struktur der Materie noch nicht bekannt. Man nahm an, dass die beweglichen Ladungsträger positiv seien, und legte die technische Stromrichtung entsprechend fest. Tatsächlich bewegen sich in metallischen Leitern jedoch die negativen Elektronen – und zwar vom negativen Pol der Spannungsquelle zum positiven Pol. Dieser reale Elektronenfluss wird als elektronische Stromrichtung bezeichnet und ist damit **genau entgegengesetzt** zur technischen Stromrichtung.

Ein typischer unverzweigter Stromkreis besteht aus (➤ Abb. 30.4, ➤ Abb. 30.5):

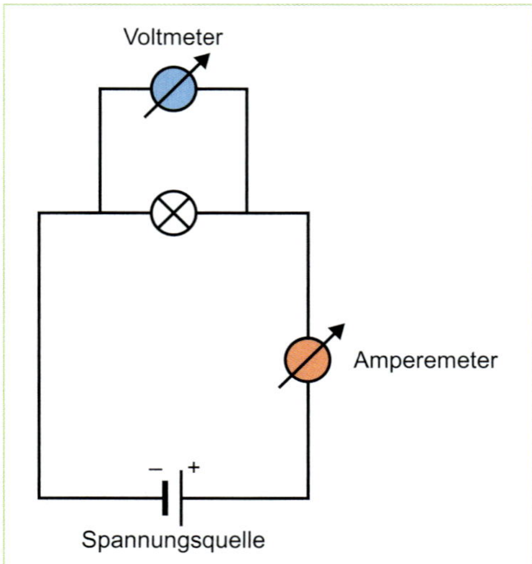


**Abb. 30.4** Einfacher Stromkreis mit Volt- und Amperemeter [L253]

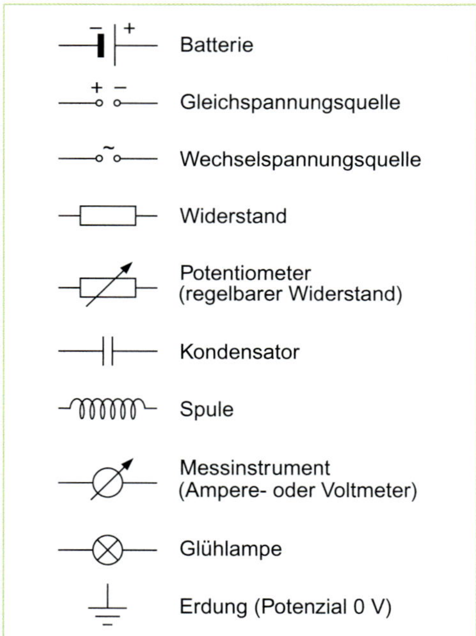


**Abb. 30.5** Symbole für elektrische Schaltpläne [L253]

1. Spannungsquelle: Sie liefert die notwendige Potenzialdifferenz, um den Stromfluss zu ermöglichen. Beispiele sind Batterien, Netzgeräte oder Akkus.
2. Leiter: Diese stellen die Verbindungen im Kreis her und ermöglichen den Ladungstransport.
3. Verbraucher: Bauteile wie Widerstände, Lampen oder andere elektrische Geräte, die die elektrische Energie in Wärme, Licht oder andere Energieformen umwandeln.

## Stromstärke

**MedAT-Stichwort**
Stromstärke

Ein Merkmal eines unverzweigten Stromkreises ist, dass die **Stromstärke** überall gleich bleibt. Da es keine Abzweigungen gibt, durch die sich der Strom aufteilen könnte, fließt er mit konstanter Stärke durch alle Teile des Kreises:

$$I_{ges} = I_1 = I_2 = \ldots$$

Die Ursache liegt in der **Kontinuität der Ladungsbewegung:** Alle Ladungen, die an einem Punkt des Kreises in den Leiter eintreten, müssen auch an jedem anderen Punkt wieder austreten. Dieser gleichmäßige Stromfluss erleichtert die Berechnungen und macht unverzweigte Kreise zu einer übersichtlichen Grundlage für die Elektrotechnik.

## Spannung

Obwohl der Strom im gesamten Kreis konstant bleibt, verteilt sich die **Spannung** auf die einzelnen Verbraucher. Diese Verteilung hängt vom Widerstand der jeweiligen Verbraucher ab. Die Gesamtspannung, die von der Spannungsquelle bereitgestellt wird, ergibt sich aus der Summe der Spannungsabfälle an den Verbrauchern:

$$U_{ges} = U_1 + U_2 + \ldots$$

Verbraucher mit einem größeren Widerstand bewirken einen größeren Spannungsabfall, da mehr Energie aufgewendet werden muss, um den Strom durch sie hindurchzubewegen.

## Gesamtwiderstand

In unverzweigten Stromkreisen **addieren** sich die Widerstände der einzelnen Bauteile einfach:

$$R_{ges} = R_1 + R_2 + \ldots$$

Dies liegt daran, dass der Strom alle Widerstände nacheinander durchläuft (➤ Abb. 30.6). Jeder Widerstand wirkt wie eine „Barriere", die den Fluss der Elektronen ein wenig hemmt. Je mehr Widerstände hintereinandergeschaltet sind, desto größer ist die gesamte Behinderung des Stromflusses.
Auch hier gilt das Ohm'sche Gesetz, dass ihr schon kennt. Es verknüpft Spannung, Strom und Widerstand in unverzweigten Stromkreisen:

$$U = R \cdot I$$

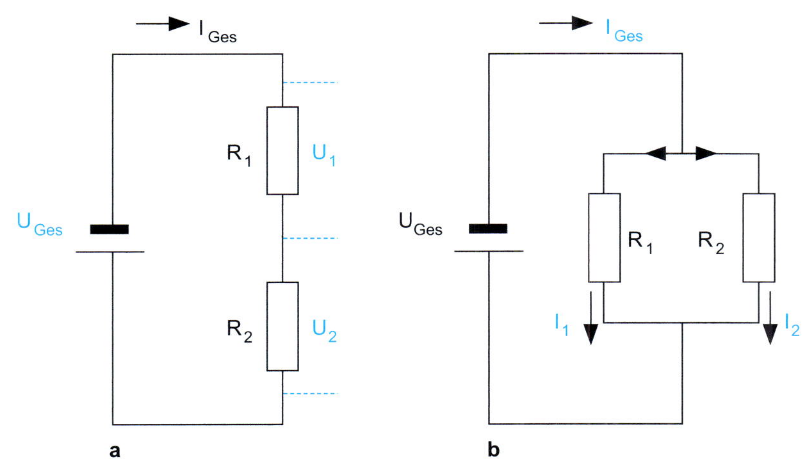


**Abb. 30.6** Reihen- (a) und Parallelschaltung (b) von Widerständen [L253]

Damit lassen sich alle wichtigen Größen im Stromkreis berechnen, wenn zwei der drei Größen bekannt sind. Es zeigt zudem, wie der Widerstand die Stromstärke bei gegebener Spannung bestimmt: Ein höherer Widerstand verringert den Strom, ein niedrigerer Widerstand lässt ihn ansteigen.

**VERSTÄNDNIS⁺** Warum bleibt die Stromstärke überall gleich, während die Spannung abfällt – und welche Rolle spielt der Widerstand? Stellt euch einen unverzweigten Stromkreis wie ein Wassersystem vor, bei dem das Wasser durch eine geschlossene Leitung fließt. Das Wasser bewegt sich mit derselben Menge durch jede Stelle – es „verschwindet" unterwegs nicht, und es gibt keine Abzweigungen. Genauso verhält es sich mit der Stromstärke in einem unverzweigten Stromkreis: Die Anzahl der Ladungen, die pro Sekunde durch den Leiter fließen, bleibt überall gleich. Warum? Weil elektrische Ladungen nicht einfach verschwinden oder sich irgendwo stauen können – sie müssen kontinuierlich durch den gesamten Stromkreis fließen, genau wie das Wasser. Aber während das Wasser fließt, verliert es Energie, wenn es auf Hindernisse trifft – und das ist genau das, was der Widerstand in einem Stromkreis bewirkt.

Zusammengefasst:
Die **Stromstärke** beschreibt, wie viele Ladungen (z. B. Elektronen) pro Sekunde durch einen Leiter fließen. Da in einem unverzweigten Stromkreis keine Abzweigungen vorhanden sind, muss alles, was an einem Punkt hineinfließt, auch am nächsten Punkt wieder herauskommen. Das ist ein grundlegendes Prinzip der Ladungserhaltung – Ladungen können nicht einfach verschwinden oder „versickern". Es ist wie ein Fluss: Jeder Tropfen Wasser, der an einem Punkt vorbeiströmt, muss auch an jedem anderen Punkt vorbeikommen, solange es keine Abzweigungen gibt.
Die **Spannung** ist wie die „Energie im Rucksack" der Ladungen. Sie beschreibt, wie viel Energie jede Ladung auf ihrem Weg durch den Stromkreis mitnimmt. Während die Stromstärke konstant bleibt, verliert die Spannung unterwegs an „Höhe", weil die Ladungen Energie abgeben müssen, um Hindernisse – in diesem Fall Widerstände – zu überwinden.
Jeder **Widerstand** im Stromkreis wirkt wie ein Engpass oder eine raue Stelle in einer Wasserleitung: Das Wasser (die Ladungen) braucht mehr Energie, um durchzukommen. Dabei wird ein Teil dieser Energie in eine andere Form, wie Wärme oder Licht, umgewandelt. Die Spannung „fällt" also über jedem Widerstand, weil die Ladungen Energie verlieren.

**VERSTÄNDNIS⁺** Der Widerstand ist wie die Reibung im Wasserrohr: Er erschwert den Durchfluss der Elektronen. Je größer der Widerstand, desto mehr Energie muss aufgewendet werden, um die Ladungen hindurchzubewegen.
- Dünner Leiter: Stell dir vor, du versuchst, Wasser durch einen dünnen Schlauch zu drücken. Der Widerstand ist hoch, und du musst mehr Druck (Spannung) aufbringen, um denselben Strom (Wassermenge) durchzuleiten.
- Rauer Leiter: Ein Material mit hohem spezifischem Widerstand ist wie eine raue Leitung, in der das Wasser an den Wänden bremst. Die Elektronen stoßen ständig mit den Atomen des Materials zusammen, was Energie kostet.

Im Stromkreis führt ein größerer Widerstand dazu, dass die Spannung stärker abfällt. Das bedeutet, die Energie, die die Elektronen tragen, wird schneller verbraucht.
Während die Stromstärke überall im Kreis gleich bleibt, verteilt sich die Spannung auf die Widerstände im Kreis. Widerstände mit einem höheren Wert nehmen mehr Spannung in Anspruch, weil sie die Elektronen stärker abbremsen. Die Summe aller Spannungsabfälle entspricht immer der von der Spannungsquelle bereitgestellten Gesamtspannung:
Gleichzeitig bleibt die Stromstärke durch das gesamte System konstant. Das liegt daran, dass der Widerstand die Geschwindigkeit des Flusses beeinflusst, aber nicht die Menge der fließenden Ladungen.

**VERSTÄNDNIS⁺** Stell dir den Stromkreis wie einen Fluss vor, der von einer Wasserpumpe (Spannungsquelle) angetrieben wird. Der Fluss (Stromstärke) bleibt überall gleich – egal ob er durch einen breiten, ruhigen Abschnitt oder einen engen, steinigen Pass (Widerstand) fließt. Doch während der Fluss durch den steinigen Abschnitt fließt, verliert das Wasser an Energie: Es wird turbulenter, Reibung erzeugt Wärme, und am Ende hat das Wasser weniger Kraft.
Im Stromkreis passiert das Gleiche: Der Widerstand bremst die Ladungen und verbraucht Energie. Die Spannung sinkt, weil die Energie der Ladungen in Wärme oder Licht umgewandelt wird. Doch die Anzahl der Ladungen, die fließen, bleibt gleich – egal, wie viele Hindernisse sie überwinden müssen.

## Energie und Leistung im unverzweigten Stromkreis

Die **elektrische Energie,** die in einem unverzweigten Stromkreis umgesetzt wird, hängt von der Spannung, der Stromstärke und der Zeit ab:

$$W = U \cdot I \cdot t$$

Für die Leistung, also die pro Zeiteinheit umgesetzte Energie, gilt:

$$P = U \cdot I$$

Da die Stromstärke im unverzweigten Kreis überall gleich ist, ergibt sich die Gesamtleistung des Kreises aus der Summe der Leistungen aller Verbraucher:

$$P_{ges} = P_1 + P_2 + \ldots$$

Es gibt allerdings noch einen kleinen Trick: In vielen Fällen lässt sich der elektrische Widerstand eines Leiters berechnen, ohne dass Spannung und Stromstärke **direkt gemessen** werden müssen. Stattdessen kann der Widerstand über die Materialeigenschaften und die geometrischen Abmessungen des Leiters ermittelt werden. Berechnen können wir dies dann mithilfe der folgenden Formel:

$$R = \rho \cdot \frac{l}{A}$$

Dabei ist:
- R: Widerstand des Leiters (Ω)
- ρ: spezifischer Widerstand des Materials (Ω · m)
- l: Länge des Leiters (m)
- A: Querschnittsfläche des Leiters ($m^2$)

Der **spezifische Widerstand** ist eine Materialkonstante, die angibt, wie stark ein Material den elektrischen Stromfluss behindert. Er ist abhängig von der Art des Materials und der Temperatur. Zum Beispiel hat Kupfer einen sehr niedrigen spezifischen Widerstand, wodurch es ein ausgezeichneter Leiter ist, während Eisen oder leitende Legierungen höhere spezifische Widerstände aufweisen.

> **VERSTÄNDNIS⁺** Einfluss der Länge und Querschnittsfläche:
> - Länge des Leiters: Je länger der Leiter, desto größer ist der Widerstand. Dies liegt daran, dass die Elektronen auf einer längeren Strecke häufiger mit den Atomen des Materials kollidieren.
> - Querschnittsfläche: Je größer der Querschnitt, desto geringer ist der Widerstand. Eine größere Fläche bietet den Elektronen mehr Raum, sodass sie weniger häufig miteinander und mit den Atomen des Materials in Konflikt geraten.

## Verzweigte Stromkreise und die Kirchhoff'schen Gesetze

> **MedAT-GEHEIMTIPP** Fragen zu den Kirchhoff'schen Gesetzen wurden schon häufiger gestellt. Neu geprüft worden: Knoten- und Maschenregel. Oft wird auch die Parallelschaltung geprüft.

> **MedAT-Stichwort**
> Kirchhoff'sches Gesetz

Bleiben wir bei der Analogie des Wassers: Stellt euch vor, ihr steht an einem Fluss, der sich plötzlich in zwei Arme aufteilt. Der Hauptstrom fließt mit voller Kraft, doch an der Gabelung verteilt sich das Wasser auf beide Arme. Ein Teil fließt links, der andere rechts, bis beide Ströme schließlich wieder zusammenfinden. Genauso verhält es sich in einem verzweigten Stromkreis: Der elektrische Strom teilt sich an Knotenpunkten auf und nimmt unterschiedliche Wege, bevor er zum Ausgangspunkt zurückkehrt. Aber keine Sorge – die Natur hat dafür klare Regeln, und die Kirchhoff'schen Gesetze helfen uns, den Überblick zu behalten.

In einem **verzweigten Stromkreis** gibt es **Knotenpunkte,** an denen sich der Strom in mehrere Zweige aufteilt. Die Aufteilung hängt von den Widerständen in den einzelnen Zweigen ab. Der Strom „entscheidet" sich dabei, den **Weg des geringsten Widerstands** zu nehmen – natürlich nicht bewusst, sondern weil die physikalischen Gesetze dies vorgeben.

Es verhält sich nun genau umgekehrt zum unverzweigten Stromkreis: Die Spannung über jedem Zweig ist gleich, da die Zweige parallel geschaltet sind und am selben Potenzialunterschied liegen (➤ Abb. 30.6). Allerdings ist die Stromstärke in jedem Zweig unterschiedlich, abhängig vom Widerstand des jeweiligen Zweigs:

Zweige mit niedrigerem Widerstand führen **mehr Strom,** während Zweige mit höherem Widerstand entsprechend **weniger Strom** aufnehmen.

### 1. Kirchhoff'sches Gesetz: Die Knotenregel

Die **Knotenregel** sagt aus, dass die Summe der zufließenden Ströme an einem Knoten immer gleich der Summe der abfließenden Ströme ist. Mit anderen Worten: Kein Strom „verschwindet" oder „entsteht" plötzlich an einem Knotenpunkt – die Elektronen sind genauso zuverlässig wie Tropfen in einem verzweigten Fluss. Die Formel dazu lautet:

$$\sum I_{hin} = \sum I_{heraus}$$

Anschaulich können wir uns einen **Kreisverkehr** vorstellen: Alle Autos (Ladungen), die in den Kreisverkehr einfahren, müssen auch wieder hinausfahren. Es staut sich nichts dauerhaft an, und kein Auto verschwindet.

## 2. Kirchhoff'sches Gesetz: Die Maschenregel

Die **Maschenregel** bezieht sich auf **geschlossene Strompfade** – sogenannte Maschen – innerhalb eines Stromkreises. Sie besagt, dass die Summe aller Spannungen entlang einer geschlossenen Masche null ergibt. Das bedeutet, dass die Energie, die von der Spannungsquelle bereitgestellt wird, exakt der Energie entspricht, die an den Verbrauchern im Stromkreis abgegeben wird. Die Formel dafür lautet:

$$\sum U = 0$$

Stellen wir uns eine Wanderung auf einem Rundweg mit Steigungen und Gefällen vor: Egal, wie oft du hinauf- und hinabgehst, du landest am Ende immer wieder auf deiner **ursprünglichen Höhe.** Genauso balancieren sich die Spannungen in einer Masche aus, sodass keine Energie „verloren geht".

In einem verzweigten Stromkreis mit zwei Widerständen etwa teilt sich der Gesamtstrom an einem Knotenpunkt in die Ströme auf, wobei:

$$I_{ges} = I_1 + I_2$$

Gleichzeitig gilt für die Spannung:

$$U_{ges} = U_1 = U_2$$

Die Ströme können dann mithilfe des Ohm'schen Gesetzes berechnet werden:

$$I_1 = \frac{U}{R_1} \text{ und } I_2 = \frac{U}{R_2}$$

## Widerstände im verzweigten Stromkreis

Und was ist mit den Widerständen? Der Widerstand bestimmt im verzweigten Stromkreis, wie sich der Strom auf die einzelnen Zweige aufteilt. Der Gesamtwiderstand eines verzweigten Stromkreises ist dabei immer **kleiner als der kleinste Einzelwiderstand** – erst einmal nicht intuitiv.

Wenn Widerstände parallel geschaltet sind, teilt sich der Strom auf die verschiedenen Zweige auf, wobei Zweige mit einem geringeren Widerstand mehr Strom führen, der Strom nimmt im wahrsten Sinne des Wortes den **Weg des geringsten Widerstands.** Die Spannung bleibt über allen parallelen Zweigen gleich (➤ Abb. 30.6):

$$U_{ges} = U_1 = U_2 = \ldots$$

Der Gesamtwiderstand eines parallelen Stromkreises wird nicht einfach addiert, wie es bei Reihenwiderständen der Fall ist. Stattdessen gilt:

$$\frac{1}{R_{ges}} = \frac{1}{R_1} + \frac{1}{R_2} + \ldots$$

Das bedeutet, dass der Gesamtwiderstand kleiner wird, je mehr parallele Widerstände hinzugefügt werden. Warum ist das so?

Stellt euch wieder vor, ihr seid Elektronen und wollt durch eine Leitung fließen. In einem unverzweigten Stromkreis habt ihr nur einen Weg, und wenn dieser blockiert ist (z. B. durch einen hohen Widerstand), kommt ihr nur langsam voran. In einem verzweigten Stromkreis gibt es jedoch mehrere Wege, die ihr nutzen könnt, vor allem die, die weniger Widerstand bieten. Jeder zusätzliche Parallelzweig bietet eine neue „Abkürzung", die den Gesamtwiderstand verringert.

Ein Beispiel:

Betrachten wir zwei Widerstände $R_1 = 10\ \Omega$ und $R_2 = 20\ \Omega$, die parallel geschaltet sind. Der Gesamtwiderstand ergibt sich aus:

$$\frac{1}{R_{ges}} = \frac{1}{R_1} + \frac{1}{R_2} = \frac{1}{10} + \frac{1}{20} = \frac{2}{20} + \frac{1}{20} = \frac{3}{20}$$

Das bedeutet:

$$R_{ges} = \frac{20}{3} \approx 6{,}67\ \Omega$$

Obwohl der kleinere Widerstand $R_1$ bereits 10 Ω beträgt, ist der Gesamtwiderstand mit etwa 6,67 Ω deutlich geringer – ein Effekt der Parallelschaltung.

Wenn die Widerstände stark unterschiedlich sind (z. B. $R_1 = 10\ \Omega$ und $R_2 = 1000\ \Omega$), fließt fast der gesamte Strom durch den Zweig mit dem kleineren Widerstand, da er den „leichtesten" Weg bietet. Der Zweig mit dem hohen Widerstand trägt nur einen minimalen Anteil zum Stromfluss bei.

Notizen

**MedAT-Stichwort**
Elektrische Leistung und Arbeit

### 30.3.5 Elektrische Arbeit und Leistung

Stromkreise sind nicht nur Wege für den Fluss von Ladungen – sie sind auch Orte, an denen Energie **umgewandelt** wird. Ob Licht aus einer Lampe, Wärme in einem Wasserkocher oder Bewegung in einem Elektromotor – immer wird elektrische Energie genutzt, um **Arbeit zu verrichten.** Dabei sind die Begriffe elektrische Arbeit und elektrische Leistung eng miteinander verknüpft, denn die Arbeit beschreibt die insgesamt verrichtete Energie, während die Leistung die Geschwindigkeit dieser Umwandlung angibt.

#### Elektrische Arbeit: Energie im Fluss

**MedAT-GEHEIMTIPP** Gerne geprüft!

Die **elektrische Arbeit W** gibt an, wie viel Energie durch den elektrischen Strom in einem Stromkreis umgesetzt wird. Sie hängt ab von der Spannung, der Stromstärke und der Zeit, über die der Strom fließt:

$$W = U \cdot I \cdot t$$

Dabei ist:

- W: elektrische Arbeit (J)
- U: Spannung (V)
- I: Stromstärke (A)
- t: Zeit (s)

Anschaulich gesagt, entspricht die Arbeit der Menge an Energie, die Ladungen auf ihrem Weg durch den Stromkreis „verbrauchen", indem sie Energie in Wärme, Licht oder andere Formen umwandeln.

#### Elektrische Leistung: Energie pro Zeit

Die **elektrische Leistung P** beschreibt, wie viel Energie pro Sekunde umgesetzt wird. Sie ist definiert als:

$$P = U \cdot I$$

Dabei ist:

- P: elektrische Leistung (W)
- U: Spannung (V)
- I: Stromstärke (A)

Die Leistung gibt also an, wie schnell elektrische Energie in andere Energieformen **umgewandelt** wird. Eine höhere Leistung bedeutet, dass in kürzerer Zeit mehr Energie umgesetzt wird – wie bei einem leistungsstarken Wasserkocher, der das Wasser schneller erhitzt.

**Wie hängen die beiden Größen zusammen?**

Da die Arbeit die insgesamt umgesetzte Energie angibt und die Leistung beschreibt, wie schnell diese Energie umgesetzt wird, kann man die beiden Größen direkt miteinander verknüpfen. Durch Einsetzen von $P = U \cdot I$ in die Formel für die Arbeit ergibt sich:

$$W = P \cdot t$$

Arbeit ist **Leistung multipliziert mit Zeit:** Wenn ein Gerät mit einer bestimmten Leistung für eine gewisse Zeit betrieben wird, ist die insgesamt verrichtete Arbeit das Produkt aus diesen beiden Größen.

Auch hierfür ein Beispiel:

Eine Glühbirne mit 60 W Leistung, die eine Stunde lang leuchtet, setzt insgesamt 60 W × 3.600 s = 216.000 J elektrische Energie in Licht und Wärme um.

## 30.4 Magnetismus

**MedAT-GEHEIMTIPP** Definitionen, die schon einmal beim MedAT geprüft worden sind, sind die für magnetische Flussdichte und für Lorentzkraft. Einmal wurde auch schon nach der Induktion bei Bewegung einer Leiterschleife im Magnetfeld gefragt. 2023 wurde gefragt, wie Leistung, Spannung und Widerstand miteinander zusammenspielen. Außerdem wurde die Wechselspannung abgefragt.

Den **Magnetismus** besprechen wir an dieser Stelle bei der Elektrizität, da thematisch einige Parallelen bestehen, die wir im Folgenden besprechen wollen. Magnetismus beschreibt die Eigenschaft bestimmter

Materialien oder physikalischer Systeme, Kräfte aufeinander auszuüben. Diese Kräfte wirken entweder anziehend oder abstoßend und sind auf die Existenz von magnetischen Feldern zurückzuführen. Magnetische Felder entstehen durch bewegte elektrische Ladungen, also durch Elektrizität. Das macht Magnetismus und Elektrizität im Prinzip zu zwei Seiten derselben Medaille.

## 30.4.1 Natürliche und künstliche Magnete

### Natürliche Magnete

Einige Materialien, wie Magnetit (Eisenoxid), sind von Natur aus magnetisch. Dies liegt daran, dass die Atome in diesen Stoffen kleine magnetische Felder bilden, die sich im Material weitgehend ausrichten und so ein starkes Gesamtmagnetfeld erzeugen.

### Künstliche Magnete

Magnete lassen sich auch gezielt herstellen, indem ferromagnetische Materialien (z. B. Eisen, Nickel oder Kobalt) in einem starken externen Magnetfeld ausgerichtet werden. Diese künstlichen Magnete werden in Technik und Alltag vielseitig genutzt, etwa in Lautsprechern oder Elektromotoren.
Magneten üben Kräfte aufeinander aus, die von der Ausrichtung ihrer Pole abhängen: Gleichnamige Pole (Nord–Nord oder Süd–Süd) **stoßen sich ab,** ungleichnamige Pole (Nord–Süd) **ziehen sich an.**

**VERSTÄNDNIS+** Magnetische Felder sind unsichtbar, doch ihre Wirkung lässt sich anschaulich darstellen – etwa durch Eisenfeilspäne, die sich entlang der Feldlinien ausrichten. Diese Feldlinien zeigen (➤ Abb. 30.7):
- **Richtung des Feldes:** Sie verlaufen außerhalb des Magneten vom Nord- zum Südpol des Magneten, innerhalb des Magneten genau umgekehrt.
- **Stärke des Feldes:** Je dichter die Feldlinien, desto stärker das magnetische Feld.

Ein einfacher Test für magnetische Felder ist der Kompass: Die Nadel richtet sich entlang der Feldlinien aus und zeigt so die Richtung des Feldes an.

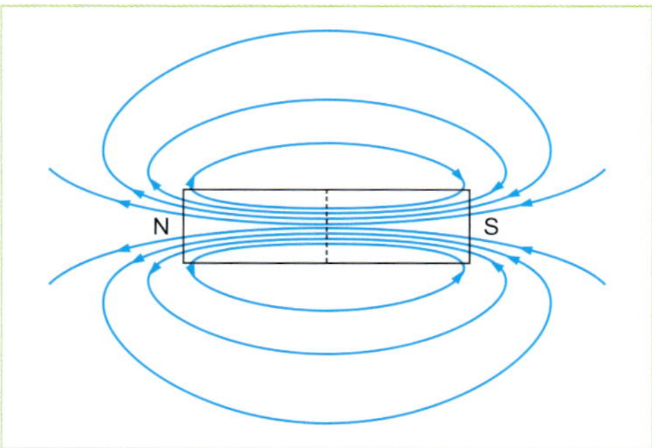


**Abb. 30.7** Das magnetische Feld eines Stabmagneten [L253]

## 30.4.2 Magnetische Feldstärke und Flussdichte

Um Magnetfelder besser zu beschreiben, benötigen wir physikalische Größen, die ihre Stärke und Wirkung quantifizieren. Zwei wichtige Größen sind die **magnetische Feldstärke** und die **magnetische Flussdichte.**

### Magnetische Feldstärke

Die **magnetische Feldstärke H** gibt an, wie stark ein Magnetfeld in einem bestimmten Punkt ist. Sie beschreibt die Ursache des Feldes, also den „Antrieb" zur Magnetisierung, der durch bewegte elektrische Ladungen oder stromdurchflossene Leiter entsteht.

**DEFINITION** Die magnetische Feldstärke hängt direkt mit dem Strom zusammen, der ein Magnetfeld erzeugt. Beispielsweise bei einer Spule mit **N Windungen,** durch die ein **Strom I** fließt:

$$H = \frac{N \cdot I}{l}$$

Dabei ist *l* die Länge des magnetischen Kreises.
Die **Einheit** ist: Ampere pro Meter (A/m)

Die magnetische Feldstärke ist also ein Maß dafür, wie „stark" der Strom das Magnetfeld antreibt.

### Magnetische Flussdichte

**MedAT-GEHEIMTIPP** Die Flussdichte war schon einmal Prüfungsgegenstand.

Die magnetische **Flussdichte B** beschreibt die tatsächliche Wirkung eines Magnetfelds in einem Material oder im Raum. Sie gibt an, wie dicht die magnetischen Feldlinien in einem bestimmten Bereich verlaufen.

**DEFINITION** Die magnetische Flussdichte ist proportional zur magnetischen Feldstärke, wobei die Proportionalität durch die magnetische **Permeabilität μ** bestimmt wird. Sie gibt an, wie leicht das Material magnetisiert werden kann:

$$B = \mu \cdot H$$

bzw.

$$B = \mu_0 \cdot \mu_r \cdot H$$

Da sich die magnetische Permeabilität aus $\mu = \mu_0 \cdot \mu_r$ zusammensetzt.
Die **Einheit** ist: Tesla (*T*)

$\mu_0$ bezeichnet hierbei die **Permabilität des Vakuums** und wird auch magnetische Feldkonstante genannt. Sie beträgt $\mu_0 = 4\,\pi \cdot 10^{-7}$ Tm/A.
$\mu_r$ bezeichnet hingegen die relative Permeabilität des Materials, ein dimensionsloser Faktor, der angibt, wie stark das Material magnetisiert wird. Für Luft und Vakuum ist $\mu_r \approx 1$, für ferromagnetische Stoffe wie Eisen kann $\mu_r$ mehrere Tausend betragen.

**VERSTÄNDNIS+** Zusammenhang zwischen *H* und *B*:
Die Feldstärke *H* beschreibt, wie ein Magnetfeld erzeugt wird (z. B. durch Strom in einer Spule), während die Flussdichte *B* angibt, wie dieses Magnetfeld tatsächlich wirkt. Im leeren Raum sind *H* und *B* direkt proportional, in magnetisierbaren Materialien wird der Zusammenhang durch die magnetische Permeabilität beeinflusst.

### Magnetischer Fluss

Eine weitere wichtige Größe ist der **magnetische Fluss φ**, der die Gesamtmenge des Magnetfeldes durch eine Fläche beschreibt:

$$\varphi = B \cdot A$$

Größere Fläche, höherer Fluss – easy.

## 30.4.3 Elektrizität und magnetische Felder

Magnetische Felder entstehen überall dort, wo sich **elektrische Ladungen bewegen.** Das macht sie zu einem untrennbaren Partner der Elektrizität. Egal, ob ein einzelner stromdurchflossener Draht, eine Spule oder ein komplexer Elektromagnet – die Bewegung der Elektronen erzeugt ein Magnetfeld, das im Raum wirkt und beschrieben werden kann.

**MedAT-Stichwort**
Magnetfeld

### Magnetfeld eines stromdurchflossenen Leiters

Wenn durch einen geraden Leiter ein Strom fließt, entsteht ein magnetisches Feld um den Leiter herum. Dieses Magnetfeld ist zylindrisch und wird – wie wir schon wissen – durch Feldlinien dargestellt, die konzentrische Kreise um den Leiter bilden (➤ Abb. 30.8).

**Die Richtung der Feldlinien** lässt sich mit der Rechte-Hand-Regel bestimmen:

1. Zeige mit dem Daumen der rechten Hand in die Richtung des Stroms.
2. Deine gekrümmten Finger zeigen die Richtung des Magnetfeldes an.

Die Stärke des Magnetfelds (B) in der Nähe eines stromdurchflossenen Leiters hängt direkt vom Strom (I) und invers vom Abstand (r) zum Leiter ab:

$$B = \frac{\mu_0 \cdot I}{2\pi r}$$

Dabei ist:
- B: magnetische Flussdichte (T)
- $\mu_0$: magnetische Feldkonstante ($\mu_0 = 4\,\pi \cdot 10^{-7}$ Tm/A)
- I: Stromstärke (A)
- r: Abstand vom Leiter (m)

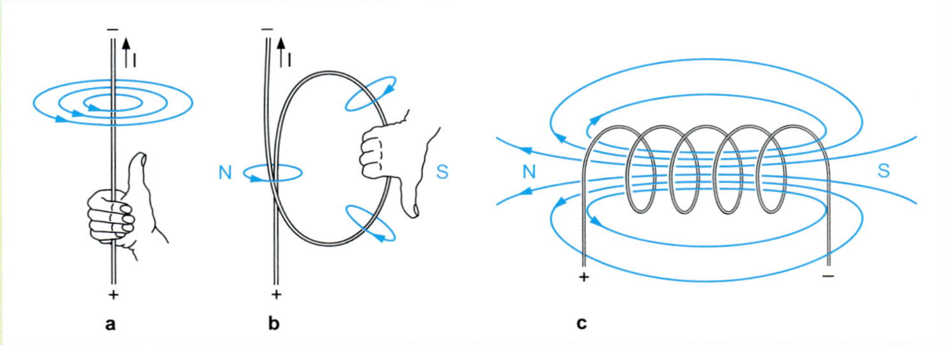


**Abb. 30.8** Die magnetischen Felder (a) eines geraden, stromdurchflossenen Leiters, (b) einer Leiterschleife und (c) einer Spule [L253]

## Magnetfeld einer stromdurchflossenen Spule

Wird ein Draht zu einer Spule gewickelt, summieren sich die Magnetfelder der einzelnen Windungen zu einem **deutlich stärkeren Gesamtfeld.** Innerhalb der Spule verlaufen die Feldlinien nahezu parallel, was auf ein homogenes Magnetfeld hinweist.

Die **magnetische Feldstärke innerhalb einer Spule H** wird durch die Formel beschrieben:

$$H = \frac{N \cdot I}{l}$$

Dabei ist:
- H: magnetische Feldstärke (A/m)
- N: Anzahl der Windungen
- I: Stromstärke (A)
- l: Länge der Spule (m)

Die **magnetische Flussdichte** B ergibt sich durch Multiplikation der Feldstärke mit der Permeabilität:

$$B = \mu \cdot H$$

**VERSTÄNDNIS+** Wird der Kern einer Spule aus einem ferromagnetischen Material wie Eisen gefertigt, verstärkt sich das Magnetfeld erheblich. Der Eisenkern wird magnetisiert, wodurch die Flussdichte um das Vielfache ansteigt. Dies ist die Grundlage für **Elektromagnete,** die in zahlreichen technischen Anwendungen genutzt werden – von Elektromotoren bis zu Hebemagneten in der Industrie. Der Vorteil: Sie können an- und ausgeschaltet werden, je nach Bedarf.

## Wechselwirkungen zwischen Magnetismus und elektrischen Strömen

Das Ganze funktioniert auch umgekehrt: Magnetismus und elektrische Ströme stehen in einer engen Beziehung zueinander. Bewegte Ladungen erzeugen nicht nur Magnetfelder, sie werden auch von Magnetfeldern beeinflusst.

## Die Lorentzkraft: Die Kraft auf bewegte Ladungen

Die **Lorentzkraft** beschreibt die Kraft, die auf eine bewegte elektrische Ladung in einem Magnetfeld wirkt. Diese Kraft ist die Ursache vieler magnetischer Phänomene in stromdurchflossenen Leitern und bewegten Ladungssystemen.

Die **Stärke der Lorentzkraft F** wird durch folgende Formel beschrieben:

$$F = q \cdot v \cdot B \cdot \sin(\theta)$$

Dabei ist:
- F: Lorentzkraft (N)
- q: Ladung (C)
- v: Geschwindigkeit der Ladung (m/s)
- B: magnetische Flussdichte (T)
- θ: Winkel zwischen der Bewegungsrichtung der Ladung und den Feldlinien des Magnetfelds

**Die Richtung der Lorentzkraft** lässt sich mit der Rechte-Hand-Regel bestimmen:
1. Richte die Finger der rechten Hand in Richtung der Ladungsbewegung.
2. Zeige mit der Handfläche in die Richtung des Magnetfelds.
3. Der Daumen zeigt die Richtung der Kraft auf eine positive Ladung. Für negative Ladungen (z. B. Elektronen) zeigt die Kraft in die entgegengesetzte Richtung.

### Kraft auf stromdurchflossene Leiter

Ein Leiter, durch den ein Strom fließt, enthält viele bewegte Elektronen. Wenn dieser Leiter in ein Magnetfeld gebracht wird, wirkt auf ihn ebenfalls die Lorentzkraft – auf **jedes einzelne Elektron im Leiter.** Die resultierende Gesamtkraft auf den Leiter ist proportional zur **Stromstärke I,** der **Länge des Leiters l** und der **Flussdichte B:**

$$F = I \cdot l \cdot B \cdot \sin(\theta)$$

## 30.5 Wechselstrom – Elektrodynamik

**MedAT-GEHEIMTIPP** Es wurde einmal auch nach dem Sinn von Stromzählern gefragt.

Wechselstrom ist, wenn man so möchte, der Herzschlag moderner Elektrizität. Während Gleichstrom mit seiner gleichmäßigen Flussrichtung die stabile Basis für Batterien und Akkus bildet, **pulsiert** Wechselstrom – eben wie der Herzschlag: Er schwingt hin und her und wechselt somit ständig die Richtung. Diese **Schwingung** macht Wechselstrom perfekt geeignet für die Energieübertragung über weite Strecken.
Der Unterschied zwischen Gleich- und Wechselstrom liegt dabei in ihrer Bewegung:
- **Gleichstrom (DC):**
  Fließt stetig in eine Richtung, wie ein Fluss, der ruhig von seiner Quelle ins Tal strömt. Gleichstrom ist einfach zu verstehen und wird in Batterien, Akkus und einfachen Stromkreisen genutzt.
- **Wechselstrom (AC):**
  Hier schwingt der Strom periodisch – er wechselt ständig seine Richtung und Stärke. Stellen wir uns Wechselstrom als ein Paddelboot vor, das auf einem ruhigen See hin- und herfährt: Die Ladungen bewegen sich erst in die eine Richtung, dann zurück.

Dieses Schwingen macht Wechselstrom besonders effizient für die Energieübertragung, da er sich leicht mit Transformatoren an verschiedene Spannungsniveaus anpassen lässt. Das ist entscheidend, um Energie über große Entfernungen zu transportieren und dabei Verluste zu minimieren.
Wechselstrom wird durch die **harmonische Schwingung einer Sinuskurve** beschrieben. Sowohl Spannung (u(t)) als auch Stromstärke (i(t)) sind zeitabhängig und ändern sich sinusförmig:

$$u(t) = U_{max} \cdot \sin(\omega \cdot t)$$

$$i(t) = I_{max} \cdot \sin(\omega \cdot t)$$

Dabei ist:
- $U_{max}$: Die maximale Spannung, auch Amplitude genannt, also der höchste Wert, den die Spannung erreicht.
- $I_{max}$: Die maximale Stromstärke.
- $\omega = 2\pi f$: Die Kreisfrequenz, die angibt, wie schnell der Strom schwingt. Sie steht in direktem Zusammenhang mit der Frequenz (gemessen in Hertz).

**MedAT-Stichwort**
Wechselstrom (Effektivwert, Amplitude, Frequenz)

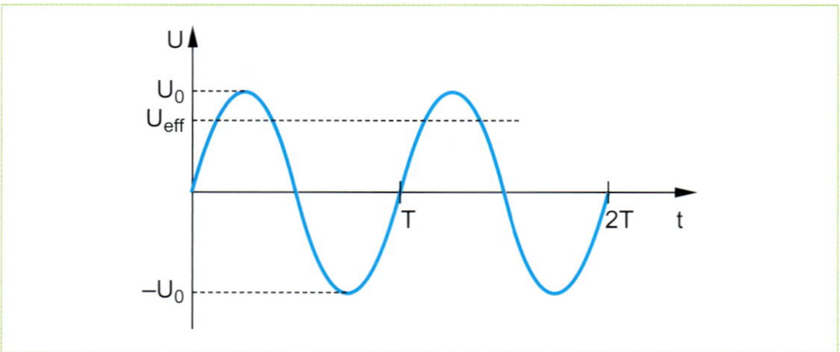


**Abb. 30.9** Zeitlicher Verlauf einer harmonischen Wechselspannung [L253]

Die **Frequenz f** gibt an, wie oft der Strom pro Sekunde seine Richtung ändert. In Europa beträgt die **Netzfrequenz 50 Hz,** was bedeutet, dass der Strom 50-mal in der Sekunde von positiv nach negativ und zurück schwingt. Eine vollständige Schwingung dauert dabei die sogenannte **Periodendauer T** (➤ Abb. 30.9):

$$T = \frac{1}{f}$$

Um sich das vorzustellen, denken wir an eine Schaukel: Wenn ihr anschubst, schwingt die Schaukel erst vorwärts und dann rückwärts, immer im gleichen Rhythmus. Jede Vor- und Rückbewegung entspricht einer Periode, und die Geschwindigkeit, mit der ihr anschubst, bestimmt die Frequenz. Je schneller die Schaukel schwingt, desto kürzer ist die Periodendauer.
Beispielsweise beträgt bei einer Frequenz von 50 Hz die Periodendauer:

$$T = \frac{1}{50} = 0{,}02\ \text{s}$$

bzw. 20 Millisekunden.
Diese beiden Größen stehen also in direktem Zusammenhang: Je höher die Frequenz, desto schneller schwingt der Strom und desto kürzer ist die Periodendauer.

**MedAT-GEHEIMTIPP** Die Wechselspannung wurde bereits zweimal geprüft.

### Effektivwerte von Spannung und Strom

Da Strom und Spannung beim Wechselstrom ständig schwanken, wäre es unpraktisch, immer mit den Maximalwerten zu rechnen. Stattdessen verwendet man sogenannte **Effektivwerte,** die den Gleichstromwerten entsprechen würden, die dieselbe Leistung in einem Widerstand erzeugen:

$$U_{eff} = \frac{U_{max}}{\sqrt{2}} \quad \text{und} \quad I_{eff} = \frac{I_{max}}{\sqrt{2}}$$

Die Effektivwerte sind wie der **durchschnittliche „Schwung"** der Schaukel. Auch wenn die Schaukel in der Realität mal höher und mal niedriger schwingt, interessiert uns vor allem die durchschnittliche Höhe, die sie erreicht. Diese Werte sind auch die, die wir im Alltag verwenden: Zum Beispiel entspricht die angegebene **Netzspannung von 230 V** in Haushalten dem Effektivwert der Wechselspannung. Die tatsächliche Maximalspannung beträgt dann etwa:

$$U_{max} = \sqrt{2} \cdot U_{eff} \approx 325\,\text{V}$$

## 30.6 Wellenstrahlung

**MedAT-Stichwort**
Elektromagnetische Wellen (Frequenzspektrum, Wellenlängen)
Ausbreitungsgeschwindigkeit der elektromagnetischen Welle

Ihr habt alle sicherlich schon einmal den Begriff gehört, aber was sind elektromagnetische Wellen eigentlich? Dies lässt sich beantworten, wenn wir die in diesem Kapitel besprochenen Konzepte zusammenführen:
Wechselströme erzeugen nicht nur elektrische Energie, sondern auch Felder und Kräfte. Bewegen sich Ladungen, dann entstehen, wie wir nun wissen, magnetische Felder. Und da Elektrizität und Magnetismus eng miteinander verknüpft sind bzw. sich wechselseitig bedingen, entstehen sogenannte elektromagnetische Wellen. Wie das physikalisch genau funktioniert, schauen wir uns im Folgenden an.

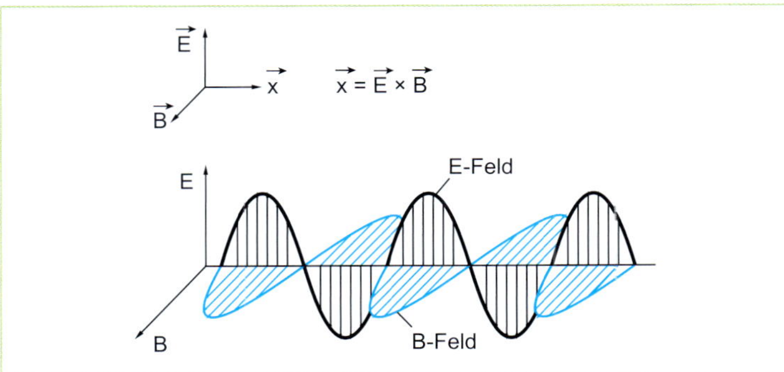


**Abb. 30.10** Richtung (x) der elektrischen (E-Feld) und magnetischen Felder (B-Feld) bei der elektromagnetischen Welle [L253]

## Wie entsteht elektromagnetische Wellenstrahlung?

Die Entstehung **elektromagnetischer Wellen** ist eng mit der Bewegung elektrischer Ladungen verbunden. Sobald sich Ladungen – zum Beispiel Elektronen – beschleunigen, erzeugen sie ein zeitlich veränderliches elektrisches Feld. Dieses wiederum bewirkt ein sich ebenfalls änderndes Magnetfeld, und so entsteht eine selbstverstärkende Wechselwirkung zwischen elektrischen und magnetischen Feldern. Das Ergebnis ist eine elektromagnetische Welle, die sich mit **Lichtgeschwindigkeit c** im Raum ausbreitet (➤ Abb. 30.10).

Die Grundidee lässt sich mit einem Wechselstrom in einem Leiter veranschaulichen:

1. Der Wechselstrom erzeugt ein **zeitlich veränderliches Magnetfeld.**
2. Dieses Magnetfeld induziert ein **elektrisches Feld.**
3. Die Felder breiten sich als Welle vom Leiter aus.

Die Felder stehen hierbei stets **orthogonal zueinander.** Diese Orthogonalität der Felder ergibt sich aus den sog. Maxwell-Gleichungen, auf die wir hier nicht näher eingehen wollen, die allerdings die Grundlage der Elektrodynamik bilden. Wenn sich eine elektromagnetische Welle ausbreitet, schwingt das elektrische Feld (E-Feld) in einer Ebene, das magnetische Feld (B-Feld) in einer Ebene, die senkrecht zur Ebene des elektrischen Feldes steht. Beide Felder stehen wiederum senkrecht zur Ausbreitungsrichtung der Welle. Diese Wechselwirkung wiederholt sich ständig und sorgt dafür, dass die Welle sich selbstständig im Raum ausbreitet (➤ Abb. 30.10).

## Eigenschaften elektromagnetischer Wellen

Elektromagnetische Wellen besitzen charakteristische Eigenschaften, die durch ihre Frequenz und Wellenlänge bestimmt werden:

- **Frequenz f:** Gibt an, wie oft das Feld pro Sekunde schwingt (gemessen in Hertz).
- **Wellenlänge λ:** Der Abstand zwischen zwei aufeinanderfolgenden Wellenbergen, berechnet durch:

$$\lambda = \frac{c}{f}$$

Dabei ist $c \approx 3 \cdot 10^8$ m/s die Ausbreitungsgeschwindigkeit der Welle im Vakuum.

Elektromagnetische Wellen sind in der Lage, Energie über große Entfernungen zu transportieren, ohne ein Medium zu benötigen – sie bewegen sich mühelos durch Vakuum, Luft oder andere Materialien.

## Das elektromagnetische Spektrum

Elektromagnetische Wellen umfassen ein breites **Frequenzspektrum,** das von Radiowellen mit niedriger Frequenz bis hin zu Gamma-Strahlung mit extrem hoher Frequenz reicht. Warum hat Strahlung mit höherer Frequenz hierbei auch eine höhere Energie? Ganz einfach: Die Energie elektromagnetischer Strahlung **hängt direkt von ihrer Frequenz ab.** Je höher die Frequenz, desto **energiereicher** ist die Strahlung. Hierzu müssen wir allerdings einen Abstecher zur Quantentheorie des Lichts machen.

Die Energie eines einzelnen Licht- oder Strahlungsquants (Photon) wird durch die **Planck'sche Formel** beschrieben:

$$E = h \cdot f$$

Dabei ist:

- E: Energie des Photons (J)
- h: Planck-Konstante ($h \approx 6{,}626 \cdot 10^{-34}$ Js)
- f: Frequenz der Strahlung (Hz)

Aus dieser Formel wird deutlich: **Die Energie ist proportional zur Frequenz.** Strahlung mit einer höheren Frequenz hat mehr Energie, da h eine Konstante ist.

Die Wellenlänge und die Frequenz einer elektromagnetischen Welle stehen wiederum über die Lichtgeschwindigkeit in Beziehung. Diesen Bezug kennen wir schon:

$$\lambda = \frac{c}{f}$$

**MedAT-GEHEIMTIPP** Merkt euch unbedingt die Formel $c = \lambda \cdot f$! Man muss im MedAT nämlich oft eine der Größen aus dieser Formel aus den anderen Größen berechnen!

Da die Frequenz umgekehrt proportional zur Wellenlänge ist, bedeutet eine höhere Frequenz eine kürzere Wellenlänge. Dies hat zur Folge, dass längere Wellenlängen weniger Energie und kürzere Wellenlängen mehr Energie tragen.

Die **Energie einer elektromagnetischen Welle** wird durch die Anzahl der Schwingungen pro Sekunde bestimmt:

- **Häufigere Schwingungen:** Eine höhere Frequenz bedeutet, dass die Welle pro Sekunde mehr elektrische und magnetische Felder aufbaut und abbaut. Jede dieser Schwingungen überträgt Energie, daher steigt die Gesamtenergie.
- **Kleinere Wellenpakete:** Bei höherer Frequenz sind die „Wellenpakete" (Photonen) kleiner und dichter gepackt, wodurch die Energie in kürzerer Zeit konzentriert übertragen wird.

Beispiele aus wichtigen Bereichen, geordnet nach absteigender Wellenlänge, sind (➤ Abb. 30.11):

- Radiowellen: Kommunikation wie Radio und Fernsehen
- Mikrowellen: WLAN, Mobilfunk und Mikrowellenherde
- Infrarotstrahlung: Wärmebildkameras und Heizstrahler
- Licht: Sichtbarer Bereich für das menschliche Auge
- Ultraviolett-, Röntgen- und Gammastrahlung: Hochenergetische Strahlung für medizinische Anwendungen und Forschung

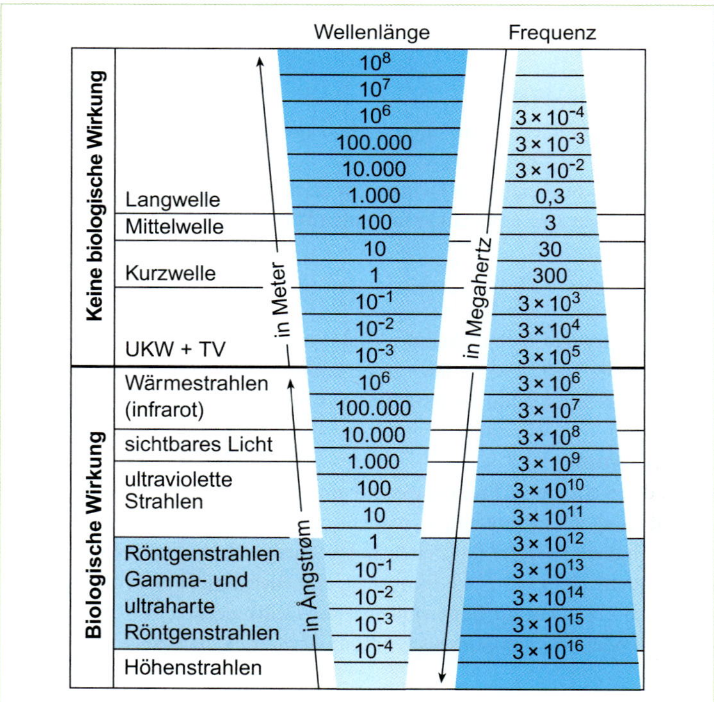


**Abb. 30.11** Spektrum der elektromagnetischen Wellenstrahlungen [L231]

KAPITEL

# 31 Optik

Sinan Barus

MedAT-Stichwort
Optik

## 31.1 Licht

**MedAT-GEHEIMTIPP** Licht ist ein gern geprüftes Thema beim MedAT. Wichtige Themen sind der Wellenlängenbereich des Lichtes und dass kurzwelliges Licht energiereicher ist als langwelliges. Prüfungsfragen in der Vergangenheit waren: Warum ist das Meer blau? Wie bzw. durch welchen Vorgang entstehen Regenbogen?

### 31.1.1 Grundlagen

#### Was ist Licht?

Die Phänomene der Physik beschreiben den Aufbau unserer Welt. Das tiefe Verständnis dieser Phänomene besitzt zwar für uns nicht unbedingt immer Alltagsrelevanz, trotzdem gibt es Beobachtungen und Begriffe, die wir täglich benutzen, aber nicht hinterfragen. Ein gutes Beispiel hierfür ist sicherlich **Licht. Was ist das überhaupt?**

Angeschnitten hatten wir das im vorherigen Kapitel schon: Das, was wir als Licht kennen, gehört zur Familie der **elektromagnetischen Wellen** (> Kap. 30.6). Diese entstehen, wenn sich elektrische und magnetische Felder gegenseitig erzeugen und verstärken. Sie breiten sich mit einer unglaublichen Geschwindigkeit von etwa $c \approx 3 \cdot 10^8$ m/s durch den Raum aus. Anders als Schallwellen, die ein Medium wie Luft benötigen, können elektromagnetische Wellen auch das **Vakuum** durchqueren – sie sind also völlig unabhängig von Materie. Den Aufmerksamen unter euch ist bestimmt schon im letzten Kapitel nicht entgangen, dass dies genau der Geschwindigkeit entspricht, die landläufig als **Lichtgeschwindigkeit** bezeichnet wird.

#### Warum sehen wir keine Radiowellen?

Die wichtigste Eigenschaft einer elektromagnetischen Welle ist ihre Frequenz, die angibt, wie oft die Welle pro Sekunde schwingt. Diese wird in Hertz gemessen. Je nach Frequenz unterscheidet sich das Verhalten des Lichts: Niedrigere Frequenzen wie Radiowellen sind unsichtbar und werden beispielsweise für Kommunikation genutzt, höhere Frequenzen hingegen tragen mehr Energie und machen sichtbares Licht oder Röntgenstrahlung aus.

Die Wellenlänge gibt den Abstand zwischen zwei aufeinanderfolgenden Wellenbergen an. Wie wir schon wissen, steht sie mit der Frequenz über die Lichtgeschwindigkeit in Zusammenhang:

$$c = \lambda \cdot f$$

Das sichtbare Licht liegt dabei in einem engen Bereich des elektromagnetischen Spektrums mit Wellenlängen zwischen etwa 400 nm (violett) und 700 nm (rot). Alles, was kürzer oder länger ist, bleibt für das menschliche Auge **unsichtbar,** da es nur **Rezeptoren** für elektromagnetische Wellen innerhalb dieses engen Spektrums besitzt (> Tab. 31.1).

**Tab. 31.1** Die Wellenlängen der Farben im sichtbaren Bereich

| Wahrgenommene Farbe | Wellenlänge (λ) in nm |
|---|---|
| Rot | 650–700 |
| Gelb | 600 |
| Grün | 500–550 |
| Blau | 450 |
| Violett | 420 |

Der sichtbare Bereich des Lichts ist nur ein kleiner Ausschnitt des gesamten elektromagnetischen Spektrums. Innerhalb dieses Bereichs nehmen wir Licht in verschiedenen Farben wahr, die von der Wellenlänge abhängen.

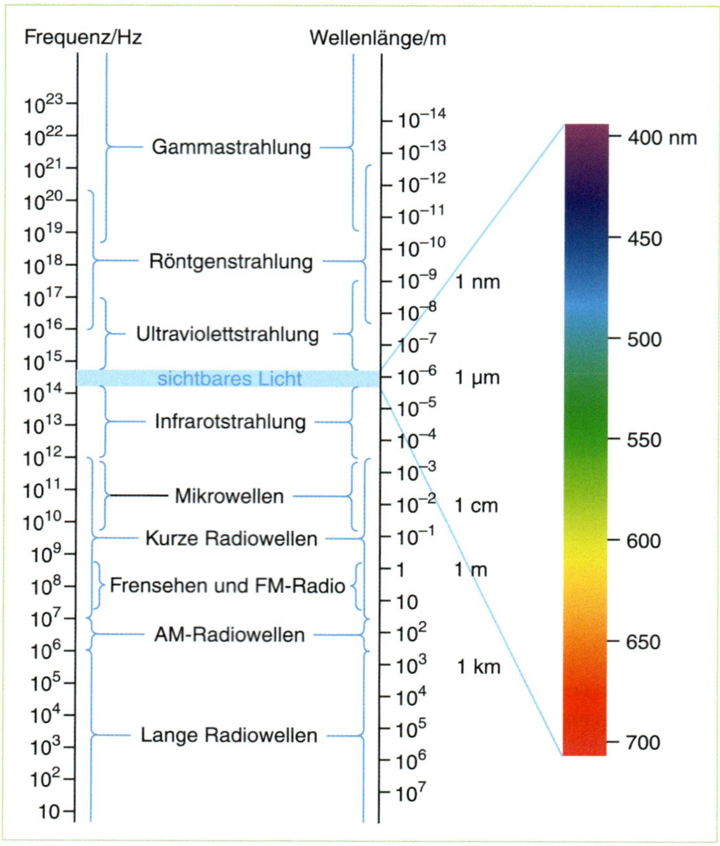


**Abb. 31.1** Das elektromagnetische Spektrum. Der sichtbare Bereich umfasst die Wellenlängen von 400–700 nm. [L253]

Jenseits dieses Bereichs finden wir Infrarotstrahlung (größere Wellenlängen) und Ultraviolettstrahlung (kürzere Wellenlängen), die für uns unsichtbar bleiben (➤ Abb. 31.1).

**MedAT-GEHEIMTIPP** Das elektromagnetische Spektrum wird häufig abgefragt. Beispiel: Wie unterscheiden sich rotes und blaues Licht? Es wurde auch mal nach der Definition von Primär- und Sekundärfragen gefragt. Primärfarben sind rot, grün und blau. Sekundärfarben entstehen aus der Mischung von zwei unterschiedlichen Primärfarben (z. B. violett). Tertiärfarben entstehen aus der Mischung von drei untnerschiedlichen Primärfarben (z. B. braun).

### Licht als Teilchen: Photonen

Neben seinem Verhalten als **Welle** zeigt Licht auch Eigenschaften von **Teilchen.** Auch das hatten wir im vorherigen Kapitel kurz angeschnitten, als wir uns die Frequenzabhängigkeit des Lichts über die Frequenz hergeleitet haben und dabei Lichtteilchen (Licht- oder Strahlungsquanten) besprochen hatten. Diese Teilchen, die sogenannten Photonen, sind **Energiepakete,** die in Lichtstrahlen enthalten sind. Die Energie eines Photons hängt von der Frequenz des Lichts ab:

$$E = h \cdot f$$

Dabei ist **h die Planck-Konstante.** Höhere Frequenzen bedeuten also energiereichere Photonen – deshalb kann ultraviolettes Licht Sonnenbrand verursachen, während sichtbares Licht uns nicht schadet.

Photonen verhalten sich manchmal wie winzige Billardkugeln, die bei Kollisionen mit Materie Energie abgeben oder aufnehmen. Dies erklärt beispielsweise, warum Licht durch Glas hindurchgehen kann oder in Solarzellen elektrische Energie erzeugt.

## 31.1.2 Welle-Teilchen-Dualismus

**MedAT-GEHEIMTIPP** Welches Phänomen lässt sich durch den Wellencharakter des Lichts nicht beschreiben? Der photoelektrische Effekt! Brechung, Totalreflexion, Beugung und Interferenz kann man hingegen sehr wohl mit der Wellentheorie des Lichts beschreiben.

Welle oder Teilchen – was denn nun? Besprochen haben wir beides, denn je nach Experiment zeigt Licht entweder Wellen- oder Teilcheneigenschaften.

**MedAT-Stichwort**
Welle-Teilchen-Dualismus

## Licht als Welle: Beugung und Interferenz

Die Vorstellung von Licht als Welle stammt aus dem frühen 19. Jahrhundert, als durch Experimente Phänomene wie Beugung und Interferenz entdeckt wurden.

- **Beugung:**
  Wenn Licht auf ein Hindernis trifft, „biegt" es sich um die Kanten, ähnlich wie Wasserwellen, die um eine Säule fließen. Dieses Verhalten zeigt, dass Licht keine geradlinige Teilchenbewegung ist, sondern wellenartige Eigenschaften besitzt. Besonders deutlich wird die Beugung an einem schmalen Spalt, bei der sich das Licht hinter dem Hindernis fächerartig ausbreitet.
- **Interferenz:**
  Interferenz tritt auf, wenn Lichtwellen sich **überlagern.** Treffen zwei Lichtwellenberge aufeinander, verstärken sie sich zu einer helleren Stelle (**konstruktive Interferenz**). Treffen ein Wellenberg und ein Wellental zusammen, löschen sie sich gegenseitig aus (**destruktive Interferenz**). Das **klassische Doppelspalt-Experiment** zeigt dies besonders deutlich: Lässt man Licht durch zwei nahe beieinanderliegende Spalte fallen, entsteht auf einem Schirm dahinter ein Muster aus hellen und dunklen Streifen – ein Beweis dafür, dass sich Licht dort wie eine Welle verhält (➤ Abb. 31.2).

Diese Wellenphänomene lassen sich auch in der Natur beobachten, z. B. in den Farben von Seifenblasen oder in der schillernden Oberfläche von Schmetterlingsflügeln.

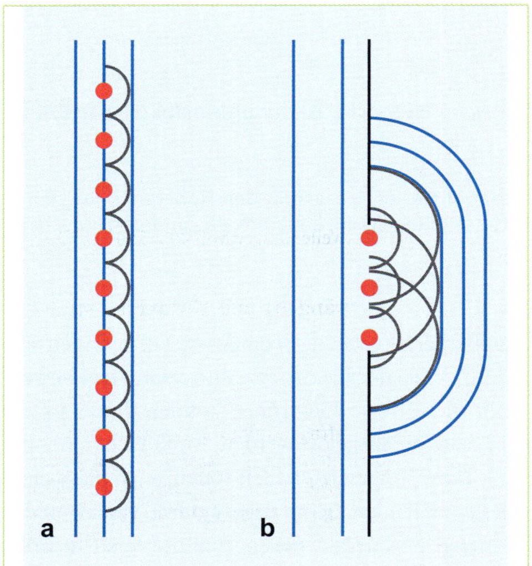


**Abb. 31.2** Beugung an einem Spalt: (a) eine Wellenfront (blau) mit Elementarwellen (rot); (b) eine Wellenfront wird gebeugt [L231]

## Licht als Teilchen

Trotz der Beobachtungen zum Wellenverhalten des Lichts gibt es Situationen, in denen Licht wie ein Teilchen erscheint. Diese Teilchen nennt man Photonen – kleine Energiepakete, die sich mit Lichtgeschwindigkeit bewegen.

- **Photoeffekt:**
  Im Jahr 1905 erklärte ein bis dahin unbekannter Angestellter des Berner Patentamtes namens Albert Einstein den sogenannten Photoeffekt, der nicht durch das Wellenmodell des Lichts erklärbar war: Trifft Licht auf eine Metalloberfläche, können Elektronen aus dem Material gelöst werden. Interessanterweise hängt die Energie der gelösten Elektronen nicht von der Helligkeit des Lichts ab, sondern von dessen **Frequenz.** Dies deutet darauf hin, dass Licht aus einzelnen Energiepaketen (Photonen) besteht, deren Energie direkt proportional zur Frequenz ist:

$$E = h \cdot f$$

- **Photonen als Energieüberträger:**
  Moderne Technologien wie Laser oder Solarzellen basieren auf dem Teilchenverhalten des Lichts. Laser basieren darauf, dass Photonen präzise Energiepakete sind, die synchron emittiert werden können, um extrem intensive Lichtstrahlen zu erzeugen. In Solarzellen hingegen regen Photonen Elektronen an, wodurch elektrische Energie erzeugt wird.

Notizen

### Das Doppelspalt-Experiment

Das berühmte **Doppelspalt-Experiment** von Thomas Young zeigt die dualen physikalischen Eigenschaften des Lichts wie kein anderes:
Eine Lichtquelle, wie beispielsweise eine Lampe oder ein Laser, erzeugt einen **gebündelten Lichtstrahl,** der auf eine dünne Platte mit zwei parallelen, eng beieinanderliegenden Spalten trifft. Diese Spalte dienen als „Eingang" für das Licht und teilen es in zwei **Teilstrahlen** auf. Hinter der Platte breitet sich das Licht von jedem Spalt aus – ähnlich wie Wasserwellen, die durch zwei Öffnungen in einem Damm fließen. Ein Schirm, der hinter dem Doppelspalt positioniert ist, dient dazu, die Lichtverteilung sichtbar zu machen.

- **Wellenverhalten im Doppelspalt:**
  Lässt man das Licht durch zwei nahe beieinanderliegende Spalte fallen, entsteht ein **Interferenzmuster** aus hellen und dunklen Streifen. Dies zeigt, dass Licht sich nach Beugung an den Spalten wie eine Welle ausbreitet und die beiden Spalte so als neue Quellen von Lichtwellen fungieren, die sich überlagern.
- **Teilchenverhalten im Doppelspalt:**
  Führt man dasselbe Experiment mit Photonen durch, die einzeln durch die Spalte geschickt werden, entsteht nach und nach dasselbe **Interferenzmuster.** Jedes Photon scheint sich also wie eine Welle zu verhalten und durch beide Spalte gleichzeitig zu gehen – ein Verhalten, das mit der klassischen Vorstellung von Teilchen unvereinbar ist.
- **Messung verändert das Ergebnis:**
  Versucht man zu beobachten, durch welchen Spalt das Photon geht, verschwindet das Interferenzmuster. Das Licht verhält sich plötzlich wie ein **Teilchenstrom,** der nur durch einen Spalt geht. Diese Wechselwirkung zwischen Messung und Verhalten ist nur quantenmechanisch zu erklären. Das weiter zu erklären, würde hier allerdings zu weit führen.

### Der photoelektrische Effekt

Ein weiteres Phänomen, das die Teilchennatur des Lichtes unterstreicht, ist der **photoelektrische Effekt.**

> **VERSTÄNDNIS⁺** Übrigens: Entgegen der hartnäckigen Annahme, dass Einstein den Nobelpreis für seine Relativitätstheorie verliehen bekommen hätte, hat er ihn tatsächlich für die Erklärung des photoelektrischen Effekts bekommen!

Beim photoelektrischen Effekt wird Licht auf eine Metalloberfläche gelenkt. In einem Metall befinden sich die Elektronen in einer sogenannten Elektronengasstruktur. Viele der Elektronen sind relativ **frei beweglich,** da sie nicht fest an einzelne Atome gebunden sind. Diese freien Elektronen können durch äußere Einflüsse – wie das Auftreffen von Photonen – aus dem Metall herausgelöst werden, wenn Licht einer bestimmten Frequenz oder Wellenlänge auf das Metall trifft. Diese freigesetzten Elektronen, auch photoelektrische Elektronen genannt, werden durch die Energie des einfallenden Lichts **angeregt** und **verlassen das Metall.** Jedes Elektron im Metall benötigt eine Mindestmenge an Energie, die sogenannte Austrittsarbeit $W_A$ um die metallische Oberfläche zu verlassen. Diese Energie hängt von den Eigenschaften des Metalls ab. Wenn die Energie eines Photons größer oder gleich der Austrittsarbeit ist, kann es ein Elektron freisetzen. Zuvor hatte man angenommen, dass die Energie des Lichts proportional zur Helligkeit ist – also je intensiver das Licht, desto mehr Energie sollte es übertragen. Doch es zeigte sich, dass dies nicht stimmt: Es war nicht die Helligkeit, sondern die **Frequenz** des Lichts, die darüber entschied, ob Elektronen freigesetzt werden. Licht mit niedriger Frequenz, wie rotes Licht, konnte die Elektronen selbst bei hoher Intensität nicht lösen, während Licht mit höherer Frequenz, wie ultraviolettes Licht, auch bei geringer Intensität erfolgreich war.
Einstein erklärte dieses Verhalten, indem er postulierte, dass Licht aus Teilchen besteht – den Photonen. Jedes Photon trägt eine bestimmte Energie, die von seiner Frequenz abhängt. Ein Photon kann seine gesamte Energie auf ein Elektron übertragen. Wenn diese Energie groß genug ist, um das Elektron aus dem Metall zu lösen, wird das Elektron freigesetzt. Ist die Energie des Photons kleiner als die Austrittsarbeit, bleibt das Elektron gebunden – **unabhängig davon, wie hell das Licht ist.**

## 31.2 Spektren und Energie des Lichts

### 31.2.1 Spektren

Viele Formen der elektromagnetischen Strahlung und des Lichts sind Mischformen, die sich aus Bestandteilen unterschiedlicher Wellenlängen zusammensetzen, man spricht hier vom **Spektrum.** Teilt man die Strahlung anhand der Wellenlänge in ihre Unterformen auf, kann man diese mess- oder sogar sichtbar machen.

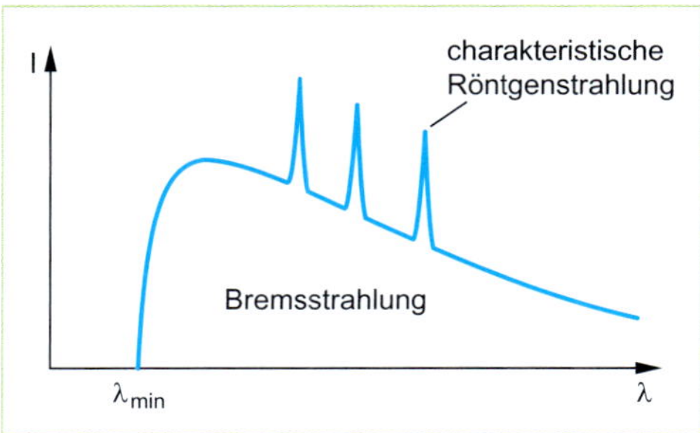


**Abb. 31.3** Beispielhaft das Emissionsspektrum einer Röntgenröhre: Gezeigt ist die Intensität I abhängig von der Wellenlänge λ. [L253]

Ein Spektrum entsteht, wenn Strahlung in ihre verschiedenen Wellenlängen zerlegt wird, im Falle des Lichts beispielsweise durch ein **Prisma** oder ein **Gitter.** Je nach Quelle und Art des Lichts entstehen unterschiedliche Muster (➤ Abb. 31.3).

- **Kontinuierliche Spektren:** Sie enthalten alle Wellenlängen innerhalb eines Bereichs, wie das Licht einer Glühbirne oder die Strahlung eines heißen Sterns.
- **Linienspektren:** Hier sehen wir nur bestimmte, scharf abgegrenzte Linien, die jeweils einer spezifischen Wellenlänge entsprechen. Sie entstehen, wenn Atome oder Moleküle Licht in klar definierten Quanten aussenden oder absorbieren.
- **Absorptionsspektren:** Sie zeigen dunkle Linien in einem ansonsten kontinuierlichen Spektrum, wo Licht bestimmter Wellenlängen von einer Substanz absorbiert wurde.

### Der schwarze Körper: Ein ideales Strahlungsmodell

Um Spektren besser zu verstehen, führen Physiker oft das Konzept des **schwarzen Körpers** ein. Ein schwarzer Körper ist ein hypothetisches Objekt, das sämtliche Strahlung, die auf ihn fällt, vollständig absorbiert. Gleichzeitig sendet er aber auch Strahlung aus – und zwar so, dass sie **ausschließlich von seiner Temperatur abhängt.** In der Realität gibt es zwar keinen perfekten schwarzen Körper, aber viele reale Objekte, wie beispielsweise Glühdrähte oder Sterne, die sich ähnlich verhalten.
Die Strahlung eines schwarzen Körpers umfasst alle Wellenlängen und bildet ein **kontinuierliches Spektrum,** bei dem die Intensität bei bestimmten Wellenlängen ein Maximum erreicht. Dieses Maximum verschiebt sich mit steigender Temperatur zu kürzeren Wellenlängen. Ein heißer schwarzer Körper leuchtet deshalb bläulicher, während ein kühlerer Körper rötlicher erscheint. Die Sonne, deren Oberfläche sehr heiß ist, emittiert ihr Maximum im Bereich des sichtbaren Lichts, was sie für unsere Augen so hell erscheinen lässt.

### Das Kirchhoff'sche Strahlungsgesetz

Erklären lässt sich das mit dem **Kirchhoff'schen Strahlungsgesetz:** Es besagt, dass ein Körper, der Licht bei einer bestimmten Wellenlänge gut absorbiert, auch bei dieser Wellenlänge strahlt. Anders gesagt: **Ein guter Absorber ist auch ein guter Strahler.** Dies erklärt auch, warum heiße Objekte, wie Sterne oder geschmolzenes Metall, Licht in charakteristischen Mustern aussenden, die von ihrer Temperatur und Zusammensetzung abhängen. Daraus folgt auch, dass schwarze Körper die effizientesten Strahler sind – sie absorbieren und emittieren Licht gleichermaßen perfekt.

## 31.2.2 Licht und Materie: Emission und Absorption

**MedAT-GEHEIMTIPP** Die Absorption wurde bereits einmal geprüft.

**MedAT-Stichwort**
Absorption

Die Atome oder Moleküle in der Materie können Licht entweder aufnehmen (**Absorption**) oder aussenden (**Emission**), wobei jedes Element und jede Substanz ein charakteristisches Spektrum erzeugt.

- **Emissionsspektren:**
  Diese entstehen, wenn ein Atom oder Molekül **Energie verliert.** Ein Elektron, das zuvor durch Energiezufuhr auf ein höheres Energieniveau gehoben wurde, fällt auf ein niedrigeres Niveau zurück und gibt die überschüssige Energie als Photon ab. Da die Energieniveaus der Elektronen diskrete Werte haben, hat das abgestrahlte Licht nur bestimmte Wellenlängen. Das Ergebnis ist ein Linienspektrum, das für jedes Element unterschiedlich ist. So können wir beispielsweise anhand des Emissionsspektrums eines Gases dessen chemische Zusammensetzung bestimmen.

- **Absorptionsspektren:**
  Umgekehrt können Atome Licht bestimmter Wellenlängen absorbieren, wenn die Energie genau derjenigen entspricht, die ein Elektron braucht, um auf ein höheres Energieniveau zu kommen. Das restliche Licht zeigt sich dann als kontinuierliches Spektrum mit dunklen Linien an den Stellen, wo die Absorption stattgefunden hat. Im Absorptionsspektrum des Sonnenlichts werden diese dunklen Linien Fraunhoferlinien genannt und verraten uns beispielsweise, welche Elemente in der Sonnenatmosphäre vorhanden sind.

## 31.3 Strahlenoptik

Von einer sehr komplexen Theorie des Lichts kommen wir nun wieder zu einer vereinfachten und physikalisch anschaulichen Betrachtungsweise. Im Folgenden wollen wir uns anschauen, wie sich Licht an Oberflächen und in Interaktion mit bestimmten Objekten verhält. Licht wird hierbei als Strahl betrachtet, obwohl das natürlich nicht dem physikalischen Verhalten entspricht.

### 31.3.1 Reflexion

Jeden Tag schauen wir alle in den Spiegel. Damit haben wir noch ein Alltagsphänomen, das uns allen täglich mehrfach unterkommt und das wir hier beschreiben und verstehen können.
**Reflexion** tritt auf, wenn Licht an einer Oberfläche zurückgeworfen wird, ohne dass es in das jeweilige Material eindringt. Das Verhalten eines Lichtstrahls bei der Reflexion wird durch zwei einfache Regeln beschrieben, die zusammen das **Reflexionsgesetz** bilden.

1. Der **Einfallswinkel** $\theta_E$ ist gleich dem Ausfallswinkel, auch **Reflexionswinkel** $\theta_R$ genannt:

$$\theta_E = \theta_R$$

1. Der einfallende Lichtstrahl, der reflektierte Lichtstrahl und das Lot auf die Oberfläche liegen in einer **gemeinsamen Ebene.**

Diese Regeln gelten **unabhängig von der Beschaffenheit der Oberfläche** – solange die Oberfläche glatt genug ist, um eine geordnete Reflexion zu erzeugen. Die Beschaffenheit der reflektierenden Oberfläche spielt allerdings eine entscheidende Rolle dabei, wie das reflektierte Licht wahrgenommen wird. Bei einer perfekt glatten Oberfläche, wie einem Spiegel oder einer ruhigen Wasseroberfläche, werden die Lichtstrahlen in geordneter Weise zurückgeworfen (➤ Abb. 31.4). Diese sogenannte **regelmäßige Reflexion** sorgt dafür, dass ein klares und scharfes Bild entsteht. Wenn die Oberfläche hingegen rau oder uneben ist, wie etwa bei Papier, Beton oder einer Steinmauer, wird das Licht in alle Richtungen gestreut. Diese **diffuse Reflexion** lässt kein scharfes Bild entstehen, ermöglicht uns aber, solche Oberflächen zu sehen, da das Licht aus vielen Richtungen in unsere Augen gelangt.

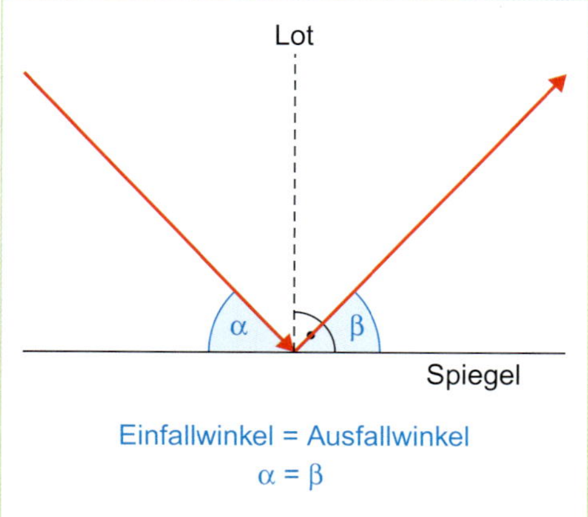


**Abb. 31.4** Reflexion an ebenem Spiegel (Planspiegel). Hierbei entspricht $\alpha = \theta_E$ (Einfallswinkel) und $\beta = \theta_R$ (Ausfallwinkel). [L253]

**VERSTÄNDNIS+** Ein einfaches Beispiel macht das Prinzip der Reflexion anschaulich: Stell dir vor, du wirfst einen Ball gegen eine Wand. Wenn du den Ball in einem bestimmten Winkel wirfst, prallt er in einem ebenso steilen Winkel zurück. Dieser „Wurf" entspricht dem Einfallswinkel, während der Rückprall dem Reflexionswinkel entspricht. Genauso verhält sich Licht, wenn es auf eine reflektierende Oberfläche trifft. Je glatter die Wand (oder Oberfläche), desto präziser wird der Ball (oder Lichtstrahl) zurückgeworfen. Ist die Wand rau, wird der Ball in verschiedene Richtungen abgelenkt – ein Bild entsteht nicht.

## 31.3.2 Brechung

**MedAT-GEHEIMTIPP** War auch schon einmal Thema einer Altfrage: Welche Medien werden zum Lot und welche vom Lot weggebrochen? 2023 wurde nach dem Snellius-Brechungsgesetz gefragt.

Das oben Gesagte ist nur die halbe Wahrheit – es gibt durchaus Situationen, in denen Licht nur teilweise an einer Oberfläche reflektiert wird, der Rest dringt in das jeweilige Medium ein und wird an der Grenzfläche abgelenkt. In einem solchen Fall sprechen wir von **Brechung.** Ein Strohhalm in einem Wasserglas wirkt an der Wasseroberfläche plötzlich geknickt, und die Sonne erscheint bei Sonnenuntergang größer und verzerrt. Die Lichtstrahlen ändern dabei ihre Richtung und Geschwindigkeit.

**Warum bricht Licht?**

Licht breitet sich in verschiedenen Materialien mit unterschiedlicher Geschwindigkeit aus. Im Vakuum erreicht es seine maximale Geschwindigkeit von etwa 300.000 km/s. In anderen Medien, wie Luft, Wasser oder Glas, ist die Geschwindigkeit geringer. Diese Änderung der Lichtgeschwindigkeit beim Übergang zwischen Medien führt dazu, dass der Lichtstrahl seine Richtung ändert – es wird gebrochen (➤ Abb. 31.5). Das ist vergleichbar mit einem Radfahrer, der schräg von einer glatten Straße in einen sandigen Bereich fährt: Das Fahrrad verlangsamt sich im Sand, und die Richtung des Fahrrads wird abgelenkt.

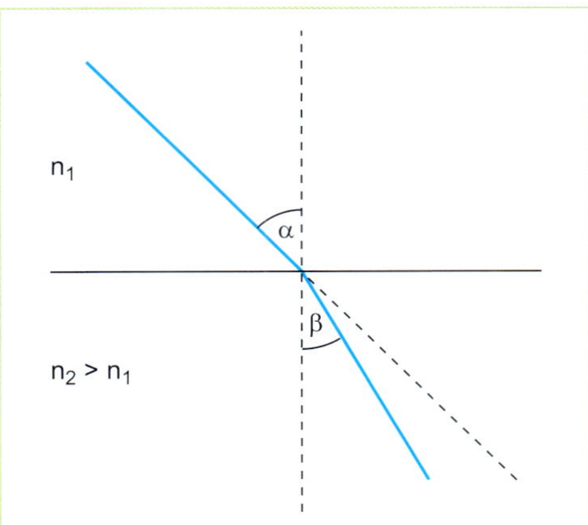


**Abb. 31.5** Lichtbrechung am Übergang zweier Medien [L253]

### Brechungsindex und Brechungsgesetz

Der **Brechungsindex n** ist eine physikalische Größe, die beschreibt, wie stark ein Medium die Ausbreitungsgeschwindigkeit von Licht reduziert, wie stark das Licht also „abgebremst wird". Er ist ein Maß für die Lichtgeschwindigkeit in einem Medium und wird durch das Verhältnis der Lichtgeschwindigkeit im Vakuum zur Lichtgeschwindigkeit im betrachteten Medium berechnet:

$$n = \frac{c}{v}$$

Dabei ist:

- c: Lichtgeschwindigkeit im Vakuum (≈ 300.000 km/s)
- v: Lichtgeschwindigkeit im Medium (km/s)
- n: Brechungsindex des Mediums (dimensionslos)

Der **Brechungsindex** ist immer größer oder gleich 1, da Licht im Vakuum seine maximale Geschwindigkeit erreicht und in jedem anderen Medium langsamer ist. Ein hoher Brechungsindex sagt aus, dass Licht im Medium stark verlangsamt wird. Beispielsweise hat Wasser einen Brechungsindex von etwa n = 1,33, was bedeutet, dass Licht in Wasser etwa 1,33-mal langsamer ist als im Vakuum. Glas hat je nach Sorte einen Brechungsindex zwischen n = 1,5 und n = 1,9, weshalb es Licht stärker „abbremst" als Wasser

Je höher der Brechungsindex eines Mediums, desto **stärker** wird das Licht beim Übergang von einem anderen Medium abgelenkt. Diese Ablenkung ist die Grundlage für viele optische Phänomene wie die **Brechung** und **Totalreflexion.**

Der Brechungsindex eines Mediums hängt auch von der **Wellenlänge** des Lichts ab. In der Regel gilt: Je kürzer die Wellenlänge, desto höher ist der Brechungsindex. Blaues Licht wird also stärker gebrochen als rotes Licht. Dieses Phänomen, bekannt als **Dispersion,** ist der Grund, warum Licht in einem Prisma in seine Farben zerlegt wird, aber dazu später mehr.

Nach der Vorarbeit zu den theoretischen Grundlagen widmen wir uns nun dem **Brechungsgesetz,** denn das Verhalten eines Lichtstrahls bei der Brechung wird durch das sogenannte **Snellius'sche Brechungsgesetz** beschrieben:

$$n_1 \cdot \sin(\theta_1) = n_2 \cdot \sin(\theta_2)$$

Dabei sind:

- $n_1$ und $n_2$: Brechungsindizes der beiden Medien, die das Verhältnis der Lichtgeschwindigkeit im Vakuum zur Geschwindigkeit im jeweiligen Medium beschreiben
- $\theta_1$: Einfallswinkel des Lichtstrahls zum Lot im ersten Medium
- $\theta_2$: Brechungswinkel des Lichtstrahls im zweiten Medium

Ein Medium mit einem höheren Brechungsindex ist optisch „dichter", und das Licht wird in Richtung des Lotes gebrochen. Umgekehrt wird das Licht vom Lot weg gebrochen, wenn es in ein optisch dünneres Medium übergeht.

Verstanden? Ja? Nein? Hier ist eine Analogie:

Stell dir vor, ein Auto fährt schräg von einer asphaltierten Straße auf eine Sandfläche. Auf der glatten Straße (dem ersten Medium) kann das Auto schnell fahren. Sobald jedoch der Vorderreifen die Sandfläche erreicht, wird dieser Teil des Autos langsamer – der Sand bietet mehr Widerstand. Der Hinterreifen bleibt noch auf dem Asphalt und fährt schneller. Dadurch dreht sich das Auto leicht in Richtung der Sandfläche. Genauso das passiert mit einem Lichtstrahl, wenn er von einem Medium in ein anderes übergeht. Der Asphalt entspricht einem Medium mit geringem Brechungsindex, in dem das Licht schnell unterwegs ist (z. B. Luft), der Sand einem Medium mit höherem Brechungsindex, in dem das Licht langsamer wird (z. B. Glas oder Wasser). Die Richtungsänderung des Autos beschreibt die Brechung des Lichtstrahls, der in Richtung des Lotes abgelenkt wird (➢ Abb. 31.6).

Fährt das Auto in die entgegengesetzte Richtung – also vom Sand zurück auf den Asphalt – passiert das Gegenteil. Der Vorderreifen, der zuerst auf die glatte Straße trifft, wird schneller, während der hintere Reifen noch im Sand bleibt. Das Auto wird diesmal vom Lot weg abgelenkt, was der Brechung des Lichts beim Übergang von einem optisch dichteren in ein optisch dünneres Medium entspricht.

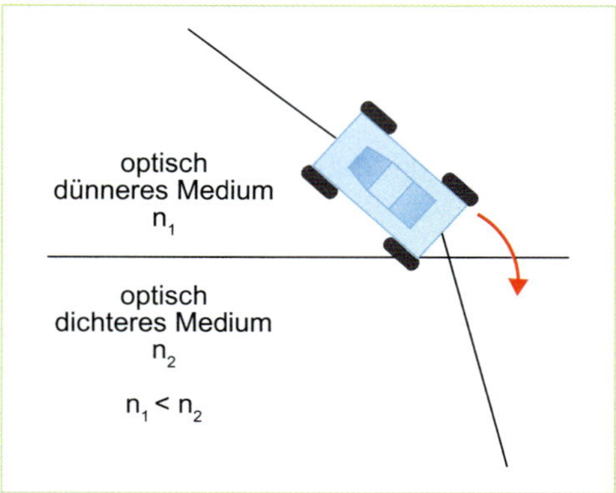


**Abb. 31.6** Veranschaulichte Brechung beim Übergang vom optisch dünneren in optisch dichteres Medium [L253]

**VERSTÄNDNIS⁺** Totalreflexion – ein Spezialfall der Brechung:
Wenn Licht von einem optisch dichteren Medium in ein dünneres Medium übergeht (z. B. von Glas in Luft), gibt es eine besondere Grenze, den sogenannten kritischen Winkel. Überschreitet der Einfallswinkel diesen kritischen Wert, wird das Licht nicht mehr gebrochen, sondern vollständig reflektiert. Dieses Phänomen wird als Totalreflexion bezeichnet.
Habt ihr euch schon einmal gefragt, wie euer Internet ins Haus kommt? Lichtleiter, wie sie in Glasfaserkabeln verwendet werden, basieren auf diesem Prinzip: Licht wird innerhalb der Glasfaser immer wieder total reflektiert und erreicht verlustfrei sein Ziel, selbst über große Entfernungen.

## 31.3.3 Konvexe Linsen

### Aufbau einer konvexen Linse

**MedAT-GEHEIMTIPP** Es wurde schon einmal nach der Funktion einer Lupe gefragt. 2023 wurde nach der Linsengleichung gefragt.

Notizen

**Konvexe Linsen,** auch **Sammellinsen** genannt, sind grundlegende optische Elemente, die Lichtstrahlen bündeln können. Generell ist eine konvexe Linse in der Mitte dicker als an den Rändern. Ihre Form sorgt dafür, dass Lichtstrahlen, die parallel zur Hauptachse auf die Linse treffen, nach der Brechung in einem Punkt zusammentreffen – dem sogenannten **Brennpunkt.** Dieser Brennpunkt liegt auf beiden Seiten der Linse in gleicher Entfernung zum optischen Mittelpunkt der Linse. Diese Entfernung wird als Brennweite bezeichnet und ist eine der wichtigsten Eigenschaften, die die Stärke der Linse beschreibt.
Konvexe Linsen wirken wie eine „Sammelstelle" für Lichtstrahlen. Je stärker die Krümmung der Linse, desto kürzer ist ihre Brennweite, und desto **stärker bündelt sie das Licht.** Linsen mit einer kurzen Brennweite haben eine **höhere Brechkraft,** während Linsen mit einer längeren Brennweite eine geringere Brechkraft besitzen, das Licht also weniger stark bündeln.
Die Grundform einer konvexen Linse kann in verschiedene Varianten unterteilt werden, die sich durch die Krümmung ihrer Oberflächen unterscheiden:

- **Plankonvexe Linsen:** Eine Seite der Linse ist flach, die andere ist konvex (gewölbt). Diese Linsen bündeln Licht effizient, wenn das Licht aus einer Richtung parallel einfällt.
- **Bikonvexe Linsen:** Beide Seiten der Linse sind konvex. Diese Form ermöglicht eine symmetrische Bündelung des Lichts, wenn Licht aus verschiedenen Richtungen kommt.

Die Lichtbrechung in einer konvexen Linse folgt den allgemeinen Gesetzen der Brechung. An den gekrümmten Oberflächen der Linse ändern die Lichtstrahlen ihre Richtung, wenn sie von einem optisch dünneren Medium (z. B. Luft) in das optisch dichtere Material der Linse (z. B. Glas) eintreten – und beim Austritt zurück in die Luft erneut. Die Form der Linse bestimmt dabei die Richtung und Stärke der Ablenkung der einfallenden Lichtstrahlen.
Um diese Brechung zu verstehen, hilft es, die Linse in viele **kleine Bereiche** zu unterteilen. Jeder Bereich bricht das Licht lokal nach den gleichen Regeln: Lichtstrahlen, die durch den optischen Mittelpunkt laufen, ändern ihre Richtung nicht, während Strahlen, die weiter außen verlaufen, stärker gebrochen werden. Dieses koordinierte Zusammenspiel der Lichtstrahlen führt dazu, dass die Linse das Licht bündelt und ein scharfes Bild erzeugt.

### Die Bereiche einer Linse

Um es uns etwas leichter zu machen, teilen wir die Linse in verschiedene Bereiche ein. Jeder Bereich hat spezifische Eigenschaften, die zusammen dafür sorgen, dass die Linse das Licht so bündelt, wie wir es beobachten.

1. **Zentraler Bereich** (optischer Mittelpunkt):
   Der optische Mittelpunkt der Linse ist der Punkt genau in der **Mitte** der Linse. Lichtstrahlen, die durch diesen Punkt verlaufen, werden nicht gebrochen, da die Flächen an dieser Stelle nahezu parallel sind. Der optische Mittelpunkt ist deshalb ein idealer Bezugspunkt für die Konstruktion von Lichtstrahlen.
2. **Brennweite und Brennpunkte:**
   Die Brennpunkte befinden sich auf **beiden Seiten** der Linse entlang der optischen Achse. Der Abstand zwischen dem Mittelpunkt der Linse und einem Brennpunkt ist die Brennweite. Lichtstrahlen, die parallel zur optischen Achse verlaufen, treffen nach der Brechung genau in diesen Brennpunkten zusammen.
3. **Randbereiche der Linse:**
   Die Randbereiche einer Linse brechen das Licht stärker als die zentralen Bereiche, da die Krümmung an den Rändern ausgeprägter ist. Dieses führt dazu, dass Lichtstrahlen, die weiter außen auf die Linse treffen, in einem spitzeren Winkel gebrochen werden. In der Praxis bedeutet dies auch, dass die Abbildungsqualität der Linse in den Randbereichen abnimmt, was sogenannte **Abbildungsfehler** verursachen kann. Hierauf gehen wir später noch ein.
4. **Optische Achse:**
   Die optische Achse ist eine **gedachte gerade Linie,** die senkrecht durch die Mitte der Linse und durch beide Brennpunkte verläuft. Sie dient als Orientierungshilfe bei der Konstruktion von Lichtstrahlen und ist die Symmetrieachse der Linse.

### Brennpunkt und Brennweite

Der **Brennpunkt F** bezeichnet den Punkt, in dem alle Lichtstrahlen, die parallel zur optischen Achse auf die Linse treffen, nach der Brechung gebündelt werden (bei einer Sammellinse). Man kann sich den Brennpunkt als den Punkt vorstellen, an dem das Licht seine **maximale Konzentration** erreicht (➤ Abb. 31.7).
Die Entfernung zwischen der Linse und ihrem Brennpunkt wird als **Brennweite f** bezeichnet. Sie beschreibt die Brechkraft der Linse: Je kürzer die Brennweite, desto stärker wird das Licht gebündelt. Die Brennweite hängt von der **Krümmung** der Linsenoberflächen und vom **Brechungsindex** des Linsenma-

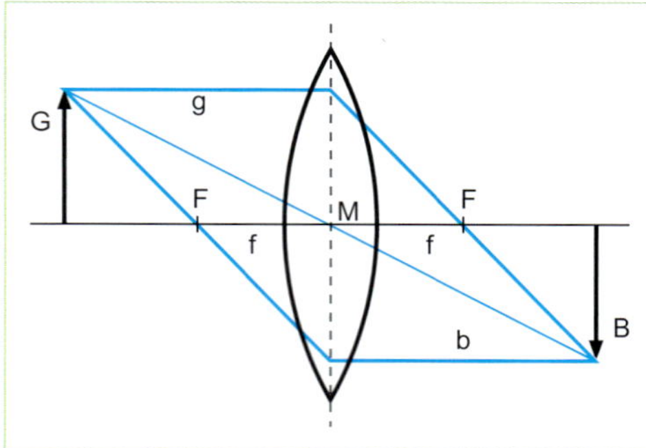


**Abb. 31.7** Bildkonstruktion an einer Sammellinse [L253]
Zudem gilt: Für Bildgröße B, Gegenstandsgröße G sowie Bildweite b, Gegenstandsweite g und die Brennweite der Linse f:

$$\frac{B}{G} = \frac{b}{g}$$

$$\frac{1}{f} = \frac{1}{b} + \frac{1}{g}$$

terials ab. Eine **stark gekrümmte** Linse hat eine **kurze Brennweite,** während eine **schwach gekrümmte** Linse eine **längere Brennweite** besitzt. Eine Sammellinse besitzt zwei Brennpunkte – einen auf jeder Seite der Linse (➤ Abb. 31.7).

## Grundstrahlen bei konvexen Linsen

Bevor wir zur Bildentstehung bei Sammellinsen kommen, brauchen wir eine Vorstellung davon, wie Lichtstrahlen bei Sammellinsen verlaufen. Grob gesagt können wir dabei drei Grundstrahlen betrachten:

1. **Parallelstrahl:** Ein Lichtstrahl, der parallel zur optischen Achse auf die Linse trifft, wird so gebrochen, dass er durch den Brennpunkt auf der gegenüberliegenden Seite verläuft.
2. **Brennstrahl:** Ein Lichtstrahl, der durch den Brennpunkt auf der Objektseite verläuft, wird nach der Brechung parallel zur optischen Achse laufen.
3. **Mittelpunktstrahl:** Ein Lichtstrahl, der durch den optischen Mittelpunkt der Linse verläuft, wird nicht gebrochen und setzt seinen Weg geradlinig fort.

## Bildentstehung bei Sammellinsen

Zum Verständnis der Bildentstehung brauchen wir noch zwei Begriffe: **Reelle** und **virtuelle Bilder.**
Ein **reelles Bild** entsteht, wenn die Lichtstrahlen, die von einem Objekt ausgehen, nach der Brechung oder Reflexion **tatsächlich** an einem Punkt zusammentreffen. Dieser Punkt, an dem die Lichtstrahlen fokussiert werden, ist real und das Bild kann auf einem Schirm **sichtbar** gemacht werden. Reelle Bilder sind typischerweise umgekehrt, das heißt, sie erscheinen kopfstehend im Vergleich zum Originalobjekt. Sie entstehen beispielsweise, wenn das Objekt außerhalb der Brennweite der Linse liegt.
Ein **virtuelles Bild** hingegen entsteht, wenn die Lichtstrahlen **nicht tatsächlich** zusammentreffen, sondern nur **scheinbar** von einem Punkt auszugehen scheinen. Virtuelle Bilder können **nicht auf einem Schirm abgebildet** werden, da die Lichtstrahlen nach der Brechung oder Reflexion auseinanderlaufen. Stattdessen wird das Bild vom Auge oder einem optischen System wahrgenommen. Ein klassisches Beispiel für ein virtuelles Bild ist das Bild in einem **Spiegel:** Die Lichtstrahlen scheinen von einem Punkt hinter dem Spiegel auszugehen, existieren dort jedoch nicht wirklich. Virtuelle Bilder sind immer aufrecht, das heißt, sie haben die gleiche Orientierung wie das Originalobjekt.
Nun zur eigentlichen Bildentstehung.
Wenn wir alles bisher Besprochene zusammenführen, können wir uns nun herleiten, wie ein konstruiertes Bild an einer Sammellinse aussieht. Die Art des Bildes, das eine Sammellinse erzeugt, hängt maßgeblich von der Position des Objekts relativ zur Linse ab. Es gibt vier Hauptfälle, die beschreiben, wie sich die Bildgröße, die Orientierung und der Ort des Bildes verändern, wenn das Objekt an unterschiedlichen Stellen entlang der optischen Achse platziert wird (➤ Tab. 31.2). Nicht wundern: Brennweite und Brennpunkt können hier fast synonym gebraucht werden, da es ja um das Verhältnis zur Linse geht und da „endet" f ja bei F.

**Tab. 31.2** Die vier Hauptfälle der Bildentstehung an Sammellinsen

| Position des Objekts | Bildposition | Bildgröße | Bildart | Bildorientierung |
|---|---|---|---|---|
| Außerhalb der doppelten Brennweite (2F) | Zwischen F und 2F | Verkleinert | Reell | Umgekehrt |
| Außerhalb der doppelten Brennweite (2F) | Genau bei 2F | Gleich groß | Reell | Umgekehrt |
| Zwischen F und 2F | Außerhalb der doppelten Brennweite (2F) | Vergrößert | Reell | Umgekehrt |
| Innerhalb der Brennweite (F) | Auf der gleichen Seite wie das Objekt | Vergrößert | virtuell | Aufrecht |

1. Objekt **außerhalb** der doppelten Brennweite (außerhalb 2F):
   Wenn das Objekt weit von der Linse entfernt ist, entsteht ein Bild zwischen dem Brennpunkt (F) und der doppelten Brennweite (2F) auf der anderen Seite der Linse. Dieses Bild ist **verkleinert, umgekehrt** und **reell,** kann also auf einem Schirm sichtbar gemacht werden. Solche Bilder entstehen beispielsweise in Kameras, wenn entfernte Objekte auf den Sensor fokussiert werden.
2. Objekt **bei** der doppelten Brennweite (2F):
   Befindet sich das Objekt genau bei 2F, entsteht ein Bild, das ebenfalls bei 2F auf der anderen Seite der Linse liegt. In diesem Fall ist das Bild **gleich groß** wie das Objekt, ebenfalls **umgekehrt** und **reell.** Diese Konstellation kennen wir bereits aus ➢ Abb. 31.7.
3. Objekt **zwischen** Brennweite (F) und doppelter Brennweite (2F):
   Ist das Objekt näher an der Linse, aber noch außerhalb der Brennweite, wird das Bild außerhalb von 2F auf der gegenüberliegenden Seite erzeugt. Das Bild ist in diesem Fall **vergrößert, umgekehrt** und **reell.** Dieser Effekt wird immer dann gebraucht, wenn kleine Objekte stark vergrößert dargestellt werden sollen.
4. Objekt **innerhalb** der Brennweite (F):
   Wenn das Objekt sehr nah an der Linse ist, also innerhalb der Brennweite liegt, entsteht ein Bild auf der gleichen Seite wie das Objekt. Dieses Bild ist **vergrößert, aufrecht** und **virtuell,** da die Lichtstrahlen scheinbar von einem Punkt hinter der Linse ausgehen. Dies ist die typische Funktionsweise von **Lupen** oder Vergrößerungsgläsern, bei denen Objekte größer und näher wahrgenommen werden (➢ Abb. 31.8).

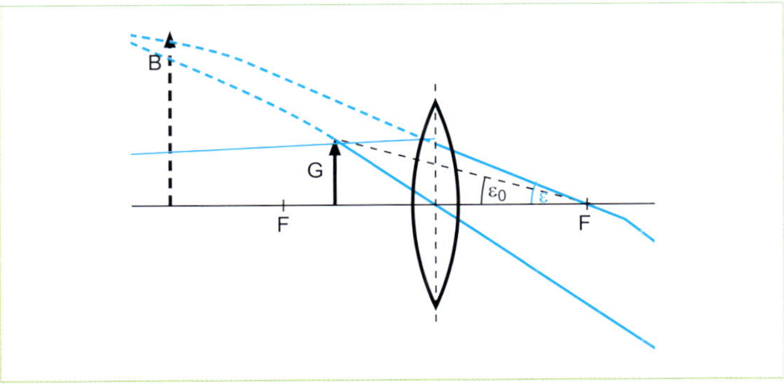


**Abb. 31.8** Strahlengang an der Lupe: Konstruktion eines virtuellen Bilds und Sehwinkelvergrößerung [L253]

## 31.3.4 Konkave Linsen

### Aufbau einer konkaven Linse

Im Gegensatz zu konvexen Linsen bündeln **konkave Linsen,** auch **Streuungslinsen** genannt, das Licht nicht, sondern lassen es **auseinanderlaufen.** Eine konkave Linse ist in der Mitte dünner als an den Rändern. Ihre nach innen gewölbte Form bewirkt, dass Lichtstrahlen, die parallel zur optischen Achse auf die Linse treffen, nach der Brechung auseinanderlaufen. Diese Strahlen scheinen von einem Punkt vor der Linse zu kommen – dem sogenannten **virtuellen Brennpunkt.** Anders als bei Sammellinsen, wo die Strahlen tatsächlich in einem Punkt hinter der Linse zusammentreffen, ist der Brennpunkt bei Streuungslinsen nur ein **scheinbarer Punkt,** von dem die Strahlen auszugehen scheinen. Die Brechkraft ist damit negativ.

> **VERSTÄNDNIS+** Übrigens: Auch hier kann zwischen plankonkaven und bikonkaven Linsen unterschieden werden.

### Grundstrahlen bei konkaven Linsen

Das Funktionsprinzip einer konkaven Linse basiert, wie bei Sammellinsen, auf der **Brechung** des Lichts. Wenn Lichtstrahlen von einem optisch dünneren Medium (z. B. Luft) in die Linse eintreten, werden sie an den gekrümmten Oberflächen **abgelenkt.** Die Form der Linse sorgt dafür, dass die Strahlen nach der Brechung nicht zusammenlaufen, sondern auseinanderlaufen. Auch hier gibt es die folgenden Grundstrahlen:

1. **Parallelstrahl:** Lichtstrahlen, die parallel zur optischen Achse auf die Linse treffen, werden so gebrochen, dass sie scheinbar von einem Punkt auf der gleichen Seite der Linse ausgehen – dem virtuellen Brennpunkt.

2. **Brennstrahl:** Strahlen, die auf den Rand der Linse treffen, werden stärker abgelenkt als die, die näher am Zentrum verlaufen. Dadurch entsteht eine Streuung, die den Linsen ihren Namen gibt.
3. **Mittelpunktstrahl:** Lichtstrahlen, die direkt durch den optischen Mittelpunkt der Linse verlaufen, werden nicht gebrochen und setzen ihre Bahn geradlinig fort.

### Bildentstehung bei Streuungslinsen

Im Gegensatz zu Sammellinsen, die reelle Bilder erzeugen können, entsteht bei einer Streuungslinse **immer ein virtuelles Bild.** Das bedeutet, dass die Lichtstrahlen nach der Brechung auseinanderlaufen und sich nicht tatsächlich treffen. Stattdessen scheinen die Strahlen von einem Punkt auf der gleichen Seite der Linse auszugehen, an der das Objekt liegt. Das Bild einer konkaven Linse hat damit die **gleiche Orientierung** wie das Objekt, ist **verkleinert** und kann **nicht abgebildet** werden, da es nur scheinbar existiert. Kurz gesagt: Das entstehende Bild ist **aufrecht, verkleinert** und **virtuell** (➤ Abb. 31.9).

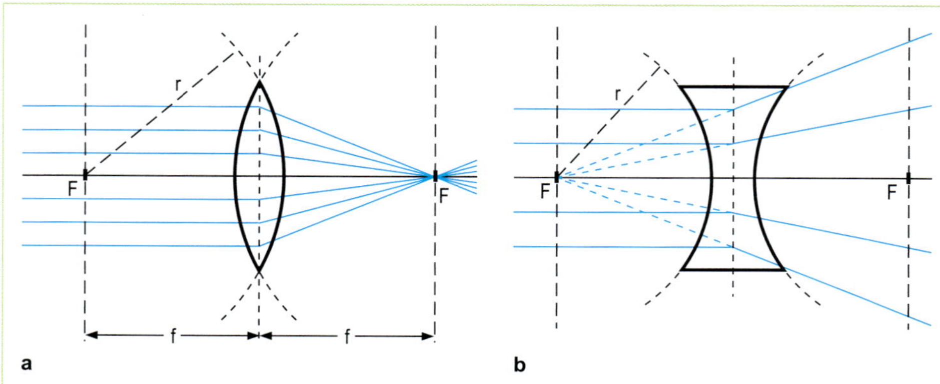


**Abb. 31.9** Geometrie und Strahlengang (a) einer (bi)konvexen und (b) einer (bi)konkaven Linse [L253]

## 31.3.5 Dispersion und chromatische Abberation

**MedAT-GEHEIMTIPP** Schon mal geprüft: Welches Licht wird stärker gebrochen? Rotes oder blaues?

Licht setzt sich aus verschiedenen Wellenlängen zusammen, die wir als **Farben** wahrnehmen – von den langen Wellenlängen des roten Lichts bis hin zu den kurzen Wellenlängen des blauen und violetten Lichts. Wenn diese unterschiedlichen Wellenlängen durch ein optisches Medium wie eine **Linse** oder ein **Prisma** geleitet werden, verhalten sie sich nicht gleich. Dies wird als **Dispersion** bezeichnet. Sie tritt auf, weil die Geschwindigkeit des Lichts in einem Medium von seiner Wellenlänge abhängt. Das Medium hat für jede Wellenlänge einen leicht unterschiedlichen **Brechungsindex:** Kürzere Wellenlängen wie Blau werden **stärker gebrochen** als längere Wellenlängen wie Rot. Ein klassisches Beispiel für Dispersion ist ein **Prisma.** Wenn ein Lichtstrahl durch ein Glasprisma tritt, wird er gebrochen und in seine **Farbbestandteile zerlegt.** Dies geschieht deshalb, weil jede Farbe im Lichtstrahl unterschiedlich stark abgelenkt wird – abhängig von ihrer Wellenlänge. Das Prisma wirkt dabei wie ein Filter, der das normalerweise unsichtbare Farbspektrum des weißen Lichts sichtbar macht – ein Effekt, der auch in der **Spektroskopie** genutzt wird (➤ Abb. 31.10).

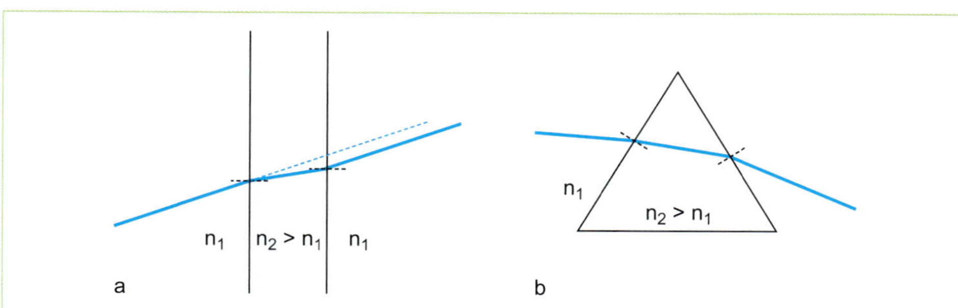


**Abb. 31.10** Strahlengang (a) an einer planparallelen Platte und (b) an einem Prisma. Im Vergleich zur planparallelen Platte (a) ist der Brechungsindex n1 beim Austritt nicht gleich, sondern in seiner Wellenlänge verändert. [L253]

**VERSTÄNDNIS⁺** Ein Beispiel für Dispersion in der Natur ist der Regenbogen. Sonnenlicht, das auf winzige Wassertropfen in der Atmosphäre trifft, wird an deren gekrümmten Oberflächen – ähnlich wie in einem Prisma – gebrochen und in die einzelnen Farben zerlegt. Während das Licht den Tropfen durchläuft, wird es zusätzlich an der Rückseite reflektiert und beim Verlassen erneut gebrochen. Dadurch entstehen die Farbbänder, die wir als Regenbogen sehen können. Der äußere Rand des Regenbogens erscheint rot, weil diese Wellenlängen weniger stark gebrochen werden, während der innere Rand violett leuchtet, da violettes Licht am stärksten abgelenkt wird.

Hört sich erst einmal nach der Beschreibung eines weiteren physikalischen Phänomens an, führt aber in der Praxis (z. B. in der Linsenkonstruktion) oft zu Problemen. Da verschiedene Wellenlängen unterschiedlich stark gebrochen werden, treffen sie in einer Linse nicht genau im gleichen Brennpunkt zusammen. Dieser Effekt wird als **chromatische Aberration** bezeichnet und stellt einen sog. **Abbildungsfehler** dar. In optischen Geräten wie Kameras, Mikroskopen oder Teleskopen zeigt sich die chromatische Aberration als Farbsäume um Objekte oder als unscharfe Bilder und kann insbesondere bei stark vergrößernden Systemen die Bildqualität erheblich beeinträchtigen.
Um chromatische Aberrationen zu minimieren, wurden verschiedene Lösungen entwickelt. Eine wichtige Methode ist der Einsatz von **achromatischen Linsen.** Diese kombinieren eine Sammellinse und eine Zerstreuungslinse aus unterschiedlichen Materialien mit verschiedenen Dispersionseigenschaften. Die Linsen sind so gestaltet, dass sie die Brechung für zwei Wellenlängen (meist Rot und Blau) ausgleichen und die Farbfehler reduzieren. Hochwertige optische Gläser mit geringer Dispersion, sogenannte Gläser mit niedrigem Abbe-Wert, werden ebenfalls eingesetzt, um chromatische Aberrationen zu verringern. In der modernen Fotografie kommt darüber hinaus oft eine digitale Nachbearbeitung zum Einsatz, die Farbfehler in Bildern korrigieren kann.

## 31.4 Wellenoptik (physikalische Optik)

**MedAT-Stichwort**
Wellenoptik

Im Gegensatz zur Strahlenoptik, die Licht als gerade Linien (Strahlen) idealisiert, beschreibt die **Wellenoptik** Licht als eine elektromagnetische Welle und untersucht Phänomene, die sich nur durch die Wellennatur des Lichts erklären lassen. Sie berücksichtigt auch die Ausbreitung, Überlagerung und Interaktion von Lichtwellen. Hierzu gehören **Interferenz, Beugung** und **Polarisation** – Effekte, die wir weiter oben bzw. an anderer Stelle schon kennengelernt haben (➤ Kap. 31.1.2 und ➤ Kap. 28.6). Dieses Kapitel soll deshalb auch dementsprechend kurz bleiben.

## 31.5 Optische Instrumente

**MedAT-Stichwort**
Optische Geräte

Puh, bisher ganz schön viel trockene Theorie in diesem Kapitel. Lasst uns das zumindest ein wenig auflockern: Im Folgenden besprechen wir **optische Instrumente,** also sozusagen die technische Anwendung der ganzen Phänomene und Effekte, die wir bisher besprochen haben.
Optische Instrumente sind Werkzeuge, die die physikalischen Prinzipien der Lichtbrechung, Reflexion und Wellenoptik, nutzen, um Licht gezielt zu lenken, zu analysieren oder Bilder zu erzeugen. Sie ermöglichen uns, das Licht und seine Eigenschaften nicht nur zu beobachten, sondern auch tatsächlich zu nutzen. Keine Angst: Die bisher besprochenen Grundlagen wie Brechung, Reflexion, Dispersion und Bildentstehung sind die Bausteine, aus denen optische Instrumente bestehen – die kennt ihr alle schon.

### 31.5.1 Spektrometer

**MedAT-GEHEIMTIPP** 2023 wurde danach gefragt, mit welchem Instrument man Licht in seine Spektralfarben aufteilen kann. Richtige Antwort: mit einem optischen Gitter bzw. Gitterspektrometer.

Das **Spektrometer** ist ein optisches Instrument zur Analyse von Licht. Seine Hauptaufgabe besteht darin, Licht in seine einzelnen Wellenlängen zu zerlegen, um die spektrale Zusammensetzung einer Lichtquelle zu untersuchen. Diese sog. **Spektralanalyse** liefert Informationen über die physikalischen und chemischen Eigenschaften von Stoffen, indem ihre spezifischen Absorptions- oder Emissionseigenschaften untersucht werden.
Ein Spektrometer ist die technische Nutzung der Dispersion und nutzt diese, also die wellenlängenabhängige Brechung oder Beugung von Licht, um es in seine Farbbestandteile zu zerlegen. Das Licht einer Quelle wird zunächst durch eine schmale Öffnung – die sogenannte **Spaltblende** – geleitet, um einen dünnen Lichtstrahl zu erzeugen. Anschließend passiert dieser Strahl ein **dispersives Element,** das die Wellenlän-

gen unterschiedlich stark ablenkt. Wir unterscheiden zwei Grundarten oder Funktionsweisen der Spektrometer:

1. **Prismenspektrometer:** Hier übernimmt ein **Glasprisma** die Zerlegung des Lichts. Aufgrund der Dispersion wird kurzwelliges Licht (z. B. Blau) stärker gebrochen als langwelliges Licht (z. B. Rot), wodurch das Spektrum sichtbar wird.
2. **Gitterspektrometer:** Statt eines Prismas wird hier ein **Beugungsgitter** verwendet, das das Licht durch Interferenz in seine Wellenlängenbestandteile zerlegt. Diese Methode ist besonders präzise und erlaubt eine exakte Bestimmung der Wellenlängen.

**Prismenspektrometer** sind einfach zu konstruieren und liefern ein farbiges Spektrum, das direkt sichtbar ist. Sie eignen sich daher besonders gut für qualitative Analysen. **Gitterspektrometer** hingegen sind präziser und können auch schwache oder eng benachbarte Spektrallinien trennen, weshalb sie bevorzugt in der Forschung eingesetzt werden.

Das Spektrometer kann dann ein bestimmtes Spektrum mit charakterischem Emissions- oder Absorptionsspektrum der Lichtquelle liefern:

Ein **Emissionsspektrum** entsteht, wenn Elektronen in einem angeregten Zustand auf ein niedrigeres Energieniveau zurückfallen und dabei Photonen emittieren. Die Energie (und somit die Wellenlänge) des emittierten Lichts entspricht genau der Energiedifferenz zwischen den beiden Niveaus.

Ein **Absorptionsspektrum** entsteht, wenn Elektronen durch die Aufnahme von Photonen auf ein höheres Energieniveau angehoben werden. Diese Photonen fehlen anschließend im Spektrum und zeigen sich als dunkle Linien.

Emissionsspektren zeigen, welche Elemente aktiv Licht aussenden, etwa in Gasnebeln oder Sternen. Absorptionsspektren zeigen hingegen, welche Elemente Licht bestimmter Wellenlängen „verschlucken", z. B. in den kühleren Außenhüllen eines Sterns oder in einer Gaswolke.

Das wiederum liefert nun unter anderem folgende Informationen:

- **Chemische Zusammensetzung:** Jedes Element hat ein einzigartiges Set an Emissions- und Absorptionslinien. Wenn diese Linien im Spektrum gefunden werden, lässt sich eindeutig auf die Elemente schließen, die in der Lichtquelle oder im untersuchten Material vorhanden sind.
- **Temperatur:** Die Intensität und die Verteilung der Strahlung über die Wellenlängen verraten die Temperatur der Lichtquelle. Ein heißer Stern strahlt beispielsweise stärker im kurzwelligen Bereich (Blau), während ein kühlerer Stern im langwelligen Bereich (Rot) dominiert.
- **Bewegung:** Durch den Dopplereffekt können die Bewegungen der Lichtquelle relativ zum Beobachter bestimmt werden. Eine Verschiebung der Spektrallinien hin zum roten Bereich (Rotverschiebung) zeigt, dass sich die Quelle entfernt, während eine Verschiebung zum blauen Bereich (Blauverschiebung) auf eine Annäherung hinweist.

### 31.5.2 Monochromator

Der **Monochromator** ist, wenn man so möchte, ein Spektrometer mit einem zusätzlichen Arbeitsschritt. Wie das Spektrometer enthält er ein **dispersives Element,** das Licht durch ein Prisma oder Beugungsgitter in ein Spektrum zerlegen kann. Er hat aber noch eine weitere Aufgabe, nämlich aus diesem Spektrum Licht mit einer bestimmten Wellenlänge zu filtern, also einen monochromatischen Lichtstrahl zu erzeugen. Hierzu kann ein Spiegel oder das dispersive Element selbst so gedreht werden, dass die gewünschte Wellenlänge auf den Ausgangsspalt trifft und eine gezielte Wellenlänge aus dem Gesamtspektrum gefiltert wird.

**MedAT-GEHEIMTIPP** Schon mindestens zweimal wurde gefragt, ob neben dem Prisma auch ein Beugungsgitter dazu fähig ist, Licht in seine Wellenlängen zu zerlegen. (Ja.) Ebenfalls schon zweimal geprüft wurde die chromatische Aberration.

### 31.5.3 Mikroskope und Teleskope

**Mikroskope** und **Teleskope** wurden zwar im MedAT bisher noch nie geprüft, sollen aber der Vollständigkeit halber trotzdem kurz aufgeführt werden, da sie zu den bekanntesten optischen Instrumenten gehören und ihr anhand ihrer Funktionsweise die gelernten physikalischen Konzepte noch einmal verinnerlichen könnt.

#### Mikroskope: der Blick ins Kleine

Mikroskope sind optische Instrumente, die uns die Welt auf mikroskopischer Ebene erschließen. Sie sind im Grunde **Anordnungen mehrerer Linsen,** die gemeinsam eine starke Vergrößerung erzeugen (➤ Abb. 31.11).

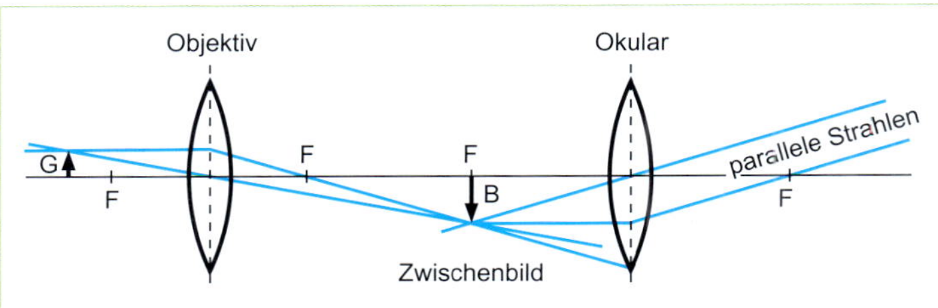


**Abb. 31.11** Strahlengang des Mikroskops [L253]

Ein klassisches optisches Mikroskop besteht aus zwei Hauptlinsen:

1. **Objektiv:** Das Objektiv ist die Linse, die dem Objekt am nächsten liegt. Es erzeugt ein vergrößertes, umgekehrtes und reelles Zwischenbild des Objekts. Die Vergrößerung des Objektivs bestimmt maßgeblich die Gesamtleistung des Mikroskops.
2. **Okular:** Das Okular ist die Linse, die dem Auge des Betrachters zugewandt ist. Es vergrößert das Zwischenbild, das vom Objektiv erzeugt wurde, und stellt ein virtuelles Bild bereit, das der Betrachter wahrnimmt.

### Teleskope: der Blick ins Weite

**Teleskope** sind optische Instrumente, die entwickelt wurden, um entfernte Objekte sichtbar und detaillierter darzustellen. Sie sammeln und bündeln Licht, um weit entfernte Lichtquellen – wie Sterne, Planeten oder Galaxien – zu vergrößern und scharf abzubilden. Es gibt zwei Haupttypen von Teleskopen: **Refraktoren** (Linsenteleskope) und **Reflektoren** (Spiegelteleskope).
Refraktoren verwenden **Sammellinsen,** um Licht zu bündeln und ein Bild zu erzeugen. Das Prinzip ähnelt dem eines Mikroskops, wobei das Objektiv das Licht sammelt und das Okular das Bild vergrößert.
Reflektoren nutzen **gekrümmte Spiegel,** um Licht zu bündeln. Der Hauptspiegel lenkt das Licht auf einen Sekundärspiegel, der es zum Okular weiterleitet.

## 31.5.4 Das menschliche Auge

**MedAT-GEHEIMTIPP** Fragen zu den Augen werden recht gerne gestellt. Zuletzt 2025, als man eine allgemeine Aussage zum Auge beantworten musste (das Auge ist eine Sammellinse).

**MedAT-Stichwort**
Optik des Auges

Kommen wir nun zum **ultimativen optischen Instrument,** das ihr natürlich auch in diesem Moment nutzt: das menschliche Auge. Seine Funktionsweise basiert auf denselben physikalischen Prinzipien wie künstliche optische Geräte – insbesondere auf der Lichtbrechung, Bildentstehung und Fokussierung.
Wir wollen hier auf die Physik der Bildentstehung des menschlichen Auges eingehen und nicht auf die Physiologie und Anatomie (➤ Abb. 31.12), das haben wir bereits in ➤ Kap. 4.7 getan.

### Der dioptrische Apparat

Die Gesamtheit der optischen Elemente und ihrer Anordnung im Auge wird als **dioptrischer Apparat** bezeichnet. Der dioptrische Apparat des Auges umfasst alle Strukturen, die an der Lichtbrechung beteiligt sind. Diese Komponenten sorgen dafür, dass einfallendes Licht präzise auf der Netzhaut fokussiert wird:

- **Hornhaut:** Die Hornhaut übernimmt den **Großteil der Lichtbrechung** (43 dpt, etwa 2/3 der Gesamtbrechkraft des Auges), da der Übergang von Luft zu Hornhaut einen starken Brechungsindex-Unterschied darstellt.
- **Kammerwasser:** Die Flüssigkeit hinter der Hornhaut unterstützt die Lichtleitung, beeinflusst aber die Brechkraft nur geringfügig.
- **Linse:** Die Linse ist das **flexibelste Element** des dioptrischen Apparats und passt ihre Brechkraft dynamisch an, um Objekte in unterschiedlichen Entfernungen scharfzustellen.
- **Glaskörper:** Der Glaskörper leitet das Licht weiter zur Netzhaut, hat aber kaum Einfluss auf die Brechung.

Die Hornhaut liefert eine **feste, konstante Brechkraft,** während die Linse die **Feinanpassung** übernimmt. Zusammen funktioniert der ganze Apparat, vereinfacht gesagt, funktionell wie eine bikonvexe Sammellinse. Die Hornhaut und die Linse bündeln das Licht, das von einem Objekt ausgeht, und projizieren ein umgekehrtes, verkleinertes, reelles Bild auf die Netzhaut. Das Gehirn verarbeitet diese Informationen und dreht das Bild so, dass wir es korrekt wahrnehmen.

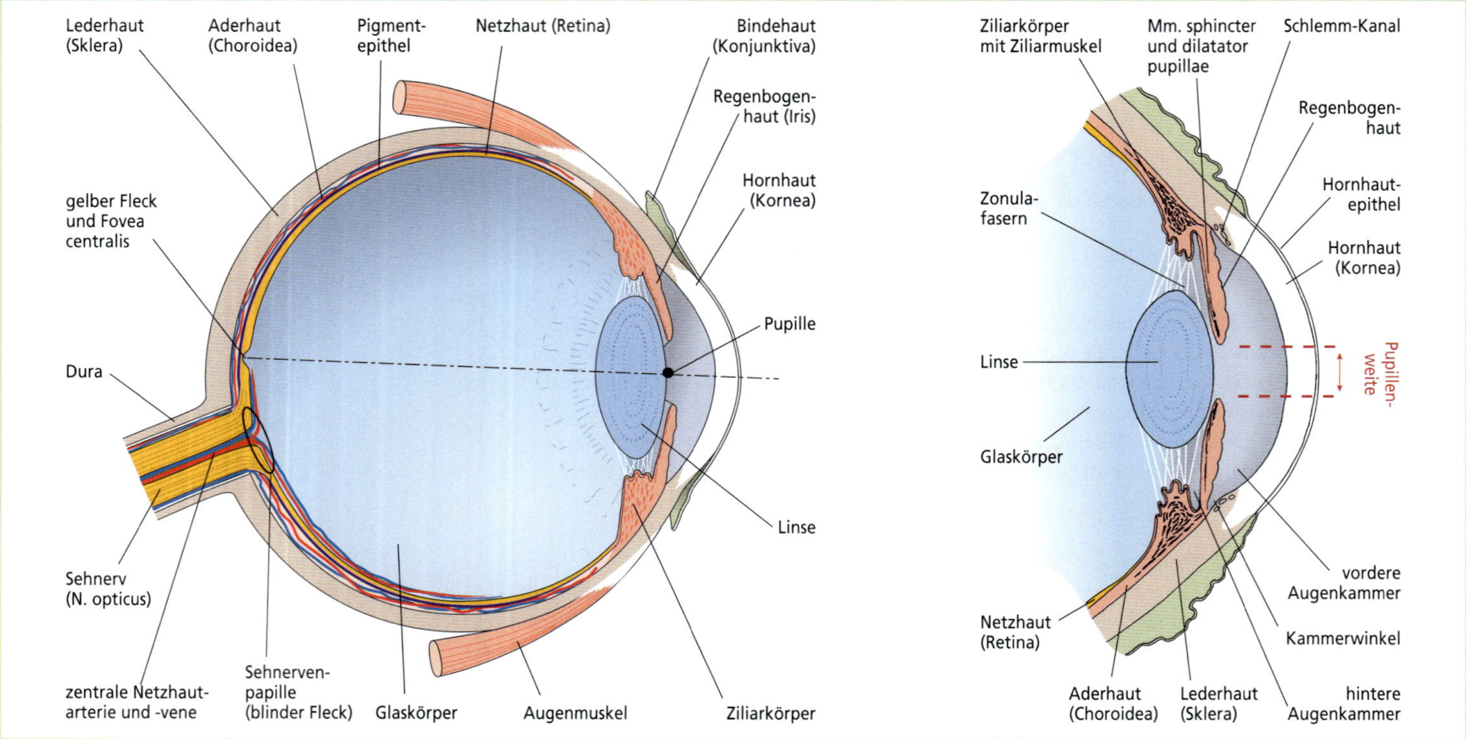


**Abb. 31.12** *Links:* Augapfel mit Sehnerv (N. opticus). Die gestrichelte Linie deutet die Sehachse an. *Rechts:* Augenkammern, Linse und Iris im Detail. [L190]

**DEFINITIONEN Dioptrien** (dpt): Die Dioptrie ist eine Maßeinheit für die Brechkraft optischer Systeme, wie etwa von Linsen oder Brillengläsern. Sie gibt an, wie stark eine Linse das Licht bündelt oder streut. Die Dioptrie wird berechnet als der Kehrwert der Brennweite in Metern:

$$\text{Dioptrie} = \frac{1}{\text{f (in Metern)}}$$

Eine Linse mit einer Brennweite von 1 Meter hat eine Brechkraft von 1 Dioptrie (1 dpt). Linsen mit positiver Brechkraft sind Sammellinsen und werden zur Korrektur von **Weitsichtigkeit** verwendet. Linsen mit negativer Brechkraft sind Zerstreuungslinsen und korrigieren **Kurzsichtigkeit.** Ein Brillenglas mit −2 dpt hat also eine Brennweite von −0,5 m. Die Dioptrie ermöglicht eine einfache Anpassung von Sehhilfen je nach Sehfehler.

## Akkommodation

Die Akkommodation ist die Fähigkeit des Auges, die **Brechkraft der Linse zu verändern** und so Objekte in unterschiedlichen Entfernungen scharf auf der Netzhaut abzubilden (➤ Abb. 31.13). Die Veränderung der Brechkraft einer der beiden optischen Elemente ist notwendig, da der Abstand zwischen Linse und Netzhaut konstant ist und sich daher die Brechkraft anpassen muss, wenn die Entfernung des betrachteten Objekts variiert.

1. **Fernakkommodation:**
   Wenn ein entferntes Objekt betrachtet wird, ist die Linse flacher, was ihre Brechkraft reduziert. Dies wird durch den Ziliarmuskel gesteuert, der in entspanntem Zustand die Zonulafasern (die die Linse halten) spannt. Die Spannung der Zonulafasern zieht die Linse auseinander und verringert so ihre Krümmung.
2. **Nahakkommodation:**
   Beim Betrachten eines nahen Objekts kontrahiert der Ziliarmuskel. Dadurch entspannen sich die Zonulafasern, und die Linse nimmt durch ihre natürliche Elastizität eine rundere Form an. Diese stärkere Krümmung erhöht die Brechkraft der Linse, sodass das Licht von nahen Objekten präzise auf der Netzhaut fokussiert wird.

Die Linse ist das Herzstück der Akkommodation. Ihre **Elastizität** erlaubt es ihr, ihre Form dynamisch zu verändern, um die Brechkraft an das jeweilig fixierte Objekt anzupassen. Im Laufe des Lebens nimmt

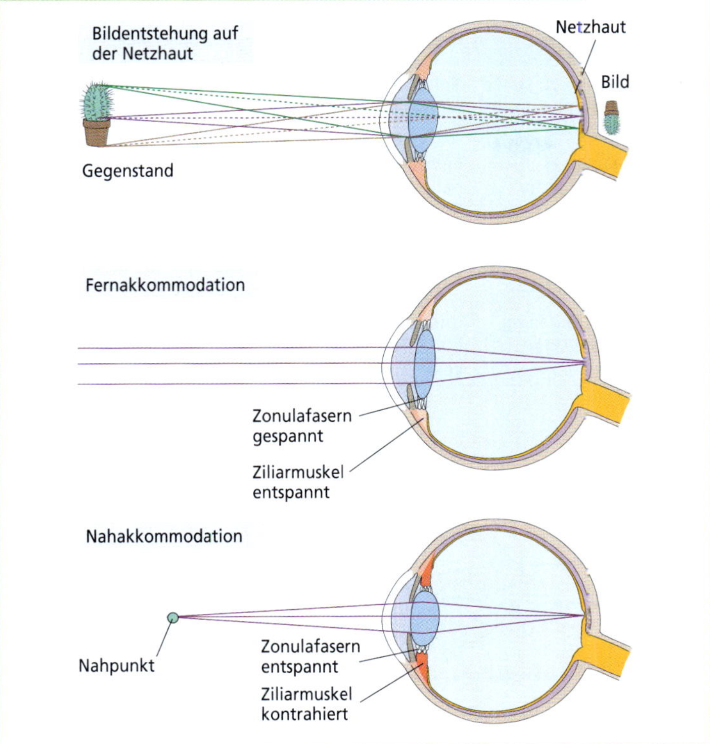


**Abb. 31.13** Bildentstehung auf der Netzhaut, Nah- und Fernakkommodation [L190]

diese Elastizität jedoch ab, was zur **Alterssichtigkeit** (Presbyopie) führt, bei der das Auge Schwierigkeiten hat, nahe Objekte scharfzustellen.

**VERSTÄNDNIS⁺** Dass sich die Zonulafasern entspannen, wenn sich der Ziliarmuskel kontrahiert, könnte erst einmal paradox erscheinen, wird aber schnell logisch, wenn ihr euch klarmacht, wie dieser Muskel funktioniert und vor allem wie er orientiert ist. Es ist nämlich ein zirkulärer, also kreisförmiger Muskel, in dessen Zentrum die Linse über die Zonulafasern aufgehängt ist. Kontrahiert sich nun der Muskel, so wird der Radius des inneren Kreises, den er aufspannt, kleiner – folglich entspannen sich die Zonulafasern, weil sie „weniger Platz" haben und einen geringeren Abstand überspannen müssen. Die Elastizität und die Rückstellkräfte der Linse erhöhen konsekutiv die Brechkraft der Linse und garantieren so die Nahakkomodation. Im umgekehrten Falle entspannt sich der Muskel, der Radius des inneren Kreises wird größer, die Zonulafasern spannen sich und ziehen die Linse auseinander – die Brechkraft verringert sich.

## Fehlsichtigkeiten

**Fehlsichtigkeiten** treten auf, wenn das Licht nicht exakt auf der Netzhaut gebündelt wird, sondern **davor** oder **dahinter.** Sie entstehen durch **Unregelmäßigkeiten** in der Form des Auges oder durch eine unzureichende Anpassung des dioptrischen Apparats. Die häufigsten Formen der Fehlsichtigkeit sind **Kurzsichtigkeit** (Myopie), **Weitsichtigkeit** (Hyperopie), **Alterssichtigkeit** (Presbyopie) und Astigmatismus (Hornhautverkrümmung) (➤ Tab. 31.3).

- **Kurzsichtigkeit** (Myopie): Bei Kurzsichtigkeit wird das Licht **vor der Netzhaut** gebündelt. Dies führt dazu, dass nahe Objekte scharf wahrgenommen werden, während entfernte Objekte unscharf erscheinen (➤ Abb. 31.14). Die Hauptursachen sind:
  - **Ein zu langer Augapfel:** Der Abstand zwischen Linse und Netzhaut ist zu groß, wodurch die Lichtstrahlen vor der Netzhaut fokussiert werden.
  - **Eine zu starke Brechkraft:** Die Hornhaut oder Linse bricht das Licht stärker als nötig, sodass der Brennpunkt vor der Netzhaut liegt.

  **Mögliche Korrektur:** Kurzsichtigkeit wird mit **Zerstreuungslinsen** (konkaven Linsen) korrigiert. Diese verringern die Brechkraft des Auges, indem sie das Licht vor der Linse leicht auseinanderlaufen lassen, sodass es auf der Netzhaut fokussiert wird.

**Tab. 31.3** Fehlsichtigkeiten

| Fehlsichtigkeit | Ursache | Auswirkung | Korrekturlinsen |
|---|---|---|---|
| **Kurzsichtigkeit** (Myopie) | Zu langer Augapfel, zu starke Brechkraft der Hornhaut oder Linse | Nahe Objekte scharf, entfernte Objekte unscharf | Zerstreuungslinsen (konkave Linsen) |
| **Weitsichtigkeit** (Hyperopie) | Zu kurzer Augapfel, zu schwache Brechkraft der Hornhaut oder Linse | Entfernte Objekte scharf, nahe Objekte unscharf | Sammellinsen (konvexe Linsen) |
| **Alterssichtigkeit** (Presbyopie) | Altersbedingter Elastizitätsverlust der Linse, reduzierte Akkommodationsfähigkeit | Schwierigkeit, nahe Objekte scharfzustellen | Lesebrillen, Gleitsichtbrillen, Multifokallinsen |
| **Astigmatismus** (Hornhautverkrümmung) | Unregelmäßige Krümmung der Hornhaut oder Linse | Unscharfe oder verzerrte Bilder in allen Entfernungen | Zylindrische Linsen, torische Kontaktlinsen |

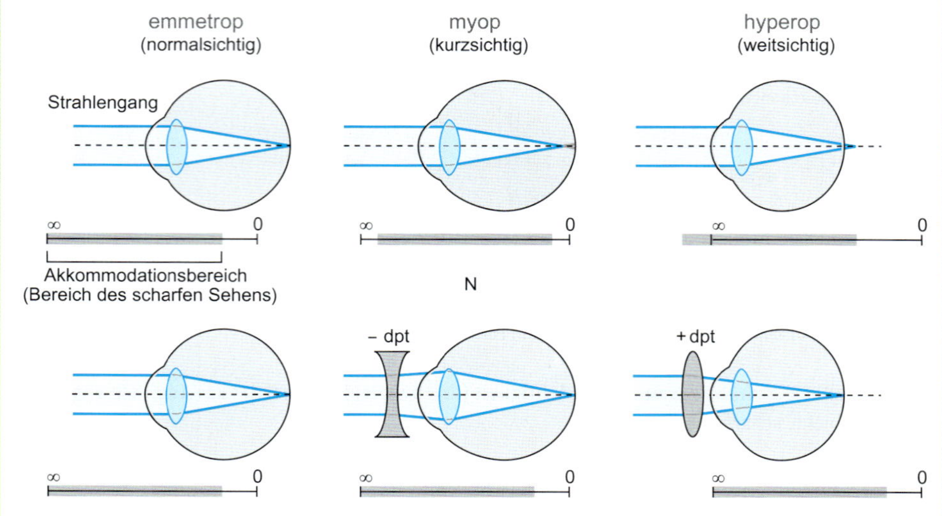


**Abb. 31.14** Abbildungsfehler des Auges und ihre Korrektur [L253]

- **Weitsichtigkeit** (Hyperopie): Bei Weitsichtigkeit wird das Licht **hinter der Netzhaut** gebündelt. Nahe Objekte erscheinen unscharf, während entfernte Objekte oft noch scharf gesehen werden können (➤ Abb. 31.14). Ursachen sind:
  - **Ein zu kurzer Augapfel:** Der Abstand zwischen Linse und Netzhaut ist zu klein, sodass die Lichtstrahlen erst hinter der Netzhaut zusammentreffen würden.
  - **Eine zu schwache Brechkraft:** Die Hornhaut oder Linse bricht das Licht nicht ausreichend.

  **Mögliche Korrektur:** Weitsichtigkeit wird mit **Sammellinsen** (konvexen Linsen) korrigiert. Diese verstärken die Brechkraft des Auges, indem sie das Licht vor der Linse stärker bündeln, sodass es auf der Netzhaut fokussiert wird.
- **Alterssichtigkeit** (Presbyopie): Alterssichtigkeit ist **keine klassische Fehlsichtigkeit,** sondern eine altersbedingte **Einschränkung der Akkommodation.** Im Laufe des Lebens verliert die Linse ihre Elastizität und kann sich nicht mehr ausreichend wölben, um nahe Objekte scharfzustellen. Dies führt dazu, dass vor allem das Sehen in der Nähe, z. B. beim Lesen, schwierig wird.

  **Mögliche Korrektur:** Presbyopie wird häufig mit Lesebrillen oder Gleitsichtbrillen korrigiert, die eine **Sammellinse** enthalten, um die reduzierte Brechkraft der Linse zu kompensieren. Moderne Lösungen umfassen auch multifokale Kontaktlinsen oder implantierbare Linsen.
- **Astigmatismus** (Hornhautverkrümmung): Astigmatismus entsteht durch eine **unregelmäßige Krümmung** der Hornhaut oder der Linse. Statt Licht in einem einzigen Punkt zu bündeln, wird es in mehreren Fokuspunkten abgebildet, was zu unscharfen oder verzerrten Bildern führt.

  **Mögliche Korrektur:** Astigmatismus wird mit zylindrischen Linsen korrigiert, die den Brechungsfehler in einer bestimmten Richtung ausgleichen.

# KAPITEL 32 Quantenmechanik und Atomphysik

Deniz Tafrali

## 32.1 Aufbau des Atoms und der Materie

**MedAT-Stichwort**
Atomphysik

**MedAT-Stichwort**
Atomaufbau

**DEFINITIONEN** Die **Quantenmechanik** befasst sich mit den grundlegenden Theorien des Aufbaus des Universums mittels der Elementarteilchen und mit ihren Wechselwirkungen.
In der Physik bezeichnet man als **Quant** die minimale Menge einer physikalischen Einheit, die an einer Interaktion beteiligt ist. Das bedeutet, dass eine physikalische Einheit wie die Energie gequantelt ist, also nur diskrete Werte annehmen kann und keine kontinuierlichen. In der Realität sind das meistens ganzzahlige Vielfache eines Quantums (z. B. dem Planck'schen Wirkungsquantum h).
Beispielsweise ist das Photon ein einzelner Lichtquant (bzw. ein elektromagnetischer Quant). Auch die Energie des Elektrons der Atomhülle ist in ähnlicher Weise quantisiert und kann daher nur in bestimmten diskreten Werten existieren (➤ Kap. 32). Die Tatsache, dass Elektronen nur bei diskreten Energieniveaus in einem Atom existieren können, bewirkt, dass Atome stabil sind, weshalb auch Materie stabil ist.

Schaut euch um: Alles was ihr seht, besteht aus Atomen. Dieses Buch, die Luft und auch eure Hände. Es geht in diesem Kapitel um den Aufbau dieses kleinen Grundbausteins der Materie.
Ganz, ganz grob kann man sagen, dass das Atom aus einem **Kern mit positiven Protonen und neutralen Neutronen** (➤ Kap. 32.4) und aus einer **Hülle mit negativen Elektronen** besteht (➤ Abb. 32.1). Aus der Chemie solltet ihr wissen, dass es verschiedene Arten von Atomen (Elementen) gibt, die sich durch ihre Kernladungszahl unterscheiden und im Periodensystem der Elemente (➤ Kap. 14) aufgelistet sind. Die Positivität bzw. Negativität der Bestandteile des Atoms beruht jeweils auf der Elementarladung $e = 1{,}6 \cdot 10^{-19}$ Coulomb (C) (➤ Kap. 30.2.1) – der kleinstmöglichen elektrischen Ladung. Das bedeutet, wenn man ein nach außen hin elektrisch neutrales Atom will, muss die **Anzahl an Protonen und Elektronen gleich** sein. Die Zahl der Neutronen darf sich ruhig unterscheiden, man nennt diese unterschiedlichen Atome dann Isotope (➤ Kap. 14.3).
Des Weiteren muss man bedenken, dass das Proton (und auch das Neutron) um ein Vielfaches **größer** ist als das Elektron. Deshalb ist Ersterer auch ca. 2000-mal **schwerer** als das Elektron und außerdem viel **leichter zu lokalisieren.** Das Elektron hält sich auf sogenannten Orbitalen um den Atomkern herum auf

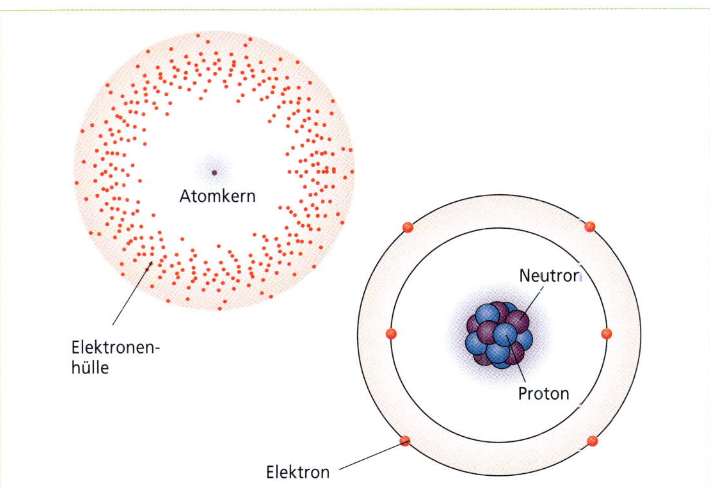


**Abb. 32.1** Der Aufbau eines Atoms. Oben mit eher realitätstreuen Proportionen, unten mit stark vergrößertem Kern, sodass Protonen und Neutronen erkennbar sind. Weiter sind schematisch zwei Elektronenschalen dargestellt. [L190]

(➢ Kap. 33) und ist, wie wir schon durch die Heisenberg'sche Unschärferelation wissen (➢ Kap. 11.1), **nicht exakt lokalisierbar.**
Doch wie werden die Neutronen und Protonen im Kern zusammengehalten? Wieso zieht die positive Ladung des Protons das Elektron nicht auch in den Atomkern? Warum ist das Elektron denn eigentlich so viel kleiner als ein Proton? Diese und viele weitere Fragen beantworten wir in den letzten Kapiteln des Physik-Teils.

**MedAT-GEHEIMTIPP** Viele Dinge, die für das Verständnis der Atomphysik grundlegend sind, werden im MedAT nicht explizit gefragt, sondern als Faktenwissen geprüft. Eine Frage ist z. B. welche Kräfte Protonen und Neutronen im Kern zusammenhalten. Man kann jetzt natürlich einfach „starke Wechselwirkung" auswendig lernen. Jedoch ist diese Art der Vorbereitung nicht unbedingt nachhaltig und führt lediglich zu bulimieartigen Zuständen des Lernenden, bei denen er sich für die Prüfung unheimlich viel Wissen hineinpresst, um es am Testtag wieder auf das Papier übergeben zu können. Das Lernskript hat anderes im Sinn: Wir wollen, dass ihr den Stoff versteht und ihn dann auch ohne stupides Auswendiglernen abrufen könnt – deshalb ist dieses Kapitel zwar sehr ausführlich, den Aufwand aber mehr als wert!
Es werden gerne allgemeine Fragen zur Atomphysik gestellt, aber es wurde auch schon nach dem Begründer des Quantenmodells gefragt. Korrekte Antwort: Max Planck.

Zunächst definieren wir den Begriff des Atoms.

**DEFINITIONEN** Ein **Atom** (altgr. *átomos* für *„unteilbar"*) ist die kleinste grundlegende Einheit normaler Materie, die die Eigenschaften eines chemischen Elements (➢ Kap. 14) hat. Jegliche Feststoffe, Flüssigkeiten, Gase und Plasmen (➢ Kap. 25.3) bestehen aus neutralen oder ionisierten Atomen.

Diese Definition wirft zwei Fragen auf:
1. Gibt es denn andere Formen von Materie als „normale" Materie?
2. Gibt es elementarere Einheiten, die nicht unbedingt Eigenschaften eines chemischen Elements innehaben?

(1) Der Begriff Materie wurde schon in ➢ Kap. 25.3 grob erläutert – das verstehen wir bei dieser Definition auch unter „normaler" Materie. Jedoch impliziert die obige Beschreibung des Atoms, dass es noch eine andere Form von Materie gibt: die **Antimaterie.**

**DEFINITIONEN** **Antimaterie** ist definiert als ein Material, das aus den **Antiteilchen** besteht. Diese Antiteilchen haben prinzipiell dieselbe Masse, Lebensdauer und Spinquantenzahl (Was ist das? Das lernt ihr in ➢ Kap. 33.3) wie ihr korrespondierendes, normales Elementarteilchen der normalen Materie – jedoch eine entgegengesetzte Ladung. Es gibt von allen bekannten Elementarteilchen auch Antiteilchen (experimentell bewiesen).
Protonen der Materie haben bekanntlich eine positive Ladung, während Antiprotonen eine negative haben. Bei der Antimaterie umkreisen daher positiv geladene Positronen statt negativer Elektronen den Atomkern als Atomhülle. Stoßen ein Antiteilchen und ein Teilchen zusammen, vernichten sie sich gegenseitig – man nennt das **Annihilation.** Dadurch können starke elektromagnetische Strahlen wie Gammastrahlung oder Neutrinos entstehen. Mehr zu dem Thema Antiteilchen in ➢ Kap. 32.2.1.

(2) Ja! Jegliche Materie auf der Welt ist aus **elementaren Teilchen** aufgebaut – auch die Atome. Darüber hinaus gibt es aber noch mehr Elementarteilchen, die zwar nicht Bestandteil von Atomen sind, aber trotzdem existieren. Die ➢ Tab. 32.1 und ➢ Tab. 32.2 listen euch alle Elementarteilchen des sogenannten Standardmodells auf.
Die elementarsten Teile der Materie, die wir bis heute kennen, sind die **Fermionen** (➢ Tab. 32.1) **und die Eichbosonen** (➢ Tab. 32.2). Die Fermionen sind diejenigen Teilchen, die die „Grundmasse" der besprochenen Materie ausmachen. Eichbosonen sind hingegen Elementarteilchen, die alle vier Grundkräfte der Physik verursachen (➢ Kap. 32.3).
Aus den Quarks bestehen die **Protonen und Neutronen,** wobei das Proton aus zwei Up-Quarks und einem Down-Quark besteht. Das Neutron wiederum besteht aus einem Up-Quark und zwei Down-Quarks. Das Elektron ist ein Lepton. Das bedeutet, dass die drei elementaren Teile des Atoms offensichtlich Fermionen der Generation I sind. Ein Atom unterliegt allen vier Grundkräften der Natur – also der schwachen, starken und elektromagnetischen Wechselwirkung sowie der Gravitation.

Notizen

**Tab. 32.1** Elementarteilchentabelle der Fermionen (ohne die Eichbosonen und das Higgsboson)

| Fermionenart | Fermionen mit Generationen | | | Ladung |
|---|---|---|---|---|
| | I | II | III | |
| Quarks | up (u) | charm (c) | top (t) | $\left(\frac{2}{3}\right)$ |
| | down (d) | strange (s) | bottom (b) | $\left(-\frac{1}{3}\right)$ |
| Leptonen | Elektron-Neutrino | Myon-Neutrino | Tauon-Neutrino | (0) |
| | Elektron | Myon | Tauon | (–1) |

**Tab. 32.2** Elementarteilchentabelle der Eichbosonen und des Higgs-Bosons (ohne die Fermionen)

| Eichbosonen | Higgs-Boson |
|---|---|
| • Photon<br>• Gluon<br>• Z Boson<br>• $W^+$ Boson<br>• $W^-$ Boson<br>• (Graviton) | • Higgs-Boson |

**AUS DEM MEDIZINSTUDIUM** **Fermionen** haben alle bestimmte Gemeinsamkeiten. Sie verfügen über einen **Spin von 1/2 ħ** (reduziertes Planck'sches Wirkungsquantum) und **haben alle eine Masse.** Verschiedene Fermionen haben aber auch unterschiedliche Eigenschaften (➤ Tab. 32.3 und ➤ Tab. 32.4). Ihre Masse nimmt mit höherer Generation zu. Man unterscheidet zwei verschiedene Arten von Fermionen: die **Quarks und die Leptonen.**
Die **Quarks** (➤ Tab. 32.3) bilden unter anderem die Elementarteilchen der **Protonen und Neutronen.** Sie tragen sowohl **elektrische Ladungen** als auch sogenannte **Farbladungen,** die man *grün, rot* und *blau* nennt. Diese Farben, die nichts mit den sichtbaren Farben des Lichts zu tun haben, können durch die starke Wechselwirkung mittels der Gluonen von Quark zu Quark transferiert werden.
Weil ein Proton zwei Up-Quarks und ein Down-Quark beinhaltet, hat es die elektrische **Ladung +1** (0,66 + 0,66–0,33 = 1). Das Neutron hingegen hat zwei Down-Quarks und ein Up-Quark, weshalb es **elektrisch neutral** ist.
Die Theorie des **Confinement** besagt, dass Quarks (und Gluonen) nicht außerhalb eines Verbandes, wie sie z. B. im Neutron auftreten, vorzufinden sind. Sie existieren also nur, wenn sie durch die starke Wechselwirkung (➤ Kap. 32.3.1) zusammengehalten werden.
Die zweite Gruppe der Fermionen sind die **Leptonen** (➤ Tab. 32.4). Sie unterliegen sowohl der **schwachen Wechselwirkung** und der **Gravitation** als auch der **elektromagnetischen Wechselwirkung,** solange sie eine elektrische Ladung tragen. Das Elektron, Myon und Tauon haben die Ladung –1, während die Neutrinos (Symbol: ν) neutral sind.
Zu den Neutrinos: Es gibt, wie ihr in ➤ Tab. 32.4 sehen könnt, drei verschiedene Formen der Neutrinos ($\nu_e$, $\nu_\mu$ und $\nu_\tau$). Ihr Name kommt aufgrund ihrer neutralen Ladung (Neutr-) und der italienischen Verkleinerungsform (-ino) zustande, um sie von den größeren Neutronen begrifflich auseinander halten zu können. Sie entstehen unter anderem durch den **β-Zerfall** (➤ Kap. 34.3.2) und bei der **Kernfusion** (➤ Kap. 32.6) in kleinen Sternen wie der Sonne. Die Neutrinos können ineinander umgewandelt werden (Neutrinooszillation). Außerdem sind sie extrem schwer zu detektieren, da sie eine winzig kleine Masse haben und sich sehr schnell bewegen. So schnell sogar, dass 2011 das berühmte Kernforschungsinstitut CERN eine Meldung herausgab, dass sie Neutrinos gemessen hätten, die **schneller als Licht** sind. Im Endeffekt war es dann aber eine Fehlmessung, die darauf zurückzuführen ist, dass ein Glasfaserkabel bzw. ein GPS-Gerät der Messapparatur defekt war.

**AUS DEM MEDIZINSTUDIUM** Die **Eichbosonen** vermitteln die fundamentalen Wechselwirkungen (➤ Kap. 32.3) – schwache, starke und elektromagnetische Wechselwirkung – stellen also sogenannte Austauschteilchen dar. Sie haben alle die Gemeinsamkeit, dass sie über einen **ganzzahligen Spin (0, 1 oder 2 ħ)** verfügen. Das Photon, Gluon und das hypothetische Graviton sind alle theoretisch **masselos.** Die W-Bosonen und das Z-Boson haben hingegen relativ große Massen – wie das sein kann, wird in der nächsten Box erläutert. Welche Bosonen was machen, ist in ➤ Tab. 32.5 aufgelistet.
Wichtig: Bosonen im Allgemeinen sind nicht gleich Eichbosonen. Bosonen sind nämlich definiert als die Teilchen, die eine ganzzahlige Spinquantenzahl haben – also auch solche Teilchen, die nicht elementar sind, wie z. B. das Pion. Es gilt aber auch hier wieder, Eichbosonen sind trotzdem Bosonen!

Notizen



**Tab. 32.3** Quark-Tabelle

| Quark | Eigenschaften | Ladung | Generation |
|---|---|---|---|
| up | • sind die Elementarteilchen der Nukleonen Proton und Neutron | $\left(\frac{2}{3}\right)$ | I |
| down | | $\left(-\frac{1}{3}\right)$ | |
| charm | • zerfallen relativ langsam über die schwache Wechselwirkung in Strange- oder Down-Quarks<br>• sind die Elementarteilchen der D-Mesonen und der J/ψ-Mesonen | $\left(\frac{2}{3}\right)$ | II |
| strange | • sind die Elementarteilchen der Seltsamen Teilchen (z. B. Kaonen, Phi-Mesonen oder Hyperonen) (➤ Kap. 32.3.1) | $\left(-\frac{1}{3}\right)$ | |
| top | • sind extrem schwer (so schwer wie ein ganzes Goldatom)<br>• leben extrem kurz und bilden daher keine Hadronen (➤ Kap. 32.3.1) | $\left(\frac{2}{3}\right)$ | III |
| bottom | • sind die Elementarteilchen der B- und Y-Mesonen (➤ Kap. 32.3.1) | $\left(-\frac{1}{3}\right)$ | |

**Tab. 32.4** Leptonen-Tabelle

| Symbol | Lepton | Eigenschaften | Ladung | Generation | Lebensdauer (s) |
|---|---|---|---|---|---|
| e | Elektron | • bilden die Atomhüllen bzw. -orbitale<br>• unterliegen der schwachen und elektromagnetischen Wechselwirkung sowie der Gravitation | (–1) | I | ∞ |
| $\nu_e$ | Elektron-Neutrino | • entstehende Elementarteilchen beim $\beta^+$-Zerfall | (0) | | ∞ |
| μ | Myon | • Hauptbestandteil der sekundären kosmischen Strahlung (➤ Kap. 34.5)<br>• entstehen aus dem Zerfall von Pionen mittels der schwachen Wechselwirkung<br>• unterliegen der schwachen und der elektromagnetischen Wechselwirkung sowie der Gravitation, aber nicht der starken Wechselwirkung | (–1) | II | $2{,}2 \cdot 10^{-6}$ |
| $\nu_\mu$ | Myon-Neutrino | • Entstehung aus einem Pionenstrahl, der zu Myonen und Myon-Neutrinos zerfällt | (0) | | ∞ |
| τ | Tauon | • auch τ-Lepton<br>• können in andere Leptonen und Hadronen wie Pionen und Kaonen zerfallen<br>• unterliegen der schwachen und der elektromagnetischen Wechselwirkung sowie der Gravitation, aber nicht der starken Wechselwirkung | (–1) | III | $3 \cdot 10^{-13}$ |
| $\nu_\tau$ | Tauon-Neutrino | • entstehen durch den Zerfall von Tauonen | (0) | | ∞ |

**Tab. 32.5** Eichbosonen

| Eichboson | Eigenschaften | Spin | Wechselwirkung die es vermittelt | Elementarteilchen zwischen denen es vermittelt |
|---|---|---|---|---|
| Photon | • masselos<br>• bewegen sich mit Lichtgeschwindigkeit<br>• ihre Energie ist durch die Planck-Konstante h gequantelt<br>• viele verschiedene Wechselwirkungen mit der Materie (➤ Kap. 32.3.3)<br>• unterliegen der Gravitation | $1\,\hbar$ | Elektromagnetische Wechselwirkung | • Quarks<br>• Leptonen<br>• W-Boson<br>• (also prinzipiell geladene Teilchen) |
| Gluon | • masselos<br>• unterliegen der Gravitation<br>• halten den Atomkern zusammen (engl. *to glue* für „*kleben*") | $1\,\hbar$ | Starke Wechselwirkung | • Quarks |
| $W^+$-Boson | • massiv<br>• elektrische Ladung +, unterliegen dadurch der elektromagnetischen Wechselwirkung<br>• unterliegen der Gravitation<br>• Antiteilchen der $W^-$-Bosonen | $1\,\hbar$ | Schwache Wechselwirkung | • Quarks<br>• Leptonen<br>• Higgs-Boson<br>• (also allen Teilchen) |
| $W^-$-Boson | • massiv<br>• elektrische Ladung –, unterliegen dadurch der elektromagnetischen Wechselwirkung<br>• unterliegen der Gravitation<br>• Antiteilchen der $W^+$-Bosonen | $1\,\hbar$ | | |
| $Z^0$-Boson | • massiv<br>• unterliegen der Gravitation<br>• sind ihre eigenen Antiteilchen | $1\,\hbar$ | | |
| Graviton** | • masselos<br>• unterliegen der Gravitation | $2\,\hbar$ | Gravitation | • Quarks<br>• Leptonen<br>• Eichbosonen<br>• (evtl. auch Higgs-Boson) |

** Existenz nicht bewiesen.

**AUS DEM MEDIZINSTUDIUM** Das **Higgs-Boson** ist sehr speziell: Erst durch die Wechselwirkung mit dem sogenannten, allgegenwärtigen Higgs-Feld bekommen viele Elementarteilchen **überhaupt eine Masse** (die Masse zusammengesetzter Teilchen wie Protonen und Neutronen ergibt sich hingegen hauptsächlich aus der starken Wechselwirkung). Der **Higgs-Mechanismus** wurde als Erklärung für eine bestimmte Begebenheit der Elementarteilchen verfasst, den wir nun erläutern möchten:
Die in ➤ Tab. 32.5 aufgelisteten Eichbosonen unterscheiden sich in einer besonderen Eigenschaft. Das Photon und das Gluon haben theoretisch **keine Masse** (das Graviton ist ein hypothetisches Teilchen und gehört nicht zum Standardmodell). Das Z- sowie das W-Boson hingegen haben **relativ große Massen.** Weil man diese unterschiedlichen Massekonstellationen innerhalb des Standardmodells aber nicht in Einklang bringen konnte, postulierte man den Higgs-Mechanismus als integralen Bestandteil des Modells.
Unterhalb der Grenze einer extrem hohen Temperatur verursacht das Higgs-Feld einen spontanen Symmetriebruch, der bei der Interaktion des Feldes mit $Z^0$-, $W^+$- und $W^-$-Bosonen dazu führt, dass diese eine Masse bekommen. Ein spontaner Symmetriebruch tritt auf, wenn die Symmetrie des Grundzustands eines Systems geringer ist als die der zugrunde liegenden Bewegungsgleichungen. Ist dies geschehen, erhalten die besagten Bosonen durch das Higgs-Feld eine zusätzliche longitudinale Polarisationskomponente, wodurch sie eine Masse bekommen.

**AUS DEM MEDIZINSTUDIUM** Die Physik möchte wie die Anatomie eine abgeschlossene Wissenschaft werden. In der Anatomie gibt es eigentlich nichts mehr zu entdecken – alles ist bereits beschrieben, wir kennen den Körper in- und auswendig. Die Physik ist von solch einem Forschungsstand noch sehr weit entfernt wie ihr schon gemerkt habt. Nicht zuletzt auch, weil die Physik um Welten komplizierter und anspruchsvoller ist als die Anatomie des Menschen.
Das höchste aller Gefühle wäre es für die Physiker, eine sogenannte **Theorie von allem bzw. eine Weltformel** zu beschreiben, die alle Phänomene des Universums berücksichtigt. Die Wissenschaftler sind derzeit auf einem guten Weg dorthin, jedoch ist die noch nicht mal hypothetische Theorie von allem zurzeit noch durch viele „kleinere" Theorien und Wechselwirkungsbeschreibungen zerstückelt (➤ Tab. 32.6). Wir zählen sie unten auf und erläutern sie kurz und knackig.

1. Die **Elektro- und Magnetostatik** habt ihr schon in ➤ Kap. 30 kennengelernt. Genauso die **elektromagnetische Wechselwirkung.** Die **starke und schwache Wechselwirkung** sowie die **Gravitation** werden wir in ➤ Kap. 32.3.4 genauer abhandeln, weshalb wir sie an dieser Stelle nicht vorwegnehmen möchten.
2. Die **Quantenchromodynamik** (altgr. *chrōma* für *„Farbe"*) ist eine Feldtheorie, die sich mit dem Austausch von Farbladungen (eine andere Form von Ladung, analog der elektrischen Ladung) zwischen Quarks befasst. Diese durch die starke Wechselwirkung mittels Gluonen ausgetauschten Farbladungen liegen in den verschiedenen Quarks unterschiedlich vor. Die Quarks tragen also mindestens zwei verschiedene Ladungen: die elektrischen und die Farbladung.
3. Als **Quantenelektrodynamik** bezeichnet man die quantenfeldtheoretische Beschreibung von Phänomenen, die im Allgemeinen gesagt von allen geladenen Punktteilchen (z. B. Elektronen, Positronen und Photonen) verursacht werden. Man kann mit ihr z. B. die elektromagnetische Wechselwirkung zwischen dem Elektron der Atomhülle und dem Proton des Atomkerns beschreiben sowie im Allgemeinen die elektromagnetische Wechselwirkung zwischen geladenen Teilchen mittels virtuellen Photonen. Schwache Wechselwirkung, Quantenelektrodynamik und Quantenchromodynamik sind Bestandteile der größeren Quantenfeldtheorie.
4. Die **elektroschwache Wechselwirkung** vereinheitlicht die schwache Wechselwirkung mit der Quantenelektrodynamik. Das bedeutet, dass die elektroschwache Wechselwirkung als neue fundamentale Wechselwirkung die Funktionen der beiden vereinheitlichten fundamentalen Grundkräfte übernimmt. Hierzu verwendet es die vier Bosonen $W^+$, $W^-$, $W^0$ und $B^0$. Die letzten beiden Bosonen sind nicht messbar, jedoch zerfallen sie in das $Z^0$-Boson und in das Photon, wenn das Energieniveau des betrachteten physikalischen Systems unterhalb von 246 GeV (Vereinheitlichungsenergie) herabsinkt. Das bedeutet im Klartext, dass die elektroschwache Wechselwirkung die elektromagnetische und die schwache Wechselwirkung nur über diesem Energiebetrag vereinheitlicht, da das Photon bekanntlich das Eichboson der elektromagnetischen und das $Z^0$-Boson dasjenige der schwachen Wechselwirkung ist.
5. Die **allgemeine Relativitätstheorie** ist die bis dato zutreffendste Beschreibung der Gravitation. Sie liefert eine Beschreibung der Gravitation als geometrische Eigenschaft von Raum und Zeit bzw. Raumzeit. Daraus folgt die Ansicht, dass die Gravitation weniger als Kraft, sondern mehr als eine Eigenschaft der Raumzeit zu sehen ist. Einige Vorhersagen der allgemeinen Relativitätstheorie unterscheiden sich deutlich von denen der klassischen Physik, insbesondere im Hinblick auf die Zeit, die Geometrie des Raumes und die Ausbreitung von Licht. Ein Beispiel ist die Gravitationslinse, die vorbeifliegende Materie analog zur optischen Linse zum schweren Körper hin bricht. Dadurch kann es passieren, dass man einen Stern, der sich vom Blickpunkt des Betrachters auf der Erde hinter einem (sehr schweren) schwarzen Loch, der Gravitationslinse, befindet, doppelt sieht, da Photonen, die nah am schwarzen Loch vorbeifliegen, abgelenkt werden. Außerdem sagte die allgemeine Relativitätstheorie schon vor über 100 Jahren Gravitationswellen voraus, die schlussendlich erst am 11. Februar 2016 experimentell bestätigt werden konnten.
6. Die Theorie der **Quantengravitation** versucht die Gravitation mit den Prinzipien und Methoden der Quantenmechanik zu beschreiben. Sie ist bis dato nur theoretisch und gilt als nicht gesichert. Ihr Ziel ist es nicht, eine TOE (Theory of Everything) zu sein, sondern lediglich die Gravitation als quantenmechanischen Mechanismus zu beschreiben. Da es sehr schwer ist, die Quantengravitation mittels der Postulierung eines hypothetischen Bosons, dem Graviton, zu erläutern, behalf man sich anderer, populärerer Ansätze wie der Schleifenquantengravitation oder der Stringtheorie.
7. Die **große vereinheitlichende Theorie (GUT; Grand Unified Theory)** stellt eine Theorie dar, die elektromagnetische, schwache und starke Wechselwirkung unter einen Hut bringen soll. Würde die GUT noch die Gravitation miteinbeziehen, würde es sich bei ihr nicht um eine GUT, sondern eine Theorie von allem (TOE; Theory of Everything) handeln. Man geht bei der GUT prinzipiell davon aus, dass alle drei Wechselwirkungen bei sehr hohen Energien, wie sie z. B. beim Urknall vorgekommen sein müssen, eine einheitliche Wechselwirkung waren. Außerdem besagt sie, dass die starke Wechselwirkung bei hoher Energie schwächer und die schwache sowie die elektromagnetische Wechselwirkung bei hoher Energie stärker werden.
8. Beim **Standardmodell** der Teilchenphysik werden drei der vier bekannten fundamentalen Kräfte im Universum (elektromagnetische, schwache und starke Wechselwirkung) sowie alle bekannten Elementarteilchen klassifiziert (➤ Tab. 32.1 und ➤ Tab. 32.2). Das bedeutet konkret, dass das Standardmodell keine Theorie ist, sondern ein Modell zur Beschreibung der Elementarteilchen und der besagten Wechselwirkungen. Obwohl das Standardmodell sich in der Vergangenheit als wahr und überaus präzise bewiesen hat (Vorhersage des Higgs-Bosons und des $\tau$-Neutrinos), vernachlässigt es wichtige Fragen wie die der Gravitation oder die der beschleunigten Expansion des Universums sowie die der Beschreibung der dunklen Materie und der dunklen Energie (➤ Kap. 32.2.2).
9. Die eingangs erwähnte **Weltformel bzw. Theorie von allem** soll theoretisch alle physikalischen Phänomene des Universums vollständig erklären und miteinander verknüpfen. Derzeit gibt es zwei bewiesene Theorien, die gemeinsam dem Ziel einer TOE am nächsten kommen: die Quantenfeldtheorie und die allgemeine Relativitätstheorie. Jedoch wurde es bis heute nicht geschafft, diese beiden Theorien zu einer einheitlichen Theorie zu verbinden! Sie erklären ihren Teil der fundamentalen Wechselwirkungen jede für sich, ohne dass sie ineinander übergeführt werden können, weshalb sie nicht beide richtig sein können. Man muss also eine andere Theorie finden, die alles abdeckt. Ein sehr populärer Kandidat ist die **Stringtheorie.** Sie besagt, dass alle vier fundamentalen Grundkräfte am Zeitpunkt kurz nach dem Urknall (so ca. 30 s) eine einzige fundamentale Kraft waren. Man betrachtet bei dieser Theorie alle Elementarteilchen als eine Art schwingender Saiten, die je nach Schwingungs- bzw. Vibrationsmuster einzigartige Massen und Kraftladungen erzeugen, welche dann unterschiedliche Elementarteilchen ergeben. Mehr oder weniger dasselbe wie die Stringtheorie ist die **M-Theorie,** die ein mathematisches Modell einer TOE darstellt und daher an dieser Stelle nicht näher erläutert wird. Obgleich die beiden Theorien vielversprechend sind, konnten sie bis heute noch nicht bestätigt werden. Zu guter Letzt ist noch die **Schleifenquantengravitation** zu erwähnen, die ebenso versucht, die Quantenmechanik mit der allgemeinen Relativitätstheorie zu vereinen. Sie ist die einzige ernst zu nehmende Konkurrentin der Stringtheorie, wenn es

Notizen

um die TOE geht. Die Schleifenquantengravitation beginnt mit der Relativitätstheorie und versucht, Merkmale der Quantenmechanik hinzuzufügen, während die Stringtheorie umgekehrt vorgeht. Nach Einstein ist die Gravitation keine Kraft – sie ist eine Eigenschaft der Raumzeit selbst. Die Schleifenquantengravitation ist deshalb der Versuch, eine Quantentheorie zu entwickeln, die direkt auf Einsteins geometrischer Formulierung der Gravitation basiert. Um dies zu erreichen, werden in der Schleifenquantengravitation Raum und Zeit quantisiert, also in diskrete Einheiten untergliedert. Die Theorie erschafft eine physikalische Anschauungsform der Raumzeit, in dem Raum und Zeit „granuliert", also „körnig" sind. Die Granularität ist eine direkte Konsequenz der Quantisierung. Sie ist von gleicher Natur wie die Körnigkeit der Photonen in der Quantentheorie des Elektromagnetismus und wie die diskreten Energieniveaus der Elektronen aus der Atomhülle. Jedoch muss man hier unterscheiden, dass bei dieser Theorie der Raum selbst diskret ist. Mit anderen Worten: es gibt einen Mindestabstand, der zwischen den Quanten des Raumes und der Zeit vorherrscht. Noch genauer gesagt, kann der Raum dadurch als ein extrem feines Gewebe oder Netzwerk angesehen werden, das aus endlichen Schleifen, den sogenannten Spin-Netzwerken, „gewoben" wird – daher Schleifenquantengravitation.

**Tab. 32.6** Heutiger Stand der großen physikalischen Theorien

| Weltformel (9): Bsp. Schleifenquantengravitation, M-Theorie, Stringtheorie* | | | | |
|---|---|---|---|---|
| Starke Wechselwirkung (1) | Elektrostatik (1) | Magnetostatik (1) | Schwache Wechselwirkung (1) | Gravitation (1) |
| | Elektromagnetische Wechselwirkung (1) | | | |
| Quantenchromodynamik (2) | Quantenelektrodynamik (3) | | | Allgemeine Relativitätstheorie (5) |
| | Elektroschwache Wechselwirkung (4) | | | Quantengravitation (6)* |
| Große vereinheitlichende Theorie (7) (Standardmodell (8))* | | | | |

* Alle mit einem Sternchen versehenen Theorien sind bisher unbestätigt.

Wir fassen also zusammen: Das Atom der normalen Materie besteht aus **Protonen und Neutronen**, die wiederum aus Quarks bestehen. Sie bilden den Atomkern. Das Proton hat die **Ladung +**, das Neutron **keine Ladung.** Die Atomhülle hingegen wird von einem oder mehreren Leptonen namens **Elektronen** gebildet, die die **Ladung –** haben. Somit haben wir den prinzipiellen Aufbau des Atoms kennengelernt.

## 32.2 Formen von Materie

Es gibt viele verschiedene Formen von Materie. Dunkle Materie, seltsame Materie und entartete Materie, um nur drei zu nennen. Für den MedAT ist nur die **Antimaterie** von Bedeutung.

### 32.2.1 Antimaterie

**MedAT-Stichwort**
Antiteilchen

Was **Antimaterie** und Antiteilchen sind, haben wir schon im vorhergehenden Abschnitt definiert. Zur Verdeutlichung vielleicht noch eine Sache: Es gibt zu wirklich **allen Teilchen auch Antiteilchen!**
Jetzt wollen wir ein paar andere Aspekte der Antimaterie erläutern. Man nimmt an, dass es beim Urknall dieselbe Menge an Materie wie Antimaterie gab. Man sagt also, das **Verhältnis** von „normaler" Materie und Antimaterie ist asymmetrisch – ein Begriff, der uns im vorhergegangenen Kapitel öfter über den Weg gelaufen ist. Durch einen unbekannten Mechanismus ist es jedoch dazu gekommen, dass die „normale" Materie überhandgenommen hat und unser Universum heute beinahe vollständig ausmacht.
Was macht nun Antimaterie aus?
Die Teilchen und Antiteilchen unterliegen gegenübergestellt einer vollständigen Symmetrie. Das bedeutet, sie bestehen aus **genau denselben Teilchen** wie „normale" Materie, jedoch mit **entgegengesetzter (Elementar-)Ladung.** Das Antiteilchen des Elektrons ist das Positron, und sein Antiteilchen ist wiederum das Elektron. Manche Elementarteilchen haben jedoch kein von sich zu unterscheidendes Antiteilchen, sondern sind ihr eigenes Antiteilchen. Ein paar Beispiele dafür sind das Photon, das $Z^0$-Boson und das hypothetische Graviton.

**VERSTÄNDNIS⁺** Die **meisten Antiteilchen** werden wie ihre korrespondierenden, „normalen" Teilchen benannt mit dem Unterschied, dass ihnen ein Anti- vorangesetzt wird (z. B. Quark und Antiquark).

Man kann sich nun vorstellen, dass theoretisch auch ganze Atome aus Antimaterie existieren können. Ihr Atomkern würde aus Antineutronen und negativen Antiprotonen bestehen und positive Positronen ihre Atomhülle ausmachen (➤ Abb. 32.2)
Wie entsteht Antimaterie und wie wird sie vernichtet?

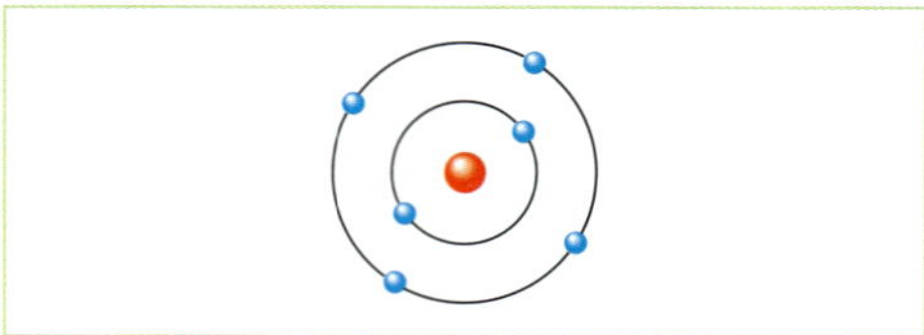

**Abb. 32.2** Hypothetisches (noch nie beobachtetes und nicht existentes) Anti-Kohlenstoffatom mit einer Mischung aus Antineutronen und Antiprotonen im Atomkern (rot) und sechs Positronen in der Hülle (blau) [L253]

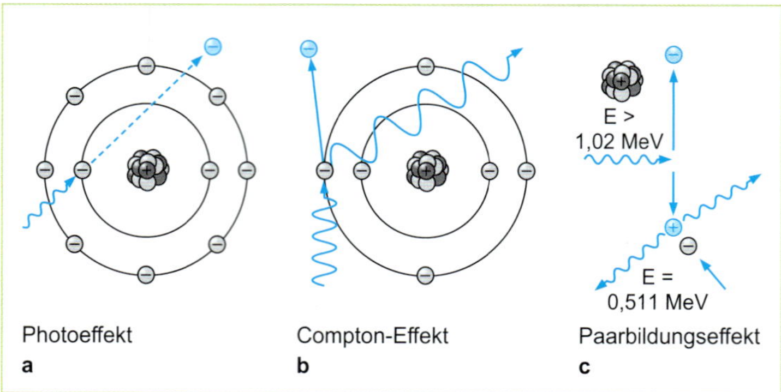


**Abb. 32.3** Wechselwirkungen von Photonenstrahlung mit Materie: (a) Photoeffekt, (b) Compton-Effekt und (c) Paarbildungseffekt [L253]

Man kann ganze **Atome oder Moleküle aus Antimaterie** lediglich mit großen experimentellen Apparaturen nur für sehr kurze Zeit (Rekord: ca. 0,2 ms) einfangen. In der **Natur kommen sie nicht vor.** Jedoch sind Antiteilchen (nicht Antiatome) in der Natur sehr wohl gegenwärtig. Sowohl beim β-Zerfall (➤ Kap. 34.3.2) als auch beim Eintritt von kosmischer Strahlung (➤ Kap. 34.5) in die Erdatmosphäre **entstehen Antiteilchen.** Aufgrund des Ladungserhaltungssatzes des Universums kann es jedoch nicht sein, dass nur eine Ladung (z. B. die positive des Positrons) entsteht: Es muss auch die umgekehrte Ladung (die negative des Elektrons) entstehen. Diesen Vorgang nennt man **Paarbildung** (➤ Abb. 32.3c). Die bekannteste Art von Paarbildung entsteht durch die Interaktion eines hochenergetischen Photons (γ; Gamma-Quant) mit einem Atomkern, bei der ein **Positron-Elektron-Antipaar** entsteht. Als Formel kann man das so ausdrücken:

$$\gamma \rightarrow e^- + e^+$$

Wobei $e^-$ das Elektron und $e^+$ das Positron darstellt.
Im Gegenzug kann die Kollision zweier Antiteilchen auch zum gegenteiligen Effekt führen. Sie vernichten sich dann gegenseitig und verschmelzen zur sogenannten Vernichtungsstrahlung. Die Vernichtungsstrahlung ist nichts anderes als elektromagnetische Strahlung – also ein Photon. Sie ist sehr energiereich und wird auch als **γ-Strahlung** (Gammastrahlung) bezeichnet. Eine einfache mathematische Darstellung dieses Prozesses, der **Annihilation** genannt wird, ist hier aufgeführt:

$$e^- + e^+ \rightarrow \gamma + \gamma$$

**MedAT-GEHEIMTIPP** Es wurde auch schon einmal nach der Annihilation gefragt: Was passiert denn eigentlich, wenn sich ein Teilchen und ein Antiteilchen treffen? Welche Strahlung entsteht?

**AUS DEM MEDIZINSTUDIUM** Die Vernichtungsstrahlung wird in der Medizin im Rahmen der **Szintigrafie** verwendet, bei der dem Patienten ein Tracer mit einem radioaktiven Isotop, meist Technetium $T^{99\,m}$, injiziert wird, der Gammastrahlen durch isomeren Übergang aussendet. Der Tracer beinhaltet neben dem Technetium aber noch einen organischen Anteil, z. B. aggregierte Albuminpartikel bei der Lungenperfusionsszintigrafie, der zu einem Marker eines bevorzugten Gewebes gelangt und dort seine γ-Strahlen aussendet. Diese werden mit einer γ-Kamera aufgefangen und im Computer dreidimensional dargestellt.

## 32.2.2 Dunkle Materie

Als **dunkle Materie** (auch: schwarze Materie) bezeichnet man eine Form von Materie, die nur hypothetisch postuliert wird und noch nicht beobachtet werden konnte. Sie soll aber maßgeblich zur Gravitation bzw. der Gesamtmasse des Universums beitragen und ist deshalb nur von astrophysikalischem Interesse. Man geht davon aus, dass ca. ein Viertel der Masse unseres Universums aus dunkler Materie besteht, während die normale Materie lediglich ungefähr 5 % ausmachen soll. Der Großteil der Masse des Universums (ca. 70 %) soll von der sogenannten **dunklen Energie** herrühren, mit der man heute versucht, die beschleunigte Expansion des Universums zu erklären. Ihre Existenz ist weder bewiesen noch gibt es irgendwelche Anzeichen für eine realitätsnahe physikalische Interpretation der Theorie der dunklen Energie.

### 32.2.3 Seltsame Materie

**Seltsame Materie** ist eine besondere Form der Materie, die aus Up-, Down- oder Strange-Quarks besteht und nur auf ihrer Grundlage existiert. Bei genügend hoher Dichte wird erwartet, dass seltsame Materie supraleitend wird – eine Eigenschaft, bei der stark gekühlte Materialien so gut wie keinen elektrischen Widerstand aufweisen. Es wird vermutet, dass seltsame Materie im Kern von Neutronensternen auftritt.
Es gibt viele weitere Formen von Materie wie Kernmaterie, warme dichte Materie oder entartete Materie, die wir hier aber nicht erläutern.

## 32.3 Fundamentale Wechselwirkungen

Die fundamentalen Wechselwirkungen, auch bekannt als fundamentale Kräfte, sind diejenigen Wechselwirkungen (➤ Kap. 24.3) des Universums, die nicht auf noch grundlegendere Wechselwirkungen reduziert werden können.
Es gibt vier fundamentale Wechselwirkungen: Während die Gravitations- und elektromagnetische Wechselwirkung uns im alltäglichen Leben als fallende Objekte oder Licht begegnen und daher als Fernkräfte bezeichnet werden können, sind die starke und schwache Wechselwirkung solche Kräfte, die auf atomarer bzw. subatomarer oder elementarer Ebene ablaufen.

**MedAT-Stichwort**
Kernkräfte
Starke und schwache Wechselwirkung

**MedAT-GEHEIMTIPP** Es werden zum Thema fundamentale Wechselwirkungen stets einfache Dinge gefragt wie: Welche Kraft wirkt in größerer Entfernung – Gravitation, starke Kernkraft oder die schwache Wechselwirkung? Die Gravitation natürlich (unendlich weit). Oder: Eigenschaften der starken Wechselwirkung. 2025 wurde zum Beispiel nach der Reichweite der starken Kernkraft gefragt.

### 32.3.1 Starke Wechselwirkung

Die starke Wechselwirkung ist derjenige Mechanismus, der für den **Zusammenhalt der Nukleonen Proton und Neutron** verantwortlich ist. Sie wirkt im Gegenteil zur Gravitations-, schwachen und elektromagnetischen Wechselwirkung nur im Femtometerbereich ($10^{-15}$ m). Außerdem ist sie über 100-mal stärker als der Elektromagnetismus, ungefähr 1000-mal stärker als die Gravitation und ca. eine Million Mal so stark wie die schwache Wechselwirkung. Der **Großteil der Masse des Atomkerns** rührt von ihr her. Die Up- und Down-Quarks machen hingegen nur ca. 1 % seiner Masse aus.

**AUS DEM MEDIZINSTUDIUM** Genauer genommen ist Bindung der Quarks **innerhalb eines Nukleons** durch die starke Wechselwirkung begründet. Sie wird von den Trägern der starken Wechselwirkung, den Gluonen vermittelt. Sie wird häufig auch als Farbkraft bezeichnet.
Die sogenannte **Restwechselwirkung,** populärer auch als **starke Kernkraft** bezeichnet, ist diejenige Kraft, die die **Nukleonen untereinander** zusammenhält. Sie ist lediglich ein Residuum der echten starken Wechselwirkung. Die starke Wechselwirkung zwischen den Quarks und die starke Kernkraft zwischen den Nukleonen verhalten sich jeweils unterschiedlich. Die Spaltung des Atomkerns führt zum **Freiwerden der starken Kernkraft** und kann dazu genutzt werden, **Kernreaktoren und -waffen** wie die Atombombe zu bauen (➤ Kap. 32.5).

**AUS DEM MEDIZINSTUDIUM** Wenn man ganz exakt ist, muss man sagen, dass die starke Wechselwirkung jegliche **Hadronen** zusammenhält.
Was sind Hadronen?
Sie sind, ganz einfach gesagt, alle Teilchen, die von der **starken Wechselwirkung zusammengehalten** werden. Hadronen sind keine Elementarteilchen, obwohl sie oft von subatomarer Größe und Masse sind. Man unterteilt sie nach ihrem Spin in zwei Gruppen: **Mesonen** und **Baryonen.** Die Mesonen haben einen ganzzahligen Spin und bestehen jeweils aus einem Quark und seinem Antiquark (aber immer insgesamt aus zwei Quarks), während die Baryonen einen halbzahligen Spin haben und aus verschiedenen Quarks (aber immer insgesamt aus drei Quarks) bestehen.

Vereinigt mit den obigen Definitionen der Elementarteilchen, die besagen, dass alle Teilchen mit ganzzahligem Spin Bosonen sind und solche mit halbzahligem Spin Fermionen, zählt man die Mesonen zu den Bosonen und die Baryonen zu den Fermionen.
➤ Tab. 32.7 gibt einen guten Überblick über verschiedene Hadronen.
Wie wir sehen können, sind also das Proton und das Neutron sowohl Nukleonen, als auch Hadronen, Baryonen und Fermionen! Da sie alle aus Quarks bestehen, unterliegen alle aufgezählten Hadronen der starken Wechselwirkung – tragen also auch irgendwo eine Farbladung.
Wenn wir schon dabei sind, Teilchen anhand ihrer Spinquantenzahlen zu unterteilen:
Die **Anyonen** (nicht zu verwechseln mit den Anionen der Chemie!) sind sogenannte Quasiteilchen, die weder Fermionen noch Bosonen sind. Sie können nur in zweidimensionalen Systemen vorkommen.

**Tab. 32.7** Auswahl an Hadronen (nicht vollständig)

| Hadronen | | | | | |
|---|---|---|---|---|---|
| **Mesonen** | | **Bestandteile** | **Baryonen** | | **Bestandteile** |
| J/ψ-Meson | Y-Meson | schwerer Quark und Antiquark | Proton | Neutron | Up- und Down-Quarks mit Isospin $\frac{1}{2}$ |
| Pion | Kaon | Quark und Antiquark | Δ-Baryon | | Up- und Down-Quarks mit Isospin $\frac{2}{3}$ |
| Glueballs | Tetraquark | unterschiedlich (tlw. hypothetisch) | Λ-Baryon | Σ-Baryon | Beinhaltet mindestens ein Strange-Quark |

## 32.3.2 Schwache Wechselwirkung

Die **schwache Wechselwirkung** ist diejenige der vier fundamentalen Grundkräfte, die dem radioaktiven Zerfall, besonders dem **β-Zerfall,** zugrunde liegt. Die schwache Wechselwirkung findet ebenfalls nur in sehr kleinen, subatomaren Abständen statt, die kürzer als der Durchmesser eines Protons sind. Sie ist die zweitschwächste der vier Grundkräfte (nach der Gravitation) und als einzige nicht in der Lage, gebundene Zustände zu erzeugen. Sie hat elementare Bedeutung bei der **Kernfusion** (➤ Kap. 32.6) in der Sonne bzw. in Sternen.

## 32.3.3 Elektromagnetische Wechselwirkung

Die elektromagnetische Wechselwirkung wurde schon im ➤ Kap. 30.6 intensiv abgehandelt.

## 32.3.4 Gravitation

Die Anschauung der Gravitation in der klassischen Mechanik haben wir schon im ➤ Kap. 26.7 abgehandelt. Einstein hat sie aber durch seine allgemeine Relativitätstheorie revolutioniert und auch in Ausnahmefällen gültig gemacht. Da die relativistische Deutung der Mechanik kein Thema des MedAT ist, packen wir sie in eine „Aus dem Medizinstudium"-Box.

**AUS DEM MEDIZINSTUDIUM** Grob kann man sagen, dass Einstein die Newton'sche Ansicht der Gravitation mit seinen mathematischen Berechnungen in Einklang gebracht hat. Er sieht die Gravitation mehr als eine geometrische Eigenschaft von Raum und Zeit statt als unendlich weit wirkende Kraft.
Ein Beispiel:
Einstein sagt, dass die Newton'sche Mechanik ihre Gültigkeit für ausreichend langsame Systeme beibehält, da sich die Änderungen der Masse, Energie und der Größe von Objekten (Systemen) erst ab einer Geschwindigkeit von ca. 0,1 c (c = Lichtgeschwindigkeit) auswirken. Nachfolgendes ist für die Leserinnen und Leser gedacht, die sich wirklich für Physik und Mathematik begeistern können.
Man kann das Phänomen der kinetischen Energie bei geringer Geschwindigkeit anhand der mathematischen Vereinheitlichung der berühmten Äquivalenzgleichung Albert Einsteins ($E_{Ruhe} = mc^2$) mit dem sogenannten Lorentzfaktor relativistisch demonstrieren. Dazu setzt man die kinetische Energie $\mathbf{E_{kin}}$ gleich der zwei Massen, $\mathbf{m_{rel}}$ (relativistische Masse nach der Äquivalenz von Energie und Masse nach Einstein) und **m** (der klassischen Newton'schen Masse) im Verhältnis zur Lichtgeschwindigkeit **c** gleich:

$$E_{kin} = m_{rel} \cdot c^2 - m \cdot c^2$$
$$E_{kin} = \text{Gesamtenergie} - \text{Ruheenergie}$$

Jetzt gilt außerdem

$$m_{rel} = \gamma \cdot m$$

wobei es für den besagten Lorentzfaktor

**Notizen**

$$\gamma = \frac{1}{\sqrt{1-\left(\frac{v}{c}\right)^2}}$$

heißt.
Setzt man diese beiden Terme in obige Gleichung ein, erhält man:

$$E_{kin} = (\gamma - 1)m \cdot c^2$$

bzw. auch

$$E_{kin} = mc^2 \cdot \left(\frac{1}{\sqrt{1-\left(\frac{v}{c}\right)^2}} - 1\right)$$

Wenn sich der betrachtete Körper mit einer genügend langsamen Geschwindigkeit **v** bewegt (also v << c ist), kann man den Lorentzfaktor in dieser Gleichung nach der Näherung durch die Taylor-Reihe,

$$\frac{1}{\sqrt{1-\left(\frac{v}{c}\right)^2}} = 1 + \left(\frac{1}{2}\right) \cdot \left(\frac{v}{c}\right)^2$$

ersetzen. Dadurch erhält man:

$$E_{kin} \approx mc^2 \cdot \left(\left(1 + \left(\frac{1}{2}\right) \cdot \left(\frac{v}{c}\right)^2\right) - 1\right)$$

Ausmultipliziert ergibt das

$$E_{kin} \approx mc^2 \cdot \left(\frac{mc^2v^2}{2c^2}\right) - mc^2 = mc^2 + \left(\frac{mv^2}{2}\right) - mc^2$$

$$E_{kin} \approx mc^2 - mc^2 + \left(\frac{mv^2}{2}\right) = \left(\frac{mv^2}{2}\right)$$

$$E_{kin} \approx \frac{1}{2} \cdot mv^2$$

Somit sehen wir, dass ein Körper der Newton'schen Mechanik folgt, wenn sich der betrachtete Körper **langsam genug** bewegt.

## 32.4 Kern des Atoms

**MedAT-Stichwort**
Atomkern

Der **Atomkern** ist die kleine, dichte Region aus Protonen und Neutronen im Zentrum des Atoms (➤ Abb. 32.4, roter Kreis). Der Löwenanteil der Masse des Atoms befindet sich in seinem Kern und nur ein Bruchteil, ca. $\frac{1}{2000}$, in seiner Elektronenwolke. Protonen und Neutronen sind durch die starke Kernkraft (➤ Kap. 32.3.1) miteinander verbunden. Der Durchmesser des Atomkerns beläuft sich auf ca. 1,75 fm bei Wasserstoff, also einem einzigen Proton, und bis zu ca. 150 fm bei größeren Atomen. Jedoch ist das gesamte Atom um ein Vielfaches (20.000–150.000-fach) größer als sein Atomkern.

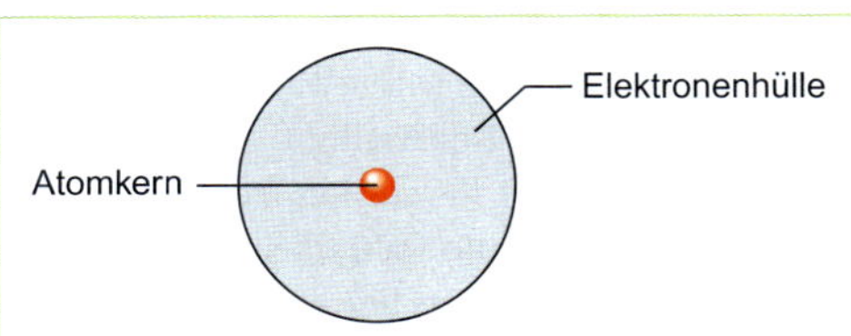


**Abb. 32.4** Vereinfachtes Atom [L253]

## 32.5 Kernspaltung

**MedAT-Stichwort**
Kernspaltung

Mit dem Begriff der **Kernspaltung** bezeichnet man einen Prozess, bei dem ein größerer (schwererer) Atomkern sich in zwei leichtere Atomkerne aufspaltet, während für gewöhnlich eine Menge **Energie frei** wird. Es handelt sich dabei entweder um eine Kernreaktion oder einen radioaktiven Zerfallsprozess (➤ Kap. 34.2 und ➤ Kap. 34.3). Der Spaltungsprozess erzeugt oft des Weiteren noch freie Neutronen und γ-Photonen.
Die bekannteste Form der Kernspaltung ist die neutroneninduzierte Kernspaltung (Kernreaktion). Ein Neutron kommt einem Atomkern dabei so nahe, dass es von diesem absorbiert wird. Darauffolgend steigt

Notizen



die Bindungsenergie des Atomkerns derart an, dass es sich spaltet. Dieser Mechanismus ist von immenser Bedeutung für die westliche Welt, da damit sowohl Kernreaktoren für die Energiegewinnung betrieben werden als auch Kernwaffen (Atombombe) durch diesen Vorgang funktionieren.

**MedAT-GEHEIMTIPP** 2023 geprüft: Wann wird Energie erzeugt? Richtige Antwort: Bei der Spaltung schwerer Kerne.

### 32.5.1 Massendefekt

**MedAT-GEHEIMTIPP** Wurde 2021 schon einmal bei Chemie geprüft!

Die bei der Kernspaltung freiwerdende Energie ist eng vergesellschaftet mit dem sogenannten Massendefekt. Der Massendefekt bzw. Massenverlust beschreibt im Rahmen der Atomphysik den Umstand, dass die tatsächlich gemessene Masse eines Atomkerns stets kleiner ist als die Summe der Massen aller Nukleonen dieses Atomkerns.
Misst man z. B. die Masse des häufigsten Bor-Isotops $^{11}B$ (5 Protonen und 6 Neutronen), beträgt die Kernmasse (nicht Atommasse!) 11,00656247 u. Addiert man jedoch 6 Neutronen mit der jeweiligen Atommasse 1,00866491595 u und 5 Protonen mit der jeweiligen Atommasse 1,007276466583 u, erhält man ca. 11,088371828615 u. Die Differenz dieser zwei Zahlen, also 11,088371828615 u − 11,00656247 u = 0,081809358615 u, ist der besagte **Massendefekt.**
Die Ursache für den Massendefekt ist die im Atomkern gespeicherte Bindungsenergie der Nukleonen (Gluonen, ➤ Tab. 32.2): Sind Nukleonen im Atomkern gebunden, speichert diese Bindung also potenzielle Energie. Die potenzielle Energie errechnet sich gemäß der berühmten Gleichung $E = mc^2$ aus dem Produkt zwischen Massendefekt $\Delta m$ und Lichtgeschwindigkeit c zum Quadrat. Das ist auch exakt die Energie, die frei wird, wenn man die Nukleonen voneinander trennt, also den Atomkern spaltet. Damit sollte sich für euch nun der Kreis schließen, und ihr solltet nachvollziehen können, weshalb Albert Einsteins Theorien maßgeblich dazu beitrugen, dass man die Atombombe bauen konnte.

## 32.6 Kernfusion

**MedAT-Stichwort**
Kernfusion

Kommen sich zwei oder mehr **leichte (kleine) Atomkerne** zu nahe, kann es passieren, dass sie unter Emission von Korpuskularstrahlung (z. B. Neutronen bzw. Protonen) **zu einem größeren Atomkern verschmelzen.** Man nennt diesen Vorgang **Kernfusion.**

**MedAT-GEHEIMTIPP** Gern wird auch mal nach der Kernfusion und der Kernspaltung eine Frage gestellt (zuletzt 2025). Ihr solltet im Speziellen wissen, dass bei der Kernspaltung sich ein großer Atomkern zu zwei leichteren spaltet und bei der Kernfusion genau das Gegenteil passiert. Außerdem wird bei beiden Vorgängen eine große Menge Energie frei!

Für das Zustandekommen einer Kernfusion ist der sogenannte Wirkungsquerschnitt von allergrößter Wichtigkeit. Er ist ein Maß für die Wahrscheinlichkeit des Eintritts der Kernfusion, bezogen auf den räumlichen Abstand der Atomkerne – also je näher sie sich kommen, desto wahrscheinlicher wird die Kernfusion. Wie wir schon wissen, stoßen sich gleichnamige Ladungen ab, was bei der Kernfusion nicht anders ist. Da die Atomkerne beide positiv geladen sind, müssen sie kräftemäßig die elektrischen Abstoßungskräfte, zusammengefasst auch die Coulomb-Barriere genannt, überwinden, um miteinander verschmelzen zu können. Wie ihr euch vorstellen könnt, benötigt es daher auch relativ viel Energie, sei es kinetische oder thermische, um zwei Atomkerne miteinander zu verschmelzen. Haben es zwei Atomkerne geschafft, sich auf ca. $1 \cdot 10^{-15}$ m zu nähern, ist die Coulomb-Barriere überwunden und die starke Kernkraft beginnt zu wirken – dadurch ist ein neuer Atomkern durch zwei leichtere Atomkerne entstanden.
Die Kernfusion kann sowohl endotherm als auch exotherm (➤ Kap. 18.2.1) ablaufen, wobei die exotherme die Umgebung derart erwärmen kann, dass weitere Kernfusionen stattfinden – aber nur, wenn auf die Atomkerne ein extrem hoher Druck von außen einwirkt. Der exotherme Prozess vereinigt z. B. in Sternen Wasserstoffatome unter Neutronen und großer Energieabgabe zu Heliumkernen und wird gleichzeitig im Militär verschiedener Großmächte in Fusionsbomben wie der Wasserstoffbombe verwendet.

KAPITEL

# 33 Orbitaltheorie

Sinan Barus

## 33.1 Einführung

MedAT-Stichwort
Atomphysik

Den **Aufbau der Atome** kennt man vom klassischen Atommodell (➤ Kap. 10), das Elektronen als Teilchen darstellte, die in festen Abständen um den Atomkern kreisen. Das **Orbitalmodell** ist eine Weiterentwicklung des klassischen Schalenmodells, das die Elektronen eines Atoms auf festgelegten **Energieniveaus** beschreibt. Es erklärte bestimmte Eigenschaften der Atome gut, konnte jedoch viele Phänomene, wie beispielsweise die komplexen Spektren schwererer Elemente, nicht hinreichend beschreiben. Mit der Entwicklung der Quantenmechanik und der Schrödinger-Gleichung wurde das Orbitalmodell entwickelt, das die Elektronen als Wellen beschreibt. Im Gegensatz zum vereinfachten klassischen Modell berücksichtigt das Orbitalmodell, dass die Position eines Elektrons **nicht exakt bestimmt werden kann,** sondern nur als Wahrscheinlichkeit angegeben wird. Statt von Bahnen spricht man von **Aufenthaltswahrscheinlichkeiten,** die angeben, wo ein Elektron mit hoher Wahrscheinlichkeit zu finden ist. Die Elektronen bewegen sich nicht auf festen Bahnen, sondern befinden sich in bestimmten Bereichen des Raums, die als Orbitale bezeichnet werden. Dieses Modell erklärt komplexere Beobachtungen der Chemie deutlich besser als das klassische Modell.

**MedAT-GEHEIMTIPP** Kein langes Kapitel, Fragen zu Orbitalen wurden allerdings schon mehrfach gestellt, vor allem zu Charakteristika von Elektronen und zum Pauli-Prinzip. Zuletzt wurde das Pauli-Prinzip 2025 geprüft.

## 33.2 Orbitale

MedAT-Stichwort
Elektronen-Orbitale

Ein Orbital ist ein **dreidimensionaler Bereich** im Raum um den Atomkern, in dem sich ein Elektron mit einer bestimmten Wahrscheinlichkeit (ca. 90–95 %) aufhält. Orbitale werden durch mathematische Funktionen beschrieben, die aus der quantenmechanischen Schrödinger-Gleichung abgeleitet werden. Sie sind keine festen Hüllen, sondern **Zonen mit unterschiedlicher Form und Elektronendichte.**
Die Form eines Orbitals hängt von seiner Energie und seinen quantenmechanischen Eigenschaften ab. Es gibt **vier** grundlegende Orbitaltypen (➤ Abb. 33.1):

- **s-Orbitale:** Kugelförmig und symmetrisch um den Atomkern angeordnet. Sie sind die einfachsten Orbitale und kommen in allen Schalen vor. Das 1 s-Orbital ist das energieärmste Orbital und wird von Elektronen zuerst besetzt.
- **p-Orbitale:** Hantelförmig mit zwei entgegengesetzten Bereichen hoher Elektronendichte. Es gibt drei p-Orbitale ($p_x$, $p_y$, $p_z$), die entlang der Raumachsen ausgerichtet sind. Sie treten ab der zweiten Schale auf.
- **d-Orbitale:** Komplexere Formen, oft kleeblattartig oder als „Donut mit Hantel". Es gibt fünf d-Orbitale, die ab der dritten Schale verfügbar sind und eine wichtige Rolle bei der chemischen Bindung von Übergangsmetallen spielen.
- **f-Orbitale:** Noch komplexere Formen, die erst ab der vierten Schale auftreten. Sie sind für die Chemie der Lanthanoide und Actinoide relevant.

Zum Glück ist das Orbitalmodell keine komplett neue Beschreibung des Aufbaus der Atome, sondern vielmehr eine **Weiterentwicklung** des klassischen Modells: Die Schalen des klassischen Modells entsprechen im Orbitalmodell nämlich den **Hauptenergieniveaus,** die durch die **Hauptquantenzahl n** beschrieben werden. Jedes Energieniveau ist in Unterschalen unterteilt, die durch den Orbitaltyp (s, p, d, f) definiert sind. Innerhalb jeder Unterschale gibt es mehrere Orbitale, deren Anzahl von der **Nebenquantenzahl l** abhängt. Bevor wir näher auf die Quantenzahlen eingehen, noch ein paar Worte zur Elektronenkonfiguration in den Orbitalen.

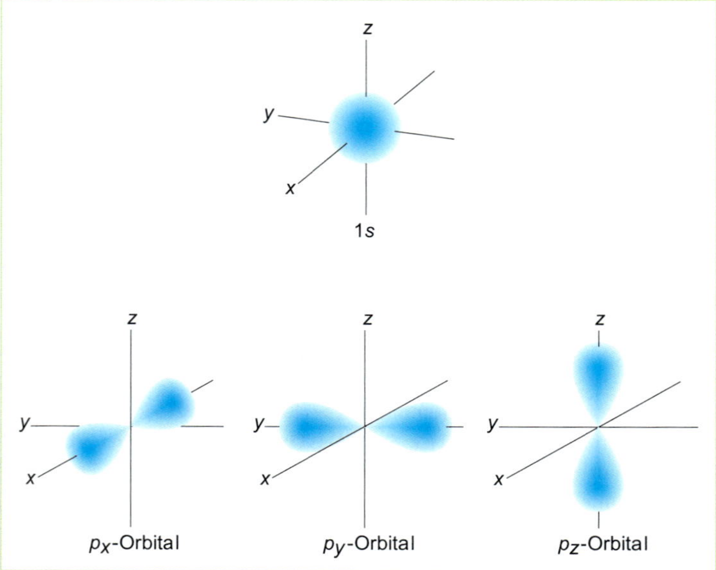


**Abb. 33.1** Form der p- und s-Orbitale [L253]

## 33.3 Elektronenkonfiguration

Die **Elektronenkonfiguration** eines Atoms beschreibt, wie dessen Elektronen auf die verschiedenen Orbitale verteilt sind. Sie legt die chemischen Eigenschaften eines Elements fest und bildet übrigens auch die Grundlage für das Periodensystem der Elemente. Die Verteilung der Elektronen basiert dabei auf drei fundamentalen Regeln:

1. **Das Pauli-Prinzip:**
   Kein Elektron in einem Atom kann denselben Satz von Quantenzahlen haben wie ein anderes Elektron. Da ein Orbital durch drei Quantenzahlen (Haupt-, Neben- und Magnetquantenzahl) definiert wird, können maximal zwei Elektronen in einem Orbital Platz finden. Diese unterscheiden sich durch ihre Spinquantenzahl:

$$m_s = +\frac{1}{2} \text{ oder } m_s = -\frac{1}{2}$$

2. **Hund'sche Regel:**
   In einer Unterschale (z. B. p, d oder f) werden die Orbitale zuerst mit jeweils einem Elektron besetzt, bevor ein Orbital ein zweites Elektron erhält. Dadurch wird die Zahl der ungepaarten Elektronen maximiert, was die Energie des Atoms minimiert.
3. **Aufbauprinzip:**
   Elektronen besetzen die Orbitale in der Reihenfolge ihrer Energie, beginnend mit dem niedrigsten Energieniveau. Die Reihenfolge der Orbitalbefüllung ist:
   1 s, 2 s, 2p, 3 s, 3p, 4 s, 3d, 4p, 5 s, 4d, 5p, …

Dies lässt sich leicht mit einem sogenannten Energiediagramm nachvollziehen (➤ Abb. 33.2).

Zu theoretisch? Hier sind einige Beispiele für Elektronenkonfigurationen im Orbitalmodell:

1. **Wasserstoff (Z = 1):**
   Wasserstoff hat ein Elektron, das das energieärmste Orbital 1 s besetzt:
   $1s^1$
2. **Helium (Z = 2):**
   Helium hat zwei Elektronen, die das 1 s-Orbital vollständig auffüllen:
   $1s^2$

Das sollte einfach gewesen sein. Schauen wir uns einen etwas komplizierteren Fall an:

3. **Chlor (Z = 17):**
   Chlor hat 17 Elektronen, die sich wie folgt auf die Orbitale verteilen:
   $1s^2, 2s^2, 2p^6, 3s^2, 3p^5$
   Hier wird es nun schon etwas schwieriger: Die 17 Elektronen müssen entsprechend des Aufbauprinzips, also in der **Reihenfolge ihrer Energie,** auf die Orbitale verteilt werden.

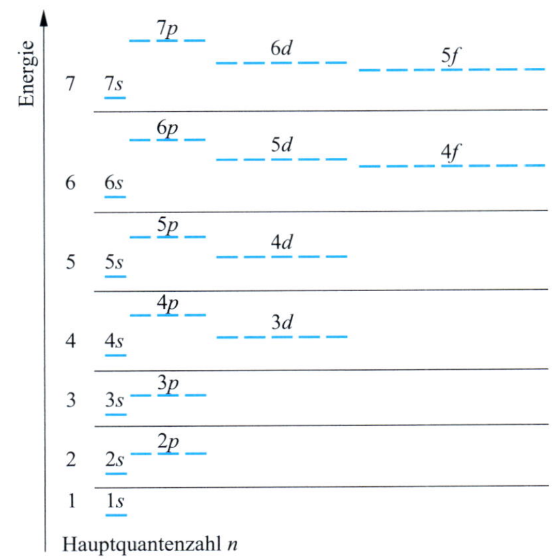


**Abb. 33.2** Energieniveaus der Orbitale [L253]

Das **erste Orbital,** das **1 s-Orbital,** ist kugelförmig und energetisch am günstigsten. Es kann maximal zwei Elektronen aufnehmen. Bei Chlor platzieren wir die ersten beiden Elektronen daher im 1 s-Orbital, was $1s^2$ ergibt.

Danach füllen wir die **zweite Schale,** die mit dem **2 s-Orbital** beginnt, welches ebenfalls kugelförmig ist und ebenfalls zwei Elektronen aufnehmen kann. Damit ergibt sich $2s^2$. Anschließend füllen wir die **2p-Orbitale.** Diese Unterschale besteht aus drei **hantelförmigen** Orbitalen, von denen jedes zwei Elektronen aufnehmen kann, sodass insgesamt sechs Elektronen Platz finden. Für Chlor ergibt sich nun die Konfiguration $2p^6$. Mit dem 2 s- und 2p-Orbital ist die zweite Schale vollständig besetzt.

Die **dritte Schale** beginnt mit dem **3 s-Orbital,** das wie die vorherigen s-Orbitale kugelförmig ist. Es nimmt die nächsten zwei Elektronen auf, wodurch $3s^2$ entsteht. Schließlich füllen wir die 3p-Orbitale. Diese können insgesamt sechs Elektronen aufnehmen, doch bei Chlor sind nur fünf Elektronen verfügbar. Nach der Hund'schen Regel werden die drei 3p-Orbitale zunächst einzeln besetzt, bevor ein viertes und fünftes Elektron zwei der Orbitale doppelt besetzt. Das führt zu $3p^5$.

**VERSTÄNDNIS⁺** Die Elektronenkonfiguration bestimmt maßgeblich die chemischen Eigenschaften eines Elements:

- **Valenzelektronen:** Elektronen in der äußersten Schale (den Valenzorbitale) sind für chemische Bindungen verantwortlich. Zum Beispiel hat Chlor sieben Valenzelektronen ($3s^2$, $3p^5$), was es sehr reaktiv macht, da es leicht ein weiteres Elektron aufnimmt, um eine stabile Edelgaskonfiguration zu erreichen.
- **Periodensystem:** Die Gruppenzugehörigkeit im Periodensystem spiegelt die Zahl der Valenzelektronen wider, während die Perioden die Hauptquantenzahl der äußersten Schale anzeigen.
- **Reaktivität:** Elemente mit fast vollständig gefüllten oder fast leeren Valenzorbitalen sind besonders reaktiv, da sie leicht Elektronen aufnehmen oder abgeben können.

## 33.4 Quantenzahlen

Die Grundlagen haben wir bereits behandelt, nun aber zu den **Quantenzahlen.** Die Quantenzahlen beschreiben die **Eigenschaften und den Zustand eines Elektrons** in einem Atom. Sie sind ein Werkzeug, um Elektronen in den Orbitalen präzise zu charakterisieren, und sie legen fest, in welchem Energieniveau, welcher Unterschale und welchem Orbital sich ein Elektron befindet und wie es sich verhält. Insgesamt gibt es **vier Quantenzahlen,** die zusammen die **Aufenthaltswahrscheinlichkeit und den Energiezustand** eines Elektrons vollständig beschreiben.

1. **Hauptquantenzahl n:** Die Hauptquantenzahl gibt das Energieniveau eines Elektrons an und korrespondiert mit den **Schalen** des klassischen Atommodells. Sie ist eine positive ganze Zahl und bestimmt den durchschnittlichen Abstand des Elektrons vom Atomkern – je größer n, desto weiter ist das Elektron vom Kern entfernt und desto höher ist seine Energie.

Notizen



2. **Nebenquantenzahl l:** Die Nebenquantenzahl beschreibt die **Form des Orbitals** und damit die Verteilung der Elektronendichte im Raum. Sie ist eine ganze Zahl, die Werte von 0 bis n-1 annehmen kann. Jeder Wert von n entspricht einem bestimmten Orbitaltyp:
   - l = 0: s-Orbital (kugelförmig)
   - l = 1: p-Orbitale (hantelförmig)
   - l = 2: d-Orbitale (komplexere Formen)
   - l = 3: f-Orbitale (noch komplexere Formen)

   Die Nebenquantenzahl gibt an, wie viele Unterschalen innerhalb eines Hauptenergieniveaus existieren. Beispielsweise hat die dritte Schale (n = 3) drei Unterschalen: l = 0 (3 s), l = 1 (3p) und l = 2 (3d).
3. **Magnetquantenzahl $m_l$:** Die Magnetquantenzahl beschreibt die räumliche Orientierung eines Orbitals innerhalb einer Unterschale. Ihre Werte hängen von der Nebenquantenzahl ab und reichen von –l bis +l, einschließlich 0.

   Beispiel:
   - Für l = 1 (p-Orbitale) gibt es drei Orientierungen: $m_l$ = -1, 0, +1
   - Für l = 2 (d-Orbitale) gibt es fünf Orientierungen: $m_l$ = –2, –1, 0, +1, +2

   Die Magnetquantenzahl legt fest, in welcher Richtung ein Orbital im Raum ausgerichtet ist, z. B. entlang der x-, y- oder z-Achse.
4. **Spinquantenzahl $m_s$:** Die Spinquantenzahl beschreibt den Eigendrehimpuls (Spin) des Elektrons. Sie kann nur zwei Werte annehmen:
   - $m_s$ = + ½: Das Elektron dreht sich „aufwärts" (spin-up).
   - $m_s$ = – ½: Das Elektron dreht sich „abwärts" (spin-down).

   Da ein Orbital maximal zwei Elektronen aufnehmen kann, die sich in ihrem Spin unterscheiden, erklärt die Spinquantenzahl, warum Elektronenpaare in einem Orbital entgegengesetzte Eigenschaften aufweisen.

Dazu ein Beispiel:

Ein Elektron im 2p-Orbital mit $m_l$ = +1 und $m_s$ = – ½ wird wie folgt beschrieben:

- n = 2: Es befindet sich in der zweiten Schale.
- l = 1: Es ist in einem p-Orbital.
- $m_l$ = +1: Es ist entlang einer bestimmten Achse (z. B. y-Achse) orientiert.
- $m_s$ = – ½: Es hat einen Spin nach unten.

Notizen

KAPITEL

# 34 Radioaktivität

Sinan Barus

MedAT-Stichwort
Atomphysik

MedAT-Stichwort
Radioaktivität

## 34.1 Einführung

Radioaktivität entsteht durch den **Zerfall instabiler Atomkerne.** Dabei senden diese Kerne beim Übergang in einen stabileren Zustand Teilchen oder elektromagnetische Strahlung aus. Die freigesetzte Strahlung ist oft energiereich genug, um Atome und Moleküle in ihrer Umgebung zu ionisieren – wir sprechen von **ionisierender Strahlung.** Hierin liegt auch die Gefahr der Radioaktivität, da auf diese Weise biologische Moleküle wie die DNA geschädigt werden können.
Ionisierende Strahlung tritt in verschiedenen Formen auf: **Teilchenstrahlung** (auch Partikel- oder Korpuskularstrahlung genannt), wie sie beim **Alpha- und Beta-Zerfall** entsteht, besteht aus bewegten Teilchen, während **elektromagnetische Strahlung** hochenergetische Photonen umfassen kann. Die Energie dieser Strahlung reicht aus, um Elektronen aus Atomen herauszuschlagen, wodurch **positiv geladene Ionen** entstehen. Wie wir bereits gelernt haben, umfasst elektromagnetische Strahlung jedoch eine große Bandbreite an Wellenlängen und Energien, was erklärt, warum sie nicht auf ganzer Bandbreite der ionisierenden Strahlung zugerechnet werden kann – dies bleibt hochenergetischer elektromagnetischer Strahlung mit sehr kurzen Wellenlängen (z. B. Gammastrahlung) vorbehalten.
Radioaktivität ist jedoch nichts, was ausschließlich im Labor und in Kernreaktoren stattfindet, sie ist vielmehr ein natürlicher Bestandteil unserer Umwelt. Viele Elemente, wie Uran, Thorium oder Radon, kommen in der Erdkruste vor und zerfallen kontinuierlich. Gleichzeitig können wir radioaktive Stoffe künstlich herzustellen, um sie in der Medizin, Energiegewinnung und Materialforschung zu nutzen

## 34.2 Strahlungsarten

Zerfallen radioaktive Elemente, emittieren sie Strahlung auf verschiedene Weisen: Wir unterscheiden Alpha-, Beta- und Gamma-Zerfall bzw. -Strahlung.

### 34.2.1 Alpha-Zerfall

**MedAT-GEHEIMTIPP** 2025 wurde gefragt, was ein Alpha-Teilchen ist. Die Antwort: He-Nuklide.

Der **Alpha-Zerfall** tritt bei schweren, instabilen Atomkernen auf. Dabei gibt der Kern ein Alpha-Teilchen ab, das aus zwei Protonen und zwei Neutronen besteht. Schauen wir im Periodensystem der Elemente nach, werden wir fündig – im Wesentlichen entspricht dies einem **Heliumkern** ( $^{4}_{2}He$ ), es handelt sich also um **Teilchenstrahlung.** Wenn diese zwei Protonen und Neutronen nun im Kern des zerfallenden Elements fehlen, reduziert dieser Prozess daher die Kernladungszahl des Elements um zwei und die Massenzahl um vier, wodurch ein neues Element entsteht, das im Periodensystem **zwei Plätze links** von seinem Vorgänger liegt.
Alpha-Zerfall tritt auf, wenn ein Atomkern ein energetisches Ungleichgewicht aufweist und versucht, eine stabilere Konfiguration zu erreichen. Das Alpha-Teilchen, das im Kern bereits als kompakte Einheit existiert, wird dabei aus dem Kern ausgestoßen.
Die allgemeine Formel lautet (mit der **Massenzahl A** und **Kernladungszahl Z**):

$$\frac{A}{Z}X \rightarrow \frac{A-4}{Z-2}Y + \frac{4}{2}He$$

Ein Beispiel für den Alpha-Zerfall ist der Zerfall von Uran-238:

$$^{238}92U \rightarrow ^{234}90Th + ^{4}_{2}He$$

Hier zerfällt Uran-238 in Thorium-234 und ein Alpha-Teilchen. Die freiwerdende Energie wird als kinetische Energie des Alpha-Teilchens und des Rückstoßkerns abgegeben.
Alpha-Strahlung hat eine **sehr geringe Reichweite.** In Luft legt ein Alpha-Teilchen nur wenige Zentimeter zurück, und in Gewebe oder anderen dichten Materialien wird es bereits nach wenigen Mikrometern vollständig absorbiert. Sie hat allerdings eine **hohe Ionisationswirkung,** da die schweren, positiv geladenen Alpha-Teilchen eine große Anzahl von Elektronen aus den Atomen ihrer Umgebung herausstoßen können. Dies macht sie potenziell gefährlich, wenn sie in den Körper aufgenommen wird. Alpha-Strahlung kann bereits durch ein Blatt Papier, die Haut oder wenige Zentimeter Luft vollständig abgeschirmt werden. Dies macht sie bei äußerer Exposition ungefährlich, während sie bei innerer Aufnahme (z. B. durch Einatmen oder Verschlucken) äußerst schädlich sein kann.

## 34.2.2 Beta-Zerfall

**MedAT-GEHEIMTIPP** Altfrage: Welche Teilchen werden bei Beta-Minus-Zerfall freigesetzt?

Auch der **Beta-Zerfall** ist eine Art der Teilchenstrahlung, bei dem ein instabiler Atomkern ein Beta-Teilchen emittiert, um in einen stabileren Zustand überzugehen. Der Zerfall führt zu einer Umwandlung eines Neutrons in ein Proton oder umgekehrt, wodurch sich die Kernladungszahl ändert, die Massenzahl jedoch konstant bleibt. Beta-Teilchen können entweder **Elektronen** ($e^-$) oder **Positronen** ($e^+$) sein, wir können daher auch in $\beta^-$-Zerfall und $\beta^+$-Zerfall unterteilen:

1. **Beta-Minus-Zerfall** ($\beta^-$):
   Beim Beta-Minus-Zerfall wandelt sich ein **Neutron** in ein **Proton,** ein **Elektron** ($e^-$) und ein **Antineutrino** ( $\overline{\nu_e}$ ) um. Das Elektron und das Antineutrino werden aus dem Kern emittiert. Die Kernladungszahl erhöht sich um eins, während die Massenzahl unverändert bleibt.
   Allgemeine Formel:

$$\frac{A}{Z}X \rightarrow \frac{A}{Z+1}Y + e^- + \overline{v_e}$$

   Beispiel:
   Kohlenstoff-14 zerfällt durch Beta-Minus-Emission zu Stickstoff-14:

$$\frac{14}{6}C \rightarrow \frac{14}{7}N + e^- + \overline{v_e}$$

1. **Beta-Plus-Zerfall** ($\beta^+$):
   Beim Beta-Plus-Zerfall wandelt sich ein Proton in ein **Neutron,** ein **Positron** ($e^+$) und ein **Neutrino** ($v_e$) um. Das Positron und das Neutrino verlassen den Kern. Die Kernladungszahl verringert sich um eins, die Massenzahl bleibt gleich.
   Allgemeine Formel:

$$\frac{A}{Z}X \rightarrow \frac{A}{Z-1}Y + e^+ + v_e$$

   Beispiel:
   Natrium-22 zerfällt durch Beta-Plus-Emission zu Neon-22:

$$\frac{22}{11}Na \rightarrow \frac{22}{10}Ne + e^+ + v_e$$

Beta-Strahlung hat eine **größere Reichweite** als Alpha-Strahlung und kann in Luft mehrere Meter zurücklegen. In Gewebe oder Materialien wie Aluminium beträgt die Reichweite einige Millimeter, weshalb dünne Metallschichten normalerweise ausreichen, um sie abzuschirmen. Sie hat eine **mittlere Ionisationswirkung,** da die Elektronen oder Positronen weniger massiv sind als Alpha-Teilchen, aber dennoch genug Energie besitzen, um Atome zu ionisieren.

**VERSTÄNDNIS+** **Radiokarbonmethode:** Der Beta-Minus-Zerfall von Kohlenstoff-14 wird genutzt, um das Alter organischer Materialien zu bestimmen.

**MedAT-GEHEIMTIPP** Die Radiokarbonmethode war schon Prüfungsgegenstand!

### 34.2.3 Gamma-Zerfall

Beim **Gamma-Zerfall** emittiert ein instabiler Atomkern **hochenergetische elektromagnetische Strahlung** in Form von Gamma-Photonen, es handelt sich also im Gegensatz zu den anderen Zerfallsarten nicht um Teilchenstrahlung. Daher ändert sich beim Gamma-Zerfall auch die Zusammensetzung des Kerns nicht – weder die Massenzahl noch die Kernladungszahl werden beeinflusst. Stattdessen verliert der Kern überschüssige Energie und geht von einem angeregten Zustand in einen niedrigen Energiezustand über.
Gamma-Zerfall tritt häufig direkt nach einem Alpha- oder Beta-Zerfall auf, wenn der Tochterkern in einem **angeregten Zustand** verbleibt. Dieser angeregte Zustand ist energetisch instabil, weshalb der Kern überschüssige Energie in Form von Gamma-Strahlung freisetzt. Diese **Gamma-Photonen** kennen wir schon: Sie sind Teil des elektromagnetischen Spektrums und besitzen eine sehr hohe Energie (oft im Bereich von MeV). Wie bereits gesagt handelt es sich nicht um Teilchenstrahlung, sondern um elektromagnetische Strahlung ohne Masse und Ladung, was auch bedeutet, dass sie Materialien besonders gut durchdringen kann.
Allgemeine Formel des Gamma-Zerfalls:

$$\frac{A}{Z}X^* \rightarrow \frac{A}{Z}X + \gamma$$

Hierbei bezeichnet das Sternchen (*) den angeregten Zustand des Kerns, und γ steht für das emittierte Gamma-Photon.
Beispiel:
Cobalt-60 zerfällt zunächst durch Beta-Minus-Emission zu angeregtem Nickel-60:

$$\frac{60}{27}Co \rightarrow \frac{60}{28}Ni^* + e^- + \overline{\nu_e}$$

Anschließend gibt der angeregte Nickel-60-Kern seine überschüssige Energie durch Gamma-Strahlung ab:

$$\frac{60}{28}Ni^* \rightarrow \frac{60}{28}Ni + \gamma$$

Gamma-Strahlung hat eine **sehr große Reichweite** und kann durch mehrere Meter Luft oder mehrere Zentimeter Wasser und Gewebe dringen. Sie ist extrem durchdringend und erfordert dichte Materialien wie Blei oder dicken Beton zur effektiven Abschirmung. Die Ionisationswirkung von Gamma-Strahlung ist geringer als die von Alpha- oder Beta-Strahlung, da Photonen keine Ladung tragen.
Damit haben wir nun eine Übersicht über die wichtigsten Zerfalls- und Strahlungsarten. Bereit für den nächsten Abschnitt? Dann schauen wir uns an, wie man die Aktivität eines radioaktiven Stoffes misst und was es mit der Halbwertszeit auf sich hat.

## 34.3 Aktivität und Halbwertszeit

**MedAT-Stichwort**
Aktivität

Wenn wir von Radioaktivität sprechen, fallen oft Begriffe wie **Aktivität** oder **Halbwertszeit.** Aber was bedeuten diese eigentlich, und warum sind sie so wichtig? Um das zu verstehen, werfen wir zuerst einen Blick auf die Aktivität eines radioaktiven Stoffes – also darauf, wie viele Kerne pro Sekunde zerfallen.
Die Aktivität eines radioaktiven Materials gibt an, wie viele Atomkerne in einer bestimmten Zeit zerfallen. Sie wird in der Einheit **Becquerel** (Bq) gemessen, wobei 1 Becquerel **einem Zerfall pro Sekunde** entspricht. Wenn also ein Stoff eine Aktivität von 1 MBq (1 Megabecquerel) hat, bedeutet das, dass pro Sekunde eine Million Zerfälle stattfinden. Früher wurde die Aktivität in Curie (Ci) angegeben, eine Einheit, die heute kaum noch genutzt wird.
Die Aktivität eines Stoffes hängt davon ab, wie viele radioaktive Atome in der Probe vorhanden sind und wie schnell sie zerfallen. Dabei spielt die sogenannte **Zerfallskonstante λ** eine zentrale Rolle – sie beschreibt die Wahrscheinlichkeit, mit der ein Kern in einer bestimmten Zeit zerfällt. Da die Zahl der Kerne in einer Probe meist unvorstellbar groß ist, gilt dies für die Gesamtheit der Probe als **gute statistische Näherung.** Schauen wir uns allerdings einen einzelnen Kern an, zerfällt dieser immer **spontan!** Es ist also unvorhersagbar, wann dies passiert – in einer Sekunde oder in einer Million Jahren.
Die **Halbwertszeit** hingegen ist die Zeit, die benötigt wird, bis die **Hälfte der radioaktiven Kerne** eines Stoffes zerfallen ist. Sie ist eine statistische Größe und variiert je nach Stoff stark. Während einige Isotope,

wie Jod-131, eine Halbwertszeit von nur 8 Tagen haben, beträgt die Halbwertszeit von Uran-238 etwa 4,5 Milliarden Jahre. Die Halbwertszeit beeinflusst, wie lange ein radioaktiver Stoff aktiv bleibt – und wie lange er gefährlich oder nützlich ist.
Ein Beispiel:
Angenommen, wir haben eine Probe mit 100 radioaktiven Kernen und einer Halbwertszeit von 1 Stunde. Nach 1 Stunde sind 50 Kerne zerfallen, nach 2 Stunden sind es nur noch 25, nach 3 Stunden 12,5 – und so weiter. Die Aktivität des Stoffes nimmt also exponentiell ab.

**VERSTÄNDNIS⁺** In der Praxis gibt es oft nicht nur eine physikalische Halbwertszeit zu berücksichtigen, sondern auch eine biologische Halbwertszeit. Diese beschreibt, wie schnell ein radioaktiver Stoff durch Stoffwechselvorgänge oder Ausscheidung aus einem Organismus entfernt wird, denn der Körper wartet mit der Verstoffwechselung nicht auf den Zerfall. Die effektive Halbwertszeit kombiniert beide Effekte und gibt an, wie lange der Stoff tatsächlich im Körper bleibt.

Wenn wir schon bei der Wirkung der Radioaktivität sind: Was passiert denn eigentlich, wenn die Strahlung auf Materie trifft?

## 34.4 Wechselwirkung ionisierender Strahlung mit Materie

**MedAT-Stichwort**
Ionisierende Strahlung
Absorption ionisierender Strahlung

**Ionisierende Strahlung** tritt mit Materie in Wechselwirkung, indem sie Energie überträgt. Wie wir schon wissen, kann sie Atome und Moleküle verändern, indem sie Elektronen aus ihrer Hülle schlägt – die sogenannte Ionisation. Je nach Strahlungsart und Material verlaufen diese Wechselwirkungen unterschiedlich. Doch was passiert genau, wenn ionisierende Strahlung auf Materie trifft, wie kann sie abgeschirmt werden und wie hängen Reichweite, Durchdringungsfähigkeit und Abschirmung von der Strahlungsart ab? Eine kurze Übersicht zeigt schon mal ➢ Tab. 34.1.

**Tab. 34.1** Reichweiten und Eindringtiefen der Strahlungsarten

| Strahlungsart | Reichweite in Luft | Eindringtiefe in Gewebe | Abschirmung |
|---|---|---|---|
| **Alpha** | Einige Zentimeter | Wenige Mikrometer | Bereits durch ein Blatt Papier oder die oberste Hautschicht abgeschirmt |
| **Beta** | Einige Meter | Bis zu wenigen Millimetern | Durch dünne Metallschichten (z. B. Aluminiumfolie) abgeschirmt |
| **Gamma** | Mehrere Kilometer | Mehrere Zentimeter bis Meter | Erfordert dichte Materialien wie Blei oder dicke Betonschichten |

### 34.4.1 Alpha-Strahlung

Beginnen wir mit **Alpha- und Beta-Strahlung,** da es sich bei beiden um Teilchenstrahlung handelt. Sie unterscheiden sich jedoch sowohl in ihrer Masse als auch in ihrer Reichweite und Ionisationswirkung. Alpha- wie auch Beta-Strahlung geben Energie durch Kollisionen mit Materie ab und verlieren dabei ihre kinetische Energie. Die Wechselwirkung hängt stark von der Energie der Strahlung und der Dichte des Materials ab.
**Alpha-Teilchen** sind vergleichsweise **schwer und positiv geladen.** Wenn Alpha-Strahlung auf Materie trifft, interagieren die Teilchen mit den Elektronen der Atome in ihrer Umgebung. Durch diese Kollisionen verlieren die Alpha-Teilchen schnell Energie und können eine Vielzahl von Atomen ionisieren, bevor sie zum Stillstand kommen. Aufgrund ihrer großen Masse und starken Wechselwirkung haben Alpha-Teilchen jedoch eine **extrem geringe Reichweite** – in Luft nur wenige Zentimeter und in Gewebe oder Materialien oft nur wenige Mikrometer. Diese geringe Reichweite bedeutet, dass Alpha-Strahlung bereits durch ein Blatt Papier oder die äußere Hautschicht vollständig abgeschirmt wird.

**VERSTÄNDNIS⁺** Wenn Strahlung mit Materie interagiert, also absorbiert wird, so überträgt sie ihre Energie und hört als solche auf zu existieren. Wir sprechen deshalb auch von Abschirmung.

### 34.4.2 Beta-Strahlung

**Beta-Strahlung** besteht aus schnellen, leichten Teilchen (Elektronen oder Positronen). Sie sind deutlich leichter als Alpha-Teilchen und tragen entweder eine negative oder positive elektrische Ladung. Ihre Wechselwirkung mit Materie erfolgt durch **elastische** und **inelastische** Kollisionen mit Elektronen in den

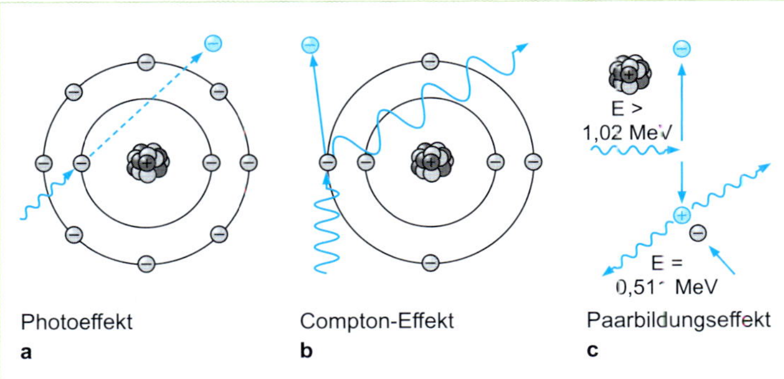


**Abb. 34.1** Wechselwirkungen von Photonenstrahlung mit Materie [L253]

Atomen des Materials. Dabei ionisieren sie Atome oder regen sie an, verlieren jedoch langsamer Energie als Alpha-Teilchen. Die Reichweite von Beta-Strahlung ist **größer** als die von Alpha-Strahlung. In Luft können Beta-Teilchen mehrere Meter zurücklegen, während sie in Gewebe oder anderen dichten Materialien nach wenigen Millimetern vollständig gestoppt werden. Zur Abschirmung von Beta-Strahlung eignen sich dünne Metallschichten wie Aluminiumfolie oder auch Plexiglas.

### 34.4.3 Gamma-Strahlung

In diesem Trio nimmt die **Gamma-Strahlung** eine Sonderstellung ein, da sie im Gegensatz zu den übrigen Strahlungsarten also elektromagnetischen Strahlung klassifiziert wird. Ihre Eindringtiefe ist **potenziell endlos,** ihre Absorption und damit Abschirmung erfolgt nicht, indem Teilchen explizit „abgestoppt" werden, sondern durch **exponentielle Abschwächung:**

$$I = I_0 \cdot e^{-\mu x}$$

Hierbei ist **I die Intensität nach der Absorption,** $I_0$ die **ursprüngliche Intensität, µ der Schwächungskoeffizient** des Materials und **x die Dicke des Materials.** Effektiv abschirmen können wir sie nur durch Materialien mit hoher Dichte und hoher Ordnungszahl, wie beispielsweise Blei.
Gamma-Strahlung interagiert mittels drei Hauptmechanismen mit der Materie (> Abb. 34.1):

1. **Photoeffekt:** Beim Photoeffekt trifft ein Gamma-Photon auf ein Atom und überträgt seine gesamte Energie auf ein Elektron, das dadurch aus seiner Hülle herausgeschlagen wird. Dieser Effekt ist besonders bei niedrigenergetischer Gamma-Strahlung und in Materialien mit hoher Ordnungszahl (z. B. Blei) ausgeprägt.
2. **Compton-Effekt:** Beim Compton-Effekt prallt ein Gamma-Photon elastisch an einem Elektron ab, wobei das Photon einen Teil seiner Energie verliert und seine Richtung ändert. Das Elektron wird dabei herausgeschlagen und ionisiert das Material. Der Compton-Effekt dominiert bei mittleren Gamma-Energien und ist in organischen Materialien wie Gewebe häufig.
3. **Paarbildung:** Wenn Gamma-Photonen sehr energiereich sind (über 1,022 MeV), können sie in der Nähe eines Atomkerns in ein Elektron-Positron-Paar umgewandelt werden. Das Positron annihiliert später mit einem Elektron und erzeugt dabei zwei zusätzliche Photonen. Dieser Mechanismus tritt nur bei sehr hohen Energien auf und ist in dichten Materialien wahrscheinlicher.

**VERSTÄNDNIS+** Photo- und Compton-Effekt könnt ihr euch vorstellen wie bei einem Billardspiel: Trifft eine Kugel so hart auf eine andere, dass sie ihre gesamte Energie überträgt und danach stillsteht, setzt die getroffene Kugel die Bewegung mit der gesamten Energie des Stoßes fort. Prallt die Kugel schräg auf und überträgt ihre Energie nicht gänzlich auf die getroffene Kugel, so wird sie abgelenkt und beide Kugeln bewegen sich nach dem Stoß – gestreut um einen bestimmten Winkel.

## 34.5 Radioaktive Elemente

Radioaktive Elemente können sowohl natürlichen als auch **technischen Ursprungs** sein. Viele dieser Elemente sind in der Natur in der Erdkruste zu finden und ein Überbleibsel aus der Entstehungszeit der Erde. Dazu gehören bekannte Elemente wie Uran, Thorium oder Radon. Diese Substanzen haben sehr lange Halbwertszeiten – oft Millionen oder sogar Milliarden Jahre –, weshalb sie über geologische Zeiträume hinweg als stabil erscheinen, obwohl sie kontinuierlich zerfallen. Ihr Zerfall trägt maßgeblich zur natürlichen **Hintergrundstrahlung** bei, der wir täglich ausgesetzt sind.

**MedAT-Stichwort**
Radioaktive Stoffe

Notizen

Im Periodensystem finden sich radioaktive Elemente vor allem unter den **Actinoiden,** also in der letzten Reihe des Periodensystems. Beispiele sind Uran (Z = 92) und Plutonium (Z = 94), die beide durch ihre Fähigkeit zur Kernspaltung in der Energiegewinnung genutzt werden können. Neben diesen natürlich vorkommenden radioaktiven Elementen gibt es auch zahlreiche künstlich erzeugte Radionuklide, die durch Kernreaktionen in Laboren oder Reaktoren hergestellt werden können. Ein Blick ins Periodensystem zeigt: Alle Elemente mit $Z > 82$ zeigen radioaktiven Zerfall. Von denen mit $Z < 82$ gibt es nur zwei, die radioaktiv sind: Technetium und Promethium. Somit gibt es 80 verschiedene stabile Elemente (➤ Abb. 34.2).

## 34.6 Kosmische Strahlung

**MedAT-Stichwort**
Kosmische Strahlung

**Kosmische Strahlung** ist die Strahlung des Weltraums und stammt vorwiegend aus Bereichen **jenseits unseres Sonnensystems.** Diese hochenergetische Strahlung wird in zwei Kategorien unterteilt: Primäre kosmische Strahlung und sekundäre kosmische Strahlung. Die **primäre kosmische Strahlung** besteht aus energiereichen Teilchen, hauptsächlich Protonen, aber auch schwereren Kernen wie Helium oder Eisen. Diese stammen aus verschiedenen Quellen im Universum, wie Supernovae, Pulsaren oder aktiven Galaxienkernen, wo sie auf nahezu Lichtgeschwindigkeit beschleunigt werden. Wenn diese Teilchen auf die Erdatmosphäre treffen, kollidieren sie mit Molekülen wie Stickstoff oder Sauerstoff und erzeugen dabei neue Teilchen. Ergebnis ist die **sekundäre kosmische Strahlung,** die aus Myonen, Pionen, Elektronen und Gammastrahlung besteht.

Die Intensität der kosmischen Strahlung hängt stark von der **Höhe und der geografischen Position** ab. Wenn ihr euch in größeren Höhen, wie in Flugzeugen oder auf Bergen befindet, ist die Strahlung deutlich intensiver, da die dämpfende Wirkung der Atmosphäre geringer ist. Auch die magnetischen Pole der Erde sind stärker betroffen, da das Magnetfeld die Teilchen an den Polen leichter durchlässt. Diese Strahlung stellt ein besonderes Problem für **Astronauten** dar, die außerhalb der schützenden Erdatmosphäre unterwegs sind und dort einer wesentlich höheren Dosis ausgesetzt sind. Aber so hoch muss man nicht einmal hinaus: Die Strahlenbelastung eines durchschnittlichen Transatlantikflugs entspricht etwa 0,03 bis 0,1 Millisievert (mSv) pro Flug – das entspricht in etwa der Strahlendosis, die man durch die natürliche Hintergrundstrahlung an einem bis fünf Tagen erhält oder der Dosis von ein bis zwei Röntgenthoraxaufnahmen.

Notizen

## Periodensystem der Elemente

Jeder Kasten enthält: Name, Elementsymbol, Ordnungszahl und relative Atommasse.
Alle Hauptgruppenelemente sind blau unterlegt.

Hauptgruppen: 1 (IA), 2 (IIA), 13 (IIIA) – 18 (VIIIA)

Nebengruppen: 3 (IIIB) – 12 (IIB)

| | 1 (IA) | 2 (IIA) | 3 (IIIB) | 4 (IVB) | 5 (VB) | 6 (VIB) | 7 (VIIB) | 8 (VIIIB) | 9 (VIIIB) | 10 (VIIIB) | 11 (IB) | 12 (IIB) | 13 (IIIA) | 14 (IVA) | 15 (VA) | 16 (VIA) | 17 (VIIA) | 18 (VIIIA) |
|---|---|---|---|---|---|---|---|---|---|---|---|---|---|---|---|---|---|---|
| 1. Periode | 1.0079 Wasserstoff $_{1}$**H** | | | | | | | | | | | | | | | | | 4.0026 Helium $_{2}$**He** |
| 2. Periode | 6.941 Lithium $_{3}$**Li** | 9.0122 Beryllium $_{4}$**Be** | | | | | | | | | | | 10.811 Bor $_{5}$**B** | 12.011 Kohlenstoff $_{6}$**C** | 14.007 Stickstoff $_{7}$**N** | 15.9994 Sauerstoff $_{8}$**O** | 18.998 Fluor $_{9}$**F** | 20.180 Neon $_{10}$**Ne** |
| 3. Periode | 22.990 Natrium $_{11}$**Na** | 24.305 Magnesium $_{12}$**Mg** | | | | | | | | | | | 26.982 Aluminium $_{13}$**Al** | 28.086 Silicium $_{14}$**Si** | 30.974 Phosphor $_{15}$**P** | 32.066 Schwefel $_{16}$**S** | 35.453 Chlor $_{17}$**Cl** | 39.948 Argon $_{18}$**Ar** |
| 4. Periode | 39.098 Kalium $_{19}$**K** | 40.078 Calcium $_{20}$**Ca** | 44.956 Scandium $_{21}$**Sc** | 47.88 Titan $_{22}$**Ti** | 50.942 Vanadium $_{23}$**V** | 51.996 Chrom $_{24}$**Cr** | 54.938 Mangan $_{25}$**Mn** | 55.847 Eisen $_{26}$**Fe** | 58.933 Cobalt $_{27}$**Co** | 58.69 Nickel $_{28}$**Ni** | 63.546 Kupfer $_{29}$**Cu** | 65.39 Zink $_{30}$**Zn** | 69.723 Gallium $_{31}$**Ga** | 72.61 Germanium $_{32}$**Ge** | 74.922 Arsen $_{33}$**As** | 78.96 Selen $_{34}$**Se** | 79.904 Brom $_{35}$**Br** | 83.80 Krypton $_{36}$**Kr** |
| 5. Periode | 85.468 Rubidium $_{37}$**Rb** | 87.62 Strontium $_{38}$**Sr** | 88.906 Yttrium $_{39}$**Y** | 91.224 Zirkonium $_{40}$**Zr** | 92.906 Niob $_{41}$**Nb** | 95.94 Molybdän $_{42}$**Mo** | 98.906 Technetium $_{43}$**Tc*** | 101.07 Ruthenium $_{44}$**Ru** | 102.91 Rhodium $_{45}$**Rh** | 106.42 Palladium $_{46}$**Pd** | 107.87 Silber $_{47}$**Ag** | 112.41 Cadmium $_{48}$**Cd** | 114.82 Indium $_{49}$**In** | 118.71 Zinn $_{50}$**Sn** | 121.75 Antimon $_{51}$**Sb** | 127.60 Tellur $_{52}$**Te** | 126.90 Iod $_{53}$**I** | 131.29 Xenon $_{54}$**Xe** |
| 6. Periode | 132.91 Caesium $_{55}$**Cs** | 137.33 Barium $_{56}$**Ba** | 57–71 | 178.49 Hafnium $_{72}$**Hf** | 180.95 Tantal $_{73}$**Ta** | 183.85 Wolfram $_{74}$**W** | 186.21 Rhenium $_{75}$**Re** | 190.2 Osmium $_{76}$**Os** | 192.22 Iridium $_{77}$**Ir** | 195.08 Platin $_{78}$**Pt** | 196.97 Gold $_{79}$**Au** | 200.59 Quecksilber $_{80}$**Hg** | 204.38 Thallium $_{81}$**Tl** | 207.2 Blei $_{82}$**Pb** | 208.98 Bismut $_{83}$**Bi** | 208.98 Polonium $_{84}$**Po*** | 209.99 Astat $_{85}$**At*** | 222.02 Radon $_{86}$**Rn*** |
| 7. Periode | 223.02 Francium $_{87}$**Fr*** | 226.03 Radium $_{88}$**Ra*** | 89–103 | 261 Rutherfordium $_{104}$**Rf*** | 262 Dubnium $_{105}$**Db*** | 263 Seaborgium $_{106}$**Sg*** | Bohrium $_{107}$**Bh*** | Hassium $_{108}$**Hs*** | Meitnerium $_{109}$**Mt*** | Darmstadtium $_{110}$**Ds*** | Roentgenium $_{111}$**Rg*** | Copernicum $_{112}$**Cn*** | | | | | | |

| | | | | | | | | | | | | | | | |
|---|---|---|---|---|---|---|---|---|---|---|---|---|---|---|---|
| Lanthanoide | 138.91 Lanthan $_{57}$**La** | 140.12 Cer $_{58}$**Ce** | 140.91 Praseodym $_{59}$**Pr** | 144.24 Neodym $_{60}$**Nd** | 146.92 Promethium $_{61}$**Pm*** | 150.36 Samarium $_{62}$**Sm** | 151.97 Europium $_{63}$**Eu** | 157.25 Gadolinium $_{64}$**Gd** | 158.93 Terbium $_{65}$**Tb** | 162.50 Dysprosium $_{66}$**Dy** | 164.93 Holmium $_{67}$**Ho** | 167.26 Erbium $_{68}$**Er** | 168.93 Thulium $_{69}$**Tm** | 173.04 Ytterbium $_{70}$**Yb** | 174.97 Lutetium $_{71}$**Lu** |
| Actinoide | 227.03 Actinium $_{89}$**Ac*** | 232.04 Thorium $_{90}$**Th*** | 231.04 Protactinium $_{91}$**Pa*** | 238.03 Uran $_{92}$**U*** | 237.05 Neptunium $_{93}$**Np*** | 244.06 Plutonium $_{94}$**Pu*** | 243.06 Americium $_{95}$**Am*** | 247.07 Curium $_{96}$**Cm*** | 247.07 Berkelium $_{97}$**Bk*** | 251.08 Californium $_{98}$**Cf*** | 252.08 Einsteinium $_{99}$**Es*** | 257.10 Fermium $_{100}$**Fm*** | 258.10 Mendelevium $_{101}$**Md*** | 259.10 Nobelium $_{102}$**No*** | 260.11 Lawrencium $_{103}$**Lr*** |

* radioaktive Elemente; angegeben ist die Masse eines wichtigen Isotops (soweit bekannt)

**Abb. 34.2** Periodensystem der Elemente. Alle Isotope der mit * gekennzeichneten Elemente sind radioaktiv. [L231]

KAPITEL

# 35 Formelsammlung Physik

Deniz Tafrali

## SI-Größen und -Einheiten

| Basisgrößen | |
|---|---|
| **Namen** | **Größensymbol** |
| Länge | l |
| Masse | m |
| Zeit | t |
| Stromstärke | I |
| Thermodynamische Temperatur | T |
| Stoffmenge | N |
| Lichtstärke | $I_V$ |

| Basiseinheiten | |
|---|---|
| **Namen** | **Größensymbol** |
| Meter | m |
| Kilogramm | kg |
| Sekunde | s |
| Ampere | A |
| Kelvin | K |
| Mol | mol |
| Candela | cd |

| Griechisches Alphabet | | | |
|---|---|---|---|
| **Buchstabe** | **Bezeichnung** | **Buchstabe** | **Bezeichnung** |
| Α, α | Alpha | Ν, ν | Ny |
| Β, β | Beta | Ξ, ξ | Xi |
| Γ, γ | Gamma | Ο, ο | Omikron |
| Δ, δ | Delta | Ρ, φ oder Π, π | Pi |
| Ε, ε | Epsilon | Ρ, ρ | Rho |
| Ζ, ζ | Zeta | Σ, σ | Sigma |
| Η, η | Eta | Τ, τ | Tau |
| Θ, θ | Theta | Υ, υ | Ypsilon |
| Ι, ι | Iota | Ρ, φ | Phi |
| Κ, κ | Kappa | Χ, χ | Chi |
| Λ, λ | Lambda | Ψ, ψ | Psi |
| Μ, μ | My | Ω, ω | Omega |

## Abgeleitete Größen

### Formelzeichen und ihre Bedeutung (Einheiten in Klammern)

| | | | |
|---|---|---|---|
| Arbeit = Energieänderung<br>W : (J) | Beschleunigung<br>$\vec{a} : \left(\frac{m}{s^2}\right)$ | Differenz/Änderung<br>Δ | Druck<br>$p : \left(p = \frac{N}{m^2}\right)$ |
| Elektrische Feldstärke<br>$\vec{E} : \left(\frac{N}{C}\right)$ | Elektrischer Widerstand<br>$R : \left(\Omega = \frac{V}{A}\right)$ | Energie<br>E : (J = Nm) | Federkonstante<br>$D : \left(\frac{N}{m}\right)$ |
| Fläche<br>A : ($m^2$) | Frequenz<br>F : (Hz) | Geschwindigkeit<br>$\vec{v} : \left(\frac{m}{s}\right)$ | Radius/Abstand<br>$\vec{r} / \vec{d}$ : (m) |
| Kraft<br>$\vec{F} : \left(N = \frac{kg \cdot m}{s^2}\right)$ | Impuls<br>$\vec{p} : \left(\frac{kg \cdot m}{s}\right)$ | Ladung (einzeln)<br>q : (C = As) | Gesamtladung<br>Q : (C) |

| | | | |
|---|---|---|---|
| Kapazität $C:\left(F=\frac{C}{V}\right)$ | Magnetische Flussdichte $\vec{B}:(T)$ | Induktivität $L:(H=\Omega s)$ | Kreisfrequenz $\omega:\left(Hz=\frac{1}{s}\right)$ |
| Schwingungsdauer $T:(s)$ | Spannung $U:\left(V=\frac{J}{C}\right)$ | Strecke $\vec{s}:(m)$ | Wellenlänge $\lambda:(M)$ |
| Zeit $t:(s)$ | | | |

## Naturwissenschaftliche Konstanten

| | | | |
|---|---|---|---|
| Allgemeine Gaskonstante R $[R]=\frac{J}{mol\cdot K}=8{,}31$ | Boltzmann-Konstante $k_B=1{,}381\cdot 10^{-23}\frac{J}{K}$ | Elektrische Feldkonstante $\omega_0=8{,}854\cdot 10^{-12}\frac{As}{Vm}$ | Elektronenvolt $1\,eV=1{,}602\cdot 10^{-19}\,J$ |
| Elektronenmasse $m_e=9{,}109\cdot 10^{-31}\,kg$ | Elementarladung $e=1{,}602\cdot 10^{-19}\,C$ | Erdbeschleunigung (Mitteleuropa) $9{,}81\frac{m}{s^2}$ | Gleichgewichtskonstante K $K=\frac{k^{hin}}{k^{rück}}$ |
| Lichtgeschwindigkeit $2{,}998\cdot 10^8\frac{m}{s}$ | Lohschmidt-Zahl (Avogadro-Konstante) $6{,}022\cdot 10^{23}\frac{1}{mol}$ | Magnetische Feldkonstante $\mu_0=4\pi\cdot 10^{-7}\frac{N}{A^2}$ | Planck'sches Wirkungsquantum $h=2\mu$ $h=6{,}626\cdot 10^{-34}\,Js$ |
| Protonenmasse $m_p=1{,}673\cdot 10^{-27}kg$ | Reaktionsgeschwindigkeit v $v=\frac{\Delta c_P}{\Delta t}$ | Schallgeschwindigkeit $c\approx 340\frac{m}{s}$ | |

## Klassische Mechanik

| | | |
|---|---|---|
| Kraft F und Beschleunigung a $\vec{F}=m\cdot\vec{a}$ | Geschwindigkeit v $v=\frac{\Delta s}{\Delta t}$ | Beschleunigung a $a=\frac{\Delta v}{\Delta t}$ |
| Gleichförmige Bewegung $\vec{s}=\vec{v}\cdot t$ | Gleichmäßig beschleunigte Bewegung $\vec{s}=\frac{1}{2}\vec{a}t^2+\vec{v_0}\,t+\vec{s_0}$ $\vec{v}=\vec{a}\cdot t$ | Drehmoment M $M=F\cdot l$ |
| Bahngeschwindigkeit v $v=\omega\cdot r=\frac{U}{T}=\frac{2\cdot\pi\cdot r}{T}$ | Kreisbewegung F $\vec{F_Z}=\frac{m\cdot\vec{v}^2}{\lvert\vec{r}\rvert}$ | Arbeit (mechanisch) W $W=\Delta E=\vec{F}\cdot\vec{s}$ |
| Leistung P $P=\frac{W}{t}$ | Impuls p $\vec{p}=m\cdot\vec{v}$ | Energie E $E_{kin}=\frac{1}{2}m\vec{v^2}$ $E_{pot}=m\cdot g\cdot h$ |
| Gravitationsgesetz $F=G\frac{m_1\,m_2}{\lvert\vec{r}\rvert^2}$ | Reibungskraft $F_r$ $F_r=\pi\cdot F_N$ | Volumenstromstärke $I=\frac{V}{t}=\pi\cdot r^2\cdot v=A\cdot v$ |
| Bernoulli-Gleichung $\frac{1}{2}\cdot p\cdot v_1^2+P_1=\frac{1}{2}\cdot p\cdot v_2^2+P_2=\text{konst.}$ | | |

## Schwingungen und Wellen

| | | |
|---|---|---|
| Periodendauer T $T=2\cdot\pi\sqrt{\frac{1}{g}}$ | Hook'sches Gesetz $\vec{F}=-D\cdot\vec{s}$ | Allgemeine Schwingungsgleichung $A\cdot\sin(\omega t-\phi)$ |
| Schwingungsdauer ω und (Kreis-)Frequenz f $\omega=2\pi f=\frac{2\pi}{T}$ | Federpendel $T=2\pi\sqrt{\frac{m}{D}}$ | Fadenpendel $T=2\pi\sqrt{\frac{l}{g}}$ |
| Abklingkonstante δ $\delta=D\cdot\omega_0$ | Wellenlänge λ $\lambda=c\cdot T$ | Wellen-(Phasen-)Geschwindigkeit c $c=\lambda\cdot f$ |

## Thermodynamik

| | | |
|---|---|---|
| Spezifische Wärmekapazität c $c = \frac{\Delta Q}{\Delta T}$ | 1. Hauptsatz der Thermodynamik $\Delta U = \Delta Q + \Delta W$ | Wirkungsgrad von Wärmekraftmaschinen $\eta = \frac{E_{ab}}{E_{zu}}$ |

## Elektrizität

| | | |
|---|---|---|
| Coulombkraft $\|\vec{F}\|$ $\|\vec{F}\| = \frac{1}{4\pi\varepsilon_0} \frac{q \cdot Q}{\|r\|^2}$ | Elektrische Feldstärke $\vec{E}$ $\vec{E} = \frac{\vec{F}}{q}$ | Strom I $I = \frac{Q}{t}$ |
| Reihenschaltung $R_{ges} = R_1 + R_2$ $U_{ges} = U_1 + U_2$ | Parallelschaltung $I_{ges} = I_1 + I_2$ $G_{ges} = G_1 + G_2$ $\frac{1}{R_{ges}} = \frac{1}{R_1} + \frac{1}{R_2}$ | Widerstand R verschiedener Leiter anhand spezifischer Widerstände σ $R = \frac{\sigma \cdot l}{A}$ |
| Ohm'sches Gesetz $R = \frac{U}{I}$ | Elektrische Leistung $P_{el}$ $P_{el} = U \cdot I$ | Elektrische Arbeit $W_{el}$ $W_{el} = P \cdot t$ |
| Elektrische Leitfähigkeit J $J = \sigma \cdot E$ | | |

## Optik

| | | |
|---|---|---|
| Brechungsindex $n_{Medium}$ $n_{Medium} = \frac{c_{Vakuum}}{c_{Medium}}$ | Brechungsgesetz nach Snellius $n_1 \cdot \sin(a) = n_2 \cdot \sin(\beta)$ | Wellenlänge λ $\lambda = c \cdot T$ |
| Photonenenergie E $E = h \cdot f$ | Energie-Masse-Beziehung $E = m c^2$ | |

## Atomphysik

| |
|---|
| Zerfallsgesetz $N = N_0 \cdot 2^{-\frac{t}{t_{1/2}}}$ |

# IV Mathematik

*„Wahrheit kann man, wenn überhaupt, nur in der Einfachheit finden."*

Isaac Newton



IV

## Fokus-Themen Mathematik

Beim altfragenorientierten Lernen solltest du den Fokus auf die Funktionen legen, da hier jährlich ca. 25% der Fragen gestellt werden. Außerdem gibt es oft Fragen zur Geometrie. Seit der Einführung des Stichworts *Vektorrechnung* werden auch jedes Jahr mindestens eine oder zwei Fragen dazu gestellt.

Stichwortliste Mathematik, gestaffelt nach den häufigsten Prüfungsthemen

| Stichwort | Prozentsatz |
|---|---|
| Funktionen | 25 % |
| Geometrie | 22 % |
| Algebra | 19 % |
| Einheiten | 19 % |
| Zehnerpotenzen | 14 % |
| Vektorrechnung | 12 % |

Die häufigsten Altfragen in der Mathematik

| Thema | Häufigkeit |
|---|---|
| • Volumen- und Oberflächenveränderung einer Kugel bei Veränderung seines Radius | 7 × geprüft |
| • Schlussrechnungen mit dem Bestimmen einer Menge X aufgrund des Verhältnisses der Menge X mit der Gesamtmenge<br>• Vektorsubtraktion | 6 × geprüft |
| • Erkennen einer exponentiellen Zerfallsgleichung anhand eines Graphen<br>• Schlussrechnungen mit dem Bestimmen einer Menge X aufgrund des Verhältnisses der Menge X mit der Gesamtmenge<br>• Einfache Variablengleichung umformen | 4 × geprüft |
| • Vorsilbe Pico<br>• Anwendung diverser Potenzregeln<br>• Einfachste Aufgaben zur Prozentrechnung<br>• Verhalten von Sinus und Cosinus bei verschiedenen Gradzahlen<br>• Log (0.1)<br>• Erkennen von Funktionen anhand des Graphen<br>• Vektorberechnung zwischen zwei Punkten | 3 × geprüft |

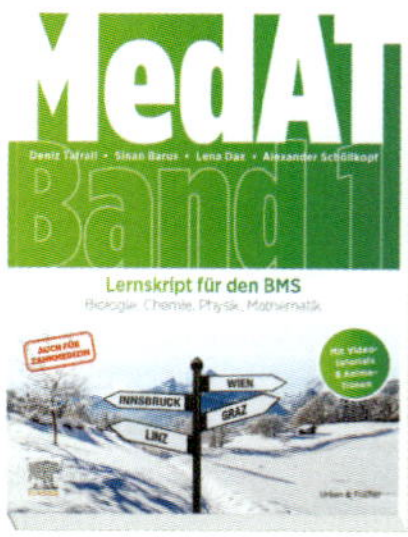


Zahlreiche Übungen zur Mathematik findest du in Band 3 „MedAT 1000 BMS-Übungen“

KAPITEL

# 36 Zehnerpotenzen

Deniz Tafrali

Notizen

## 36.1 Vorbemerkung zur Mathematik

MedAT-Stichwort
Zehnerpotenzen

**MedAT-GEHEIMTIPP** Wichtig: Der Mathe-Teil des Lernskripts wird euch ein sehr gutes Verständnis der MedAT-Mathematik geben und des Weiteren viele Beispielaufgaben zeigen und die Lösungswege potenzieller Fragen beim Test ausführen.
In der Mathematik ist es aber unbedingt notwendig, vom grundlegenden Verständnis der einzelnen Themen abstrahieren zu können, um Aufgaben zu lösen, die völlig neu erscheinen, aber eigentlich nur aus verschiedenen kleinsten Elementen aufgebaut sind, die ihr schon kennt (Transferaufgaben).
Deswegen bitten wir euch, haltet euch an unseren Lernplan, arbeitet dieses wichtige Kapitel durch und übt viele, viele Aufgaben zu den verschiedenen Teilen der Mathe-Kapitel!
2024 wurde nach der Umrechnung von Kilowatt- zu Gigawattstunden gefragt!

## 36.2 Präfixe

MedAT-Stichwort
Präfixe

Ein Präfix ist auf gut Deutsch nichts anderes als eine **Vorsilbe.** Diese Vorsilben stehen bei den Zehnerpotenzen für jeweils Tausenderschritte vom Ausgangspunkt $10^0 = 1$. Diese Tausenderschritte gehen sowohl in den positiven als auch in den negativen Bereich. Wir haben in ➤ Tab. 36.1 die Spanne von Yotta bis Yokto mit ihren Abkürzungen in Klammern aufgezählt. Das Präfix wird einfach vor eine beliebige Maßeinheit gesetzt (z. B. Femtometer = $10^{-15}$ m = 1 fm).

**Tab. 36.1** Namensgebung der Präfixe nach dem Internationalen Einheitssystem (SI)

| **Präfix** | Yotta (Y) | Zetta (Z) | Exa (E) | Peta (P) | Tera (T) | Giga (G) | Mega (M) | Kilo (k) | Hekto (h) | Deka (da) |
|---|---|---|---|---|---|---|---|---|---|---|
| **Zehnerpotenz** | $10^{24}$ | $10^{21}$ | $10^{18}$ | $10^{15}$ | $10^{12}$ | $10^9$ | $10^6$ | $10^3$ | $10^2$ | $10^1$ |
| **Präfix** | Dezi (d) | Zenti (c) | Milli (m) | Mikro (µ) | Nano (n) | Piko (p) | Femto (f) | Atto (a) | Zepto (z) | Yokto (y) |
| **Zehnerpotenz** | $10^{-1}$ | $10^{-2}$ | $10^{-3}$ | $10^{-6}$ | $10^{-9}$ | $10^{-12}$ | $10^{-15}$ | $10^{-18}$ | $10^{-21}$ | $10^{-24}$ |

### Schreibweise

Die hochgestellte Zahl (Exponent) bei den Zehnerpotenzen steht für die Anzahl an Nullen in der Zahl:
$10^6$ g = 1.**000.000** g (Megagramm)

**VERSTÄNDNIS⁺** $10^5$ lautet genauer eigentlich $1 \cdot 10^5$, jedoch lässt man das „ 1 ·“ der Einfachheit halber weg.
Analog wäre also
**2** · $10^3$ = **2.**000

Im negativen Bereich steht der Betrag der hochgestellten Zahl für die **Position** der mit der Zehnerpotenz zu multiplizierenden Zahl nach dem Komma:

$$5 \cdot 10^{-6}\ \text{s} = 0{,}000005$$

Also auch gleichzeitig für die **gesamte Anzahl an Nullen.**

**VERSTÄNDNIS+** Der Betrag ([Betrag]) eines Wertes ist seine Entfernung von 0; diese ist immer **positiv.** Der Betrag von –5 ist also 5 oder auch:

$$[-5] = 5$$

**MedAT-GEHEIMTIPP** Merkt euch im Besonderen, wofür Piko und Mega stehen. Das wurde schon oft gefragt.

## 36.3 Rechenbeispiele

**MedAT-Stichwort**
Rechenbeispiele

Um den Potenzwert zu erhalten, multipliziert man die Basis so oft mit sich selbst, wie es der Exponent angibt ($10^3 = 10 \cdot 10 \cdot 10$).

**VERSTÄNDNIS+** Benennung der Potenzen:

$$10^5 = 100.000$$

$$\text{Basis}^{\text{Exponent}} = \text{Potenzwert}$$

Wir zählen an dieser Stelle die Potenzregeln auf, mit denen ihr rechnen könnt (➤ Tab. 36.2).

**Tab. 36.2** Potenzregeln

| Term | Erklärung | Beispiel |
|---|---|---|
| $x^0 = 1$ | Wir haben hier eine Potenz mit dem Exponenten 0; diese Potenz hat als Ergebnis **immer** die 1. | $10^0 = 1$ |
| $x^1 = x$ | Multipliziert man die Basis mit keiner Zahl, ergibt es die Basis. | $10^1 = 10$ |
| $x^{-n} = \frac{1}{x^n}$ | Potenz mit negativem Exponenten ergibt den Kehrwert des Terms mit dem positivierten Exponenten. | $10^{-5} = \frac{1}{10^5}$ |
| $x^m \cdot x^n = x^{m+n}$ | Multipliziert man Potenzen mit derselben Basis, muss man ihre Exponenten addieren. | $10^5 \cdot 10^{-7} = 10^{5+(-7)} = 10^{5-7} = 10^{-2}$ |
| $(x^n)^m = x^{n \cdot m}$ | Potenziert man Potenzen, muss man den Exponenten der Basis mit dem Exponenten außerhalb der Klammer multiplizieren. | $(10^5)^3 = 10^{5 \cdot 3} = 10^{15}$ |
| $\frac{x^m}{x^n} = x^{m-n}$ | Dividiert man zwei Potenzen, kann man die Exponenten auch einfach voneinander subtrahieren. | $\frac{10^3}{10^8} = 10^{3-8} = 10^{-5}$ |
| $x^{\frac{m}{n}} = \sqrt[n]{x^m}$ | Bruchterm als Exponent bedeutet, dass der Nenner des Bruchs (➤ Kap. 37.5) als Wurzelexponent gehandhabt wird und der Zähler des Bruchs als Exponent der Basis gilt, von der die Wurzel zu ziehen ist. | $x^{\frac{6}{3}} = \sqrt[3]{10^6}$ |
| $x^n \cdot y^n = (x \cdot y)^n$ | Multipliziert man verschiedene Basen mit dem gleichen Exponenten, so kann man die Werte der Basen miteinander multiplizieren und das Ergebnis wiederum mit n potenzieren. | $10^5 \cdot 2^5 = (10 \cdot 2)^5 = (20)^5$ |
| $\frac{x^n}{y^n} = \left(\frac{x}{y}\right)^n$ | Dividiert man unterschiedliche Basen mit dem gleichen Exponenten, so kann man die Werte der Basen miteinander dividieren und dann das Ergebnis wieder mit n potenzieren. | $\frac{10^5}{2^5} = \left(\frac{10}{2}\right)^5 = 5^5$ |

**MedAT-GEHEIMTIPP** Lernt hier unbedingt die Gesetzmäßigkeiten der Potenzregeln besonders in Kombination mit den Einheiten (➤ Kap. 39). Sie werden sehr oft gefragt, sind sehr einfach und bringen schnelle Punkte!
Ein Beispiel:

Was ergibt $\sqrt{\left(\frac{10^n}{10^m}\right)}$?

$$\sqrt{\left(\frac{10^n}{10^m}\right)} = \left(\frac{10^n}{10^m}\right)^{\frac{1}{2}} \text{ (da gilt: } \sqrt{x} = \sqrt[2]{x} = x^{\frac{1}{2}}\text{)}$$

$$\left(\frac{10^n}{10^m}\right)^{\frac{1}{2}} = (10^{n-m})^{\frac{1}{2}}$$

$$(10^{n-m})^{\frac{1}{2}} = \mathbf{10^{\frac{(n-m)}{2}}}$$

Notizen

# KAPITEL 37 Algebra

Deniz Tafrali

MedAT-Stichwort
Algebra

## 37.1 Einführung in die Algebra

**MedAT-GEHEIMTIPP** Aufgaben zur Algebra werden beim MedAT gerne geprüft. Oft sind es einfache Aufgaben zur Schlussrechnung, jedoch wurde auch schon mal nach der Hektarrechnung eines Grundstücks gefragt sowie nach Berechnungen bezüglich unbekannter Zahlen, mit denen verschiedene Rechenoperationen durchgeführt werden sollten.

Die Mathematik besteht vereinfacht gesagt aus vier verschiedenen Kerngebieten, die sich sehr stark überschneiden:

- Logik und Mengenlehre
- Topologie
- Analysis
- Algebra

Mit Letzterem beschäftigen wir uns im Rahmen des BMS. Bei der **Algebra** handelt es sich um die Lehre der Rechenoperationen mit Operatoren.

**VERSTÄNDNIS⁺** Die **Operatoren** der Grundrechenarten sind das Pluszeichen „+“ für Addition, das Minuszeichen „–“ für Subtraktion, die Malzeichen „·“, „×“ oder „*“ für die Multiplikation und für die Division die Geteiltzeichen „:“, „÷“ oder „/“ und der Bruchstrich.
Speziell sind der einstellige Operator für die negativen Zahlen, der ebenfalls mit Minus „–“ gekennzeichnet wird und das oftmalige Weglassen des Operators bei der Multiplikation zwischen Zahlen und Variablen (z. B. $3ab = 3 \cdot a \cdot b$).
Außerdem ist es für den Lernalltag in der Mathematik wichtig, die Bezeichnungen der **Operanden** zu kennen. Operanden sind die Argumente, die man links und rechts an einem Operator anwendet. Hat man die Rechenoperation $1 + 2$, dann sind die Operanden die 1 und die 2, während das + den Operator darstellt. Wir haben euch die Operanden in ➤ Tab. 37.1 zusammengefasst.

**AUS DEM MEDIZINSTUDIUM** Der Begriff Algebra stammt vom arabischen Wort *al-ǧabr*, was so viel heißt wie „das Zusammenfügen gebrochener Teile“.

Wir sparen uns an dieser Stelle die Einführung der Grundrechenarten wie Addition und Subtraktion und setzen sie schlichtweg voraus, da derartige Rechenoperationen auch erfolgreich von Volks- und Grundschülern gemeistert werden. Stattdessen gehen wir in den nächsten Unterkapiteln direkt auf die für den MedAT wichtigen Themengebiete der Algebra ein.

**Tab. 37.1** Operanden der Grundrechenarten

| Rechenoperation | Operator | Operand(-en) | Ergebnis |
|---|---|---|---|
| Addition | + | Summand + Summand | Summe |
| Subtraktion | – | Minuend – Subtrahend | Differenz |
| Multiplikation | · oder × oder * | Faktor · Faktor | Produkt |
| Division | : oder ÷ oder/ | Dividend : Divisor | Quotient |

In diesem Buch verwenden wir · für die Multiplikation und : für die Division!

**VERSTÄNDNIS⁺** An dieser Stelle erklären wir kurz, was es eigentlich mit den **Buchstaben** in der Algebra auf sich hat:
Irgendwann in der dritten Klasse Unterstufe führt der Mathelehrer das x in die Rechenoperationen ein, indem er sagt: „Das ist x. x ist eine Variable."
Toll für x, dass es so viel Abwechslung bekommt. Aber was soll das denn bedeuten?
Die Variable x (oder jeder andere Buchstabe) ist im Zusammenhang mit der Algebra ein Symbol, das für alle möglichen Zahlen stehen kann. Diese Zahlen können **reell** oder **komplex** sein (➤ Tab. 37.2).
Reell bedeutet in diesem Zusammenhang, dass x jede Zahl aus dem Bereich der reellen Zahlen annehmen kann, also **jede Zahl** von $-\infty$ bis $\infty$, einschließlich Brüche und irrationale Zahlen wie die Eulersche Zahl e (➤ Kap. 40.6.1).
Komplex bedeutet, dass x auch eine Zahl der Form a + bi sein kann, wobei a und b reelle Zahlen sind und i die imaginäre Einheit, definiert durch $i^2 = -1$.
Weil es einfacher ist, ein Symbol (eben x) zu verwenden, anstatt jedes Mal alle möglichen Zahlen auf das Papier zu schreiben (was unendlich lange dauern würde), akzeptiert ihr jetzt bitte einfach das x als Teil der Algebra.
Lasst euch das gerade Gelernte trotzdem mal auf der Zunge zergehen und verinnerlicht euch: x kann jede, naja, x-beliebige Zahl sein, **die es gibt,** sei es eine reelle oder komplexe Zahl.

**Tab. 37.2** Ein Auszug der wichtigsten Zahlenmengen

| Zahlenmenge (-art) | Symbol | Bereich |
|---|---|---|
| Natürliche Zahlen | $\mathbb{N}$ | beinhalten {1, 2, 3..., ∞} |
| Ganze Zahlen | $\mathbb{Z}$ | beinhalten {−∞, ..., −3, −2, −1, 0, 1, 2, 3..., ∞} |
| Rationale Zahlen | $\mathbb{Q}$ | beinhalten neben $\mathbb{Z}$ auch $\{\frac{m}{n} \mid m, n \in \mathbb{Z}, n \neq 0\}$<br>Was so viel bedeutet wie „m durch n (also auch Brüche), wobei m und n die Variablen des Bruches sind, die wiederum Elemente (ε) der ganzen Zahlen $\mathbb{Z}$ sein müssen.<br>Ausgenommen davon ist, dass n zu irgendeiner Zeit 0 ist, da man nicht durch 0 teilen darf. |
| Irrationale Zahlen | $\mathbb{I}$ | beinhalten alle Zahlen die nicht als Bruch dargestellt werden können, wie z. B. √2 oder π. In Mathematik-Sprache also:<br>$\mathbb{I} = \frac{\mathbb{R}}{\mathbb{Q}}$ |
| Reelle Zahlen | $\mathbb{R}$ | beinhalten irrationale wie rationale Zahlen, also $\mathbb{R} = \mathbb{I} \cdot \mathbb{Q}$ |
| Komplexe Zahlen | $\mathbb{C}$ | beinhalten $\{c = a + bi \mid a, b \in \mathbb{R}, i = \sqrt{-1}\}$<br>Die komplexe Zahl c ist mit seinen Variablen a und b also Element von $\mathbb{R}$ und erweitert die reellen Zahlen dergestalt, dass die Gleichung $x^2 + 1 = 0$ lösbar wird. Es wird von ihr ein Bereich definiert, in dem die Wurzel aus √−1 anhand der imaginären Zahl i gezogen werden kann. |

## 37.2 Gleichungen und Ungleichungen

**MedAT-Stichwort**
Gleichungen/Ungleichungen

**MedAT-GEHEIMTIPP** Bereits viermal (zuletzt 2024) mussten Teilnehmer des MedAT einfache Variablengleichungen umformen.

Der Name ist Programm. **Gleichungen** sind aus **mathematischen Termen** zusammengesetzt, die wiederum aus Zahlen (z. B. 5), Variablen (z. B. x), Symbolen für mathematische Verknüpfungen (z. B. + oder ·) und Klammern {([])} bestehen können. Sie werden links und rechts eines Gleichheitszeichens (=) geschrieben – das bedeutet, die Werte des rechten und des linken Terms müssen **gleich** sein. Ansonsten handelt es sich um eine **Ungleichung,** die durch Symbole wie $\neq, <, \leq, >$ oder $\geq$ dargestellt wird.

**VERSTÄNDNIS⁺** $Term_A = Term_B$, also $Term_A = x$ und $Term_B = x$ → es handelt sich um eine **Gleichung.**
$Term_C \neq Term_D$, also $Term_C = x$ und $Term_D = y$, wobei gilt, dass $x \neq y$ → es handelt sich um eine **Ungleichung.**

Gehen wir ein paar Beispiele durch. Wir beginnen zunächst mit zwei einfachen Termen:

$$Term_A = 5 + 15$$

$$Term_B = 8 \cdot 4$$

Notizen

Setzt man die Terme nun in eine Gleichung, erhalten wir die Annahme

$$\text{Term}_A = \text{Term}_B$$

also:

$$5 + 15 = 8 \cdot 4$$

Rechnet man das aus, werden wir sehen, dass

$$20 \neq 32$$

ist – wir haben eine **Ungleichung.**

Gehen wir ein bisschen weiter und verwenden eine Variable, dann sieht unser nächstes Beispiel wie folgt aus:

$$\text{Term}_C = 15x - 8$$

$$\text{Term}_D = 34 + 3^{-1}$$

Setzt man die Terme nun in eine Gleichung, erhalten wir

$$\text{Term}_C = \text{Term}_D$$

Also:

$$15x - 8 = 34 + 3^{-1}$$

Nun muss man die Gleichung einfach nach x auflösen. Das machen wir Schritt für Schritt. Dazu formen wir erst die Potenz in $\text{Term}_D$ um, addieren die Zahlenwerte desselben Termes und ziehen alle anderen Werte durch **Äquivalenzumformungen** von der Seite des x weg, bis es alleine dasteht. Der rechte Term besteht dann im Idealfall nur aus einem Zahlenwert.

Da $3^{-1} = \frac{1}{3} \approx 0{,}33$, gilt $15x - 8 = 34 + 0{,}33$

**DEFINITIONEN** Als **Äquivalenzumformung** bezeichnet man die auf beiden Seiten einer Gleichung gleichzeitig stattfindende Umformung der Terme mittels Rechenoperationen wie der Addition, Subtraktion, Division, Multiplikation, Potenzierung, Radizierung (Wurzelziehen) und Anderen.

**VERSTÄNDNIS+** Die Doppeltilde ≈ steht für eine Gleichung mit Termen, die nur **ungefähr gleich** sind. Da es einfacher zu handhaben ist, verwenden wir an dieser Stelle doch das Ist-gleich-Zeichen = und ersparen uns die 0,33333333 → bis ∞.

| | | |
|---|---|---|
| $15x - 8$ | $= 34{,}33$ | \| + 8 (wohlgemerkt auf beiden Seiten bzw. Termen) |
| $15x - 8 + 8$ | $= 34{,}33 + 8$ | |
| $15x$ | $= 42{,}33$ | \| :15 |
| $\frac{15x}{15}$ | $= \frac{42{,}33}{15}$ | \| (die 15 lässt sich nun im linken Term rauskürzen) |
| $\frac{15x}{15}$ | $= 2{,}8222$ | |
| $\mathbf{x}$ | $\mathbf{= 2{,}8222}$ | |

Also gilt: $\text{Term}_C = 15 \cdot 2{,}8222 - 8 = \text{Term}_D = 34 + 3^{-1} = 34{,}333$

**AUS DEM MEDIZINSTUDIUM** Ein letztes Beispiel einer relativ schweren Aufgabe, bei der wir die nun redundanten Vorbemerkungen weglassen können, sähe wie folgt aus:

| | | |
|---|---|---|
| $\left(\frac{x(x-4)}{2}\right)+15$ | $= (x-3)^2$ | \| links und rechts ausmultiplizieren |
| $\left(\frac{(x^2-4x)}{2}\right)+15$ | $= (x-3)(x-3)$ | |
| $\left(\frac{x^2}{2}\right)-2x+15$ | $= x^2-6x+9$ | \| · 2 (um den Bruch links weg zu bekommen) |
| $x^2-4x+30$ | $= 2x^2-12x+18$ | \| $-x^2$ $+4x$ $-30$ (um alle x auf eine Seite zu bringen) |
| 0 | $= x^2-8x-12$ | \| (Anwenden der **quadratischen Ergänzung**) |
| 0 | $= (x-4)^2-28$ | \| +28 (+28, da $(x-4)^2 = x^2-8x-16$ und $x+12 = -16$, $x = -28$) |
| 28 | $= (x-4)^2$ | \| $\sqrt{}$ |
| $\pm\sqrt{28}$ | $= x-4$ | \| + 4 (und die Seiten der Terme umtauschen) |
| x | $= \pm 5{,}29 + 4$ | |
| $\mathbf{x_1}$ | $\mathbf{= 9{,}29}$ | |
| $\mathbf{x_2}$ | $\mathbf{= -1{,}29}$ | |

## 37.3 Schlussrechnung (Dreisatz)

**MedAT-Stichwort**
Schlussrechnung

Für dieses Unterkapitel müssen wir zunächst drei Begriffe definieren.

**DEFINITIONEN** Mit der **mathematischen Größe** bezeichnen wir die Kombination aus einem Zahlenwert (**Maßzahl**), der repräsentativ für die Menge einer Sache steht (z. B. Anzahl von Kuchenstücken, sagen wir 8), und der dazugehörigen **Einheit** der Größe (das Kuchenstück; mathematischer z. B. auch der Meter oder das Gramm).

$$5\ \text{Kuchenstücke}_{(\text{Größe})} = 5_{(\text{Maßzahl})} \cdot \text{Kuchenstück}_{(\text{Einheit})}$$

Die **direkte Proportionalität** zwischen zwei veränderlichen Größen setzt voraus, dass zwischen den besagten Größen immer dasselbe Verhältnis herrscht. Wird die Größe $A_{prop}$ verdoppelt (verdreifacht), so verdoppelt (verdreifacht) sich auch die zu $A_{prop}$ proportionale Größe $B_{prop}$. In einer Gleichung sieht die Proportionalität wie folgt aus:

$$A_{prop} \cdot x = B_{prop} \cdot x$$

Wobei x einen beliebigen Term darstellt.
Bei der **indirekten Proportionalität** ist die Größe $A_{prop}$ hingegen zum **Kehrwert** der Größe $B_{prop}$ (direkt) proportional:

$$A_{prop} \cdot x = \frac{1}{B_{prop}} \cdot x$$

Zu dieser Art von Proportionalität kann man sagen: Wenn $\mathbf{A_{prop}}$ **größer** wird, muss $\mathbf{B_{prop}}$ **kleiner** werden und vice versa.

**MedAT-GEHEIMTIPP** Übt die Schlussrechnung so lange, bis ihr sie wirklich verstanden habt. Dann ist es sehr einfach, diese Aufgaben anzugehen. Eine Aufgabe mit Lösungsweg stellen wir euch an dieser Stelle vor: Ein Rugbyteam besteht aus 72 Rugbyspielern. Es gibt im Team dreimal so viele Briten wie Ausländer. Wie viele Briten sind im Rugbyteam?

**Wir haben gegeben:**
Gesamtzahl 72 Spieler
Verhältnis von 3 : 1 Briten zu Ausländern.
**Wir suchen:**
Anzahl an britischen Spielern.
**Rechnung:**
Da Briten dreimal mehr sind als Ausländer, gilt Ausländer = x und Briten = 3 · x. Beide gemeinsam ergeben die Gesamtanzahl der Spieler = 72. $72 = 4x \quad | :$

$$72 = 3x + x$$

$$72 = 4x \quad | :4$$

$$x = 18$$

Es gibt 18 ausländische Spieler.

$$3 \cdot 18 = 30 + 24 = 54$$

Das Rugbyteam hat **54 britische Spieler.**

Notizen

Den Dreisatz bzw. die Schlussrechnung kann man in zwei verschiedenen Formen anwenden:

### 37.3.1 Direkt proportionale Schlussrechnung

Wir beginnen mit der direkten Proportionalität:
Will man entscheiden, welche von zwei Sorten Milch günstiger ist, kann man das an folgendem Beispiel anhand der Schlussrechnung herausfinden.
Milchsorte$_A$ kostet in einer 24er-Packung 48 €, wohingegen Milchsorte$_B$ in der 18er-Packung 40,50 € kostet. Bei welcher Milchsorte zahlt man weniger, wenn man 6 Packungen Milch einkaufen möchte, und was kostet die günstigere Auswahl dann genau?
Zunächst muss man den Einzelpreis der Milchpackung errechnen und diesen dann mit der Anzahl der gewünschten Packungen (6) multiplizieren (➤ Tab. 37.3):
Für die Milchsorte$_B$ gilt dann (➤ Tab. 37.4):
Die richtige Antwort ist also **Milchsorte$_A$** mit **12 € für 6 Packungen.**
Die Verhältnisse von Milchsorte und Preis sind dabei **direkt proportional** zueinander.

**Tab. 37.3** Milchsorte$_A$

| Anzahl | Rechenschritt | Preis |
|---|---|---|
| 24 | Preis durch die Anzahl der Packungen (48 : 24 = 2), um Stückpreis zu erhalten ↓ | 48 € |
| 1 | Stückpreis (2 €) mit gewünschter Anzahl (6) multiplizieren (2 · 6 = 12) ↓ | 2 € |
| 6 | Endpreis für 6er-Packung der Milchsorte$_A$ | 12 € |

**Tab. 37.4** Milchsorte$_B$

| Anzahl | Rechenschritt | Preis |
|---|---|---|
| 18 | Preis durch die Anzahl der Packungen (40,5 : 18 = 2,25), um Stückpreis zu erhalten ↓ | 40,50 € |
| 1 | Stückpreis (2,25) mit gewünschter Anzahl (6) multiplizieren (2,25 · 6 = 13,50) ↓ | 2,25 € |
| 6 | Endpreis für 6er-Packung der Milchsorte$_B$ | 13,50 € |

### 37.3.2 Indirekt proportionale Schlussrechnung

Weiter geht es mit der indirekten Proportionalität:
Der Sportler Usain Bolt hat beim Vollsprint eine Durchschnittsgeschwindigkeit von **10 m/s.** Rennt er konstant in diesem Tempo, braucht er **10 Minuten** von seinem Zuhause zur Arbeit. Eines Morgens fällt ihm aber einer seiner Pokale auf den großen Zehen und er verletzt sich. Jetzt kann Usain nur noch **8 m/s** im Durchschnitt sprinten. Er muss jedoch an diesem Morgen schon in 15 Minuten bei der Arbeit sein. Hier die Frage:
**Wie lange** braucht er mit dem Durchschnittstempo von 8 m/s zur Arbeit und kommt er **rechtzeitig** an?
Wir haben das Verhältnis zwischen Geschwindigkeit und Zeit beim unverletzten Usain Bolt gegeben mit:

$$10\ \text{min} \cdot 10\ \frac{\text{m}}{\text{s}}$$

Beim verletzten Usain Bolt wissen wir, wie schnell er ist, jedoch **nicht wie lange** er zur Arbeit braucht. Deshalb gilt:

$$x \cdot 8\ \frac{\text{m}}{\text{s}}$$

Wobei x die Zeit ist, die er braucht. Jetzt setzen wir beide Verhältnisse gleich (➤ Kap. 37.2):

$$10\ \text{min} \cdot 10\ \frac{\text{m}}{\text{s}} = x \cdot 8\ \frac{\text{m}}{\text{s}}$$

und stellen die Gleichung nach x um:

$$10\ \text{min} \cdot 10\ \frac{\text{m}}{\text{s}} = x \cdot 8\frac{\text{m}}{\text{s}} \quad \Big|\, : 8\frac{\text{m}}{\text{s}}$$

$$x = \left(10\ \text{min} \cdot 10\frac{\text{m}}{\text{s}}\right) : 8\frac{\text{m}}{\text{s}}$$

**Notizen**

**MedAT-Stichwort**
Prozentrechnung

Rechnet man x jetzt aus, ergibt die Gleichung

$$x=\left(10\ \text{min}\cdot 10\frac{\text{m}}{\text{s}}\right):\ 8\frac{\text{m}}{\text{s}}=\frac{100\ \text{min}}{8}=12{,}5\ \text{min}$$

Trotz seiner Verletzung schafft er es noch rechtzeitig zu seiner Arbeit. Und wir sehen: Je **langsamer** Usain Bolt wird, desto **länger** dauert das Zurücklegen desselben Weges.
Aufgrund dessen ist das hier gezeigte Verhältnis ein **indirekt proportionales.**

## 37.4 Prozentrechnung

### 37.4.1 Prozente

Wenn man sie einmal verstanden hat, ist die **Prozentrechnung** sehr einfach zu handhaben. Mit ihr kann man den Anteil eines Gesamten herausfinden, wenn das Gesamte als 100 % betrachtet wird. Wir nennen das Gesamte den **Grundwert G.** Den Anteil am Grundwert nennen wir dann analog den **Prozentwert W.**
Dazu ein kurzes Beispiel:
Ihr habt fünf Freunde, von denen drei blond sind. Eure gesamten Freunde, also 5, sind euer Grundwert, während die drei Blondinen bzw. Blonden euren Prozentwert darstellen.
Will man das in Zahlen ausdrücken, bedient man sich dem **Prozentsatz p.** Das ist, einfach gesagt, diejenige Zahl, die vor dem %-Zeichen steht. Das wären bei unserem Beispiel

$$p=W\cdot\frac{100\%}{G}=3\cdot\frac{100\%}{5}=\frac{300\%}{5}\rightarrow 60\%\ (\text{Prozentsatz p})$$

**VERSTÄNDNIS⁺** **Prozentsatz p** und **Prozentwert W** bitte nie verwechseln! Daher nochmal zur Verdeutlichung:
**Prozentsatz (p):** Der Anteil, der in Prozent angegeben wird (z. B. 10 %).
**Prozentwert (W):** Der tatsächliche Wert, der durch Anwendung des Prozentsatzes auf den Grundwert entsteht (z. B. 20 € von 200 €).

Dann wollen wir uns nun an die praktische Anwendung des Gelernten machen.
Will man aus dem Grundwert G und dem Prozentsatz p den Prozentwert W erhalten, kann man folgende Formel verwenden

$$W=\frac{(p\cdot G)}{100\%}$$

Wenn wir also davon ausgehen, dass jemand **50 €** durch das Vermitteln eines Kunden verdient und **10 %** davon an seinen Auftraggeber abgeben muss, **wie viel €** beträgt dann sein Verdienst **pro Kunde?**
Wichtig ist hier: Gesucht sind jetzt nicht 10 % sondern 100–10 = **90 %,** da ja nach seinem Verdienst gefragt wird. Das ist also unser Prozentsatz p.

**VERSTÄNDNIS⁺** Außerdem kann, ja sollte man die 90 % (und im Allgemeinen jeglichen Prozentsatz) auch als **Dezimalzahl** kennen. Das wären dann 90 % = 0,9.
Das bedeutet dann aber in dem Fall auch, dass der Grundwert analog stets 1,0 bzw. 1 sein muss, was wiederum heißt, dass nicht durch 100, sondern durch 1 geteilt wird.

Jetzt machen wir uns an die Lösung der Aufgabe:

$$\text{Da } W=\frac{(p\cdot G)}{100\ \%},\ p=90\ \%\text{ und } G=50\ €,\text{ rechnen wir}$$

$$W=\frac{(90\ \%\cdot 50\ €)}{100\ \%}=\frac{(90\ \%\cdot 50\ €)}{100\ \%}$$

$$W=\frac{4500}{100}=\mathbf{45\ €}$$

Arbeiten wir noch die letzte Möglichkeit durch – dazu suchen wir jetzt den **Grundwert G.**

Ihr gebt jede Woche **12 €** beim selben Bäcker für euer Pausenbrot aus. Euer Ausgabenrechner im Online-Banking sagt euch, dass ihr bei diesem Bäcker monatlich **16 %** des euch für Essen und Trinken zur Verfügung stehenden Geldes ausgebt. Wie hoch ist euer **monatliches Budget** für Essen und Trinken?
Wir haben 4 Wochen im Monat, also gebt ihr 4 · 12 € = 48 € im Monat für Pausenbrote aus.
Stellen wir die Formel nach dem Gesamtwert G um, so lautet sie

$$G = \frac{(W \cdot 100)}{p}$$

Also setzen wir die Werte einfach ein:

$$G = \frac{(48\,€ \cdot 100\,\%)}{16\,\%} = \frac{(48\,€ \cdot 100\,\%)}{16\,\%}$$

$$G = \frac{(4800\,€)}{16} = \mathbf{300\,€}$$

Euch steht ein monatliches Budget von 300 € für Essen und Trinken zur Verfügung.

**AUS DEM MEDIZINSTUDIUM** Sehr wichtig zu wissen ist natürlich auch, dass der Prozentsatz p größer als 100 % werden und der Prozentwert W > Grundwert G sein kann. Die Rechenregeln bleiben dabei jedoch dieselben!

## 37.4.2 Promille

Einen Spezialfall stellen Aufgaben dar, die nach der **Promille** fragen. Die Promille wird mit dem Symbol ‰ abgekürzt. Dabei ändert sich der Prozentwert W zum Promillewert W und der Prozentsatz p zum Promillesatz p. Die Formel lautet:

$$p_{‰} = \frac{p}{1000}$$

Wobei $p_{‰}$ einfach den Promillesatz p durch 1000 darstellt. Hierzu auch ein kleines Beispiel:
Eurem Onkel Andi wird bei einer Polizeikontrolle der Blutalkoholwert gemessen. Dabei kommt heraus, dass er mit einem Wert von **2 ‰** Auto gefahren ist. Wie viel Prozent seines Blutes bestehen aus Alkohol?

$$p_{‰} = \frac{2}{1000} = 0{,}002 = 2 \cdot 10^{-3}$$

Da Pro-mille im Lateinischen aus *pro* für *„von"* und *mille* für *„Tausend"* besteht und Pro-zent aus *pro* für *„von"* und *centum* für *„Hundert"*, ist es sehr einfach den Prozentsatz $p_d$ aus dem Promillesatz zu errechnen. Dazu folgt man einfach dieser Formel:

$$p_{‰} = 10 \cdot p$$

In unserem Beispiel also:

$$p_{‰} = 10 \cdot p_d \quad | :10$$
$$p_d = \frac{p_{‰}}{10}$$
$$p_d = 2 \cdot \frac{10^{-3}}{10^1} = 2 \cdot 10^{-3-1}$$
$$p_d = 2 \cdot 10^{-4}$$
$$p_d = 2 \cdot 0{,}0001$$
$$p_d = 0{,}0002 \text{ (Dezimalzahl)}$$

**VERSTÄNDNIS⁺** **Achtung:** Erinnert euch an die Dezimalregel oben! Verwechselt die **Dezimalzahl** 0,002 der Blutpromille **nicht** mit dem Promillesatz **2 ‰.**
Genauso müsst ihr auch bei der Umrechnung von Promille zu Prozent achten, dass ihr die Dezimalzahlen nicht mit den Prozentsätzen verwechselt!

Will man aus der Dezimalzahl den Prozentsatz erhalten, muss man das Ergebnis in Dezimal mit 1000 multiplizieren:

$$p_{\%} = p_d \cdot 1000 = 0{,}0002 \cdot 1000 = 0{,}2\,\%$$

Diese umständliche Lösung ist für das **Verständnis** gedacht. Wenn ihr Zeitdruck habt und die Aufgabe schnell lösen möchtet, dann müsst ihr den Promillesatz einfach durch 10 teilen und bekommt den Prozentsatz, da ja $\frac{1000}{10} = 100$ sind.

$$2\text{‰} = \frac{2\,\%}{10} = \mathbf{0{,}2\,\%}$$

**MedAT-GEHEIMTIPP** Nach der **Promille** wird öfter gefragt als nach den Prozenten. Deshalb legt euer Augenmerk auch unbedingt auf dieses kleine Unterkapitel.

### 37.4.3 Parts per million (ppm)

Als **parts per million (ppm)** bezeichnet man in der Naturwissenschaft den Bruchteil einer Million. Ein ppm hat die Dezimalzahl $1 \cdot 10^{-6}$ bzw. 0,000001. Seine Berechnung mit Einheiten gestaltet sich analog zur Promille, weshalb wir sie euch an dieser Stelle ersparen. Statt einem speziellen Symbol wie bei den Prozenten oder der Promille haben die „parts per million" einfach ihre Abkürzung **ppm** gegeben (z. B. 15,7 ppm).

**MedAT-GEHEIMTIPP** Zweimal wurde nach den **ppm** gefragt. Die Aufgabe war dabei im Rahmen der Umrechnung von ppm zu Gramm gestellt. Man musste einfach die Menge in Gramm mit $1 \cdot 10^{-6}$ multiplizieren.

## 37.5 Brüche

**MedAT-Stichwort**
Bruchrechnung

**MedAT-GEHEIMTIPP** Man musste das erste Mal im Jahr 2024 auch Brüche addieren.

Die **Bruchrechnung** bereitet vielen Menschen Schwierigkeiten. Dabei ist sie eigentlich nur eine andere Schreibweise für die Grundrechenart **Division,** also der Geteiltrechnung. Die wiederum hängt eng mit der **Multiplikation** zusammen.

**VERSTÄNDNIS⁺** Noch kurz zur Multiplikation: Werden Zahlen (Faktoren) miteinander multipliziert, gibt jede Zahl (oder jeder Faktor) der anderen die Aufgabe, sich so oft mit sich selbst zu addieren, wie die jeweils andere Zahl groß ist. Also

$$4 \cdot 5 = 4 + 4 + 4 + 4 + 4 = 5 + 5 + 5 + 5 = 20$$

Genauso geht das auch mit mehreren Faktoren

$$3 \cdot 4 \cdot 5 = 4 \cdot 5 + 4 \cdot 5 + 4 \cdot 5 = 60$$

Die Schreibweise von Brüchen ist sehr einfach. Ihr kennt die folgende Gleichung aus der klassischen Mechanik (➤ Kap. 26.4.1), wo sie die Geschwindigkeit **v** beschreibt, die sich aus Strecke **Δs** durch Zeit **Δt** ergibt.

$$v = \frac{\Delta s}{\Delta t}$$

Dabei nennt man im Allgemeinen den Zahlenwert, der oberhalb des Bruchstrichs steht (hier Δs) den **Zähler,** während man den, der unterhalb des Bruchstrichs geschrieben wird, als **Nenner** bezeichnet. Das v ist hier dann der **Wert** des Bruchs.

**EPISCHE ESELSBRÜCKE** Mit dem **Zähler zählt** ihr den Anteil des Wertes, den der **Nenner nennt!**

Notizen

## 37.5.1 Rechnen mit Bruchzahlen: Multiplikation und Division

Will man zwei Bruchzahlen multiplizieren, geht das fast genauso einfach wie mit den natürlichen Zahlen. Dazu müsst ihr nur wie hier den Zähler mit dem Zähler und den Nenner mit dem Nenner multiplizieren.

$$\frac{1}{2} \cdot \frac{1}{3} = \frac{1}{6}$$

Das Teilen durch Brüche gestaltet sich auch recht einfach. Wollt ihr es euch kompliziert machen, dann schreibt den Bruch wie hier:

$$\frac{\frac{4}{3}}{\frac{5}{11}}$$

Wollt ihr es euch aber einfach machen, dann geht wie folgt vor: Nehmt den Kehrwert, also einfach den umgekehrten Bruch, des rechten Bruchs und multipliziert ihn mit dem linken Bruch. Das sieht dann so aus:

$$\frac{4}{3} : \frac{5}{11} = \frac{4}{3} \cdot \frac{11}{5} = \frac{44}{15}$$

## 37.5.2 Rechnen mit Bruchzahlen: Addition und Subtraktion

Obwohl es kontraintuitiv ist, wird es bei der Addition und Subtraktion von Brüchen ein kleines bisschen schwerer. Um die Brüche addieren bzw. subtrahieren zu können, brauchen sie nämlich einen **gemeinsamen Nenner.** Ein einfaches Beispiel seht ihr hier:

$$\frac{1}{5} + \frac{2}{5} = \frac{3}{5}$$
$$\frac{4}{5} - \frac{3}{5} = \frac{1}{5}$$

Hat man aber keinen gemeinsamen Nenner, muss man die Brüche zunächst auf den gemeinsamen Nenner bringen, um sie addieren und subtrahieren zu können. Dazu gibt es zwei verschiedene Möglichkeiten: den Bruch zu **kürzen** oder ihn zu **erweitern.**

Zähler und Nenner stehen durch den Bruchstrich immer in einem Verhältnis zueinander. Will man also die Regeln der mathematischen Logik befolgen, muss man jegliche Rechenoperationen, die man am Nenner ausführt, **auch am Zähler ausführen.**

Kürzt man jetzt einen Bruch, so muss man sowohl seinen Zähler als auch seinen Nenner durch dieselbe Zahl teilen – sonst gehorcht die Rechenoperation nicht den Rechengesetzen:

$$\frac{40}{310} = \frac{40:10}{310:10} = \frac{4}{31}$$

Wichtig ist: Der Wert des Bruchs ändert sich dadurch nicht!

Kürzen ist eine sehr gute Angewohnheit, wenn es um mathematische Terme geht. Solltet ihr also bei einer Multiplikation oder einer Gleichung die Möglichkeit erkennen, etwas rauskürzen zu können, dann geht ja nicht zimperlich mit dem Term um, sondern kürzt, was das Zeug hält. Dadurch wird, je nachdem, die Gleichung oder der Bruch schlichtweg einfacher. Aber aufgepasst: Bei der Addition und Subtraktion ist das Kürzen nicht erlaubt. Hier gilt der alte Spruch:

**EPISCHE ESELSBRÜCKE** Summen kürzen nur die Dummen!

Nun kommen wir zu einem sehr eleganten Verfahren der Bruchrechnung: dem **Erweitern.** Um erkennen zu können, ob man die Nenner in den Brüchen einer Additions- bzw. Subtraktionsaufgabe erweitern kann, bedarf es dem Wissen um die Tatsache, dass der eine Nenner ein Vielfaches des anderen Nenners ist oder sein kann:

$$\frac{3}{2}+\frac{5}{4}=\frac{3\cdot 2}{2\cdot 2}+\frac{5}{4}=\frac{6}{4}+\frac{5}{4}=\mathbf{\frac{11}{4}}$$

Oder ihr macht es euch einfach und multipliziert die Nenner schlichtweg miteinander:

$$\frac{3}{7}+\frac{5}{13}$$

$$\frac{3\cdot 13}{7\cdot 13}+\frac{5\cdot 7}{13\cdot 7}$$

$$\frac{39}{91}+\frac{35}{91}=\frac{74}{91}$$

## 37.5.3 Rechnen mit Bruchzahlen: Ganze Zahlen

Dazu müsst ihr eine Sache wissen: Jede Zahl durch 1 geteilt ist immer noch **dieselbe Zahl:**

$$\frac{5}{1}=5$$

$$\frac{294.870.294}{1}=294.870.294$$

$$\frac{x}{1}=x$$

Daher sollte es für euch jetzt ein Leichtes sein, den folgenden Bruch nachzuvollziehen.

$$4\cdot\frac{5}{7}=\frac{4}{1}\cdot\frac{5}{7}=\frac{20}{7}=2+\frac{6}{7}$$

# KAPITEL

# 38 Geometrie

Deniz Tafrali



## 38.1 Was ist Geometrie?

Wie so oft in der Naturwissenschaft ist auch bei der Geometrie der Inhalt ihrer Sache im Namen versteckt. *Geo* kommt aus dem Altgriechischen und bedeutet *„Erde“*, während *-metrie* für *„Messung“* steht. Da sich die Erde als Kugel im (Welt-)Raum befindet, können wir sagen, die Geometrie befasst sich mit der **Abmessung von Figuren und Körpern im Raum.**

**MedAT-Stichwort**
Geometrie

**AUS DEM MEDIZINSTUDIUM** Wenn man nicht gerade Mathematik studiert, meint man mit Geometrie immer die klassische **euklidische Geometrie.**

**MedAT-GEHEIMTIPP** Da man im MedAT oft anhand auswendig gelernter Formeln die Veränderung einer Eigenschaft eines Objekts bzw. Körpers berechnen muss, sparen wir uns in diesem Kapitel die mathematischen Auswüchse, Herleitungen und Beweise und zeigen euch ganz spartanisch, was ihr genau lernen und wissen sollt.

## 38.2 Allgemeine Begrifflichkeiten

**DEFINITIONEN** Als **(ebene) Figur** bezeichnet man Längenabmessungen im Raum, die sich in zwei Dimensionen ausbreiten.
Der **geometrische (platonische) Körper** hingegen ist eine dreidimensionale Figur, die durch ihre Oberflächen beschrieben werden kann.

**DEFINITIONEN** Als **Länge a** bezeichnet man die Abmessung zwischen zwei Punkten A und B (z. B. bei Geraden $_{A\text{——}B}$).
Die **Breite b** steht senkrecht (orthogonal) zu a bzw. ist die Länge in horizontaler Ausrichtung und definiert das System als zweidimensionales (➤ Kap. 39.1.1).
Die **Höhe h (= c)** steht sowohl (oder entweder) senkrecht zur Länge als auch zur Breite und definiert das System bei *zwei* gegebenen Längenbegriffen als ein dreidimensionales, bei *einem* gegebenen Längenbegriff als zweidimensionales. Bei der Berechnung des Flächeninhalts von Figuren spielt die Höhe eine wichtige Rolle. Man halbiert die Grundseite und verbindet den Halbierungspunkt durch eine zur Längsrichtung senkrechten Gerade mit der gegenüberliegenden Seite bzw. Ecke, um bei verschiedenen Körpern auf die Höhe zu kommen (z. B. gleichschenkliges Dreieck oder Parallelogramm).
Die **Grundseite** ist die Seite, wo die beiden jeweils gleich großen Winkel anliegen.

**DEFINITIONEN** Als **Umfang** bezeichnet man die gesamte Länge der Begrenzungslinien einer Figur.
Die **Fläche** beschreibt den Inhalt des Umfangs einer Figur oder eines zweidimensionalen Teiles eines Körpers.

**DEFINITION** In der Geometrie bezeichnet ein **Winkel** die Verschiebung (Rotation) einer Geraden bzw. Ebene zu einer anderen Geraden oder Ebene unter der Voraussetzung, dass beide Geraden bzw. Ebenen einen gemeinsamen unveränderlichen Punkt haben. Man misst den Winkel in ° (Grad).

**DEFINITIONEN** Mit dem Begriff **Grundfläche** bezeichnet man in der euklidischen Geometrie hauptsächlich die (ebene) **untere** Fläche eines dreidimensionalen (platonischen) Körpers.
Als **Deckfläche** bzw. Deckflächen bezeichnet man die **obere**(n) Fläche(n) eines platonischen Körpers.
**Seitenflächen** sind diejenigen Flächen, die an der Seite von platonischen Körpern vorzufinden sind.
Die **Mantelfläche** bezeichnet die Summe der Oberflächeninhalte der Seitenflächen. Deck- und Grundflächen werden nicht dazu gezählt.

## 38.3 Figuren (2D)

**MedAT-GEHEIMTIPP** 2025 wurde gefragt, was gleich bleibt, wenn ein Quadrat zu einem Parallelogramm umgewandelt wird. Richtige Antwort: die Fläche.

### 38.3.1 Kreis

**MedAT-Stichwort**
Kreis

Jeder kennt einen Kreis. Jedoch handelt dieses Kapitel nicht vom Freundeskreis oder vom Sitzkreis, sondern vom **mathematischen Kreis** (➤ Abb. 38.1). Den kann man durch unterschiedlichste Eigenschaften beschreiben.

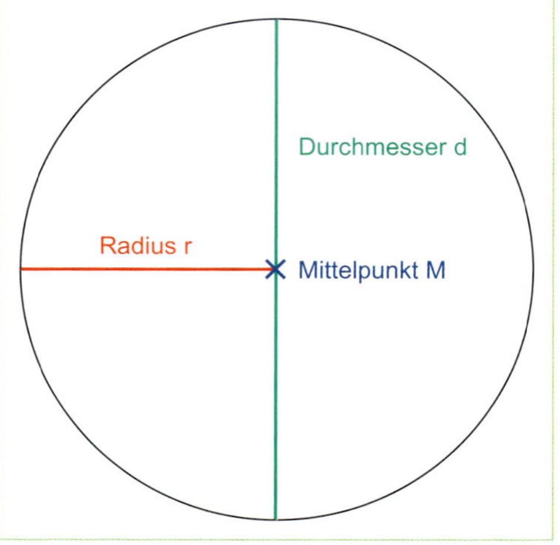


**Abb. 38.1** Kreis (ebene geometrische Figur) [L143]

Der **Mittelpunkt M** eines Kreises ist derjenige Ort, von dem alle Punkte der äußeren Begrenzung des Kreises (Kreislinie) gleich weit entfernt sind. Deshalb ist der **Radius r** eines Kreises (auch Halbmesser genannt) der Abstand zwischen dem Mittelpunkt und jedem beliebigen Punkt auf der Kreislinie. Der **Durchmesser d** hingegen ist die Verbindung zweier Punkte auf der Kreislinie, die durch den Mittelpunkt gehen muss. Die Länge der Kreislinie wird **Umfang U** genannt. Die dazugehörigen Formeln sehen so aus:

Durchmesser: $\mathbf{d = 2 \cdot r}$
Umfang: $\mathbf{U = 2 \cdot r \cdot \pi}$
Kreisfläche: $\mathbf{A = r^2 \cdot \pi}$

**VERSTÄNDNIS+** Was ist **π?**
Man bezeichnet **π** auch als Kreiszahl. Es hat die Besonderheit, dass π stets das Verhältnis zwischen Umfang und Durchmesser aufzeigt. Würde man also den Kreis in ➤ Abb. 38.1 oben mit der Schere durchschneiden und seinen gesamten **Umfang** gerade ziehen und neben den Durchmesser legen, dann würde man sehen, dass der Umfang stets **π · d,** also auch (gerundet) **3,14**-mal so lang wie der Durchmesser ist.

**MedAT-GEHEIMTIPP** Wenn Fragen drankommen wie z. B., was ist der Flächeninhalt eines Dreiviertelkreises, dann lasst euch nicht verunsichern. Rechnet einfach den Flächeninhalt aus und multipliziert ihn mit 0,75 bzw. ¾. Das geht analog für alle Teilstücke eines Kreises.
Kreisfläche Dreiviertelkreis: $\mathbf{A = 0{,}75 \cdot r^2 \cdot \pi}$
Kreisfläche Halbkreis: $\mathbf{A = 0{,}5 \cdot r^2 \cdot \pi}$
Kreisfläche Viertelkreis: $\mathbf{A = 0{,}25 \cdot r^2 \cdot \pi}$

Notizen

## 38.3.2 Dreieck

**MedAT-GEHEIMTIPP** Was ist die Summe der Innenwinkel von Dreiecken? 180°.
Außerdem 2024 geprüft: Was ist die Formel für die Höhe im gleichseitigen Dreieck? Antwort:

$$h = \frac{\sqrt{3}}{2} \cdot a$$

**MedAT-Stichwort**
Winkel

**MedAT-Stichwort**
Dreieck

Dreiecke sind Figuren mit drei Ecken (**A, B und C**) und drei Seiten (**a, b und c**) mit je einem gegenüberliegenden Winkel (**α, β und γ**) (➢ Abb. 38.2).
Es gibt mehrere Formen von Dreiecken (➢ Abb. 38.3):

- rechtwinklige Dreiecke (a)
- gleichschenklige Dreiecke (b)
- gleichseitige Dreiecke (c)
- spitzwinklige und stumpfwinklige Dreiecke

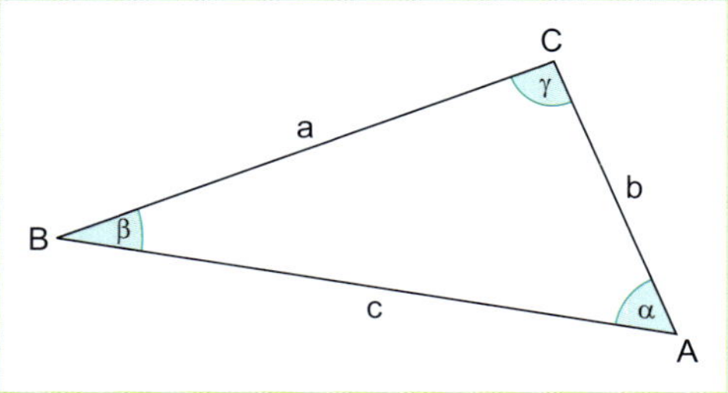


**Abb. 38.2** Dreieck (ebene geometrische Figur) [L143]

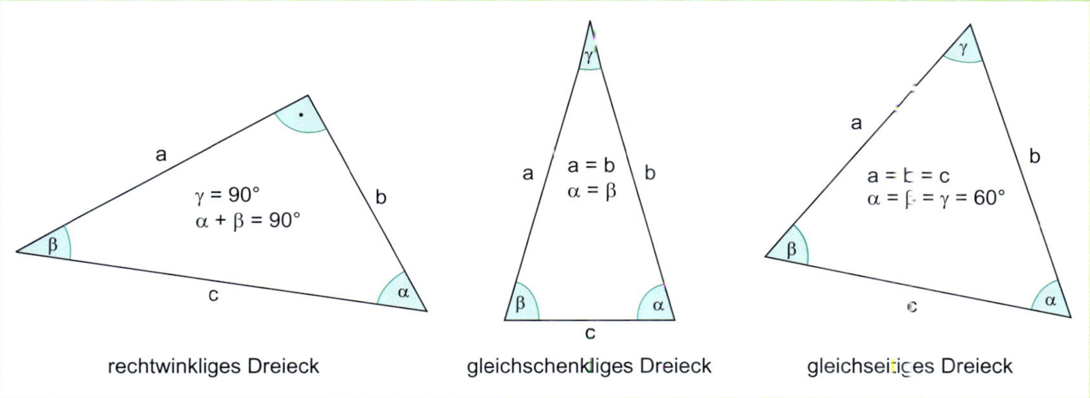


**Abb. 38.3** Verschiedene Dreiecke [L143]

Rechtwinklige Dreiecke haben immer **einen rechten Winkel** (90°) (➢ Abb. 38.3a).

Umfang: $\mathbf{U = a + b + c}$
Höhe: $\mathbf{h_c = \frac{(a \cdot b)}{c}}$
Fläche: $\mathbf{A = a \cdot b \cdot 0{,}5}$

Gleichschenklige Dreiecke haben **zwei Seiten,** die gleich lang sind (➢ Abb. 38.3b).

Umfang: $\mathbf{U = 2 \cdot a + b = a + b + c}$
Höhe: $\mathbf{h_c = \sqrt{(a^2 - 0{,}25 \cdot c^2)} = \sqrt{\left(a^2 - \left(\frac{c}{2}\right)^2\right)}}$
Fläche:

$$A = \frac{1}{2} \cdot c \cdot \sqrt{a^2 - \frac{1}{4} \cdot c^2} \quad \text{bzw.} \quad A = \frac{1}{2} \cdot c \cdot h_c$$

Gleichseitige Dreiecke haben **drei Seiten,** die gleich lang sind (➤ Abb. 38.3c).

Umfang: $U = 3 \cdot a = a + b + c$

Höhe:

$h = \frac{1}{2} \cdot a \cdot \sqrt{3}$

Fläche:

$A = \frac{(a^2 \cdot \sqrt{3})}{4} = \frac{1}{4} \cdot a^2 \cdot \sqrt{3}$

Bei spitzwinkligen Dreiecken sind **alle Winkel < 90°,** während die stumpfwinkligen Dreiecke **einen stumpfen Winkel** (> 90°) haben.

Als Winkelsumme bezeichnet man die Summe aller Winkel eines Dreiecks, die stets **180°** bemisst. Deshalb kann man bei zwei gegebenen Winkeln eines Dreiecks stets den dritten Winkel durch die Gleichung $180° = \alpha + \beta + \gamma$ berechnen. Probiert es einfach.

Außerdem kann man bei einem **gleichschenkligen Dreieck** auch nur mit **einem** gegebenen Winkel die anderen Winkel herausbekommen, da zwei Winkel ja immer gleich sein müssen (➤ Abb. 38.3b).

Beim gleichseitigen Dreieck sind alle Winkel **60°** groß (➤ Abb. 38.3c).

**VERSTÄNDNIS+** Der **Satz des Pythagoras** besagt, dass das Quadrat der Seite c eines rechtwinkligen Dreiecks gleich der Summe der Quadrate der Seiten a und b ist:
$a^2 + b^2 = c^2$ (➤ Abb. 38.4)

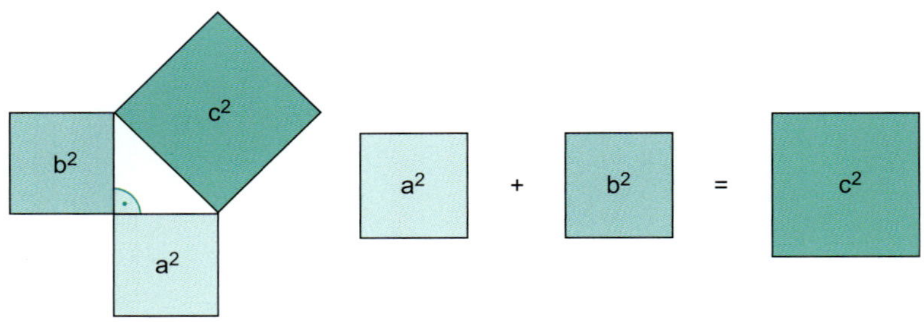


**Abb. 38.4** Verbildlichung des „Satz des Pythagoras" [L143]

**AUS DEM MEDIZINSTUDIUM**

(1) Der **Sinussatz** lautet:

$$\frac{a}{\sin(\alpha)} = \frac{b}{\sin(\beta)} = \frac{c}{\sin(\gamma)}$$

Den Sinussatz nutzt man zum Berechnen von Winkeln und Seiten in allgemeinen Dreiecken.

(2) Der **Cosinussatz** lautet wie folgt:

$$a^2 = b^2 + c^2 - 2bc \cdot \cos(\alpha)$$

bzw.

$$b^2 = a^2 + c^2 - 2ac \cdot \cos(\beta)$$

bzw.

$$c^2 = a^2 + b^2 - 2ab \cdot \cos(\gamma)$$

Den nehmt ihr dann, wenn

- ihr zwei Seiten und den Winkel zwischen ihnen gegeben habt und die dritte Seite sucht.
- alle drei Seiten gegeben habt und einen Winkel sucht.

(3) Das ist der **Tangenssatz:**

$$\frac{(b + c)}{(b - c)} = \frac{\tan(0{,}5 \cdot (\beta + \gamma))}{\tan(0{,}5 \cdot (\beta - \gamma))}$$

- Man kann ihn für alle ebenen Dreiecke verwenden.
- Für seine Anwendung ist daher auch kein rechter Winkel im Dreieck notwendig.

**MedAT-GEHEIMTIPP** Dreiecke werden gerne geprüft: Konstruktion eines Dreiecks bei gegebenem WWS sowie Tetraeder (➤ Kap. 38.4.5). 2023 wurde eine Aufgabe zu einem stumpfwinkligen Dreieck gestellt.

Für weiterführende Informationen zum Dreieck empfehlen wir ➤ Kap. 40.5.

### 38.3.3 Vierecke

Vierecke haben vier Ecken. Wie bei den Dreiecken bezeichnen wir die Ecken auch mit Großbuchstaben (A, B, C und D) und die Seiten mit Kleinbuchstaben (a, b, c und d). Außerdem haben sie auch Winkel, die wir mit griechischen Buchstaben versehen (α, β, γ und δ). Die Summe ihrer Winkel ergibt immer 360°
Es gibt verschiedene Arten von Vierecken (➤ Abb. 38.5), die wir euch der Einfachheit halber in ➤ Tab. 38.1 mit ihren Eigenschaften aufzählen.

**MedAT-Stichwort**
Rechteck

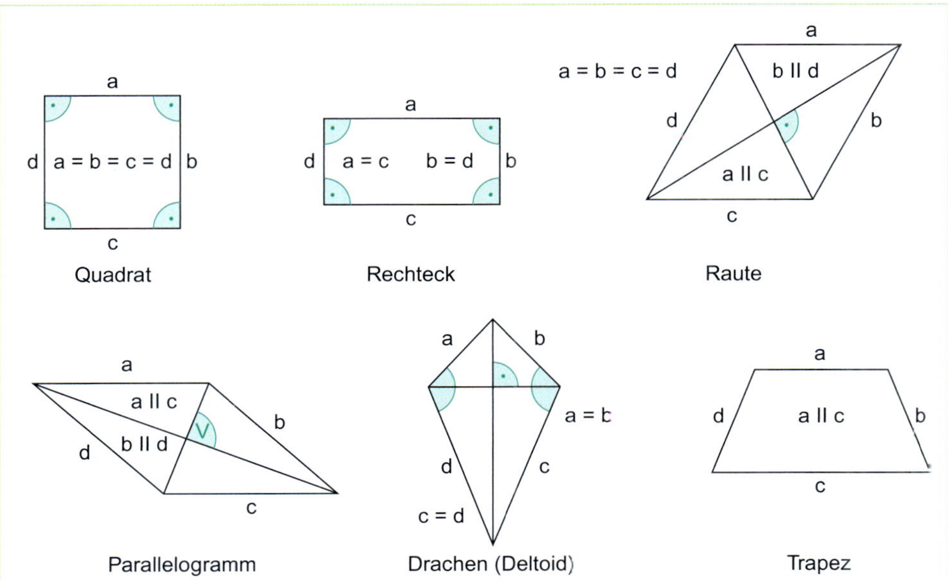


**Abb. 38.5** Verschiedene Vierecke [L143]

## 38.4 Körper (3D)

### 38.4.1 Quader und Würfel

**MedAT-GEHEIMTIPP** Schon geprüft: Formel des Quaders. Außerdem: Berechne die Diagonale eines Quaders (Vektor erstellen, Satz des Pythagoras anwenden und Betrag bzw. Länge des Vektors errechnen; ➤ Kap. 41.1.1).
Berechnungen mit den Formeln sind nicht unüblich!

**MedAT-Stichwort**
Quader

Der Quader ist in der euklidischen Geometrie ein Körper, welcher von sechs Rechtecken begrenzt wird (➤ Abb. 38.6a). Deshalb besitzt er auch sechs Seiten, die senkrecht bzw. im rechten Winkel zueinander stehen, sowie acht rechtwinklige Ecken und zwölf Kanten, von denen vier jeweils parallel sind – insgesamt also drei unterschiedliche Kanten mit je einem Freiheitsgrad im Raum (a, b und c = h).
Außerdem sind die gegenüberliegenden Seiten eines Quaders kongruent bzw. deckungsgleich.

Volumen: $\mathbf{V = a \cdot b \cdot c = a \cdot b \cdot h}$
Oberflächeninhalt: $\mathbf{A_O = 2 \cdot (a \cdot b + a \cdot c \cdot b \cdot c)}$

Es gibt einen Sonderfall des Quaders:

**Tab. 38.1** Verschiedene Vierecke

| Viereck | Formeln | | Eigenschaften |
|---|---|---|---|
| | Umfang | Flächeninhalt | |
| Quadrat | U = a + b + c + d = 4a | $A_F = a^2 = b^2 = c^2 = d^2$ | • Alle Seiten gleich lang.<br>• Hat vier rechte Winkel.<br>• Ist auch ein Rechteck und ein Parallelogramm. |
| Rechteck | U = a + b + c + d = 2a + 2b | $A_F = a \cdot b = c \cdot d$ | • Hat je zwei gleich lange Seiten.<br>• Hat vier rechte Winkel. |
| Raute | U = a + b + c + d = 4a | $A_F = a^2 \cdot \sin(\alpha) = a^2 \cdot \sin(\beta) = a^2 \cdot \sin(\gamma) = a^2 \cdot \sin(\delta)$ | • Alle Seiten gleich lang.<br>• Seine gegenüberliegenden Seiten sind parallel.<br>• Zwei gegenüberliegende Winkel müssen ‹ 90° sein, während die anderen beiden › 90°sind.<br>• Verbindet man die gegenüberliegenden Ecken miteinander, müssen die Diagonalen **senkrecht** zueinander stehen. |
| Parallelogramm | U = a + b + c + d = 2a + 2b | $A_F = a \cdot b \cdot \sin(\alpha)$<br>$A_F = a_g \cdot h$<br>Wobei $a_g$ für die Grundseite und h für die Höhe steht. | • Gegenüberliegende Seiten sind parallel zueinander.<br>• Verbindet man die gegenüberliegenden Ecken miteinander, müssen die Diagonalen **nicht senkrecht** zueinanderstehen. |
| Deltoid (Drachen) | U = a + b + c + d = 2a + 2b | Zieht man eine Verbindung von einer Flügelecke zur anderen, nennen wir diese Gerade $g_e$ und die sie senkrecht kreuzende Verbindung zwischen den anderen beiden Ecken Gerade $g_f$. Dann ist der Flächeninhalt:<br>$A_F = 0{,}5 \cdot g_e \cdot g_f$ | • Hat zwei gleich große Flügelwinkel, und zwei weitere Winkel, die variabel sind.<br>• Hat zwei gleich lange Seiten, die nebeneinander liegen. |
| Trapez | U = a + b + c + d | Die parallelen Seiten werden immer mit a und c beschriftet. Ihr Abstand zu einander ist die Höhe h. Daraus ergibt sich der Flächeninhalt:<br>$A_F = 0{,}5 \cdot h \cdot (a + c)$<br>$A_F = h \cdot \frac{(a+c)}{2}$ | • Hat zwei parallele Seiten.<br>• Hat oft vier verschiedene Winkel.<br>• Die Summe benachbarter Winkel ergibt stets 180°. |

Ein Würfel besteht aus sechs **identischen** Flächen, die senkrecht zueinander stehen (➤ Abb. 38.6b). Das bedeutet auch, dass die Kantenlängen alle gleich sind (a = b = c).

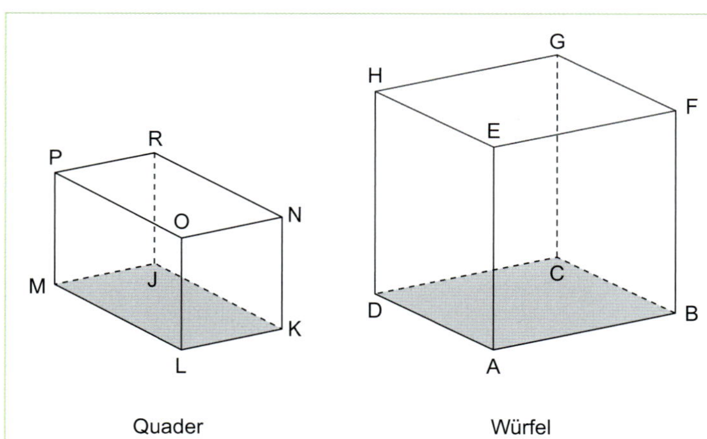


**Abb. 38.6** Quader und Würfel [L143]

Volumen: $\mathbf{V = a \cdot b \cdot c = a^3 = b^3 = c^3}$
Oberflächeninhalt: $\mathbf{A_O = 6 \cdot a^2 = 6 \cdot b^2 = 6 \cdot c^2}$

### 38.4.2 Prisma

Stellt euch ein Vieleck (Polyeder) vor – also eine (ebene) Fläche, die aus mindestens drei Ecken besteht. Verschiebt man dieses Vieleck nach oben, dann hat man durch die Strecke, die es nach oben verschoben worden ist, einen dreidimensionalen Körper geschaffen, den wir **Prisma** nennen. Die nach oben verschobene Strecke ist gleich der **Höhe h** des Prismas. Das initiale Vieleck bildet dadurch sowohl die **Grundfläche G** als auch die **Deckfläche D.** Das bedeutet dann aber auch, dass Prismen verschiedene Grundflächen haben, da es verschiedene Vielecke gibt. Ein paar Beispiele haben wir in ➤ Abb. 38.7 dargestellt.

**MedAT-Stichwort**
Prisma

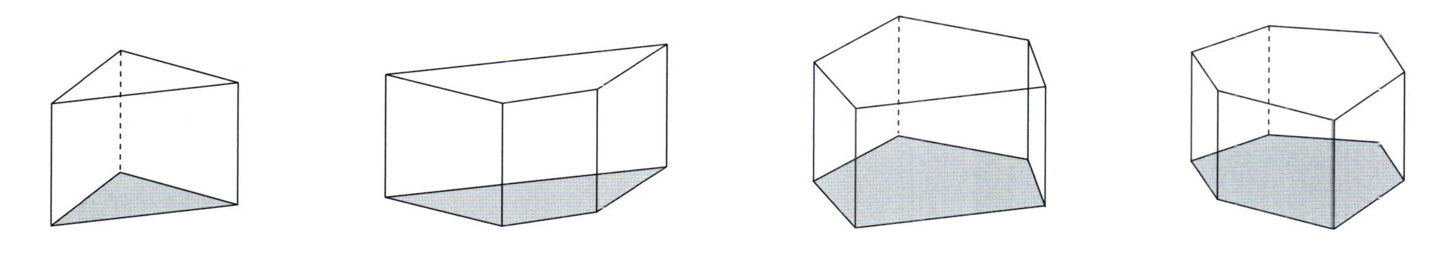


**Abb. 38.7** Verschiedene Prismen mit unterschiedlichen Seitenanzahlen [L143]

Volumen: $\mathbf{V = G \cdot h}$
Umfang: $\mathbf{U = a + b + c + ... + x}$ (je nachdem, welches Polyeder vorliegt)
Mantelfläche: $\mathbf{M = U \cdot h}$
Oberflächeninhalt: $\mathbf{A_O = 2 \cdot G + M = G + D + M}$

### 38.4.3 Zylinder und Kegel

Wir betrachten für den MedAT einen aufrecht stehen, nicht hohlen **Zylinder,** also einfach einen ganz normalen. Dieser besteht aus jeweils einem Kreis (➤ Kap. 38.3.1) als Grund- und Deckfläche. Die Strecke der Verschiebung der Grundfläche nach oben zur Deckfläche ist auch hier wieder die **Höhe h.** Eine Darstellung bietet ➤ Abb. 38.8b.

**MedAT-Stichwort**
Zylinder

Volumen: $\mathbf{V = r^2 \cdot \pi \cdot h}$
Mantelfläche: $\mathbf{M = 2 \cdot \pi \cdot r \cdot h}$
Deck- und Grundfläche: $\mathbf{D\ (G) = r^2 \cdot \pi}$
Oberflächeninhalt: $\mathbf{A_O = 2 \cdot \pi \cdot r^2 + 2 \cdot \pi \cdot r \cdot h = G + D + M = 2 \cdot G + M = 2\,D + M}$

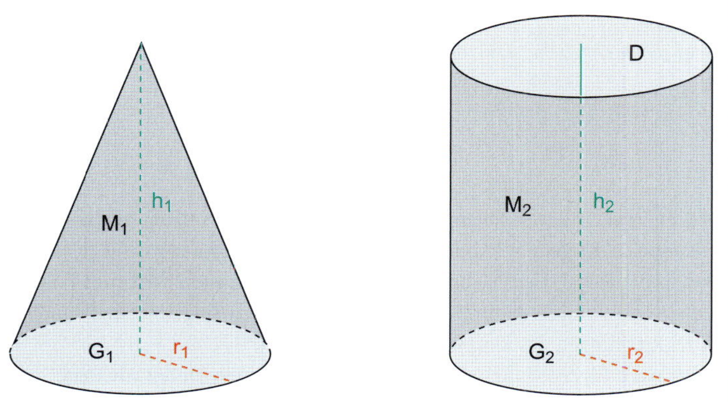


**Abb. 38.8** Kegel und Zylinder [L143]

**MedAT-GEHEIMTIPP** Zum Zylinder wurde schon mal gefragt, was eigentlich mit dem Durchmesser passiert, wenn man die Höhe des Zylinders um 30 % reduziert, aber das Volumen gleich bleibt. Wir müssen bei dieser Aufgabe von einer direkten Proportionalität ausgehen, da es sich bei der Formel für das Volumen um ein Produkt handelt. Außerdem rechnen wir die Prozente in Dezimalzahlen um. Das Volumen bleibt gleich: $V = 100\,\% = 1$. Die Höhe wird zu $h = 0{,}7$. Wir suchen jetzt den Durchmesser d:

$$1 = r^2 \cdot h \ (\pi \text{ ist für das Verhältnis irrelevant})$$

$$1 = (0{,}5 \cdot d_1)^2 \cdot h$$
$$1 = (0{,}5 \cdot d_1)^2 \cdot \mathbf{0{,}7}$$
$$\frac{1}{0{,}7} = 0{,}25 \cdot d_1^2$$
$$\frac{1{,}4}{0{,}25} = d_1^2 \mid \sqrt{}$$
$$d_1 = \sqrt{5{,}6} = 2{,}37$$

... wenn der Zylinder um 30 % verkürzt wird. Jetzt brauchen wir noch den Wert für d, wenn $h = 100\,\% = 1$ ist.

$$1 = (0{,}5 \cdot d_2)^2 \cdot 1$$
$$1 = 0{,}25 \cdot d_2^2 \quad \mid :0{,}25$$
$$4 = d_2^2 \quad \mid \sqrt{}$$
$$d_2 = 2$$

Jetzt rechnen wir noch das Verhältnis aus:

$$\frac{d_1}{d_2} = \frac{2{,}37}{2} = 1{,}185$$

Das sind wiederum 18,5 %, um die sich der Durchmesser vergrößert, wenn sich die Höhe um 30 % reduziert, während das Volumen gleich bleibt.

**MedAT-GEHEIMTIPP** 2024 musste man die Zylinder-Oberfläche (bzw. Mantelfläche) berechnen.

Ein **Kegel** ist ein Körper mit einem Kreis als **Grundfläche G,** der nach oben hin spitz zuläuft (➤ Abb. 38.8a). Er hat eine **Mantellinie s,** die von einem beliebigen Punkt des Umfangs der Grundfläche zur **Kegelspitze** läuft. Seine **Höhe h** ist die Verbindung des Mittelpunkts der Grundfläche mit der Kegelspitze. Die Verbindungslinie nennt man auch **Achse.**

Volumen: $\mathbf{V} = \frac{G \cdot h}{3} = \frac{\pi \cdot r^2 \cdot h}{3}$

Mantellinie:

$s = \sqrt{r^2 + h^2}$

Mantelfläche: $\mathbf{M = \pi \cdot r \cdot s}$
Grundfläche: $\mathbf{G = r^2 \cdot \pi}$
Oberflächeninhalt: $\mathbf{A_O = G + M = r^2 \cdot \pi + \pi \cdot r \cdot s}$

**MedAT-GEHEIMTIPP** Leider auch schon mal gefragt: das Verhältnis der Volumina zweier Kegel. Rechnet dazu einfach das Volumen eines jeden Kegels aus und teilt das größere Volumen durch das kleinere und ihr bekommt das Verhältnis.

## 38.4.4 Kugel

**MedAT-Stichwort**
Kugel

Nehmen wir einen Kreis und drehen in einer vertikalen, horizontalen oder transversalen (queren) Ebene um 360°, zeichnet er uns eine perfekte **Kugel** (➤ Abb. 38.9). Dabei wird der Umfang des Kreises auch gleichzeitig der Oberflächeninhalt der Kugel. Der Flächeninhalt des Kreises hingegen wird zum Volumen der Kugel. Der zweidimensionale Kreis wurde dadurch zur dreidimensionalen Kugel, weshalb auch die Ausbreitung des Radius r in drei Richtungen des Raumes beschrieben wird ($r^3$).
Die daraus folgenden Verhältnisse der Eigenschaften dieses platonischen Körpers lauten wie folgt:

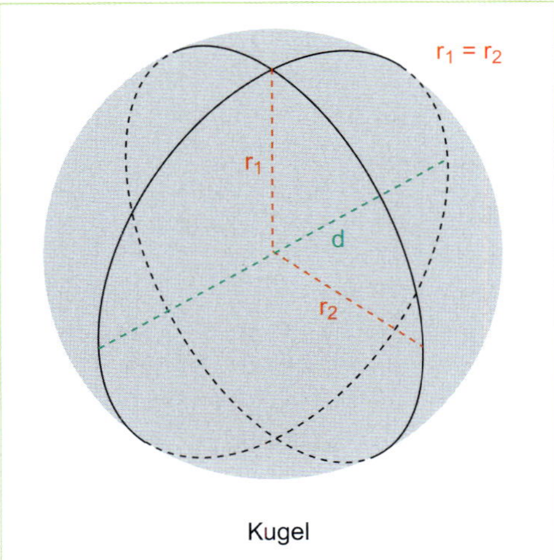


**Abb. 38.9** Kugel mit Radius r und Durchmesser d [L143]

Volumen: $\mathbf{V = (\frac{4}{3})\, r^3 \cdot \pi}$

Mantelfläche = Oberflächeninhalt: $\mathbf{A_O = 4 \cdot \pi \cdot r^2}$

**MedAT-GEHEIMTIPP** In der Geometrie am häufigsten gefragt: die Kugel (bereits 7×; das letzte Mal 2024). Besonders gern wird geprüft, was denn mit der Oberfläche und dem Volumen passiert, wenn man z. B. den Radius verdoppelt. Oder verdreifacht.
Rechnet es einfach gleich aus, damit ihr es im Notfall beim Test auch versteht. Dann lernt die Verhältnisse (zumindest Verdoppelung und Verdreifachung) aber am besten auswendig, damit ihr für diese Aufgaben nicht unnötig Zeit verschwendet. Denkt dran, auch die Umformung der Formeln zu lernen!

## 38.4.5 Pyramide

Eine **Pyramide** ist ein dreidimensionales geometrisches Objekt mit einer polygonalen Grundfläche und dreieckigen Flächen, die in einem einzigen Punkt, dem Scheitelpunkt S, zusammenlaufen.

**MedAT-Stichwort**
Pyramide
Tetraeder

Pyramiden bestehen aus:

- **Grundfläche G:** Die untere polygonale Fläche, auf der die Pyramide ruht.
- **Seitenflächen:** Die dreieckigen Flächen, die die Seiten der Pyramide bilden.
- **Kanten l:** Die Liniensegmente, an denen sich zwei Flächen treffen.
- **Scheitelpunkt S:** Der Punkt, an dem sich alle dreieckigen Flächen an der Spitze der Pyramide treffen.

Darüber hinaus sind wichtig:

- **Mittelpunkt C:** Der Mittelpunkt der Grundfläche G.
- **Höhe h:** Senkrechte Höhe vom Scheitelpunkt zur Grundfläche (bei regelmäßigen Pyramiden der Mittelpunkt des Polygons).

Die Formeln für das Volumen (V) und den Oberflächeninhalt ($A_O$) von quadratischen Pyramiden (➤ Abb. 38.10) lauten wie folgt:

**Volumen:** $V = \frac{G \cdot h}{3}$, wobei G der Flächeninhalt der Grundfläche und h die senkrechte Höhe vom Scheitelpunkt zur Grundfläche ist.
**Oberflächeninhalt:** $A_O = 0{,}5 \cdot U \cdot L + G$, wobei U der Umfang der Grundfläche, L die schräge Höhe und G der Flächeninhalt der Grundfläche ist.
**Grundfläche:** Je nach Art des Vielecks ➤ Kap. 38.3.2 und ➤ Kap. 38.3.3.

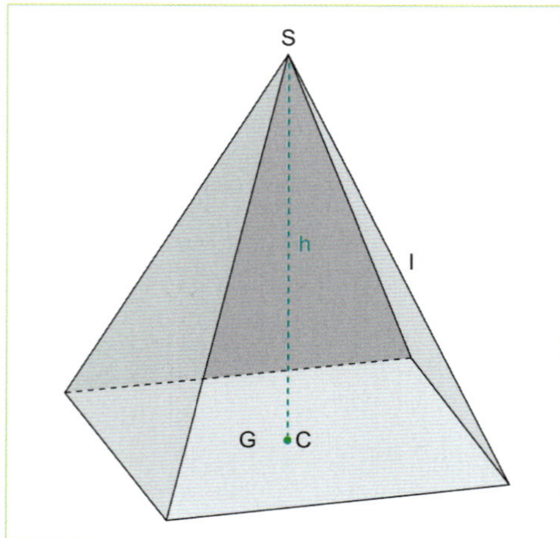


**Abb. 38.10** Quadratische Pyramide [L143]

Pyramiden können anhand ihrer Grundfläche und der Neigung ihrer Seitenflächen klassifiziert werden:

- **Regelmäßige Pyramide:** Eine Pyramide, deren Grundfläche ein regelmäßiges Vieleck ist (alle Seiten und Winkel sind gleich) und deren dreieckige Flächen kongruente gleichschenklige Dreiecke sind. Der Scheitelpunkt einer regelmäßigen Pyramide liegt direkt über dem Mittelpunkt C der Grundfläche und heißt Lotfußpunkt.
- **Unregelmäßige Pyramide:** Eine Pyramide, deren Grundfläche ein unregelmäßiges Vieleck ist oder deren Dreiecksflächen nicht kongruent sind.
- **Rechtwinklige Pyramide:** Eine Pyramide, deren Scheitelpunkt direkt über dem Schwerpunkt ihrer Grundfläche liegt und deren Dreiecksflächen gleichschenklige Dreiecke sind. Alle regelmäßigen Pyramiden sind auch rechtwinklige Pyramiden.
- **Schiefe Pyramide:** Eine Pyramide, deren Scheitelpunkt nicht direkt über dem Mittelpunkt C der Grundfläche liegt (➤ Abb. 38.11).
- **Tetraeder:** Eine Pyramide, deren Grundfläche ein Dreieck ist (➤ Abb. 38.12).

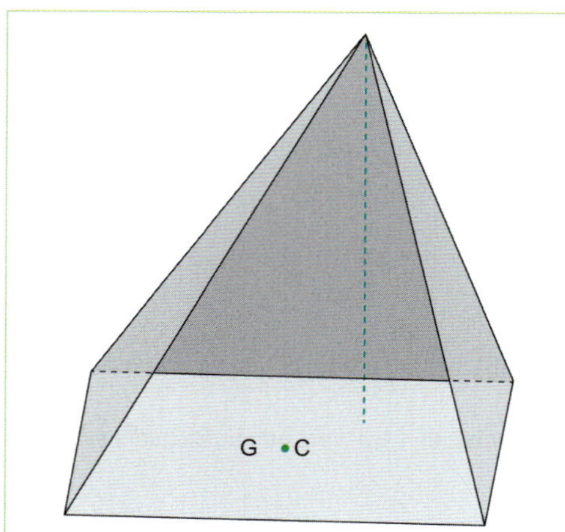


**Abb. 38.11** Schiefe Pyramide [L143]

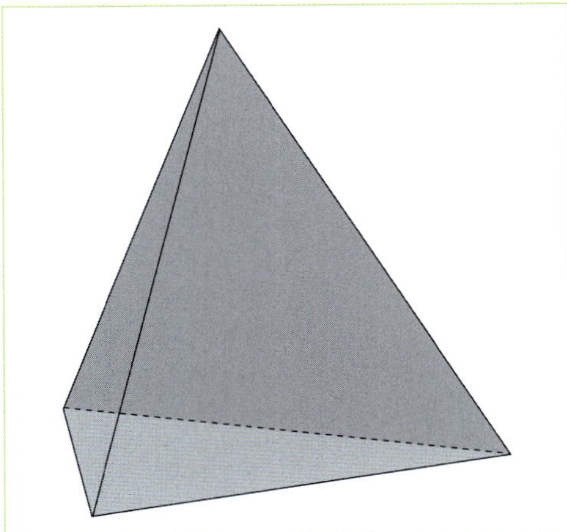

**Abb. 38.12** Tetraeder [L143]

Notizen

Notizen

# KAPITEL 39 Einheiten

Deniz Tafrali

## 39.1 Die Dimensionen von Raum und Zeit

MedAT-Stichwort
Einheiten

### 39.1.1 Raum

**DEFINITIONEN** Der **Meter** (m) definiert diejenige Länge der Strecke, die elektromagnetische Strahlung (genauer: Licht) im Vakuum in einer Zeitspanne von 1/299.792.458 Sekunden hinter sich bringt.

Als **Dimension** bezeichnet man (in der Mathematik) die Anzahl der Freiheitsgrade einer Bewegung, also seine Ausbreitungsmöglichkeit entlang von Achsen.
Den **eindimensionalen** Systemen ist der Freiheitsgrad 1 zugeordnet, was bedeutet, dass sich eine Bewegung lediglich in zwei Richtungen ausbreiten kann – nach positiv oder negativ, ausgehend vom Startpunkt (0) der Bewegung.
Im praktischen Bezug auf die Einheiten spricht man in eindimensionalen Systemen von **Länge.** Mit ihr kann man Entfernungen messen. Ihre Einheit ist das Meter **m.**
**Zweidimensionale Systeme** haben den Freiheitsgrad 2 und können deshalb sowohl nach positiv und negativ, als auch senkrecht der eindimensionalen Richtung nach positiv und negativ bewegt werden. Der Einfachheit halber nutzt man die Bezeichnung x-Achse für die waagrechte Achse im kartesischen Koordinatensystem und y-Achse für die vertikale Achse. Bei der Auftragung von Funktionen verwendet man für y auch f(x) (➤ Abb. 39.1).
Analog zur Länge spricht man hingegen in zweidimensionalen Systemen von **Flächen.** Ihre Einheit ist der Quadratmeter **m²,** da sie als Produkt von zwei Längen definiert ist ($m \cdot m = m^2$).
Das **dreidimensionale System** fügt dem Koordinatensystem noch eine dritte Achse hinzu, je nach Benennung z-Achse oder $x_1$-Achse, wodurch das System 3 Freiheitsgrade bekommt.
Im dreidimensionalen Raum bezeichnet man Abmessungen mit der Ausbreitung in drei Achsenrichtungen als **Volumen.** Seine Einheit ist das **m³,** da $m \cdot m \cdot m = m^3$.

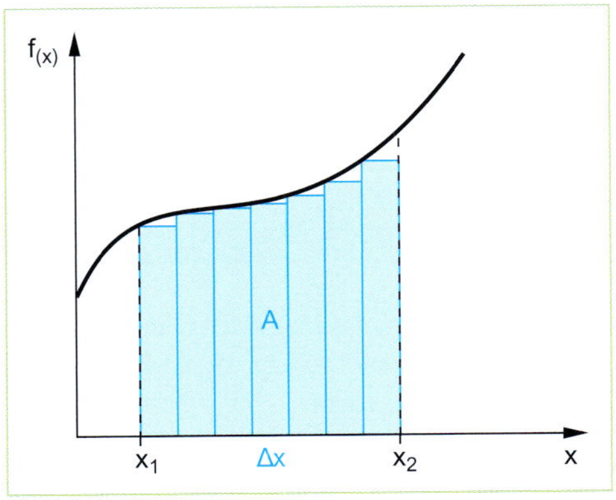


**Abb. 39.1** Beispiel eines kartesischen Koordinatensystems anhand der Auftragung einer Integralfunktion [L143]

### 39.1.2 Zeit

Seit Einstein gilt die Zeit als **vierte Dimension.** Sie wird nicht (!) in Metern, sondern nach dem Internationalen Einheitensystem (➤ Kap. 25.2) mit der **Sekunde** gemessen.

**AUS DEM MEDIZINSTUDIUM** Die vierte Dimension wird im Rahmen der relativistischen Physik als Lichtkegel (Raum-Zeit-Kegel) bildlich dargestellt, was uns an diesem Punkt aber nicht weiter interessieren soll.

Notizen

**DEFINITIONEN** Eine **Sekunde (s)** ist die 9.192.631.770-fache Periodendauer der dem Übergang zwischen den beiden Hyperfeinstrukturniveaus des Grundzustands des Cäsium-133-Atoms entsprechenden Strahlung.
Weitere Zeiteinheiten sind die **Minute (min),** die mit 1 min = 60 s definiert ist.
Die **Stunde (h)** ist mit 1 h = 60 min = 60 · 60 s = 3600 s definiert.
Des Weiteren besteht ein **Tag (d)** aus 1 d = 24 h = 24 · 60 min = 1440 min.
Die **Woche (w)** und das **Jahr (a)** bestehen hingegen aus 7 Tagen und 365,25 Tagen.

## 39.2 Umrechnungen der Einheiten

**MedAT-Stichwort**
Umrechnungen

Die Umrechnungen der Flächen und Volumen stellen erfahrungsgemäß große Probleme beim Lernen der Mathematik dar. Wir gehen sie hier mit euch durch:

### 39.2.1 Länge

**MedAT-Stichwort**
Länge

Dazu benutzen wir die oben schon erwähnte SI-Basiseinheit **Meter (m).** Um die Länge 1 m in andere Zehnerpotenzen umzuwandeln, muss man sie mit 10 multiplizieren (➤ Tab. 39.1).
Also sind ein Dekameter 1 m · 10 = 10 m = 1 dam (Dekameter). Multipliziert man einen Dekameter wieder mit 10, erhält man einen Hektometer (1 hm = 100 m). Macht man es noch einmal, erhält man den allseits bekannten Kilometer:

**Tab. 39.1** Namensgebung der Präfixe nach dem Internationalen Einheitssystem (SI)

| | | | | | | | | | | |
|---|---|---|---|---|---|---|---|---|---|---|
| **Präfix** | Yotta | Zetta | Exa | Peta | Tera | Giga | Mega | Kilo | Hekto | Deka |
| **Zehnerpotenz** | $10^{24}$ | $10^{21}$ | $10^{18}$ | $10^{15}$ | $10^{12}$ | $10^{9}$ | $10^{6}$ | $10^{3}$ | $10^{2}$ | $10^{1}$ |
| **Präfix** | Dezi | Zenti | Milli | Mikro | Nano | Piko | Femto | Atto | Zepto | Yokto |
| **Zehnerpotenz** | $10^{-1}$ | $10^{-2}$ | $10^{-3}$ | $10^{-6}$ | $10^{-9}$ | $10^{-12}$ | $10^{-15}$ | $10^{-18}$ | $10^{-21}$ | $10^{-24}$ |

$$1\,\text{m}\cdot 10\cdot 10\cdot 10 = 1000\,\text{m} = 1\,\text{km}$$
$$1\,\text{dam}\cdot 10\cdot 10 = 100\,\text{dam} = 1\,\text{km}$$
$$1\,\text{hm}\cdot 10 = 10\,\text{hm} = 1\,\text{km}$$

Also ist im Umkehrschluss auch:

$$1\,\text{m} = \frac{1}{(10\cdot 10\cdot 10)\,\text{km}} = 0{,}001\,\text{km}$$

### 39.2.2 Flächen

**MedAT-Stichwort**
Flächen

Das war bis jetzt sehr einfach. Jedoch wird es, wenn schlecht erklärt, bei der Flächen- und Volumenberechnung (➤ Tab. 39.2) komplizierter.

**Tab. 39.2** Flächen- und Volumenberechnung

| Größe | Definition | SI-Einheit |
|---|---|---|
| Länge | $l_1$ | m |
| Fläche | $l_1 \cdot l_2$ | $m^2$ |
| Volumen | $l_1 \cdot l_2 \cdot l_3$ | $m^3$ |

Stellt euch auf eurem Tisch oder auf dem Boden einfach ein Quadrat vor, das einen Meter lang und einen Meter breit ist. (Wer nicht weiß, was ein Quadrat ist, wird dazu eingeladen, ➤ Kap. 38 zu wiederholen).
Der Flächeninhalt des Quadrates beträgt dann 1 $m^2$, da 1 m · 1 m = 1 $m^2$ ergibt.
Jetzt das Knifflige: Mit obiger Logik müssten 1 $m^2$ = 0,001 $km^2$ ergeben – jedoch ist das **falsch!** Es ist nämlich **1 $m^2$ = 0,000001 $km^2$ = 1 · $10^{-6}$ km.**
Wie kann das sein?
Stellt euch einfach vor, ihr wollt mit ganz vielen 1-$m^2$-Quadraten ein 1-$km^2$-Quadrat ausfüllen. Beziehungsweise, da es leichter zu handhaben ist, könnt ihr euch auch umgekehrt vorstellen, dass ihr das aufgezeichnete 1-$m^2$-Quadrat mit 1-$mm^2$-Quadraten ausfüllt. Wenn ihr also von der Annahme 1 $mm^2$ = 0,001 $m^2$ ausgeht, werdet ihr merken, dass ihr mit 1000 · 1-$mm^2$-Quadraten lediglich einen Bruchteil des 1-$m^2$-Quadrats ausfüllen könnt. Legt ihr auf einer beliebigen Seite (Breite oder Länge) des 1-$m^2$-Quadrats

1000 · 1-$mm^2$-Quadrate hintereinander, werdet ihr wiederum merken, dass sich diese Aneinanderreihung für die gesamte Länge der Seite perfekt ausgeht.
Jetzt der Clou: Da man das für Länge wie Breite gleichmäßig machen kann, probiert doch einfach mal 1000 und 1000 zu multiplizieren, wie es die Definition der Fläche an sich vorgibt:

$$1000 \cdot 1000 = 1.000.000$$

Aha! Also ergeben **eine Million 1-$mm^2$-Quadrate ein einziges 1-$m^2$-Quadrat!** Dadurch gilt auch, dass 1 $mm^2$ = 0,000001 $m^2$ ist!
Das bedeutet für uns, dass wir bei Flächenumrechnungen den **Unterschied der Zehnerpotenz** (hier ist die Differenz zwischen Meter ($10^0$) und Millimeter ($10^{-3}$) → $\mathbf{10^3}$) des SI-Systems aus ➤ Tab. 39.2 einfach **mit sich selbst multiplizieren,** also **hoch 2** nehmen müssen ($10^3 \cdot 10^3 = 10^{(3)\cdot 2} = 10^{3+3} = \mathbf{10^6}$)!

Ein weiteres Beispiel:
Laut ➤ Tab. 39.1 sind ein Femtometer (fm) = $1 \cdot 10^{-15}$ m und ein Mikrometer (µm) = $1 \cdot 10^{-6}$ m.
Für die Aufgabe bitten wir euch, **1 $fm^2$ in 1 $\mu m^2$ umzurechnen!**
Wir nehmen also 15–6 = 9. Das bedeutet, wir haben den Zehnerpotenzunterschied eine Milliarde ($1 \cdot 10^9$ = 1.000.000.000). Multipliziert man $1 \cdot 10^9$ mit sich selber:

$$\left(1 \cdot 10^9\right) \cdot \left(1 \cdot 10^9\right) = 1 \cdot 10^{9+9} = 1 \cdot 10^{18}$$

… erhält man eine Trillion: also eine 1 mit 18 Nullen. Das bedeutet, die Lösung von obiger Aufgabe ist:

$$1\ \text{fm}^2 = 0{,}000000000000000001\ \mu\text{m}^2$$

Oder besser:

$$1\ \text{fm}^2 = 1 \cdot 10^{-18}\ \mu\text{m}^2$$

### 39.2.3 Volumen

**MedAT-Stichwort**
Volumina

Um euch unnötige Lesearbeit zu ersparen, sagen wir zur **Volumenumrechnung** nur so viel:
Wendet das oben erklärte System bei der Berechnung von Volumen auf genau dieselbe Art und Weise an, jedoch mit einem einzigen Unterschied: Statt die Differenz der Zehnerpotenzen lediglich mit sich selbst zu multiplizieren, müsst ihr sie **hoch 3** nehmen, also mit sich selber und dann noch einmal mit sich selber multiplizieren!
Übt diese Art von Aufgaben mit diesem System bitte intensiv. Dadurch könnt ihr dann, wenn es hart auf hart kommt, auch mit dem Stress am Testtag die Fragen problemlos beantworten.

**MedAT-GEHEIMTIPP** Arbeitet dieses und das vorhergehende Kapitel unbedingt gut durch. Denn wenn ihr es einmal richtig verstanden habt und ein wenig Routine habt, dann sind die Punkte für die Aufgaben zu diesen Themen wirklich geschenkt.
Bisher geprüft wurden Umrechnungen:
- von ml in $m^3$
- von ppm (bereits zweimal)
- von $\frac{g}{ml}$ in $\frac{g}{L}$
- von $\frac{L}{min}$ in $\frac{ml}{min}$
- von $dm^3$ in $cm^3$
- von $dm^3$ in Liter (neu im Jahr 2024)

Notizen

**MedAT-Stichwort**
Zeit

### 39.2.4 Zeit

Die Umrechnung der Zeiteinheiten gestaltet sich sehr einfach. Wir haben ein paar Beispiele in ➤ Tab. 39.3 zusammengefasst.

**Tab. 39.3** Umrechentabelle für Zeiteinheiten

| Zeiteinheit | Zehnerpotenz | Umrechnung in | Rechnung |
|---|---|---|---|
| Mikrosekunden (µs) | $10^{-6}$ s | 1 s | $10^{-6}$ s · 1.000.000 = **1 s** |
| Millisekunden (ms) | $10^{-3}$ s | 1 min | $10^{-3}$ s · 1000 · 60 = 60 s = **1 min** |
| Sekunde (s) | $10^{0}$ s = 1 s | 1 w | 1 s · 60 · 60 · 24 · 7 = 604.800 s = 10.080 min = 168 h = 7 d = **1 w** |

**MedAT-GEHEIMTIPP** Merkt euch die ➤ Tab. 39.3. Zeiteinheiten musste man nämlich auch schon einmal im Rahmen des Mathe-Teils des BMS umrechnen. Außerdem wurde schon gefragt, welche Strecke Licht in einem Jahr zurücklegt: 1 Lichtjahr = 9,46 Billionen Kilometer.

Notizen

KAPITEL

# 40 Funktionen

Deniz Tafrali

## 40.1 Funktionen allgemein

MedAT-Stichwort:
Funktionen

**MedAT-GEHEIMTIPP** Funktionen sind in der Mathematik das am häufigsten geprüfte Thema. Ihr solltet besonderen Fokus auf Logarithmus-, Potenz- und Winkelfunktionen legen!

Will man den Zusammenhang zweier Größen quantitativ darstellen, bedient man sich der Funktionen. Eine Funktion weist **jedem** Element einer Menge genau **ein** Element einer anderen Menge zu. Dabei geht sie von einer **Definitionsmenge D** aus, deren Elementen sie je ein Element einer **Zielmenge** (auch Ergebnis- und Wertemenge genannt) zuordnet.

**DEFINITIONEN** Ein **Element** ist schlichtweg die kleinste Einheit einer Ansammlung von Dingen – in der Mathematik oft Zahlen. Hat man z. B. alle natürlichen Zahlen (ℕ), die positiv sind und stets durch die Addition von 1 begonnen bei der Zahl 1 bis unendlich definiert sind, dann stellen seinen Anfang die Zahlen 1, 2, 3, 4, 5, 6 ... dar. Das geht ins Unendliche weiter. Ein Element der natürlichen Zahlen wäre dann z. B. 5, 1 oder 789.
Eine **Menge** ist in der Mathematik noch nicht exakt definiert. Für unsere Zwecke reicht es aber anzunehmen, die Menge sei die vorher besagte „Ansammlung von Dingen [Elementen]".

Geht man davon aus, dass die Definitionsmenge D aus **reellen Zahlen** (➤ Kap. 37.1) besteht, kann man den Zahlen der Definitionsmenge durch eine Funktionsgleichung die Zahlen der Zielmenge zuordnen. Wir nehmen dafür folgendes Beispiel:

$$f(x)=x+5$$

Wichtig ist dabei zu wissen, dass man ja vorher eine Definitionsmenge festgelegt hat – die reellen Zahlen. Unsere Variable x (➤ Kap. 37.1) kann jetzt **jeder Wert** sein, der eine reelle Zahl ist. Man sagt auch, **x ist Element von** ℝ. Auf Mathematisch heißt das $x \in \mathbb{R}$.
Jetzt sehen wir: Setzt man für x eine beliebige reelle Zahl ein (sagen wir 5, 10 und 15), erhält man ein Ergebnis für f(x).

$$f(5)=5+5=10$$
$$f(10)=10+5=15$$
$$f(15)=15+5=20$$

Daraus folgt: Die Funktionsgleichung $f(x) = x + 5$ ordnet jedem x-Wert einen f(x)-Wert zu.
Der Einfachheit halber können wir f(x) auch **y** nennen.

**VERSTÄNDNIS+** Wichtig: Eine Funktionsgleichung ordnet einem Element aus der Definitionsmenge (x) immer nur **je ein Element** der Zielmenge (y) zu. Wären es mehr, spräche man von einer **Relation** und nicht von einer Funktion.
Jedoch gilt entgegengesetzt: Mehrere Elemente der Definitionsmenge (x) dürfen derselben Zielmenge (y) zugeordnet werden.
Kurz gesagt heißt das auch, dass verschiedene x-Werte denselben **y-Wert ergeben dürfen,** jedoch **niemals** verschiedene y-Werte denselben x-Wert.

Weil es sehr unübersichtlich wäre, große x- und y-Wertebereiche tabellarisch aufzulisten, hat man sich in der Mathematik eine Methode der Darstellung von Funktionsgleichungen ausgedacht, die sich sehen lassen kann – man zeichnet sie einfach auf.

Will man eine Funktion **grafisch** darstellen, bedient man sich dem kartesischen Koordinatensystem (➤ Kap. 39.1.1). Wir haben in ➤ Abb. 40.1 zwei solcher Funktionen in zwei zweidimensionale Koordinatensysteme eingetragen.

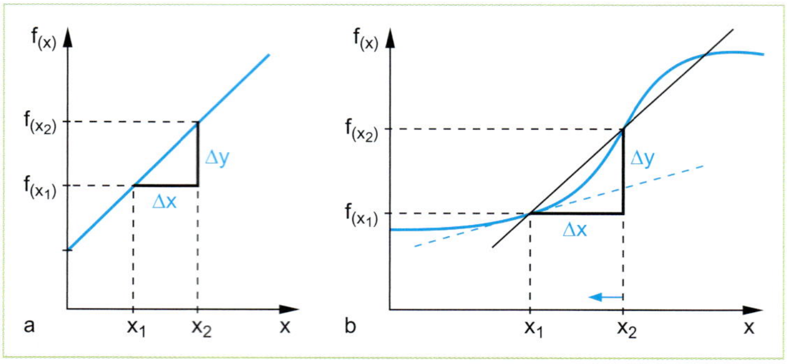


**Abb. 40.1** Bestimmung der Steigung (a) einer linearen Funktion und (b) einer beliebigen nichtlinearen Funktion [L143]

## 40.2 Lineare Funktionen (Geradenfunktionen)

**MedAT-Stichwort**
Geradenfunktion

In ➤ Abb. 40.1a haben wir eine lineare Funktion. Diese Art von Funktionen stellen stets Geraden dar.

**EPISCHE ESELSBRÜCKE** **Linea**re Funktion → **Lineal**

Sie können durch eine allgemeine Geradengleichung beschrieben werden, die da lautet

$$y = mx + c$$

### 40.2.1 Steigung

**MedAT-GEHEIMTIPP** Steigungswinkel Δ lernen!

Wobei **m** die Steigung darstellt und **c** eine Konstante ist. Für m gilt des Weiteren

$m = \frac{\Delta y}{\Delta x}$ (➤ Abb. 40.1)

Daraus schließen wir, dass die Steigung der linearen Funktionen steiler wird, je weiter m von 0 weg ist. Ist die Steigung m = 2, dann folgt, dass Δy = 2 und Δx = 1 ist. Im Koordinatensystem geht man dann „einen Schritt nach rechts und zwei nach oben". Ist die Steigung hingegen weiter weg von 0, sagen wir m = 15, dann geht man „einen Schritt nach rechts und 15 nach oben" – die Gerade wird steiler.

**VERSTÄNDNIS⁺** Hat die Steigung einen **Wert < 1,** dann wird sie ziemlich **flach** werden. Sagen wir m = 0,1 = $^1/_{10}$, dann folgt daraus, dass Δy = 1 und Δx = 10 ist – die Gerade verläuft sehr flach. Analog verhält es sich auch bei **negativen Zahlen.** Ist die Steigung m = –18, dann sinkt der Verlauf der Geraden **stark,** da Δy = –18 und Δx = 1.

### 40.2.2 Schnittpunkte mit der x- und y-Achse

Den **Schnittpunkt** der Geraden mit der x- bzw. y-Achse kann man leicht ermitteln, indem man lediglich den jeweils entgegengesetzten Wert **gleich 0** setzt – denn an diesem Punkt schneidet die Gerade die jeweilige Achse.

Wollen wir den Schnittpunkt der Funktion f(x) = 5x + 10 mit der y-Achse herausfinden, müssen wir das x = **0** setzen

$$f(0) = 5 \cdot 0 + 10 = 0 + 10 = 10$$

Der Graph der Funktion f(x) schneidet die y-Achse in dem Punkt $\mathbf{P_0(0|10)}$.

**VERSTÄNDNIS⁺** Systematik von Punkten: $P_{Index}(x|y)$, wobei P für Punkt steht. Zum Index: $P_{max}$ und $P_{min}$ sind beispielsweise das Maximum und das Minimum einer Funktion.

Will man den Schnittpunkt mit der x-Achse, setzt man einfach y = 0 und formt die Gleichung um:

$$\begin{aligned} 0 &= 5x+10 \quad |-10 \\ 5x &= -10 \quad |:5 \\ x &= -2 \end{aligned}$$

Der Graph der Funktion f(x) schneidet die x-Achse in dem Punkt $\mathbf{P_0(-2|0)}$.

## 40.3 Quadratische Funktionen (Potenzfunktionen)

MedAT-Stichwort
Potenzfunktion

Hat man in seiner Funktionsgleichung eine Potenz, so stellt der Graph keine Gerade mehr dar, sondern eine **Parabel.** Sein Minimum bzw. Maximum, je nachdem ob die Steigung positiv oder negativ ist, wird **Scheitel** genannt. Die **Normalparabel** wird durch

$$f(x)=x^2$$

definiert. Das Besondere an ihr ist, dass ihr Scheitel durch den Punkt $\mathbf{P_0(0|0)}$ geht.

**MedAT-GEHEIMTIPP** Die Aufgaben zu den Potenzfunktionen sind ziemlich einfach. Ihr müsst nur wissen, wie die Graphen aussehen. Dazu empfehlen wir euch im Rahmen der Durcharbeitung dieses Kapitels einfach selbst ein Koordinatensystem aufzuzeichnen und verschiedene Beispiele für Graphen der Potenzfunktionen zu erstellen. Einmal wurde jedoch auch schon eine komplexe Berechnung der Anschwemmung eines Medikaments im Blut gefragt!
Versucht es am Ende des Unterkapitels für quadratische Funktionen einfach mal mit:

$$f(x)=0,5x^2$$
$$g(x)=2x^2$$
$$h(x)=5x^2$$

### 40.3.1 Verschiebung entlang der x-Achse

Es gibt natürlich auch weitere Potenzfunktionen. Will man eine quadratische Funktion im Koordinatensystem nach rechts verschieben, muss man im quadrierten Term vom x-Wert in der Klammer eine beliebige Zahl abziehen. Das könnte dann so aussehen:

$$f(x)=(x-5)^2$$

Setzt man hier nämlich 5 ein oder setzt f(x) = 0, so erhält man

$$\begin{aligned} 0 &= (x-5)^2 \quad |\sqrt{} \\ \sqrt{0} &= x-5 \quad |+5 \left(\sqrt{0}=0\right) \\ x &= 5 \end{aligned}$$

Damit ist der Scheitelpunkt bei $\mathbf{S_0(5|0)}$ – also im positiven Bereich der x-Achse bzw. **rechts.**
Um den Scheitelpunkt nach links zu verschieben, vertauschen wir ganz einfach das Vorzeichen in der Klammer:

$$f(x)=(x+5)^2$$

Testen wir das auch, erhalten wir für den Scheitelpunkt hier $\mathbf{S_0(-5|0)}$, da f(x) = 0 und

$$\begin{aligned} 0 &= (x+5)^2 \quad |\sqrt{} \\ \sqrt{0} &= x-5 \quad |-5 \left(\sqrt{0}=0\right) \\ x &= -5 \end{aligned}$$

Dadurch ist der Scheitel ins Negative bzw. nach **links** gewandert.

### 40.3.2 Verschiebung entlang der y-Achse

Man kann die Parabel auch nach oben und unten verschieben. Wie funktioniert das?
Eigentlich ziemlich unproblematisch. Nehmen wir die Normalparabel, einfach weil sie am leichtesten zu handhaben ist. Addieren wir zur Normalparabel eine beliebige Konstante c, so erhalten wir je nach Vorzeichen von c entweder eine Verschiebung des Graphen in den positiven Bereich auf der y-Achse bzw. nach oben oder in den negativen Bereich bzw. nach unten. Das demonstrieren wir wieder anhand eines Beispiels:

$$f(x)=x^2+5$$

Setzt man nun x = 0, so erhält man

$$f(0)=0^2+5=5=y$$

Der y-Wert ist hier positiv (5), daher ist der Scheitel der Parabel beim Punkt $\mathbf{S_0(0|5)}$ somit nach **oben** verschoben. Wählt man stattdessen einen Term, bei dem die Konstante ein negatives Vorzeichen hat, erhält man

$$f(x)=x^2-5$$

Setzt man nun x = 0, so ergibt das

$$f(0)=0^2-5=-5=y$$

Der y-Wert ist hier negativ (–5), daher ist der Scheitel der Parabel beim Punkt $\mathbf{S_0(0|-5)}$ somit nach **unten** verschoben.

### 40.3.3 Steigung quadratischer Funktionen

Auch bei Potenzfunktionen gilt dasselbe für die Steigung wie bei Geradenfunktionen (➤ Kap. 40.2.1):

$$m=\frac{\Delta y}{\Delta x}$$

Doch wo ist bei der Potenzfunktion das m lokalisiert? Wir haben noch gar keinen allgemeinen Term für quadratische Funktionen definiert.

### 40.3.4 Allgemeine Potenzfunktion (quadratische Funktion)

Die allgemeine Potenzfunktion lautet wie folgt:

$$f(x)=m\cdot(x-d)^2+c$$

Wobei **m** die Steigung, **d** die Verschiebung entlang der x- und **c** die Verschiebung entlang der y-Achse darstellt.

## 40.4 Infinitesimalrechnung

**MedAT-Stichwort**
Differenzial

**MedAT-Stichwort**
Integral

Die **Infinitesimalrechnung** befasst sich mit der Untersuchung kontinuierlicher Änderungen. Sie bildete die Grundlage für die Entstehung der Analysis, eines der Kerngebiete der Mathematik.
Die beiden Hauptthemen der Infinitesimalrechnung sind:

- **Differenzialrechnung** (➤ Kap. 40.4.1)
- **Integralrechnung** (➤ Kap. 40.4.7)

**VERSTÄNDNIS+** Schon wieder Newton. 1678 erfand er die Infinitesimalrechnung, indem er nichtlineare Beschleunigungskurven von Körpern in einer unendlich kleinen (infinitesimalen) Zeitspanne betrachtete und daraus die Steigung der Kurve herausbekam. Im Unterschied zu unserer bisher verwendeten Methode des Einsetzens und Ausrechnens ist die Infinitesimalrechnung überaus elegant. Sie erschafft nämlich eine ganz neue Funktionsgleichung, mit der man eine ganze Kurve aus Steigungen auf ein Koordinatensystem auftragen kann. Man nennt sie genauer die **Ableitung einer Funktion.**

**AUS DEM MEDIZINSTUDIUM** Eigentlich ist die Infinitesimalrechnung, wie sie heute gebräuchlich ist, den Arbeiten von Gottfried Wilhelm Leibniz zu verdanken. Er und Newton haben beide unabhängig voneinander die Differenzial- und Integralrechnung erfunden, jedoch ist die Methode von Leibniz eleganter und einfacher zu handhaben, weshalb sie heute gebräuchlicher ist als die von Newton.

### 40.4.1 Allgemeines zur Differenzialrechnung

**VERSTÄNDNIS+** **Bevor** ihr in diesem Unterkapitel in irgendeiner Weise über diesen Punkt weiterlest, versucht das Rätsel, das wir euch gleich aufgeben werden, zu bearbeiten. Falls ihr schon wisst, um was es sich handelt, dann könnt ihr diesen Kasten jedoch überspringen. Falls die nachfolgenden Terme euch aber nichts sagen, dann versucht bitte durch logisches Denken herauszufinden, wie die zwei dick gedruckten Terme miteinander verbunden sind:

- Term a: $\mathbf{5x^3 + x^2 + 4x}$
- Term b: $\mathbf{15x^2 + 2x + 4}$

Die beiden Terme sind über die Ableitung (bzw. umgekehrt über das Integrieren) miteinander verbunden. Wenn wir

$$\text{Term a} = 5x^3 + x^2 + 4x$$

ableiten, erhalten wir genau:

$$\frac{d}{dx}\left(5x^3 + x^2 + 4x\right) = 15x^2 + 2x + 4 = \text{Term b}$$

- Term a ist somit eine Stammfunktion (oder Ursprungsfunktion) von Term b.
- Term b ist die Ableitung von Term a.

**DEFINITIONEN** Die **Tangente** einer Kurve ist die Gerade, die die Kurve in genau einem Punkt berührt und in diesem Punkt dieselbe Steigung (➤ Kap. 40.2.1) hat wie die Kurve.
In der Infinitesimalrechnung bezeichnet die **Ableitung** einer Funktion an einer bestimmten Stelle die Steigung der Tangente an dem Graphen der Funktion an dieser Stelle. Damit wird angegeben, wie sich der Funktionswert ändert, wenn das Argument um einen *infinitesimalen* (unendlich kleinen) Betrag geändert wird.

Die Ableitung einer Funktion beschreibt als eigenständige Funktionsgleichung die **gesamte Änderung der Funktion** bzw. ihr „Verhalten". Geometrisch betrachtet ist die Ableitung einer Funktion auch die **Tangentensteigung** an jedem einzelnen **Punkt** der Kurve der Funktion. Ein solcher Punkt mit seiner Tangente ist in ➤ Abb. 40.1 aufgezeichnet. Er liegt am Schnittpunkt der horizontalen, schwarzen Linie des $\Delta x$ mit der vertikalen gestrichelten Linie des $x_1$ bzw. dem horizontalen Berührungspunkt mit $f_{(x\ )}$.

**VERSTÄNDNIS+** Bei den linearen Funktionen war die Steigung, erinnert euch, das **m.** Bei nichtlinearen Funktionen verwenden wir aber die **Ableitung!**
Man kann also sagen: die Ableitung ist die **Steigung einer Funktion.**

Wichtig: Die im Bild gezeigte Entfernung zwischen $x_1$ und $x_2$ ist alles andere als unendlich klein (infinitesimal). Die Steigung dieser Differenz ist durch die schwarze durchgezogene Linie am **Steigungsdreieck** (mit $\Delta x$ und $\Delta y$) gegeben. Habt ihr eine Ableitung, dann müsst ihr euch vorstellen, dass das $x_2$ der x-Achse unendlich nah an das $x_1$ heranrückt, wie es in ➤ Abb. 40.1 mit dem blauen Pfeil nach links angedeutet ist. Dann haben wir nämlich den oben beschriebenen Punkt mit seiner Tangentensteigung.
Wie sieht nun so eine Ableitung einer Funktion aus?
Haben wir eine differenzierbare Funktionsgleichung **f(x),** dann bekommen wir seine Ableitung **f'(x),** indem wir den **Exponenten** (Hochzahl) jeder Variablen (x) als Faktor mit derselben Variablen **multiplizieren** und gleichzeitig vom Exponenten **1 abziehen** ($x^b \to b \cdot x^{b-1}$) Oder besser als Beispiel:

$$f(x) = 4x^2 + 2x$$

$$f(x) = 4x^2 + 2x^1$$

$$f'(x) = 4 \cdot 2 \cdot x^{2-1} + 2 \cdot 1 \cdot x^{1-1}$$

$$f'(x) = 8 \cdot x^1 + 2 \cdot x^0 = 8 \cdot x^1 + 2 \cdot 1 \quad (x^0 = 1;\ \text{➤ Kap. 36.3})$$

$$f'(x) = 8x + 2$$

Die Ableitung der Funktion $f(x) = 4x^2 + 2x$ ist also $\mathbf{f'(x) = 8x + 2}$.

Außerdem haben wir gesagt, dass die Ableitung einer Funktion selbst auch eine Funktionsgleichung darstellt. Deshalb kann man auch **Ableitungen ableiten.** Das nennt man dann einfach die zweite Ableitung einer Funktion. Sie wird mit zwei Strichlein gekennzeichnet: **f"(x).** Hier ein Beispiel:

$$f(x)=x^3+5x \text{ (Funktion)}$$

$$f'(x)=3x^2+5 \text{ (1. Ableitung)}$$

$$f''(x)=6x \text{ (2. Ableitung)}$$

Im Funktionsgraphen stellt die zweite Ableitung den **Wendepunkt.** Analog dazu gibt es natürlich auch die dritte, vierte und fünfte Ableitung bzw. auch noch mehr.

### 40.4.2 Grundrechenregeln beim Differenzieren

Es gibt beim Ableiten wichtige Dinge, die zu beachten sind. Hat man eine negative Zahl als Exponenten, muss man sich stets an die Regeln der Grundrechenarten halten und z. B. auch bei

$$f(x)=x^{-1} \text{ zu } f'(x)= -x^{-2}$$

ableiten. Haben wir die Funktion

$$f(x)=\sqrt{x}$$

dann formen wir sie erst zu

$$f(x)=x^{\frac{1}{2}}$$

um und subtrahieren $\frac{1}{2}$ dann mit 1, damit wir die Ableitung

$$f'(x)=\left(\frac{1}{2}\right)\cdot x^{-\frac{1}{2}}$$

bekommen.
Analog dazu auch bei der Ableitung der dritten Wurzel von x:

$$f(x)=\sqrt[3]{x}=x^{\frac{1}{3}}$$

$$f'(x)=\left(\frac{1}{3}\right)\cdot x^{-\frac{2}{3}}$$

### 40.4.3 Summenregel

Des Weiteren haben wir im ➤ Kap. 40.4.1 gesehen, dass man beim Differenzieren **alle Variablen** ableiten muss, besonders die, die mit einem + oder – voneinander getrennt sind. Das heißt dann **Summenregel.** Und was ist mit Zahlen?
Die werden für die Ableitung einfach **weggekürzt.** Wir demonstrieren das an einem kleinen Beispiel:

$$f(x)=x^2+5$$

$$f'(x)=2x$$

Im Umkehrschluss muss bei der **Integration** (➤ Kap. 40.4.8) dann wieder eine weitere **Konstante c** hinzugefügt werden.

### 40.4.4 Produktregel

Sehr wichtig ist auch die **Produktregel.** Sie besagt, dass die Ableitung einer Funktion f(x), die ein Produkt zweier Funktionen (a(x) · b(x)) ist, gleich der Summe zwischen zwei Produkten aus einerseits der Multiplikation der ersten Funktion a(x) mit der Ableitung der zweiten Funktion b'(x) (Produkt 1) und andererseits der Multiplikation der Ableitung der ersten Funktion a'(x) mit der zweiten Funktion b(x) (Produkt 2) sein muss.

**VERSTÄNDNIS⁺** Wer bei den Begriffen Faktor, Produkt oder Summe durcheinanderkommt, sollte zu ➤ Kap. 37.1 zurückblättern und unbedingt ➤ Tab. 37.1 auswendig lernen.

In ausgeschriebenem Text klingt das alles sehr kompliziert. Deshalb zeigen wir euch jetzt die allgemeine mathematische Form der **Produktregel** und arbeiten danach ein Beispiel durch. Allgemeine Form:

$$f(x)=a(x)\cdot b(x)\rightarrow f'(x)=a\cdot b'+a'\cdot b$$

Als Beispiel:

$$f(x)=x^3\cdot x^2$$

$$f'(x)=x^3\cdot 2x+3x^2\cdot x^2$$

$$f'(x)=2x^{3+1}+3x^{2-2}=2x^4+3x^4$$

$$f'(x)=5x^4$$

Ergibt Sinn, da (➤ Kap. 36.3)

$$f(x)=x^3\cdot x^2=x^{3+2}=x^5$$

und

$$f'(x)=5x^4$$

**VERSTÄNDNIS⁺** Stellt euch a(x) und b(x) dabei einfach als eine Variable wie x vor – lasst euch also von den Klammern nicht verwirren. Ihr kennt das schon: f(x) ist auch nichts anderes als **y.**

**AUS DEM MEDIZINSTUDIUM** Was ist die Ableitung von $f(x) = \sin(x) \cdot x^2$?
Dazu müssen wir zunächst einmal wissen, was die Ableitung von sin(x) ist. Dazu eine kleine, aber feine Tabelle (➤ Tab. 40.1).
Wir sehen also: die Ableitung von sin(x) ist cos(x). Deshalb weiter im Programm:

$$f(x)=\sin(x)\cdot x^2$$

$$f'(x)=\cos(x)\cdot x^2+\sin(x)\cdot 2x$$

Da man die Funktionsgleichung von f'(x) nicht mehr sinnvoll vereinfachen kann, ist der oben stehende Term die Ableitung von f(x).

**Tab. 40.1** Ableitungen der trigonometrischen Funktionen

| Funktion | Ableitung |
|---|---|
| sin(x) | cos(x) |
| cos(x) | −sin(x) |
| −sin(x) | −cos(x) |
| −cos(x) | sin(x) |

## 40.4.5 Quotientenregel

Der naturwissenschaftlichen Reziprozität folgend (➤ Kap. 24.3) muss es, wenn es eine Produktregel gibt, auch eine **Quotientenregel** geben. Ihre allgemeine Formel lautet:

$$f(x) = \frac{a(x)}{b(x)} \rightarrow \mathbf{f'(x) = \frac{(a'\cdot b - a\cdot b')}{b^2}}$$

Dazu ein Beispiel:

$$f(x) = \frac{x^3}{x^2}$$

$$f'(x) = \frac{(3x^2\cdot x^2 - x^3\cdot 2x)}{(x^2)^2}$$

$$f'(x) = \frac{(3x^4 - 2x^4)}{x^{2\cdot 2}}$$

$$f'(x) = \frac{x^4}{x^4}$$

$$f'(x) = 1$$

Wir kontrollieren noch einmal, ob das stimmt:

$$f(x) = \frac{x^3}{x^2} = x^{3-2} = x^1 = x$$

$$f'(x) = 1 \cdot x^0 = 1$$

Also ja! Die Quotientenregel ist korrekt und bei unserem Beispiel geglückt.

### 40.4.6 Kettenregel

Es hört nicht auf. Wir haben noch eine Regel für das Ableiten: die **Kettenregel.**
Die Kettenregel ist eine wichtige Regel in der Differenzialrechnung, die verwendet wird, um die Ableitung von zusammengesetzten Funktionen zu bestimmen. Eine zusammengesetzte Funktion hat die Form

$$f(g(x)) \rightarrow f'(g(x)) = f'(g(x)) \cdot g'(x)$$

Wir gehen das langsam an. Stellt euch vor, ihr wollt eine Klammer ableiten (warum auch immer). Mit den bisher gelernten Regeln werdet ihr dabei wahrscheinlich so vorgehen:

$$f(x) = (x^2 + 5)^4$$

$$f'(x) = 4 \cdot (x^2 + 5)^{4-1} = 4 \cdot (x^2 + 5)^3$$

So habt ihr aber nicht wirklich was an der Variable bzw. dem in der Klammer befindlichen Term (innere Funktion) gemacht:

$$f'(x) = 4 \cdot (x^2 + 5)^3$$

Was machen wir also? Eine **innere Ableitung!** Die ergibt

$$y = x^2 + 5$$

$$y' = 2x \text{ (innere Ableitung)}$$

Doch damit nicht genug. Ihr müsst die innere Ableitung noch mit dem gesamten abgeleiteten Term multiplizieren. In unserem Beispiel sähe das wie folgt aus:

$$f'(x) = 4(x^2 + 5)^3 \cdot 2x = 8x(x^2 + 5)^3$$

**AUS DEM MEDIZINSTUDIUM** Es gibt auch die inneren Ableitungen von trigonometrischen Funktionen! Hier mal ein Beispiel:

$$f(x) = \sin(x^2 + 2x)$$

$$f'(x) = \cos(x^2 + 2x) \cdot (2x + 2)$$

### 40.4.7 Allgemeines zur Integralrechnung

**MedAT-GEHEIMTIPP** 2023 musste man $2 \cdot x^5$ integrieren. Lösung:

$$\int 2\,x^5 \; dx = \frac{2}{6}\,x^6 + C = \frac{1}{3}\,x^6 + c$$

Nun zur Integralrechnung. Denkt wieder an die naturwissenschaftliche Reziprozität – wenn es eine Ableitung gibt, dann muss es auch das Gegenteil geben. Also gibt es das Aufleiten? Genau. Schlauer klingt es aber, wenn ihr **Integral bzw. integrieren** dazu sagt. Man sagt zu der integrierten Funktion jedoch nicht Aufleitung oder Ähnliches, sondern nennt sie die **Stammfunktion F(x).**

Was ist ein Integral genau?
So wie das Differenzial das Verhalten bzw. die Änderung der Funktion f(x) darstellt, wird durch die Stammfunktion F(x) die **Fläche unterhalb der Kurve** (im Koordinatensystem) bis zur x-Achse definiert (➤ Abb. 40.2).

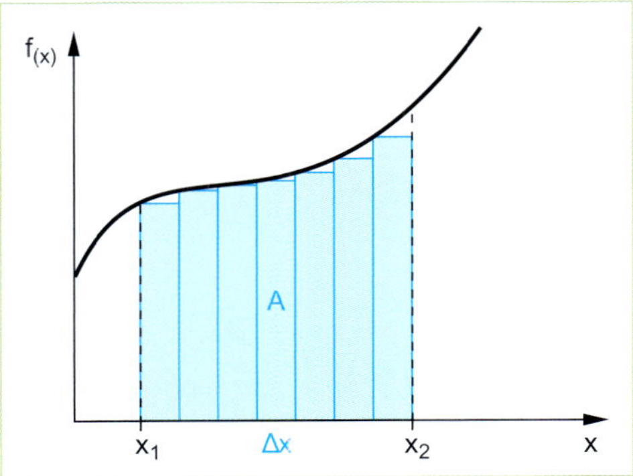


**Abb. 40.2** Bedeutung des Integrals als Fläche unter einer Kurve [L143]

## 40.4.8 Regeln der Integration

Da das Integrieren das Gegenteil des Differenzierens ist, verhält sich auch die Stammfunktion zur Funktion wie die Funktion zur ersten Ableitung.
Man muss die Rechenoperationen des Ableitens **einfach umkehren.** Wenn man beim Ableiten vom Exponenten 1 abgezogen hat, muss man beim Integrieren zum Exponenten **1 addieren.** Hat man vorher den unberührten Exponenten mit der Variable multipliziert, muss man diese **Variable jetzt + 1 nehmen und durch ihn teilen.** Hat man also eine Funktion f(x) gegeben, dann muss man für das Umformen zur Stammfunktion F(x) wie folgt vorgehen:

$$f(x)=6x^3+5x$$

Integral bestimmen:

$$\int \left(6x^3+5x\right) dx$$
$$6\int x^3\, dx+5\int x\, dx$$

Potenzregel anwenden mit n = 3:

$$\int x^n\, dx=\frac{x^{n+1}}{n+1}=\frac{x^4}{4}$$

Potenzregel anwenden mit n = 1:

$$\int x^n\, dx=\frac{x^{n+1}}{n+1}=\frac{x^2}{2}$$

Gelöste Integrale einsetzen und Ergebnis kürzen:

$$\int \left(6x^3+5x\right) dx=6\int x^3\, dx+5\int x\, dx$$
$$F(x)=\frac{6x^4}{4}+\frac{5x^2}{2}+c$$
$$F(x)=\frac{3x^4}{2}+\frac{5x^2}{2}+c$$

**VERSTÄNDNIS⁺** Warum das „+ c"?
Eigentlich ganz logisch. Leitet man obige Stammfunktion wieder ab, fällt das c als reelle Zahl ≠ x, wie wir in den Rechenregeln für die Ableitung gelernt haben, einfach weg. Hat man nur die Funktion, weiß man nicht, ob und welche Zahl c in der Stammfunktion eigentlich vorkommt. Also sind eigentlich unendlich viele Stammfunktionen möglich, die alle entlang der y-Achse unterschiedliche Werte haben – das ist aber alles völlig egal. Denn eine Verschiebung der Integralfunktion an der y-Achse ändert ja überhaupt nichts an der Funktion. Testet es am besten selbst aus, indem ihr für c bei F(X) = $2x^4 + 5x^2 + c$ die wildesten Zahlen einsetzt und die Stammfunktion dann ableitet. Es kommt immer dasselbe raus.

Es gibt einen Spezialfall. Was macht ihr bei der Funktion $f(x) = \frac{1}{x}$?

$$F(x)=-1\cdot x^{-1+1}+c=-1\cdot x^0+c$$

$$F(x)=1+c \rightarrow \text{Das kann doch nicht sein?}$$

Stimmt, deshalb ist das Integral von $f(x) = \frac{1}{x}$ auch gleich der natürliche Logarithmus **F(x) = ln(x) + c** (➤ Kap. 38.7).

Vielleicht sollten wir noch die Kettenregel der Integration besprechen, obwohl sie wie alle anderen Regeln der Differenzialregeln beim Integral einfach **umgekehrt funktioniert.** Was jedoch die **innere Funktion** angeht, muss man sie hier nicht aufleiten, sondern **auch ableiten.** Der Unterschied zur Kettenregel der Differenzialrechnung ist aber der, dass man die innere Ableitung jetzt nicht mit dem Term multipliziert, sondern durch sie **dividiert.** Hier ein Beispiel:

$$f(x)=(3x+2)^3$$

$$F(x)=(3x+2)^{3+1} \cdot \frac{1}{4} \cdot \frac{1}{3}+c$$

(Da $\cdot \frac{1}{4}$ dasselbe wie : 4 und durch Ableitung von $3x + 2 \rightarrow 3$ auch wie : 3 ist.)

$$F(x) = (3x + 2)^4 \cdot \frac{1}{12} + c$$

$$F(x) = \frac{(3x + 2)^4}{12} + c$$

Die allgemeine Form der **Kettenregel für Integrale** lautet also wie folgt:

Sei $u = g(x)$ eine differenzierbare Funktion und f eine Funktion, die über den Wertebereich von g(x) integrierbar ist. Dann gilt für das Integral von $f(g(x)) \cdot g'(x)$:

$$\int f(g(x)) \cdot g'(x)dx = \int f(u)du$$

**AUS DEM MEDIZINSTUDIUM** Für den Sinus und Cosinus denkt bitte wieder an die naturwissenschaftliche Reziprozität. Ihre Integrale sind in ➤ Tab. 40.2 gegeben. Auch hier gilt wieder beim Integrieren gegebenenfalls die **Kettenregel!**

**Tab. 40.2** Integrale trigonometrischer Funktionen

| Funktion | Integral |
|---|---|
| sin(x) | −cos(x) |
| cos(x) | sin(x) |
| −sin(x) | cos(x) |
| −cos(x) | −sin(x) |

## 40.4.9 Herleitung der Integralfunktion

**VERSTÄNDNIS**+ Doch was bringt einem das Integrieren denn überhaupt?

Stellt euch vor, es ist der Tag des MedAT und ihr habt verschlafen (sehr unwahrscheinlich). Ihr schnappt euch schnell ein bisschen Obst und rennt von eurem Hotel oder eurer Wohnung zum Testort.

Da ihr bisher aber jede wache Sekunde zum Lernen genutzt habt, wollt ihr diese Gewohnheit beibehalten und geht parallel zum Sprinten im Kopf noch ein letztes Mal die Geschwindigkeit im Rahmen der klassischen Mechanik (➤ Kap. 26.4.1) durch. Ihr fragt euch, welche **Strecke** ihr denn jetzt zurücklegen werdet und wie man sie nur **aus der Geschwindigkeit und der Zeit** ermitteln kann – die Geschwindigkeit beinhaltet ja irgendwo auch die Strecke. Dazu stellt ihr euch vor, die ➤ Abb. 40.2 zeigt euren Geschwindigkeitsverlauf (wie er unten gleich geschildert wird), wobei die **y-Achse,** also f(x), die **Geschwindigkeit v** und die **x-Achse** die **Zeit t** darstellt. Da ihr durch das ganze Lernen in den letzten Monaten den Sport vernachlässigt habt, ist eure Geschwindigkeit **nicht konstant** – sonst wäre die Kurve ja eine (horizontale) Gerade. Deshalb gibt es ein Problem bei der Rechnung. Ihr könnt nicht mehr einfach die gesamte Zeit, die ihr braucht, mit eurer nicht konstanten Geschwindigkeit multiplizieren, um die Strecke zu erhalten – denn das wäre sehr ungenau.

Ihr rennt also los, werdet schneller und haltet dann eure Geschwindigkeit für kurze Zeit, weil ihr nicht mehr schneller rennen könnt. Dann schaut ihr aber auf die Uhr und merkt, dass man euch nicht mehr in den Testraum lässt, wenn ihr nicht in den nächsten 5 Minuten ankommt. Deshalb überkommt euch plötzlich ein unzähmbarer Wille und ihr legt einen Affenzahn hin – werdet also immer schneller und schneller, bis ihr schlussendlich rechtzeitig ankommt (Kurvenverlauf der ➤ Abb. 40.2).

Sagen wir jetzt, ihr habt **jede Minute** eure durchschnittliche Geschwindigkeit mittels eurer Smartwatch ermittelt. Diese Zeitspanne ist in ➤ Abb. 40.2 jeweils **ein blauer Balken,** also einmal das blaue $\Delta x$. Wenn ihr euch noch erinnert, bekommt man ja die mit einer bestimmten *konstanten bzw. durchschnittlichen* Geschwindigkeit zurückgelegte Strecke **s** durch die Multiplikation eurer Geschwindigkeit **v** mit der Zeit **t**, die ihr gerannt seid (➤ Kap. 26.4.1), also:

$$v = \frac{s}{t} \,|\cdot t$$

$$\mathbf{s = v \cdot t}$$

Das ist auch dieselbe Rechnung wie die zur Ermittlung des Flächeninhalts eines Rechtecks (➤ Kap. 38.3.3). Da die y-Achse die Geschwindigkeit und die x-Achse die Zeit darstellt, könnt ihr damit also auch **A** bzw. den **Flächeninhalt des zweidimensionalen blauen Balkens** in ➤ Abb. 40.2 berechnen und kommt so auf die Strecke in einer Minute bzw. in der Zeitspanne Δx. Macht ihr das mit allen Balken und addiert diese zusammen, erhaltet ihr die gesamte Strecke auch bei **nicht konstanter Geschwindigkeit.**
Der aufmerksame Mathematiker erkennt jetzt aber, dass es fast immer weiße Bereiche zwischen dem schwarz gezeichneten Graphen und den Balken (➤ Abb. 40.2) gibt, die von unserer Rechnung nicht berücksichtigt werden. Mit der relativ großen Zeitspanne einer Minute zu rechnen ist also auch relativ **ungenau.** Hätte man doch bloß eine mathematische Methode, mit der man unendlich kleine Zeiteinheiten messen und damit die Strecke **unendlich genau** bzw. exakt ausrechnen könnte ...
Halt mal, was war das? Unendlich genau? Infinitesimal! Integral!
Da ihr jetzt den Sinn der Ermittlung des Flächeninhalts verstanden habt, machen wir uns ans Werk, das Integral einer Funktion wie richtige Mathematiker herzuleiten.

Wir haben nun verstanden, was es mit den Balken auf sich hat. Das Ganze geht aber auch mathematischer. Wir bezeichnen die Höhe der Balken mit $f(x_1)$, $f(x_2)$, $f(x_3)$ und so weiter für jeden Balken. Die Spanne (jeden einzelnen Balken) auf der x-Achse haben wir ja schon mit Δx definiert. Der Flächeninhalt A (➤ Abb. 40.2) **eines** Balkens ist also

$$A_n(x) = f(x_n) \cdot \Delta x$$

wobei $n \in \mathbb{N}$ (natürliche Zahlen; {1, 2, 3...})
Wir wollen aber den Flächeninhalt **aller Balken.** Deshalb müssen wir alle Balken zusammenaddieren. Also lautet der allgemeine Term wie folgt:

$$A_{Gesamt}(x) = f(x_n) \cdot \Delta x + f(x_{n+1}) \cdot \Delta x + f(x_{n+2}) \cdot \Delta x + f(x_{n+3}) \cdot \Delta x \ldots + f\left(x_{[Max]}\right) \cdot \Delta x$$

($_{[Max]}$ soll den Betrag der gesamten Anzahl an Balken darstellen.)
Da es aber für infinitesimale Abstände unendlich viele Summanden gibt, und es noch nie jemand geschafft hat, alle aufzuschreiben, muss man den Term vereinfachen. Die Vereinfachung geht über mehrere Stufen. Geht man davon aus, dass Δx als die Breite der Balken **unendlich klein** wird, dann schreibt man Δx einfach als dx:

$$\Delta x \rightarrow dx$$

**Die Summe aller Balken** unter dem Graphen haben wir oben als $A_{Gesamt}(x)$ beschrieben, was jedoch ganz und gar nicht gebräuchlich ist. Ihr werdet wohl viel eher das langgezogene ∫ (Es) des lateinischen Begriffs ∫umma (deutsch: Summe) als Integralsymbol ∫ kennen:

$$A_{Gesamt}(x) \rightarrow \int$$

Wie bringen wir das jetzt mit dem Integral der Funktion f(x) in Einklang?
Haben wir ein **Integral A** der Funktion f(x), schreibt man im Allgemeinen den Befehl, alle Balkenflächen zu summieren, also ∫, **vor** das f(x) und die infinitesimale Breite dx der Balken **hinter** das f(x):

$$A = \int f_{(x)} dx$$

Wir sind aber noch nicht zufrieden. Wir geben mit dem obigen Term nämlich den Befehl, „addiere alle Balken [] zusammen (∫), nachdem du ihre Abmessung auf der x-Achse unendlich klein gemacht hast (dx)" – welche Balken? Von wo bis wo? Dafür müssen wir unser Integral noch um zwei Werte ergänzen: $x_1$ und $x_2$. Sie repräsentieren die obere ($x_2$) und untere Grenze ($x_1$) des Intervalls $[x_1, x_2]$. Nun kann man das Integral in der sogenannten Leibniz-Schreibweise auf Papier bringen:

$$A = \int_{x_1}^{x_2} f_{(x)} dx$$

Und wie bekommt man jetzt konkret die Fläche unterhalb eines Graphen? Dazu ein Beispiel. Nehmen wir an, wir haben die Funktion:

$$f(x) = 5x^3 + x$$

Notizen



Unsere Aufgabe lautet jetzt, die Fläche A zwischen $x_1 = 2$ und $x_2 = 3$ zu ermitteln. Also:

$$A = \int_2^3 5x^3 + x dx = F(3) - F(2) = [F(x)]_2^3$$

Dazu müssen wir zunächst einmal auf die Stammfunktion von f(x) integrieren. Das geht so:

$$f(x) = 5x^3 + x$$

Integral bestimmen:

$$\int (5x^3 + x)\, dx$$
$$5\int x^3\, dx + \int x\, dx$$

Potenzregel anwenden mit n = 3:

$$\int x^n\, dx = \frac{x^{n+1}}{n+1} = \frac{x^4}{4}$$

Potenzregel anwenden mit n = 1:

$$\int x^n\, dx = \frac{x^{n+1}}{n+1} = \frac{x^2}{2}$$

Gelöste Integrale einsetzen und Ergebnis kürzen:

$$\int (5x^4 + x)\, dx$$
$$= 5\int x^3\, dx + \int x\, dx$$
$$F(x) = \frac{5x^4}{4} + \frac{x^2}{2} + c$$

Um die Fläche unter der Kurve f(x) von x = 2 bis x = 3 zu berechnen, müssen wir den Wert der Stammfunktion F(x) bei x = 2 von ihrem Wert bei x = 3 abziehen:

$$\int_2^3 (5x^3 + x)\, dx = F(3) - F(2)$$

$$F(2) = \frac{5 \cdot 2^4}{4} + \frac{2^2}{2} + c$$
$$F(2) = \frac{5 \cdot 16}{4} + \frac{4}{2} + c$$
$$F(2) = \frac{80}{4} + 2 + c$$
$$F(2) = 22 + c$$
$$F(3) = \frac{5 \cdot 3^4}{4} + \frac{3^2}{2} + c$$
$$F(3) = \frac{5 \cdot 81}{4} + \frac{9}{2} + c$$
$$F(3) = \frac{405}{4} + 4{,}5 + c$$
$$F(3) = 101{,}25 + 4{,}5 + c$$
$$F(3) = 105{,}75 + c$$

Damit kommen wir auf die Fläche A des Integrals mit:

$$A = F(3) - F(2) = 105{,}75 + c - (22 + c)$$

$$A = 105{,}75 + c - 22 - c = 105{,}75 + c - 22 - c$$

$$A = 105{,}75 - 22 = 83{,}75$$

Damit hat A die **Fläche 83,75.**

## 40.5 Trigonometrische Funktionen (Winkelfunktionen)

**MedAT-Stichwort**
Winkelfunktionen

Was sind Sinus, Cosinus und Tangens überhaupt?
Stellt euch einen Kreis vor, der einen Radius von 1 hat. Legt man jetzt ein kartesisches Koordinatensystem mit seinem Ursprung U(0|0) an den Mittelpunkt des Kreises, erhält man den **Einheitskreis** (➤ Abb. 40.3a). Dadurch gilt auch, dass die vertikale blaue Linie den **Wert der y-Achse** und die horizontale blaue Linie

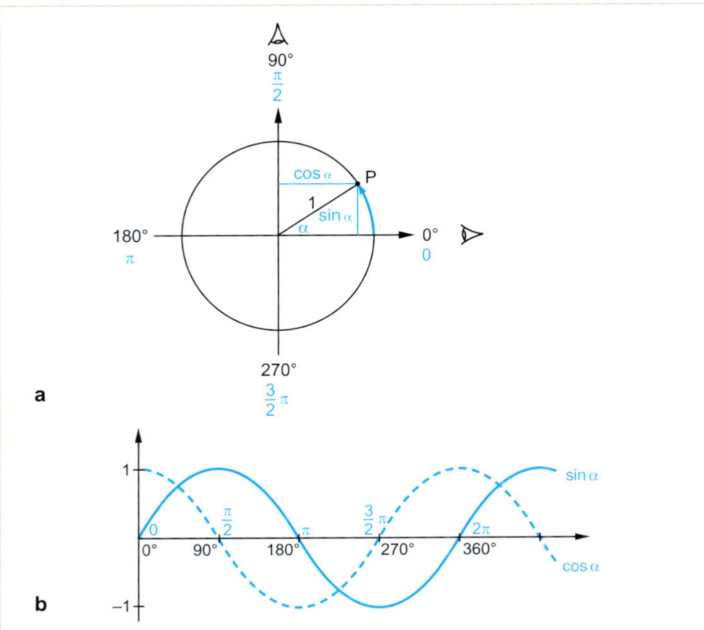


**Abb. 40.3** (a) Definition von Sinus und Cosinus am **Einheitskreis** und (b) Kurven für die Sinus- und Cosinusfunktion [L143]

den **Wert der x-Achse** festlegt und somit den Punkt P definiert. Hat man die Verbindung des Ursprungs mit dem Punkt P, dann ist diese Verbindung gleich der Radius 1 auf dem Einheitskreis. Der Radius schließt dabei einen Winkel α ein. **Vergrößert man diesen Winkel** und verschiebt dadurch den Punkt P(x|y) entlang des Einheitskreises, wie es der blaue Pfeil in ➤ Abb. 40.3a andeutet, dann wird logischerweise **y größer und x kleiner** (➤ Abb. 40.3a **und** b). Ist man an der y-Achse angelangt und geht weiter in den negativen x-Bereich, wird y wieder kleiner und x größer.

Stellt man sich vor, der Punkt P bewege sich einmal komplett gegen den Uhrzeigersinn entlang des Kreises, begonnen bei einem Winkel α = 0° bis α = 360° bzw. wieder α = 0°, dann ergibt die **Auftragung aller y-Werte gegen den Winkel** auf einem Koordinatensystem ein auf und ab, das man auch **Sinus von α bzw. sin(α)** nennt (➤ Abb. 40.3b; Graph mit durchgezogener Linie). Macht man dasselbe mit den x-Werten des Einheitskreises, erhält man den **Cosinus von α bzw. cos(α)** (➤ Abb. 40.3b; Graph mit gestrichelter Linie). Da diese beiden Werte im Koordinatensystem in einem 90°-Winkel zueinander stehen, beträgt die **Phasenverschiebung des Cosinus gegenüber dem Sinus 90°.** Teilt man die y-Koordinate bzw. den sin(α) durch die x-Koordinate bzw. den cos(α), erhält man den **Tangens von α bzw. tan(α):**

$$\tan(\alpha) = \frac{\sin(\alpha)}{\cos(\alpha)}$$

> **EPISCHE ESELSBRÜCKE** Falls ihr mal vergesst, wie ein Sinus auf dem Koordinatensystem aussieht, stellt euch einfach vor, ihr haut dem **S** vom Sinus mit einem rechten oder linken Haken auf den Kopf, sodass es sich einmal spiegelt: Ƨ ← S und dann eine Gerade zum Hinterkopf, sodass es umfällt ∿↶Ƨ. Dieses Zeichen ∿ sieht dann fast genauso aus wie die Sinuskurve in ➤ Abb. 40.3b.

Noch einmal stellen wir uns die Frage: Wozu das alles?

Betrachten wir das Dreieck in ➤ Abb. 40.3a.

Will man die Koordinaten eines beliebigen Punkts P (➤ Abb. 40.3) mit dem Geodreieck errechnen, muss man sich an die mathematischen Gesetzmäßigkeiten eines Dreiecks erinnern (➤ Kap. 38.3.2). Wir haben den Radius des Dreiecks in ➤ Abb. 40.3 als Hypotenuse gegeben. Was ist dann die Gegen- und was die Ankathete?

> **EPISCHE ESELSBRÜCKE** **An**kathete liegt **an** dem Winkel, **Gegen**kathete liegt dem Winkel **gegen**über. Die Hypotenuse merken wir uns einfach.

Hat man nur die Hypotenuse (den Radius) und den Winkel α gegeben (➤ Abb. 40.4), kann man an einem Dreieck die Gegenkathete herausfinden, indem man folgende Gleichung aufstellt:

$$GK = \sin(\alpha) \cdot HYP$$

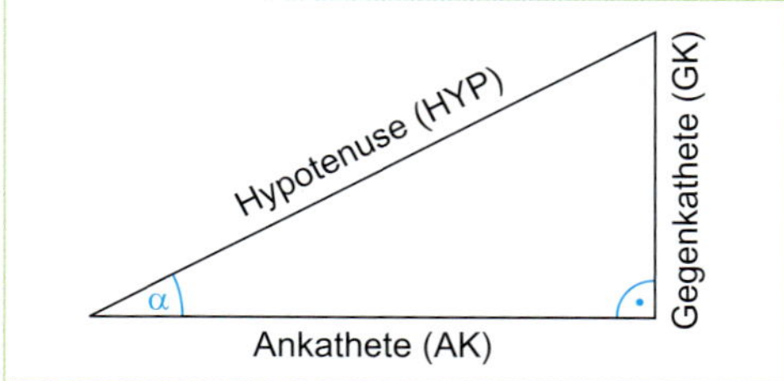


**Abb. 40.4** Rechtwinkliges Dreieck, eingezeichnet sind der Winkel α, seine Ankathete, Gegenkathete und die Hypotenuse [L143]

Das Verhältnis von Gegenkathete zu Hypotenuse ist also **direkt proportional.** Ist ja auch logisch, denn wenn wir den Radius vergrößern, wird auch der y-Wert bzw. die Gegenkathete größer. Stellt euch das am besten an ➤ Abb. 40.3a bildlich vor. Denkt man weiter, muss die Ankathete ja auch größer (länger) werden, wenn die Hypotenuse größer (länger) wird. Deshalb gilt:

$$AK = \cos(\alpha) \cdot HYP$$

Da tan(α) bekanntlich sin(α)/cos(α) ist, gelten bei Umstellung der obigen Gleichungen für Sinus, Cosinus und Tangens folgende Zusammenhänge:

$$\sin(\alpha) = \frac{GK}{HYP}$$

$$\cos(\alpha) = \frac{AK}{HYP}$$

$$\tan(\alpha) = \frac{GK}{AK}$$

Diese Gesetzmäßigkeiten gelten nur für **rechtwinklige Dreiecke!**
Erinnert ihr euch noch an den Kasten „Aus dem Medizinstudium" in ➤ Kap. 27.2.4 bei den Schwingungen? Die „Schummelei" der Mathematiker wird im Fachjargon auch **Kleinwinkelnäherung** genannt. Bei ihr gilt:
Für kleine Winkel bis etwa 10° kann die Näherung gemacht werden:

$$\sin(\alpha) = \alpha$$

$$\cos(\alpha) = 1$$

Oder wenn der Winkel im Bogenmaß (➤ Kap. 26.5.1) angegeben ist:

$$\sin(\alpha) \approx \tan(\alpha) \approx \alpha$$

**VERSTÄNDNIS+** Ganz wichtig: Um Aufgaben zu trigonometrischen Funktionen lösen zu können, musst du unbedingt wissen, wie man **Winkel ins Bogenmaß** umrechnet.
Wenn rad = Winkel in Bogenmaß und α = Winkel in Grad ist, dann:

$$rad = \alpha \cdot (\pi / 180)$$

**MedAT-GEHEIMTIPP** Dieses Kapitel ist sehr, sehr und noch einmal sehr wichtig! Lernt unbedingt das Aussehen von Sinus- und Cosinuskurve im Koordinatensystem und ihre Versetzung zueinander (90° bzw. 2/π). Besonders wichtig ist auch das Verhalten der Kurven, wenn sie bestimmte Werte annehmen und wie sich beispielsweise der Cosinus verhält, wenn der Sinus sich ändert. Z. B. wenn der Sinus gegen 0° geht, wird der Wert des Cosinus 1 (➤ Tab. 40.3).
Versucht dieses Unterkapitel unbedingt gut zu verstehen und übt es intensiv.

**Tab. 40.3** Sinus und Cosinus häufig verwendeter Winkel

| α | sin(α) | cos(α) |
|---|---|---|
| 0° | 0 | 1 |
| 30° | $\frac{1}{2}$ | $\frac{1}{2}\sqrt{3}$ |
| 45° | $\frac{1}{2}\sqrt{2}$ | $\frac{1}{2}\sqrt{2}$ |
| 60° | $\frac{1}{2}\sqrt{3}$ | $\frac{1}{2}$ |
| 90° | 1 | 0 |

## 40.6 Exponentialfunktionen

**MedAT-Stichwort**
e-Funktion

**MedAT-GEHEIMTIPP** Bisher wurden zum Thema Exponentialfunktionen immer Fragen anhand eines Graphen über exponentielle Zerfallsgleichungen wie z. B. bei radioaktivem Zerfall geprüft (bereits 4x; zuletzt 2024).

Was sind Exponentialfunktionen?
Wie so oft in der Wissenschaft erleichtert es auch in der Mathematik die notwendige Denkarbeit immens, wenn man versucht, Begriffe anhand ihrer Namensbedeutung zu untersuchen. Der Begriff **Exponential**funktion beinhaltet nämlich das Wort **Exponent.**
Was sagt uns das? – Dass die Variable im Exponenten ist.
Hier ein ganz einfaches Beispiel einer Exponentialfunktion:

$$f(x)=3^x$$

Wir sehen: die Basis ist konstant und der Exponent eine Variable.

**VERSTÄNDNIS⁺** Erinnert euch: **Basis$^{\text{Exponent}}$ = Potenzwert**

Schauen wir uns verschiedene Eigenschaften der Exponentialfunktionen ein bisschen genauer an.
Da die allgemeine Formel der Exponentialfunktionen $y = a^x$ lautet, müssen alle Exponentialfunktionen einen **gemeinsamen Punkt** $\mathbf{P_{(0|1)}}$ haben. Warum? Weil eine beliebige Variable b hoch 0 immer 1 ergibt.
Beispiele für verschiedene Basen von Exponentialfunktionen, für die x = 0 eingesetzt wurde:

$$y=f(0)=2^0=1$$

$$y=f(0)=20^0=1$$

$$y=f(0)=26.465^0=1$$

Außerdem nähern sich Exponentialfunktionen stets der x-Achse unendlich nah an. Man sagt dazu auch, Exponentialfunktionen streben **asymptotisch gegen 0** – jedoch mit einem Unterschied zwischen Basen größer und kleiner als 1. Betrachtet dazu mal die ➤ Tab. 40.4.
Wir sehen:

- Ist die Basis > 1 dann strebt der y-Wert der Funktion bei negativen Extremwerten für x gegen 0, wird also für y links des Koordinatensystems unendlich klein (asymptotisch).
- Ist die Basis < 1 dann strebt der y-Wert der Funktion bei positiven Extremwerten für x gegen 0, wird also für y rechts des Koordinatensystems unendlich klein (asymptotisch).

Nun führen wir einen neuen Begriff ein: den **Grenzwert** bzw. **Limes.**

**Tab. 40.4** Asymptotisches Verhalten exponentieller Funktionen

| Funktion | | Normale x-Werte | Extreme x-Werte | | | |
|---|---|---|---|---|---|---|
| $f(x) = 2^x$ Basis 2 > 1 | + | f(1) = 2 | f(2) = 4 | f(3) = 8 | f(15) = 32.768 | $f(50) = 1{,}1 \cdot 10^{15}$ |
| | – | f(–1) = 0,5 | f(–2) = 0,25 | f(–3) = 0,125 | $f(-15) = 3 \cdot 10^{-5} \approx 0$ | $f(-50) = 9 \cdot 10^{-16} \approx 0$ |
| $g(x) = 0{,}5^x$ Basis 0,5 < 1 | + | g(1) = 0,5 | g(2) = 0,25 | g(3) = 0,125 | $g(15) = 3 \cdot 10^{-5} \approx 0$ | $g(50) = 9 \cdot 10^{-16} \approx 0$ |
| | – | g(–1) = 2 | g(–2) = 4 | g(–3) = 8 | g(–15) = 32.768 | $g(-50) = 1{,}1 \cdot 10^{1}$ |

**VERSTÄNDNIS⁺**

$$m_t = \frac{df_{(x)}}{dx} = \lim_{\Delta x \to 0} \frac{\Delta f_{(x)}}{\Delta x}$$

Den **Limes** (lat. für *„Grenze"*), in der Formel oben rechts, kann man auch so schreiben: lim $_{(\Delta x \to 0)}$.
Konkret heißt das: „Der Limes von f(x) für Δx gegen 0 (die Zahl)."

Der Limes besagt Folgendes:

- Lassen wir bei Basen > 1 den x-Wert gegen −∞ laufen und betrachten das Verhalten des y-Werts, dann sehen wir, dass y = 0 wird. Mathematisch ausgedrückt schreibt man das z. B. so:

$$\lim_{x \to -\infty} (2x) = 0$$

- Lassen wir bei Basen < 1 (aber > 0) den x-Wert gegen ∞ laufen und betrachten das Verhalten des y-Werts, dann sehen wir, dass y = 0 wird. Mathematisch ausgedrückt schreibt man das z. B. so:

$$\lim_{x \to \infty} (0{,}5x) = 0$$

Also können wir mit dem Limes einen sogenannten Grenzwert bilden, der besagt, dass wenn eine Koordinate einen bestimmten Zahlenwert annimmt (z. B. x → ∞), die andere Koordinate ein bestimmtes Verhalten aufweist (z. B. 0 wird).

## e-Funktion

Was hat es mit dem e auf sich?
Der Buchstabe e steht für die Euler'sche Zahl e. Sie ist eine irrationale Zahl, kann also nicht in einem Bruch geschrieben werden. Als Funktion schreibt man sie:

$$f(x) = e^x$$

➤ Abb. 40.5 zeigt uns den Verlauf der e-Funktion, die wie oben versprochen auch durch den Punkt $P_{(0|1)}$ geht.

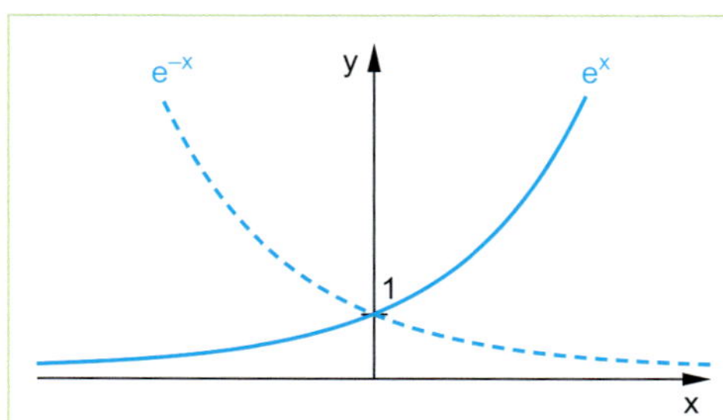


**Abb. 40.5** Verlauf der Exponentialfunktionen $f(x) = e^x$ und $f(x) = e^{-x}$ [L143]

**VERSTÄNDNIS⁺** Betrachtet man ➤ Abb. 40.1b, sieht man, dass die Verbindung zwischen den beiden Punkten $\mathbf{P_1(x_1|f_{(x1)})}$ und $\mathbf{P_2(x_2|f_{(x2)})}$ eine Seite eines Steigungsdreiecks darstellt. Deshalb können wir anhand des **Differenzenquotienten** (Quotient = Verhältnis von zwei Größen zueinander, also das Ergebnis einer Division) dieser beiden Punkte auch die Ableitung der Funktion herausfinden. Dazu müssen die jeweiligen x- und y-Werte (sie werden dann zu Δx und Δy) voneinander abziehen (**Differenzen-**) und Δy durch Δx teilen (**-quotient**). Dadurch bekommen wir die Steigung **m** (➤ Kap. 38.2.1) bzw. die Ableitung einer Funktion:

$$m_s = \frac{\Delta f_{(x)}}{\Delta x} = \frac{f_{(x_2)} - f_{(x_1)}}{x_2 - x_1}$$

Will man die Steigung direkt an einem Punkt im Graphen ermitteln, macht man die Abstände zwischen $x_2$ und $x_1$ unendlich klein ($\lim_{x \to \infty}$). Das heißt dann nicht mehr Differen**zen**quotient, sondern Differen**zial**quotient. Man nutzt dabei den Grenzwert (Limes):

$$x_2 - x_1 = \Delta x$$

$$m_s = \lim_{\Delta x \to 0} \left( \frac{f_{x_2} - f_{x_1}}{\Delta x} \right)$$

Nehmen wir jetzt eine beliebige Exponentialfunktion, z. B. $f(x) = a^x$, wobei die Basis a > 1 ist, dann können wir die Steigung bzw. Ableitung der Funktion anhand des Differenzialquotienten ermitteln:

$$f(x)' = \lim_{\Delta x \to 0} \left( \frac{a^{x+\Delta x} - a^x}{\Delta x} \right)$$

Notizen

(Da $f_{(x2)}$ ja die Koordinate im oberen Punkt bei ➤ Abb. 40.1 im Abstand von Δx zu $f_{(x1)}$ ist. Deshalb addiert man einfach im Exponenten Δx dazu und erhält $f_{(x2)}$.)

$$f(x)' = \lim_{\Delta x \to 0}\left(\frac{a^x \times a^{\Delta x} - a^x}{\Delta x}\right)$$

$$f(x)' = \lim_{\Delta x \to 0}\left(\frac{a^x\left(a^{\Delta x} - 1\right)}{\Delta x}\right)$$

$$f(x)' = a^x \cdot \lim_{\Delta x \to 0}\left(\frac{a^{\Delta x} - 1}{\Delta x}\right)$$

(Ableitung der Exponentialfunktion)

Jetzt haben wir ein Problem. Die Ableitung der Exponentialfunktion ist die Exponentialfunktion selbst (**$a^x$**), multipliziert mit einem Wert, der irgendeine Zahl ist? Denn Δx ist ja eine beliebige Differenz zwischen $x_2$ und $x_1$, die wir immer selbst auswählen, also keine Variable per se, sondern eine Zahl.
Was aber, wenn man den **Wert der Basis,** von dem die ganze Exponentialfunktion abhängt, so wählt, dass für den ganzen **Limes-Term = 1** herauskommt? Das würde dann bedeuten, dass die **Ableitung einer Exponentialfunktion die Exponentialfunktion selbst** ist und solche Zusammenhänge lieben Mathematiker.
Welchen Wert müssen wir dafür einsetzen? Probieren wir es mal mit der **Euler'schen Zahl e,** tun dabei so, als wüssten nicht, dass e = 2,718... ist und stellen uns vor, e wäre eine Variable:

$$1 = \lim_{\Delta x \to 0}\left(\frac{e^{\Delta x} - 1}{\Delta x}\right)$$

Vorhin sagten wir, wir wollen den Abstand zwischen $x_2$ und $x_1$ **unendlich klein** haben. Deshalb schreiben wir die Gleichung einfach so um, dass eine Ersatzvariable (n) als Umkehrwert (**Δx = 1/n**) dasteht. Das machen wir, damit wir uns später nicht auch noch mit Wurzelrechnung auseinandersetzen müssen. Weil **Δx = 1/n** ein Kehrwert ist, müssen wir den Limes auch **gegen** ∞ und **nicht mehr gegen 0** laufen lassen. Denn wenn der Nenner in einem Bruchterm unendlich groß ist, wird das Ergebnis des Bruchs unendlich klein sein. Jetzt ersetzen wir **Δx** mit **1/n:**

$$1 = \lim_{\frac{1}{n} \to \infty}\left(\frac{e^{\frac{1}{n}} - 1}{\frac{1}{n}}\right)$$

Da wir den Wert der Euler'schen Zahl ermitteln wollen, lösen wir die Gleichung nach e auf, wobei wir der Einfachheit halber den Limes mal weglassen:

$$1 = \frac{\left(e^{\frac{1}{n}-1}\right)}{\frac{1}{n}} \quad \Big|\times\frac{1}{n}$$

$$1 \; \frac{1}{n} = e^{\frac{1}{n}-1} \quad \Big| +1$$

$$e^{\frac{1}{n}} = \frac{1}{n} + 1 \quad \Big|^{r}$$

$$e^{\frac{1}{n}\times n} = \left(\frac{1}{n} + 1\right)^n$$

$$e = \left(\frac{1}{n} + 1\right)^n$$

Setzen wir jetzt $\lim\limits_{\frac{1}{n} \to \infty}$ wieder ein, erhalten wir:

$$e = \lim_{\frac{1}{n} \to \infty}\left(\frac{1}{n} + 1\right)^n$$

Jetzt testen wir, was dabei rauskommt, wenn wir eine sehr große (der ∞ nahe) Zahl für n einsetzen, sagen wir 1.000.000 (eine Million):

$$e = \lim_{\frac{1}{1000000} \to \infty}\left(\frac{1}{1000000} + 1\right)^{1000000}$$

$$e = \lim_{1\times10^{-6} \to \infty}\left(1 \; 10^{-6} + 1\right)^{1000000}$$

$$1 \; 10^{-6} + 1 = 1{,}000001$$

$$e = \lim_{1\times10^{-6} \to \infty}\left(1{,}000001\right)^{1000000} \quad | \text{ (Taschenrechner-Magic)}$$

$$e = \lim_{1\times10^{-6} \to \infty}\left(2{,}718\right)$$

Wir haben nun zwei Dinge gelernt:
- Der Wert der Euler'schen Zahl e beträgt ≈ 2,7.
- Die Ableitung der e-Funktion ist die e-Funktion:

$$f(x)=e^x$$

$$f'(x)=e^x$$

Aber was machen wir, wenn wir eine Exponentialfunktion, die nicht der e-Funktion entspricht, ableiten müssen? Dann folgen wir einer speziellen, aber sehr einfachen Regel. Wir multiplizieren die Funktion f(x) mit der Ableitung des Exponenten. Das könnte dann wie folgt aussehen:

$$f(x)=5^{2x-8}$$

$$f'(x)=(2x+8)' \cdot \ln(5) \cdot 5^{2x-8}$$

$$f'(x)=2 \cdot \ln(5) \cdot 5^{2x-8}$$

Da
$y = 2x - 8$
$y' = 2$

## 40.7 Logarithmus

**MedAT-Stichwort**
Logarithmus

Was ist ein Logarithmus?
Stellt euch mal die Frage, wie ihr nachfolgende Gleichung lösen würdet:

$$3^x = 15$$

Habt ihr noch keine Lösung herausbekommen, keine Sorge. Wir lernen in diesem Unterkapitel noch die Methode, mit der ihr solche Gleichungen nach x auflösen könnt: den **Logarithmus.** Stellt euch dazu vor, ihr hättet nachfolgenden Term:

$$10^x = 100 \quad | \quad \log_{10}$$

$$\log_{10}(100) = x$$

Man sagt, der Zehnerlogarithmus von 100 ist gleich x. Und was ist x? Dazu muss man sich die Frage stellen: Welche Zahl muss die Basis 10 als Exponent haben, damit ich als Ergebnis 100 herausbekomme? Oder ganz einfach gesagt: 10 hoch was ergibt Hundert?
Hier ganz einfach:

$$10^x = 100$$

$$10^2 = 10 \cdot 10 = 100$$

Also ist:

$$x=2$$

Also ist die Logarithmusfunktion die Umkehrfunktion der Exponentialfunktion. Aus

$$y=a^x$$

folgt deshalb in der Umkehrung:

$$x=\log_a y$$

**VERSTÄNDNIS+** Deshalb können wir mit ein bisschen Abstraktionsfähigkeit auch diese Gleichung
**$\text{Basis}^{\text{Exponent}}$ = Potenzwert**
umformen zu dieser Gleichung
**$\log_{\text{Basis}}$ (Potenzwert) = Exponent**

Notizen

Wir machen am besten noch ein paar Beispiele, um zu verdeutlichen, wie sich der Logarithmus exakt verhält:

$$\log_{15}(15^x) = x$$

$$\log_8(8^x) = x$$

$$\log_e(e_x) = x$$

Den letzten Term ($\log_e$) bezeichnet man auch als Logarithmus naturalis. Als Abkürzung wird er auch einfach mit $\log_e = \ln$ bezeichnet. Logisch, da der Logarithmus ja die Umkehrfunktion der Exponentialfunktion ist. Deshalb ist bei **f(x) = ln(x),** wenn man für **x = 1** einsetzt:

$$f(1) = \ln(1) = 0$$

Da ja im umgekehrten Fall für $\mathbf{g(x) = e^x}$ für **x = 0** gilt:

$$g(0) = e^0 = 1$$

**VERSTÄNDNIS⁺** Wichtig: Für negative Zahlen (x-Werte) ist ln(x) nicht definiert!

Ein weiteres wichtiges Thema ist die **Halbwertszeit.** Ihr werdet das im Medizinstudium später brauchen, um die Wirkungsdauer von Medikamenten oder radioaktiven Substanzen im Körper auszurechnen.
Sie besagt, dass nach einer bestimmten **Zeit T** die Masse eines bestimmten Stoffes zu 50 % zerfallen ist. Andere Stoffe haben auch andere Halbwertszeiten. Wir zeigen euch ein Beispiel:
Medikament A hat eine Halbwertszeit im Körper von Person A über 50 min. Damit die Person A heute operiert werden kann, muss die Konzentration von Medikament A unter 10 % der gewöhnlichen Anreicherung des Medikaments im Körper abfallen.
Wenn die Person A das Medikament um 7:00 Uhr (t = 0) einnimmt, wie lange dauert es, bis sie operiert werden darf?

$$0{,}1 = S \cdot 0{,}5^t$$

**S ist die Stoffmenge** zu Beginn. Weil wir keine Mengenangabe haben, sagen wir einfach: S sind 100 % bzw. S = 1. Multipliziert man diese mit 0,5, dann bekommen wir die Hälfte der Menge. Ist zum Beispiel t = 1, dann werden wir ja auch 50 % des Stoffes noch übrig haben:

$$\begin{aligned} 0{,}1 &= 1 \cdot 0{,}5^t \\ 0{,}1 &= 0{,}5^t \\ t &= log_{0{,}5}(0{,}1) \\ t &= \frac{log_{10}(0{,}1)}{log_{10}(0{,}5)} \\ t &= \frac{-1}{(-0{,}3)} \\ t &= 3{,}3 \end{aligned}$$

Das bedeutet, dass nach mehr als 3,3-maligem Ablaufen der Halbwertszeit, der Patient OP-tauglich geworden ist. Wenn man diesen Wert in Minuten ausdrücken möchte, muss man die Halbwertszeit T = 50 min nur mit oben ausgerechnetem Faktor multiplizieren, um die Gesamtzeit $\mathbf{T_{Ges}}$ zu erhalten:

$$T_{Ges} = 3{,}3 \cdot 50\ \text{min}$$

$$T_{Ges} = 165\ \text{min}$$

Nach **mehr als 165 Minuten** hat Person A weniger als 10 % der Anfangsmenge des Medikamentes A im Körperkreislauf.

**MedAT-GEHEIMTIPP** Eine Aufgabe zur Halbwertszeit wurde auch schon einmal gestellt! ➤ Abb. 4C.6a zeigt euch einen Graphen für das exponentielle Absinken der Stoffmenge durch eine Halbwertszeit.

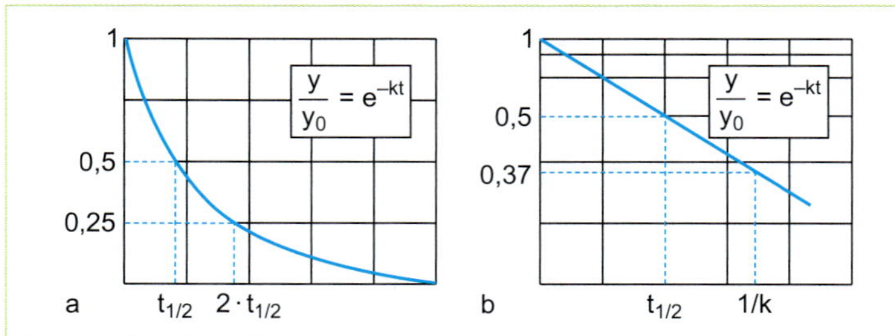


**Abb. 40.6** Exponentialfunktion in (a) linearer und (b) halblogarithmischer Darstellung [L143]

Zu guter Letzt noch zwei Logarithmen, die für die Praxis sehr wichtig sind:

- Dekadischer Logarithmus zur Basis 10
- Natürlicher Logarithmus (logarithmus naturalis = ln)

**MedAT-GEHEIMTIPP** Geprüft wurden bisher eigentlich nur die Werte des dekadischen Logarithmus (z. B. Was ist $\log_{10}(0{,}1)$?) und 2022 auch der Schnittpunkt einer Logarithmusfunktion bei x = 0.

KAPITEL

# 41 Vektoren

Deniz Tafrali

Bevor wir uns überhaupt an das Thema Vektoren herantrauen dürfen, müssen wir vorab ein paar Dinge klären, die da wären:

- Was ist das Grundgerüst der Vektoralgebra?
- Wie geben wir Koordinaten von Punkten in diesem Grundgerüst an?
- Wo beginnt man überhaupt, wenn man einen beliebigen Punkt in diesem Grundgerüst definieren möchte?

Beginnen wir mit Punkt 1.

**MedAT-Stichwort**
Vektorrechnung

## Was ist das Grundgerüst der Vektoralgebra?

**MedAT-GEHEIMTIPP** Vektoren werden seit 2018 geprüft. Häufig taucht eine Frage nach dem Betrag eines Vektors auf sowie die Aufgabe, aus zwei Vektoren einen dritten zu errechnen.

Zunächst einmal müsst ihr euch das Grundgerüst der Vektoralgebra zu Gemüte führen: das kartesische, dreidimensionale Koordinatensystem (➢ Abb. 41.1).
Dabei gilt, dass ihr euch die $x_1$-Achse so vorstellen müsst, als ob sie genau senkrecht und im 90°-Winkel zur $x_2$- und $x_3$-Achse aus dem Bild stehen würde. Nehmt euch Zeit und stellt es euch mal vor. Fertig? Weiter geht's.
In ➢ Abb. 41.2 seht ihr dasselbe Koordinatensystem wie in ➢ Abb. 41.1 mit der Ausnahme, dass hier nun die Achsen mit einfachen **Einheiten** beschriftet sind (1, 2, 3 usw.).

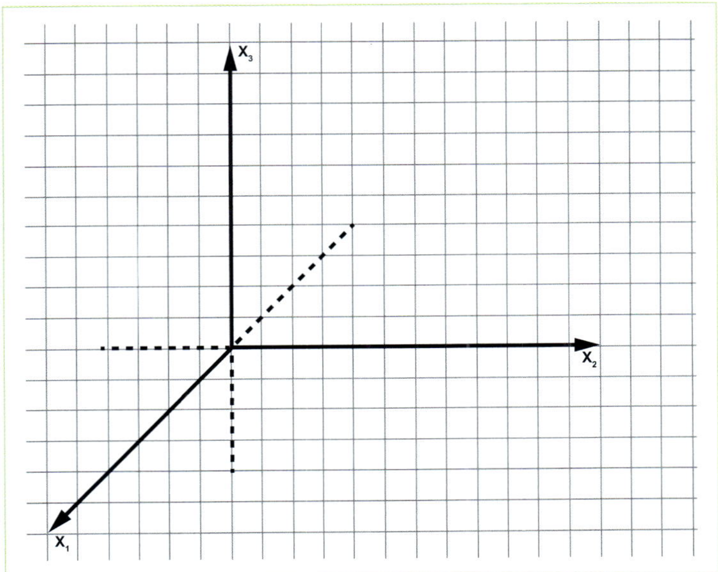


**Abb. 41.1** Kartesisches 3D-Koordinatensystem [L143]

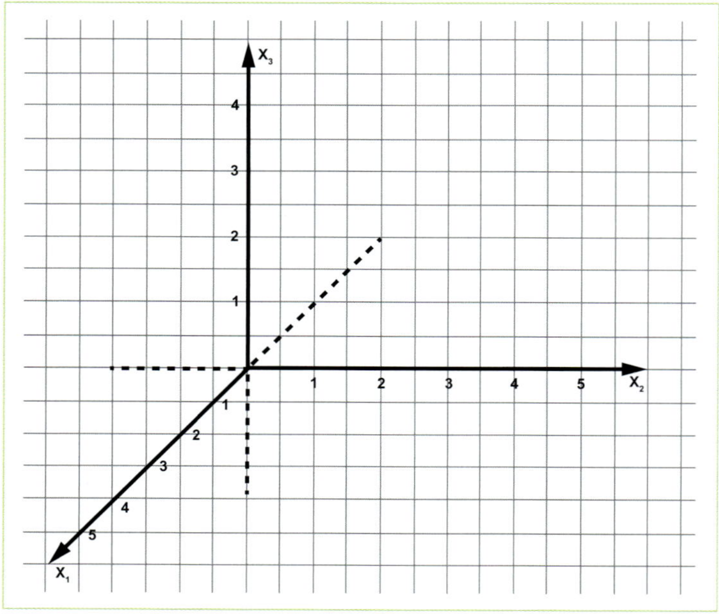


**Abb. 41.2** Kartesisches 3D-Koordinatensystem mit Einheiten [L143]

## Wie geben wir Koordinaten von Punkten in diesem Grundgerüst an?

**VERSTÄNDNIS+** An dieser Stelle setzen wir die Begriffe **Punkt** und **Koordinaten** einfach voraus. Falls ihr euch darunter überhaupt nichts vorstellen könnt, googelt es einfach schnell und arbeitet dann weiter! Ansonsten hilft auch ➤ Kap. 25.3 im Physik-Teil.

Als Nächstes ist es wichtig, die Schreibweise von **Punktkoordinaten** im dreidimensionalen Raum zu lernen.
Sie werden in folgender Form geschrieben:
$(x_1 \mid x_2 \mid x_3)$

**VERSTÄNDNIS+** Manchmal auch in folgender Form, wenn die Achsen des Koordinatensystems anders beschriftet sind (jedoch seltener, weshalb wir nur die obige Version verwenden)
$(x|y|z)$

Jedes x repräsentiert dabei die jeweiligen Längen auf der dementsprechenden Achse. Praktisch erläutert bedeutet das, dass man den Wert von $x_1$ auf der Achse $x_1$ geht, den von der Achse $x_2$ nach $x_2$ geht und so weiter.

## Wo beginnt man überhaupt, wenn man einen beliebigen Punkt in diesem Grundgerüst definieren möchte?

Ein sehr wichtiger Punkt, wenn es um die Vektoralgebra geht, ist der sogenannte

$$\text{Ursprungspunkt O } (0|0|0)$$

Ihr könnt euch jetzt vorstellen, dass man mit den oben euch nähergebrachten drei x-Werten eine dreidimensionale *Route* im Koordinatensystem abgehen kann. Solange kein sogenannter **Anfangspunkt** gegeben wird, beginnt man die *Route* immer am Ursprungspunkt. Nehmen wir zum Beispiel den Punkt P (ohne Anfangspunkt):

$$P\ (1|2|3)$$

Dann gehen wir in ➤ Abb. 41.2, einfach begonnen vom Ursprung O (0|0|0), eine Einheit in der $x_1$-Achse, zwei in der $x_2$-Achse und drei in der $x_3$-Achse entlang und zeichnen am Ziel unseren Punkt P ein. Versucht es und zeichnet ruhig in ➤ Abb. 41.2 hinein.

Notizen

## 41.1 Allgemeines (Beträge und Winkel)

Bevor wir den Betrag eines Vektors berechnen können, müssen wir uns erst einmal genau klarmachen, was ein Vektor überhaupt ist.

**DEFINITIONEN** Als sogenannten euklidischen **Vektor** (lat. *vector* für *„Träger"* bzw. *„Fahrer"*), häufiger einfach Vektor, bezeichnet man ein geometrisches Objekt, das über eine **Größe (genauer: Länge)** und eine **Richtung** verfügt und eine Parallelverschiebung in einer Ebene (2D) oder einem Raum (3D) verursacht.

Das bedeutet also, dass ein Vektor ein Objekt darstellt, dass eine bestimmte Ausdehnung in eine bestimmte Richtung in einem (hier) dreidimensionalen System hat. Außerdem werden Vektoren grafisch als **Pfeile** dargestellt. Alles klar? Gut, dann geht es weiter im Text.

**VERSTÄNDNIS+** Das hier Beschriebene gilt darüber hinaus natürlich bis zu einem gewissen Grad auch für das zweidimensionale Koordinatensystem. Da räumliche Vektoren schwerer vorzustellen sind als ebene Vektoren, erwarten wir jetzt einfach von euch, diese Transferleistung von 3D- auf 2D-Vektoren auch ohne Erläuterungen leisten zu können!

Wenn der Vektor eine Ausdehnung hat, wo beginnt und wo endet er dann?
Er beginnt, wie wir schon oben gelernt haben, entweder am sogenannten **Anfangspunkt,** der an jedem beliebigen Ort im Koordinatensystem gegeben sein kann, oder aber er beginnt am Ursprung O (0|0|0), wenn **kein** Anfangspunkt gegeben ist.
Der Vektor endet genau da, wo seine **Koordinaten** definiert sind. Die Schreibweise der Vektorkoordinaten unterscheidet sich jedoch von der oben gezeigten Definition der Punktkoordinaten im dreidimensionalen Raum. Wollen wir die Koordinaten eines Vektors aufschreiben, müssen wir wie folgt vorgehen:

$$\begin{pmatrix} x_1 \\ x_2 \\ x_3 \end{pmatrix}$$

Dabei gilt, dass wir z. B. dem Vektor $\vec{a}$ die obigen Koordinaten wie folgt zuschreiben:

$$\vec{a} = \begin{pmatrix} x_1 \\ x_2 \\ x_3 \end{pmatrix}$$

Nur um wirklich alles einmal zu verdeutlichen, schreiben wir im Folgenden auch einen Vektor $\vec{a}$ mit dem Punkt P (1|2|3) auf:

$$\vec{a} = \begin{pmatrix} 1 \\ 2 \\ 3 \end{pmatrix}$$

### 41.1.1 Beträge

Jetzt geht es ans Eingemachte.

**MedAT-Stichwort**
Betrag

**DEFINITIONEN** In der Mathematik bezeichnet der **Betrag | x |** einer reellen Zahl x den nicht negativen Wert von x bzw. seinen Abstand von 0, ohne Rücksicht auf seine Vorzeichen.
Bezüglich der Vektoralgebra nennen wir den Betrag eines Vektors auch einfach **Länge.**

Die Länge eines Vektors ist immer positiv – egal ob seine Richtung nach links der $x_3$-Achse, rechts der $x_3$-Achse oder sonst wohin zeigt. Wie können wir diese Länge ausrechnen? Ganz einfach: mit dem Satz des Pythagoras (➤ Kap. 36.3.2)!
Da das System, mit dem wir arbeiten, ja dreidimensional ist, müsst ihr euch zur Verdeutlichung einfach wieder ins zweidimensionale System denken und euch klarmachen, dass wir z. B. bei

$$\vec{a} = \begin{pmatrix} 3 \\ 5 \end{pmatrix}$$

zwei Wege haben, die wir abgehen (-fahren), die wir einfach als Seiten eines Dreiecks betrachten können. Dann macht es auch Sinn, dass der Betrag bzw. die Länge eines Vektors so beschrieben werden kann:

$$|\vec{a}| = \sqrt{3^2 + 5^2}$$

$$|\vec{a}| = \sqrt{9+25}$$

$$|\vec{a}| = \sqrt{34}$$

Allgemein kann man für den Betrag eines Vektors also schreiben (für das dreidimensionale System):

$$|\vec{a}| = \sqrt{x_1^{\,2} + x_2^{\,2} + x_3^{\,2}}$$

Und mit genau dieser Formel berechnet man auch analog zur obigen zweidimensionalen Darstellung die Länge bzw. den **Betrag eines Vektors.**
Versucht es jetzt einfach mal selbst mit dem nachfolgenden Vektor.

$$\vec{a} = \begin{pmatrix} 5 \\ 7 \\ 2 \end{pmatrix}$$

## 41.1.2 Winkel und Skalarprodukt

**MedAT-Stichwort**
Winkel
Skalarprodukt

Wie es in der Mathematik üblich ist, müssen wir jetzt, nachdem wir ein paar relativ einfache Dinge gelernt haben, den Schwierigkeitsgrad stark erhöhen. Kaum haben wir nämlich das Thema Vektoren und ihren Betrag verinnerlicht, kommen wir auch schon zur Berechnung des Winkels zwischen **zwei Vektoren** in einem Koordinatensystem.
Nehmen wir an, wir haben zwei Vektoren $\vec{a}$ und $\vec{b}$, die beide vom Ursprungspunkt O (0|0|0) entspringen. Wollen wir den Winkel berechnen, der zwischen ihnen herrscht, brauchen wir neben ihren Koordinaten auch folgende Formel:

$$\cos(\alpha) = \frac{\vec{a} \cdot \vec{b}}{|\vec{a}| \cdot |\vec{b}|}$$

Vektor – Winkel – Formel

α stellt eine Gradzahl zwischen 0° (bzw. als Radiant 0) und 180° (bzw. als Radiant π) dar. Den Zähler $\vec{a} \cdot \vec{b}$ bezeichnet man kurz auch als **Skalarprodukt.** Der Nenner ist das Produkt der Beträge der beiden Vektoren.

**AUS DEM MEDIZINSTUDIUM** Das sogenannte **Skalarprodukt** ist das Produkt zweier Vektoren, das als Ergebnis einen Skalar (= Zahlenwert) zurückgibt.
Hat man zwei Vektoren $\vec{a}$ und $\vec{b}$, berechnet man ihr Skalarprodukt wie folgt:

$$\vec{a} \cdot \vec{b} = \begin{pmatrix} a_1 \\ a_2 \\ a_3 \end{pmatrix} \cdot \begin{pmatrix} b_1 \\ b_2 \\ b_3 \end{pmatrix} = a_1b_1 + a_2b_2 + a_3b_3$$

Wozu ist das nun gut? Man kann anhand des Skalarproduktes folgende wichtige weitere Berechnungen anstellen:
- die Länge von Vektoren berechnen
- den Winkel zwischen Vektoren berechnen
- sofort herausfinden, ob die Vektoren senkrecht (normal) bzw. orthogonal zueinanderstehen (dann ist das Skalarprodukt = 0)

**MedAT-GEHEIMTIPP** 2021 wurde gefragt, wann zwei Vektoren normal bzw. orthogonal zueinander stehen – richtige Antwort: wenn das Skalarprodukt = 0 ist.

Notizen

Nun rechnen wir einfach mal ein Beispiel durch. Gegeben seien die Vektoren

$$\vec{a} = \begin{pmatrix} 5 \\ 7 \\ -2 \end{pmatrix}$$

und

$$\vec{b} = \begin{pmatrix} 2 \\ 1 \\ 4 \end{pmatrix}$$

Um den Winkel zwischen diesen beiden Vektoren zu berechnen, gehen wir wie folgt vor:

- Wir berechnen die **Beträge** der Vektoren.
- Wir berechnen das **Skalarprodukt.**
- Wir setzen die Ergebnisse in die **Vektor-Winkel-Formel** ein.

Erinnern wir uns an ➤ Kap. 41.1.1, dann geht die Rechnung für die **Beträge** wie folgt:

$$|\vec{a}| = \sqrt{5^2 + 7^2 + (-2)^2} = \sqrt{25 + 49 + 4} = \sqrt{78}$$

$$|\vec{b}| = \sqrt{2^2 + 1^2 + 4^2} = \sqrt{4 + 1 + 16} = \sqrt{21}$$

Das **Skalarprodukt** von $\vec{a} \cdot \vec{b}$ errechnet sich wie folgt:
$\vec{a} \cdot \vec{b} = 5 \cdot 2 + 7 \cdot 1 + -2 \cdot 4 = 9$
Als letzten Schritt setzen wir das Ganze noch in die **Vektor-Winkel-Formel** ein:

$$\cos(\alpha) = \frac{9}{\sqrt{78} \cdot \sqrt{21}} = \frac{9}{8{,}83 \cdot 4{,}58} = \frac{9}{40{,}44} = 0{,}22$$

Wollen wir jetzt den Winkel α bekommen, dann müssen wir den Arkuskosinus verwenden:

$$\alpha = \arccos(0{,}22) \approx 77^\circ$$

Et voilà: Wir haben einen Winkel von 77° zwischen den Vektoren $\vec{a}$ und $\vec{b}$.

## 41.2 Einheits- und Normalvektor

### 41.2.1 Einheitsvektor

Nun haben wir einiges gelernt und uns ein solides Verständnis des Themas Vektoren angeeignet. Jetzt gilt es noch ein paar wichtige Begriffe kennenzulernen.

Als **Einheitsvektor** bezeichnet man einen solchen, häufig räumlichen Vektor, der die Länge (bzw. den Betrag) 1 besitzt. Er wird durch einen Kleinbuchstaben mit einem Zirkumflex gekennzeichnet (z. B. $\hat{a}$).

Der besagte Einheitsvektor oder auch normierte Vektor wird dadurch definiert, dass man ihn durch seinen Betrag (also seine *Norm*) dividiert:

$$\hat{a} = \frac{\vec{a}}{|\vec{a}|}$$

**MedAT-Stichwort**
Einheitsvektor

**AUS DEM MEDIZINSTUDIUM** Eng mit dem Begriff des Einheitsvektors ist der Begriff des **Richtungsvektors** vergesellschaftet, der dann verwendet wird, wenn man einen Einheitsvektor beschreibt, der zur Darstellung einer Raumrichtung verwendet wird. Man konnotiert diese Vektoren mit dem Kleinbuchstaben **d.**

**DEFINITIONEN** In der Mathematik bezeichnet man als **Einheitskreis** einen Kreis mit einem Einheitsradius, der meist 1 beträgt.
Als **Einheitskugel** bezeichnet man eine Kugel, die einen Einheitsradius, meist der Größe 1, besitzt.

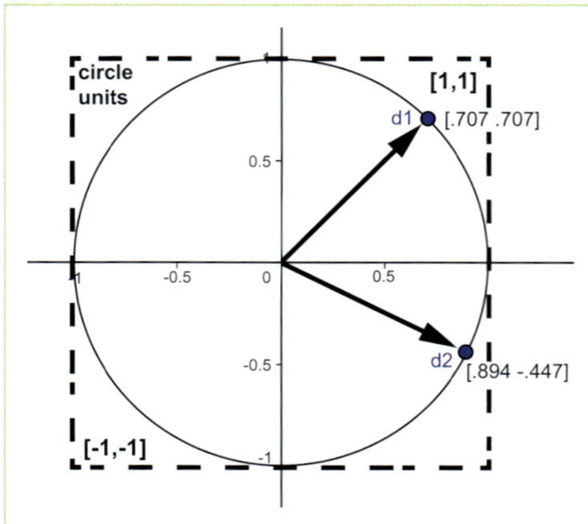


**Abb. 41.3** Einheitsvektoren am Einheitskreis [L143]

In ➤ Abb. 41.3 seht ihr zwei zweidimensionale Richtungsvektoren mit den Bezeichnungen d1 und d2. Die auf diese Weise dargestellten zweidimensionalen Raumrichtungen entsprechen numerisch den Punkten auf dem Einheitskreis.

Analog dazu werden mit derselben Logik auch dreidimensionale räumliche Richtungen angegeben. Abstrahiert gesprochen könnt ihr euch nun vorstellen, dass jeder Richtungsvektor d hier einem Punkt auf der Einheitskugel entspricht.

### 41.2.2 Normalvektor

**MedAT-Stichwort**
Normalvektor

Nun, was ist dann ein Normalvektor? Er ist nicht dasselbe wie ein normierter Vektor – das ist nur ein Synonym für einen Einheitsvektor, wie wir oben gelernt haben.

Der **Normalvektor,** oder auch **Normalenvektor,** ist derjenige Vektor, der senkrecht zu zwei Vektoren steht. Er wird durch das **Kreuzprodukt** der zwei besagten Vektoren errechnet.

**AUS DEM MEDIZINSTUDIUM** Als **Kreuz-** bzw. **Vektorprodukt** bezeichnet man eine binäre Operation (➤ Kap. 37.1) zwischen zwei Vektoren im dreidimensionalen Raum, die vom Symbol × repräsentiert wird. Bei zwei linear unabhängigen Vektoren $\vec{a}$ und $\vec{b}$ ist das Kreuzprodukt $\vec{a} \cdot \vec{b}$ ein dritter Vektor $\vec{n}$, der Normalenvektor, der **senkrecht,** genauer **normal,** zu den beiden Vektoren $\vec{a}$ und $\vec{b}$ steht.
Die allgemeine Berechnungsformel für das Kreuzprodukt zweier Vektoren $\vec{a}$ und $\vec{b}$ lautet wie folgt:

$$\vec{n} = \begin{pmatrix} a_1 \\ a_2 \\ a_3 \end{pmatrix} \cdot \begin{pmatrix} b_1 \\ b_2 \\ b_3 \end{pmatrix} = \begin{pmatrix} a_2 b_3 - a_3 b_2 \\ a_3 b_1 - a_1 b_3 \\ a_1 b_2 - a_2 b_1 \end{pmatrix}$$

## 41.3 Addition und Subtraktion von Vektoren

### 41.3.1 Addition

**MedAT-Stichwort**
Vektoraddition/-subtraktion

Die grafische **Vektoraddition** erfolgt durch die Verschiebung des Anfangspunktes eines Vektors $\vec{V_2}$ an das Ende (bzw. die Koordinaten) des anderen Vektors $\vec{V_1}$, ohne dabei die Winkel der Vektoren (zueinander) zu verändern (➤ Abb. 25.1).

Der verschobene Vektor $\vec{V_2}$ liegt danach also parallel zu seinem Ursprungsvektor (auch $\vec{V_2}$) am anderen Vektor $\vec{V_1}$. Die Länge vom Anfangspunkt des ersten Vektors $\vec{V_1}$ zum Endpunkt des verschobenen, zweiten Vektors $\vec{V_2}$ ist damit die Summe der Vektoren.

Mathematisch-rechnerisch ausgedrückt, können wir das Ganze wie folgt aufschreiben.

Nehmen wir die Vektoren

$$\vec{V_1} = \begin{pmatrix} a_1 \\ a_2 \\ a_3 \end{pmatrix}$$

$$\vec{V_2} = \begin{pmatrix} b_1 \\ b_2 \\ b_3 \end{pmatrix}$$

Addiert man die Vektoren zusammen, ergibt sich ein dritter Vektor $\vec{V_3}$

$$\vec{V_3} = \begin{pmatrix} a_1 + b_1 \\ a_2 + b_2 \\ a_3 + b_3 \end{pmatrix}$$

Wichtig ist dabei, dass man immer nur Vektoren miteinander addieren kann, die über die gleiche Anzahl an **Dimensionen** verfügen. Das heißt: Man kann nur ebene (bzw. zweidimensionale) Vektoren mit ebenen und räumliche (bzw. dreidimensionale) Vektoren mit räumlichen addieren (dasselbe gilt auch für das Multiplizieren oder Subtrahieren).

### 41.3.2 Subtraktion

Analog der Addition von Vektoren kann man einen Vektor auch von einem zweiten Vektor abziehen. Nehmen wir zu diesem Zweck wieder die zwei Vektoren

$$\vec{V_1} = \begin{pmatrix} a_1 \\ a_2 \\ a_3 \end{pmatrix}$$

$$\vec{V_2} = \begin{pmatrix} b_1 \\ b_2 \\ b_3 \end{pmatrix}$$

Man kann diese zwei Vektoren schlicht und einfach voneinander abziehen und erhält wieder einen Vektor $\vec{V_3}$. Mathematisch zeigt sich dabei die Formel:

$$\vec{V_3} = \begin{pmatrix} a_1 - b_1 \\ a_2 - b_2 \\ a_3 - b_3 \end{pmatrix}$$

**MedAT-GEHEIMTIPP** Beim MedAT 2018 wurde eine Aufgabe zum Thema Vektoren abgeprüft. Man hatte die Koordinaten zweier ebener Vektoren und musste einen dritten Vektor errechnen. Ob es sich dabei um eine Addition oder Subtraktion handelte, können wir nicht sagen. Jedoch sollte eine solche Aufgabe für euch, nachdem ihr dieses Kapitel so brav durchgearbeitet habt, überhaupt kein Problem sein.
2019 ging es hingegen darum, den Betrag zweier Vektoren A und B zu errechnen. 2020 wurde erstmals eine Frage zur Vektorsubtraktion gestellt und 2021 wieder eine zur Vektoraddition! Auch 2023 musste man einen Vektor addieren.
2024 wurde zum ersten Mal eine Aufgabe gestellt, bei der man das Skalarprodukt berechnen musste.

KAPITEL

# 42 Formelsammlung Mathematik

Deniz Tafrali

## Präfixe

| Präfix | Zehnerpotenz |
|---|---|
| Yotta | $10^{24}$ |
| Zetta | $10^{21}$ |
| Exa | $10^{18}$ |
| Peta | $10^{15}$ |
| Tera | $10^{12}$ |
| Giga | $10^{9}$ |
| Mega | $10^{6}$ |
| Kilo | $10^{3}$ |
| Hekto | $10^{2}$ |
| Deka | $10^{1}$ |

| Präfix | Zehnerpotenz |
|---|---|
| Dezi | $10^{-1}$ |
| Zenti | $10^{-2}$ |
| Milli | $10^{-3}$ |
| Mikro | $10^{-6}$ |
| Nano | $10^{-9}$ |
| Piko | $10^{-12}$ |
| Femto | $10^{-15}$ |
| Atto | $10^{-18}$ |
| Zepto | $10^{-21}$ |
| Yokto | $10^{-24}$ |

## Potenzregeln

| | | |
|---|---|---|
| Potenzregel (1) $x^0 = 1$ | Potenzregel (2) $x^1 = x$ | Potenzregel (3) $x^{-1} = \frac{1}{x^n}$ |
| Potenzregel (4) $x^m + x^n = x^{m+n}$ | Potenzregel (5) $(x^n)^m = x^{n \cdot m}$ | Potenzregel (6) $\frac{x^m}{x^n} = x^{m-n}$ |
| Potenzregel (7) $\frac{x^m}{x^n} = \sqrt[n]{x^m}$ | Potenzregel (8) $x^n \cdot y^n = (x \cdot y)^n$ | Potenzregel (9) $\frac{x^n}{y^n} = \left(\frac{x}{y}\right)^n$ |

## Zahlenmengen

| Natürliche Zahlen | Ganze Zahlen | Rationale Zahlen | Irrationale Zahlen | Reelle Zahlen | Komplexe Zahlen |
|---|---|---|---|---|---|
| $\mathbb{N}$ | $\mathbb{Z}$ | $\mathbb{Q}$ | $\mathbb{I}$ | $\mathbb{R}$ | $\mathbb{C}$ |

## Geometrie 2D

Kreis

$$U = \pi d = 2 \pi r$$

$$d = 2 \cdot r = \sqrt[2]{\frac{A}{\pi}}$$

$$A = \pi r^2 = \frac{\pi d^2}{4}$$

| | | |
|---|---|---|
| Rechtwinklige Dreiecke<br>$U=a+b+c$<br>$h_c=\frac{(a+b)}{c}$<br>$A=a\cdot b\cdot 0,5$ | Gleichschenklige Dreiecke (zwei gleich lange Seiten)<br>$U=2a+c=a+b+c$<br>$h_c=\sqrt{(a^2-0,25-c^2)}=\sqrt{\left(a^2-\left(\frac{c}{2}\right)^2\right)}$<br>$A=0,5\cdot c\cdot\sqrt{(a^2-0,25-c^2)}=0,5\cdot c\cdot h_c$ | Gleichseitige Dreiecke (drei gleich lange Seiten)<br>$U=3a=a+b+c$<br>$h=0,5\cdot a\cdot\sqrt{3}$<br>$A=\frac{a^2\cdot\sqrt{3}}{4}=0,25\cdot a^2\cdot\sqrt{3}$ |
| Quadrat<br>$U=a+b+c+d=4\cdot a$<br>$A=a^2=b^2=c^2=d^2$ | Rechteck<br>$U=a+b+c+d=2\cdot a+2\cdot b=2\cdot(a+b)$<br>$A=a\cdot b\cdot\sin\alpha=a_g\cdot h$ | Raute<br>$U=a+b+c+d=4\cdot a$<br>$A=a^2\cdot\sin\alpha=a^2\cdot\sin\beta$ |
| Parallelogramm<br>$U=a+b+c+d=2\cdot a+2\cdot b=2\cdot(a+b)$<br>$A=a\cdot b\cdot\sin\alpha=a_g\cdot h$ | Deltoid (Drache)<br>$U=a+b+c+d=2\cdot a+2\cdot b=2\cdot(a+b)$<br>$A_F=0,5\cdot g_e\cdot g_f$ | Trapez<br>$U=a+b+c+d$<br>$A=\frac{a+c}{2}\cdot h$ |

## Geometrie 3D

| | | |
|---|---|---|
| Kugel<br>$V=\frac{4}{3}\pi\cdot r^3$<br>$O=M=4\,\pi\,r^2=\pi\,d^2=\frac{dV}{dr}$ | | |
| Quader<br>$V=a\cdot b\cdot c=a\cdot b\cdot h$<br>$A=2\ (a\cdot b+a\cdot c+b\cdot c)$ | Würfel<br>$V=a\cdot b\cdot c=a^3$<br>$A_0=6\,a^2$ | |
| Prisma<br>$V=G\cdot h$<br>$M=U\cdot h$<br>$U=a+b+c...+x$<br>$O=2\cdot G+M$ | Zylinder<br>$V=\pi\cdot r^2\cdot h$<br>$M=2\cdot\pi\cdot r^2\cdot h$<br>$D\,(G)=\pi\cdot r^2$<br>$O=2\pi\cdot r^2+2\pi\cdot r\cdot h$ | Kegel<br>$V=\frac{1}{3}\cdot\pi\cdot r^2\cdot h=\frac{1}{3}\cdot A_G\cdot h$<br>$M=r\cdot s\cdot\pi$<br>$s=\sqrt{h^2+r^2}$<br>$AG=r^2\cdot\pi$<br>$O=G+M=r^2\cdot\pi+\pi\cdot r\cdot s$ |

## Funktionen

| | | |
|---|---|---|
| Allgemeine Geradengleichung<br>$f(x)=y=mx+c$ | Steigung m<br>$m=\frac{\Delta y}{\Delta x}$ | Quadratische Funktionen (Normalparabel)<br>$f(x)=x^2$ |
| Produktregel<br>$f(x)=a(x)\cdot b(x)\rightarrow f'(x)=a\cdot b'+a'\cdot b$ | Quotientenregel<br>$f(x)=\frac{a(x)}{b(x)}\rightarrow f'(x)=\frac{a'\cdot b-a\cdot b'}{b^2}$ | Kettenregel<br>$f(x)=c\cdot(x+e)^d\rightarrow$<br>$f'(x)=d\cdot c\cdot(x+e)^{d-1}\cdot(x+e)'$ |
| Integral (Leibniz-Schreibweise)<br>$\int_a^b f(x)\,dx$ | Exponentialfunktion<br>$f(x)=a^x$ | e-Funktion<br>$f(x)=e^x$ |
| Logarithmusfunktion<br>$x=\log_a y$ | Logarithmusregeln<br>$\log_a x+\log_a y=\log_a(x\cdot y)$<br>$\log_a x^y=y\cdot\log_a x$<br>$\log_a x=\frac{\log_b x}{\log_b a}$ | |

## Sonstiges

| |
|---|
| Binomische Formel<br>$(a+b)^2=a^2+2ab+b^2$ |

# Register

ELSEVIER

Impressum: ELSEVIER GmbH, Bernhard-Wicki-Str. 5 | 80636 München
Gestaltung: SPIESZDESIGN / Irrtümer vorbehalten, Stand 05/2025

Irrtümer vorbehalten.
Stand 07/2025 / 20250206b